統合失調症
SCHIZOPHRENIA

監修
日本統合失調症学会

編集
福田 正人　群馬大学大学院医学系研究科神経精神医学・教授
糸川 昌成　東京都医学総合研究所統合失調症・うつ病プロジェクト・プロジェクトリーダー
村井 俊哉　京都大学大学院医学研究科脳病態生理学（精神医学）・教授
笠井 清登　東京大学大学院医学系研究科精神医学・教授

医学書院

統合失調症

発　行	2013年 5 月15日　第 1 版第 1 刷Ⓒ
	2015年 6 月 1 日　第 1 版第 2 刷

監　修　日本統合失調症学会

編　集　福田正人・糸川昌成・村井俊哉・笠井清登
　　　　（ふくだまさと）（いとかわまさなり）（むらいとしや）（かさいきよと）

発行者　株式会社　医学書院
　　　　代表取締役　金原　優
　　　　〒113-8719　東京都文京区本郷 1-28-23
　　　　電話　03-3817-5600（社内案内）

印刷・製本　大日本法令印刷

本書の複製権・翻訳権・上映権・譲渡権・公衆送信権（送信可能化権を含む）は㈱医学書院が保有します．

ISBN978-4-260-01733-6

本書を無断で複製する行為（複写，スキャン，デジタルデータ化など）は，「私的使用のための複製」など著作権法上の限られた例外を除き禁じられています．大学，病院，診療所，企業などにおいて，業務上使用する目的（診療，研究活動を含む）で上記の行為を行うことは，その使用範囲が内部的であっても，私的使用には該当せず，違法です．また私的使用に該当する場合であっても，代行業者等の第三者に依頼して上記の行為を行うことは違法となります．

JCOPY〈出版者著作権管理機構　委託出版物〉
本書の無断複製は著作権法上での例外を除き禁じられています．複製される場合は，そのつど事前に，出版者著作権管理機構（電話 03-3513-6969，FAX 03-3513-6979，info@jcopy.or.jp）の許諾を得てください．

執筆者一覧 (五十音順)

荒木　　剛	東京大学大学院医学系研究科ユースメンタルヘルス講座・特任准教授
粟田　主一	東京都健康長寿医療センター研究所自立促進と介護予防研究チーム・研究部長
安西　信雄	帝京平成大学健康メディカル学部臨床心理学科・教授
安藤俊太郎	東京都医学総合研究所心の健康プロジェクト
五十嵐禎人	千葉大学社会精神保健教育研究センター法システム研究部門・教授
池亀　天平	東京大学大学院医学系研究科分子精神医学講座
池淵　恵美	帝京大学医学部精神科学・主任教授
伊勢田　堯	代々木病院精神科
井藤　佳恵	東京都立松沢病院精神科
伊藤順一郎	メンタルヘルス診療所しっぽふぁーれ・院長／国立精神・神経医療研究センター精神保健研究所社会復帰研究部・客員研究員
糸川　昌成	東京都医学総合研究所統合失調症・うつ病プロジェクト・プロジェクトリーダー
入谷　修司	名古屋大学大学院医学系研究科精神医療学寄付講座・教授
岩尾俊一郎	岩尾クリニック・院長
岩田　和彦	大阪府立精神医療センター・臨床開発・研修センター長
岩本　和也	東京大学大学院医学系研究科分子精神医学講座・特任准教授
上田　　諭	日本医科大学精神医学教室・講師
江畑　敬介	江畑クリニック・院長
大久保善朗	日本医科大学大学院医学研究科精神・行動医学分野・教授
大島　　巌	日本社会事業大学・学長
太田　敏男	埼玉医科大学病院神経精神科・心療内科・教授
大西　哲生	理化学研究所脳科学総合研究センター分子精神科学研究チーム
岡崎　祐士	厚生会道ノ尾病院特別顧問／東京都立松沢病院名誉院長
岡田久実子	さいたま市精神障がい者もくせい家族会・副会長
岡田　幸之	国立精神・神経医療研究センター精神保健研究所司法精神医学研究部・部長
沖村　　宰	慶應義塾大学医学部精神・神経科学教室
鬼塚　俊明	九州大学病院精神科神経科・講師
笠井　清登	東京大学大学院医学系研究科精神医学・教授
門脇裕美子	東松島市役所保健福祉部福祉課・技術主任兼保健師
兼子　　直	湊病院北東北てんかんセンター・センター長
兼田　康宏	岩城クリニック・理事長
北村　俊則	北村メンタルヘルス研究所・所長
衣笠　隆幸	広島市精神保健福祉センター・所長
久住　一郎	北海道大学大学院医学研究科精神医学・教授
小池　進介	東京大学学生相談ネットワーク本部・講師
康　　　純	大阪医科大学総合医学講座神経精神医学教室・准教授
小高　文聰	東京慈恵会医科大学精神医学講座
古茶　大樹	慶應義塾大学医学部精神・神経科学教室・専任講師
後藤　雅博	恵生会南浜病院・院長
小林　聡幸	自治医科大学精神医学講座・准教授
佐藤　　靖	つがる西北五広域連合西北中央病院精神科・医長
下寺　信次	高知大学医学部神経精神科学教室・准教授
秀野　武彦	静和会浅井病院・院長
白石　弘巳	東洋大学ライフデザイン学部・教授
鈴木　道雄	富山大学大学院医学薬学研究部神経精神医学・教授
須原　哲也	放射線医学総合研究所分子イメージング研究センター・分子神経イメージング研究プログラム・プログラムリーダー
住吉　チカ	福島大学人間発達文化学類・教授

住吉 太幹	国立精神・神経医療研究センター病院・臨床研究推進部長
高橋 正雄	筑波大学人間系・教授
高畑 圭輔	放射線医学総合研究所分子イメージング研究センター・分子神経イメージング研究プログラム
竹内 政治	さいたま市精神障害者当事者会・ウィーズ・事務局長
武原 信正	ライフサイエンス出版・代表取締役
辻野 尚久	東邦大学医学部精神神経医学講座・講師
角田 智哉	防衛医科大学校防衛医学研究センター行動科学部門
富田 博秋	東北大学災害科学国際研究所災害精神医学分野・教授
中根 秀之	長崎大学大学院医歯薬学総合研究科精神障害リハビリテーション学分野・教授
中村 ユキ	マンガ家
夏苅 郁子	やきつべの径診療所・理事
那波 宏之	新潟大学脳研究所・教授
仁王進太郎	東京都済生会中央病院精神科(心療科)・医長
西村 幸香	東京大学医学部附属病院精神神経科
野中 猛	元・日本福祉大学研究フェロー
橋本 隆紀	金沢大学大学院医薬保健研究域医学系脳情報病態学(神経精神医学)・准教授
橋本 亮太	大阪大学大学院5大学連合小児発達学研究科子どものこころの分子統御機構研究センター・准教授
長谷川憲一	大利根会榛名病院・院長
八田耕太郎	順天堂大学医学部附属練馬病院メンタルクリニック科・先任准教授
濱田 秀伯	群馬病院・名誉院長
林 直樹	帝京大学医学部附属病院メンタルヘルス科・教授
林田 雅希	長崎大学保健・医療推進センター・准教授・学生保健部門長・カウンセリング部門長
原田 誠一	原田メンタルクリニック・院長
針間 博彦	東京都立松沢病院精神科・部長
平田 豊明	千葉県精神科医療センター・院長
深尾憲二朗	帝塚山学院大学人間科学部心理学科・教授
福井 里江	東京学芸大学教育心理学講座・准教授
福田 正人	群馬大学大学院医学系研究科神経精神医学・教授
藤井 康男	山梨県立北病院・院長
古郡 規雄	弘前大学大学院医学研究科神経精神医学講座・准教授
堀川 直史	埼玉医科大学かわごえクリニックメンタルヘルス科・客員教授
前田 貴記	慶應義塾大学医学部精神・神経科学教室・専任講師
松長 麻美	北村メンタルヘルス研究所・主任研究員
松本 和紀	東北大学大学院医学系研究科精神神経学分野・准教授
松本 英夫	東海大学医学部専門診療学系精神科学・教授
水野 雅文	東邦大学医学部精神神経医学講座・主任教授
三村 將	慶應義塾大学医学部精神・神経科学教室・教授
宮田 量治	山梨県立北病院・副院長
向谷地生良	北海道医療大学大学院看護福祉学研究科・教授
村井 俊哉	京都大学大学院医学研究科脳病態生理学(精神医学)・教授
山内 繁	大阪医科大学総合医学講座神経精神医学教室
山崎 修道	東京都医学総合研究所心の健康プロジェクト・主任研究員
山田 和男	風鳴会成城墨岡クリニック
吉川 武男	理化学研究所脳科学総合研究センター分子精神科学研究チーム・チームリーダー
吉田 光爾	国立精神・神経医療研究センター精神保健研究所社会復帰研究部・援助技術研究室長
和田 央	大阪赤十字病院精神神経科・部長
渡邉 博幸	千葉大学社会精神保健教育センター・特任教授

序

　本書『統合失調症』は，日本統合失調症学会の監修による専門家向けの教科書です．数多くの書籍が刊行されるなか，岡崎祐士理事長の方針のもと，こうした大部の教科書を企画した背景には，統合失調症の生活と脳をめぐる近年の変化があります．

　生活についての変化は，社会のなかでの統合失調症のあり方についてです．精神分裂病からの名称変更に代表されるように，当事者の希望にもとづいて社会のなかでの生活を支援することが回復の基本であるという認識が広がり，そのためのサービスが少しずつ実現してきています．専門家には，そうした方向性を促進する役割が今後ますます求められていくと考えられます．

　脳についての変化は，神経科学・脳科学の進歩により病因・病態の解明が大幅に進んだことです．統合失調症の病態において重要な対人関係や自我機能を支える脳の仕組みが徐々に明らかになるとともに，背景にある分子の変化やさらにその原因についての手がかりがつかめるようになってきました．そうした新しい成果を多くの専門家が共有し，より画期的な治療の可能性を考えることが必要になってきています．

　こうした幅広い分野における急速な進歩は，専門家であってもその全体像を見通すことが難しいものです．総合的な理解をすすめるうえで基本となる知見を，1冊の書籍にまとめて手近に参照できるようにしておきたいという願いが，こうした教科書という形になりました．

　75にのぼる章について，各分野で活躍しておられる第一人者の先生に，確かな知見をまとめていただけるようお願いしました．実践の現場における実感とのバランスをとりつつ，エビデンスの形で確かな知見を明らかにし，専門家としてのコンセンサスを提示していただきました．とくに第2部では，その要点を各章の冒頭に「Facts」として示していただきました．その点がこの書籍の大きな特徴になっています．日々の仕事でお忙しいなか，充実した原稿をお書きいただき，場合によっては編者からの要望にもとづいて修正に応じ，本書の完成にご貢献くださった執筆者の先生方に，深くお礼を申しあげます．

　本書の企画が始まったのは3年前でした．最終の編集会議を第6回日本統合失調症学会に合わせて2011年3月に福島で予定していた2週間前に，東日本大震災が起こりました．支援を優先させて会議や作業を遅らせたのは当然でしたが，もっとも逡巡したのは東北地域の先生方への原稿依頼でした．迷いつつお願いした原稿を無理を押して完成してくださった，被災地の先生方や支援に関わられた先生方に，格別のお礼を申しあげたいと思います．

　7月に延期して札幌で開催された学会は，福島で予定されていたプログラムがほとんど変更されることなく行われました．どなたも口にはされませんでしたが，それぞれの方が最優先で

スケジュールをやりくりされたのだろうと思います．現地での支援だけでなく，そうした形のささやかな支援の輪が統合失調症の関係者のなかに広がったことを，記しておきたいと思います．

教科書は，その内容が統合失調症の当事者や支援者に向けたサービスに役立つことを，最終的な目標としています．専門家向けの書籍であっても誰もが容易に入手できる時代ですので，読者として専門家ばかりでなく当事者やご家族や一般市民を考えることが求められるようになってきています．教科書は，専門家だけで作りあげるものではないはずです．

こうした考えから，冒頭の第2章の執筆を当事者や家族や行政の方，また家族と専門家の立場をともに経験した方にお願いし，さらに当事者やご家族へ病気の説明をする際の参考となる資料も付け加えました．専門家向けの教科書としては異例かもしれませんが，今後こうした構成が常識になっていくだろうと考えています．さらに，こうした方々に編集の段階から加わっていただくことが，次の取り組みとなっていくと思います．

この第2章に執筆していただいた原稿には，それぞれの方が人生を賭けた想いがこめられています．その一部をご紹介させていただきます．「当事者は体験だけ語っていればいいという風潮には辟易としている．当事者の立場だからこそ言える問題提起や価値観があるはずだ」（Ⅰ.統合失調症患者から），「統合失調症の回復と再発防止で最も大切なのは環境である．家族全体を診る医療を行って欲しい」（Ⅱ.統合失調症の母親をもって），「どの分野の職種においても共通して必要な要素が患者に真摯に向き合うこと，あくまでも，その人のありのままの気持ちに寄り添う姿勢である」（Ⅳ.災害の現場から見えた統合失調症の保健・医療・福祉のあるべき姿），「当事者であっても家族であっても，その人がその人の手で人生を選ぶことのできる社会になることを，心から願う」（Ⅴ.家族と精神科医の双方の立場を経験して）．

本書の紹介の最後として，ご家族の言葉をもう1つご紹介します．専門家を励ますこうした言葉に当事者やご家族がどのような想いをこめられているのかを，読者の多くである専門家の皆さんと繰り返し考えていきたいと願っています．

「回復が難しいと言われる統合失調症になったとしても，当事者も家族も『より良く生きたい』と願っている．精神科医療は，患者であるその人自身とその複数の家族の人生を左右する重要な医療である．人間にとって一番重要な医療だという誇りを持って，治療・研究にあたっていただけることを切に願う」（Ⅲ.統合失調症になってもだいじょうぶな社会を願って）

2013年春

編者一同

目次

序論

第1章	統合失調症の過去・現在・未来	岡崎祐士	3
第2章	当事者・家族から見た統合失調症		8
	Ⅰ 統合失調症患者から	竹内政治	8
	Ⅱ 統合失調症の母親をもって	中村ユキ	11
	Ⅲ 統合失調症になってもだいじょうぶな社会を願って	岡田久実子	13
	Ⅳ 災害の現場から見えた統合失調症の保健・医療・福祉のあるべき姿	門脇裕美子	16
	Ⅴ 家族と精神科医の双方の立場を経験して─統合失調症治療の在り方について考える	夏苅郁子	19
	Ⅵ 統合失調症の基礎知識─診断と治療についての説明用資料	福田正人	25
第3章	統合失調症の多様な側面		37
	Ⅰ 対人関係の病としての統合失調症	村井俊哉	37
	Ⅱ 臨床から出発する病因探索	糸川昌成	42
	Ⅲ 統合失調症：脳と生活と思春期発達の交点	笠井清登	51
	Ⅳ 発達精神病理としての統合失調症─脳と生活と言葉	福田正人	59

第1部 統合失調症の概念

第4章	歴史と概念の変遷	古茶大樹	69
第5章	症候学	針間博彦	80
第6章	診断分類と統合失調症の異種性	住吉太幹	94
第7章	病因と病態モデル	橋本亮太	103
第8章	疫学	安藤俊太郎	115
第9章	経過と予後	伊藤順一郎, 吉田光爾	128
第10章	回復過程論	小林聡幸	143
第11章	統合失調症の関連病態		149
	Ⅰ 非定型精神病	山内繁, 康純	149

II	小児の統合失調症	松本英夫	155
III	遅発性統合失調症	仁王進太郎	161
IV	緊張病	大久保善朗	166

第2部 統合失調症の基礎と研究

第12章	脳の発生と発達	那波宏之	175
第13章	遺伝学，分子遺伝学	山田和男	182
第14章	神経病理学	入谷修司	187
第15章	死後脳研究	池亀天平, 岩本和也	197
第16章	ブレインバンク	富田博秋	202
第17章	神経生理学	鬼塚俊明, 角田智哉	207
第18章	神経化学	橋本隆紀	215
第19章	精神薬理学	佐藤靖, 古郡規雄	226
第20章	動物モデル	大西哲生, 吉川武男	234
第21章	脳構造画像研究	鈴木道雄	244
第22章	脳機能画像研究	小高文聰, 須原哲也	253
第23章	神経心理学	住吉チカ	259
第24章	統合失調症の自我障害の認知科学	前田貴記, 沖村宰	275
第25章	精神病理学	深尾憲二朗	281
第26章	力動精神医学	衣笠隆幸	291
第27章	社会精神医学	中根秀之	301
第28章	コホート研究	西村幸香	312
第29章	早期精神病の研究	小池進介, 笠井清登	322
第30章	統合失調症と病跡学—創造性との関連	高橋正雄	330
第31章	障害論—障害概念と地域福祉システム	白石弘巳	336
第32章	統合失調症の臨床研究のあり方	西村幸香	343

第3部 統合失調症の診断と評価

第33章	診断と症状評価	江畑敬介	351
第34章	鑑別診断の進め方	太田敏男	367
第35章	構造化面接	松長麻美, 北村俊則	382
第36章	精神症状の層的評価—人間学的精神病理学の立場から	濱田秀伯	388

第37章	症状評価尺度	宮田量治	398
第38章	身体所見の評価	秀野武彦	412
第39章	脳画像評価	高畑圭輔，三村將	422
第40章	認知機能の評価	兼田康宏	430
第41章	生活機能，QOL，作業・労働能力の評価	岩田和彦	440
第42章	ハイリスク・病前特徴・パーソナリティ評価	山崎修道	449
第43章	自殺リスクの評価	林直樹	457

第4部　統合失調症の治療

4-1　治療計画策定　465

| 第44章 | 治療計画の立て方 | 池淵恵美 | 466 |
| 第45章 | 病期ごとの治療の進め方 | 渡邉博幸 | 478 |

4-2　統合失調症の治療総論　487

第46章	EBMと治療ガイドライン	後藤雅博	488
第47章	薬物療法	藤井康男	503
第48章	電気けいれん療法とその他の身体療法	上田諭	522
第49章	精神療法	原田誠一	530
第50章	対話のための工夫と守るべきこと	岩尾俊一郎	540
第51章	心理社会的治療・社会資源	大島巌	547
第52章	認知行動療法	山崎修道	552
第53章	生活臨床―指向する課題の達成支援を中心とした働きかけ	長谷川憲一	559
第54章	多職種チーム医療	野中猛	566
第55章	患者家族への見方の変遷と家族支援	伊勢田堯，長谷川憲一	572
第56章	サービスモデル―各国での取り組み	山崎修道	582
第57章	サービスモデル―日本での取り組み	渡邉博幸	588
第58章	病名告知	下寺信次	594
第59章	リカバリー	伊藤順一郎，福井里江	597
第60章	スティグマと啓発活動―インターネットにみる現状と対応	武原信正	605
第61章	当事者研究	向谷地生良	613

4-3　早期診断と早期介入　627

| 第62章 | 病期モデル | 荒木剛 | 628 |
| 第63章 | 前駆期 | 松本和紀 | 633 |

第64章	初回エピソード統合失調症 ……………………………………… 林田雅希	640
第65章	DUP 短縮のための方法論 ………………………………… 辻野尚久，水野雅文	645

4-4　臨床上の諸問題　651

第66章	精神科救急―マクロ救急を中心に …………………………………… 和田央	652
第67章	身体合併症 ……………………………………………………………… 堀川直史	658
第68章	退院支援と地域移行 …………………………………………………… 安西信雄	667
第69章	治療抵抗性 ……………………………………………………………… 久住一郎	673
第70章	高齢期の統合失調症患者の問題 ………………………… 井藤佳恵，粟田主一	678
第71章	妊娠・出産 ……………………………………………… 古郡規雄，兼子直	685
第72章	患者の攻撃性・暴力への対応 ………………………………………… 八田耕太郎	690

第5部　法と精神医学

第73章	司法精神医学 …………………………………………………………… 五十嵐禎人	699
第74章	関連法規 ………………………………………………………………… 平田豊明	708
第75章	触法行為と精神鑑定 …………………………………………………… 岡田幸之	717

索引 …………………………………………………………………………………………… 727

序論

第1章

統合失調症の過去・現在・未来

1 人類の統合失調症へのチャレンジ

　精神医学研究史をひもとけば，統合失調症にチャレンジしなかった研究分野はないのではないかと思うほどである．そもそも精神病理学の重症な症状〔例えば現在症診察表（PSE；present state examination）[1）]の神経症を越える症状〕は，ほとんど統合失調症に認められるものであり，精神病理学自体が統合失調症の存在によってその主要なカテゴリーを発展させられたとも言えるのである．統合失調症が精神分析学の創始者の挑戦を早期に拒絶したために，精神分析学とその周辺の理論や用語はいわゆる神経症とその周辺の病態に限られたが，精神病理学は，統合失調症と躁うつ病の，とりわけ統合失調症の記載と理解のためにそのカテゴリーを洗練し発展させたといってもよい．

　精神病理学の統合失調症への関心は，当初，被影響・作為体験と思考化声・幻声（特に自己を対象化する複数の他者の声）症状にあったといってよいであろう．自己の所属性・自立性が脅かされ，危機にさらされ，他者や外在的力に主体性を乗っ取られるのである．この中核的体験を経て主体と既存の知・情・意の統合的力は減弱する．ちなみに中核的体験を経ない単純型に統合失調症の精神病理が存在するのか否かは，今もって解決されていない課題である．この自我・自己，自立性・主体性が侵される精神病理は，他の疾患にも出現しないとは言えないが，その発症年齢，頻度，連動して結果する知・情・意の統合的力の減弱との組み合わせは，統合失調症を他の精神疾患から際立たせるのである．

　そして，その病態と成因を理解しようとするありとあらゆる理論が，統合失調症にチャレンジした．社会学説（家族説，社会共謀因説），心理学説（心因説，反応説），生物学説（薬理・神経化学説，神経科学説，遺伝学説），生態学説，進化学説と枚挙に暇がない．しかし，どれ1つ，統合失調症を包摂して説明しえたと見なされている成因説はない．統合失調症を理解しようとして，一方では社会共謀因説が登場したし，正常心理学の延長の範囲に外挿できるのではないかと素人くさい反精神医学という社会的態度表明も一時期登場した．これは脳病理を同定しようとして絶望した1960年代までの生物学的研究者の一部の気分を肥大化させたものでもあった．統合失調症という現代における表現型が人類史において表現型として有利な時代があったという進化論的視点も生まれた．一方，冬季や都市出生者に将来の罹患がやや多いという頑固に再現されるデータもある．統合失調症は，そのような生態学的条件に脆弱な人類の歴史的表現型を担っているのであろうか．しかし，現代においては統合失調症が生活に不利な条件となっていながらも，統合失調症への罹患が，少なくとも減少に向かっているという明らかな証拠がないとすると，生物学的利点という脆弱性を代償する仕組みが存在するはずである．関節リウマチ

への罹患頻度が低いことを示唆した知見以外にはまだ確認されていない．

　病機序との直接的関係は，現在ではやや遠くに考えられるに至ったが，ドパミン系の調節が症状を軽減するような病態生理が存在する．その意義はストレス事態への適応力の低下を結果するような変化と関連しており，中核的病態機序ではないかとの解釈もある．幻覚や妄想がそれを惹起するような直接の脳病理機序を探しても見つからず，陽性症状の定義として語られるように，あるストレス事態に個体が適応しようとするとき脆弱な脳が迷い込む一時的代償的事態なのかもしれない．修正すべき脆弱さは，昨今知見が収斂しつつある．主にNMDA受容体を介するグルタミン酸伝達，あるいはその上・下流で調節する抑制系（GABA系）の異常，あるいはバッファーを担うグリア系の異常がよりプライマリーなのかもしれない．薬物の効果をこれらの脳内情報伝達回路の1点を薬で調節するだけで個体に有利な条件を促進できるようになるであろうか．回路全体の自己調節能力を高めるような方法こそが治療たりうるのではないか．多点標的薬剤やその他の非薬物的身体療法，あるいは特異的心理的働きかけにも対処能力や自己調節能力を持続的に改善させる効果があるのであろうか．心理社会的治療の領域は，脳あるいは神経心理リハビリテーションにもっと取り込まなくてはならないであろう．

　遺伝疫学的には統合失調症の「遺伝率」0.7～0.8 という高い値が得られながら，確からしい主導遺伝子は最近になるまで1つも同定されなかった．統合失調症の最初の遺伝子研究報告[2]以来15年後にようやく確からしい小さな効果の遺伝子（*Dysbindin*）が名乗りを上げたが，その後報告されたいくつかの関連遺伝子も最初にItokawaら[3]によって発見された統合失調症関連遺伝子 *DRD2* の311S/C多型と大差ないオッズ比が示されたに過ぎない．

　なぜ統合失調症の遺伝子研究が明確な結果を得られないか，その理由の説明と証拠で最も有力なのは異種性である．筆者はかつて「統合失調症の遺伝子探索研究の結果が収斂しない理由には，①統合失調症遺伝子が未発見である．この場合さらに高精度DNAマーカーを用いた探索が必要，②統合失調症という表現型の不適切・中間表現型などの使用の必要性，③異種性の存在は確かであり，common disease-common variants 仮説よりも common disease-rare variants 仮説によるアプローチがより生産的，④核内塩基配列と統合失調症は関連していない可能性，などが考えられる」と述べたことがある[4]．糸川らが発見したカルボニルストレス統合失調症[5]は，異種性の存在を鮮やかに示している．異種性を前提とした研究は驚くほど少なく，今までの研究の見直しも含めて，膨大な作業を要するが，大きな成果が期待しうる．異種性は，精神病理に生物学的視点からの分割や統合をももたらすに違いない．

　精神病理と脳の機能と構造と神経生物学と遺伝子の重層的動態が，統合失調症の臨床的イメージと大きく重なって見えるときまで時間と学問はどんな進歩を遂げるのであろうか．

　統合失調症は，諸学の統合と新しい領域の形成を促進してきた．現在では脳画像と遺伝子研究の統合的アプローチを要請している．精神病理学は，リハビリテーションはいかに応えるのであろうか．臺[6]による機能的に統合失調症を定義しようとする一連の努力は，その統合した次元を提唱する試みである．われわれは現在すでに高速シーケンサー，遺伝子チップ，エピジェネティックス（メチレーション）チップ，蛋白質チップ，それに高精度脳構造・機能画像（CT, MRI, PET, fMRI, NIRS, MEG），脳の化学分析（MRS）手段を持っている．これらが統合的に個体に，しかも背景情報をコントロールできる対象（例えば，濃厚な家族集積性を示す家系メンバーや一卵性双生児の統合失調症罹患者と非罹患者）に適用されるならば，病態生理・成因が系統的に効率よく理解できるであろう．また，なぜ一卵性でも罹患しない双生児が生じるか，罹患を免れるかという機序（とりも直さず予防法）の解明に示唆を与えるであろう．

　精神医学は統合失調症の理解と克服のために，いかなる統合的学問領域を創出しなければならな

いのであろうか．精神医学にかかわるものの責務の1つである．

2 概念の転換のとき

　統合失調症は長く慢性進行性疾患と考えられてきたこともあって，今なおそう信じている医療関係者，なかには精神科医も少なくない．悲観的疾病観に基づく説明や治療の実践が生み出す否定的な結果に不良な予後を見て，自らの仮説を確認するという悪循環の形成が少なくなかったのである．そういう考えが，患者さん自身やご家族にも反映される場合もあった．

　今日，統合失調症が一路進行する疾患とみることに疑問を感じる精神科医が増えつつある．社会技能訓練（SST）のようないわば障害論に基づくリハビリテーション訓練的なリハーサルが統合失調症の患者さんの生活を改善することは，古い精神科医にとっては驚くべきことであった．動機づけ障害仮説の影響を受けすぎていたことに反省が迫られた．次いで，第二世代抗精神病薬の導入によって，それまで統合失調症の自然経過と見えていた表情や姿態の異常，反応や動きの緩慢さ，意欲や自発性の低下，あるいは精神病後の抑うつのかなりの部分が第一世代抗精神病薬，あるいはその持続的なドパミン遮断作用，および併用された抗パーキンソン病薬などの影響を大きく受けていたことが明らかになってきた．この2つの体験が，疑問を感じつつある主要な契機であろうと思われる．その他にも，環境の影響の大きさ，例えば病院が改築されて，アメニティが良くなってみると統合失調症の患者さんの振る舞いや身なりが変わるなどという体験も加わっているのであろう．

　そして何よりも，初回エピソード精神病からの治療的介入によって，従来であれば進行していた病態の一部をその手前で足踏みさせる可能性が生じたのである．発症後の診断と治療の遅れを小さくできれば，統合失調症という疾患の生命，生活と自由度への影響を減少させるという希望が生じている．統合失調症の発症から数年間は，脳的にも心理社会的にも可塑性の高い臨界期であり，早期治療に始まる集中的なケアによって病態を軽減し回復を大にできるという期待が高まっているのである．もちろん，限界もあり，発症時に陰性症状が強いタイプにおける陽性症状を発症の基準とする現在の早期治療効果は小さい．そこの場合，さらに早期における発病の認知が必要であろう．ここには発病はどのように定義されるべきかの問題を内包している．

　精神医学は，統合失調症の病態の本質を同定し，克服する方途を見出したとは言えないが，この疾患の影響を最小に近づける方向に接近しうる時点に至ったと言えるのではないか．その認識と手段の一部をすでに手にしているのである．統合失調症は，回復が望める疾患であることを発見したのである．従来の古い概念は脱ぎ捨てなければならない．

3 精神医学と医療への要請

　統合失調症は医療に，精神医学における場合と同じく，あらゆるチャレンジを要請した．あるいは，あらゆる治療法，治療理論，治療施設と治療環境の効果が試されたと言えよう．現代精神医学誕生前には，滝や水に打たれたり，沐浴，読経などが試みられていた．近代に至ると睡眠薬の服用，あるいは薬物による持続睡眠療法，インシュリンショック療法など脳の休息を図ろうとする方法，けいれんと精神病症状の拮抗関係を仮説とした薬物や通電によるけいれん療法などであり，頭部通電療法は現在も使用されている．クロルプロマジンが統合失調症の初の治療薬として発見された1952年以後を現代精神医学の黎明期とされている．その後ハロペリドールなどの第一世代抗精神病薬の開発普及を経て第二世代抗精神病薬が開発され，第一世代薬剤の錐体外路症状を主とする副作用が改善され治療効果も前進した．しかし，統合失調症の生活行動の障害は第二世代薬剤によっても画期的には改善されてはいない．第三世代の抗精神病薬は，関連遺伝子を含む所見からデザインされた薬剤になるであろうか．

　個人および集団精神療法の有用性は長く主張さ

れてきた．今日では精神内界あるいは象徴的レベルに働きかけるよりも簡易精神療法や認知療法あるいは認知行動療法のごとく出力された行動と関連する事柄に限った認知や思考面の変容を目指すものが主である．逆に作業療法という身体作業に付随した限りでしか精神内界には深くタッチしない治療法がある．わが国で発展させられた生活療法は出力された現れに焦点を当てるが，言葉を介した価値観をも含む精神内界にも生活行動を変容する限りにおいて深くかかわるのである．生活臨床が代表的である．集団療法は集団の動態が個人に与える影響を意識的に治療的に用いるものである．集団の構造のあり方に治療的意義があるとする治療共同体理論がある．本人ではなく家族の変容を通じて患者さんの変容を期待する家族療法がある．筆者はその他に，脅威を感じないほどの対人間距離や周囲の人々の声音を含めた言葉環境を適切で優しいものにする，物的・人的環境の態様も重要であると考えている．このような物的・人的環境の統合失調症病態への影響ももっと研究すべきであると思う．この優しい物的・人的環境の下で，生活の場自体を治療的に組織する働きかけが組み合わせられ，さらに適切な抗精神病薬の治療を組み合わせるのである．

臨床遺伝学的知見がいかに治療に活かされるかについては，糸川のカルボニルストレス統合失調症におけるビタミン B_6 の効果が確認されるならば，典型例となるであろう．

統合失調症の治療はこのように，個人内の分子標的の変容から個人の行動の変容を，個人およびその周囲への働きかけを通じて期待されるあらゆる可能性が検討されてきた．分子標的による治療法（薬物療法など）も心理および生活行動への働きかけも同じく脳内の病態およびそれと関連する身体機能の変容を期待し，それを通じて障害された生活行動とそれに関連する心的プロセスの回復を図る統合的なアプローチが当面妥当と言えるであろう．

統合失調症の患者さんの精神病理は，われわれの存在の基盤やありようを急性期に鋭く問う一方，なぜ何のためにわれわれは生きていかねばならないのかを慢性期の病態を通じて問いかける．おそらく統合失調症の歴史がそのような歴史的危機に何らかの表現型を形成してきたのであろう．したがって，人類はその応えを求めて，統合失調症の方々に学びながらともに歩むのであろう．統合失調症はそのような長い道程を精神科医療に求めている．そして，精神医学と医療の主役でありながら長年遠ざけられてきた，患者さんやご家族が続々登場している．これからは，精神保健・医療・福祉において，また精神医学自体においてもこの人々の参加を抜きにしてはありえない時代に入りつつあると言えるのではないか，と思う．

4 統合失調症の未来

統合失調症は，精神医学・医療界にとって北極星のような役割を果たしてきた．統合失調症との位置関係は，精神医学における中心的位置との距離を教えてきたとも言ってよい．将来にわたって，1つのまとまった疾患として統合失調症は存在し続けるであろうか？ おそらくその可能性は少ないと思われる．現在の統合失調症は，カルボニルストレス統合失調症のように病態生理に従っていくつかに分かれる可能性が大きい．異種性の存在は，カルボニルストレス統合失調症の発見によって紛れもないものになったのである．「＊＊＊統合失調症」，「＊＊＊＊精神病」の疫学，遺伝学，病態生理，症状学，治療学が改めて築かれなければならないであろう．「＊＊＊精神病」は，従来の統合失調症のみでなく，統合失調症周辺疾患の症例を含むものであるかもしれない．患者数が大きい群や小さな群に分かれることが予想される．カルボニルストレス統合失調症は AGE が蓄積する病態であるが，「＊＊＊統合失調症」，「＊＊＊＊精神病」が同じ，物質の蓄積を病態とする疾患であるか否かは分からない．脳炎であったり脳症であったりするかもしれないし，蓄積する疾患でも蓄積する物質が違うかもしれない．発症後の側頭葉-前頭葉萎縮を伴うか否かやその程度も異なるであろう．しかし，病態と症状の関係は今日よりも密接な群が抽出されるだろう．治療法は

今よりもより特異的になると思われる．生物学的治療の比重が大きくなりそうに思われるが，断定はできない．

今日，統合失調症を体験した人々が勇を鼓して，顔も出して体験を語り，医療や社会への要望を語り始めている．現状は，統合失調症への社会的偏見がまだ強く，そうするには勇気が必要である．しかし，将来は「統合失調症」の病名も消え，例えば「脳カルボニルストレス病」などの病名になるであろう．さらに体験が明細化され，一層治療や予防に役立つようになるであろう．幻覚や妄想に反映された，社会と患者さんの葛藤は弱くなるはずであり，その分，幻覚や妄想の重症度は軽くなると期待したい．

このように統合失調症が解体され，有史以来知られてきた狂気-精神病-早発性痴呆-精神分裂病-統合失調症の歴史が一応の終焉を迎えるかもしれない．近い将来「統合失調症」は，「精神医学と科学の未熟な時代における代表的精神疾患であった」と精神医学・医療史に紹介されるようになるであろうか？

※この一文は，拙著「精神医学・医療における統合失調症の位置」（こころの科学 120：2-8, 2005）を改編して記述したものであることを，お断りしておきたい．

【文献】
1) Wing JK, Cooper JE, Sartorius N: Measurement and Classification of Psychiatric Symptoms: An Instruction Manual for the Present State Examination. Cambridge University Press, 1974
2) Sherrington R, Brynjolfsson J, Petursson H, et al: Localization of a susceptibility locus for schizophrenia on chromosome 5. Nature 336: 64-67, 1988
3) Itokawa M, Arinami T, Futamura N, et al: A structural polymorphism of human dopamine D2 receptor, D2 (Ser311-->Cys). Biochem Biophys Res Commun 196: 1369-1375, 1993
4) 岡崎祐士：統合失調症の遺伝学．松下正明，加藤敏，神庭重信（編）：精神医学の対話．pp436-452, 弘文堂, 2008
5) Arai M, Yuzawa H, Nohara I, et al: Enhanced carbonyl stress in a subpopulation of schizophrenia. Arch Gen Psychiatry 67: 589-597, 2010
6) 臺弘，三宅由子，斎藤治，他：精神機能のための簡易客観指標．精神 51：1173-1184, 2009

（岡崎 祐士）

第2章

当事者・家族から見た統合失調症

I 統合失調症患者から

　まず，自己紹介から始めよう．私の名は竹内政治．せいじと書いてまさはると読む．統合失調症との共存は26年目を迎える．所謂，患者や当事者と呼ばれる立場である．患者は何もできないと先入観を持つ人は多いと思う．しかし，そこを逆手にとって患者が社会に進出して精神保健福祉に多大なる影響を及ぼすのが快感である．特に精神科医療の従事者は驚くだろう．院内では羊のようだった患者が地域で活き活きと活動するのを目に焼きつけておいて欲しいものである．私の所属するセルフヘルプグループは3つある．さいたま市精神障害者当事者会ウィーズと埼玉県精神障害者団体連合会と全国精神障害者団体連合会である．つまり市・県・全国をつなぐ太いパイプを持っている．このセルフヘルプグループは第一に精神障害者のマンパワーが必要とされる．社会で役割が与えられることによってリカバリーする者が大勢居るのである．今回の原稿依頼は医学の分野を対象としているらしい．残念ながら私の病気の体験談を期待するならば，半分は裏切られるだろう．当事者は体験だけ語っていればいいという風潮には辟易としている．当事者の立場だからこそ言える問題提起や価値観があるはずだ．私は病気以外は専門家ではないので主観も大いに入る．自分の病気との歴史と織り交ぜながら読者に訴えかけるような文章ができあがることを祈ろう．

1 統合失調症とは？

　どうやら脳の伝達物質の異常が原因となり発症するらしい．ただ，原因解明には至っていない．遺伝はあるのだろうか？　少なくとも私の4人兄弟のうち末っ子を除く全員が精神病を発症している．末っ子は母が離婚して新しくできた配偶者との間の子だ．つまり私の実の両親が残した子孫は全滅だったことがわかる．精神科医がこの病気は遺伝ではないと言うのを聞くと正直しらけてしまう．いっそ遺伝ですと公言してもらったほうがスッキリするのであるが．専門的には気質が受け継がれると言われている．ストレスに対する脆弱性．物事に対する過敏性なのだろう．どうせ究極の原因解明には至っていないのだ．DNAの研究や脳バンクの発展などに期待する他ない．近い将来，注射1本で統合失調症が完治してしまう時代も来るかもしれない．

　では，この病気の症状を挙げていきたい．ま

ず，幻聴や幻覚の陽性症状がある．妄想などが強いと近隣とのトラブルの元になる．非現実的な声や音が聞こえる．その雑音に支配されてしまう．幻聴は大概，ネガティブな内容だ．「お前など必要ない」，「死んでしまえ」などと四六時中聞こえていたら厭である．幻覚は見えないものが見えるというものだが，比較的この症状は少ない気がする．厄介なのが妄想だ．「誰かに見張られている」，「やくざに狙われている」，「電波が攻撃してくる」，「宇宙と交信できる」，「私は神だ」などと奇想天外なようでも本人にとっては死活問題なのである．このような陽性症状のときは割と医療に結びつきやすい．措置入院などの制度は家族にとって救いになることさえある．

急性期をすぎると何もやる気にならない陰性症状に悩まされる方々が多い．電車に乗れない．家から出られない．寝てばかりいる．自分は社会の厄介者などと思いつめる．この低迷期を見くびってはいけない．何十年もひきこもっているケースをときどき見かけるからである．

そして，社会的に多大なる負荷を負わされる病気でもある．敷居の高い精神科を受診できたとしても，待っているのは異空間の病棟暮らしか多量多剤のクスリ漬けである．ここで精神科医療に苦言を表明したい．長期入院はもはや古い価値観である．多量多剤を処方する医者は藪である．経営ばかりに気をとられて患者の人権に配慮しない精神病院は根絶するべきだ．問題は医療だけではない．社会にも差別や偏見が根強く残っている．統合失調症患者というだけで何故，小さくなって生きなければならないのか．障害者と一括りにされているが他の障害に比べ精神の理解はほとんど進んでいない．つい20年ほど前まで精神病患者は家と精神病院の往復で人生を終えると言われた．この日本で発病してしまった私もアンラッキーだと思うほど，この国が精神病患者に行ってきた悪行の数々は想像を絶するものがある．つまり呉秀三先生の言うところの医学的な病気と社会的迫害という二重の不幸を背負っているのが日本の統合失調症患者の特徴である．

2 国が示す矛盾

ここ数年，厚生労働省が中心になって退院促進・地域移行支援という言葉が独り歩きしている．長い間精神科の閉鎖病棟に入院してきた患者を地域に戻すという試みだ．私の思う社会的入院とは20年，30年，または死ぬまで病院生活から足抜けできない者がいる．社会の抱える負の財産である．私自身，初めての入院は昭和の時代．結局2年間の入院で勘弁してもらったが，精神病院は一度入ったら二度と出てこられない怖いところだという考えから未だ脱却できずにいる．あの当時，私のいる男子病棟からの社会復帰率はほぼゼロだった．退院するには家族の理解とすぐに就労できる環境が必要だった．就労とはもちろん非開示の仕事である．高齢の患者は親もなく，兄弟から見放され，まさに終の棲家という環境だった．そこは治療の場ではなく生活の場と化していた．あんなものが医療と呼ばれていると思うと，私はくやしくなる．国際的にもこの問題が非難され，ようやく国も重い腰をあげたようだ．しかし，最近になって知らされた驚くべき事実がある．国のあり方検討委員会というオフィシャルな会議で公開されたのは，精神科医療に国家予算1兆8千億円ものカネが流れていて，地域精神保健福祉には500億円しか配分されていない事実．まさにその対比97対3．社会的入院を解消するには地域に予算を回さなければならないのは幼稚園児でもわかることだ．グループホームや作業所などの当事者の居場所．支援者への手厚い福利厚生．地域住民との交流の場．啓蒙啓発活動．それが医療に比べてたったの3％とはなんたることだ．しかも，1兆8千億円の精神科医療への配分のほとんどは入院治療に当てられているという．よくも国はいけしゃあしゃあと退院促進・地域移行支援などと言えたものである．この矛盾に誰も何も言わないのだろうか？ まともな神経を持っている者ならば，怒りを通り越してあきれ果てるだろう．この期に及んでさらに，精神科の医者たちはもっと予算を回せと言っている．医者たちは，病院の塀の中で守られていないで地域に出て行けと私は言い

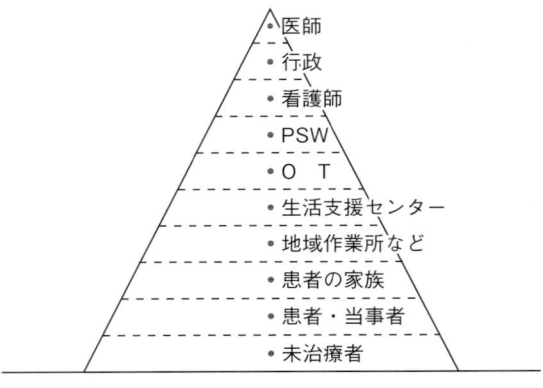

図2-1 メンタルヘルスのカースト制度

ピラミッド上から:
- 医師
- 行政
- 看護師
- PSW
- OT
- 生活支援センター
- 地域作業所など
- 患者の家族
- 患者・当事者
- 未治療者

たい．アクトやアウトリーチに私は全面的に賛同はしていないが（接点が少ないのである），医療が地域に吸収されるような時代が来ることを願ってやまない．

3 患者・当事者からの挑戦状

今までのことをふまえ図を作ってみた（図2-1）．見ての通りこの精神業界は医者を頂点とするカーストである．お医者様がトップに君臨しつづけるのは困る．私は自分のセルフヘルプ活動を通していつかこの図のピラミッドを逆転させる野望を秘めている．具体例を挙げよう．ハンセン病やB型肝炎の患者が国を相手取って起こした国家賠償裁判は記憶に新しいと思う．精神障害者の社会的入院の問題もこの実例を活かし，精神科医療と国を巻き込んで司法に訴え出るのだ．肝に銘じていなければならないのは，社会的入院に突き進んだのは国策であり，精神病院は宇都宮病院事件をはじめ犯罪的な人権侵害をしているということだ．訴えられて当然だと思う．この訴訟は国民にとっても大きな啓蒙・啓発的なものになる利点もある．マスコミも放っておくわけにはいかないはずだ．

私の言っていることが夢物語と思うだろうか．お医者様や官僚たちよ今はみくびっていればい

い．近い将来，私は全国の当事者運動の要になる可能性もある．そのときはお相手願いたいと思う．暗い病棟で生活している仲間たちのためにも闘いに駆り立てる情熱は私の中から消えないのである．

4 統合失調症の可能性

挑発的な文章を書いたが，私は権利だけ主張する気はない．患者や当事者の側にも，今の現状を招いた責任があるからである．私たちは家族や支援者に表現を丸投げしてきた．そのツケが社会的入院や差別偏見につながっている．認知の歪みなどにみられる生きづらさもあるが，私たちがちゃんと統合失調症という病気と向き合い，理不尽なことに声を出すことが真の義務であり責任でもある．セルフヘルプ活動をしていて統合失調症の人間は感性が豊かだと感じる．浦河べてるの家のやっている当事者研究などは先駆的な試みだと思う．これからは当事者ならではの発想や文化をこの国に定着させたいものである．この病気は人類が二足歩行した頃からあると言われている．たぶん，人間の進化には欠かせない疾患なのだろう．だから，若い世代に伝えたい．決して感受性を殺してはいけない．自分の感性を信じて，無知な部分を減らしていって欲しい．知らないということが私たち精神障害者の一番の強敵なのだから．そして，仮にこの病気になってしまっても悲観しないで欲しい．この障害は狂気とも言われている．でも時に狂気は芸術分野で花開くこともある．視点を変えれば障害は才能とも言えるのである．

冒頭で私はこの病気との共存と書いたが，恐ろしいと思った障害も飼いならせば大いなる味方であり，武器でもある．未来にもっと優秀な向精神薬が開発されることを祈る．統合失調症と上手に共存できることが可能になる薬と環境があれば，私たちはもっと大きく前進できるだろう．

（竹内　政治）

Ⅱ 統合失調症の母親をもって

　統合失調症者への支援は，患者本人の支援ばかりで，日本では近年になってようやく「家族支援」という概念が持たれるようになった．しかし，「家族支援」といっても「親」という立場を前提に考えられていて，「子ども」という存在はあまり論じられることがない．

　本項では，統合失調症の母親と34年間生活してきた著者の経験から，親である病者とその子どもへの支援について知って欲しいと考えている．

1 母親の発症と子どもの変化

　母が統合失調症を発症したのは，私が4歳のときだった．幻聴に従い奇妙な行動が多くなり，大量服薬をして自殺未遂も図ったので，それまではわがままで聞き分けのない子どもだった私は，母を心配してばかりの優等生に変身した．一方で，父と祖父母に対しては「みんながお母ちゃんをいじめる！」と言っては，家中の硝子を割ってしまう問題児になったらしい．精神病を発症した母親への，周りの大人たちの対応は，幼くても子どもにはわかっているものだ．

2 説明不足と勝手な解釈

　母は最初に精神病院に入院したときに「精神分裂病」の診断を受けたが，本人と家族に病気や治療の説明がなかったため，退院後は完治したと思い込み，治療を継続することはなかった．また，子どもである私には，母の病気については一切知らされず，父方の曾祖母が霊媒師だったせいもあり，病気の症状による不思議な言動は，霊障の類だと勝手に信じるようになった．

　その後，母は自分の中の違和感に苦しみ，自ら精神科の門を叩いたが，「恥ずかしいから」と正しい症状を医師には告げず，集中力が低下するのを嫌い，薬も飲まなかった．

3 子どもが支援のキーパーソンになる状況

　適切な治療がされぬまま，5年経過した頃から，妄想や幻聴に左右された行動がどんどんひどくなり，「殺せ」という幻聴に従う母に私は包丁で追い回されるようになった．いつ襲われるかわからないので，常に窓やベランダの鍵を開けておくなど，背後に逃げ道を確保しておくのが家での習慣となり，小さな物音や笑い声に反応し，常に緊張し続けるような生活だった．父は家族に無関心で，相談しても「大変だねぇ」と人事のような返事をくれるだけ．しかも，ほとんど家にはおらず，核家族だったため，10歳の私が母の対応を1人でせざるをえなかった．困っていても，母のことはなんとなく隠さねばいけない気がして，他人に相談するという発想もなかった．

4 子どもの絶望は思春期以降が本番

　高校2年になり，父の借金が理由で両親が離婚したため，母娘2人の生活が始まった．この頃になると，母が精神科に通っていることに気づいていたが，病状は長年改善されていなかったため，病院で治療できる病気だとも思えなかった．社会に出るようになると，学生の頃よりも人生の目標や夢に向かって具体的に動いている先輩や同僚がいて，将来や生きることの意味について考えるようになった．その場の生活ばかりで未来へ続く明るい目標が何もない自分への焦燥感から，思いきって退職し，漫画家の道を目指すと決めた．

　漫画家を選んだのは，これまでの生活で唯一楽しめた趣味がマンガを読むことだったからだ．しかし，夢に向かって歩み始めた直後，これまで経験したことのない激しい症状が母に出現し，いよいよ手に負えないと，私は初めて自らの手で母を

医療保護入院させることになった．精神科医から母が精神分裂病であると聞かされ，簡単に病気の説明を受けたはずだが，疲労感とこの先の不安で一杯で，話は頭に残っていない．医療機関とつながったことで，適切な投薬治療が始まり，傷病手当金や高額療養費，保健所の相談窓口など社会資源についても知ることができたのに，このときからさらに私は追い詰められた．母を入院させたことで，突然刺される心配もなく，リラックスして過ごすという幸せを実感してしまったからだ．そして，時間的・経済的・精神的・社会的な面で，精神病の親を抱えることはリスクが高いと考えるようになった．「私の人生の邪魔な存在」，「捨ててしまいたい」という嫌悪の気持ちを常に抱くようになり，同時にそう思う思いやりのない自分にも嫌悪感を抱いていた．この頃から，生きるのが面倒臭くなり，生まれて来なければよかった！早く寿命が尽きればと願うようになった．

5 入院と家族関係の溝

自分の平安な生活が壊れるのを恐れ，退院した母を親戚に預けてしまったことがある．それでも，向こうで何か問題を起こすのではと，不安で仕方がなかった．数か月も経たない内に措置入院の連絡が入り，母が警察署のソファーに火をつけ，裸になったと聞いた．恥ずかしい絶望的な気分になりながら，「もう隠さなくていいんだ」という安堵感もあった．措置入院中は，経済的な負担もなく，安心して自分の時間を満喫できたため，入院が長引くほどに退院して欲しくない気持ちが強くなり，母の存在は薄れていった．主治医の「回復したから退院させてあげて」という電話がなければ，私からは退院させなかっただろう．

退院してきた母は，生気がなく，料理などこれまでできていたことができなくなっていて驚かされた．そんな母を余計負担に感じ，怠け者と罵る．そんな私の態度は，これまで他人の声だったという幻聴を，私の声での悪口の幻聴に変化させたと言う．現実でも妄想の世界でも，娘から憎まれる日々は辛かっただろう．私自身も振り返って

みると，母の症状より自分の心の葛藤が一番つらいことだった．

6 回復への転機は正しい知識と周囲の支援

これまで精神科で「統合失調症とその対応について」学ぶようにと積極的なアプローチを受けたことがなく，困っていることを伝えると，症状を抑えるための薬が増やされただけだった．統合失調症について詳しく知ったのは，発病から25年目．地域生活支援センターとの出会いから．脳の疾患で回復できる病気であること，対応の仕方や薬の副作用を知る大切さ，福祉の利用の仕方まで総合的に知るきっかけになった．保健所の相談やデイケアに通っていたこともあるが，相談に乗ってもらえても，問題が解決することがないので，支援に期待しなくなっていた．しかし，この支援センターは介入して問題を解決してくれたので，「正しい知識で動けば，問題が解決される」という希望を与えてくれた．知識と希望を得たことで，回復のための環境を整えられたし，支援者がいることで心に余裕ができ，家族のストレスも激減した．至適な薬物と「患者中心」のストレスマネジメントによる再発率が36％であるのに対して，「援助者中心」のストレスマネジメントでは13％になるという英国のデータがある[1]．私の緊張やストレスが緩和されたことにより，母への対応も柔軟になったし，何より母の再発の頻度が激減したので，家族が正しく情報を得て，家族支援を受けることは，統合失調症の回復と再発防止に有効だと声を大にして言いたい．

7 「子ども」の家族という立場

統合失調症の家族と言っても，立ち位置と患者の症状，経験によって，抱く想いも病気のイメージも千差万別だ．「親」は育て方や遺伝など，周囲から責められることがあり，自責の念を抱く話をよく聞く．一方で，「子ども」は病気の親に「恨み」の感情を抱きやすい．幼い頃はピュアな

心で親を慕えても，成長とともに悩みと不安，陰性感情も多くなる．他人と比較できるようになるからだ．同時に優しい気持ちが持てない自分に罪悪感を持ったり，人生に絶望感を抱いたりしている．

家族会に参加しても，孤独感が増すことがある．「親亡き後の心配がないからいいわね」，そんなセリフを聞くと，「子どもの家族は自分の人生の土台さえ築けていません．」心の中で叫んでしまう自分がいた．結婚や子どもを持つことができないと悩む「子ども」の仲間は多くいる．

そんな私がホッとできた場所は，子どもたちが集まるネットの掲示板だった．

「親か自分のどちらかが，早く死ねばいいのに…」，「親のせいで，人生滅茶苦茶！」，「今度生まれ変わるなら，鉛筆になりたい．命がない物になりたい」，書き綴られた言葉が心にすっと染み込み，顔も知らない仲間の存在だけで，荒んだ気持ちが癒された．陰性感情を吐き出し共有できる場所が必要だ．

8 「子ども」から見た，欲しかった支援

振り返って一番欲しかったのは，「統合失調症への正しい知識と対応法」だった．三重大学医学部看護学科の土田幸子助教が立ち上げた「精神障がいの親と暮らす親＆子どものサポートを考える会」で知り合った仲間が言う．「子ども」は「患者家族難民」だと．医師や家族から「子どもだから」と情報を与えられないことで，理解を深める機会をすべて奪われ，偏見や陰性感情，自己否定感が育っていくのだ．知識を与えられず大人になった「子ども」たちは，後で病気の知識を得ても，子どもの頃受けたトラウマを，簡単にリセットできず苦しんでいる．これからの「子ども」の仲間が同じ苦しみを抱えずに済むよう，精神科医の皆様には，子どもの家族にも病気の説明をして欲しい．子どもは素直な心で受け止め，病気と向き合い助けられると思う．私の家庭のように支援のキーパーソンが子どもだと言うこともありうる．そして，統合失調症の回復と再発防止で最も大切なのは環境である．家族のストレスケアが再発防止に効果があるのだから，家族全体を診る医療を行って欲しい．薬による症状の緩和だけでなく，生活環境も同時に診る治療だ．学ぶ気のない家族には，積極的に学ぶよう働きかけ，必要な社会支援につなげて欲しい．

【文献】
1) NPOメンタル協議会監修：第12回シンポジウム　精神障害者の家族支援とEarly Interventionを考える〜英国の経験に学ぶ〜．p9, 2008

（中村　ユキ）

III 統合失調症になってもだいじょうぶな社会を願って

私が家族会活動に参加して11年が経過した．私の長女が統合失調症を発症した体験や多くの家族の体験を通して，このような悲惨な体験をするのは私たちだけで終わらせ，次世代に引き継がないために「統合失調症になってもだいじょうぶな社会にしたい」と考えるようになった．そのような家族の立場から，精神科医療に望むことについて考えてみたいと思う．

1 家族の体験　〜私の場合〜

長女に変化が現れたのは21歳の秋だった．介護福祉士の資格を取り老人施設で働き始めて1年半ほどが経過した頃，布団から起き上がれない状態になり，退職した．それが精神病の始まりなどとは，まったく考えなかった．半年後，新しい職場に移って間もなく，異変が長女を襲った．落ち

着きなく部屋を歩き回り，口から出てくるのは脈絡のない言語の羅列で，視線は空を彷徨っていた．長女に何が起きたのか，どうしたらおさまってくれるのか，何がいけなかったのか…長女の混乱ぶりに揺さぶられるように，母親である私自身も混乱の真っただ中に置かれたのである．いくら寝かせようとしても，長女は目を爛々と輝かせてしゃべり続け，何が現実で何が空想のことなのか…時には深刻に語り，急に泣き出したかと思えば，近くにあった紙に絵や言葉を書き殴り…そんな長女から目を離すことができず，ただオロオロと言葉をかけるのが精一杯であった．休日を挟んだその2日間の食事やお風呂はどうしていたのか，私の記憶からは全く抜け落ちている．車の後部座席から，運転する父親を見て「あの男の人は誰？　怖いからそばに来させないで」と真顔でささやく長女に，背筋がぞっとするのをこらえて駆け込んだ精神科クリニックで，数時間も待たされ，やっと診察の順番が回ってきたときには，私は相当に混乱し「わらをもつかみたい」必死の形相をしていたと思う．医師は「大丈夫ですよ，治りますからね」とだけ言った．「これから家に戻って，どうしたらよいのですか？」と聞く私に，「お母さんがそんなに心配すると，かえって娘さんの状態が悪くなります．一番困っているのは娘さん自身でしょ！」と言われた．「私が心配しすぎるから娘はこんな風になってしまったのか，私の接し方が悪かったから…娘を病気にしたのは私?!」…医療につながっても，当初私が抱いていた「長女に起きていることは何か，どうしたらよいのか」という不安は解消することなく，私の思考は，混乱した状態からさらに自分を責めるマイナス思考へと変化し，ダメな母親の償いとして，長女への自己犠牲的で献身的な対応を強めていくこととなった．

この後も主治医からは「分裂傾向だけれど，治りますから大丈夫ですよ」という診断らしきものしか情報がなく，最初の診察で「心配しすぎの母親」というレッテルをいただいた私は，その後は「ダメな母親」という引け目から，主治医に質問をすることができなくなっていた．わずかに得られた情報から「精神の病気ではなく一過性の症状」，「薬を飲んでいれば治る」という都合の良い理解をしていた．このような病気への浅い理解しか持てなかった私は，通院して10か月が経過した頃に「もう治ったみたい．薬も通院もしなくて大丈夫」という長女の言葉に，治って良かった…と，ほっと胸をなでおろしたのである．その1年半後に服薬・医療中断による再発，治療を再開した2年後には，薬を変更したことをきっかけに再度症状の悪化を体験することになった．この2度の悪化により，長女の服薬量は増え，生活上の障害も増えていった．

2 私が考える精神科医療の課題

平成21年度に行われた「早期支援・家族支援のニーズ調査」（厚生労働科学研究こころの健康科学研究事業），「家族支援に関する調査」（厚生労働省障害者自立支援調査研究プロジェクト）の調査結果をみると，私が体験したことは他の多くの家族の体験と共通していることがわかる．多くの家族の体験からみえる精神科医療の課題として，次のようなことが挙げられると思う．

A 重症化と未治療・医療中断の問題

統合失調症をはじめとする精神疾患の正しい情報が十分に行き渡っていない．このことが「精神疾患を特別視する」ことにつながっていると思われる．また，統合失調症の症状の特徴に「病気であることを自覚しにくい」ことがある．これらのことから，精神的な課題を抱えた当事者も家族も正しい判断ができず，医療につながるまでに時間がかかり，治療につながっても継続できずに重症化し，治療中断や未治療のまま放置される結果につながっている．そして，家族内で抱え込み，家族ごと地域の中で孤立化するという状況が作られている．精神疾患は誰にでも起こる病気であるという認識を持ち，躊躇することなく速やかに相談や治療につながることができるシステムが必要である．精神科医療においては，訪問による相談・

治療のシステムは必要かつ不可欠なものと切実に思う．

B｜回復へのイメージの貧困

そして，たとえ医療につながったとしても，正しい診断名を聞かせてもらえない，病気の説明や治療方針，その後の見通しや詳しい説明を受けられないなど，他科の医療では常識となったインフォームド・コンセントを受けられない当事者・家族がまだまだ多いのが現実である．さらには「隔離された病室から一生出られません」などと，絶望的な説明を受けた家族も少なくない．統合失調症になってしまったら，人生のすべてをあきらめ，病室の中でうつろな表情のまま一生を過ごさなければならない，などと決める権利が誰にあるのだろうか．少なくとも医療関係者は，当事者や家族に対して，病気の回復に向けた治療姿勢を常に示すことが職務なのではないだろうか．精神科特例という医療基準が，そこで働く方々の意識まで特例化させてしまったのかと思われる対応を，多くの家族が受けてきている．統合失調症は回復が難しい病気と言われるが，だからこそ私たち家族は，病気回復へのチャレンジを生きがいとする，そんな前向きなプライドを持つ医療者に出会いたい．それが何よりの願いなのである．

C｜家族への偏見

これまで，家族（特に親）が病気の発症原因とされてきた歴史とともに，医療者の目の前に現れる家族の姿から，精神科医療に携わる方々は家族への偏見を持ってはいないだろうか．病気で苦しんでいるのは当事者であり，家族はその当事者を混乱させている邪魔な存在と言わんばかりの対応を，多くの家族は受けている．家族は，他の誰に言われなくても，病気の発症に責任を感じて戸惑い，恥じているのである．必死の思いで駆け込んだ医療現場で，追い打ちをかけるような対応をされることは，その後の治療関係や家族の当事者への対応にプラスになるとは考えられない．

何の予備知識もなく精神疾患の症状を体験する家族は，当たり前に病気の症状に翻弄され，混乱し，巻き込まれてしまうのである．精神科医療の現場に現れる家族の姿は，その人本来の姿ではなく，病気の症状に翻弄された挙句の果ての姿であることを理解する必要がある．家族は当事者を混乱させているのではなく，当事者の混乱を反映しているのである．しかし医療につながっても，適切な情報提供や精神的なケアを受けられなければ，時間の経過とともに「当事者を混乱させる存在」になっていくというのが，現在置かれた家族の状況であると実感する．

2度の悪化を経験した長女は現在，結婚し子育てに励んでいる．長女が症状らしい症状を見せなくなった今でも，私は大きな物音やどなり声を耳にすると，一瞬にして全身を寒気が突き抜けるような感覚に襲われる．次女は，長女からの暴言などを受けた頃から，電車の中で呼吸が苦しくなるなどの症状が出始め，未だに精神的に追い詰められる状況下では症状が出ることがある．家族の中には，うつ病などの精神疾患を発症する確率が高いという調査結果も出ている．このように，家族は精神疾患の症状から長期に渡って精神的な影響を受ける存在だということを，医療関係者は理解してかかわる必要がある．早期から「適切な情報提供」や「丁寧なケア」によって支える体制があれば，家族が受ける精神的なダメージは軽減され，より早くその人本来の力が発揮できるようになるはずである．それは家族が支える当事者の回復に良い影響を及ぼすことはもちろん，統合失調症という病気のイメージを変えることにもつながるように思う．地域から当事者を隠すことはできても，病気を発症した家庭の混乱ぶり，みじめさ，暗さは，隠しきれない．その家族が早い時期に普通の生活を取り戻す姿を地域に見せることができれば，病気のイメージは良い方向へと変化していくのではないだろうか．

3 統合失調症になってもだいじょうぶな社会

統合失調症という重度精神疾患に罹患してもだいじょうぶな社会とは，
① 統合失調症を始めとする精神疾患が誰にとっても身近な病気になること（正しい情報）
② 統合失調症が回復可能なより明るいイメージの病気になること（治療方法の進歩・進化，入院中心でない医療，他科同様の医療体制，精神科医療への評価の高まり）
③ 相談や医療が必要になったら容易につながることができる体制にあること（重症化・孤立化の防止）
④ 家族支援の体制があること（家族への精神的ケア・情報提供ができる職種の存在）
⑤ 当事者・家族が病気を隠さずに普通の生活ができるようになること（就労，恋愛，結婚，出産などの実現）

が実現できた社会だと言えるだろうか．たとえ回復が難しいと言われる統合失調症になったとしても，当事者も家族も「より良く生きたい」と願っている．精神科医療は，患者であるその人自身とその複数の家族の人生を左右する重要な医療である．人間にとって一番重要な医療だという誇りを持って，治療・研究にあたっていただけることを切に願う．

（岡田 久実子）

IV 災害の現場から見えた統合失調症の保健・医療・福祉のあるべき姿

2011年3月11日に発生した東日本大震災により，宮城県東松島市では沿岸部を中心に壊滅的な被害を受けた．死者数は1,000人を超え，浸水面積は建物用地の65%に及び全国の被災市町村中最大となった．

津波による喪失体験が大きい今回の震災では，一般市民へのケアも然ることながら，平常時から危険因子を抱えている精神障害者の支援においては特に自殺予防の視点を持ちつつ，急性期の精神科医療から復興期の精神保健・福祉へと，幅広い分野に渡り支援を行ってきた．

今回の体験を振り返りながら，統合失調症患者に対する精神保健・医療・福祉のあるべき姿について学んだことを述べたい．

1 急性期の医療支援

急性期の支援活動は，地元医療機関の機能停止や津波による薬の流失などのため精神科医療チームの巡回診療による医療支援が中心となった．

A 医療支援が開始されるまで

発災後から7日間は，毎日のように精神障害者の緊急対応に追われた．「統合失調症の人が避難所のベランダから飛び下りようとしている」，「パニックを起こして川に飛び込んだ」といった情報が次々に保健師に入ってきた．津波で薬を流失し投薬が切れているうえに，異様な緊張感を伴った集団生活．ストレスフルな環境に置かれ，精神状態が不安定になる精神障害者が続出していた．

医療機関も機能せず薬も確保できないなか，患者が何とか落ちつきを取り戻すまでひたすら話を聞きながら寄り添った．少しでも安心できる環境へと福祉避難所への移動を調整したり，かろうじて機能している遠方の医療機関への受診・入院調整を行っていた．

B 巡回診療の開始

発災から8日目，東大病院の医療チームの中に

精神科医が配置されていることを知り，すぐに支援を要請．1週間の間に避難所ごとにまとめていた精神障害者の台帳を元に，巡回しながら診療・処方を行ってもらった．

薬自体もお薬手帳も流失していた方が多く，幸い浸水を免れた市役所内に保管されていた自立支援医療診断書を活用，記載されている治療内容の情報を元に診療を行ってもらった．

診療の場は避難所に留まらず，在宅にも及んだ．統合失調症の方は避難所での集団生活に適応できない場合も多く，1階が流失した自宅の2階に戻っている方も多数いた．なかには，周囲の人達の混乱・偏見から，避難所にいることを拒否され自宅に戻らざるをえなかった方がいたのも事実である．

そういった人たちの所にも手が届くよう，これまで市保健師や市内に2か所ある障害者相談支援事業所がかかわっていた方たちの情報，また，地域住民・避難所管理者から寄せられた情報をもとに，在宅の精神障害者のもとへも訪問にて診療が行われるよう調整を行った．

災害という特殊な環境での診療ということもあり，診療にあたってくれた医師は，とても丁寧に患者の話を聞き，安心感を与え，必要な処方を行ってくれていた．医師として目の前の患者に真摯に向き合う姿に，同行していた自分は，これが精神科医療の原点だと感じていた．

これら巡回診療活動は2011年7月末に避難所が閉鎖するまで続けられ，診療延べ人数は739人に上った．

2 復興期の精神保健・自殺対策

2011年7月末，仮設住宅へ被災者全員が入居完了し，避難所は閉鎖となった．同時期，巡回診療の終息に向け，地元医療機関への通院を再開できるようつなぎを行った．巡回診療の状況は紹介状に記載，主治医へ震災後の治療内容が引き継がれるようにした．さらには鉄道などの破壊により通院困難となった患者の交通手段についての相談など，地元医療機関とも連携しながら調整を行っていった．

A 医療から精神保健・福祉への連携

避難所閉鎖の時期には，仮設住宅，修復した自宅へと，患者の移動状況を把握しながら，安定した生活ができるよう環境調整を行っていった．仮設住宅に入居するまでにも，すでに何回も避難所を移動されている方もいる．入居した仮設住宅でも，慣れない環境での生活に適応するのは，統合失調症の患者にとってかなりのストレスであった．悪化防止のため，保健師だけの支援ではなく，相談支援事業所やサービス事業所の介入により，細やかな生活面への支援が行われるよう，保健・福祉の関係者間で連携を図った．

B 自殺予防の視点

避難所閉鎖の時期以降，季節も秋に向かうのと同時に，被災者の心理状態としては幻滅期を迎えていた．特に，精神障害者はさらに多くのリスクを抱えていることもあり，普段の支援以上にリスク管理が必要とされた．そこで，障害者相談支援事業所と定期的に事例検討会を実施，支援経過の確認とともに自殺のリスク確認を支援者全体で行うことができる体制を整えた．

このような自殺のリスクが高いケースを支援していくのは，支援者にとっては相当負担が大きいのも事実である．ハイリスク者対応の研修や事例検討を行いながら，支援者自身のメンタルコントロールについても呼びかけ，支援する側の思いや負担感について語りながら共有できる場面作りを行っていった．

C 生活再建に向けた支援

震災から時間が経つにつれ，多くの相談事例は，こころの悩みと同時に経済問題や生活再建の問題を抱えていた．震災で親を亡くし，成年後見制度の活用を必要とするケースもみられた．経済的な支援や法律関係の支援については精神分野で

は限界がある．特に，独居あるいは家族サポートの薄い精神障害者においては，新たな制度の活用やその手続きに戸惑う場面も多く，細やかなサポートを必要としていた．

そこで，経済部門や復興支援部門との連携を強化，社会福祉士による生活支援や，法テラス（日本司法支援センター）などの法律関係の相談窓口ともつながることにより，多職種がかかわりながら生活再建を支えていくシステムを構築しているところである．

3 震災の体験から見えたあるべき姿

A 保健・医療・福祉の連携の重要性

統合失調症患者の震災後の支援から学んだことは，保健・医療・福祉の一体化した途切れのない支援の重要性である．

震災後，受診・服薬への支援が必須はあったが，それに留まらず，悪化予防のための環境調整から生活再建のための福祉サービスまで，あるいは法律関係などそれ以外の分野も含めて，生活全般への支援を行ってきた．今回，精神科医療がアウトリーチにより地域に広がったこと，さらには生活再建に向けた福祉・法律関係の職種との連携など，被災地でこれまでにない多職種によるチーム支援が展開されたことは，未だかつてない経験であった．

しかし，この1年の振り返り，これらの支援は震災後に限ったものではなく，むしろ平常時にこそ必要とされていたものであったと感じている．

B 患者の気持ちに寄り添った支援

今回の震災により，被害を受け生活環境が激変することにより，残念ながら病状が悪化した患者もいる．しかし，その後の支援や様々な人たちとのつながりにより，孤立から解放され，むしろ震災前よりも病状が回復したり，生き生きとした生活を手にすることができたりする患者も多々みられた．

このような変化を可能にするのは，単にサービスの提供ではなく，人と人とのつながりにある．相手の生活の場に出向き，その生活の場面を通じて起こる患者との真の交流が重要である．そのうえで，様々な悩みや気持ちを患者と支援者が共有しながら少しずつ前に進んでいくプロセス自体が，患者の回復を支えているということを教えられた．そして，そのような支援を実現するために，どの分野の職種においても共通して必要な要素が患者に真摯に向き合うこと，あくまでも，その人のありのままの気持ちに寄り添う姿勢であるということを学んだ．

震災から1か月後，自分の担当していた統合失調症を疑われていたひきこもりの患者が津波により亡くなったことを知った．見つかった遺体は，その人が唯一1足だけ持っていた赤い靴を履いていたことを家族が教えてくれた．「最後に生きようとする姿を見せてくれた」と家族が話した言葉に，頑なに受診や外出を拒否しながらも，彼女の中に生きたいという思いは確実にあったことを知った．同時に，今回救えなかった命も，今この震災により実現されているような精神科医を含めた多職種によるアウトリーチが平常時からあったら，違った結果があったのではないかという無念さを感じている．

今回の震災後のこころのケア活動を1つの契機として，日本の精神科医療が保健・福祉との連携により，患者の生活の場や地域に開かれたものへ，その支援を必要としている人たちのもとに届くものであるよう，変わっていくことを願っている．

（門脇 裕美子）

V 家族と精神科医の双方の立場を経験して
—統合失調症治療の在り方について考える

　筆者は，母親が統合失調症であったことを2009年の第50回日本児童青年精神医学総会において，初めて公表した．その後，論文[1]や出版[2-4]を通して，自身の考えを発表してきた．

　それから3年がたち，当時とは筆者の考え方はかなり変化している．
公表により，開業医の域を出て多くの当事者や家族会の方々，マスコミなど医療以外の方々に会い，精神科医となって30年の年月を越える濃い3年間を経験したことが，筆者の考え方を変えたのだと思う．

　家族の立場も経験した医療者としての考えを伝えることで，今後の精神医療に何らかの寄与になればと考える．

1 発表後の葛藤—改めて，患者中心か家族中心か

　筆者は，公表前はごく一般的な精神科開業医として機能してきた．自身の役割を患者管理と心得え，家族とは歩み寄れる範囲でかかわってきたものの，それは到底「家族支援」と呼べるものではなかったと思う．

　そして，このようなスタンスは現在の精神科医の多くがとっているであろうし，時間も人手も限られたなかで診療を円滑に進めるためには能率的な治療姿勢であるかもしれない．「患者にも家族にも，どちらにも誠実に対応する」ことは，現実には多くの矛盾が生じるからである．

　自身が「病者の家族としての過去と向き合おう」と決意したことにより，今まで封印してきた親への恨みや「適切とは言い難い医療を受けた，家族としての悔しさ」を，掘り起こすことになった．そして，その気持ちを抱えながら一方では医師として患者を担当した．家族会の方と「講演会に招かれた講師」としての交流ではなく，同じ苦悩を体験した，いわば「仲間」としての交流も始まった．

　その結果，今までの表面的な「患者管理」という姿勢ではいられなくなった．

　家族の方々は，筆者のささやかな踏み込みと決意に必死の希望を委ねてくださっていることをひしひしと感じた．もはや，自分の役割は単に過去の経験を語るだけでは済まないのだと覚悟をした．

　筆者自身の経験を例にして，今も昔も変わっていない精神医療の矛盾を問い，今後の方向性を考えたい．

A 家族の立場で，筆者と父の行動を振り返る

　筆者の母は，筆者が物心つく頃から夫との関係が悪いことなどが原因で長年不眠症や体調不良に悩んでいた．その後，筆者が10歳頃から極端に人目を気にするようになり，ほとんど外出しなくなった．

　訪問した筆者の担任を掃除機のホースを振り回して追い返したり，昼夜逆転の生活で食事も毎日「せんべい」しか食べず，1日中同じ所に座り本を読んだり何かの書き物をしていた．この頃には，すでに発症していたのではないかと筆者は推定している．

　しかし，子供であった筆者には母の状態が病気であるとは認識できず，父親は月に1度帰ってくる程度で母への関心はなく，5年後に急性悪化し大暴れして父に縛られて強制入院するまで，医療にかかることはなかった．

　今振り返ると，この未治療期間の5年間がその後の家族関係や筆者の人格形成に大きく影響したと思われる．

　父も筆者も母の症状を「病気」と認識できる知

識もなかったので，母のとった様々な症状は「嫌悪・憎悪・恐怖」として，父や筆者の心に着実に蓄積されていった．

母を入院させ病気であるとわかっても，この蓄積された感情は簡単には消えない．当時は家族ケアなど皆無で，この感情を抱えたまま退院した母を家庭に迎えたため，父や筆者の母への対応は不適切なものだった．この対応が，2度目の入院を引き起こしたと考える．

したがって，できるだけ未治療期間を短くすることは，患者・家族関係の将来にとって非常に重要なことである．

しかし，どうやって母を早期に精神科受診させることができたのであろうか？　この問題は，残念ながら母が発病した40年前も今も一向に解決されていない．

現在は市町村に「精神衛生相談」があり，場合によっては訪問診療や保健師の訪問も受けられる．この制度を利用していたら，縛って入院させる事態にはならなかっただろうか？

筆者は，そうは思わない．

母の拒絶症は重度で病識もなく，自分以外の人間は「下等なもの」としてことごとく排斥した．恐らく，何十回訪問されても，病院へ行くことに同意しなかったと思う．また，父や筆者が精神衛生相談に行き，苦しい胸の内をPSWや保健師に何回聞いてもらったとしても，「家に帰れば，地獄が待っている」状態に変わりはないのである．

指定医更新研修会で「非告知投薬」の問題が毎回，出る．このインフォームド・コンセントを度外視した「医療行為」は，こういった状況への苦肉の策として，多くの問題があるにもかかわらず長らく水面下で行われてきた．

筆者の母の場合，治療への入り口は「強制入院」という方法だったが，その後の家族関係にどう影響したであろうか？

もしあのとき，自分に医学知識があり様々な形のアプローチ法があることを知っていたなら，筆者は「家族として」どうしたであろうか．

父が「縛って連れて行った．仕方なかったんだ．お前も，わかるな」と，苦渋に満ちた顔で筆者に伝えねばならなかった行為は，筆者にとっても父にとっても生涯消えない傷となった．

そして，そのような事態が起こってしまうと，たとえ患者が良くなり退院しても「そのとき」のことは，話題にはできないのである．後付けで弁解したり，「あのときは，ああするしかなかった」と理解を求められるような行為ではないのである．

そして何より恐ろしいのは，5年間かけて構築された母への嫌悪・憎悪・恐怖感である．

精神医療に携わる人には，今一度，病識のない患者を家庭で抱える家族の苦痛と葛藤を重く受け止めてほしい．「高EE家族」という5文字で表現してほしくない，と思うほど家族は確実に壊れていく．

あの当時，自分が選ぶことができたとしたら，間違いなく筆者は「非告知投薬」を医師に望んだと思う．

その理由はただ1つ，ともかく静かな夜が欲しかったからだ．

たった一晩でいいから「ぐっすり眠って考えたい」と思った．

家族の中にもっと多くの人手があったなら，交代で母への対応ができたかもしれない．しかし，3人きりの家族で，眠ることを許されない夜を代わってくれる支援者はいなかった．これは，現代でも同じである．

どんな形にしろ薬を飲ませることにより，母が少しは穏やかになり家族皆で一晩ぐっすり眠ることができたなら，母について冷静に考えることができたかもしれない．母も，しばしの休息が脳に与えられたことにより，もしかしたら受診に同意してくれたかもしれないし，筆者の家庭は壊れなかったかもしれないと，今も思っている．そのためなら，生涯母に「嘘」をつくことも覚悟したと思う．

父も，母の病の原因に自身の行動が関与していたことは認めていた．しかし，連日連夜，一晩中母に責め立てられ眠らせてもらえなかった．働きながら母の攻撃を受け続け，近所迷惑への対処も

することは限界だった．「期間限定」での非告知投薬は，家族に冷静に考えるための時間を与えられると思う．

これが，「家族の立場」としての，筆者・父の振り返りである．

家族には，まず「休息」が必要であることを理解してほしい．

母とは，強制入院について話題にしたことは1度もなかった．「非同意の医療行為をする」とは，そもそも話し合いができないので始まった行為なのだから，後付けの同意を望むこと自体が無理なのかもしれないと，強制入院を実行した家族としては解釈している．

筆者の担当する患者さんで，長く病識がなく発症から10年以上たってやっと服薬を了解した人がいた．それまでは，母親が無理やり病院に連れてきていた．患者は「あの医者は，ニセ医者だ」と筆者のことを罵りつつ，母親に無理やり服薬をさせられていた．

10年たって，やっと落ち着き服薬への理解を得ることができるようになって，筆者は彼女に「もし，薬だと知らされずにこっそり薬を飲まされていたら，どう思ったか？」と問うてみた．彼女は「ずっと騙してくれているなら，それはそれで有難かったと思う．今なら，薬のおかげで楽になったと思えるから．でも，もし途中でわかったら，私は母を信用しなくなって暴れたかもしれない．どっちにしろ，あのころは薬について全く承知していなかった．お母さんが怖いから，お母さんが飲め，飲めって泣き叫ぶから，仕方なく毒だと思いながら飲んでいた．とても苦しかった」と語っていた．

告知，非告知にしろ，治療を非同意で受けさせることは，一歩間違えば家族そのものを崩壊させてしまいかねない行為だと筆者は考える．

また，非同意の医療行為の落とし穴は，本来なら説得し時間をかけた治療を通して患者が疾患を理解し，症状コントロールを覚えるべき機会を奪ってしまう危険性である．

実際，非告知投薬により症状は改善しても患者はいつまでたっても病識を持たないため非告知による投薬をやめられない場合や，電気けいれん療法から目覚めたら「症状が消えていた」ため，回復過程を本人が理解できないという事態が起きている．

患者や家族が追いつめられて衰弱し，自殺や他殺が起きる結末は何としても避けなければならない．誰もがすべてに納得いく方法などないのかもしれない．しかし，支援者は自身の倫理観・価値観は自分を支える羅針盤として持ちつつも，担当する家族にその価値観を押し付けてはならないということを理解してほしい．

どんな方法を選択するにせよ，現在の保護者制度ではその結果から生じるひずみは治療者ではなく家族に降りかかってくることを，支援者は重く受け止め，また半生に近い時間を当事者とともに歩む家族への尊敬と慰労の念を忘れてはならないと考える．

B 当事者の目で，母を考える

今度は，母の立場で考えてみたい．母にとって，「統合失調症」はどう受け取られていたのだろうか？

母は筆者を出産後結核を発病し，2年間隔離病棟で療養生活を過ごした．

その間，筆者は親戚宅に預けられて育っている．

完治して戻ったときには，すでに父には他に女性がいた．

母としては，結核は母のせいではないものの，夫や子供の世話もできず，2年間も家を空けてしまった負い目もあったかもしれない．退院後は，ただひたすら父の放蕩に耐える生活が続いた．

母は元来無口な人で，子供時代に緘黙だったため教師から「この子は，知恵遅れでは？」と言われたことがある．

しかし，作文などは子供のころから素晴らしい

ものを書いていたようで，保護者が学校へ提出する書類も，学歴のない両親に代わって母本人が代筆していた．「書き物・読書」は子供時代から，母の生きる支えだった．

こうした母の本質的なコミュニケーション能力の偏りと，結核発病後の家庭の変化から，母は発症したと推定する．

母は，自身に降りかかるストレスを防衛することのできない人だった．

夫の不貞を非難し自身の正当性を主張するかわりに，内面に深く入っていったのだと思う．療養中に入信したキリスト教も晩年命がけで書いた俳句もそうである．そして，母にとっては統合失調症も，その1つであったのではないかと考える．

著書の中でも述べたが，筆者は母への見方がこの3年間で大きく変わった．

世間にとっては「統合失調症」は悲惨な病気であるが，母にとっては結果的には母らしい生き方ができたように思う．

急性悪化したときは「バカ，バカ」と罵る声が頭の中に響き，怖くてたまらなかったと母は後に筆者に語ったが，晩年は1人暮らしになっても，私が子供だった頃と同じように毎日同じ所に座り，同じ物を食べながら，本に囲まれて母なりに充実した日々を過ごした．

「孤独死」した母を受けとめることができるようになったのは，多くの方々との交流により筆者の考え方が変わったからである．筆者は母を通して「病を抱えていても，その人が幸せではないと他者が決めつけてはならないのだ」と気付かされた．

家族は病気に対するマイナスの面ばかりを見てしまいがちだが，支援者は少し距離を置いて考えられる立場のため，「発病の意味」を患者・家族へ伝えることができると考える．それは，大きな家族支援になりうるのだと自身の経験から伝えたい．

近年，統合失調症と発達障害との関連が示唆されている．

幼少期からの本質的な脆弱性を母は持っており，またある分野での独特な才能があった人なので，後方視的に考えると母も発達障害スペクトラムの範疇にある意味では入る人であったと考える．

発達障害の治療では，「その人らしさ」を尊重することや「治癒をゴールとせず，どのように生活することが本人にとって生きやすいか」について積極的に考えられるようになったが，統合失調症においても「その人らしさ」という考え方は治療のヒントになりうると考える．

治療とは何か，回復とは何かについて，世間一般や医療者の先入観や価値観を変える必要があるのではないかと，母の人生を振り返りながら思っている．

2 早期発見・早期介入の功罪について

次に，筆者を精神病発症リスク状態（ARMS）の当事者としてとらえてみる．

母親の発病により，筆者自身も人格形成上多大な影響を受けた．自身の病理性，そして治療・回復と社会適応には，筆者の場合は医療における治療よりも，医療者以外の方々との出会いと様々な体験が寄与したと思う．まさしく，時間薬と人薬（ひとくすり）のおかげだと思っている．

しかし，医学部5年時の筆者の状態像は，Young A[5]の前駆期の分類からすると，グループ3に属する状態であったと回想する．当時の筆者は摂食障害と注視念慮・希死念慮が著しく，精神科医の診察も受け抗うつ薬以外に抗精神病薬の投与も受けていた．

筆者は，主治医であった教授には母親のことは伝えなかった．そのときすでに医学生として統合失調症についての知識を講義で受けており，教授に伝えることでレッテル貼りされることを恐れたのである．

今振り返ると，母親のことを隠していたことは，結果的には筆者がARMSとしての先入観を必要以上に持たれることを防いでくれたと思う．

ARMSとは，後方視的な考え方であり，実際にARMSとして経過を追ったなかで統合失調症を発症するのは10～40%前後とYungは述べている．

筆者は「統合失調症を発病しなかった」という結果論からみると，教授の処方した薬を破棄して，医療者以外の人から「認知行動療法的な治療」を偶然にも受け，回復したと考える．

筆者が医学生でなかったら，あのまま延々と服薬を続け段々「病人」らしくなっていったかもしれないと思うと，恐怖を感じる．

現在のARMSの定義自体が曖昧であること，薬を使うべきタイプとそうではないタイプがあり，混乱が生じていることに留意すべきだと考える．

もし薬を使うなら，レッテル貼りの危険を上回る理由（筆者の母の場合のように本人・家族の疲弊を救い，冷静に考える時間を作る）がある時に「期間限定」で使うべきだと考える．

多くの精神科医療では（自身も含めて），いったん薬を出すと「やめ際」の規定がなく「念のため」に処方が続けられている状況が非常に多いことを危惧する．

わが国の統合失調症治療は，早期介入どころか発症している状態にあってさえ，家族支援はまだ僅かしか実施されていない．家族支援が整備されていないなかでの「早期発見・早期介入」は，レッテル張りの危険を伴い，それを免れるためにますますクローズドな社会を作ってしまいかねないことを，警告したい．

また，非告知投薬もARMSも，介入によって改善可能な何%を重視するのか，逆に介入による不利益の可能性を重くみるかは極めて倫理的な問題であり，だからこそ一般にも関心を持ってもらい議論すべきだと考える．

筆者が青年期に起こした症状は父の新しい家庭にとっては，母がそうであったように「侵略的な」行為に映ったと思う．父の放蕩も，母の症状も筆者の反応も，それを受ける側の立場によっては侵略的・破壊的な行為に見えたと思う．家族とは，「合わせ鏡」のように幾重にも映像が重なり，1つの不幸が数えきれない不幸となる怖さを抱えている．家族支援とは，その「怖さ」と対座する大変な作業であることを認識すべきだと思う．

その大変さを認識する一方で，ぜひ伝えたいことがもう1つある．

筆者はこれまで病者に育てられた子の苦悩・葛藤を述べてきたが，現在子育てをしている当事者の方々には，筆者は母に育てられたことを恨んではいないことをお伝えしたい．むしろ病を抱えながら天寿を全うした女性として母に尊敬の念を抱いていること，精神科医として患者さんに生きる希望を持ってもらえるような医師になりたいと，母を通して思うようになったことをお伝えしておきたい．

3 医療者として —家族支援に望むこと

息子が他院に通院しているという母親が，筆者の本を読んで筆者の診療所を訪ねてきた．「こんな病気になっておいて，希望もへったくれもあるもんか！」，「病気になったのはお前のせいだから，弁償しろ！」と，30代の息子は母に毎日暴言を吐く．

このような家族は，日本全国いたるところに存在する．

家族支援に必要なものは，第一に，疲労困憊したときに「休息」できる場所である．長丁場の病気だからこそ，患者も家族も休息できるような，介護保険のショートステイのような制度を，もっと身近にもっと利用しやすい形で作ってほしい．

第二に，患者の症状や行動を第三者の目でとらえて，膠着状態になっている家族関係を風通しの良いものすること．それができるような，家族支援の専門家の養成が必要である．

疾患の根本的な治癒は無理であっても，他者の適切な介入は薬物療法より何より家族を立て直

力があることを，治療者は信じてほしい．そういった専門家による支援が，訪問の形で受けられるのが理想的でありそれが成り立つような診療報酬制度を考えてほしい．

第三は，経済的な基盤の保証である．

筆者が自身の心の安定を保つことができたのは，母に金銭的な援助をした代わりに母と物理的に距離を取ることができたからである．別々に暮らすには，お金がかかる．

保護者制度の見直しや障害者年金の在り方など，行政の理解を得ないと真の安定は得られない．

われわれ支援者は，患者・家族の生活の奥まで入り込んだ支援を，覚悟をもって行うべきだと考える．

第四は，精神疾患についての一般への啓蒙である．

筆者の専門は児童精神医学であるが，学校・保護者の関心は発達障害が中心になっている．

筆者の母のように，実は発達障害と統合失調症は非常に密接に関係しているにもかかわらず，一般の方にとって統合失調症は，訳のわからない怖いものというイメージがある．筆者は，母のことを公表したことで医療者以外の方々と会う機会を得たが，いかに世間が統合失調症という疾患に無知であるかを痛感した．

疾患を知らなければ適切な対処は不可能であり，筆者の子供時代のように気づかぬうちに病者への嫌悪感が育ってしまう．

その後遺症から回復するには多大なエネルギーが必要であり，発達障害児への支援と同じように，精神疾患の親を持つ子供にも大人が関心を持ってほしい．

「精神変調 → 薬物療法」という世間の誤解を解くためにも，中学や高校の保健の授業に精神疾患の講義を入れていただきたい．精神科病院の実態も教科書で教えてほしい．状態の悪い患者は，はるか山奥に収容されどこにいるかわからないでは，「存在しない」ことに等しい．

「臭いものに蓋」をせず，現在の精神医療の矛盾も公開して子供たちに考えてもらう機会を作るべきである．

100年以上連綿と続いてきたわが国の精神医療の流れが変わることを，当事者であっても家族であっても，その人がその人の手で人生を選ぶことのできる社会になることを，心から願う．

【文献】
1) 夏苅郁子：「人が回復する」ということについて〜著者と中村ユキさんのレジリエンスの獲得を通しての検討〜．精神神経学雑誌 113：845-852, 2011
2) 夏苅郁子：母の病を公表して，精神科医として変わったこと．心と社会 43：108〜114, 2012
3) 夏苅郁子：精神科医として，そして統合失調症者の子どもとして〜これからの家族支援を考える．精神科臨床はどこへいく，こころの科学．pp149-154, 日本評論社，2011
4) 夏苅郁子：心病む母が遺してくれたもの．日本評論社，2012
5) Yung A, Philips L, McGorry P（著），宮岡等，斎藤正範（監訳）：統合失調症の前駆期治療．中外医学社，2006

〔夏苅 郁子〕

VI 統合失調症の基礎知識
―診断と治療についての説明用資料

【解説】この文章は，統合失調症についてよく知りたいと希望するご本人やご家族に，専門家ができるだけわかりやすくかつ正確に説明をする際に，参考としていただける資料として作成したものです．編集委員が作成した案を，当事者やご家族や専門家に読んでいただき，寄せられたコメントに基づいて大幅に修正することで，より良いものにすることができました．ご協力に感謝いたします．読者の日々の診療やサービス提供に役立てていただけることを希望いたします．

> <ポイント>
> - 統合失調症は，人口の1％近くがかかる頻度の高い病気です
> - 幻覚や妄想という特徴的な症状とともに，生活に支障が表れることがあります
> - ご本人が望む生活と人生の回復を，治療の目標にしていきます
> - 治療の進歩により，回復が格段に改善してきています
> - 薬物療法と心理社会的治療が，治療における車の両輪です

1 病気の特徴

統合失調症は，およそ100人に1人がかかる頻度の高い病気です．「話が通じなくなる」，「不治の病」という誤ったイメージがありますが，こころの働きの多くの部分は保たれ，多くの患者さんが回復していきます．

高血圧や糖尿病などの生活習慣病と同じように，早期発見や早期治療，薬物療法とご本人・身近な方々の協力の組み合わせや，再発予防のための治療の継続が大切です．脳の構造や働きの微妙な変化が原因と考えられるようになってきています．

2 統合失調症とは

統合失調症は，幻覚や妄想という症状が特徴的な病気です．それに伴って，人々と交流しながら家庭や社会で生活を営む機能が影響を受け（生活の支障），「感覚・思考・行動に病気のための歪みがある」ことを自分で振り返ることが難しくなりやすい（病識を持ちづらい），という特徴を合わせ持っています．

新しい薬の開発と心理社会的ケアの進歩により，初発患者のほぼ半数は，完全かつ長期的な回復を期待できるようになりました（WHO，2001）．幻覚や妄想が強い急性期を少なくできると経過が順調になりますので，そうなるよう病気と上手に付き合えることが大切です．この点は，高血圧や糖尿病などと共通しています．

3 発症しやすい年代

思春期から青年期という10代後半から30代に発症することが多い病気です．中学生以下の発症は少なく，40歳以降にも減っていき，10代後半から20代にピークがあります．発症の頻度に男性と女性で差はありませんが，男性よりも女性のほうが発症の年齢がやや遅めです．発症の原因はわかっていませんが，進学・就職・独立・結婚など，人生の進路における変化が発症のきっかけとなりやすいようです．

4 症状

統合失調症には様々な症状があるため，その全体を理解するのが難しいのですが，ここでは先に述べたことをもとに，①幻覚・妄想，②生活の支

障，③病識についての症状の3つにまとめてみます．

A｜幻覚・妄想

　幻覚と妄想は，統合失調症の代表的な症状です．幻覚や妄想は統合失調症だけでなく，他の精神疾患でも認められることがありますが，統合失調症の幻覚や妄想には一定の特徴があります．幻覚と妄想をまとめて「陽性症状」と呼ぶことがあります．

1．幻覚

　幻覚とは，実際にはないものが感覚として感じられることを言います．統合失調症で最も多いのは，聴覚についての幻覚，つまり幻聴で，誰もいないのに人の声が聞こえてくる，他の音に混じって声が聞こえてくる，という幻聴（幻声）です．「お前は馬鹿だ」などと本人を批判・批評する内容，「あっちへ行け」と命令する内容，「今トイレに入りました」と本人を監視しているような内容が代表的です．

　普通の声のように耳に聞こえて，実際の声と区別できない場合や，直接頭の中に聞こえたり，声そのものははっきりしないのに不思議と内容ばかりがピンとわかる場合などがあります．幻聴に聞き入ってニヤニヤ笑ったり（空笑），幻聴との対話でブツブツ言う（独語）場合があるため，周囲の人から奇妙だと思われてしまい，その苦しさを理解してもらいにくいことがあります．

2．妄想

　妄想とは，明らかに誤った内容のことを信じてしまい，周りが訂正しようとしてもその訂正を受け入れられない考えのことです．「街ですれ違う人に紛れている敵が自分を襲おうとしている」（迫害妄想），「近所の人の咳払いは自分への警告だ」（関係妄想），「道路を歩くと皆がチラチラと自分を見る」（注察妄想），「警察が自分を尾行している」（追跡妄想）などの内容が代表的で，これらをまとめて被害妄想と呼びます．時に「自分には世界を動かす力がある」といった誇大妄想が出現することもあります．

　妄想に近い症状として，「考えていることが声となって聞こえてくる」（考想化声），「自分の意思に反して誰かに考えや体を操られてしまう」（作為体験），「自分の考えが世界中に知れわたっている」（考想伝播）のように，自分の考えや行動に関する症状があります．思考や行動について，自分が行っているという感覚が損なわれてしまうことがこうした症状の背景にあると考えられることから，自我障害と呼びます．

3．幻覚・妄想の特徴

　統合失調症の幻覚や妄想には，2つの特徴があります．その特徴を知ると，幻覚や妄想に苦しむ気持ちが理解しやすくなります．

　1つめは，内容についての特徴です．幻覚や妄想の多くは，「他人が自分に対して悪い働きかけをしてくる」という内容です．つまり人間関係がテーマになっています．その内容は，大切に考えていること，劣等感を抱いていることなど，本人の価値観や関心と関連していることが多いようです．このように幻覚や妄想の内容は，もともとは患者さん本人の気持ちや考えに由来するものです．

　もう1つは，気分に及ぼす影響についての特徴です．幻覚や妄想の多くは，ご本人にとっては真実のことと体験され，不安で恐ろしい気分を引き起こします．無視したり，放っておくことができず，否応なくその世界に引きずりこまれるように感じます．場合によっては，幻聴や妄想に従って行動を起こしてしまうこともあります．「本当の声ではない，正しい考えではない」と説明されてもなかなか信じられません．

B｜生活の支障

　統合失調症では，先に述べたような幻覚・妄想とともに，生活の支障という形で生活に症状が現れることが特徴です．この症状は，「日常生活や社会生活のなかで適切な会話や行動や作業をする

ことが難しい」という形をとります．陰性症状とも呼ばれますが，幻覚や妄想に比べて病気による症状とはわかりにくい症状です．ご本人も説明しにくい症状ですので，周りの人から「社会性がない」，「常識がない」，「気配りに欠ける」，「怠けている」などと誤解されることがあります．

こうした日常生活や社会生活の支障は，次のように知・情・意それぞれについての症状と考えると理解しやすいでしょう．

1. 会話や行動についての症状

会話や行動のまとまりが影響を受ける症状です．日常生活では，話のピントがずれる，話題が飛ぶ，相手の話のポイントや考えがつかめない，作業のミスが多い，行動の能率が悪いなどの形で認められます．症状が極端に強くなると，会話や行動のまとまりがなくなっているように見えることもあります．こうした症状は，注意を適切に働かせながら会話や行動を目標に向けてまとめあげていく，という知的な働きが影響を受けることによると考えられます．

2. 感情についての症状

自分や他人の感情についての症状です．

自分の感情についての症状というのは，物事に適切な感情がわきにくい，感情をうまく表せずに表情が乏しく硬い，それなのに不安や緊張が強く慣れにくい，などの症状です．また，他人の感情についての理解が苦手になり，相手の気持ちに気づかなかったり，誤解することが増えます．こうした感情の症状のために，対人関係において自分を理解してもらったり，相手と気持ちの交流を持つことが苦手となります．

3. 意欲についての症状

物事を行うために必要な意欲にも影響が表れる症状です．仕事や勉強をしようとする意欲が出ずにゴロゴロばかりしてしまう（無為），部屋が乱雑でも整理整頓する気になれない，入浴や洗面などの身辺の清潔にも構わない，というように生活の仕方に症状が表れます．さらに対人関係についての意欲の症状として，他人と交流をもとうとする意欲，会話をしようとする意欲が乏しくなり，無口で閉じこもった生活となる場合もあります（自閉）．

C 病識についての症状

「病識」というのは，自分自身が病気であること，あるいは幻覚や妄想のような症状が病気による症状であることに自分で気づくことができること，認識できることをいいます．

統合失調症の場合には，この病識が影響を受けます．多くの場合，普段の調子ではない感じや，神経が過敏になっていることは自覚できます．しかし幻覚や妄想が活発な時期には，それが病気の症状であると言われても，なかなかそうは思えません．症状が強い場合には，自分が病気であることが認識できない場合もあります．治療が進んで病状が改善すると，自分の症状について認識できる部分が増えていきます．

他の患者さんの症状については，それが病気の症状であることを認識できますから，判断能力そのものの問題ではないことがわかります．

自分自身を他人の立場から見直して，自分の誤りを正していくという機能が影響を受けることが背景にあると考えられます．

5 診断

多くの精神疾患と同じように，統合失調症は臨床症状とその経過に基づいて診断します．そのための基準を決めた国際的な取り決めとして，ICD-10 や DSM-Ⅳ，5 と呼ばれる診断基準があります．統合失調症と診断するためには，典型的な症状が 1 か月は続き，何らかの症状が 6 か月以上持続することが必要とされています．同じような症状でも，その持続が短い場合には，別の病気である可能性があるからです．幻覚や妄想を症状とする病気には，統合失調症以外にも様々な病気がありますので，診断のためには専門家の判断が必要になります．

今のところ，体の病気のように検査の結果に基づいて統合失調症を診断することはできません．診断や治療の参考として心理検査を利用し，脳の病気のために似た症状が出現する場合があるため，脳波・CT・MRI などを行います．

統合失調症が発症しやすい思春期・青年期は，子どもが大人へと成長する時期，ひとが本格的な人間らしさを獲得する時期にあたります．誰にとっても不安定な時期ですから，精神的な不調が感じられても，そうした時期に特有の悩みであるのか，それとも病気によるものか，精神的な病気によるとしてもどんな病気であるのかは，専門家であっても判断が難しい場合があります．経過をみることで初めて正しく診断できる場合が少なくありません．家族や友人との対人関係に大きな支障が生じたり，行動を起こすための意欲が保てなくなった場合には，精神的な病気の可能性を慎重に考えたほうがよいかもしれません．

6 原因

A 原因ときっかけ

統合失調症の原因は，今のところ明らかではありません．進学・就職・独立・結婚などの人生の進路における変化が，発症のきっかけとなることが多いようです．

ただ，それらは発症のきっかけではあっても，原因ではないと考えられています．というのは，こうした人生の転機は特別な出来事ではなく，同じような経験をする大部分の人は発症には至らないからです．

また身近な方のなかには，親の育て方，家庭の環境，あるいは周囲の方の接し方が病気の原因になったのではないかと心配したり後悔したりする方がいらっしゃいます．しかし統合失調症の原因は，親の育て方や家庭の環境や周囲の方の接し方ではありません．それらがきっかけとなって発症するように見える場合であっても，同じ家庭環境のなかで同じ親のもとで育ったご兄弟の多くの方は統合失調症とはなりませんから，やはりきっかけと原因とは別のこととして考えなければならないことがわかります．

B 脳の変化

統合失調症の原因は明らかではありませんが，患者さんの脳にいくつかの軽い変化があることが明らかになっています．

1つは，神経伝達物質の変化です．神経伝達物質とは，脳を構成している神経細胞どうしの情報伝達に利用される物質のことです．その1つであるドパミンという物質の作用が過剰となると，幻覚や妄想が出現しやすくなることが知られています．セロトニンやグルタミン酸やガンマアミノ酪酸（GABA）など，他の神経伝達物質も関係していると考えられるようになってきています．

2つめは，脳の構造の変化です．CT や MRI という装置で患者さんの脳を検査すると，脳の一部の体積が健康な人よりもやや小さいことが示されています．体積が小さめとされるのは，前頭葉や側頭葉と呼ばれる部位です．ただし，この体積の違いは大勢の患者さんについて平均するとそういう傾向があるということで，統合失調症の患者さんと健康な人との重なりはかなり大きいものです．

したがって，それだけで原因ということはできませんし，それをすぐに診断には利用できません．

C 素因と環境

医学では様々な病気の原因を，患者さん自身の要因（素因）と周囲から受ける要因（環境）の2つに分けて考える場合があります．例えば高血圧については，血圧が高くなりやすい体質を親から受け継いでいるという素因としての原因や，食事から塩分をとりすぎるという環境としての原因が考えられます．ただ話は少し複雑で，塩分をとりすぎるということには，育った家庭環境の影響という面もあるでしょうし，塩辛い味が好きという生まれつきの体質があるかもしれません．

双生児や養子について調査をすると，発症に素因と環境がどの程度関係しているかを知ることができます．例えば，一卵性双生児は遺伝的には同じ素因を持っているはずですが，2人とも統合失調症を発症するのは約50％とされています．したがって，遺伝の影響はあるものの遺伝だけで決まるわけではないことがわかります．

様々な研究結果を総合すると，統合失調症の原因には素因と環境の両方が関係しており，2つの影響の割合を比較すると素因の影響が環境の影響よりやや大きく，素因の影響が半分かそれを少し上回る程度とされています．素因の影響がずいぶん大きいと感じるかもしれませんが，この値は高血圧や糖尿病と近いものですので，頻度の高い慢性的な病気に共通する値のようです．

子どもは親から遺伝と環境の両方の影響を受けますが，それでも統合失調症を持つ母親から生まれた子どものうちで同じ病気を発症するのは約10％にすぎません．

7 治療

A 治療の場を決める—外来と入院

病気が明らかになった場合，治療の場を外来で行うか入院で行うか，決める必要があります．治療の進歩により，以前と比べて外来で治療できることが増えてきました．外来か入院かを決める一律の基準があるわけではありません．入院治療には，家庭の日常生活から離れてしまうという面があるのですが，それが休養になって治療にプラスになる場合もあります．医療の側からみると，病状を詳しく知ることができる，検査や薬物治療の調整が行いやすい，ことは入院治療の利点です．これらのバランスを考えて，治療の場を決めます．地域でのサービスが充実しているほど，外来での治療を進めやすくなります．

医療者としても，できれば外来で治療を進めたいのですが，入院を考えるのは次のような場合です．

・日常生活での苦痛が強いため，ご本人が入院しての休養を希望している．

・幻覚や妄想によって行動が影響されてしまうため，日常の生活を送ることが難しい．

・自分が病気であるとの認識が乏しいため，服薬や静養など治療に必要な最低限の約束を守ることが難しい．

B 薬物療法の位置づけ

統合失調症の治療は，外来・入院いずれの場合でも，薬物療法と心理社会的な治療を組み合わせて行います．心理社会的な治療とは，精神療法やリハビリテーションなどを指します．薬物療法なしに行う心理社会的な治療には効果が乏しく，薬物療法と心理社会的な治療を組み合わせると相乗的な効果があることが明らかとなっています．「薬物療法か心理社会的治療か」と二者択一で考えるのではなく，薬物療法と心理社会的治療は車の両輪のようにいずれも必要であることを理解しておくことが大切です．特に，幻覚や妄想が強い急性期には，薬物療法をきちんと行うことが不可欠です．

C 抗精神病薬が有効な精神症状

統合失調症の治療に用いられる薬物を，「抗精神病薬」あるいは「神経遮断薬」と呼びます．精神に作用する薬物の総称である向精神薬のうちの，1つのカテゴリーがこの抗精神病薬です．

抗精神病薬の作用は，大きく3つにまとめられます．①幻覚・妄想・自我障害などの陽性症状を改善する抗精神病作用，②不安・不眠・興奮・衝動性を軽減する鎮静催眠作用，③感情や意欲の症状などの陰性症状の改善を目指す精神賦活作用の3種類です．

幻覚や妄想が薬物により良くなるというのは，なかなか理解しにくいことで，「薬によって強制的に考えが変えられる」，「薬で洗脳される」と誤解される場合があります．しかし，実際に抗精神病薬を服用した患者さんの感覚は，「幻覚や妄想にとらわれずに済む」，「行動に影響しなくなる」

というものです．

　ある患者さんは，「どうしてもあることにとらわれて気持ちが過敏になることがなくなる」，「頭が忙しくなくなる」，「薬を飲んでも『最初にグサリときた感じ』（被害妄想を体験していた頃の恐怖感のこと）を忘れることはできないが，それだけにのめりこむことがなくなる」と表現していました．実感としては，楽になるとかリラックスすると感じることが多いようです．

D｜抗精神病薬の種類と量

　抗精神病薬には，様々な種類があります．それぞれの薬物によって，先に挙げた3種類の効果のいずれが強いかという特徴の違いがあります．それぞれの患者さんの病状を目安にして，なるべく適切な薬物を選択します．1人ひとりの患者さんに合った種類や量を決めるためには，ある程度の試行錯誤が必要です．患者さんごとに薬の種類や量の個人差が大きいことは，精神疾患に限らず慢性疾患の治療薬物の特徴なのです．この試行錯誤の過程は，患者さんと医師とが力を合わせて行う共同作業ということができます．

　抗精神病薬は，「第一世代抗精神病薬」と「第二世代抗精神病薬」の2種類に分類されます．第一世代抗精神病薬というのは以前から用いられていた薬物，第二世代抗精神病薬は最近になって用いられ始めた薬物のことです．脳における神経伝達物質への作用に違いがあるために，こうした名称がつけられています．

　第二世代抗精神病薬は，第一世代抗精神病薬にある副作用の軽減を1つの目標として開発されたことから，全体としては精神機能への副作用が少なめです．また第二世代抗精神病薬には，認知機能を改善することでQOLを高める作用が強いとの指摘もあり，期待される薬物です．主治医と相談しながら「自分にあった薬」をみつけていくことが最も大切です．

E｜抗精神病薬の再発予防効果

　抗精神病薬には，これまで述べたような精神症状への効果だけでなく，再発を予防する効果があります．

　抗精神病薬による治療で幻覚や妄想がいったん改善しても，薬物療法をその後も継続しないと，数年で60〜80％の患者が再発してしまうとされています．ところが，幻覚や妄想が改善した後も抗精神病薬の治療を継続すると，その再発率が減少します．このように，いったん病状が落ち着いた後も服用し続けること（維持療法）で再発が予防できることを，抗精神病薬の再発予防効果と呼んでいます．

　調子が良いのに薬を飲み続けるというのは，なかなか納得しにくいことですが，高血圧を例に考えるとわかりやすいと思います．

　高血圧で薬物治療が必要となると，血圧を下げる薬（降圧薬）を服用することになります．降圧薬を服用すると血圧は下がりますが，それで高血圧が治ったわけではありません．降圧薬を中止するとまた血圧が上がってしまうからです．そこで，血圧が正常化していても降圧薬を飲み続けることになります．抗精神病薬による維持療法もこれと同じ仕組みと考えると，理解しやすいでしょう．

　抗精神病薬を中止しても，すぐに再発が起こるとは限りません．最初は服薬を中止しても何の変わりもありませんから，本人も家族も維持療法は必要ないと油断しがちです．しかし何か月かたってから，生活上のストレスをきっかけに再発が起こることが多いのです．このことを最初から理解しておくことが大切です．

F｜服薬の中止

　高血圧の場合に，降圧薬による治療を長期間続け，血圧が正常な期間が長くなると，降圧薬を中止したり減量しても血圧が上がらなくなることが増えてきます．統合失調症の場合も同じ，精神症状が安定した状態が長く続くと，抗精神病薬を減量したり中止したりすることができるようになり

ます．その段階にまでなれば，抗精神病薬による治療は，一時的に症状を抑えるだけの対症療法とは言えなくなります．ある意味では，服薬を続けることで病気そのものが軽くなっていくといってよいでしょう．

具体的に，精神症状の安定がどのくらい続いたら抗精神病薬を減量したり中止したりできるのかは難しい問題です．例えば，初発の場合には1年，再発を繰り返している場合には5年という目安が提唱されていますが，個人差が大きいので，一律に決めるのが難しいのです．再発の徴候がつかみやすいかどうか，再発した場合の症状が生活にどのくらいの支障を引き起こすものか，などを考慮にいれて，主治医と相談することが大切です．相談をしないで自分だけの判断で中止してしまうのは，一番まずい方法です．

G 副作用

抗精神病薬は，全体としては重い副作用の少ない安全な薬です．長期間服用を続けることを前提とした薬ですので，たとえ10年以上も服用を続けたとしても問題のない場合が多いものです．

副作用を恐れるあまり維持療法を中断し，再発を起こしてしまうのは残念なことです．どんな副作用があるのかについて知識を持ち，心配な点を早めに主治医に相談することが大切でしょう．副作用についても個人差が大きいので，自分にあった薬物を見つけていく必要があります．

抗精神病薬の副作用は，いくつかに分類して考えることができます．

1. いろいろな薬物に共通する副作用

肝臓や腎臓への薬物の影響です．血液検査・尿検査・心電図などを3～6か月に1回チェックすることで，早期に発見できます．薬物によっては高血糖になったり糖尿病が引き起こされることがありますので，飲み始めの頃に検査の繰り返しが必要な場合があります．

2. 抗精神病薬に特徴的な副作用

そわそわしてじっと座っていられない（アカシジア），体がこわばって動きが悪い，震える，よだれが出る（パーキンソン症状），口などが勝手に動いてしまう（ジスキネジア），筋肉の一部がひきつる（ジストニア）などです．こうした副作用を軽減する薬物を併用したり，薬物を減量したり種類を変更することで改善します．

3. 薬物の随伴的な副作用

眠気，だるさ，立ちくらみ，口渇，便秘などです．薬物の種類や量を調整することで，軽減できる場合があります．

4. ホルモンへの影響

プロラクチンというホルモンの分泌が増加して，無月経，乳汁分泌，インポテンスなどが起こる場合があります．服薬している最中の一時的なものです．恥ずかしい気持ちから専門家に相談しにくい方が多いようですが，薬の影響ですので遠慮せずに相談することをお勧めします．

薬の影響に運動不足や食べすぎが加わることで，肥満が生じることがあります．食事や運動の工夫で解決できることもありますし，薬の種類を変更することが役立つ場合もあります．太っていることが気になって，自信をなくし，よけいに引きこもりがちな生活となってしまう方がいます．また，長期間続くと生活習慣病を招くことになりますので，この点についても主治医とよく相談することをお勧めします．

5. ごく稀だが重篤な副作用

悪性症候群〔高熱，筋強剛（筋肉に力が入ってしまい体が硬くて動かない），自律神経症状など〕は，すみやかな治療が必要です．

よくある失敗は，副作用を恐れて自分の判断で薬を減量しているのに，そのことを主治医に伝えていない場合です．処方した量の薬を服用しているものと考えている主治医がますます薬を増量する，という悪循環に陥ることになります．

H｜回復（リカバリー）

　統合失調症では，様々な症状だけでなく家庭生活や社会生活にも支障をきたして，ご本人の望む生活や人生の実現を妨げることがあります．そこで，ご本人の価値観や夢（アスピレーション）に基づいて希望する生活や人生を明らかにし，その実現を治療の目標に据えることが出発点になります（リカバリー）．そのうえで，目標の実現のために必要な症状の改善や日常生活の支障の回復を明らかにし，それに向けて本人・家族と専門家が力を合わせていくことが，具体的な治療の過程になります．このようにして，ご本人が自分自身や自分の人生を大切に思えるようになること，病気の症状の改善や生活の支障の回復に自分が中心となって取り組めていると感じられるようになっていくことが大切です．

　先に述べた薬物療法は，統合失調症により影響を受けている機能の修復を図る治療です．しかし薬物がそうした効果を生むことができるのは，生体に本来備わっている回復力（レジリアンス）を背景としています．それだけでなく，統合失調症による影響を受けていない能力や，もともと備わっている強さに目を向けることも大切です（ストレングス）．統合失調症という病気による影響を軽くするとともに，それぞれの当事者が持っているこうした力を生かすことを治療の中心に据えることで，家庭生活や社会生活の支障を克服し，生きる意欲と希望を回復し，夢に沿った充実した人生の実現を目指していきます．

　治療の目標を決めそのための方法を選ぶ際には，本人・家族と専門家がそれぞれの立場で対等に相談をしていくのが望ましい進め方です〔患者と専門家がともに考え相談して進める意志決定（shared decision making）〕．調子が悪くなって気持ちが混乱しそうした冷静な相談が難しいときに備えて，不調時の対応法をあらかじめ安定した気持ちのときに相談しておく方法も少しずつ普及してきています．具体的な対応手順を書いた事前指示書を作り，署名して身に着けておくとともに，家族や医療者にもコピーを手渡しておくという方法です．

I｜心理社会的治療（リハビリテーション）

　リハビリテーションと呼ばれるのは，そうしたリカバリーを実現するために用いられる個別の方法です．リハビリテーションに用いられる方法は，病状や生活の状態により様々です．病気や薬についてよく知り，再発を防ぎたいとの希望がある患者・家族のためには「心理教育」，回復直後や長期入院のために身の回りの処理が苦手となっている場合には生活自立のための取り組み，対人関係やコミュニケーションにおける問題が社会復帰の妨げとなっている場合には，認知行動療法の原理を利用した「生活技能訓練（SST；social skills training）」，仕事や職業における集中力・持続力や作業能力の回復を目指す場合には「作業療法」，対人交流や集団参加に自信が持てない場合には「デイケア」，「地域生活支援センター」，就労のための準備段階としては「就労移行支援・就労継続支援事業所」（いわゆる作業所）など，個々の患者さんの病状にあわせて利用していきます．

　回復を図るうえで助けとなるサービスや施設が少しずつ充実してきています．暮らしている地域にはどんなサービスや施設があるのか，そのうちで自分にはどれが向いているのかは，なかなかわからないものです．保健所・精神保健福祉センター・福祉窓口などの公的機関には情報が揃っていますので，ぜひ尋ねてみましょう．そうした社会資源を上手に活用することが，回復の助けになることが多いようです．

8｜経過

　病気の経過は，前兆期・急性期・回復期・安定期に分けてとらえるとわかりやすいでしょう．

A｜前兆期

急性期を前にして様々な症状が出現する時期です．精神症状としては，焦りと不安感・感覚過敏・集中困難・気力の減退などがあります．それだけでなく不眠・食欲不振・頭痛など自律神経を中心とする身体の症状が出やすいことも特徴です．

初発の場合にはこれだけで統合失調症を診断することはできませんが，再発を繰り返している場合には，前兆期の症状が毎回類似していることを利用すると，「不調の前触れ」として本人や周囲が気づく手がかりにできます．

B｜急性期

幻覚や妄想などの，統合失調症に特徴的な症状が出現する時期です．この幻覚や妄想は，患者本人にとっては不安・恐怖・切迫感などを強く引き起こすものです．そのため，行動にまで影響が及ぶことが多く，睡眠や食事のリズムがくずれて昼夜逆転の生活になったり，行動がまとまりを欠いたり，周囲とのコミュニケーションがうまくとれなくなったりなど，日常生活や対人関係に支障をきたすことがあります．

C｜回復期

治療により急性期が徐々に治まっていく過程で，現実感を取り戻す時期です．疲労感や意欲減退を覚えつつ，将来への不安と焦りを感じます．周囲からは，結構良くなったように見えますが，本人としてはまだ元気が出ない時期ですので，辛抱強く待つ姿勢が良い結果を生みます．

D｜安定期

回復期を経て，安定を取り戻す時期です．すっかり病前の状態へと戻れる場合もありますし，急性期の症状の一部が残存する場合，回復期の元気がないような症状が続いてしまう場合などもあります．

こうした安定期が長く続き，リハビリテーションにより社会復帰を果たし，治癒へと向かう多くの患者さんがいます．しかし，この状態から前兆期が再度始まり，再発を迎えてしまうことがあるのは残念なことです．

9 家族や周囲の人の対処法

治療の中心は本人と家族です．ご本人が接する時間が最も長いのは家族をはじめとする身近な方のことが多いでしょうから，家族や身近な方の力は専門家以上に大きなものとなりえます．しかし精神科の病気は目に見えませんから，家族や周囲の方にとってはなかなか理解しにくいものです．家族は「わからない」，本人は「わかってもらえない」というストレスを抱えることになりがちです．

病気についての理解が進むと，そうしたお互いのストレスが減ります．また，治療にどういう仕方で協力すればよいかがわかると，そのことが病状や経過によい影響を与えます．本人・家族・専門家がみんなで医療チームを組み，統合失調症という病気に立ち向かえるのが理想です．そこで，家族や周囲の方にお願いしたいことが4点あります．

A｜病気とそのつらさを理解する

第一は，病気やそのつらさについて理解を深めていただきたいということです．患者さんがどんなことを苦しく感じるのか，日常生活で怠けやだらしなさと見えるものが実は病気の症状であることを理解してもらえることは，患者さんにとってはこころ強いことです．自分が自分でなくなってしまうのではないかという不安や恐怖，家族や友人や社会から取り残されてしまうのではという焦燥感や孤独感，自分の人生に希望を持てないような絶望感，ご本人はそうした気持ちを抱えていることがあります．「気持ちがたるんでいるから病気になるんだ」と言われて理解してもらえないこ

とは，患者さんにとってはつらいことです．いちばん身近な存在であるご家族や周囲の方が辛さをわかって添ってもらえているという安心感があると，ご本人は病気と人生に前向きになりやすくなります．

B｜自分自身を大切にする

第二は，ご家族自身の生活と人生を大切にしていただきたいということです．「親の育て方が悪かったからこんな病気になった」とご自身を責めるご両親がいらっしゃいます．しかしこれは，医学的な事実ではありません．育て方のせいで，統合失調症を発症することはありません．また，「自分の生活をすべて犠牲にしてでも，治療に捧げなければならない」と献身的に頑張る方もいます．しかし，こうした努力を長続きさせるのは難しいことです．また患者さん自身にしても，周囲の方が自分を犠牲にするほどの献身をすると，かえって心理的な負担を感じてしまいます．ご自身の生活と人生を大切にしてください．そのうえで，治療への協力をお願いします．

しかしそれでも，ご家族自身がつらい気持ちとなり，耐えにくい場合があるでしょう．そうした気持ちになるのは無理もないことが多いのですが，自分たちだけで問題を解決しようとするとつらさがますます強くなりがちです．ご家族が社会のなかで孤立せずに，家族会など同じ境遇の方とつらさを語り合い，分かち合うことができる機会を利用したり，利用可能なサービスについての情報を共有することをお勧めします．家族会は，病院・保健所・地域など様々なところにあります．

C｜医療チームの一員になる

第三は，治療において医療チームの一員になっていただきたいということです．家族のもつ大きな力を治療において発揮していただければ，回復もそれだけ促進されます．すぐにできることとしては，診察に同伴して家庭での様子を主治医に伝える，薬の飲み忘れがないように気を配る，などのことがあります．薬を飲むことについて，ご本人は気持ちの面でも副作用の点でもハンディキャップであることを感じながらも，頑張って服用していることが多いものです．医師から処方された薬について，「薬を続けるとクセになってよくない」などと言うと，患者さんをとても迷わせてしまいます．

ご本人と家族の関係がうまくいっていない場合には，個人情報保護の点からご家族にすべてをお話できない場合があるかもしれません．しかし，その場合でもご家族からお話を聞かせていただくことであれば問題ないことが多いはずです．いろいろな制約があるかもしれませんが，可能な形でご家族の力を発揮していただければと思います．

D｜接し方を少し工夫する

第四は，患者さんへの接し方を少し工夫していただきたいということです．患者さんは，対人関係に敏感になっており，そこからのストレスが再発の引きがねの1つとなる場合があります．特に患者さんが苦手なのは，身近な人から「批判的な言い方をされる，非難がましく言われる」，あるいは「オロオロと心配されすぎる」ことです（強すぎる感情表出）．

身近な方がそうした態度をついとってしまいがちなのは，患者さんの示す症状に翻弄されていたり，そうした患者さんを支えるために疲労困憊しているからです．そうならないためには，第二で述べたようにまずはご自身の生活と人生を大切することから出発していただきたいと思います．

そうすることで気持ちに少し余裕ができたら，小さなことでも患者さんの良い面を見つけ，それを認めていることを言葉で表現する，困ったことについては原因を探すことはひとまず脇に置いて具体的な解決策を一緒に考える，という接し方を工夫していただければと思います．薬についてだけでなく，こうしたコミュニケーションにおいても，家族のもつ力が回復を促すことになります．

接し方には，社会的なこともあります．病状に

応じて利用可能な福祉や医療の制度や施設はいろいろありますが，申請して初めて利用できる場合が大部分です．そうした制度や施設を一緒に調べたり相談に出かけたりすることが，ご本人の悩みの解決につながる場合があります．生活の見通しがついたり，経済的な安心が得られることは，気持ちの安定のためにも大切なことです．

10 予後と生活のアドバイス

A 予後

長期の予後を検討すると，治癒に至ったり軽度の障害を残すのみなど良好な予後の場合が50～60％で，重度の障害を残す場合は10～20％であるとされています．病状に応じたそれぞれの仕方で，仕事についたり，結婚をしたり，子育てをしたり，自分の経験にもとづいて同じ病気の仲間を支援することを専門としたり（ピアカウンセリング）など，充実した生活を送る方が増えてきています．

この数字は昔の治療を受けた患者さんのデータですので，新しく開発された薬と心理社会的ケアの進歩の恩恵を受けている現代の患者さんでは，より良い予後が期待できます．症状が現れてから薬物治療を開始するまでの期間（精神病未治療期間）が短いと予後が良いことが指摘されていますので，長期経過の面でも早期発見・早期治療が大切であることがわかります．

B 生活のアドバイス

患者さんにお願いしたいことは，主治医を始めとする専門家と良い関係を築いていただきたいということです．統合失調症は，回復までの時間が必要なことが多い病気です．短期間でなかなか病前のように回復しないことから，不安になったり待ちきれなくなり，病院や施設を転々と変える場合がときどきあります．

しかし，精神科の治療は個別性が高いものです．医療者など専門家にとっては，その患者さんの病状の経過や薬物の効果を知っていればいるほど，またその患者さんの生活や家族について知っていればいるほど，その患者さんに合ったサービスが提供できます．

ですから，診断や治療に疑問や不安が生じたときに，すぐに主治医を変えてしまわないでください．まず主治医に質問や相談をしてみてください．その答えに納得ができなければ，セカンドオピニオンを求めることもできます．そうしたことを通じて，主治医と良い関係を築き，統合失調症という病気に立ち向かうための仲間を増やしていくことが，より良い治療へもつながっていきます．

最近ではインターネットで，診断についても治療についても様々な情報を得ることができるようになりました．そこには，正確で有用な情報もありますし，個人の体験にもとづいて必ずしも一般化できない情報もありますし，様々な理由により歪んだ情報も含まれています．それぞれの情報の発信元を確認して，その特徴を見分ける力を普段から身につけておくと，自分には当てはまらない情報に振り回されてしまうことが減っていきます．

11 間違いやすい病気

こまかく分類すると，統合失調症に似た病気はいくつもありますので，正確な診断のためには専門医の判断が必要です．統合失調症と，うつ病や躁うつ病の症状が両方ともあると，統合失調感情障害，非定型精神病という病気である場合があり，治療薬物の選び方が少し異なります．

統合失調症では，幻覚や妄想が出現してから受診に至るまでに，数か月以上の期間が過ぎてしまうことが普通です．早期治療のためには，家族や周囲の方が早く気づいて受診を促すことも大切です．不登校（登校拒否），家庭内暴力，ひきこもりとされている方に，幻覚や妄想がみられる場合には，早めに受診や相談を検討するとよいでしょう．

12 偏見(スティグマ)について

　統合失調症だけでなく精神疾患について，他の病気以上に社会的な偏見(スティグマ)があるのは残念なことです．精神疾患への偏見は，日本だけでなく世界の多くの国で認められます．

　そうした偏見は，精神疾患についての知識が乏しいことだけでなく，精神疾患の患者さんの実際の様子を知らないこと，一部の出来事や病気の一側面を極端にとりあげることから生まれることが知られています．さらに，そうした社会的な偏見があることで，医療などの専門的なサービスを受けるタイミングが遅れたりその機会を失い，そのことでご本人が病状に苦しむことやご家族の苦労が増し，よけいに偏見が強まってしまうという悪循環があります．

　こうした偏見を解消していくためには，社会としての取り組み，専門家の取り組み，当事者やご家族の取り組みのいずれもが必要と考えられます．

　社会としての取り組みとしては，精神疾患についての正しい理解を広めていくこと，一般の方々が生活のなかで精神疾患を持つ方に接することができる機会を増やすこと，そうしたことを通じて精神疾患の有無によらずに市民が共生していける社会を築いていくことが大切と考えられます．そうした取り組みと並行して専門家には，精神医療の現状をより良いものへと変えること，より根本的に精神疾患についての研究を発展させ，精神疾患の原因を明らかにし，早期発見と根本的な治療を可能で容易なものとすることが求められていると考えられます．

　当事者やご家族の取り組みとしては，力を合わせて声を上げ，社会に情報を発信していくことが挙げられます．全国規模の大きな組織には，「地域精神保健福祉機構・コンボ」(http://comhbo.net/index.html)や「全国精神保健福祉会連合会・みんなねっと」(http://seishinhoken.jp/)などの団体があります．また，インターネットで当事者や関係者の声を直接紹介する動画サイト「JPOP-VOICE・統合失調症と向き合う」(http://jpop-voice.jp/schizophrenia/index.html)では，それぞれの方がご自身の体験を発信しています．さらに，マンガや書籍として家族の方が体験を紹介する取り組みが少しずつ広がり始め，多くの共感を呼んでいます(例えば，中村ユキ『わが家の母はビョーキです1, 2』『マンガでわかる　　　　　　　　　　　　！統合失調症』，夏苅郁子『心病む母が遺してくれたもの―精神科医の回復への道のり』)．

　こうした当事者・ご家族の取り組みが基盤となり，社会としての取り組みや専門家の取り組みと力をあわせることで，社会的偏見が解消することが期待されます．

　　　　　　　　　　　　　　　　(福田　正人)

第3章

統合失調症の多様な側面

I 対人関係の病としての統合失調症

　精神医学研究の方法論は，生物学的アプローチと心理社会的アプローチに大きく二分される．表題のようなテーマは，通常は後者のアプローチで取り組まれることが多い．しかし筆者らの研究室では，このテーマに前者のアプローチを用いて取り組んできた．本項では，そのような研究を始めた動機，研究の実際，そして，研究の成果と限界について触れることで，精神科医療にかかわる専門家や当事者の皆さんに，最近活発になっているこうした研究の具体的な姿について多少なりともお伝えできればと願う．

1 統合失調症における社会認知への着目

　精神科医が統合失調症という病気を診断する際には，幻覚や妄想などの特徴的な症状が診断の決め手となる．しかし，精神科医がこの疾患の治療に長くかかわっていくとき，当事者，治療者，そして家族にとっての関心事は，学業のこと，就労のこと，家庭内生活のことなど，対人関係や社会の場での生活のことへと重心が移っていく．すなわち，社会機能が治療場面での話題の中心となっていく．

　このような社会機能が十分に発揮されるには，幻覚や妄想などの症状が薬物療法などによって十分にコントロールされていることはもちろん大切である．しかし，この疾患を持つ人たちの社会生活の困難の原因としては，そのような症状だけでなく，記憶や遂行機能などの認知機能の障害が関係していることが，多くの研究によって示されてきた．

　こうして1990年代頃から，統合失調症の社会機能障害の基盤について，認知障害という観点からの理解が大きく進んだが，その頃「認知障害」そのものについての研究にも大きな変化が生じ始めていた．元来，脳損傷例を対象とする神経心理学が扱ってきた認知機能障害といえば，言語・視知覚・視空間認知・記憶・注意・遂行機能などがその代表であった．しかし1990年代頃より，認知科学・神経科学の研究者の関心が社会的・対人的コミュニケーションで必須となる諸機能へと大きく広がり始めることになったのである．また，損傷研究に加えて，人の高次脳機能の神経基盤を明らかにする方法論として，機能的MRIを代表とする機能的神経画像研究がこの頃より飛躍的に

発展したことも，それまで脳内基盤を探索することが困難であったこれらの社会的能力についての研究を容易にした．このような研究の流れから，人の認知機能を支える大きな柱として「社会認知」という用語が一般化し，さらにそのような「社会認知」の基盤となっている脳内の諸領域は「社会脳」と呼ばれるようになっている．

こうした背景のもと，統合失調症の社会機能障害の背景には，社会認知として総称される，社会的・対人的コミュニケーション能力の障害が存在するのでは，という仮説が注目されるに至った．そして，統合失調症被験者を対象に，これら社会認知を評価する実験心理学的研究が多数行われ，他者の感情，信念，意図を適切に読み取り，それを自らの適切な意思決定へとつなげていく能力，すなわち，社会認知能力の障害が存在する，というデータが多数得られるようになった．

2 社会認知障害研究への神経画像法の適用

統合失調症の社会認知についての理解が様々な実験心理学的研究を通じて進むなか，他方では統合失調症における形態学的神経画像法の技術が進歩してきた．このような研究が始まった当初はCTスキャンによって脳室拡大などの所見を得ることが精一杯であったが，今日では高解像度のMRIによって，大脳皮質・皮質下各領域の体積減少・皮質厚減少，白質の微細構造の変化などの所見を検出できるようになっている．

統合失調症を対象としたこれらの形態学的神経画像研究は，とりわけ社会認知ということを意識して行われてきたのではなかった．初期の研究の力点は，どちらかといえばこの病気を特徴づける客観的指標（バイオマーカー）を画像検査から抽出し診断の補助に使えないか，という点に置かれていた．しかし，諸研究で明らかにされてきた統合失調症で形態学的変化がみられる脳領域を図示してみると，これらの領域の広がりのパターンは，いわゆる「社会脳」と驚くほどのオーバーラップがみられることがわかってきたのである（図3-

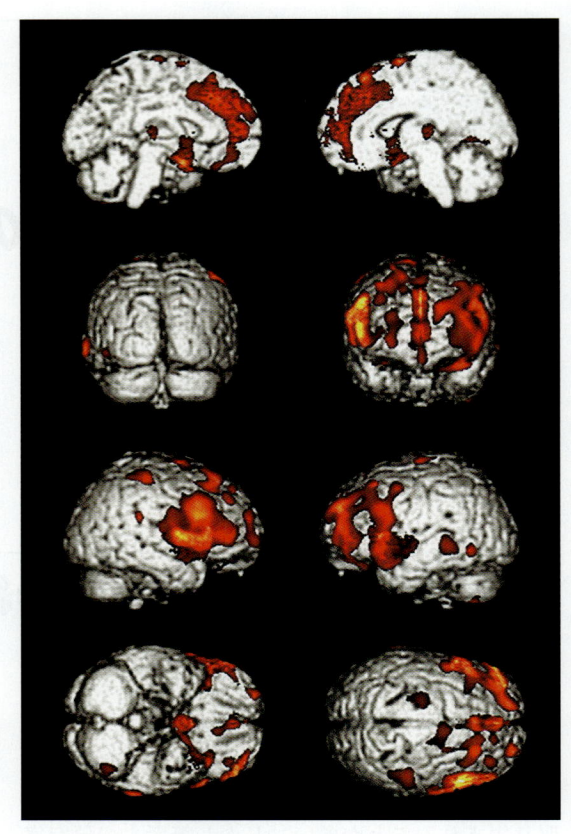

図3-1 統合失調症での灰白質体積減少部位
統合失調症被験者群で，健康被験者群に比して，統計的に有意に大脳皮質体積減少のみられる領域を赤−黄で表示．前頭葉および側頭葉を中心に体積減少部位がみられるが，これらの領域は「社会脳」と総称される脳領域の分布と大きく重なっている．
(Hirao K, Miyata J, Fujiwara H, et al: Theory of mind and frontal lobe pathology in schizophrenia: A voxel-based morphometric study. Schizophrenia Research 105: 165-174, 2008 より)

1)[1]．

これは，本項の表題の「対人関係の病としての統合失調症」という仮説を神経科学の側から裏づける重要な知見である．このことは筆者にとっても大きな驚きであり，この病気の原因や病態を理解するためには詳細に検討すべき課題であると感じるようになった．

3 研究の基盤となるロジック

統合失調症の社会機能の障害を，神経画像技術

を用いて，社会認知・社会脳の障害の観点から理解しようとする場合，おおまかには2つの方法が存在する．1つめは，古典的神経心理学の方法になぞらえるやり方で，社会認知を評価する諸課題成績と，脳の形態学的パラメーターの関連を確認する方法である．2つめは，社会認知を評価する諸課題を機能的神経画像課題として準備し，脳内諸領域の賦活の程度を解析する方法である．両者にはそれぞれの長所と短所があるが，その比較は本項では行わず，以下では，筆者の研究グループが行ってきた前者の方法での研究に話を絞りたい．

　前者の方法は，脳損傷例を対象とし古典的神経心理学が用いてきた方法を模してはいるが，そこには大きな違いもある．脳血管障害や外傷性脳損傷などの脳損傷例では，脳損傷の存在とその範囲が多くの場合には明らかであるが，統合失調症の場合にはそうではない．すなわち，それぞれの事例で臨床症状を詳細に記述し脳損傷部位を撮像しそして両者の関連に解釈を与える，という古典的神経心理学では信頼できるものと確立している一連のロジックを用いることができないのである．

　したがって，統合失調症研究においてはこのようなロジックの部分修正が必要となる．個別事例においては前述のような「臨床・解剖相関」の議論はできなくても多数例においては可能ではないか，という発想である．具体的にいうと，統合失調症患者群でエピソード記憶の障害がみられ，エピソード記憶に深くかかわることが一般に知られている海馬に形態学的異常がみられ，かつ，エピソード記憶の障害の程度と，海馬の形態学的異常の程度が，統合失調症被験者間で相関すれば，統合失調症のエピソード記憶障害の基盤となる解剖学的領域の候補の1つは海馬である，という論理展開である．

4　研究の実際

　このような研究に実際に携わったことのない読者のために，具体的なイメージをつかんでいただけるよう，筆者らが実際に研究をどのように進めているのかについて簡単に紹介したい．まず，あらゆる臨床研究に共通することであるが，研究計画を立案したあと，そのような研究の倫理的妥当性について，施設内の倫理委員会の承認を得，そのうえで実際に研究を開始する．筆者が所属する大学病院に通院中の方を中心に，研究の内容について説明，書面による同意が得られれば諸検査を開始する．陽性症状・陰性症状などの精神症状の評価は1人の医師で実施できるが，MRI撮像には複数の研究者が付き添う．MRIは磁気を用いた脳画像の撮像装置であるため，金属を持ち込むことは極めて危険である．そこで撮像前には，口頭，書面，ボディチェックで，衣類のポケットなどに金属が残されていないかを十分に確認する．MRI撮像自体は1時間程度であるが，インフォームド・コンセントの時間や，様々な心理検査の時間を含めると，1人の被験者の検査には少なくとも半日は要する．1日に検査を実施できるのは1～2人に対してであり，またMRI装置は精神医学研究だけでなく，様々な医学研究に共用で用いているため，検査が実施できるのは週に1～2回である．したがって研究の進行はゆっくりとしたペースにはなるが，5年以上このような研究を続けていると，疾患群，健康被験者群のそれぞれ100人以上という数になり，様々な画像解析には十分なデータベースが構築されることになる．

5　研究の実例：社会的状況の中の人物の感情の推測

　研究の実例を1つ紹介したい（図3-2）[2]．社会コミュニケーションの場面では，他者がどのような感情を抱いているのかを推測できることは，非常に大切である．このような能力のことを情動認知と呼び，例えば，静止画像で様々な表情を表す顔写真を見てその人の感情を推測するような検査で，その能力を評価する．筆者らがこの研究で用いたのも，一種の情動認知検査であるが，顔写真からその感情を推測する課題よりはもう少し複雑な課題であり，ある特定の社会状況にいる人の感情を推測する課題である．例えば2人の互いに言

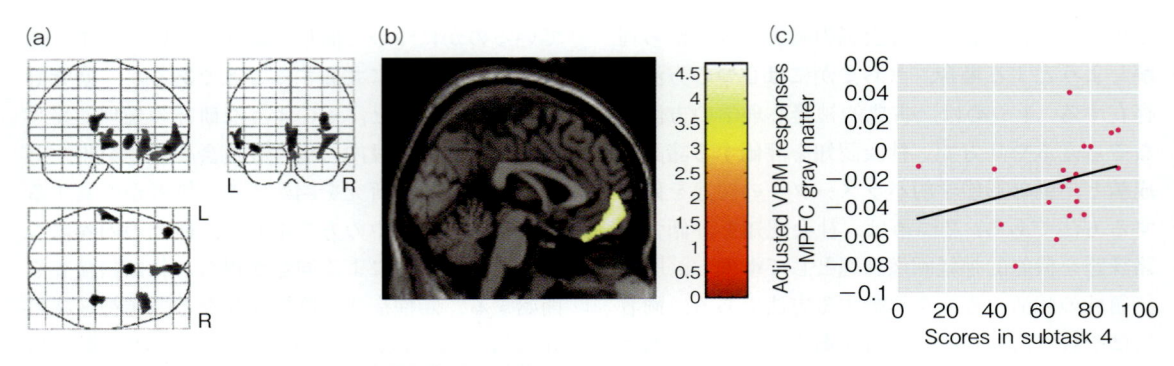

図 3-2 灰白質体積減少と社会認知成績低下の関連
統合失調症被験者群で健康被験者群に比べ，大脳皮質体積が減少している領域を示す．前頭葉や側頭葉を中心に，そのような領域が分布している(a)．これら複数の領域のうち，統合失調症被験者群において，社会状況・表情マッチング課題成績と相関がみられる領域は，1か所のみであった．
(Yamada M, Hirao K, Namiki C, et al: Social cognition and frontal lobe pathology in schizophrenia: a voxel-based morphometric study. Neuroimage 35: 292-298, 2007 より)

い争っている場面を写真として提示する．言い争っている人たちの表情は直接見えなくても，筆者らはその状況から，これらの登場人物は怒りの感情を抱いているだろう，と推測することができる．

この研究では，そのような社会的状況を表すような写真をたくさん用意した．これらの社会状況の写真とは別に，特定の感情を表出した顔写真を並べて提示した．被験者に与えられた課題は，感情を表す顔写真が示しているのと同じ感情を抱いているだろう人物を，複数の社会状況写真のなかから選択することである．

この課題は，表情を表す写真を見てその感情が（恐怖や怒りなど）何であるかを考えるような課題とは異なっており，自分自身をその登場人物の置かれた状況に置いてみて，登場人物の感情に共感する力も求められる．健康被験者を対象とした機能的神経画像研究では，このような能力の基盤には，広範な脳領域，特に前頭前皮質が重要な役割を果たすことが知られていた．そこで筆者らは，統合失調症においても，同様の関係がみられるのではとの予測を立てた．

ただし，前頭前皮質は広大な領域である．このような領域の中で，統合失調症で形態学的異常がみられ，さらには，前述の社会認知の検査と関連するような領域を探索・特定するには，特別な画像解析技術が必要となる．今日の脳画像研究の現場では，撮像される画像データの質が上がってきているだけでなく，撮像された画像を解析する技術にも年々の進歩がみられる．この研究では，voxel-based morphometry と呼ばれる，今日の統合失調症の神経画像研究ではおそらく最も頻繁に用いられることになった方法を用いた画像解析を行った．

結果，統合失調症被験者群では，前述の社会状況・表情マッチング課題成績の低下が認められた．一方の画像解析の結果は，統合失調症群被験者では，健康対照群と比較して，左上側頭回，内側前頭前皮質，右前帯状回，両側腹内側前頭前皮質，右島皮質で体積減少が認められた．ただしこれらの領域の中で，統合失調症群において，社会状況・表情マッチング課題の成績の低下と大脳皮質体積減少が相関したのは，内側前頭前皮質のみだったのである．以上の結果からは，統合失調症を持つ人は，社会状況下にある他者についてその感情を理解することに困難があり，さらにその困難は内側前頭前皮質の病理が関与していることが推測された．

6 社会認知とその障害の多様性

以上，筆者らが行ってきた一連の研究から，初

期に報告した研究の1つを紹介した．ただ，社会認知と一口に言ってもそこには異なる様々な能力が含まれる．記憶と一口にいってもそこには，エピソード記憶や意味記憶，手続き記憶などが含まれるのと同じことである．

そこで筆者らはその後も研究を続け，社会認知の多様な側面について順に検討を行ってきた．例えば，"eye's test"（目およびその周辺の部分に現れる表情から他者の感情を推測する課題）と呼ばれる「心の理論」課題の一種を用いた研究では，疾患群における課題成績低下は，左腹外側前頭前皮質の体積減少と関連することが示された[1]．また，多次元共感性評価尺度を用いて「共感性」を評価した研究では「個人的苦悩」下位尺度の上昇が女性のみにおいて左背側前帯状皮質の体積減少と関連していた[3]．実生活場面の社会行動について自記式評価尺度を用いて評価した研究では，遂行機能障害は両側の背外側前頭前皮質の体積減少と関連していた[4]．さらには，失感情症（アレキシシミア）と左縁上回[5]，自記式評価尺度で評価した自閉症傾向と左上側頭溝周辺皮質[6]との関係も示された．

7 研究の問題点

以上のように，筆者らは，古典的神経心理学のロジックを一部修正するロジックのもとに，統合失調症の社会認知の障害の基盤となる脳領域を探索してきた．ただし，このような研究方法には，いくつかの限界が含まれている．

ここでは，そのようないくつもの限界のうちで，筆者が最大の問題と考える点についてのみ触れたい．この種の研究は，画像検査の結果であれ，認知検査の結果であれ，得られるデータに，統合失調症被験群と健康被験者群との間での重なり合いが大きいのである．「統合失調症において社会認知障害が認められた」とか「前頭前皮質の体積減少が認められた」といった記述は，学術論文のタイトルや抄録では定番の表現であるし，筆者らもそのような表現を用いている．このような研究成果が新聞報道などで一般の人たちの目に触

れる場合も，そのような表現が用いられる．しかし実際には，研究結果が示すのは統計的な差異であって，健康被験者との間には大きなオーバーラップがみられる．すなわち，「群として見た場合には，統合失調症患者群には，健康被験者群と比べ，社会認知の成績が悪い傾向があり，また社会脳と呼ばれる脳領域の構造異常がみられる傾向がある」，というのがより正確な表現である．統合失調症を持つ被験者のなかには，健康被験者よりもこのような課題成績がよかったり，社会脳と呼ばれる脳領域の体積が大きかったりする者も存在するのである．このことは筆者らの研究だけでなく広く統合失調症の画像研究に言えることであるが，抄録だけを読んでこのような検査がすぐに診断に使えそうだ，というような早合点をしないことが大切である．これらの研究は1つひとつ積み重ねられることによって統合失調症の病態理解には寄与していくが，ただちに診断的ツールとなるものでは決してないということである．医療者が当事者や家族にこの病気のことについて説明する場合にも，このような研究の背景を知っておくことはとても大切である．

8 今後の展望

統合失調症は，病態解明という点では極めて難しい病気であり，現在のこの研究領域の進捗状況からは，今後何年以内に診断や治療に革新的な進歩がもたらされるだろうなどといった楽観的な予測は，率直なところできない．また現在の研究者が土台にしている作業仮説や研究の方向性自体が，そもそも適切かどうかさえもはっきりとはわからない．しかし，膠着した研究領域のブレークスルーは，往々にしてセレンディピティーから生まれると信じ，そのような出会いの機会を逸しないためにも，今日の精神科医は根気よく研究活動を続けていくことが大切であろう．

紹介してきた研究の領域は，臨床に直結している．研究に従事する治療者は，自身や自らの同僚が日々診療する患者の症状や日常生活を，本人や家族からの情報収集や，デイケアや病棟などでの

行動観察を通じて，丁寧に評価し，理解を試みる．そして，もしかするとそれらの背景には脳の現象として説明できる部分があるかもしれないという視点で，研究者は仮説を立て，その仮説を検証していく．本項で紹介してきたような研究のフィールドは，日々の臨床から生じた疑問を，そのまま研究の仮説に翻訳することのできるフィールドである．

　最初に述べたことであるが，表題のような課題には，通常は筆者が行ってきたような生物学的視点からではなく，当事者を取り巻く家族や社会の要因の分析など，全く異なるパースペクティブからのアプローチも当然ありうる．そしてそれらの研究から得られる示唆は，筆者らが行ったような研究とは異なる角度からこの病気の理解と治療に貢献しうる．同じ1つの病気・課題に対して，次元の異なる様々なアプローチがあることは，精神医学の難しさでもあるが同時に魅力でもある．

　精神科臨床にかかわる多くの方が，そのキャリアの一時期だけであったとしても，研究という視点からこの疾患に挑まれることを期待したい．

【文献】
1) Hirao K, Miyata J, Fujiwara H, et al: Theory of mind and frontal lobe pathology in schizophrenia: A voxel-based morphometric study. Schizophrenia Research 105: 165-174, 2008
2) Yamada M, Hirao K, Namiki C, et al: Social cognition and frontal lobe pathology in schizophrenia: a voxel-based morphometric study. Neuroimage 35: 292-298, 2007
3) Fujiwara H, Shimizu M, Hirao K, et al: Female specific anterior cingulate abnormality and its association with empathic disability in schizophrenia. Progress in Neuro-Psychopharmacology and Biological Psychiatry 32: 1728-1734, 2008
4) Kawada R, Yoshizumi M, Hirao K, et al: Brain volume and dysexecutive behavior in schizophrenia. Prog Neuropsychopharmacol Biol Psychiatry 33: 1255-1260, 2009
5) Kubota M, Miyata J, Hirao K, et al: Alexithymia and regional gray matter alterations in schizophrenia. Neuroscience Research 70: 206-213, 2011
6) Sasamoto A, Miyata J, Hirao K, et al: Social impairment in schizophrenia revealed by Autistic Quotient correlated with gray matter reduction. Social Neuroscience 6: 548-558, 2011

（村井　俊哉）

II 臨床から出発する病因探索

　例えば，Alzheimer病を例に挙げれば，特徴的病理所見である神経原線維変化は，タウという蛋白質が凝集した結果であることが突き止められている．タウが過剰にリン酸化されることで水に溶けにくい性質に変化し，神経原線維として神経細胞内にたまることが記憶障害のもととなること，さらにリン酸化されるタウの正確なアミノ酸部位までが同定されている．いまや，Alzheimer病研究はタウのリン酸化をどうしたら抑制できるか，凝集を防ぐ薬剤はつくれないのか，凝集してしまった線維を溶かすにはどうするかという段階まで到達している．こうした分子レベルの研究は，多くの基礎科学者の参入によって成し遂げられ，成果が臨床へ還元される日も遠い夢ではなくなった．精神神経疾患研究の花形と言ってよいAlzheimer病研究だが，そもそもは1907年にドイツの精神科医Alois Alzheimerが，アウグステという認知症の症例を特徴的な病理所見とともに報告したことが始まりである．Huntington病や筋ジストロフィーをはじめ，様々な神経難病がミクロのレベルまで解明されているが，いずれも出発点をかえりみれば臨床家による注意深い地道な症例の観察にたどりつく．

　疾患研究の始まりにおいては，まず臨床に触れることなくしては発見も着想もありえない．疾患の研究は，まず分類学から始まるのではないだろうか．たとえば，1887年にKraepelinが精神疾患を統合失調症と気分障害に二分したとき，統合失調症研究は誕生したとも言える．臨床家は診療の合間に顕微鏡を覗き込み，尿や血液を調べた．

やがて，原因につながるかもしれない物質的な糸口が発見されると，研究の担い手は臨床家から基礎科学者へと受け継がれる．基礎科学者は，試験管を振って化学反応を調べ，動物を用いて疾患の再現を試みるようになる．さらに，ミクロのレベルで事実関係がはっきりしてくると，その状態を改善させる化合物が探索される．こうした基礎科学の成果が再び臨床家へ手渡されると，病者の治療へと還元される．すなわち，臨床家は，発見の始まりと研究のゴールに参加する．

1 症例1との出会い

　筆者は東京都の財団が運営する研究所で研究を行っている．研究所は都立病院に隣接しており，くぐり戸をあけていつでも病院の敷地へ出入りできる．週1日ではあるが，筆者は病院の診療をお手伝いさせていただいている．担当している病棟で，ある日のこと，1人の男性患者（症例1）が気にかかった．あまり他の患者と交わることなく，いつも病室でひっそりと文庫本を読んでいた．顔色が悪く，浮かない表情で本に目を落としている姿が気になっていた．その日は，たまたまかたわらに置かれたギターケースが目にとまったので，どんな曲を弾くのか話しかけてみた．たいしたものは，と口を開いたが，あとは言葉を濁し本へと目を伏せてしまう．そういえば，ギターを弾いているところを見たことがない．読んでいる本のことを訊ねてみると，言葉少なに内容に触れるが，よそよそしく何とも取りつくしまがない．体幹と釣り合いを欠いた大ぶりな頭部に広い額がせり出した独特の風貌が特徴的であり，強い近視で同心円にくすんだ眼鏡から目の表情がうかがいにくかった．カルテには，入院当初「脳にマイクロチップが埋め込まれ，政府からコントロールされている」といった訴えがあったとの記載がある．そのことを確認すると，憮然として現在も過去にもそういうことはなかったと否定してにべもない．その後も，毎週病室を訪れては，ぎくしゃくとした会話を交わすことを辛抱強く続けた．

　ある冬の寒い午後のこと．腎障害の食事制限を守らないことを注意した受け持ちナースと彼が厳しく言い合う場面に遭遇した．間に入って彼の主張に耳を傾けた．肺や腎臓のことで様々な検査を繰り返されることに不満が鬱積しているという．ただ，慎重に話を深めると，受けている医療行為全体に被害的な意味づけを持っており，背景には精神症状がまだくすぶっているようだった．しかし，筆者が身体診察をさせてほしいと申し出ると，意外なほど協力的に応じられた．聴診，触診，神経学的検査など一通り終えると，珍しく礼まで述べられた．診察の結果，軽度の貧血や脾臓の腫大がありそうな所見が認められた．

　ラボデータを見ると確かに腎機能障害があり，エコーで右腎臓に多発性嚢胞腎，左腎臓に珊瑚状結石が同定されていた（図3-3a）．結石については，超音波による破砕術を受けるため他院へ転院したが，治療を中断して帰ってきてしまっていた．また，脾腫もエコー所見に記録されていた．X線写真で両側肺野に粟粒性の陰影が認められ（図3-3b），呼吸器内科で転移性肺癌，結核，塵肺症などが検索され否定されていた．これらの記録を見た瞬間，ブルース・ブライヤーというDuchenne型筋ジストロフィー（DMD）の少年が脳裏に浮かんだ[1]．彼は慢性肉芽腫症，網膜色素変性症，McLeod症候群を合併する珍しい症例で，X染色体から大きな欠失が見つかりDMDの原因遺伝子ジストロフィン発見のきっかけを作った．少年の3つの合併症およびDMDの原因遺伝子はX染色体の比較的近い領域に並んでおり，少年ではこれら4つの遺伝子が含まれる．領域で欠失が生じたため，珍しい多発合併症例となったのである．ふと，症例1にも大きな欠失はないだろうかと思った．

　さっそく病室を訪ね，研究のために遺伝子や染色体の検査をさせてほしいとお願いした．多少，妄想的ともとれるような質問もいくつかあったが，丁寧に説明すると採血は1回だけと念を押されて同意された．医療行為全体に被害的な意味づけをしていた彼が，1回と条件をつけたにせよ採血に応じられたのは，それまでに規則的に病室を訪ねていたことで多少は信頼関係が築けていたせ

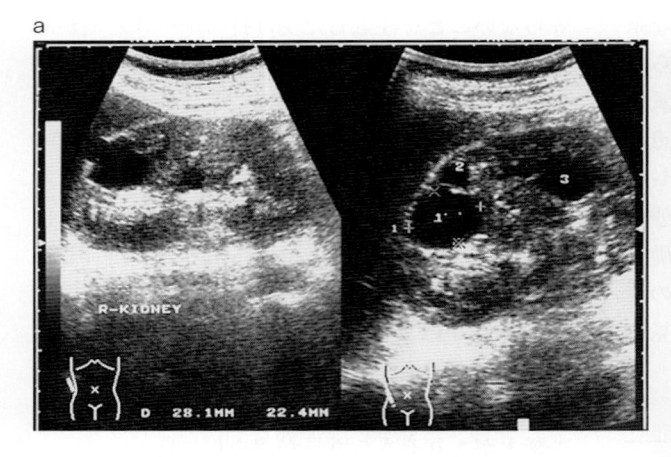

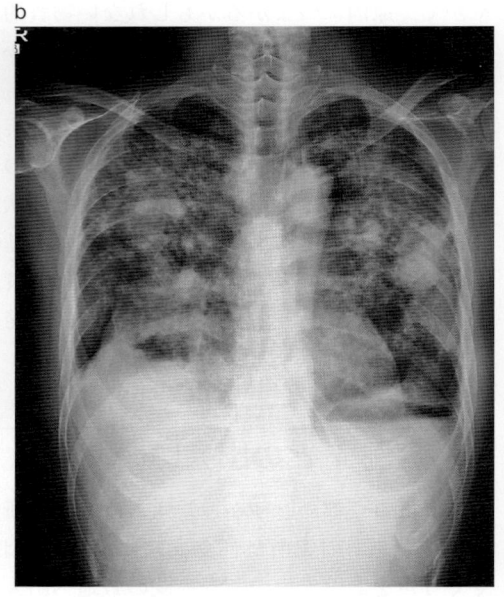

図 3-3　症例 1 の合併症
a：右腎臓の超音波画像，b：胸部 X 線写真．

いかもしれない．

A｜症例 1 の染色体異常

　G-バンド分染法による染色体検査を行ったところ 4 番染色体短腕と 13 番染色体長腕の均衡転座 t(4；13)(p16.1；q21.31) が認められた(**図 3-4**)[2]．この結果を見て，1990 年に報告されたスコットランドの大家系を連想した．この 77 人の大家系では 21 人が統合失調症を含む精神障害を発症しており，罹患者の多くが 1 番と 11 番の染色体長腕の均衡転座 t(1；11)(q43；q21) を持っていた[3]．2000 年には 1 番染色体長腕の転座切断点から，転座によって断裂された未知の遺伝子が発見され DISC1 (disrupted in schizophrenia-1) と名づけられた[4]．その後の機能解析から，DISC1 が中枢神経系の分化発達に重要な働きをする遺伝子であることを示す証拠が次々と報告され[5,6]，統合失調症の原因と神経発達障害を関連づける近年のブームの火つけ役となった．

　症例 1 の家系情報は同胞と両親が健在であること以外，何もわからなかった．両親へ電話をかけ，研究のために協力してほしいので病院まで来院してもらえないかと依頼した．研究協力には同意されたが高齢を理由に来院は拒まれた．そこで，クーラーボックスと採血道具，同意書などを携え，自動車を 4 時間余り運転して，とある地方都市に両親を訪ねた．説明と同意取得のあと，両親から採血し，両親およびその同胞について情報を聴取した．検査の結果，両親の染色体に異常はなく，症例 1 は *de novo* 転座と判明した[2]．症例 1 の 3 親等内に精神疾患の罹患者はなく，転座と統合失調症が症例 1 のみで一致して存在することから，転座と症例 1 の精神疾患の間に関連の可能性が疑われた．

B｜断裂遺伝子の同定

　症例 1 のリンパ球を株化し FISH (fluorescence *in situ* hybridization) 法を用いて転座切断部位の解析を行った結果，染色体 4p16 で 3 つの split clone を同定した(**図 3-5a**)．それぞれが重なりあう 37.2 kb の領域から転座によって断裂されている遺伝子；*DISC-M* (disrupted in schizophrenia-

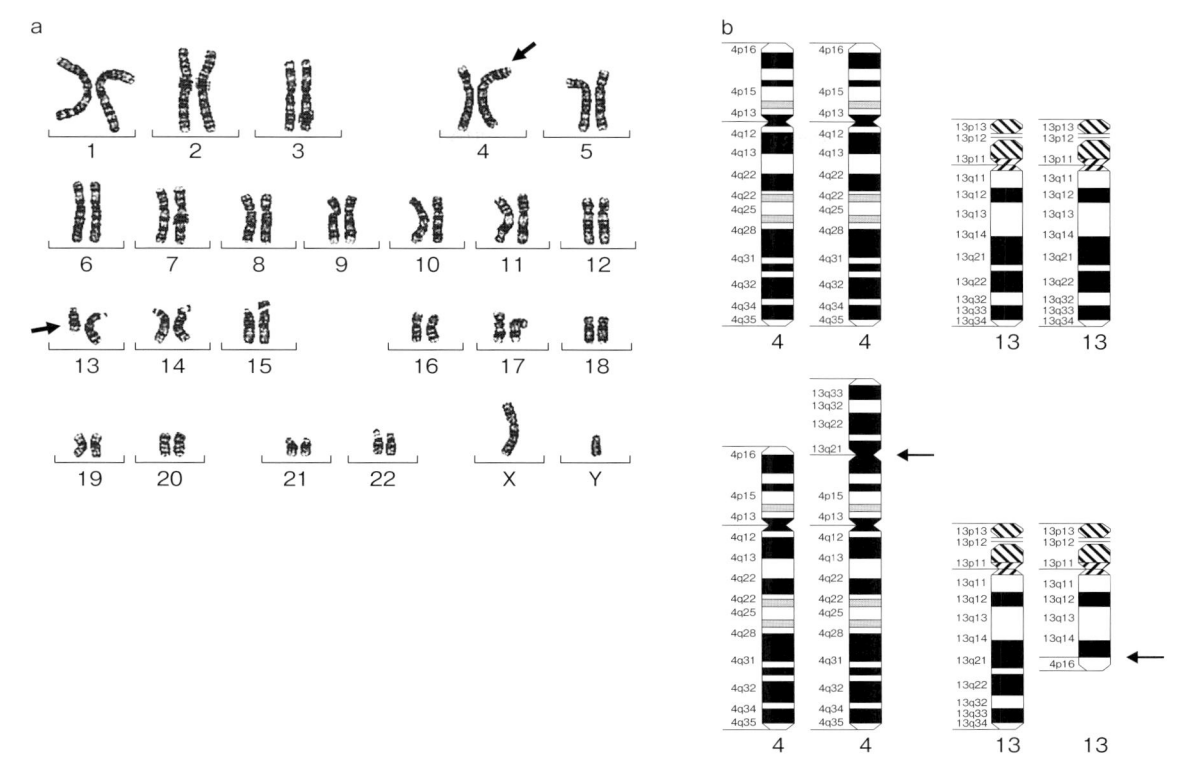

図 3-4 症例 1 の染色体
a：矢印は 4 番染色体と 13 番染色体の転座部位を示す．G-バンド分染法による．
b：4 番と 13 番染色体の模式図．上段が正常な 4 番と 13 番染色体．下段が転座を生じた染色体．矢印が転座部位を示す．
〔Itokawa M, Kasuga T, Yoshikawa T, et al: Identification of a male schizophrenic patient carrying a de novo balanced translocation, t (4; 13) (p16.1; q21.31). Psychiatry Clin Neurosci 58: 333-337, 2004 より〕

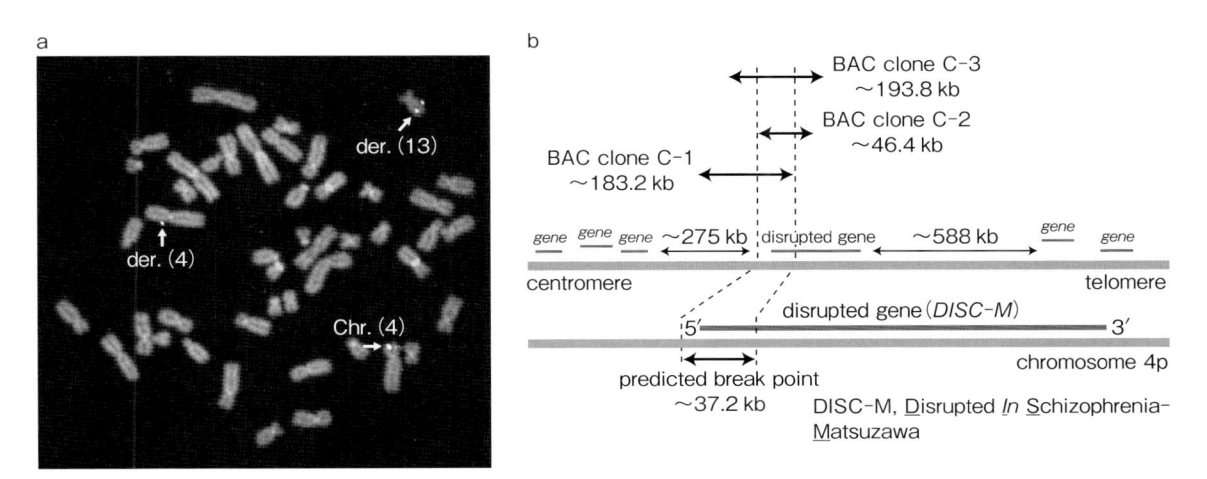

図 3-5 FISH 法による切断点の決定
a：蛍光プローブで標識した症例 1 の染色体．Chr. (4) = 正常な 4 番染色体，der. (4) = 転座を起こした 4 番染色体，der. (13) = 転座を起こした 13 番染色体．
b：転座切断点と DISC-M．3 つの異なる split clone が重なり合う領域内に転座切断点があり，そこに DISC-M が位置していた．

Matsuzawa)を同定した(図 3-5b).染色体 13q21 からも split clone が同定され切断部位を約 150 kb まで絞り込んだが,この領域に遺伝子は存在しなかった.この結果から,4p16 にコードされた DISC-M が断裂されたことが,症例 1 において統合失調症の病態に関連した可能性が浮上してきた.

　DISC-M の機能はよくわかっていないが,脳で高い発現が認められたことから(図 3-6),中枢神経機能への関与が示唆された.DISC-M にはファミリー遺伝子が転写因子として報告されており,それらの転写因子は中枢神経の分化発達および身体の諸器官における形態形成に重要な役割を果たすことがわかっていた.多くの転写因子は結合蛋白と連結して機能する.そこで,yeast-two-hybrid 法を用いて DISC-M の結合蛋白の同定を試みたところ,7 種類の分子が同定されてきた.興味深いことに,その多くがこれまで統合失調症と連鎖が報告された染色体座位と一致もしくは近傍にコードされていた.また 7 つの結合蛋白はファミリー遺伝子の結合蛋白とも一致したことから,DISC-M も中枢神経系の分化発達や諸器官の形態形成に関与することが示唆された.すなわち,DISC-M も話題の DISC1 と同様に神経発達障害仮説を支持する疾患感受性遺伝子と考えられたのである.また,症例 1 では転座による断裂で DISC-M の機能が半減し,中枢神経の発達に異常があった可能性がうかがえた.

C ▎ 一般の統合失調症と DISC-M

　症例 1 と統合失調症発症との間に DISC-M の断裂がかかわった可能性があったとしても,一般の統合失調症でも DISC-M がリスクファクターとして関与するだろうか.ほとんどの統合失調症に染色体転座はないし,あっても同じ染色体とはかぎらない.そこで,統合失調症 202 例と年齢・性別比の一致した 187 例の健常対照の DNA を用いて DISC-M 遺伝子を解析した.ヒトゲノム計画が完了し,すべての遺伝子配列が解読され公開されている.実は,誰もが発表された遺伝子の塩基配列と同じではなく,ところどころに配列の個人差(多型)があることが知られている.DISC-M は 8 か所に多型が報告されており,202 例の患者の DISC-M では健常対照と比べて 5′ 側の隣り合った 4 か所で頻度が有意に異なっていた.すなわち,この 4 か所で特定の多型を持つことが統合失調症になりやすさと関連していると考えられた.この結果から,DISC-M は症例 1 のみならず一般の統合失調症においても遺伝的リスクファクターである可能性が示唆された.

　最後に,脳以外での DISC-M の発現を調べた.興味深いことに,肺,腎臓,脾臓での発現が高く,これらは症例 1 で合併症がみられた臓器に一致していた.症例 1 では DISC-M が転座による断裂で機能を半減していたために,これらの臓器での形態形成に不備が生じ合併症を引き起こしていた可能性があると考えられた.

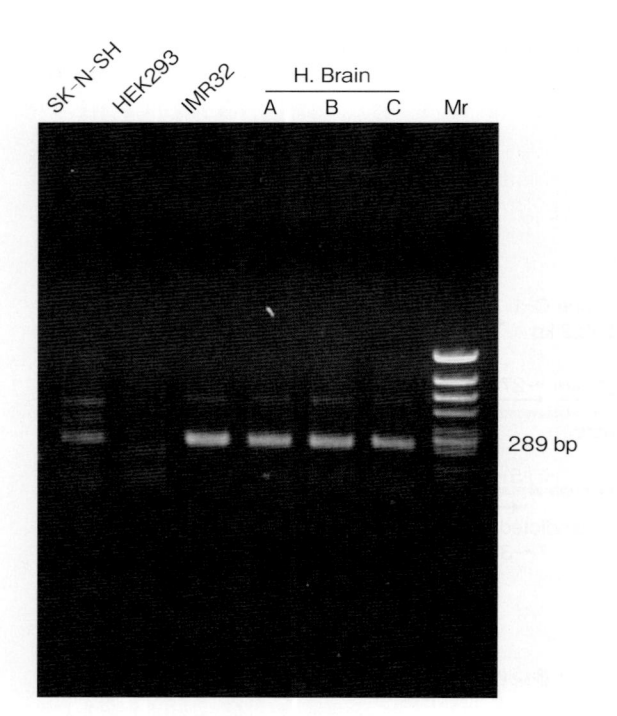

図 3-6　脳での DISC-M の発現
RT-PCR 法により DISC-M の mRNA を同定.

2 症例2

　筆者の研究室では，隣の都立病院の常勤医師が研修生として来られ研究に参加されている．ある研修生の医師が，3親等以内に5人の統合失調症がいる多発家系の発端者，症例2が入院中であると教えてくれた．症例2が強い遺伝負因を持っていることから，比較的大きな機能変化を伴う遺伝子変異が家系内に存在する可能性が高いと考えた．そこで，遺伝子解析を目的として，研究協力について本人と後見人に説明し書面による同意を得て末梢血を採取した．6番染色体短腕 6p21 は，連鎖解析研究により複数のグループから統合失調症との連鎖が報告されており，ここにコードされている glyoxalase I（GLO1）に注目した．GLO1 は，酸化ストレスなどで生じる有害なカルボニル化合物を分解解毒する酵素である．症例の DNA を用いて GLO1 遺伝子の解析をしたところ，exon1 に adenine が1塩基挿入する新規のフレームシフト変異（ヘテロ接合体）を同定した．症例のリンパ球を用いて GLO1 の発現を測定したところ，mRNA，蛋白量，酵素活性ともに健常者の50％まで低下していた（図3-7）．カルボニル化合物はメイラード反応によって蛋白質などを修飾し，終末糖化産物（AGEs；advanced glycation end-products）を生成する．AGEs が蓄積する状態は「カルボニルストレス」と提唱され，糖尿病性網膜症や動脈硬化の発症，進展，増悪に関与し，心不全や冠動脈疾患による死亡率とも相関する．カルボニルストレス消去系には，GLO1 以外にビタミン B_6 があり，カルボニル化合物と結合して腎排泄を促進したり，メイラード反応を抑制したりする．症例では GLO1 活性が50％まで低下していることから，血中 AGEs（ペントシジン）濃度の上昇，およびカルボニル消去に動員されることによるビタミン B_6 の低下が予測された．そこで，症例の末梢血を解析したところ，AGEs 濃度は対照の3.7倍に増加し，ビタミン B_6 は対照の20％レベルにまで低下していた（図3-8）．

A 稀な症例から一般症例への敷衍

　症例では稀な新規のフレームシフト変異によって，GLO1 活性が50％低下するという大きな機能変化がもたらされていた．一般症例では，より軽度な活性低下を伴った頻度の高い多型が存在するのではないかと考え，GLO1 遺伝子の関連研究を行った．統合失調症202例と年齢・性別の一

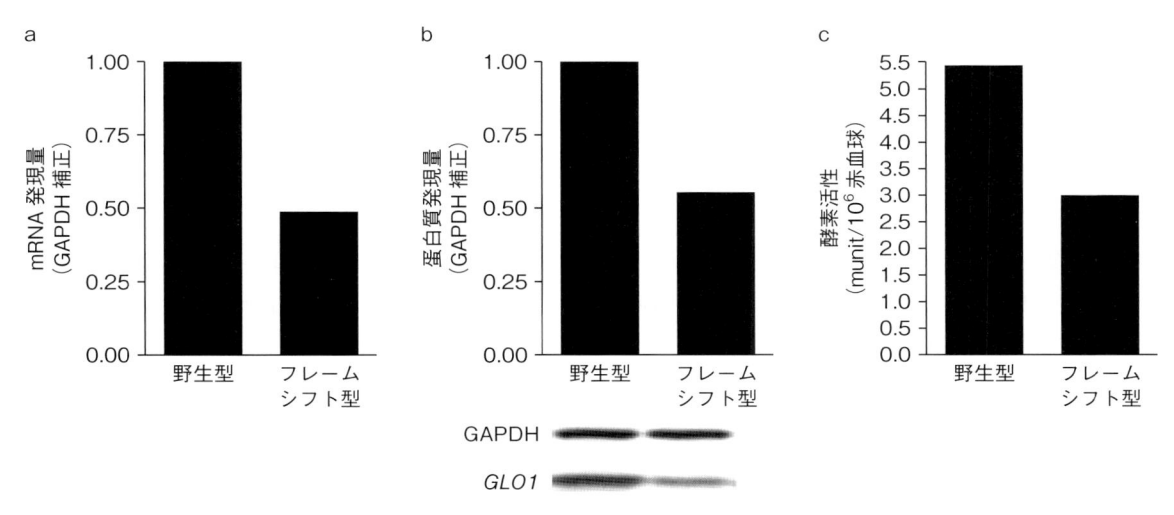

図3-7　フレームシフト変異保持者の GLO1 発現と酵素活性
a：フレームシフト変異保持者の GLO1 mRNA は対照の50％の発現だった．
b：Western blot による蛋白発現解析によると，フレームシフト変異保持者の GLO1 蛋白量は対照の50％の発現だった．
c：フレームシフト変異保持者の GLO1 酵素活性は対照の50％だった．

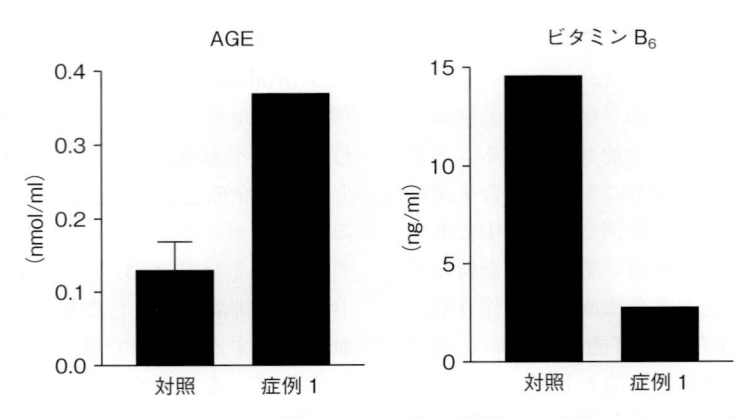

図3-8 フレームシフト変異を持つ症例の末梢血における AGEs とビタミン B_6 濃度
症例の末梢血では AGEs が対照の3.7倍，ビタミン B_6 は20％ レベルだった．

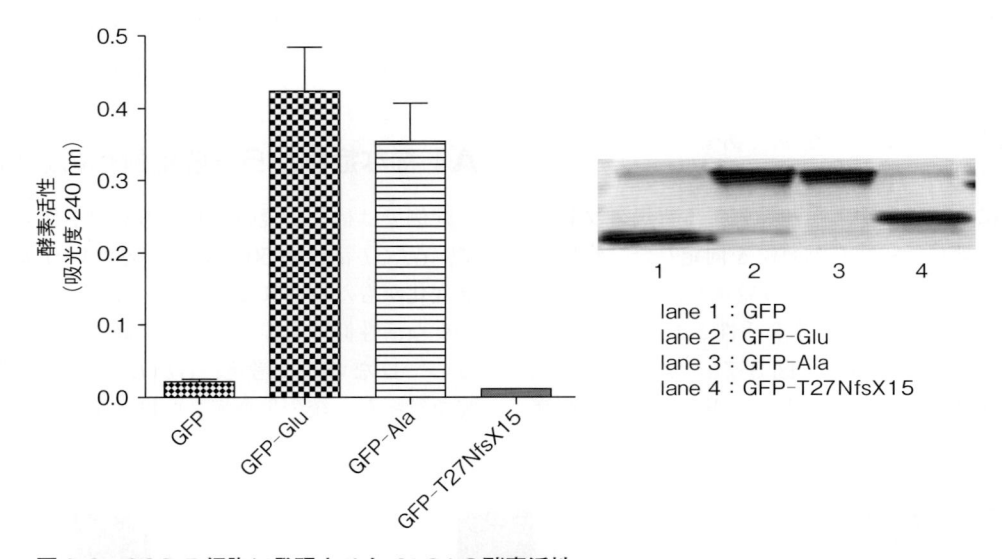

図3-9 COS-7 細胞に発現させた *GLO1* の酵素活性
GFP 融合 *GLO1* を Glu111 型，Ala 型，フレームシフト変異型(T27NfsX15)について COS-7 に発現させ，GFP で免疫沈降し，回収したコンストラクトの酵素活性を測定した．

致した対照187例を用いて，データベースに登録されている9か所のSNP(single nucleotide polymorphism)の頻度を比較した結果，*GLO1* の活性中心近傍に位置する111番目のグルタミン酸がアラニンに置換するミスセンス変異(Glu111Ala)において，有意ではないものの，Ala のアレルが統合失調症で高い頻度で認められた(患者8％，対照5％)．特に Ala111 ホモ接合体は4例同定されたが，すべて統合失調症だった．そこで，Glu111 型と Ala111 型の *GLO1* の cDNA に GFP を融合したコンストラクトを COS-7 細胞へ導入し，強制発現させた *GLO1* 蛋白を GFP で免疫沈降して回収し酵素活性を測定した．その結果，Glu111 型より Ala111 型の *GLO1* で酵素活性が低かった(**図3-9**)．次に，Ala ホモ接合体3人の赤血球を用いて酵素活性を測定したところ，Glu/Glu，Glu/Ala 型のヒトより有意に *GLO1* 活性が低下していた(16％ 低下，$p=0.0003$)(**図3-10**)．

50％ 活性低下を伴うフレームシフト変異だけ

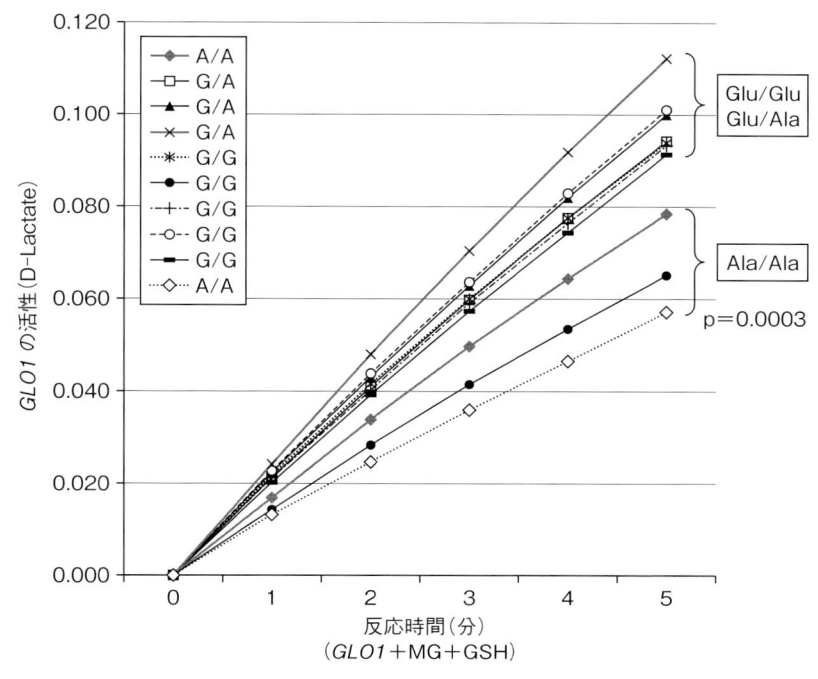

Ⅱ．臨床から出発する病因探索　49

図3-10　Ala111Alaと他のgenotypeのヒトにおけるGLO1の酵素活性
メチルグリオキサールとグルタチオンを37℃で10分間混合後，赤血球由来のGLO1を添加し，産生されるラクトイルグルタチオン量を240 nmで測定し，GLO1酵素活性とした．

でなく，一般症例にも16%活性低下を伴うAla1111ホモ接合体が存在することから，統合失調症には軽度にAGEsが蓄積している症例が広く存在する可能性があると考えた．そこで，AGEsの蓄積要因である糖尿病，腎障害，炎症性疾患を除外規定にして，45例の統合失調症と61例の健常対照の末梢血を用いてAGEsとビタミンB_6を測定した．その結果，統合失調症では対照より有意にAGEs濃度が上昇し（$p<0.001$），ビタミンB_6濃度が有意に低下していた（$p<0.001$）（図3-11）[7]．AGEs蓄積の有無と患者・対照をχ^2検定したところ，統合失調症はAGEs蓄積と有意に関連した（$\chi^2=28.69$，df=1，$p<0.0001$，オッズ比=25.81，95%CI=3.515-57.64）．ビタミンB_6低下の有無と患者・対照をχ^2検定した結果，統合失調症はビタミンB_6低下と有意に関連した（$\chi^2=25.90$，df=1，$p<0.0001$，オッズ比=10.58，95%CI=3.942-28.27）．

B｜症例2が発見の鍵

多発家系の発端者から，GLO1遺伝子に50%の活性低下をもたらす新規のフレームシフト変異を同定した．症例では，カルボニル消去系に機能不全を招来しAGEsが対照の3.7倍に増加し，カルボニルスカベンジャーであるビタミンB_6の枯渇を認めた．稀だが大きな活性低下をもたらす変異を持った症例において，顕著なAGEs蓄積を同定し，これをプロトタイプとして一般症例に敷衍し46.7%の患者でAGEs蓄積を認めることができた（ペントシジン蓄積あり＞55.2 ng/mL；対照の平均＋2 SDをカットオフ値）．強い効果の単一遺伝子が病態に関与することを予測し多発家系に注目したからこそ，顕著なカルボニルストレスを同定することができたと考える．また，この症例をプロトタイプとしてとらえた結果，一般症例からもカルボニストレスを見出せたと考える．130 ng/mLを超える顕著なAGEs蓄積と3 ngを

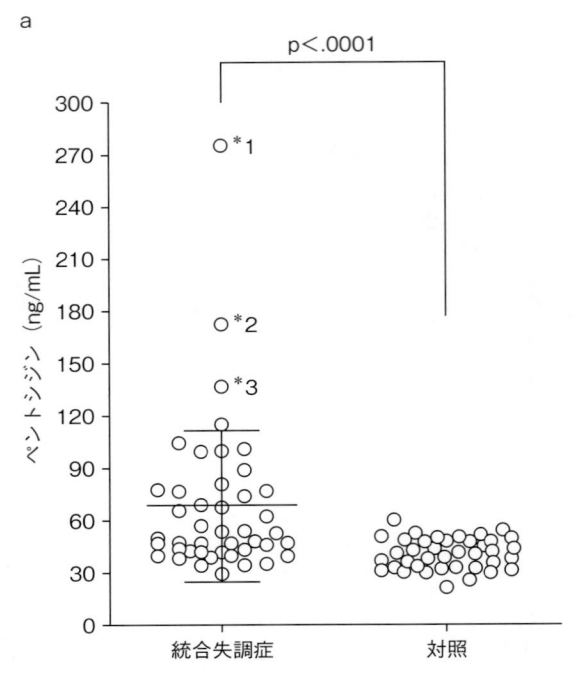

図3-11　統合失調症と対照のAGEsとビタミンB_6
a：末梢血中のAGEs（ペントシジン）濃度．
b：末梢血中のビタミンB_6（ピリドキサール）濃度．

下回る顕著なビタミンB_6低下を併せ持つ症例は全体の6％にすぎない．症例2がまさにこの6％に含まれていたやみくもに検体を検討しても，カルボニルストレスを見逃した可能性が高かった．近年，欧米では万の単位の検体を用いて，万のオーダーで遺伝子解析を行うビッグサイエンスが流行である．しかし，症例を丁寧に検討することによる病態解明の試みは依然として重要である．疾患名しかラベルのない万の検体より，家族歴や病状経過，服薬内容などが詳細な50検体のほうが，はるかに有用な研究情報をもたらすと考えている．統合失調症は異種性を内包した症候群であり，今回はカルボニルストレスを伴う比較的均一で小さな一群を抽出することができた．

50％という大きな活性低下をもたらすフレームシフト変異の発見ののち，16％活性低下という軽度の活性低下を伴うAla111ホモ接合体を同定したことも，一般症例へ敷衍する過程では重要なステップだったと考える．すなわち，*in vitro*と*in vivo*の結果が一致したことで，一般症例の

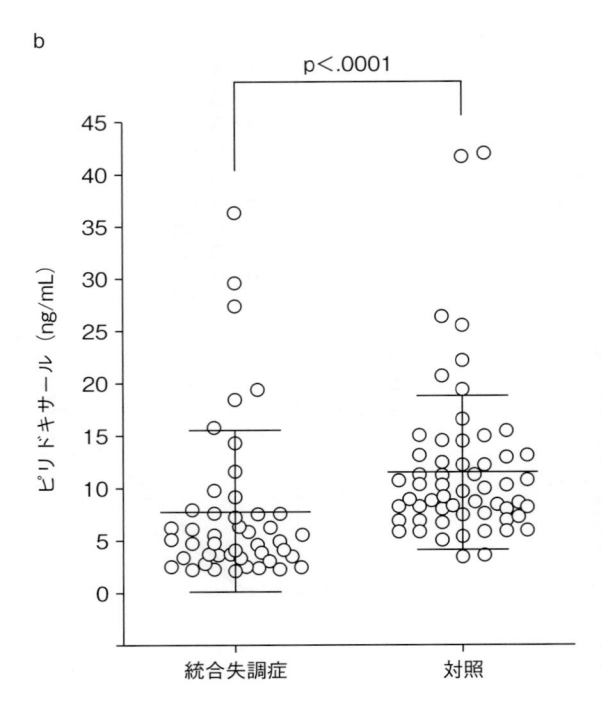

スクリーニングを実施する見通しがついたからである．

AGEs蓄積の統合失調症に対するオッズ比は25.81だった．統合失調症の遺伝子研究は，関連が報告された遺伝子多型のほとんどのオッズ比が1.5未満と小さい効果しかない．遺伝子研究の結果と比べたとき，AGEs蓄積の統合失調症へのリスクファクターとしての寄与は，きわめて大きい可能性が示唆される．

ビタミンB_6はピリドキサール，ピリドキシン，ピリドキサミンからなり，互いに平衡関係にある．生体内ではピリドキサールがほとんどを占め，今回計測したビタミンB_6もピリドキサールである．カルボニル消去作用を持つのはピリドキサミンだけであり，市販のビタミンB_6（ピリドキサール）を服用しても，体内でピリドキサミンに移行する量は微量である．われわれは，カルボニルストレスの改善効果を狙いピリドキサミンの第Ⅰ相臨床試験を実施した．有害事象を認めず，Zucker fatty ratでAGEs生成阻害に有効な1日

曝露量（AUC$_{0-24}$）46 μg・hr/mL9）に達するピリドキサミン投与量も決定した．カルボニルストレス性統合失調症10例を対象に第II相臨床試験を，医師主導治験として実施した．

　冒頭で，発見の始まりと研究のゴールに臨床家が参加できると述べたが，症例2との出会いから治験までの道のりは具体例の1つである．

　症例1と出会ってから10年近くになる．何故，あのとき彼を気にとめたのか思い返すと，直感的に何かあると感じたとしか答えられない．もしかしたら，顔色の悪さと独特の風貌が目を引いたのかもしれない．筆者は，症例1に限らず臨床から拾ってきた謎の種に水を撒き，芽をふかせ花咲かせるような研究を続けている．なぜベッドサイドからそれを持ち帰ってきたのかと問われれば，後付けで説明的に症例の際立った点を挙げることができるかもしれない．しかし，ある病床の前でふと足が止まる瞬間には，論理的に整理された理由など意識していないことのほうが多い．研究の始まりに分類学が位置すると述べたが，いわゆる分類の典型からはみ出たような症候に目がとまるような気がする．非典型の中にこそ，発見の種が潜んでいるという信念を持っているからだろう．典型をよく知らなければ非典型に気づくことはできない．すなわち，日常臨床に真摯に取り組むことが発見につながると考えている．

※本研究は，東京都精神医学総合研究所および都立松沢病院の倫理委員会で承認され，被験者にはインフォームド・コンセントののち書面にて同意を得て実施された．

【文献】
1) Francke U, Ochs HD, de Martinville B, et al: Minor Xp21 chromosome deletion in a male associated with expression of Duchenne muscular dystrophy, chronic granulomatous disease, retinitis pigmentosa, and McLeod syndrome. Am J Hum Genet 37: 250-267, 1985
2) Itokawa M, Kasuga T, Yoshikawa T, et al: Identification of a male schizophrenic patient carrying a de novo balanced translocation, t (4; 13) (p16.1; q21.31). Psychiatry Clin Neurosci 58: 333-337, 2004
3) St Clair D, Blackwood D, Muir W, et al: Association within a family of a balanced autosomal translocation with major mental illness. Lancet 336: 13-16, 1990
4) Millar JK, Christie S, Semple CA, et al: Chromosomal location and genomic structure of the human translin-associated factor X gene (TRAX; TSNAX) revealed by intergenic splicing to DISC1, a gene disrupted by a translocation segregating with schizophrenia. Genomics 67: 69-77, 2000
5) Mao Y, Ge X, Frank CL, et al: Tsai LH Disrupted in schizophrenia 1 regulates neuronal progenitor proliferation via modulation of GSK3beta/beta-catenin signaling. Cell 136: 1017-1031, 2009
6) Dranovsky A, Hen R: DISC1 puts the brakes on neurogenesis. Cell 130: 981-983, 2007
7) Arai M, Yuzawa H, Nohara I, et al: Enhanced Carbonyl Stress in a Subpopulation of Schizophrenia. Arch Gene Psychiatry 67: 589-597, 2010

〔糸川　昌成〕

III 統合失調症：脳と生活と思春期発達の交点

1 人間の脳とこころ（精神）と生活

　身体のみならず，こころ（精神）の健康は，1人ひとりの願いであり，国民としての基本的な権利である．これからの社会の目標は，経済的な富の追求ではなく，ライフステージに沿って1人ひとりの精神的資本（mental capital）を向上させることであり，この実現が結果として社会全体の精神的幸福度（mental wealth）の上昇にもつながる，との認識が国際的に広まっている[1]．したがって，こころの不調としての精神疾患に対し，早期に気づき，支援し，回復，ひいては予防を目指す精神医学および精神保健医療サービスは，ライフステージに沿った1人ひとりのこころの健康をどのように実現するか，という社会全体の目標の中に位置づけられる，重要な学問・実践である．客観的なエビデンスとしても，疾患の生命・生活への損失の指標であるDALYs（障害調整生命年）

は，非感染性疾患の中では，精神神経疾患ががん，循環器疾患などを上回りトップである[2]．にもかかわらず，精神疾患は，科学的な解明とスティグマの解消が医学の中で最も遅れてきた．その背景には，人間の精神機能の高次性・独自性が科学的に解明されにくく，その不調状態が社会から理解されにくく排除されやすかったという歴史的必然がある．2010年のNature誌新春号の巻頭言が，このような歴史的本質をふまえながら「これからの10年を精神疾患のために」と宣言した[3]ことは，画期的な変化である．

精神医学は，医学の一分野として位置づけられてきた．医学の各分野は，特定の臓器とその機能を扱うが，精神医学の場合，臓器＝脳であり，機能＝こころである．精神医学は医学という科学の一分野であるから，「脳がなくなればこころはなくなる」という立場をとるが，それは必ずしも還元論を意味しない．なぜなら，人間の精神機能は，「メタ認知機能により，自分自身の像を表象し（自己意識），それを言語（内言）によって改変する（自己制御）[4]」能力を持つからである．従来の脳科学は，こころというシステムを知るには脳（遺伝子，分子，回路レベル）を知らなければならない，という還元論の立場をとってきたが，特に心理社会的治療ということを考える場合，その作用点としてこころという機能を想定することは欠かせない．

脳やこころは，それ単独で自律的に機能するものではない．社会（家族，友人，他者，コミュニティ，環境，文化）との相互交流の中で機能している．人間の脳とこころが機能する場，すなわち，脳とこころが社会からの評価を表象し，それにより自己像を改変し，社会へと行動を出力する，その場として「生活」を定義すると，精神医学における「生活」の意義を理解しやすい（図3-1）．

このような脳とこころと生活の相互関係を成立させるために，人間に固有の言語は極めて重要なはたらきをしている．すなわち，言語とは，単なるコミュニケーションの道具としてではなく，自己像の表象，その改変，他者からの評価の表象において，これらの過程（思考）を明晰化する役割を持っている[5]．

次節2では，こうして定義した「脳とこころと生活」を思春期発達という時間軸上でとらえていく．

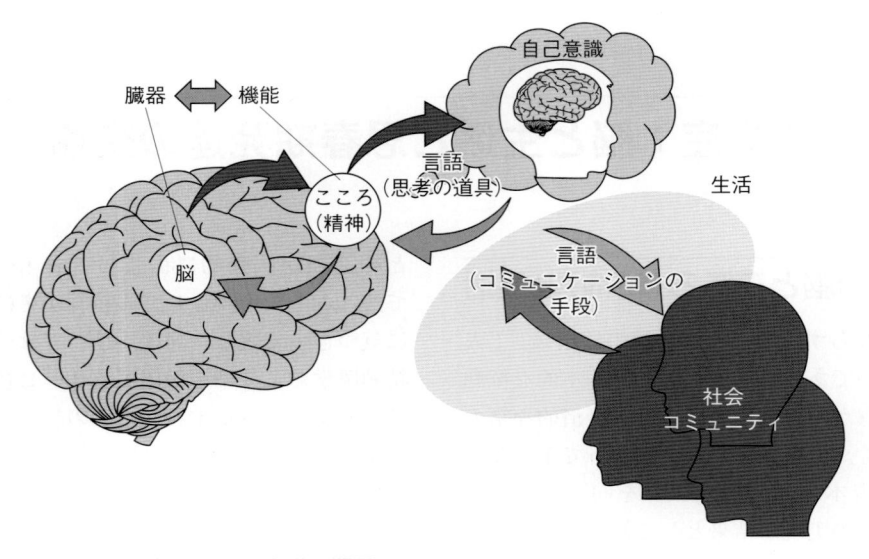

図3-12 脳とこころと生活の関係

2 人間のライフステージにおける思春期の重要性

本節では思春期・青年期を，第二次性徴が始まり，前頭前野の成熟や白質の髄鞘化がほぼ完成するまでの，10〜25歳くらいまでと定義する．また，簡略化のために，一括して思春期と呼ぶこととする．

系統発生上，人間は，人間らしい社会生活を成立させるため，進化の過程で霊長類に比べて格段に大きな前頭前野を持つに至った．個体発達上もヒトは社会生活を成立させる基盤としての前頭前野の機能を成熟させるために，長い思春期というライフステージを持つに至り，それを通じて自我を確立する（図3-13）．

思春期は，身体発達のうえで疾患発生の少ない健康な時期であるという印象から，保健医学分野でも十分扱われてこなかったライフステージである[6]．思春期に成熟を遂げる自我が，自分自身を認識するという自己参照性を持つ機能であるがゆえに，脳科学を含む自然科学的アプローチが適用しにくかったことも影響していよう．しかし，最近の疫学的知見は，多くの精神疾患の発症しやすい時期が思春期であることを示している[7,8]．また，わが国では，15〜39歳の若者の死因の第1位は自殺である[9]．精神疾患は一般人口における有病率が極めて高いうえ[7,10]，思春期という人生早期に好発し，慢性に社会機能障害を伴うこともあることから，DALYsが高くなるのである．

思春期は，統合失調症が好発する時期でもある．自我が確立するこのライフステージに発症しやすい本疾患の基本障害が自我障害であることは，偶然ではないだろう．しかし，これまで統合失調症の病態理解や治療戦略について，思春期学とのかかわりで検討されることは少なかった．

次節3では，人間独自のライフステージである思春期という発達軸に沿って，「脳とこころと生活」という文脈で，統合失調症を含む精神疾患の病態・治療を統合的にとらえる「思春期の発達精神医学（adolescent developmental psychiatry）」の重要性について述べていく．世界的にも現時点では，思春期の脳科学[11]，精神保健[12,13]，発達心

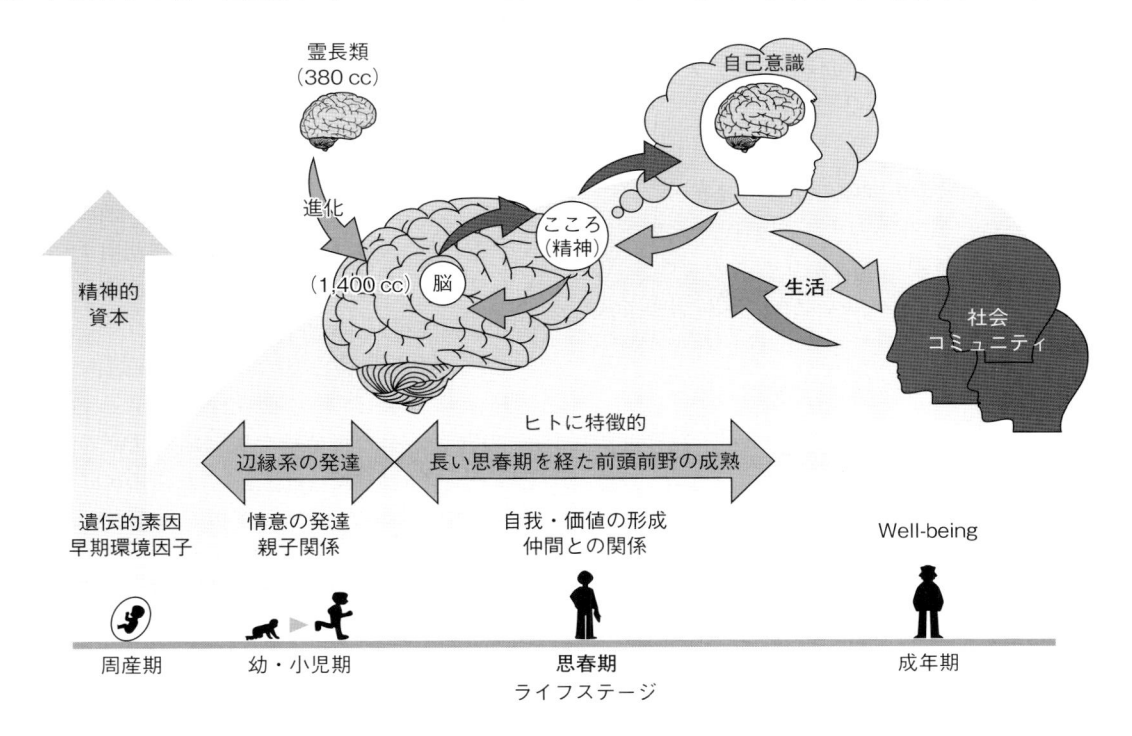

図3-13 人間独自のライフステージとしての思春期

理学・精神病理学[14, 15]が十分統合されていない段階だが，それぞれについて優れた総説が萌芽的に出てきているので併せて参照してほしい．

3 統合失調症：脳・生活・思春期発達の交点

A 統合失調症：脳の疾患としての普遍性

統合失調症は，自我の障害を中核とする．自我とは，自己の知覚・思考・行動と外界（他者）のそれらとの明確な境界の認識であるため，その障害は，幻聴（自己の内言が他者の声として知覚される），妄想（外界の無関係な事象が自分に関連づけられる）といった精神病症状として表現される．脳科学は，知覚・認知（cognitive neuroscience）→情動（affective neuroscience）→社会性・内発性（social neuroscience，「社会脳」）の順で発展し，ついに最も高次の精神機能である自我の解明を目指す，「自我脳」とでもいうべき段階にきた．自我の生理的側面は脳研究により，病理的側面は精神疾患研究，特に統合失調症研究により，双方向的に理解を進めるパラダイムが生まれつつある．

> **架空症例1：統合失調症の前駆・発症・進行**
> 21歳女性．地方の短大を卒業後，大都市圏に出てきて就職したばかりのこの女性は，何となく人から見られている気がして外出できない，小さい物音でもすごくうるさく響く，理由もなく不安にかられる，と辛そうに来院された（前駆状態）．
> 次第に，本を何度読んでも内容が理解できない，フィクションが本当に起こりそうだ，自分が崩れていきそうな感じがしてこわい，とさらに深刻な様子になり，会社復帰についての上司との話合いをきっかけとして顕著な情動不安定，思考の混乱，幻聴が出現して，統合失調症の発症に至った（発症）．
> 治療により幻聴はほぼ治まったものの，意欲の低下は続き，会社復帰をあきらめて地方の親元へと退院していく姿をみて，思春期における統合失調症の発症と経過が若き精神科医のこころに深く刻まれた（進行）．

統合失調症は，程度の差はあるものの，発症前に比べて発症後に社会的な機能が低下する．Kraepelinが「早発性痴呆（dementia praecox）」と定義した一世紀前から，臨床的な病態進行（架空症例1）に対応する進行性脳病態の存在が想定されていた．しかし，半世紀以上にわたる死後脳研究で，認知症のような神経変性所見（グリオーシス）が見つからず，「統合失調症の死後脳は神経病理学者にとって墓場である」との言葉が残され，統合失調症の発症後の進行性脳病態は否定されるに至った．一方，疫学・遺伝子研究の進展により，周産期のリスク因子や，神経発達に関連するリスク遺伝子が報告され，1990年代までに神経発達障害仮説が確立した．こうした病態仮説の確立は，逆に，抗精神病薬のほぼ生涯にわたる服薬で症状を緩和するという，ややもすると悲観的な治療観の確立につながった．しかし，神経画像工学の進歩と，精神病未治療期間（DUP：duration of untreated psychosis）と社会的予後不良の関係の疫学的解明[16]により，統合失調症発症後の脳病態進行の有無を再検討する神経画像研究が盛んとなった．その結果，統合失調症初回エピソードを呈する人において，大脳新皮質を中心とした進行性脳体積減少が明らかとなった[17, 18]．また，コホート研究により，思春期早期の児童における精神病様体験（PLEs：psychotic-like experiences）の存在がその後の統合失調症圏発症のリスクを高めることがわかった[19]．これらのエビデンスが，DUPを短縮し，早期支援を行うことの科学的根拠となったのである（図3-14）．

身体疾患では，臨床病期（ステージ）と病理学的所見が対応しているが，精神疾患にはこれまで臨床病期概念が適用されてこなかった．2006年にMcGorryらが提唱した統合失調症の臨床病期概念（素因形成期，前駆期，初回エピソード，再発，

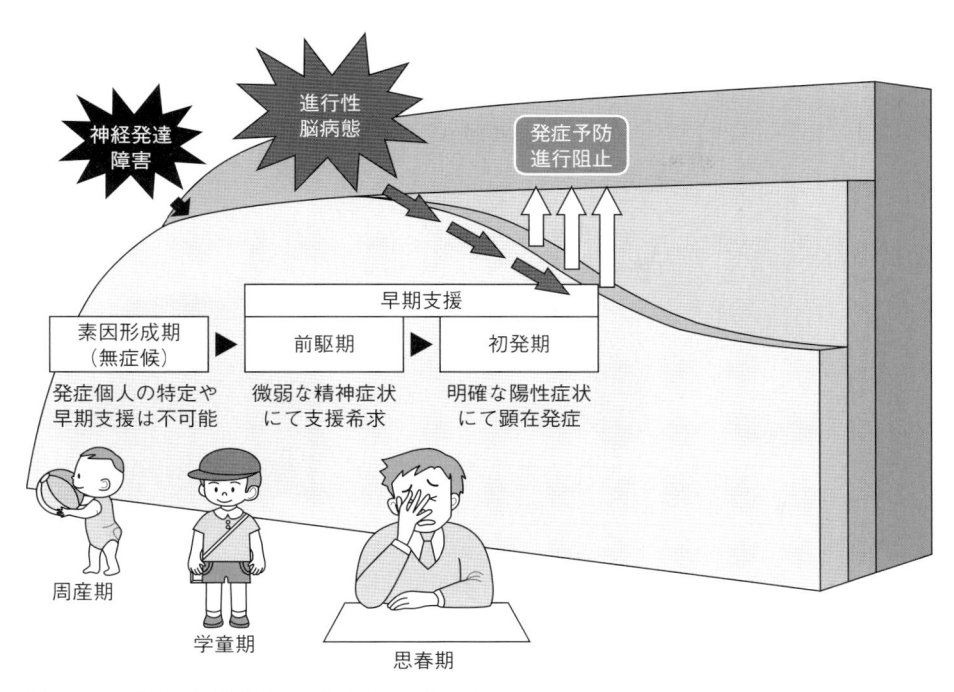

図 3-14 統合失調症概念のパラダイムシフト

難治化)[20]は，精神医学の歴史上，画期的なことである．これも，神経画像の進歩によって，統合失調症の前駆期[21,22]や初回エピソード[17]における進行性脳病態の存在が発見されたことが大きい．

統合失調症を含む精神疾患の診断は，面接によるいくつかの臨床所見の組み合わせによって症候学的になされており，治療法選択，予後予測などの臨床判断について客観的なバイオマーカーが存在しないことが多くの医学疾患と異なる点である．統合失調症の科学的早期診断補助法の確立は，支援が必要な個人の同定の感度・特異度を向上させることにつながる可能性があり，医療従事者にとってのみならず，当事者・家族にとっても切実な課題である．簡便・非侵襲的で，自然な状態で計測でき(real-world neuroimaging)，信号解析法・データ解釈法が標準化されており，個々の症例に適用可能で，かつ多施設で実施可能な神経画像検査法が求められている．それらの条件を満たす近赤外線スペクトロスコピー(NIRS：near-infrared spectroscopy)は，うつ症状を呈する当事者の統合失調症と気分障害の鑑別診断補助について，2009 年より先進医療に認められた[23]．

また，統合失調症前駆症状を呈する個人の発症リスク予測などにも応用が期待されている[24]．客観的なバイオマーカーの開発は，血圧・血糖値といった生体計測値がまさに診断や治療の根拠そのものとなっている高血圧や糖尿病と同様，バイオマーカーを介して医療従事者と当事者が双方向的に診断・治療を進める医学疾患モデルに，精神疾患を適用しようとする試みでもある．

本小節 A では，統合失調症を脳の疾患としての普遍性の側面からとらえ，従来の医学疾患モデルを適用しようとする営みを紹介した．精神疾患に対するスティグマを解決するうえでも必ず経なければならない道程である．

B 統合失調症を持つ人：生活する主体としての個別性

統合失調症のもう 1 つの本質的特徴は，前節 2 で述べたように，ライフステージ上思春期に好発することである．思春期は，メタ認知機能(自己の認知を認知すること)の発達を基盤として，自己像の形成，他者からの評価の入力，そして自己

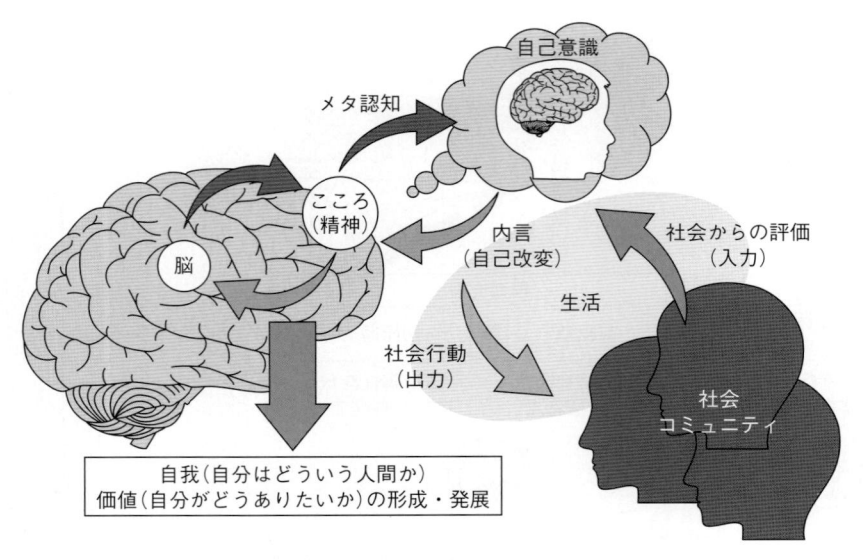

図3-15 思春期における自我と価値の形成

の改変という回路を間断なく働かせることができるようになり，これにより自我が成熟する時期である（図3-15）．また，報酬系の発達においても，親の愛情や規則による基本報酬を通じて辺縁系が発達する小児期から，第二次性徴を経て，仲間との関係（社会報酬），そして人間独自の価値形成（将来の希望に向かって自己を発展させる：内的報酬）へと成熟を遂げる．

おそらく統合失調症は，こうした自我や価値が思春期に形成されるプロセスの障害が本態ではないか？ **架空症例2**だとすれば，統合失調症を持つ人への支援は，自我や価値の形成の揺らぎをささえ，本来の方向に気づき，再び向かうことを助ける営みではないか．これが統合失調症を持つ人のリカバリー支援の総合人間科学的理解ではないかと考える．

架空症例2：統合失調症と価値形成

19歳男性．どこにいても，家族の声でお前は無能だ，死ねと聞こえる，監視されていて怖い，と来院．落ち着かず，おびえた様子で入室．親には病気だといわれるが，本当の出来事で，病気ではない，という．

診察室を出て行きそうになるが，困りごと，つらさを聞きましょう，というと，話し始めた．代々学者の家系，父も弟も教員．本人は大学に入れず，高卒で事務職に就いたころから発病．発病により退職したが，大学に入り直したいとの希望を持っている．弟と比較され，肩身が狭い…．

上記を傾聴するうちに信頼関係が形成され，治療導入を図ることができた．

系統発生上も個体発達上も，脳とこころは「生活」を成り立たせるために進化してきたし，成熟を遂げる．コミュニティにおける生活は，人間の自我や価値の形成・発展にとって本質的なものであるはずである．生活臨床を創始した臺は，「鳥は鳴けるように，人は暮らせるように」と述べた[25]．だからこそ，1人ひとりのwell-beingの実現のためには，長期収容的入院は正当化されず，コミュニティ中心のケアが最適となるし，就労ということがリカバリーのために本質的な役割を果たすのではないかと考えられる．多数の知的障害を持つ人を雇用してきた日本理化学工業の経営者，大山氏が禅僧に，「なぜ知的障害を持つ人は，施設にいれば楽ができるのに，これほどまでに真剣に働こうとするのか」と尋ねた[26]．禅僧は，こ

う答えたという．「人間の幸せとは，人に愛されること，人にほめられること，人の役にたつこと，人に必要とされることである．愛されること以外の3つの幸せは働くことによって得られる」と．

C 統合失調症の発達精神医学的理解に基づく家族支援

統合失調症を持つ人の子どものなかには，その思春期において，親が統合失調症を患いかつ状態が安定せず，健康な親子の情緒的・言語的交流を体験しづらくなることがある．自我や価値の形成に相当な影響が及ぶことは想像に難くない（**架空症例3**）．これらは，漫画家の中村ユキさん[27,28]や，精神科医の夏苅郁子さん[29,30]が，いずれも彼女らの思春期に母親の統合失調症に伴う症状が重く，親子の関係を通常と異なる形で体験したことや，それがもたらした深刻な発達心理学的影響，一方，成人期にケア力のあるパートナーや知人とつながることによりリカバリーに至った過程を克明に記述している．

架空症例3：統合失調症を持つ人の子どもの思春期発達

37歳女性と15歳男性の親子．母は20歳で結婚，22歳で男児出産，32歳（子どもが10歳）のときに統合失調症を発症．本人も夫も病気と気づかず，5年間未治療の状態が続いた．子どもの弁当や食事を作らない，子どもの誕生日や運動会にも無関心，毎晩ぶつぶつ言いながら，時々大きな声を上げる．

「優しかったお母さんが変わってしまった，どういうことだろう？」男児の10～15歳の思春期発達は，どのような影響を受けるだろうか．

4 まとめ：脳とこころと生活の医学としての精神医学

今後，思春期の脳科学と統合失調症の発達精神病理学が双方向的に発展して「思春期の発達精神医学（adolescent developmental psychiatry）」として統合されることで，コミュニティで生活すること，就労することの人間にとっての意味が解明され，統合失調症を持つ人への支援の理念が形成されると期待される．そこには，生物学・脳科学

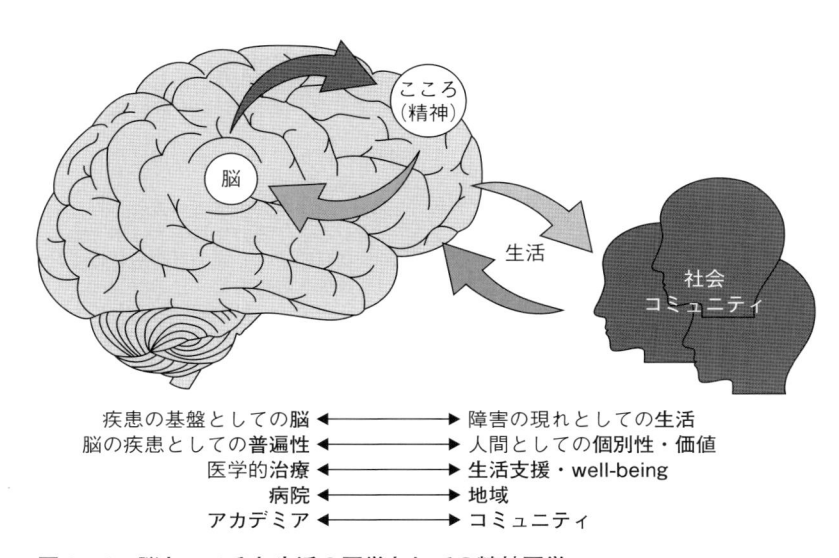

疾患の基盤としての脳 ⟷ 障害の現れとしての生活
脳の疾患としての普遍性 ⟷ 人間としての個別性・価値
医学的治療 ⟷ 生活支援・well-being
病院 ⟷ 地域
アカデミア ⟷ コミュニティ

図3-16　脳とこころと生活の医学としての精神医学

のみに依拠した教条主義でも、ポストモダニズムに基づく反精神医学でも、生物-心理-社会の折衷主義[31]でもない、脳とこころと生活を統合した総合人間科学としての精神医学と、ヒューマニズムに基づき多元主義的にアプローチする精神保健医療サービスが確立するであろう．

精神疾患とそれを持つ人は，脳の疾患としての普遍性と，障害の現れとしての生活における個別性の両面を持つ．このなかで，医学的治療と生活支援，病院と地域，アカデミアとコミュニティのバランスモデル[32]が今後の精神医学を特徴づけるであろう（図3-16）．

【文献】

1) Beddington J, Cooper CL, Field J, et al: The mental wealth of nations. Nature 455: 1057-1060, 2008
2) Prince M, Patel V, Saxena S, et al: No health without mental health. Lancet 370: 859-877, 2007
3) A decade for psychiatric disorders. Nature 463: 9, 2010
4) 滝沢龍, 笠井清登, 福田正人：自分自身を変えるこころと脳―人間の精神機能と自己制御性―．こころの科学 150：100-106, 2010
5) ヴィゴツキー（著）；柴田義松，森岡修一（訳）：「思春期の心理学」1930．新読書社，2004
6) Gore FM, Bloem PJ, Patton GC, et al: Global burden of disease in young people aged 10-24 years: a systematic analysis. Lancet 377: 2093-2102, 2011
7) Kessler RC, Berglund P, Demler O, et al: Lifetime prevalence and age-of-onset distributions of DSM-IV disorders in the National Comorbidity Survey Replication. Arch Gen Psychiatry 62: 593-602, 2005
8) Paus T, Keshavan M, Giedd JN: Why do so many psychiatric disorders emerge during adolescence? Nat Rev Neurosci 9: 947-957, 2008
9) 内閣府ホームページ：平成23年版　自殺対策白書（http://www8.cao.go.jp/jisatsutaisaku/whitepaper/w-2011/html/honpen/part1/s1_1_06.html）
10) Kawakami N, Takeshima T, Ono Y, et al: Twelve-month prevalence, severity, and treatment of common mental disorders in communities in Japan: preliminary finding from the World Mental Health Japan Survey 2002-2003. Psychiatry Clin Neurosci 59: 441-452, 2005
11) Casey BJ, Duhoux S, Malter Cohen M: Adolescence: what do transmission, transition, and translation have to do with it? Neuron 67: 749-760, 2010
12) Patton GC, Viner R: Pubertal transitions in health. Lancet 369: 1130-1139, 2007
13) Kieling C, Baker-Henningham H, Belfer M, et al: Child and adolescent mental health worldwide: evidence for action. Lancet 378: 1515-1525, 2011
14) Romer D, Walker EF (eds): Adolescent psychopathology and the developing brain: integrating brain and prevention science. Oxford University Press, 2007
15) Allen NB, Sheeber LB: Adolescent emotional development and the emergence of depressive disorders. Cambridge University Press, 2008
16) Marshall M, Lewis S, Lockwood A, et al: Association between duration of untreated psychosis and outcome in cohorts of first-episode patients: a systematic review. Arch Gen Psychiatry 62: 975-983, 2005
17) Kasai K, Shenton ME, Salisbury DF, et al: Progressive decrease of left Heschl gyrus & planum temporale gray matter volume in first-episode schizophrenia: a longitudinal magnetic resonance imaging study. Arch Gen Psychiatry 60: 766-775, 2003
18) DeLisi LE: The concept of progressive brain change in schizophrenia: implications for understanding schizophrenia. Schizophr Bull 34: 312-321, 2008
19) Poulton R, Caspi A, Moffitt TE, et al: Children's self-reported psychotic symptoms and adult schizophreniform disorder: a 15-year longitudinal study. Arch Gen Psychiatry 57: 1053-1058, 2000
20) McGorry PD, Hickie IB, Yung AR, et al: Clinical staging of psychiatric disorders: a heuristic framework for choosing earlier, safer and more effective interventions. Aust N Z J Psychiatry 40: 616-622, 2006
21) Pantelis C, Velakoulis D, McGorry PD, et al: Neuroanatomical abnormalities before and after onset of psychosis: a cross-sectional and longitudinal MRI comparison. Lancet 361: 281-288, 2003
22) Takahashi T, Wood SJ, Yung AR, et al: Progressive gray matter reduction of the superior temporal gyrus during transition to psychosis. Arch Gen Psychiatry 66: 366-376, 2009
23) Cyranoski D: Thought experiment. Nature 469: 148-149, 2011
24) Koike S, Takizawa R, Nishimura Y, et al: Different hemodynamic response patterns in the prefrontal cortical sub-regions according to the clinical stages of psychosis. Schizophr Res 132: 54-61, 2011
25) 臺弘：精神医学の思想．創造出版，2006
26) 大山泰弘：利他のすすめ．WAVE出版，pp. 27-28, 2011
27) 中村ユキ：わが家の母はビョーキです．サンマーク出版，2008
28) 中村ユキ，当事者のみなさん，福田正人：マンガでわかる！　統合失調症．日本評論社，2011
29) 夏苅郁子：心病む母が遺してくれたもの：精神科医の回復への道のり．日本評論社，2012
30) 夏苅郁子：母の病を公表して，精神科医として変わったこと．心と社会 149：108-114, 2012
31) ナシア・ガミー（著），村井俊哉（訳）：現代精神医学原論．みすず書房，2009
32) ソーニクロフト，タンセラ（著），岡崎祐士，福田正人，笠井清登（監訳）：精神保健サービス実践ガイド．日本評論社，2012

（笠井　清登）

Ⅳ 発達精神病理としての統合失調症
―脳と生活と言葉

1 臨床病期と発達精神病理

A 病態の進展段階としての臨床病期

統合失調症は思春期や青年期に発症し，再発や慢性化の経過をたどることの多い疾患である．そのなかで当事者は，あるときには幻覚や妄想に苦しみ，あるときには生活障害に悩むというように，病状は時期により変化していく．こうした経過は，発症・再発・慢性化という段階が順次進展していく過程と理解されている．

こうした病状の進展は，多くの慢性疾患に共通している．例えば高血圧や糖尿病では，血圧や血糖値は高いが自覚症状のない段階，頭痛やだるさなど症状を自覚する段階，症状のせいで日常生活に支障がある段階，動脈に変化が引き起されて臓器に障害が出てくる段階など，いくつかの段階がある．

このような臨床的な経過を病態の段階ととらえて，「臨床病期(clinical stage)」と呼ぶようになってきている．病気の進展の具合を当事者や家族にもわかりやすく示し，臨床病期ごとに適切な治療を選び，回復をより促すことを目指したものである．例えば悪性腫瘍については，臨床病期の考え方が普及しており，治療法の選択の重要な参考となっている．新しい考え方というよりも，これまで医療従事者の念頭に漠然とあったことを，形として示したという意義が大きい．

B 統合失調症の臨床病期

統合失調症や双極性障害について，臨床病期という考え方が明確に提起されたのは2006年である[1]．そこでは，統合失調症の状態像を，0期（発症のリスクがある），1期（診断には至らない軽度の症状），2期（初回エピソード），3期（発症後の不完全寛解や再発），4期（重篤・遷延）などの8段階に分けている．臨床病期は一方向に進むとは限らず，病状に応じて回復があるとされている．

こうした提唱の背景には，統合失調症の病態が素因・環境／発症／進行の3段階から構成されて進展するという考え方がある．遺伝的にもちあわせた素因と胎児期や幼小児期に経験する環境因を背景として，思春期・青年期の体の変化と環境のストレスが加わることで発症に至り，その後の進行は治療により変化しうるという考えである．

C 発達精神病理としての統合失調症

臨床病期に基づく統合失調症の病態のこうした理解は，臨床的に認められる現象を定式化したものである．そこには，それぞれの過程が次々に生じるという時間経過だけでなく，前の段階の変化を承けて次の段階の変化が生じるという発生的な意味が込められている．例えば再発は，発症という病態を経過したことをふまえて生じる現象である．このように病態進展を発生的に理解するための手がかりを提供することが，臨床病期のもうひとつの意義である．

統合失調症の病態の発生的理解は，病態の様々なレベルについて可能である．考えやすいのは脳機能のレベルであるが（神経発達仮説：neurodevelopmental hypothesis），臨床症状のレベル，認知機能のレベル，生活機能のレベルなど，他のレベルについても発生的な理解が可能なはずである．また病態の時期として，臨床病期の発症（2期）・再発（3期）・慢性化（4期）という発症後の過程だけでなく，リスク期（0期）や前駆期（1期）のような発症前の時期をそれに先立つ過程として対象とすることで，統合失調症の経過をより総合的に理解することができるようになる．

このように，統合失調症の病態を精神機能や脳

機能の発達という視点から発生的にとらえる見方は，広汎性発達障害などの小児精神疾患を発達精神病理として理解する考え方と共通している．すなわち，発達精神病理としての統合失調症である．そうした病態理解は，精神機能や脳機能の生理的な発達過程についての理解に基づいている．

そこで本項では，脳・生活・言葉をキーワードとして，統合失調症の病態を生物学(脳機能)・心理社会(生活機能)・臨床症状(自我障害)という3つのレベルからとらえ，発達精神病理という視点から考えてみたい．

2 脳機能の発達精神病理

A 臨床神経生理がとらえる情報処理障害[2]

臨床病期の背景には，脳機能の変化があると考えられる．事象関連電位と呼ばれる脳波を検討すると，こうした脳機能の変化が検討できる．それぞれの臨床病期の統合失調症について，事象関連電位の様々な成分を検討すると，その結果は大きく3群に分かれる．

P50成分やプレパルス抑制(PPI；prepulse inhibition)のような刺激のフィルタ機能を反映する指標は，リスク期から所見が認められ，発症後もあまり変化せずに引き続き認められる．これとは対照的に，刺激のある程度高次な処理を反映するミスマッチ陰性電位(MMN；mismatch negativity)成分は，慢性期になって初めて所見として認められるようになる．この両者の中間の変化を示すのがP300成分やN100成分であり，前駆期になって明らかとなる所見が慢性期になって進行していく．このように，事象関連電位の所見は「P50成分・PPI→P300成分・N100成分→MMN成分」という順で認められるようになり，すでに存在する所見に新しい所見が加わったり，すでに存在する所見の程度が強くなるという形で進行していく．

それぞれの事象関連電位成分は情報処理の一定の段階を反映しているので，上記の所見は情報処理機能の障害が「フィルタ機能(リスク期)→感覚処理(前駆期・発症期)→高次処理(慢性期)」という順で積み重なることで進んでいくことを示している．

B 脳構造・脳機能の発達精神病理

フィルタ機能・感覚処理・高次処理を担う脳部位として，それぞれ視床・感覚野・連合野が考えられる．したがって上記の臨床神経生理所見のまとめは，それに対応する脳部位として「視床(リスク期)→感覚野(前駆期・発症期)→連合野(慢性期)」という順を示唆する．これは，MRIなどの脳構造画像やSPECTなどの脳機能画像で報告されている所見とおおむね一致している．例えばMRI研究において，臨床的な発症前後で体積減少が目立つのは感覚野の上側頭回であるし，慢性期に体積減少が進行するのは前頭連合野である．

こうした病理過程に対しては，それを抑制・代償する保護過程が認められることが通常である．統合失調症の発達精神病理は，この両者のバランスのうえに成り立っていると考えられる．発症や再発や進行ばかりでなく，予防や治療や回復を考えるうえでは，この保護過程への注目が必要である．例えば，フィルタ機能に脆弱性があっても，感覚野の機能が優れていたり，連合野からのトップダウン制御によりその脆弱性をカバーできれば，発症に至らずに済むかもしれない．また，心理社会的な治療により感覚野の機能の回復を促したり連合野の機能を補ったりすることができれば，再発や進行を防ぐことができる．

そうしたことを含めて，統合失調症の発達精神病理の脳病態を単純化すると，「素因として視床の障害に基づくフィルタ機能の障害があり，そこに感覚野における障害が加わることで発症に至り，さらに連合野における障害が進展することで再発や慢性化へと至る，そうした過程についての代償機能が十分でない」とまとめられる．統合失調症の脳機能の発達精神病理学的な理解である．

C ❙「行動脳」の視点[3]

　このように統合失調症の脳機能を情報処理の観点からみるとき，入力した情報の処理という側面が強調されやすい．脳機能はコンピュータになぞらえることが多いが，しかし根本的な点で相違がある．それは，コンピュータが入力依存システムであるのに対して，脳機能は出力優先システムである点である．コンピュータは入力があって初めて作動するが，脳は生命と種を保つために入力が不十分であったり，ない状況であっても餌をとるなどの行動を起こす．したがって脳機能も，出力すなわち行動の側面を基本に考えることが求められる．

　行動という出力の側面から見た脳機能とは，単純な動作に伴う脳機能というだけでなく，例えば自宅で家族と雑談を交わしながら料理をしているときの脳の働き方，会議の席で緊張して聞き手の様子を伺いながら話をしている最中の脳の働き方である．そうした「実験室の中ではなく実生活という自然な状況の中で(現実世界)，課題として与えられるのではなく自発的な意志に基づいたり必要に迫られて(内発性)，1つのことだけに絞らずに複数のことを並行しながら(並列処理)，想像だけではなく実際の動きとして行動を起こし(実行・遂行)，働きかけた物や相手から反応がありそれに対して次の行動を起こしていく(相互性)ときの脳機能」(「行動脳」)は，これからのテーマである．

　こうした普段の生活の中で行動しているときの脳機能解明の重要性は，サルの研究成果に基づいて指摘されているが[4]，人間についてはまだほとんど解明されていない[5]．脳科学は，理性脳(1950年代)→感情脳(1970年代)→社会脳(1990年代)→自我脳(2000年代)と発展してきたが，これからの発展の方向性はこうした実生活の中において行動を担う脳としての行動脳という側面である．

3 生活機能の発達精神病理

A ❙ 生活と脳

　前項で述べたように統合失調症の脳病態としてフィルタ機能や感覚処理や高次処理を考えるとき，日常生活や社会生活はそうした要素的な機能を組み合わせて遂行される応用的な機能であると理解されることが多い．脳機能→情報処理機能→認知機能→社会機能という系列において，後者は前者に規定された機能であるという自然な理解である．

　しかし，脳機能の成立を系統発生や個体発生の視点から考えると，そうした要素還元主義的なとらえ方が適当でないこと，倒立した議論であることがわかる．脳は動物が生命を保ち種を維持するために生きていくこと，つまり生活を可能にするために進化し発展した臓器だからである[6]．したがって脳の機能の基本は，日常生活・社会生活を可能にすることであるという，全体論的な考え方が必要となる．「生活」と「脳」は内容とレベルを全く異にしているので，普通は対語とは考えない．しかし生活と脳との関係は本質的なものである．その本質的な関係を示すキーワードが，自らの身体を用いて行動という出力を行うという「行動脳」である．統合失調症について，動物モデルや薬物療法として脳を考えるとともに，生き辛さ，暮らし下手，生活療法として生活を考える必要があるのはこのためである[7]．脳機能の障害は，生活破綻の原因であるだけでなく，同時にその結果であるという，2つの側面をもつ．

　こうした全体論的な考え方は奇異に思えるかもしれないが，精神機能の発達を考えるとむしろ当然のことである．例えば，脳機能や認知機能が十分でない幼児であっても，日常生活や社会生活における機能や適応がそれなりに可能である．そうした経験を繰り返すなかで，より要素的な脳機能や認知機能が分化していき，ある時点でそうした要素的なものが基本であるかのような組み換えが起こる．転換期としての思春期には，そういう意味がある．このように，全体論的な機能としてま

がりなりにも出力過程がまず成立して，そのうえで個別の要素的な能力が分化していき，それが再編成を受ける．生活と脳の関係は，こうした発達過程をたどっていく．統合失調症を始めとする精神疾患の発症が思春期に多いのは，この転換の困難と関連している．

B 生活機能と認知[3]

生活の機能レベルは，認知機能と深く関連している．統合失調症に限らず一般に精神疾患において，そうした関連が認められる．認知を正確に定義することは難しいが，精神機能を「生体に備わっている静的な能力」ととらえる場合が知能，「行動に結びつく動的な情報処理過程」ととらえる場合を認知と呼ぶとするのがひとつの考え方である．例えば注意や記憶について，それをそれぞれの個体がもつ固定的な能力ととらえる場合は知能の1つと考えられ，生活の中で行動を起こす際に必要となる情報処理過程ととらえる場合には認知としての側面であると考えられる．脳機能を全体として考えてその能力としての側面に焦点を当てた場合が知能であり，前頭葉による出力としての行動や言葉に焦点を当てた場合が認知である[8]．

認知機能が統合失調症の日々の生活や回復において重要であることは，臨床家であれば日常の診療の中で誰でも漠然と感じている．しかし治療ということ，幻覚や妄想を「治す」ことにとらわれやすいのも事実である．このずれは，どこから来るものだろうか．以下に引用する「行動する主体としての人間」[3]という文章は，その答えの一部となるのではないかと思う．

「それは，病院の診察室と社会における生活の場面とで，患者の行動の志向性が異なるからである．病院の診察室では，患者は治療を受ける存在である．自分が体験する症状を語り，病状の評価を受け，それに対して投薬を受けるという，環境からの刺激と働きかけを受けとる受動的な状況に置かれている．これに対して，社会における生活の場面では，患者は行動を起こす存在である．み

ずから判断し，計画を立て，行動を起こし，働くことが求められる．環境からの刺激と働きかけを受けるだけでなく，能動的な行動が要求される状況に置かれている．

患者が受動的な状況に置かれているかぎり，こうした能動性に関連する機能の障害は表面化しにくい．しかしいったん能動的な行動が求められる状況に置かれると，患者の能動性に関連する機能の障害が目立ってくる．病院の診察室と社会における生活の場面とで生活障害の比重や働くことの困難が異なってみえるのは，こうした理由からであると推測できる」

C 思春期における認知の再構成

行動という出力に結びつく面を強調した精神機能である認知は，思春期に再構成を受ける．思春期前には自然に発生した自動的で無自覚な過程であった認知が，思春期後には自覚に基づく意識的で制御が可能な認知へと変化する．例えばフィルタ機能は，刺激により自動的に惹起される不随意な過程から，行動の目的に沿って随意的に振り向けられる過程へと変化する．言葉の中心的なあり方は，感情を伴って生活の必要性に応じて自動的に口をついて出てくる（本来の）話し言葉から，表現の目的に基づいて意識的に構成される書き言葉とそれを音声に変換した（洗練された）話し言葉へと変化する．すなわち，外部から内部への機能の移行である．

そうした個別の認知機能の再構成に伴って，認知機能全体についても再構成が生じる．生活と密接に関連した全体論的な機能から，個別の要素的な能力が分化し，その組み合わせで説明しやすい要素還元主義的な構成へと変化する．物を摘まもうとするときに，腕全体を動かして体のすべてを使って取り組んでいた子どもが，成長とともに体の他の部分を動かさずに指先だけでできるようになり，そうなると腕全体の運動は個別の動作の組み合わせとして説明できるようになるという，運動の発達と同じ過程である．こうした小児期の認知機能から成人の認知機能への再構成は，時期と

しては思春期に，機序としては言語の関与により生じる．つまり，統合失調症の好発期に，統合失調症で障害が強い領域の関与により生じる．

統合失調症の生活機能レベルとその背景にある認知機能は，こうした発達精神病理の文脈で理解する必要がある．統合失調症の情報処理や認知機能について，自動的処理には障害が少なく意識的処理には障害が強いことが以前から指摘されている．臨床に即して言えば，「体で覚えて身につける」とうまくいきやすいが，「頭で考えて判断する」のは苦手であるということである．こうした所見を，思春期において言語の関与のもとに再構成が生じるという認知機能の発達的な特徴という視点からとらえ直すことが求められる．

4 自我障害の発達精神病理

A 自我機能の起源

臨床的に言えば，統合失調症に特徴的な症状としての自我障害の重要性は揺るぎない．統合失調症の臨床症状としての自我障害を，自我機能の個体発生の生理からとらえてみたい．自我機能はどのように発達するだろうか．

乳幼児の発達をみるとわかるように，自己についての認識（自己認知）は他者についての認識（社会認知）に基づいて発展する．自己認知が初めにあって，それが社会認知に発展するわけではない．例えば，人間は2歳になると他者の表情を理解できるようになるが，自己を客観視して僕や私という言葉が使えるようになるのは4歳になってからである．他者についての認識を自分自身に反映させることによって，自己認識は成立する．

社会認知が自己認知へと発展するうえでは，言葉（言語）が必要である．他人について気づいたことを内省へと結びつけることは，自分自身について他人から言葉で指摘されること，その言葉を自分の中に取り込んで自分で用いることで初めて可能となる．他人から与えられた言葉が，本人の中に内在化される過程と言うことができる．すなわち，高次な行動形式の社会発生である．

そうした自己認知の過程を経て初めて，認識と行動の主体としての自我が自覚できるようになる．自分について指摘する言葉を内在化することで対象としての自己を成立させるだけでなく，指摘をする他人という存在を内在化することで主体としての自我の機能が成立する．「行為する『自我』（ここで言う自我―引用者）と反省する『自我』（ここで言う自己―引用者）の区別は，個人内部への社会的関係の投影にほかならない…自己意識とは，内部へ転移された社会的意識なのです」[9]．高次意識である「言語・主体意識」，「内言意識」について「自己という虚焦点」，「意識は二重に構造化されている」という特徴を指摘するのは，こうした自我の成立様式を精神病理の視点から表現したものである[10]．

B 自我障害と言語

自己認知と自我機能という自己の成立には，他人の言葉の内在化という過程が不可欠である．言葉（言語）は，個体間のコミュニケーションの手段としての機能と，個体内の思考と行動の道具としての機能を合わせもっている．そのことはあまりにも当然であるために注目されることが少なく，その意味が見逃されやすい[9]．この言葉の機能の二重性は，他人とのコミュニケーションの手段として出発した言葉が，内在化されることで思考と行動の道具へと発展していくことを意味している．思考の道具としての言葉が初めにあって，それを用いてコミュニケーションを行っているわけではない．この内在化された言葉を用いることで，人間は自分の精神活動を意識し自覚すること，すなわち行動の随意性と調節可能性を獲得する．ほとんどの精神活動は無意識（無自覚）に行われるが，言語が関与する一部の精神活動が意識できるようになる．すなわち，言語による心理操作の意識化と支配である[11]．

統合失調症が対人関係の病であるとされるいっぽうで，自我障害が重要な臨床症状であることの意味は，ここにある．自我機能は，対人関係における言葉を内在化することで成立するので，対人

関係の障害と自我障害はそうしたメカニズムの裏表の側面だからである．自我障害を，こうした自我機能の発達という視点からとらえ直すことが，その発達精神病理としての理解となっていく．同じことが，臨床症状としての幻覚や妄想にもあてはまる．統合失調症の幻覚や妄想の内容は対人関係についてのものであり，言葉に媒介されるものだからである．このようにして，統合失調症の臨床症状を完成したものとしてではなくその発生過程に基づいて理解すること，特にその背景にある心理機能の発達の中で生じる現象としてとらえられると，精神症状の発達精神病理と呼べるものとなる．

C｜脳機能としての自我

精神病理としてそのようにとらえることができる自我機能は，脳においてどのように担われているだろうか．

脳による情報処理の分類は，注意・記憶のようにその機能の内容ごとに行うことが多い．しかし日常経験に基づくと，その対象に応じた情報処理の分類ということも考えられる．物（事物）を対象とする認知，人（他者）を対象とする認知，自分（自己）を対象とする認知，という3通りである[3]．人間にとって，外界の中で人間が特別な存在であること，人間のうちでも自分自身が特別な存在であることを考えると，これは当然な発想である．

こうした分類が必ずしも現象を表面的にとらえたことに基づく恣意的なものではなく，脳機能の背景をもっていることが，最近の脳研究から明らかになっている．例えば側頭葉皮質が社会認知と関連しており，前頭葉内側面が自己認知を担っているなどの知見は，こうした分類が脳機能の特徴に基づくものであることを示している．

乳児は母親の顔を見つめて，泣いたり微笑んだりすることから，この世界での生活を出発させる．子どもは，身の回りのものを擬人化してとらえる．外見が人間に似ていないものまでも，人になぞらえて感情移入する．このことから考えると，事物としての処理よりも他者という人間としての処理のほうが，早期に発達する優勢な脳機能であるらしい．

こうした身近な体験に基づくと，脳における処理は，他者→事物→自己という順に発達していくと考えられる．対人関係は事物の処理よりも複雑な分，後から発達する機能であり，自分自身を知ることができるようになって初めて他人がわかるというように，自己→事物→他者という順を考えたくなるが，子どもの発達や系統発生はその逆の他者→事物→自己という順序を示唆している．側頭連合野→頭頂連合野→前頭連合野という，生後の脳の成長（髄鞘化の進行）に対応している可能性がある．

5 回復を支える精神機能の自己制御

A｜保たれ回復する精神機能

統合失調症の病態を，脳機能・生活機能・臨床症状の3つのレベルについて発達精神病理として考えてきた．この3つのレベルは認知と言葉によって結びついている．統合失調症を発達精神病理としてとらえるとき，その病理としての側面にだけ注目するのではなく，保たれている機能や回復を可能にする側面を重視したい．

生活機能の背景をなすとされる認知機能について，多くの領域の機能障害が指摘されるなかで，以下の3領域については機能が保たれているとされる[12]．①目立つ対象に注意を向ける（注意配分），関連ある刺激に注意して処理する（選択的注意）ということを，単純な条件のもとで行う場合．②運動技能や知覚技能についての学習を，意識的な知識やフィードバックに基づくのではなく，手続記憶に基づく無意識的学習として行う場合．③行動への影響を考慮しない場合の，情動的刺激への反応そのもの．いずれも，できるだけ単純な状況で意識的な処理を交えないで行う機能が保たれていることを示している．

機能障害を認める認知の領域について，認知機能障害そのものの改善を試みたり，環境の工夫や

対人関係でそれを補おうとする際に，そうした機能障害のある自己を人間は認識できることが重要である．そうして自己認識に基づいて，学習を通じて自分の困難を克服しようとする意欲を高めるうえで有効な方法として挙げられているのは，以下の３点である：①学習する内容に本人が意味や意義を見出せるように文脈を工夫する，②内容に関心がもてるように学習者に即した個別の要素を付け加える，③選択肢から選んでもらうことで自己制御感・自己決定感を高める[13]．ここで重視されているのが内発性や自己主体感や意欲であることに注意しておきたい．

B｜統合失調症からのリカバリー

内発性や自己主体感や意欲は，統合失調症からのリカバリーのために大切であるとされていることの中心である．第２章Ⅳ「統合失調症の基礎知識―診断と治療についての説明資料」の中の以下の文章を，内発性・自己主体感・意欲という視点から読み直すと，そのことが良くわかる．

「本人の価値観や夢（アスピレーション）にもとづいて希望する生活や人生を明らかにし，その実現を治療の目標に据えることが出発点になります（リカバリー）．そのうえで，目標の実現のために必要な症状の改善や日常生活の支障の回復を明らかにし，それに向けて本人・家族と専門家が力を合わせていくことが，具体的な治療の過程になります．このようにして，ご本人が自分自身や自分の人生を大切に思えるようになること，病気の症状の改善や生活の支障の回復に自分が中心となって取り組めていると感じられるようになっていくことが大切です．

薬物療法は，統合失調症により影響を受けている機能の修復を図る治療です．しかし薬物がそうした効果を生むことができるのは，生体に本来備わっている回復力（レジリアンス）を背景としています．それだけでなく，統合失調症による影響を受けていない能力や，もともと備わっている強さに目を向けることも大切です（ストレングス）．統合失調症という病気による影響を軽くするとともに，それぞれの当事者がもっているこうした力を生かすことを治療の中心に据えることで，家庭生活や社会生活の支障を克服し，生きる意欲と希望を回復し，夢に沿った充実した人生の実現を目指していきます」

C｜リカバリーを支える「精神機能の自己制御」

こうした内発性・自己主体感・意欲は，どのようにすれば実現できるだろうか．それは，「精神機能の自己制御」とまとめることができる人間ならではの精神機能によると考えられる．

人間の精神機能には，「自己を認識することにより（メタ認知），現在の自分についてのイメージを形成し（自己像），それをもとに未来の自分として望む姿を心に描き（目標・理想・価値），それに向かって意識的に（自覚・言語），自分を律するとともに成長させていく（狭義の自己制御）」（全体が広義の自己制御）という，「精神機能の自己制御」とまとめることができる特徴がある（文献[14,15]，新学術領域研究「精神機能の自己制御理解にもとづく思春期の人間形成支援学」）．この精神機能の自己制御が人間の最も人間らしい点である．現在を生きる存在である幼児期・小児期から，過去と未来を生きる存在へと変わる思春期に，そうした人間らしい存在への飛躍が起こる．こうした精神機能の自己制御が，意欲・内発性・自己主体感を可能にしていくと考えられる．

6 精神機能の自己制御と発達精神病理

自己制御（広義）の能力の獲得は，個人内の脳機能の発達のみで説明することはできない．そうした生物学的な要因に加えて，対人関係という個人間のやりとりが重要な役割を果たしており，それが個人内に内在化する過程により自己制御が実現すると想定する必要がある．

対人関係のなかでこうした自己制御の能力を支えるのは，言語と愛情である．言語は，他人から

の指示が外言を経て内言として個人内に取り込まれることで，自分自身の行動を制御する機能をもつようになる．他人とのコミュニケーションの道具として始まった言語が，思考の道具となり，自己制御を可能にしていく．それはおそらく脳機能としては，前頭葉が他の大脳皮質を制御する能力を言語が支えていることに対応する過程だろうと考えられる．同じようにして愛情は，他人から与えられることにより気分が安定したり意志を持続できる経験を積むことができ，その内在化がストレス耐性や自尊心や自己効力感へと結びついていく．それはおそらく脳機能としては，前頭葉が報酬系や辺縁系や大脳内側面の機能を制御する能力を愛情が支えていることに対応すると考えられる．

このようにして精神機能の自己制御は，思春期に進む高次連合野の髄鞘化による高次脳機能の発達とともに，それに支えられて内在化が可能となる対人関係により担われて成立すると想定できる．脳という生物学的な存在と，対人関係という社会的な事象とが，言語と愛情を介することで自己制御へと結びつき，人間らしさが形成されていく．

脳と生活と言葉をキーワードに本項でまとめた統合失調症における生物学（脳機能）・心理社会（生活機能）・臨床症状（自我障害）の発達精神病理は，こうした精神機能の自己制御の成立機構という文脈の中で，その意義が最も明らかになるだろう．内発性・自己主体感・意欲の起源を精神機能の自己制御という視点から明らかにすることにより，学問としての発達精神病理は実践としてのリカバリーを基礎づけるものとなる．

【文献】

1) McGorry PD, Hickie IB, Yung AR, et al: Clinical staging of psychiatric disorders: a heuristic framework for choosing earlier, safer and more effective interventions. Aust NZ J Psychiatry 40: 616-622, 2006
2) 福田正人：神経生理から見た統合失調症の病態生理．脳 21：200-206，2009
3) 福田正人：もう少し知りたい統合失調症の薬と脳．第2版．日本評論社，2012
4) 藤井直敬：ソーシャルブレインズ入門―社会脳って何だろう．講談社現代新書，2010
5) 丹治順，山鳥重，河村満：アクション．医学書院，2011
6) 山鳥重：知・情・意の神経心理学．青灯社，2008
7) 臺弘：精神医学の思想―医療の方法を求めて．改訂第三版．創造出版，2006
8) 福田正人，村井俊哉，笠井清登，他：統合失調症の認知障害論．Progress in Medicine 32：2369-2375，2012
9) ヴィゴツキー（著），柴田義松，森岡修一，中村和夫（訳）：思春期の心理学．新読書社，2004（原著1930）
10) 大東祥孝：精神医学再考―神経心理学の立場から．医学書院，2011
11) ルリヤ（著），鹿島晴雄（訳）：神経心理学の基礎―脳の働き．創造出版，1999（原著1973）
12) Gold JM, Hahn B, Strauss GP, et al: Turning it upside down: areas of preserved cognitive function in schizophrenia. Neuropsychol Rev 19: 294-311, 2009
13) Choi J, Medalia A: Intrinsic motivation and learning in a schizophrenia spectrum sample. Schizophr Res 118: 12-19, 2010
14) 福田正人：精神科の専門家をめざす．改訂新版．星和書店，2012
15) Kasai K: Toward an interdisciplinary science of adolescence: insights from schizophrenia research. Neurosci Res, in press.

（福田 正人）

第1部
統合失調症の概念

第 4 章

歴史と概念の変遷

　精神障害のほとんどは身体医学で使われている意味での疾患単位としては確立していない．統合失調症も例外ではなく，その概念はその時代ごとに提唱された類型概念にとどまっている[1]．統合失調症の軽症化あるいは時代による病像変遷がしばしば話題に上がるが，それは統合失調症という実体を前提として，初めて論ずることができることだろう．ところが，われわれは未だその実体を把握したとは言えない．確実に言えることは，統合失調症は未だかつて疾患単位として確立したことはなく，ただ類型概念(理念型)として存在してきたということである．100年前と現在とを比較して，「統合失調症」と診断された患者の呈する病像が一致しないということはまちがいない．しかし，それは統合失調症の病像が変化したというべきではなく，その時代ごとに何を統合失調症と呼んでいたのか，つまりは概念そのものの変遷と考えるべき問題なのである．統合失調症の歴史をどこから語るかは，よくよく考えてみれば難しい問題である．しかしその概念の歴史となれば，Kraepelinの早発性痴呆に始まる．このおよそ100年間の歴史の変遷をみるということで異論はあるまい．

1 概念の起源—Emil Kraepelin と Eugen Bleuler[2,3]

A Kraepelin の早発性痴呆 Dementia praecox

　Kraepelin E の早発性痴呆概念は彼1人によって導き出されたものではない．その概念がどのようにできあがったのかを，先行する研究との関連をみながら，彼の主要な業績である教科書について検討してみよう．

　早発性痴呆の概念が初めて登場するのは1893年の教科書第4版である．1892年にハイデルベルク大学の主任教授となり，この第4版はその就任後初めて刊行されたもので，いわゆるハンドブックであったこれ以前の第3版とは比較にならないくらいに質量ともにバージョン・アップしている．その第4版の精神的変質過程に，早発性痴呆，緊張病，妄想性痴呆の3つが挙げられている．早発性痴呆は，急速に発展する持続性の精神衰弱状態によって特徴づけられ，Hecker E が1871年に報告した破瓜病が引用されている．これとよく似た状態を，フランスでは Morel BA が1852年にまさに早発性痴呆の名称で報告しており，Kraepelin はその名称を採用した．Morel の早発性痴呆の背景には変質概念がある．当初の変質概念は宗教色の濃いものだったが，Magnan V (1885)は，その宗教色を取り除き，病的変異が遺伝的に伝達され，やがて家系が途絶えるという疾

患概念としてこれを定着させた．遺伝を重視する変質理論は精神疾患のモデルとなり，Kraepelinもその影響下にあったといえよう．

Kahlbaum KL（1863）は，疾患の横断面ではなく，人生全体にわたって，症状を縦断的に観察することの重要性を説いた．精神疾患には，経時的に順を追って変化するものと，変化せず同じ症状群が続くものがあって，前者がより神経衰弱に陥りやすいことに注目したのである．Kraepelin はその考えに影響を受け，教科書第5版（1896）からは，それまでの横断面つまり状態像による疾患分類から，縦断的側面をより重視するようになっている．もう1つ重要な Kahlbaum からの影響は緊張病概念である．Kahlbaum は1874年に緊張病のモノグラフを刊行した．Kahlbaum によれば緊張病は大脳疾患であり，その精神症状はメランコリー，マニー，昏迷，錯乱，痴呆（衰弱）の順に展開する．しかしこの展開は原則であり，このうちのいくつかの病像を欠くこともあるともいう．これをそのまま解釈すれば，その概念は必然的に単一精神病論に近づく．精神症状の他に，様々な運動神経系の異常が必須症状として挙げられ，ここに共通するのが筋緊張の亢進（痙攣）であり，それゆえ緊張病という名称が与えられたのである．Kraepelin は，Kahlbaum の緊張病をそのまま採用したわけではなく，これを狭くとらえ，早発性痴呆の下位類型の1つとみなした．

Kraepelin 自らが完成した最後の教科書第8版[4]（第9版は未完）では，大項目である変質過程は内因性鈍化に名称が変更され，ここに早発性痴呆とパラフレニーが挙げられている．内因性鈍化とは，外的なきっかけなしに内的な原因から生じ，大多数の症例において，強弱の差はあるとしても精神荒廃（人格内部の関連の破壊と情意鈍麻）に至るものとされ，その大多数が早発性痴呆である．外見上は非常に多彩であるが，その共通する特徴ゆえに，1つにまとめられ，「単一の疾病過程の現れとみるのが妥当であろうという根拠が増えつつある」と述べている．早発性痴呆に比べると小さな群であるパラフレニーは，独特の知性の障害（妄想形成）が著しいものの，情意鈍麻が軽い

ものを指している．Kraepelin が特に重視したのは転帰であった．予後不良の早発性痴呆に対して，予後良好な躁うつ病を対比させる構図を思い描いていたのである．当時 Kraepelin は，この1つにまとめられた早発性痴呆を疾患単位としてとらえており，自然科学の発展によっていずれは神経病理所見が確立し，病気の原因が明らかになるだろうと期待したのである．

B｜Bleuler の統合失調症 Schizophrenia

Bleuler E は1911年に「早発性痴呆または精神分裂病群〔Dementia Praecox or Group of Schizophrenias（原題はドイツ語）〕」[5]を発表した．その著書が英訳されていること，英国で発展した連合心理学を積極的に採用していることから，彼の名は英語圏では早くから浸透した．彼の業績は，連合心理学の採用，症状の理論的理解，そしてSchizophrenia という呼称を提唱したことに要約できる[3]．その思想は，息子の Manfred をはじめとするチューリッヒ学派として受け継がれ，彼の教科書は1983年（第15版）まで息子の手により版が重ねられた．

Bleuler は早発性痴呆の名称そのものには賛同しなかったが，様々な症状を抽出し分類・整理し，早発性痴呆という概念としてまとめあげた Kraepelin の業績を高く評価した．そのうえで，この疾患群（Bleuler は統合失調症群と表現し，統合失調症は複数形となっている）の症状の心理学的な関連を明らかにしようとした．序論[5]を引用すると，「われわれは，慢性化したり，病勢推進を繰り返したり，それぞれの段階で停止したり，そこに戻ったりするが，おそらく完全に元通りに回復することはないような精神病群を早発性痴呆あるいは精神分裂病群という名称で表現する．この精神病群を特徴づけるのは思考や感情や外界に対する関係の特異な変化であって，この病気以外では出現することはない」と疾患を定義し，「すべての症例に多少の差はあれ精神機能の明白な分裂が存在する．疾患が顕著になると人格はその統

一を失い，そのときどきのコンプレックスが個人を代表することになる」という．そして早発性痴呆の名称を変更する必要性については，単に痴呆と表現したくなる患者だけが問題でもなく，また早すぎる痴呆化だけが問題でもなく，様々な精神機能の分裂が最も重要な特性の1つであるから，この呼称を提唱している．

Bleulerは診断体系としての基礎症状と副次症状，そして理論体系としての一次症状と二次症状を区別している．臨床的に観察しうる諸症状はまず基礎症状と副次症状に区別される．基礎症状とは，統合失調症に特徴的で，多少なりとも常に認められる永続的な変化であり，診断学上重視される．ここでよく知られたBleulerの4A〔連合障害(disturbances of association)，感情障害(disturbances of affect)，自閉(autism)，両価性(ambivalence)〕が登場する．基礎症状は常に認められるものではあるが，疾患が悪化して進行期に至れば，より際だつとされる．したがって日常生活では一見正常か神経質者，あるいは性格偏奇者とみられる人の中に軽度の統合失調症症状のある人がいて，このようなケースを症状が顕在化していない潜伏統合失調症と呼んでいる．統合失調症の臨床診断には障害の程度が問題になることを示唆するものだが，この潜伏型を統合失調症に含むとなると，その裾野は相当広がることになる．

基礎症状・副次症状と混同されやすいのが，一次症状・二次症状である．一次症状とは，疾患過程から直接に生じてくる症状であり，これに対して二次症状とは患者の心性が二次的に反応して生ずる症状を指す．一次症状は疾患の欠くことのできない部分現象であるが，二次症状は(疾患過程そのものに変化がなくとも)その有無も含め変動しうるものである．Bleulerは，早発性痴呆についてこれまで記載されているほとんどすべての症状は二次症状で，ある意味では偶発的なものであると述べている．一次症状として確実なものはわかっていないと前置きしたうえで，連合障害，意識混濁，抑うつおよび躁性の発作，幻覚への素因，常同症，瞳孔不同，振戦をここに数え上げている．ここでの連合障害は，連合心理学における連合親和性の低下あるいは平坦化という意味である．一次症状以外の二次症状については，感情的に強調されたコンプレックスの影響が述べられている．しばしば指摘されるFreudの影響は，この二次症状，つまり統合失調症性過程に対する人格の反応の説明によく表れている．

ほぼ同時期に確立したKraepelinの早発性痴呆とBleulerの統合失調症という2つの概念は，統合失調症研究の2つの方向性を提示している．前者は，形而下の身体的原因の追究を究極の目的としており，そのために必要な診断学の洗練という方向性を示している．後者は統合失調症とは何であるのかという問いを，あくまで形而上の基本障害の探求に求めようとしている．2人の主張はどちらもパラドキシカルな側面を持っている．Kraepelinは，1つの疾患単位を確立しようとしたが，それにもかかわらず唯一必須の症状を挙げていないし，症候学的には異質な集合体である．重要な判定基準となるはずの痴呆化(鈍化)についても全例がそうなるのではないとも述べている．一方のBleulerは，必須の基本症状を挙げていないがら，あえて統合失調症群と表現することで病因論的には異質であることを認めている．これらのパラドックスは今日まで，統合失調症概念の背景に残されたままである．

2 ハイデルベルク学派[3,6]

ハイデルベルク学派とは，1910〜1920年代にかけてドイツのハイデルベルク大学精神科病院に限定された精神医学の学派のことである(正確には旧学派)．記述現象学による伝統的精神医学の正統派に位置づけられる．Wilmanns K, Gruhle HW, Jaspers K, Mayer-Gross Wなどが名を連ねたが，(旧)学派はナチスにより一時は解散を余儀なくされた．第二次世界大戦後には，Schneider Kによって再建される(新ハイデルベルク学派)．ハイデルベルク学派は，統合失調症の病因については器質論の立場を堅持している．したがって，(Bleulerの意味での)一次症状を探求するよりも，もっぱら診断を目的とした症候学に重

点が置かれている．今日われわれが知る，統合失調症に関する主要な精神症候学，すなわち思考障害，自我障害，妄想，幻覚についての多くの知見は同学派による貢献が大きい．その代表格であるJaspersとSchneiderを取り上げる．

A｜Karl Jaspers[7]

Jaspersは，もっぱら精神病理学総論，特に精神病理学の方法論について詳しく論じている[8]．なかでも精神症状の理解の仕方として了解と説明を対立させたことはよく知られている．感情移入による発生的了解は正常な精神生活においてもすぐ限界にぶつかる．例えば思春期や老年期の精神生活の変化は感情移入によって了解できるものではなく，身体的過程として因果的に説明される．それでも健常な精神生活では，人生を通じておおむね了解関連が保持されるのに対し，精神病においてはある時点から，了解不能な新しい精神生活が展開する（これを過程と呼ぶ）．人格発展，精神的過程，身体-精神病的過程を比較したものが表4-1である．Jaspersは統合失調症そのものについては論じていないのだが，彼が精神的過程と呼ぶとき，それは統合失調症を念頭においている．この表にあるように，統合失調症においては精神生活の全く新しい展開が生じ，それが元に戻らない（永続的に続く）ことが特徴となっている．またJaspersは，統合失調症という概念は，疾患単位ではなく類型であり，本質的には理念型であることに注意を促している．そのうえで，Kraepelinが確立した躁うつ病と統合失調症という内因性精神病の二分法を継承しているのだが，疾患単位を前提とするKraepelinと類型概念であることを認識していたJaspersの違いは見落とせない．Jaspersは，躁うつ病と統合失調症の症状が混在している場合は統合失調症と診断するべきであるという，診断上のルール，階層原則に言及していることも強調しておきたい．疾患単位と理念型の違いや階層原則が十分に認識されていないことが，今日の精神医学の混乱と結びついているように筆者は思う[1]．

表4-1 統合失調症についてのJaspersの考え方

人格の発展	精神的過程	身体-精神病的過程
子どものころからの，ゆっくりとした発展，生命過程と似る	ある時点ではっきりと始まる，新しい発展	
	一度限りで接合されるもの，腫瘍の経過に喩えられる	新しく異質なものが絶えず侵入してくる
急性の事象は持続的変化を意味するものではなく，以前の状態が保持される	急性の過程が不可逆性の変化をもたらす．ただし，もし急激な変化があってもそれが回復するなら，かつそれが身体-精神病的過程でないなら，「反応」あるいは「周期性」事象とみなされる．ここではそういった概念は取り上げないでおく．そのような急性の事象を伴う患者は人格の発展のもとに組み込まれるだろう	その変化が一過性であるか，それとも永続的であるかは，基礎にある身体的過程によるもので，直接的な精神的変化（並行過程）の性質によるものではない
その人の人格の素質から人生全体を導き出しうる	人格という観点から生活史を導き出そうとすると，新しい何かが侵入してきたその時点で限界に遭遇する	結局はその特定の身体的過程が見つかることで確定する
	その発展と経過には，心理学的に把握しうる秩序があって，その点では正常な精神生活の事象に似ている．多くの合理的かつ感情移入的に了解可能な連関を伴った新しい内的結合がある	症状や経過は規則性を欠き雑然としている，あらゆる現象が関連を失った混沌の中で錯綜する．それらは，単に直接的な並行過程に対してではなく，むしろ身体的な脳過程に対して二次性である．

〔Hoenig J: Jaspers's View on Schizophrenia. Howells JG(ed): The Concept of Schizophrenia: Historical Perspectives, American Psychiatric Press, p83, 1991 より．拙訳〕

B ▌ Kurt Schneider[7,9]

　Schneiderは内因性精神病(統合失調症と循環病,注:循環病とは躁うつ病のことである)の基盤に疾患があることを疑ってはいない.Schneiderが重要視したのは内因性精神病の症状は多くの場合,体験とのつながりを有していないことで,これを「精神病は生活発展の意味連続性を切断する」と表現している.Schneiderは,統合失調症について明確な定義を与えておらず,ただ内因性精神病の領域にあって多少とも定型的な循環病を差し引いた残りを統合失調症と呼ぶと述べている.これは,統合失調症は積極的に定義することができないことを物語っていると同時に,「である」ではなく「呼ぶ」と表現したところに,概念そのものは疾患単位ではなく,(本質的には理念型としての)類型概念であるという主張が込められている.SchneiderはJaspersの見解を踏襲している[1].

　主著「臨床精神病理学」[9]は今日では教科書的な扱われ方をしているが,Kraepelinの網羅的な教科書とは違い,Schneiderが関心を寄せたいくつかのテーマの論文集である.そこでは記述精神病理学と診断学の確立が目論まれており,特に「精神病であるか,ないか」の精神医学固有の鑑別診断と,非精神病性の精神障害と内因性精神病領域における鑑別類型学に力点が置かれている.SchneiderもJaspers同様に,内因性精神病領域には統合失調症と循環病という2つの類型を容認し,両者の鑑別に役に立つものとして,統合失調症にみられるいくつかの体験様式の異常を一級症状として抽出している.弟子のHuberの見解をふまえまとめたものが,**表4-2**である.一級症状は,身体的基盤のある精神病には出現しうるが,循環病および非精神病性の精神障害に対する鑑別的指標となっており,Jaspersと同様の階層原則が採用されている.一級症状が異論の余地なく存在し,身体的基礎疾患を見出せない場合,われわれは臨床上,謙虚さを持ちつつ統合失調症と呼ぶという.もっとも統合失調症の診断に一級症状は必須ではない.二級症状,あるいはごく稀に

表4-2　Schneiderの一級症状と二級症状(Huber Gによる)

異常体験様式	一級症状	対話性の声,実況解説する声,考想化声,身体的被影響体験,考想吹入,考想奪取,考想伝播,意志被影響体験,妄想知覚
	二級症状	一級症状ではないすべての幻聴,幻視,幻嗅,幻味,妄想着想,抑うつ気分変調,躁病性気分変調,体験される感情貧困化など
表出症状(三級症状)		形式的思考障害,感情症状,緊張病症状,狭義の表出症状

〔Hoenig J: Jaspers's View on Schizophrenia. Howells JG(ed): The Concept of Schizophrenia: Historical Perspectives. American Psychiatric Press, pp75-92, 1991 より〕

だが,表出症状に基づいてその診断を下さざるをえないこともあってよい.一級症状は提唱されてから半世紀以上が経過しているが,英訳本が1959年に刊行されたこともあり,英語圏でも早くから浸透した.時の風雪に耐えしっかりと根を下ろしたものとなっている.一級症状はICDやDSMにも取り入れられたのだが,後述するようにその意義については正しく継承されなかった.

3 ▌ 人間学的精神病理学

　JaspersやSchneiderは,症状の背後にある意味,あるいは症状の形成機序や統合失調症の基本障害についてはあえて論じていない.その一方で,Freudの精神分析の実践から派生したBinswangerの現存在分析は,記述精神病理学とは別の精神病理学の流れを生み出した.それが人間学的精神病理学である.現存在分析では個人の内的生活史を取り扱い,個々の患者の「人生の意味」を問う.それは単なる伝記的事実から導かれるような,人生の目標とか生き甲斐といったような意味ではない.「人生の意味」とは,誰もがその実現に向けて人生を投企するような普遍的なものを指している.その分野では好んで統合失調症が取り上げられていたように思う.その関心は,表面的に現れている幻覚や妄想といった個々の症状ではなく,患者の生き方,人生の転機,特に自

己対他者の関係性に向けられた．Binswanger の「自然な経験の障害」，Blankenburg の「自然な自明性の喪失」，Minkowski の「現実との生きた接触の喪失」，木村の「あいだ」など，間主観性の障害が統合失調症の精神病理の中心的問題として扱われた．

4 反精神医学 antipsychiatry

若い精神科医のなかには，この言葉を知らないものも少なくないだろう．1960 年代に欧米とわが国を席巻した一大ムーヴメントがあった．既存の精神病観に異論を唱え，統合失調症という疾患そのものを否定する立場をとる．統合失調症とは社会と精神科医が勝手につけたレッテルで，そのようなものは存在しないと主張し，反疾病論，反治療論，そして反収容主義を展開した．統合失調症を，身体的基盤が明らかではないにもかかわらず疾患として扱ってきた精神医学に対する痛烈な批判でもあった．このような思想の理論的支えとして，統合失調症の家族研究があった．ラディカルなムーヴメントは 1970 年代には収束するが，家族研究は家族精神医学として発展し，英国で家族の感情表出（expressed emotion）の概念（Brown GW, 1972）が生まれた．統合失調症の再発に対する家族教育の重要性が指摘され，今日の家族支援プログラムや心理教育に活かされている．

5 米国精神医学の動き[6]

米国精神医学は，現在の精神医学に最も大きな影響力を持っていることは疑いない．統合失調症概念の歴史にとっても同様である．ヨーロッパ，特にドイツやフランスに後れをとってスタートした米国精神医学の歴史は紆余曲折と表現すべきかもしれない．操作的診断の登場する前後で事情は一変するのだが，まずはその経緯から振り返ってみよう．

A 1920～1970 年まで

米国精神医学は 19 世紀と 20 世紀初頭には，多くの知的伝統と価値を英国を含むヨーロッパと共有していた．これらは個人の尊厳と注意深い観察を重視する啓蒙思想に由来するものである．ところが，20 世紀に入ると米国精神医学は別の道を歩み始める．それは一言で言えば，精神分析的原理への著しい傾倒であった．そのような流れからすると，統合失調症については Kraepelin よりも Bleuler の影響がより大きかったことは不思議ではない．

Meyer A は 1910～1930 年代まで活躍した米国精神医学の創始者ともいうべき人物である．Meyer（1910）は Kraepelin の著作の紹介に尽力したが，その一方で彼自身はむしろ米国精神医学を Kraepelin の狭い統合失調症の記述的概念から遠ざけたのである．Meyer は，精神障害を生物学的・心理的および社会的要因の統合としての個人が，その個人特有の生活歴に基づいて示す不適応反応としてとらえた．統合失調症についても，そのような視点からとらえているので，特異的症状や進行性の衰退にも，その診断に重きを置いてはいなかった．

Sullivan HS（1931）は，Bleuler や Meyer と同じく，統合失調症患者は必ずしも鈍化に至るものではないと考えた．彼の関心は，もっぱら対人関係の病理にあり，統合失調症もその側面からとらえようとし，精神分析的原理に基づいた独特な治療論を展開する．Sullivan の理論は，当時の多くの米国の精神科医に大きな影響を与えたが，統合失調症概念はさらに拡大することになった．

記述精神病理学的研究においても，米国における統合失調症概念の拡大に関係するものがいくつかある．Kasanin（1933）は急性に発症し，すみやかに回復し，統合失調症の症状の他に感情症状を伴う一群の精神病を統合失調感情精神病（schizoaffective psychosis）として報告した．Kraepelin の早発性痴呆と躁うつ病の中間にあるような病態だが，これは統合失調症のサブタイプと位置づけられていた．Zilboorg（1941）の外来統

合失調症(ambulatory schizophrenia)は，内容的には Bleuler の潜伏統合失調症に近く，統合失調症の初期段階のものと位置づけられた．Hoch, Polatin(1949)の偽神経症性統合失調症(pseudoneurotic schizophrenia)もその名の通り，病像は神経症様だが統合失調症とみなすべき症例を報告している．これらの神経症と精神病の中間状態が古典的な境界例(borderline case)概念の基礎を形作った(境界例研究は，その後パーソナリティ障害ととらえられるようになっていったことは周知の通りである)．

このように米国における統合失調症概念は，拡大の一途を辿ると同時に定義することがいよいよ難しくなっていった．1968 年の DSM-Ⅱ において精神病は，特別な症状の有無よりも機能障害の重症度に基づいて診断され，つかみどころのない内容になってしまっている．

B 操作的診断の登場[10]

大きな転機となったのは，1965 年に着手された米英の精神障害の診断に関する研究(Cross-National Project for the Study of the Diagnosis of Mental Disorders in the U.S. and the U.K.)である．この研究では，英米との比較において，米国では統合失調症が過剰に診断されていたことが明らかになった．精神分析学を重視するあまり，診断学は正確さを欠き，記述精神病理学的な症状・症候学の評価が疎かになっていた．そのような反省と相まって，およそ 1970 年代頃から始まる脳の画像診断や遺伝子研究といった検査技術の進歩も見逃せない．精神医学の脳科学的側面(生物学的精神医学)での実証的研究が可能となり始め，精神障害の原因がいよいよ脳科学の水準で解明されるのではないかという期待が高まってゆく．米国精神医学は，精神分析学から生物学的精神医学へと，大きく方向転換したのである．最大の目標である疾患の原因追究には，なによりもその出発点であるところの，正確な診断が不可欠となった．国際的に共有できる診断基準が必要となったのは，ごく自然な成り行きであった．

そのような診断基準作成の中心となったのは，セントルイスのワシントン大学であった．ここは当時，米国でも少数派であった身体医学モデルで精神障害を研究する指向性を持ち，伝統的な記述精神病理学的手法に精通していた．このワシントン大学を中心とするグループをセント・ルイス学派と呼ぶ．Robins と Guze は 1970 年に，精神疾患の診断的妥当性の確立のための方法論を論じている．これに基づいてできあがったのが Feighner 基準(セント・ルイス基準，1972)で，ここに初めて操作的診断が登場する．診断は操作することによって明確となった．診断の信頼性を向上させるための構造化された診断面接も考案された．統合失調症の Feighner 基準が**表 4-3** である．この基準は慢性例の予後不良群を統合失調症として抽出しようとしたものである．横断面の症状水準

表 4-3　セント・ルイス基準(Feighner 基準，1972)

統合失調症の診断には A から C までが必要
　A．下記の両方が必要である
　　(1)最初の評価の時点から遡って少なくとも 6 か月の症状の持続期間があり，病前の適応水準に戻っていないこと
　　(2)感情障害あるいはその疑いを満たすような抑うつあるいは躁症状のないこと
　B．患者は下記の少なくとも 1 つがなければならない
　　(1)妄想あるいは幻覚，ただし著しい困惑あるいは失見当を伴わないこと
　　(2)論理的あるいは理解しうる構成を欠くために，コミュニケーションに困難をきたす言語産出(無言の場合は，診断の決定は延期すること)
　〔＊われわれは統合失調症の多くの患者で特徴的な感情鈍麻や不適切な感情がみられることを理解しているが，それが軽い場合は，評価者間の一致に至るのが困難である．現在利用できる情報に基づけば，B-(1)あるいは B-(2)がなく，感情鈍麻が観察されることは稀であるか，全くないと考える〕
　C．少なくとも下記のうち 3 つがあれば，統合失調症の確定診断，2 つで疑い診断
　　(1)独身
　　(2)病前の社会適応あるいは職歴が良くないこと
　　(3)統合失調症の家族歴
　　(4)精神病発症の 1 年以内のアルコール依存あるいは薬物の乱用がないこと
　　(5)40 歳未満の発症

(Feighner JP, Robins E, Guze SB, et al: Diagnostic Criteria for Use in Psychiatric Research. Arch Gen Psychiat 26: 57-63, 1972 より，拙訳)

だけでなく，時間的経過にもウェイトが置かれ，内容的には Kraepelin の早発性痴呆に近い．かなり狭くとらえているので，予後良好例や軽症例はこの基準から外れ，過剰診断の是正には有効であったに違いない．また，基準 A-(2) をみると，感情障害の診断基準を満たす期間があると統合失調症の診断が下せないことになっている．これは統合失調症を狭くとらえようとした意図を反映したものだが，ドイツ語圏で伝統的に継承されてきた階層原則とは違うルールである．

Feighner 基準は慢性例を抽出していたために，当然のことながら軽症例や挿話性の経過をたどる症例は診断がつけられなくなってしまった．その Feighner 基準を修正したものが，Research Diagnostic Criteria(RDC, 1978, 表 4-4) である．Feighner 基準と比較すると，症状の持続期間が 6 か月から 2 週間へと著しく短縮され，経過よりも状態像に診断の比重が置かれるようになった．その状態像の具体的項目をみると，Schneider の一級症状が並ぶ．感情障害および統合失調感情障害を除外するルールは踏襲されており，Schneider の一級症状を導入しながらも，その意義(感情障害との鑑別に重要であるということ)までは受け継がれていなかったことを指摘しておきたい．

表 4-4 RDC (1978)

疾患の期間に A から C までが必要である
- A．疾患の活動期に(現在はなくてもよい)，確定診断には下記の内の 2 つ，疑い診断には 1 つが必要．ただしアルコールや薬物乱用によらないこと
  (1) 考想伝播，考想吹入，考想奪取
  (2) 被影響体験，その他の奇怪な妄想，あるいは複数の妄想
  (3) 少なくとも 1 週間以上の身体的，誇大的，宗教的，虚無的，あるいはその他の妄想
  (4) 少なくとも 1 週間以上の幻聴を伴ういかなるタイプの妄想
  (5) 患者の行動あるいは思考について，それが生ずると同時に実況解説する幻聴，あるいは複数の声が互いに対話する幻聴
  (6) 感情とは関係のない，患者に話しかけてくる言語性幻聴
  (7) 1 日中のいかなるタイプの幻覚症状が数日間，あるいは断続的に 1 か月間出現すること
  (8) 確定症例では著しい思考形式障害が，感情鈍麻か不適切な感情，妄想，幻覚，あるいはひどく解体した行動に伴っていること
- B．疾患の徴候が，患者の通常の状態にはっきりとした変化がみられる発症から少なくとも 2 週間続いていること(疾患の現在の徴候は A 基準を満たさなくともよく，著しい社会的ひきこもり，感情鈍麻あるいは不適切な感情，軽度の形式的思考障害，または普通でない思考や知覚体験といった残遺症状のみかもしれない)
- C．疾患の活動期と思われるいかなる時期において，その疾患の重要な部分であったという程度の，疑い診断以上の躁病あるいは抑うつ症候群を満たしてはいけない

〔Spitzer RL, Endicott J, Robins E: Research Diagnostic Criteria (RDC) for a selected group of functional disorders, 3rd ed. New York State Psychiatric Institute, 1978 より，抄訳〕

C DSM-Ⅲの誕生

現代精神医学の方向性を決定づけたのが，1980 年の DSM-Ⅲ[11] である．DSM の名を冠しているが，それ以前の 2 つの版とは直接的な関係はなく，DSM-Ⅲ は Feighner 基準，RDC から発展したものである．その特徴は，操作的診断による診断基準の明確化，多軸評価の採用にある．研究・調査目的だけでなく臨床的使用への指向性を明確にしている点は特に重要である．DSM-Ⅲ における統合失調症の診断基準が表 4-5 である．RDC との大きな違いは，症状の持続期間を再び 6 か月以上とし，しかもその期間には統合失調症性症状が必ず含まれていることが明記され，その点では Feighner 基準に近くなっている．5 桁で表示する診断名の 4 桁目には解体型(295.1)，緊張病型(295.2)，妄想型(295.3)，鑑別不能型(295.4) といった下位類型を，5 桁目には，5 種類の経過類型を記すようになっていて，様々な患者の状態が表現できるように工夫されている．

D DSM-5 ドラフト[12]

その後も DSM は改訂作業を続け版を重ねている．主症状の A 基準は改訂ごとにその内容は多少なりとも修正されている．DSM-Ⅲ-R(1987) では，45 歳未満の発症年齢制限が削除され，さら

表4-5　DSM-Ⅲの統合失調症性障害(295)

A. 疾患の期間中に下記のうちの少なくとも1つ
　(1) 奇怪な妄想(内容が荒唐無稽でありえない),例えば被影響妄想,考想伝播,考想吹入,あるいは考想奪取など
　(2) 被害的あるいは嫉妬的内容以外の,身体的,誇大的,宗教的,虚無的などの妄想
　(3) いかなるタイプの幻覚を伴った場合の,被害的あるいは嫉妬的内容の妄想
　(4) 自分の行為あるいは思考について実況解説する,あるいは複数の声が互いに対話する幻聴
　(5) 抑うつや高揚気分と関係のない内容の幻聴が何度かある
　(6) 支離滅裂,著しい連合弛緩,著しく非論理的な思考,あるいは下記の内少なくとも一つを伴った場合の言語の内容の著しい貧困
　　(a) 鈍麻した,平坦な,あるいは不適切な感情
　　(b) 妄想あるいは幻覚
　　(c) 緊張病性あるいはその他の非常に解体した行動
B. 職業,社会的関係,およびセルフケアなどの領域における病前の機能水準からの低下
C. 期間:ある時期に少なくとも6か月間の疾患の持続的な徴候があり,現在いくつかの疾患の徴候があること.その6か月間には,A基準の症状が存在する活動相を含んでいなければならないが,前駆相あるいは残遺相を伴うこともあれば伴わないこともある.
D. 完全な抑うつあるいは躁症候群があるとすれば,なんらかの精神病性症状の後に発現したか,Aにある精神病性症状の期間と比較して短いこと
E. 疾患の前駆期あるいは活動期の発症が45歳未満であること
F. 器質性精神障害あるいは精神発達遅滞に因らないこと

＊統合失調症の類型分類として,解体型(295.1),緊張病型(295.2),妄想型(295.3),鑑別不能型(295.9),残遺型(295.6)を区別
＊他には分類されない精神病性障害として統合失調症様障害(295.40)と短期反応性精神病(298.80)

(American Psychiatric Association: Diagnostic and Statistical Manual of Mental Disorders, 3rd ed. APA, 1980 より,抄訳)

表4-6　DSM-5草稿の統合失調症

A. 特徴的症状:下記の内2つ以上,それぞれが1か月以上存在していること,これらのうち少なくとも1つは1〜3であること
　(1) 妄想
　(2) 幻覚
　(3) 解体した言語
　(4) 著しく異常な精神運動行動,例えばカタトニア
　(5) 陰性症状,すなわち制限された情動あるいは意欲喪失/社会性喪失
B. 社会的/職業的機能障害:障害の発症以来のかなりの時間,職業・対人関係・セルフケアといった機能領域の1つ以上で発症以前に到達した水準を著しく下回る
C. 期間:少なくとも6か月間,障害の徴候が持続していること.この6か月の期間は,A基準を満たす症状のある少なくも1か月を含み,前駆あるいは残遺症状を含んでもよい.これらの前駆あるいは残遺期には,陰性症状のみであるか,複数のA基準の症状が弱められた形で発現していてもよい.
D. 統合失調感情性障害および気分障害の除外:統合失調感情性障害および精神病性特徴のある気分障害を除外すること.
E. 物質使用/身体疾患の除外
F. 広汎性発達障害との関連:自閉症あるいはその他の広汎性発達障害あるいはそれ以外の小児期発症のコミュニケーション障害の既往がある場合,統合失調症の付加診断は,著しい妄想あるいは幻覚が少なくとも1か月存在している場合に限ってなされる
＊下位類型については廃止の方向で検討

〔American Psychiatric Association: DSM-5 Development. B08 Schizophrenia (http://www.dsm5.org/ProposedRevision/Pages/SchizophreniaSpectrumandOtherPsychoticDisorders.aspx) より,抄訳〕

に小児期での発症にも注意を向けている.これによって,青年期の疾患という枠組みがなくなり,あらゆる年齢層で統合失調症の診断が可能となった.現行のバージョンは2000年刊行のDSM-Ⅳ-TR[13]であるが,近々DSM-5(2013年予定)へと改訂される.その草稿がすでに発表されている(表4-6).A基準の特徴的症状は,今までになく単純化されている.診断学的に重視されていた

Schneiderの一級症状は,これらを疾患特異的であると扱う根拠がないということで削除され,よく知られた下位類型も廃止が検討されている.その一方で,広汎性発達障害との関連が基準に盛り込まれているのは,昨今のトレンドを反映している.

採用はされなかったが,統合失調症と気分障害のカテゴリー的二分法を廃止して,1つの精神病性障害としてまとめ,ディメンジョン診断を導入しようとする動きもあった(Deconstructing Psychosis, van Os J & Tamminga CA, 2007).統合失調症に実体を求め続けてきた現代精神医学が,疾患単位としての統合失調症に改めて疑問を抱き始めたというべきかもしれない.

6 精神分裂病から統合失調症へ

統合失調症については，わが国における特殊な事情を取り上げておかなければなるまい．それは精神分裂病から統合失調症への病名ないし呼称変更である[14]．日本精神神経学会（以下，学会と略す）は2002年8月に，1937年から使われてきた「精神分裂病」という病名を「統合失調症」に変更することを決定した．これは単なる呼称の変更にはとどまらず，統合失調症概念そのものの歴史的な修正を含んだ重要な提言となっている．

A 経緯

呼称変更は，1993年に全国精神障害者家族連合会が学会にその変更を要望したことが契機となっている．「精神が分裂する病気」とは，あまりに人格否定的で，患者本人にも告げにくいので変えてほしいという主旨であった．学会では1995年に，このスティグマ問題を取り上げ，schizophreniaの新しい訳語には，当事者にとって社会的な不利益もたらさないものにするという方針を打ち出した．当事者を含む複数のアンケート調査，学会でのシンポジウム（札幌，1996；宜野湾，1998），一般市民からの意見募集，公聴会を経て，2002年8月の学会総会で，「統合失調症」への病名変更が正式に決定した．学会では変更の理由を，第一に精神障害の治療目標が疾患レベルからノーマライゼーション重視へと変化してきたこと，第二に精神医学の進歩により疾患概念そのものに変化が生じていること，第三には（急性期の薬物治療だけでなく安定期の心理社会的療法を含む）包括的治療を実践するために病名告知と心理教育の必要性が高まったことを挙げている．

B 概念の修正

精神分裂病から統合失調症へと，呼称が変更されると同時に概念そのものについても明確な修正が行われた（表4-7）．疾患概念，疾病と人格の関係，予後，重症度，治療などに，古典的な疾病観

表4-7 精神分裂病と統合失調症の疾病概念の比較

	精神分裂病（旧）	統合失調症
疾病概念	一疾患単位 （早発痴呆が中核）	症状群 （多因性）
指標	脳の発症脆弱性で規定	臨床症状群で規定
疾病と人格	不可分	別次元
原因	不明	神経伝達系の異常 成因に異種性が存在
重症度	重症	軽症化
予後	不良	過半数が回復
表明告知/ 心理教育	困難	容易
治療	主に薬物療法	薬物療法と心理社会療法

〔日本精神神経学会ホームページ（http://www.jspn.or.jp/ktj/ktj_s/rename.html）より〕

からの脱却が伺え，重要な修正が施されている．統合失調症をどのようにとらえ，当事者にどのように説明したらいいのかという，臨床的視点からの実用を目的とした提言となっている．詳しくは学会ホームページ[14]を参照してほしい．

7 最後に—この四半世紀を振り返ってみて

操作的診断の導入により，実証主義的研究の素地ができあがり国際的な比較研究が可能となった．それは精神医学の自然科学的研究の飛躍につながったと言えるだろう．しかし，期待していたほどの成果が上がっていないという指摘もある[15]．DSM-Ⅲ導入以降すでに30年以上が経過するが，主要な精神障害で身体的原因が解明されたものは1つもない．みな「その途上にある」ということになっている．精神医学が身体医学と同じように進歩しないのはなぜか，われわれはよくよく考えてみる必要があるのかもしれない[16]．精神医学の対象とする心には，脳のような客観的自然科学の対象とはなりえない部分，いわば人文科学的側面でしか評価しようのない部分がある．残念ながら，自然科学的方法論は，そのような側面を，診断を曖昧にするものとして退けてしまった

感がある．JaspersやSchneiderが重視した感情移入による了解可能性や生活発展の意味連続性はもはや採用されていない．

DSM-Ⅳ-TRの序文には疾患単位論が前提ではないことが明記されているのだが，その中身は操作的診断により各カテゴリーの症候学的な境界を明瞭にしようとしている．疾患単位を前提としないと言いながらも症候学的に境界が明瞭となるカテゴリー，つまり疾患単位への指向があるように見える．DSMにはそのような矛盾がつきまとう．

現行の分類体系はあくまでも仮のもので改訂されてゆくべき作業仮説であることも強調されている．これは正直な告白ではあるが，同時に現行の診断基準は仮のもの，不完全なものでしかないと宣言していることになる．中立性を保つという名目で，あらゆる理論的背景を廃している（atheoreticalがDSMのモットーである）ために，「統合失調症の本質とは何か」とか「その基本的な障害は何か」というような根源的な問い（これには何かしらの基づくべき理論が必要となってくる）には，答えるどころか議論することも難しくなっている．わかりやすい，つまり表面的に現れていて誰にでも把握できるような精神症候学の水準でどのように定義するのかという作業に，もっぱらエネルギーが注がれているのである．このような理論を排除した作業仮説である統合失調症概念は，統合失調症そのものへの関心を低下させることにもつながっている．

診断カテゴリーの妥当性を追求するために，DSMでは度重なる改訂作業が行われている．その作業は文献調査（大規模研究の再解析を含む）が中心だが，その対象となるのは実証主義的研究であり，当然のことながら1980年のDSM-Ⅲ以降のものに限られる．はたしてその出発点であったDSM-Ⅲは，それ以前の統合失調症概念の変遷を十分に咀嚼し，その歴史的連続性を担保するものであったろうか．脳科学の進歩はさらなる発見の期待をわれわれに抱かせるが，その一方で冷静にこの四半世紀を振り返ってみると，DSM-Ⅲが誕生した1980年は，精神医学発展の歴史上の屈折点であるようにも見えるのである．

【文献】

1) 古茶大樹，針間博彦：病の「種」と「類型」，「階層原則」―精神障害の分類の原則について．臨床精神病理 31：7-17，2010
2) Hoenig J: Schizophrenia: Clinical Section. Berrios G, Porter R(ed): A History of Clinical Psychiatry. The Origin and History of Psychiatric Disorders. New York University Press, pp336-348, 1995
3) Peters UH: The German Classical Concept of Schizophrenia. Howells JG(ed): The Concept of Schizophrenia: Historical Perspectives. American Psychiatric Press, pp59-73, 1991
4) Kraepelin: Psychiatrie. Achte Auflage. Verlag von Johann Ambrosius Barth, 1913〔西丸四方，西丸甫夫（訳）：精神分裂病．みすず書房，1986〕
5) Bleuler E: Dementia praecox oder Gruppe der Schizophrenien. Handbuch der Psychiatrie(hrsg. Aschaffenburg G)Spezieller Teil 4 Abteilung, 1 Häfte, Franz Deuticke, 1911〔飯田眞，下坂幸三，保崎秀夫，他（訳）：早発性痴呆または精神分裂病群．医学書院，1974〕
6) Peters CP: Concepts of Schizophrenia After Kraepelin and Bleuler. Howells JG(ed): The Concept of Schizophrenia: Historical Perspectives. American Psychiatric Press, pp93-107, 1991
7) Hoenig J: Jaspers's View on Schizophrenia. Howells JG(ed): The Concept of Schizophrenia: Historical Perspectives. American Psychiatric Press, pp75-92, 1991
8) Jaspers K: Allgemeine Psychopathlogie. Springer, 1913〔西丸四方（訳）：精神病理学総論．みすず書房，1971〕
9) Schneider K: Klinische Psychopathologie. Mit einem aktualisierten und erweiterten Kommentar von Gerd Huber und Gisela Gross 15. Auflage, Georg Thieme, 2007〔針間博彦（訳）：クルト・シュナイダー新版臨床精神病理学：解説ゲルト・フーバー，ギセラ・グロス．文光堂，2007〕
10) Berner P, Gabriel E, Katschnig H, et al: Diagnostic Criteria for Functional Psychoses, 2nd ed. Cambridge University Press, 1992
11) American Psychiatric Association: Diagnostic and Statistical Manual of Mental Disorders, 3rd ed. APA, 1980
12) American Psychiatric Association: DSM-5 Development. B08 Schizophrenia(http://www.dsm5.org/ProposedRevision/Pages/SchizophreniaSpectrumandOtherPsychoticDisorders.aspx)
13) American Psychiatric Association: Diagnostic and Statistical Manual of Mental Disorders, 4th ed Text Revision (DSM-Ⅳ-TR). APA, 2000〔高橋三郎，大野裕，染矢俊幸（訳）：DSM-Ⅳ-TR 精神疾患の診断・統計マニュアル，新訂版．医学書院，2004〕
14) 日本精神神経学会ホームページ(http://www.jspn.or.jp/ktj/ktj_s/rename.html)
15) Andreasen NC: DSM and the Death of Phenomenology in America: An Example of Unintended Consequences. Schizophrenia Bulletin 33: 108-112, 2007
16) 古茶大樹，針間博彦，三村將：現代精神医学のジレンマ．精神医学 54：325-332，2012

〈古茶　大樹〉

第 5 章

症候学

統合失調症の経過は，一般に非特徴的と考えられている症状が出現する前駆期，特徴的な精神病症状が出現する急性期，精神病症状が軽快した後に続く慢性期(残遺期)に大別される．ここではこれらの病期別に統合失調症の症状について概説する．なお，こうした病期区分は破瓜型統合失調症ではしばしば不明確であり，また明らかな精神病症状が存在しない単純型統合失調症では不可能である．

1 前駆期

A 前駆期とは

DSM-IV-TR[1]やICD-10[2]の診断基準では，統合失調症は精神病状態の発現(onset of psychosis)，すなわち顕在発症の後に診断されるが，それ以前に様々な症状が出現する前駆期が存在する．前駆期とは，診断を可能とする特異的症状の出現以前の，非特異的症状(前駆症状)が出現する時期を意味する後方視的(retrospective)概念であるので，「統合失調症の前駆期」という臨床診断は疑診であって確定診断ではない．従来，この時期には集中力および注意力の低下，欲動と動因の低下，抑うつ，睡眠障害，不安，対人的閉じこもり，猜疑心，役割機能の悪化，易刺激性などの非特徴的症状が出現することが指摘されている．

B 初期症状

こうした前駆期の考え方に対し，この時期にすでに統合失調症の早期診断を可能にする特徴的症状が認められると考える場合，この時期は前駆期ではなく初期と呼ばれる．初期症状とは，この時期に認められ一次的と考えられる症状を指す．現在そうした症状の代表的なものに，ドイツのHuberらによる基底症状[3]と，わが国の中安による初期統合失調症症状[4,5]がある．

1. 基底症状

1960年代よりHuberら[3]は，精神病状態の発現に先行して長期間経過する体感型統合失調症と，精神病状態の消退後に持続する純粋欠陥症候群をモデルとして，精神病前・精神病後の基底段階および基底症状の概念を発展させた．基底症状とは患者によって自覚され報告される微細な症状であるが，これらの症状が「基底」と呼ばれたのは，それらがSchneiderの一級症状(後述)を含む精神病症状の発展の基底をなし，また基礎となる疾患過程により近接的であると想定されたからである．

統合失調症発症の予測に関する基底症状の妥当性を調査したケルン早期発見研究では，思考干渉，思考保続，思考促迫，思考途絶，受容言語の障害，観念と知覚あるいは空想と真の記憶との弁別能力の低下，不安定な関係念慮，現実感喪失，視覚性知覚障害，聴覚性知覚障害という10の知

覚的基底症状が最も予測的であることが示された[6]．

2. 初期統合失調症症状(表5-1)

中安ら[4]は旧来前駆期とされてきた時期に統合失調症特異的な症状を見出したことから，この時期はすでに統合失調症の発病であるとして「初期」と呼び，それに対して精神病状態発現(顕在発症)を「極期」と呼んでいる．「初期」にある患者は病識が保たれており，そのため苦悩が強く自発的来院が多いのが特徴である．当初，統合失調症に特異的ないし疾病特徴的な初期症状として自生体験，気づき亢進，漠とした被注察感，緊迫困惑気分からなる《初期分裂病の特異的四主徴》を提出されたが，のちにこの4主徴の下位症状10種に加えて新たに20種の症状，総計30種の症状が統合失調症の初期症状(初期統合失調症状)として提出された(初期統合失調症症状の定義と陳述例は文献[3,4]を参照)．さらに，これら30種のうち，自験102例の1/3以上の症例に認められたものが《診断に有用な高頻度初期統合失調症症状》として臨床に供されている(表5-1)．

基底症状と初期統合失調症症状は，いずれも患者の体験陳述に基づく記述現象学的方法によって抽出されたものであり，統合失調症の一次障害に最も近接し，かつ臨床経過上最初期に出現すると想定されているという点において，同様の概念である．両者は定義のうえで重なり合うものが多く，予測的基底症状の10項目のうち7つが初期統合失調症症状と合致している(表5-2)．

C ARMS/精神病発症リスク状態

近年提唱されている精神病発症リスク状態(ARMS；at risk mental state)[7]ないし精神病リスク症候群(psychosis-risk syndromes)[8]とは，統合失調症など精神病性障害に対する超ハイリスク ultra high risk(UHR)群を操作的に同定しようとする前方視的(prospective)概念である．こうしたUHR群の基準には，豪州のCAARMS(Comprehensive Assessment of At Risk Mental State：ARMS包括評価)[7]，これを一部改変した米国のSIPS(Structured Interview for Psychosis-Risk Syndromes：精神病リスク症候群のための構造化面接)[8]，ドイツのFETZ(精神的危機の早期発見と治療センター)の基準などがある．CAARMSによれば，UHRの基準は脆弱性群，弱い精神病症状群，短期間欠性限定精神病症状群のうち，1つ以上の基準を満たすことである．DSM-5ドラフト[9]では，弱い精神病症状症候群(attenuated psychosis syndrome)が提案されている．

ここでの弱い精神病症状とは，DSM-ⅢおよびⅢ-Rが提示した統合失調症の前駆症状の一部を改めて取り上げたものである〔DSM-Ⅳ-TRでは

表5-1 初期統合失調症症状(30種)

No. 1	自生思考*
No. 2	自生視覚表象
No. 3	自生記憶想起*
No. 4	自生内言ないし考想化声
No. 5	自生空想表象*
No. 6	聴覚性気付き亢進*
No. 7	視覚性気付き亢進
No. 8	固有感覚性気付き亢進
No. 9	漠とした被注察感ないし実体的意識性*
No. 10	緊迫困惑気分/対他緊張*
No. 11	聴覚の強度増大ないし質的変容
No. 12	要素幻聴
No. 13	呼名幻声
No. 14	自生音楽表象(音楽性幻聴)*
No. 15	視覚の強度増大ないし質的変容
No. 16	要素幻視
No. 17	非実在と判断される複雑幻視ないし会話幻聴
No. 18	味覚・嗅覚の変化
No. 19	皮膚異常感覚
No. 20	身体動揺・浮遊感
No. 21	体感異常
No. 22	二重心ないし二重身
No. 23	体外離脱体験
No. 24	離人症
No. 25	現実感喪失
No. 26	即時理解ないし即時判断の障害*
No. 27	即時記憶の障害*
No. 28	心的空白体験
No. 29	アンヘドニア
No. 30	面前他者に関する注察・被害念慮*

No. 1〜10は特異的四主徴に含まれる10種の症状
*は高頻度初期統合失調症症状

表 5-2 予測的基底症状と初期統合失調症状の対応関係

予測的基底症状	定義	対応する初期統合失調症症状
思考干渉	現在の考えと無関係の全く些細な考えが侵入し，患者が現在考えていることに支障をきたす．こうした考えは情動的に中立であり，患者にとって特に意味がなく，そのときの話題や感情状態と関連がない．	1．自生思考
思考保続	特に感情的意味のない日常の些事，過去の出来事，会話などの強迫様再現．これは患者の注意を占めて心の中に固定され，終わらせることが困難であり，作業や睡眠を妨げる．	—
思考促迫	共通の話題を持たない，多くのとりとめのない，様々な，全く無関係の考えあるいは考えの断片が，次々と心に浮かんでは消える．患者はそれらを抑えることも導くこともできない．	1．自生思考
思考途絶	思考の主観的な途絶．思考の突然の空白，思考の中断，思考の消失（抜け落ち），思路を失うことなどとしても体験される．	—
受容言語の障害	読んだ（視覚性）あるいは聞いた（聴覚性）日常的言語の即時理解の障害．読んでいる，あるいは聞いているとき，患者は単語，単語の続き，文章を理解しその意味を認識することができない．	26．即時理解ないし即時判断の障害
観念と知覚，空想と真の記憶の分別能力の低下	内的-精神的な日常的出来事と外的-知覚された日常的出来事の弁別が困難である．健忘や解離による記憶の欠損は存在しない．	—
不安定な関係念慮	おぼろげな主観的自己関係付け感であり，認知によって直ちに訂正される．他者によるある出来事，発言，動作が自分に関係があるように漠然と感じるが，同時にそれはありえない，少なくとも蓋然性に乏しいことがわかっている．関係念慮ないし妄想以外の点では，推論や説明探求といった知的過程に障害はなく，現実検討は完全に保たれている．	30．面前他者に関する注察・被害念慮
現実感喪失	周囲との感情的結びつきの変化であり，①疎遠・疎隔化によって環界が非現実的な，変化した，あるいは変わったものに見える，あるいは②感情の結び付きが亢進し，しばしば肯定的ないし多幸的感情を伴う．	25．現実感喪失
視覚的知覚障害	管状視などの部分視，光視症，近方視および遠方視，微小視，巨大視，変形視，色彩知覚の変化，他者の顔および身体の知覚の変化，患者自身の顔の知覚の変化，視覚刺激の偽運動，二重視，傾斜視，距離あるいは大きさの推定の障害，直線/輪郭の知覚の障害，視覚刺激の維持	16．要素幻視 15．視覚の強度増大ないし質的変容
聴覚的知覚障害	要素幻聴，聴覚刺激の強度ないし質の変化，聴覚刺激の維持	12．要素幻聴 11．聴覚の強度増大ないし質的変容

「統合失調症の基準 A（特徴的症状）に挙げた症状の弱い形」と言及されている][10]．CAARMS と SIPS では，妄想に対する弱い精神病症状として変わった思い込み，魔術的思考，猜疑心やパラノイド観念（被害・注察念慮）が，幻覚に対するものとして知覚変容，錯覚，離人症/現実感喪失，要素幻聴，偽幻覚など普通でない知覚体験が，また解体した会話に対するものとして迂遠，脱線，接線性など変わった会話が挙げられている．

基底症状は弱い精神病症状が生じるその前の時期に出現すると考えられおり，FETZ では予測的基底症状が早期初回前駆状態（EIPS）の基準に，弱い精神病症状が後期初回前駆状態（LIPS）の基準に含められている[6]．したがって，前駆期（初期）から精神病状態発現（顕在発症）に至る経過モデルは，図 5-1 のようになる．

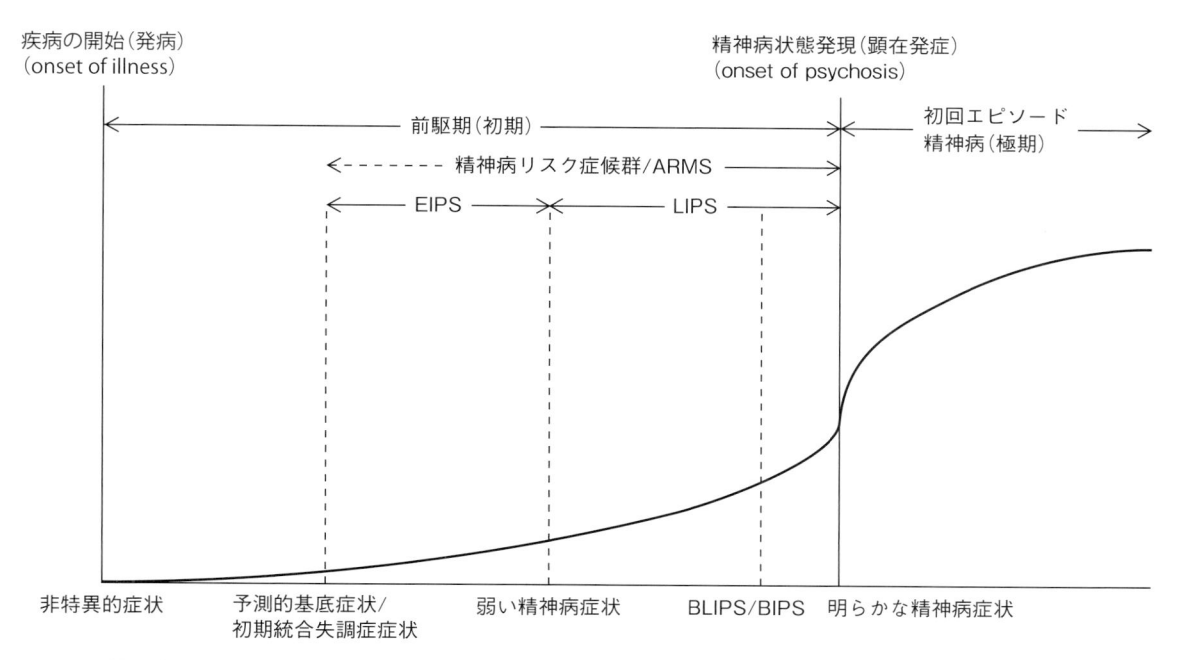

図 5-1 精神病状態発現モデル
EIPS：早期初回前駆状態(FETZ)，LIPS：後期初回前駆状態(FETZ)，ARMS：リスク精神状態(CAARMS)，BLIPS：短期限定間欠性精神病症状群(CAARMS)，BIPS：短期間欠性精神病症候群(SIPS)

2 急性期

A 初回エピソード精神病，初回エピソード統合失調症，早期精神病とは

　初回エピソード精神病(FEP：first episode psychosis)とは精神病状態の初回発現を示す．ここに精神病(状態)(psychosis)は，妄想，幻覚，解体という精神病症状によって規定される症候群ないし状態像であり，様々な原因から生じうる．初回エピソード精神病には統合失調症など精神病性障害だけでなく，精神病症状を伴う気分障害，物質使用による精神病性障害も含まれる．初回エピソード精神病のうち，経過のなかで統合失調症の診断基準を満たしたものは初回エピソード統合失調症(FES；first episode schizophrenia)と呼ばれる．早期精神病(early psychosis)とは，明確な定義があるわけではないが，例えばEPPIC[11]によれば，前駆期と初回エピソード精神病の最初の5年間を含む概念である．以下，急性期にみられる妄想，幻覚，解体などについて概説する．

B 妄想

1. 定義

　DSM-IV-TRによれば，妄想(delusion)とは「外部の現実に関する不正確な推論に基づく誤った確信であり，他のほとんどの人が信じていることに反しているにもかかわらず，また議論の余地のない明白な証拠や反証にもかかわらず，強固に維持される．その確信はその人の文化や下位文化の他の成員が通常受け入れているものではない(例えば，宗教上の信条ではない)」と定義される．このように，妄想と真の信念との相違は，妄想では明らかな反証があっても確信が保持されることによるが，妄想と真の信念との区別は患者が主観的に行いうるものではなく，ある確信が妄想的か否かという判断は外部の観察者によって行われる．すなわち，その内容が非蓋然的であることに対する患者の判断が誤っているとされる場合，その確信は妄想とされる．

2. 分類

妄想は形式面では一次妄想と二次妄想に，内容（主題）面では被害妄想，誇大妄想，微小妄想などに大別される．診断上は内容よりも形式が重要である．なお，ICD-10やDSM-Ⅳ-TRでは統合失調症性自我障害も妄想に含められているので，これについても後に触れる．

a 形式

1) 一次妄想と二次妄想

一次妄想〔primary delusion（真正妄想 true delusionも同義）〕とは，最終的に発生的了解が不能である，すなわちそれが他の心的現象に反応して生じたものであるという縦断的な意味関連がわからない妄想である[12]．一次妄想の確信は直接的かつ明白に出現する．一次妄想の形式には妄想気分，妄想知覚，妄想着想がある．

二次妄想〔secondary delusion（妄想様観念 delusion-like ideaも同義）〕とは，患者の現在の状況（他の精神病症状，気分状態，生活史，帰属する集団，パーソナリティなど）に由来するものとして発生的了解が可能な妄想である．

2) 一次妄想の種類

• **妄想気分**(delusional mood)

何かが起きているというただならぬ気配，不気味な雰囲気を感じ，自分がそれに巻き込まれていると感じるが，それが何かは明確にわからない．すなわち，外的事象に対する漠然とした意味づけ（自己関係づけ傾向）が生じてはいるが，特定の意味づけはまだ生じていない．これは統合失調症の急性期に生じる最初の症状であることが多いが，この体験が明確に言語化されることはさほど多くない．自己関係づけに特定の意味が伴うと，妄想知覚が形成される．妄想着想もまた妄想気分に続いて生じることがある．

統合失調症の前駆期にみられる緊迫した気分は，それを外界の事象に関係付ける傾向が生じていない点が妄想気分と異なる．

• **妄想知覚**〔delusion percept(ion)〕

合理的にも感情的にも了解可能な動機なしに，真の知覚に異常な意味が付与されるものである[13]．すなわち，妄想知覚における特別な意味内容は，患者の気分や感情からも，また先行する妄想気分からも，了解的に導き出すことができない．例えば，患者は自宅の前に自動車が止まっているのを見ると，「自分を狙っている組織があり，見張られている」と確信する．こうした知覚には，インターネットやテレビなどで見聞きした言葉も含まれる．付与される意味はほとんどが被害的自己関係付けであるが，あらゆる了解可能な意味の背後に，無人称的な他者（例えば，上の例では「組織」）が出現することが特徴である．知覚と異常な意味づけとの間の時間的間隔が長い場合，妄想知覚は追想妄想となる．

妄想知覚の体験構造は二分節性と呼ばれる．すなわち，患者から知覚された対象に関する了解可能な意味解釈までからなる第1分節（上の例では「家の前に自動車が止まっている」）と，了解可能なあらゆる意味解釈の背後で始まる，合理的にも情動的にも了解不能な意味づけである第2分節（上の例では「自分を狙っている組織がある」）からなる．

• **妄想着想**(delusional intuition)

着想が突然に生じて直ちに確信される．その内容は自己に関するもの（心気，血統，召命など），他者に関するもの（被害，嫉妬など），物に関するもの（発明など）など様々である．着想はきっかけなく生じることもあれば，何かを見た際などにそれが刺激となって生じることもある．後者の知覚結合性の妄想着想は，知覚に異常な意味づけがされないことから，妄想知覚と区別される．すなわち妄想着想は患者から着想に至る一分節からなる．妄想着想は非精神病性の着想（「ひらめき」）や優格観念との区別が困難なことがあり，診断上の重要性は妄想知覚に劣る．統合失調症の前駆期にみられる自生思考は，内容が不特定・多岐にわたり妄想的確信を伴わないことから，妄想着想と区別される．

3) 二次妄想（妄想様観念）

患者の現在の状況に由来するものとして発生的了解が可能な妄想である．妄想反応(paranoid reaction)もこれに含まれる．妄想反応とは，不安

や不信といった特定の気分に基づいて，自己関係づけの解釈が妄想化するものであり，統合失調症でも生じる．その場合，妄想知覚との区別は困難なことがある．

個々の妄想知覚，妄想着想，妄想反応などが相互に関連づけられると，妄想体系ないし妄想構築を生じる．この場合，一次妄想を取り出して診断に用いることはさらに困難である．

b 妄想の内容

妄想の主題は患者の気分，パーソナリティ，生活史などにも左右され，その具体的内容は妄想形成時の患者の社会的・文化的背景に影響を受ける．

1) 被害妄想(persecutory delusion)

自己あるいは身近な人に対する他者の悪意が感じられるという被害的内容は，妄想内容として最もよくみられる．妄想対象はあいまいなこともあれば，特定ないし不特定の人ないし集団のこともある．注察妄想，追跡妄想，被毒妄想は広義の被害妄想に含められる．被害妄想は一次妄想として生じるだけでなく，他の一次妄想，幻聴，被影響体験などから二次的にも生じ，また不安や猜疑心に基づく妄想反応としても生じる．加藤[14]によれば，統合失調症の急性期には，周囲の皆から一方的に影響を受ける受動的立場に置かれると同時に，周囲に対し自分独りだけ一方的に影響を及ぼしてしまう能動的立場に置かれるという両義的な中心化体験がみられ，この体験に呼応して，被害的，罪責的，あるいは加害的，誇大的などの妄想的言辞が混在して認められる．

2) 関係妄想(delusion of reference)

周囲にいる人の言動や，テレビやインターネット上の出来事が，自分に対してのもの，自分に関するものと確信する妄想である．異常な意味が付与され，妄想知覚となることもある．内容は当てつけや中傷など被害的なものが多い(被害関係妄想)．対照的に，前駆期にみられる関係念慮(idea of reference)はその場限りのものであり，妄想的確信に至らない．「自分の背後で周囲の人が悪口を言っている」など，被害関係妄想なのか幻聴なのか確認し難いことがある．

3) 誇大妄想(grandiose delusion)

肥大した自己評価を内容とする妄想の総称であり，内容によって血統妄想，宗教妄想，発明妄想などと呼ばれる．統合失調症では一次的な誇大妄想は妄想着想として，また二次的な誇大妄想は幻声や被害妄想を説明するものとして生じることが多い．

4) 微小妄想(delusion of unworthiness)

罪業(罪責)妄想，貧困妄想，心気妄想など，自己評価の低下を内容とする妄想の総称である．統合失調症では，被害妄想から二次的に罪業妄想が生じることもあれば，被害的な内容の幻聴に基づいた自己非難，あるいは加害妄想に伴う自責から生じることもある．自分の心，身体，あるいは周りの世界の存在を否定する虚無妄想(否定妄想)が生じることもある．

5) 身体妄想(somatic delusions)

自己身体の外見や機能を主題とする妄想であり，上記の心気妄想の他，醜形妄想(自分の身体部位の形状の醜悪さ・異形性に関する妄想的確信)，自己臭妄想(自分から発する不快な臭いのことを他人が言動でほのめかし，他人が自分を避けるという関係妄想および忌避妄想からなる)などがある．

6) 妄想性人物誤認(delusional misidentification)

よく知っている人が瓜二つの別人に取って代わられているというカプグラ症候群，身の回りにいる種々の人は実は同一人物が変装して姿を変えたものであるというフレゴリ症候群，親との血縁関係を否認する家族否認症候群などが，妄想的確信を伴って出現する．

C 自我障害

1. 定義

狭義の，すなわち統合失調症性の自我障害は，種々の心的行為が他の力によって「させられる」と感じる自己能動感の障害である．被影響体験(passivity experiences)，させられ体験("made experiences)とも呼ばれる．これらの自我障害は，DSM-Ⅳ-TR では「奇異な妄想」に含められる．

2. 分類

自我障害は考想に関するもの，身体感覚に関するもの，その他のものに大別される．

1）考想被影響体験

思考に関する自我障害は考想被支配妄想（delusions of control of thought）とも呼ばれ，以下のものがある．

- **考想奪取**（thought withdrawal）

自己の思考内容が他者に奪取されるという体験であり，「誰かに私の考えをとられる」などと訴えられる．

- **考想吹入**（thought insertion）

他者の思考内容を保有させられるという体験であり，「誰かの考えを入れられる」などと訴えられる．考想奪取と逆方向の体験である．

- **考想伝播**（thought broadcast）

自己の思考内容が媒介手段によらずに他者に感知されるという体験であり，「自分の頭の中が皆に知られている」などと訴えられる．媒介手段によらないとは，幻声（例えば，考想化声），妄想知覚（例えば，他者の言動にそうした意味が付与される），関係妄想（例えば，「テレビで自分のことが放送されている」）など他の症状に基づくものではないことである．考想奪取との相違は，考想奪取では思考内容の自己保有感がなくなり，もっぱら他者の保有するところになっているが，考想伝播では内容の保有感が自己にあるとともに他者にもある点である[15]．

英語圏では上記の意味の他，「自分の考えが声に出して話されているのが聞こえ，その結果，他の人にもそれが聞こえると確信する」という定義もある[16]．DSM-Ⅳ-TR の定義はこれに相当する．これは考想化声に基づく二次妄想である．

なお，考想察知（thoughts being read）は広く「人に考えを読まれている」という体験をさす語であり，考想伝播の他上記の媒介手段によるものも含まれる．

- **考想転移**（thought transference）

他者の思考内容が媒介手段によらずに自己に感知されるものであり，「人が考えていることがわかる」などと訴えられる．考想伝播と逆方向の体験である．考想吹入との違いは，考想吹入では思考内容の保有感はもっぱら自己にあるが，考想転移では保有感が自己にも他者にもあることである．

2）身体的被影響体験（somatic passivity）

身体感覚に関する被影響は身体的被影響体験と呼ばれる．これは「電磁波で頭の中をいじられる感じがする」など，体感異常に「（誰かあるいは何かによって）させられる」という要素が加わったものである．

3）その他のさせられ体験

意志，行動，感情，欲動も他者によってさせられたものと感じられることがある．単に「操られる」と訴えられることもあれば，外部からコントロールされる感じを電波やインターネットなどによって説明する被支配妄想（delusion of control）に発展することもある．

D 幻覚

1. 定義

幻覚とは DSM-Ⅳ-TR では「関連する感覚器の外部刺激なしに生じ，真の知覚と同じ実在性を有する感覚的知覚」と定義される．知覚対象が存在しないという点において，本来の知覚の障害ではないと考えられている．

真正幻覚（true hallucination）と偽幻覚（pseudohallucination）が区別されることがある．Jaspers による知覚の異常か表象の異常かという区別もあるが，通常はその実在性の判断の正誤によるものである．すなわち，真正幻覚とは患者がその幻覚を実在するものとみなすものであり，偽幻覚とは患者がそれを非実在とみなすものである．

幻覚は必ずしも知覚刺激を伴わないわけではなく，現実の知覚刺激と一緒に幻覚が誘発される（自動車が走行する音と一緒に，自分の悪口が聞こえるなど）機能幻覚（functional hallucination）も

しばしばみられる.

2. 分類

1) 幻聴 (auditory hallucination)

幻聴は要素幻聴と複雑幻聴に分けられる．要素幻聴は物音，雑音など単純な音の幻聴であり，複雑幻聴には言語性幻聴〔幻声(hallucinatory voices)〕と音楽性幻聴(musical hallucination)がある．要素幻聴と音楽性幻聴は病期にかかわらず認められ，通常は幻声のみが精神病症状とみなされる．

幻声の感覚性，言語的明瞭性は様々な段階のものがある．外界から聞こえることもあれば，頭の中で聞こえる，あるいは身体の一部から聞こえることもある．言語性が明確でなくても患者はその内容がわかることもある．誹謗中傷や脅迫など被害的内容がほとんどだが，患者を支持したり励ましたりする内容のこともある．「すれ違いざまに『バカ』と言われる」など，他者を面前にしている情景に付加される幻聴もある．これは被害関係妄想に伴うことが多く，それとの区別が困難なこともある．幻声の形式は通常，以下の種類に分類される．

- 二人称幻聴〔second-person hallucinations(話しかけられる形の幻聴)〕

「お前はバカだ」など患者のことを二人称で話す，つまり患者に話しかける声が聞こえる．患者がそれに対して返答すると，声との対話という形の独語が生じる．統合失調症では「首を吊れ」など指示を患者に与える命令幻聴が多く，患者がその指示を実行しなければならないと思うと，自傷他害を含む様々な問題行動が生じうる．自分の名前を呼ぶのが聞こえる呼名幻聴は，単独では精神病症状とみなされない．

- 三人称幻聴〔third-person hallucinations(言い合う形の幻聴，対話性幻聴，患者のことを話し合う幻聴)〕

「あいつはバカだ」，「そうだ，そうだ」など複数の声が患者のことを三人称で話し合うのが聞こえる．

- 解説を加える幻声〔commenting voices〔患者の行動に実況解説(running commentary)を加える幻声〕〕

「変な服を着ている」，「今トイレに入っている」など，患者の一挙一動を言葉にして説明する声が聞こえる．running commentary とは日常語で「出来事をその都度言葉で描写すること」との意味である[17]．

- 考想化声〔audible thoughts, Gedankenlautwerden(ドイツ)〕

自己の思考内容が声となって聞こえる幻聴である．頭の中で聞こえることも外から聞こえることもある．思考反響〔thought echo, écho de la pensée(フランス)〕ともいう．厳密に言えば，思考反響では思考と幻聴の間に時間的間隔があるが，考想化声では両者は同時である．また，思考反響では聴覚性が乏しい．WHO[18] による思考反響の定義は，「自分の考えが数秒以内に繰り返される，あるいは反響される(だが声に出して言われるわけではない)という体験．繰り返される考えの内容は同一でも性質が変化していることがある．この体験は，自分の考えを繰り返す声の幻聴から区別しなければならない．思考反響では，繰り返されるもの自体は思考として知覚される」というものである．そのため，思考反響は ICD-10 では統合失調症の全般基準(1)(a)思考の障害に分類されている．

2) 幻視 (visual hallucination)

幻視は統合失調症では稀である．統合失調症において幻聴と幻視の組み合わせのように語られる体験は，真の幻声に伴う偽幻覚(被害的内容の幻声とともに，襲いかかる人の姿が見えるなど)，あるいは幻声に基づく正常な知覚の妄想的解釈(「自分のことを話す人の姿が窓越しに見える」など)が多い[19]．夢幻様状態では鮮明な情景幻視がみられる．

3) 身体幻覚 (somatic hallucination)

DSM-Ⅳ-TR では「身体内に局在する身体的体験の知覚に関する幻覚(例えば感電感)」と定義される．狭義には体感異常と同義であり，広義には身体的被影響体験も含まれる．体感異常(セネス

トパチー：cenesthopathy）とは質的に異常な身体感覚であり、「脳が溶ける」など奇妙でグロテスクな表現で訴えられる．これは単なる身体的違和感や身体的訴えから区別する必要がある．

4）幻嗅（olfactory hallucination）

幻嗅は被毒妄想と結びついてみられることが多い．自己臭が訴えられる場合，実際に幻嗅が存在するのか確認することはしばしば困難である．

5）幻味（gustative hallucination）

飲食物や薬などの味が変だと訴えられる場合，それが幻味であるのか妄想的解釈であるのか判断し難いことがある．

6）幻触（tactile hallucination）

皮膚・粘膜表面の触覚性の幻覚であり，皮膚異常感覚 paresthesia との区別は時に困難である．いずれの場合も，「電波をかけられ皮膚がビリビリする」など「させられ」の要素を伴う場合は，身体的被影響体験である．

E 解体

1. 定義

解体（disorganization）には，DSM-Ⅳ-TR によれば，「解体した会話」〔統合失調症の基準 A(3)〕と「著しく解体した，あるいは緊張病性の行動」〔同 A(4)〕がある．解体した会話は Bleuler[20]の連合弛緩を会話面に重点をおいてみたものである．旧来，連合弛緩は特に米国では Bleuler にならって統合失調症の疾患特異的症状とみなされているが，客観的定義を明確にするのが難しく，臨床上主に患者の会話（発話）に基づいて推測されることから，会話面の症状として評価される．以下，連合弛緩を含む形式的思考障害（formal thought disorder）を，Andreasen[21]を参考に分類する．これらは陽性のものと陰性のものに大別される．陽性の形式的思考障害は解体症状，陰性の形式的思考障害は陰性症状に分類される．解体した会話は他の統合失調症状とは異なり，詐病として呈することがほぼ不可能である[22]．

2. 形式的思考障害の分類

1）陽性の形式的思考障害

これらは急性期に一過性の症状とみられることも，残遺期に持続性の症状としてみられることもある．

・連合弛緩

思考を1つの一貫したまとまりにする観念間の連合が減弱していることであり，Bleuler による統合失調症の基本症状の1つである．

- 脱線（derailment）：考えが1つの話題から別の全く無関係な話題へと軌道を外れる．
- 滅裂（incoherence）：文法の歪み，説明のつかない話題変更，会話の部分間に論理的関連がない．同じ文節の間で単語や語句が論理的あるいは意味のある結びつきなしにつなげられるため，会話が他者によって理解不能となる．
- 接線性（tangentiality）：問いに対する応答が的を外れている，あるいは全く無関係である．的はずれな会話（irrelevant speech）とも呼ばれる．
- 支離滅裂（incoherence）：単語や語句が論理的あるいは意味のある結びつきなしにつなげられるため，会話が他者にとって理解不能である．「言葉のサラダ（word salad）」とも呼ばれる．
- 目標の喪失（loss of goal）：会話が結論に達しない，あるいは要を得ない．
- 思路への割り込み（interpolations in the train of thought）：思考の連想が継続する代わりに全く新しい思考が浮かび上がり，それまでの思考内容との関連が見出せない．

・言語の異常な使用

- 換喩語（metonyms）：異常な用い方をされる語．
- 言語新作（neologism）：患者が作り出す新語，あるいは日常語だが患者が特別な使い方をする語．

2）陰性の形式的思考障害

これは陽性の形式的思考障害よりも持続的であ

ることが多い．

- 会話の貧困(poverty of speech)：発語量の減少である．一過性のものは緊張病性途絶の表れとして急性期にみられることがある．
- 内容の貧困(poverty of content)：発語量に対して伝達される情報量が少ないこと．

F｜緊張病症状〔緊張病性行動(catatonic behavior)〕

活動性亢進と興奮から活動性低下と緩慢まで変動する，質的に異常な精神運動性および意志発動性の障害である．以下のような症状が現れる．

- 興奮(excitement)：外的刺激に影響されない，無目的に見える運動活動性．
- 常同姿勢(posturing)：不適切あるいは奇異な姿勢を随意的にとり，それを維持する．
- 蝋屈症(waxy flexibility)：受動的運動に対する抵抗感があり，受動的運動が止まると最後の姿勢が維持される．
- カタレプシー(catalepsy)：受動的運動に対する抵抗はないが，受動的運動が止まると最後の姿勢が維持される[23]．
- 拒絶症(negativism)：動かそうとするあらゆる指示や試みに対し，動機がないようにみえる抵抗を示すか，あるいは反対方向に動く．
- 緘黙(mutism)：会話の完全な喪失である．緊張病性昏迷に必発であるほか，緊張病状態における衒奇症状として生じることもある．
- 昏迷(stupor)：周囲に対する反応性の著しい低下であり，自発的な動きと活動性が減少している．
- 反響言語(echolalia)：他の人が発した言葉をおうむ返しに繰り返し，それに意味がないように見える．
- 反響動作(echopraxia)：他の人の動作を模倣して繰り返す．

表 5-3 一級統合失調症状

1. 考想化声
2. 言い合う形の幻声
3. 自身の行動と共に発言する幻声
4. 妄想知覚
5. 身体的被影響体験
6. 考想被影響体験
   - 考想奪取
   - 考想吹入
   - 考想伝播
7. 感情・欲動・意志の領域における他者によるすべてのさせられ体験・被影響体験

[Schneider K: Klinische Psychopathologie. 15. Aufl. mit einem aktualisierten und erweiterten Kommentar von Huber G und Gross G. Thieme, 2007〔針間博彦(訳)：クルト・シュナイダー 新版 臨床精神病理学．文光堂，2007〕より]

G｜Schneiderの一級症状

1. 定義

Schneider[13]は統合失調症の診断においては異常体験様式を診断上重要なものとし，診断の重要性の大きいものを一級症状として取り出した(表5-3)．これらは3種の幻声(考想化声，言い合う形の幻声，自身の行動と共に発言する幻声)，妄想知覚，自我障害に大別され，自我障害には思考に関するもの(考想奪取，考想吹入，考想伝播)，身体感覚に関するもの(身体的被影響体験)，感情・欲動・意志の領域のものがある．一級症状以外の異常体験様式は二級症状と呼ばれた．一級症状と二級症状は臨床診断に用いられるよう意図されたものであり，統合失調症に関する理論を示したものではない[24]．一級症状は非精神病性の精神障害や循環病(彼は躁うつ病をこう呼んだ)からの鑑別上，特に重要なものとされた．一級症状は身体疾患を基盤とした精神病状態にも時に出現する．また，一級症状は統合失調症診断にとって必要条件ではない．Schneiderによれば，二級症状しかみられない場合は，臨床的な全体関連が診断にとって重要である．Huber[25]は一級症状，二級症状を表5-4のように整理している(彼は命令幻聴も一級症状に数え入れている)．

2. ICD-10，DSM-Ⅳ-TRにおける一級症状

ICD-10のDSM-Ⅳ-TRのいずれにおいても，

統合失調症状は診断にとって1つあればよい症状と2つ以上必要な症状に大別され，前者はSchneiderの一級症状と広く一致している（表5-5）．

一級症状に含まれる3種の幻声のうち，考想化声はICD-10ではthought echo（思考反響）として採用されているが，DSM-Ⅳ-TRでは考想伝播に吸収されている（前述参照）．ICD-10では「身体のある部分から聞こえる他の型の幻声」も1つあればよい幻聴に加えられている．

妄想知覚はICD-10では採用されている一方，DSM-Ⅳ-TRではその用語は見当たらないが，定義上は関係妄想の一部とされ，内容が奇異であれば1つあればよい症状となる．

自我障害のうち，ICD-10では思考に関するものが項目(1)(a)にまとめられているが，他の症状は(1)(b)に「被支配，被影響，させられ」の妄想として一括され，そこで自我障害と妄想は区別されていない．DSM-Ⅳ-TRでは考想奪取，考想吹入，考想伝播という用語は取り上げられているが，他のさせられ体験・被影響体験は「被支配妄想」と呼ばれる．DSM-Ⅳ-TRでは，これらの自我障害はすべて「奇異な妄想」とされる．「奇異な妄想」とは「その人の文化に照らし合わせて全く考えられない現象に関する妄想」であり，これはICD-10の(1)(d)と同一の定義である．ICD-10では別項目である(1)(a)と(1)(b)が，DSM-Ⅳ-TRでは「奇異な妄想」に含まれている．

表5-4 統合失調症の異常体験様式

異常体験様式	一級症状	二級症状
幻聴	対話性幻聴 解説を加える幻聴 考想化声 命令幻聴	その他の幻聴
身体幻覚	身体的被影響体験	狭義の体感症
他の感覚領域の幻覚	—	幻視 幻嗅 幻味
統合失調症性自我障害	考想吹入 考想奪取 考想伝播 意志被影響	—
妄想	妄想知覚	妄想反応 妄想着想

（Huber G: Psychiatrie. Lehrbuch für Studium und Weiterbildung. 7. Aufl. Schattauer, 2005 より）

表5-5 Schneiderの一級症状 vs. ICD-10, DSM-Ⅳ-TRにおいて統合失調症診断に1つあればよい症状

	Schneider, K (1957, 2007)	ICD-10 (1992)	DSM-Ⅳ-TR (2000)
幻覚	考想化声	(1)(a) 考想化声（思考反響）	（考想伝播）
	言い合う形の幻声	(1)(c) 患者について話し合う幻声	話し合う複数の幻声
	自身の行動とともに発言する幻声	(1)(c) 患者の行動に実況解説を加える幻声	患者の行動や思考に実況解説を加え続ける幻声
	—	(1)(c) 身体のある部分から聞こえる他の型の幻声	—
妄想	妄想知覚	(1)(b) 妄想知覚	—
	—	(1)(d) 文化的に不適切かつ全くありえない他の種類の持続的妄想	奇異な妄想
自我障害	考想奪取	(1)(a) 考想奪取	考想奪取（奇異な妄想）
	考想吹入	(1)(a) 考想吹入	考想吹入（奇異な妄想）
	考想伝播	(1)(a) 考想伝播	考想伝播（奇異な妄想）
	身体的被影響体験	(1)(b) 身体あるいは手足の動きあるいは特定の思考・行為・感覚に明確に関係付けられた被支配，被影響，させられの妄想	被支配妄想（奇異な妄想）
	感情・欲動・意志の領域における他者によるあらゆるさせられ体験・被影響体験		

H 陽性症状，陰性症状と精神病理の次元

Crow[26]の統合失調症2症候群仮説の提唱以来，統合失調症の特徴的症状は陽性症状と陰性症状という2つのカテゴリーに分類されることが多かったが，因子分析研究[27]の結果から，陽性症状のうち解体(不統合)症状が独立した次元として分離された．陽性症状には妄想と幻覚が含まれる．DSM-Ⅳ-TRの統合失調症の診断基準における基準A(特徴的症状)は，精神病性の次元である①妄想，②幻覚，解体の次元である③解体した会話，④著しく解体したあるいは緊張病性の行動，陰性症状の次元である⑤感情の平板化，発語の貧困，意欲低下，と次元順に配列されている．

I 感情症状

統合失調症状の急性期には易刺激性，不眠，焦燥，過活動を生じる興奮がよくみられる．抑うつは前駆期，急性期，急性期後，慢性期といずれの時期にも生じる．急性期に興奮や抑うつが生じる場合，統合失調感情障害との鑑別が必要である．急性期を過ぎた後，つまり精神病症状が消褪した後に一定期間続く抑うつ状態は，精神病後抑うつ(postpsychotic depression)[28]，ICD-10では「F20.4 統合失調症後抑うつ」と呼ばれる．これと意欲低下など陰性症状との鑑別は，時に困難である．

3 慢性期(残遺期)

急性期の項で挙げた精神病症状は，慢性期にも寛解せずに残遺することがある．その場合，妄想は誇大的なものになりやすく，全般的に形骸化され，患者はしばしば妄想世界と現実世界とを矛盾なく生きるという二重見当識が認められる[29]．幻聴も一般に習慣化し，それによる苦衷は減弱することも持続することもある．

以下では，慢性期に特徴的である陰性症状について述べる．これらはいずれも顕著かつ持続性の場合にのみ統合失調症の診断に用いられるべきものであり，またその評価の際には抗精神病薬の副作用，抑うつ症状，精神病症状による二次的症状，施設症の除外が必要である．

A 感情鈍麻

感情鈍麻(blunted affect)とは感情反応性の低下による感情の平板化，貧困化を指す．統合失調症における感情反応性の障害には，感情鈍麻の他に，感情反応の方向性の変化である感情倒錯(parathymia)がある．

1) 感情鈍麻/感情の平板化

観察者によって客観的に判断される感情鈍麻/感情の平板化とは，顔の表情変化の乏しさ，身振りの減少，自発的動きの乏しさ，アイコンタクトの乏しさ，声の抑揚の欠如などによって示される，情動表出の範囲の明らかな減少である．感情鈍麻は感情の浅薄さと冷淡さ，自己と他者の安寧や将来に対する無関心として現れる．

統合失調症の特に病初期においては，感情鈍麻が患者に自覚され，苦衷を伴って訴えられることがある．例えば，「何の感情も感じられなくなった」という感情欠如感，「楽しかったことが楽しく感じられなくなった」というアンヘドニア(無快楽症)として訴えられる．

感情鈍麻の著しいものは，感情荒廃と呼ばれる．感情を心的感情と身体感情に分けると，感情荒廃は特に他者に対する愛情，信頼，同情，共感といった心的感情の空虚化をもたらす．感情荒廃が身体感情に及ぶと，疼痛，空腹，疲労といった身体感覚に対しても鈍感になる．

感情平板化の軽症形態は，狭小化した感情(constricted affect)と呼ばれる．この場合，情動的応答が生じはするが，その範囲が正常な場合よりも制限されている．これは統合失調型(パーソナリティ)障害の特徴の1つでもある．

2) 感情倒錯と表情倒錯
- 感情倒錯(parathymia)

思考内容や状況から引き起こされると予想される正常な感情とは異なる，あるいは反対の感情が

出現することである．例えば，患者は悲しい出来事に際して楽しく感じたり，あるいはその逆であったりする．一方，取るに足らない出来事をきっかけとして感情爆発が生じる易刺激性・易興奮性として表れることもある．

・**表情倒錯**（paramimia）

顔の表情や身振りによる感情表現の方法が，言語的に表現された感情ないし気分に関するその時の思考内容と一致しないことである．例えば，患者は悲しい出来事に際して悲しみを感じていると言いながら，その表情はむしろ楽しそうに見えたりする．感情倒錯が感情反応性の異常であるのに対し，表情倒錯は感情表現の異常であり，しかめ顔やひそめ眉と並ぶ表出の異常である．だが観察者にとって感情倒錯と表情倒錯の区別はしばしば困難である．

感情倒錯と表情倒錯は統合失調症，とりわけ破瓜型統合失調症に特徴的な症状であり，Bleulerによれば，連合弛緩とともに，人格全体の「分裂」の表れであり，統合失調症の基本症状である．これらは感情の不適切さ（inappropriateness of affect），感情の不一致（incongruity of affect）とも呼ばれる．

B｜意欲低下

意欲低下（avolition, loss of volition）とは，自発性低下のために目的指向的活動を開始し持続することができないことである．患者は様々な活動（仕事，知的趣味，セルフケア）にほとんど関心を示さなくなり，それらをやり遂げることができず，正常な対人的相互作用を避けて閉じこもるようになる．

C｜発語の貧困

問いに対する応答が短く内容に乏しく，自発的な発語量が低下しているものは，会話の貧困（alogia, poverty of speech）と呼ばれる．一方，発語量は十分だが，過度に具体的あるいは抽象的，反復的，常同的であるためにほとんど情報を伝達しないものは，内容の貧困（poverty of content）と呼ばれる．これらは上に述べた陰性の形式的思考障害である．

D｜自閉

自閉（autism）とは，Bleuler[20]が「自己のいだく幻想を現実よりも上位におき，現実から自己を隔絶する傾向」として，上記の連合弛緩や感情倒錯とともに統合失調症の基本症状の1つに取り上げたものである．これは現在では閉じこもり（withdrawal）と表現される．WHOによれば，対人的閉じこもり（social withdrawal）とは対人的な相互作用とコミュニケーションを避けて閉じこもる持続的傾向を特徴とする行動パターンである．これは統合失調症では病期を問わず認められ，他の精神病性障害にも，また統合失調質パーソナリティ障害，破局的な体験後の持続的パーソナリティ変化，小児期の分離不安障害など非精神病性の障害にもみられる．PANSS[30]では，陰性症状の中で passive/apathetic social withdrawal（受動的/無感情的な対人的閉じこもり）と emotional withdrawal（情動的閉じこもり）が区別され，前者は「受動性，無感情，エネルギー欠如，意欲低下による対人的相互作用における関心と自発性の低下」，後者は「生活上の出来事に対する関心，関与，感情的コミットメントの欠如」と定義されている．統合失調症ではこれら陰性症状としての閉じこもりと，患者がとる対処行動としての「二次的な自閉」[25]を区別する必要がある．

4｜認知機能障害 cognitive impairment

近年，統合失調症にみられる認知機能障害が注目されている．統合失調症患者は様々な神経心理学的検査において障害が認められ，特に記憶，注意，作業記憶，問題解決，処理速度，社会的認知の領域において認知機能障害が認められる．統合失調症における認知機能障害の多くは，機能的転

帰との関連が指摘されており，陽性症状や陰性症状よりも就労能力や生活能力など重要な機能的転帰を説明しうる．一部の患者では認知機能障害は精神病状態発現よりも前に存在している．また，認知機能障害は主要な治療標的と考えられている[31]．DSM-5 ドラフトでは，精神病性障害の重症度評価の中で，幻覚，妄想，解体，異常精神運動行動（緊張病症状），情動表出の制限，意欲低下，抑うつ，躁と並んで，認知機能障害の評価を含めることが提案されている．詳細は第 23 章「神経心理学」（→259 頁），第 40 章「認知機能の評価」（→430 頁）の項目を参照のこと．

【文献】

1) American Psychiatric Association: Diagnostic and Statistical Manual of Mental Disorders, 4th ed Text Revision (DSM-Ⅳ-TR). APA, 2000〔髙橋三郎，大野裕，染矢俊幸（訳）：DSM-Ⅳ-TR 精神疾患の診断・統計マニュアル，新訂版．医学書院，2004〕
2) World Health Organization: the ICD-10 Classification of Mental and Behavioural Disorders; Diagnostic Criteria for Research. WHO, 1993〔中根允文，岡崎祐士，藤原妙子，他（訳）：ICD-10 精神および行動の障害（DCR 研究用診断基準）新訂版．医学書院，2008〕
3) Huber G, Gross G: Basic symptom concept-historical aspect in view of early detection of schizophrenia. Neurol Psychiatry Brain Res 5: 183-190, 1998〔針間博彦（訳）：基底症状概念―分裂病早期発見の観点からみた歴史的側面．精神科治療学 15：1307-1312, 2000〕
4) 中安信夫，針間博彦，関由賀子：初期症状．松下正明（編）臨床精神医学講座 2―精神分裂病Ⅰ．中山書店，1999
5) 中安信夫，関由賀子，針間博彦：初期分裂病 2004．中安信夫，村上靖彦（編）：初期分裂病―分裂病の顕在発症予防をめざして．pp11-50，岩崎学術出版社，2004
6) Yung AR, Klosterkötter J, Cornblatt B, et al: At-risk mental state and prediction. Jackson, HJ, McGorry PD: The Recognition and Management of Early Psychosis- A Preventive Approach. pp83-106, Cambridge University Press, 2009〔針間博彦，高柳陽一郎（訳）：ARMS と予測．水野雅文，鈴木道雄，岩田仲生（監訳）：早期精神病の診断と治療．pp80-102，医学書院，2010〕
7) Yung A, Phillip L, McGorry PD: Treating Schizophrenia in the Prodromal Phase. Taylor & Francis, 2004
8) McGlashan TH, Walsh BC, Woods SW: The Psychosis-Risk Syndrome. Handbook for Diagnosis and Follow-up. Oxford University Press, 2010
9) American Psychiatric Association: Schizophrenia Spectrum and Other Psychotic Disorders（http://www.dsm5.org）
10) 針間博彦：精神病リスク症候群/ARMS の症候学．精神科診断学 4：63-69，2011
11) EPPIC: Case management in early psychosis: a handbook. Melbourne. EPPIC, 2001
12) Jaspers K: Allgemeine Psychopathologie. Neunte, unveränderte Aufl. Springer, 1973
13) Schneider K: Klinische Psychopathologie. 15. Aufl. mit einem aktualisierten und erweiterten Kommentar von Huber G und Gross G. Thieme, 2007〔針間博彦（訳）：クルト・シュナイダー 新版 臨床精神病理学．文光堂，2007〕
14) 加藤敏：急性期症状．松下正明（総編）：臨床精神医学講座 2 精神分裂病Ⅰ．pp349-374，中山書店，1999
15) 中安信夫：背景思考の聴覚化．内沼幸雄（編）：分裂病の精神病理 14．pp199-235，東京大学出版会，1985
16) Pawar AV, Spence SA: Defining thought broadcast. Semi-structured literature review. Br J Psychiatry 183: 287-291, 2003
17) 針間博彦，岡田直大，白井有美：Schneider の 1 級症状の診断的意義．精神医学 50：838-855，2008
18) World Health Organization: Lexicon of Psychiatric and Mental Health Terms, 2nd ed. WHO, 1994
19) Oyebode F: Sims'Symptoms in the Mind. An Introduction to Descriptive Psychopathology. 4th ed. Saunders, 2008
20) Bleuler E: Dementia praecox oder Gruppe der Schizophrenien. Franz Deutike, 1911〔飯田真，他（訳）：早発性痴呆または精神分裂病群．医学書院，1974〕
21) Andreasen NC: Thought, language, and communication disorders. I. Clinical assessment, definition of terms, and evaluation of their reliability. Arch Gen Psychiatry 36: 1315-1321, 1979
22) First MB, Frances A, Pincus HA: DSM-Ⅳ-TR Guidebook. American Psychiatric Press, 2002
23) Casey P, Kelly B: Fish's Clinical Psychopathology: Signs and Symptoms in Psychiatry, 3rd ed. Gaskell, 2007〔針間博彦，中安信夫（監訳）：フィッシュ臨床精神病理学―精神医学の症状と徴候．星和書店，2010〕
24) Schneider K: Primäre und sekundäre Symptome bei der Schizophrenie. Fortschr Neurol Psychiat 25: 487-490, 1957
25) Huber G: Psychiatrie. Lehrbuch für Studium und Weiterbildung. 7. Aufl. Schattauer, 2005
26) Crow, TJ: Positive and negative schizophrenic symptoms and the role of dopamine. Br J Psychiatry 137: 383-386, 1980
27) Liddle PF, Barnes TR, Morris D, et al: Three symptoms in chronic schizophrenia. Br J Psychiatry (Suppl 7): 119-122, 1989
28) McGlashan TH, Carpenter WT Jr.: Postpsychotic depression in schizophrenia. Arch Gen Psychiatry 33: 231-239, 1976
29) 永田俊彦，広沢正孝：慢性期症状．松下正明（総編）：臨床精神医学講座 2 精神分裂病Ⅰ．pp375-388，中山書店，1999
30) Kay SR, Fiszbein A, Opler LA: The positive and negative syndrome scale (PANSS) for schizophrenia. Schizophr Bull 13: 261-276, 1987
31) Keefe RS: Should cognitive impairment be included in the diagnostic criteria for schizophrenia? World Psychiatry 7: 22-28, 2008

〈針間 博彦〉

第6章

診断分類と統合失調症の異種性

　統合失調症は異種性(heterogeneity)を伴う疾患とされる．ところで，本章の題名にある「診断」と「異種性」とは，部分的に矛盾する概念でもある．ここに，Kraepelinによる"早発性痴呆"の概念提唱から今日に至るまで，本疾患の臨床・研究に携わる者が経験してきた努力および苦悩が見え隠れする．物理学者Heisenbergの不確定性原理，すなわち「粒子の位置(←精神疾患における統合失調症の区分)を明確にしようとするほど，対象の運動量が正確に測れなくなる(←異種性が排除される)」が思い起こされる．

　統合失調症における異種性の検討について福田[1]は，①臨床的な異種性すなわち亜型をとらえて，生物学的指標の差異をみる，②各指標そのものについての異種性，すなわち個々の患者ごとの値のばらつきをもとに，背景にある病因・病態の理解を深める，などのアプローチを過去に報告している．

　本章では以上をふまえ，①伝統的(従来型)診断分類と操作的診断分類，②客観的(生物学的)指標との関連，③治療反応性，④(Kraepelinらが重視した)転帰などを軸に，統合失調症の分類と異種性について論じる．

1 精神疾患における統合失調症の位置づけと分類

　ICD-10やDSM-Ⅳ-TRなどの操作的診断分類で定義される精神病性障害において，統合失調症はその中心に位置づけられる(表6-1, 2)．診断には，物質誘発性精神病，進行麻痺，脳炎など外因性疾患を除外した後，近接する内因性疾患や関連するパーソナリティ障害などとの鑑別が必要である．それらには，統合失調症様障害，短期精神病性障害，妄想性障害，統合失調感情障害，気分障害などが含まれる．なお，鑑別診断の手順の詳細は他章にゆずる．

　ここで悩ましいのは，統合失調症と診断された場合でも物質依存が併存していたりco-morbidity，他の精神病性障害，例えば統合失調型障害や統合失調感情障害との鑑別が困難だったりすることである．このような臨床経験は，統合失調症の異種性と同時に，"閉じられた診断"[2](後述)など，操作的診断基準の限界をわれわれに気づかせることもある．

　統合失調症は，発症様式(急性か潜在性か)，前景に立つ症状(陽性症状か陰性症状か)，発症年齢などにより，妄想型，破瓜(解体)型，緊張型のいずれかに分類されることが多い．この亜系分類の伝統は，前述の操作的診断分類にも受け継がれてきた(表6-1, 2)．これに関連して，幻覚惹起物質であるカンナビノイド(大麻の成分)の受容体をコードする遺伝子多型が，破瓜型統合失調症と特に強い関連を示すこと[3]などが興味深い．一方，DSM-5作成においては，亜型分類を考慮しない方向で作業が進んでいる(表6-3).

表6-1 ICD-10における精神病性障害の分類

ICD-10　F2　統合失調症，統合失調型障害および妄想性障害
　F20　統合失調症
　　F20.0　妄想型統合失調症
　　F20.1　破瓜型統合失調症
　　F20.2　緊張型統合失調症
　　F20.3　鑑別不能型［型分類困難な］統合失調症
　　F20.4　統合失調症後抑うつ
　　F20.5　残遺型［残遺］統合失調症
　　F20.6　単純型統合失調症
　　F20.8　他の統合失調症
　　F20.9　統合失調症，特定不能のもの
　　　　F20.x0　持続性
　　　　F20.x1　エピソード性の経過で進行性の欠陥をともなうもの
　　　　F20.x2　エピソード性の経過で固定した欠陥をともなうもの
　　　　F20.x3　エピソード性の経過で寛解しているもの
　　　　F20.x4　不完全寛解
　　　　F20.x　完全寛解
　　　　F20.x8　その他
　　　　F20.x9　経過不明，観察期間があまりに短い
　F21　統合失調型障害
　F22　持続性妄想性障害
　　F22.0　妄想性障害
　　F22.8　他の持続性妄想性障害
　　F22.9　持続性妄想性障害，特定不能のもの
　F23　急性一過性精神病性障害
　　F23.0　統合失調症症状をともなわない急性多形性精神病性障害
　　F23.1　統合失調症症状をともなう急性多形性精神病性障害
　　F23.2　急性統合失調症様精神病性障害
　　F23.3　妄想を主とする他の急性精神病性障害
　　F23.8　他の急性一過性精神病性障害
　　F23.9　急性一過性精神病性障害，特定不能のもの
　　　　F23.x0　関連する急性ストレスをともなわないもの
　　　　F23.x1　関連する急性ストレスをともなうもの
　F24　感応性妄想性障害
　F25　統合失調感情障害
　　F25.0　統合失調感情障害，躁病型
　　F25.1　統合失調感情障害，うつ病型
　　F25.2　統合失調感情障害，混合型
　　F25.8　他の統合失調感情障害
　　F25.9　統合失調感情障害，特定不能のもの
　F28　他の非器質性精神病性障害
　F29　特定不能の非器質性精神病

表6-2 DSM-Ⅳ-TRにおける精神病性障害の分類

DSM-Ⅳ-TR　5章　統合失調症および他の精神病性障害
　295.x　統合失調症
　　挿話性でエピソードの間欠期に残遺症状を伴うもの
　　　顕著な陰性症状を伴うもの
　　挿話性でエピソードの間欠期に残遺症状を伴わないもの
　　持続性
　　　顕著な陰性症状を伴うもの
　　単一エピソード，部分寛解
　　　顕著な陰性症状を伴うもの
　　単一エピソード，完全寛解
　　他のまたは特定不能の型
　　295.30　妄想型
　　295.10　解体型
　　295.20　緊張型
　　295.90　鑑別不能型
　　295.60　残遺型
　295.40　統合失調症様障害
　　予後の良い特徴を伴わないもの
　　予後の良い特徴を伴うもの
　295.70　統合失調感情障害
　　双極型
　　うつ病型
　297.1　妄想性障害
　　色情型
　　誇大型
　　嫉妬型
　　被害型
　　身体型
　　混合型
　　特定不能型
　298.8　短期精神病性障害
　　著明なストレス因子のあるもの
　　（短期反応精神病）
　　著明なストレス因子のないもの
　　産後の発症
　297.3　共有精神病性障害
　293.xx　一般身体疾患を示すことによる精神病性障害
　　293.81　妄想を伴うもの
　　293.82　幻覚を伴うもの
　　物質誘発性精神病性障害
　　　中毒中の発症
　　　離脱中の発症
　298.9　特定不能の精神病性障害

表 6-3 DSM-5 Schizophrenia Spectrum and Other Psychotic Disorders

B 00	Schizoprenia
B 01	Schizotypal Personality Disorder
B 02	Schizophreniform Disorder
B 03	Brief Psychotic Disorder
B 04	Delusional Disorder
B 05	Schizoaffective Disorder
B 06	Attenuated Psychosis Syndrome
B 07-14	Substance-Induced Psychotic Disorder
B 15	Psychotic Disorder Associated with a Known General Medical Condition
B 16	Catatonic Disorder Associated with a Known General Medical Condition
B 17	Other Specified Psychotic Disorder
B 18	Unspecified Psychotic Disorder
B 19	Unspecified Catatonic Disorder

B 00   Schizoprenia
A. Characteristic symptoms: Two (or more) of the following, each present for a significant portion of time during a 1-month period (or less if successfully treated).
　At least one of these should include 1-3
　1. Delusions
　2. Hallucinations
　3. Disorganized speech
　4. Grossly abnormal psychomotor behavior, such as catatonia
　5. Negative symptoms, i.e., restricted affect or avolition/asociality
B. Social/occupational dysfunction
C. Duration: Continuous signs of the disturbance persist for at least 7 months.
D. Schizoaffective and Mood Disorder exclusion:
　Schizoaffective Disorder and Mood Disorder With Psychotic Features have been ruled out
E. Substance/general medical condition exclusion:
F. Relationship to a Pervasive Developmental Disorder:

Schizophrenia Subtypes
　The work group is recommending that these subtypes not be included in DSM-5.

Classification of Longitudinal Course for Schizophrenia
　The course specifiers are to be worked on and potential change is not reflected in the current documents

2 操作的診断と従来型診断

　操作的診断分類と伝統的(従来型)診断分類とはしばしば対比して論じられてきた．原田[2]は前者を「閉じられた」診断法，すなわち取り扱い手続き的な操作により共通の認識に至る性質を持つとしている．これに対し，精神疾患では疾患概念自体が変化・動揺し，結末が1つに限らない「開かれた」側面を重視することを伝統的診断の特徴としている．操作的診断基準DSMにおいても，前述のように常に改変を余儀なくされている現状を鑑みると，後者のような概念的，哲学的な診断分類法は今後とも重視されるべきであろう．

　これと関連し，操作的診断(ICD，DSM)による統合失調症の診断基準に影響を与えた"一級症状"を提唱したSchneiderは，精神異常を大きく2分割する分類体系も示している(表6-4)．これによると，精神の異常は「心的資質の異常な偏倚」(I群)と「疾患の結果」(II群)大別される．そこでは，統合失調症と躁うつ病が心理学的(症候学的)に区別できる2つのものとして並べられていることへの疑義[2]など，認知科学的アプローチ(後述)においてもみられる問題が提起されることが興味深い．このように「異種性」の考察・探

表6-4 Schneiderにおける臨床精神医学の分類体系

I　心的資質の異常な変倚(Spielart)	
異常な知能資質	
異常な人格	
異常な体験反応	

II　疾患(Krankheit)(および奇形)の結果(Folge)	
身体医学的(病因論的)分類	心理学的(症状学的)分類
中毒，進行麻痺，急性感染症，内臓疾患，脳奇形，脳外傷，脳循環障害，老人性脳疾患，他の脳疾患，真性てんかん，?，?	急性：意識混濁 慢性：人格解体と知能低下 躁うつ病 統合失調症

〔Schneider K. Klinische Psychopathologie. 9te Aufl. 1971, 原田憲一：精神科診断学はどこにむかうのか―開いた診断学を求めて．林拓二，米田博(編)：専門医のための精神科臨床リュミエール3：操作的診断vs従来診断―非定型精神病とうつ病をめぐって．pp36-45, 中山書店，2008より一部改変〕

表6-5 Crowの2症候群仮説(改訂版)

	I型	II型
特徴的な症状	幻覚，妄想 (陽性症状)	感情の平板化，会話の貧困 (陰性症状)
抗精神病薬への反応	良好	不良
転帰	可逆的	不可逆的?
知的障害	無	存在することあり
異常不随意運動	無	存在することあり
想定される病理過程	ドパミンD_2受容体の増加	側頭葉構造(海馬，扁桃体，海馬傍回)における細胞(ペプチドを含有する介在型神経細胞など)の減少.

(Crow TJ: The two-syndrome concept: origins and current status. Schizophr Bull 11: 471-486, 1985より一部改変)

求において，「開かれた」診断学のような(操作的診断基準のみに縛られない)多角的な視点も重要と思われる．

3 統合失調症の異種性のモデル

統合失調症の異種性のモデルとしては，Crow[4]の2症候群仮説が有名である(表6-5)．これは生物学的に異なる2つの統合失調症の類型を想定している．陽性症状を主体とするI型はドパミン神経伝達異常が主に関与し，ゆえに抗精神病薬への反応が良好である．これに対し，陰性症状および認知機能障害が目立つII型には脳の形態異常が関与し，ゆえに治療への反応性は不良である[4]．

また，Carpenterら[5]は，持続的な陰性症状(感情の平板化，ひきこもりなど)の有無に基づき，統合失調症の欠陥型(deficit form)と非欠陥型(nondeficit form)の二分法を提案している．その生物学的な裏づけとして，欠陥型患者群では上前頭回(前頭前皮質)や中側頭回(側頭葉皮質)の灰白質体積が，健常群，非欠陥型患者群に比べ減少していることが見出されている[6]．

これら統合失調症の亜分類の試みは，同疾患の病態生理のより深い理解のみならず，陰性症状や認知機能障害なども見据えた治療法改良への機運を促したと思われる．

4 神経認知学的指標との関連

近年，双極性障害など遺伝的な関連性が指摘されている他の精神疾患と統合失調症とに共通して

介在する中間表現型(脆弱性素因)として，認知機能障害が注目されている．すなわち，統合失調症では学習記憶，ワーキングメモリー，遂行機能，注意，語流暢性，情報処理速度などの領域を測定する神経心理学的検査成績が，健常者と比べ1〜2.5標準偏差程度低下している．この認知機能障害は統合失調症の基本的特徴とされ，就労など患者の社会機能や転帰に対し精神病症状よりも大きな影響を及ぼすとされる[7]．

図6-1に統合失調症および感情障害圏疾患の認知機能に関するメタ解析の所見を示す[8]．横軸に言語記憶，視覚記憶，語流暢性，ワーキングメモリー，遂行機能などの認知機能領域を，縦軸に健常者の認知機能を0とした場合の患者における低下の程度が標準偏差を単位に(Z値で)示されている．統合失調症ではこれらの認知機能を反映する検査成績が1標準偏差以上低下し，特に言語・視覚記憶や遂行機能などの領域においてより強い障害を認める．注目すべきは，うつ病や双極性感情障害患者においても，軽度ながら同様の障害が存在することである(図6-1)．このことは，後述する統合失調症の異種性に起因する神経生理学的指標のばらつきが，質的には同疾患と近縁疾患との隔たりと類似するという考え方の，神経心理学的な傍証かもしれない．

事象関連電位P300は，高頻度の低い標準音と低頻度の高い逸脱音などを刺激として与え，低頻度刺激の提示時にボタン押しをさせた後，約300 msec付近で陽性に動く脳波成分を指す．このようにP300は注意に依存する認知機能障害の電気生理学的な指標とされ，統合失調症において振幅の減衰や潜時の延長が認められる[1,7]．統合失調症におけるP300の振幅や潜時自体のばらつきをみると，異種性を示唆する分布(二峰性など)には必ずしもならないようである[1]．一方，トレーニングによる行動指標の変化を伴うP300振幅改善の程度においては，異種性を認める[1]．

次に，認知機能の神経生理学的指標である探索眼球運動[9]について述べる．その測定には，横S字型図形を標的図として，それとは一部異なった図2枚を別々に被検者に提示し，それぞれについて被検者に標的図を想起し，目の前の図と比較して，違いを答えさせる「照合課題」が含まれる．同課題では，「さらに他に違いがないかという」念押しに反応する注視点の動きを定量化した「反応的探索スコア」が重視される．その数値は統合失調症で低下しており，①情報を選択的に受け入れ，新たな探索行動へと方向づけていく積極的な準備状態，および，②自分の行動を監視する機能に異常があることを示す[9]．

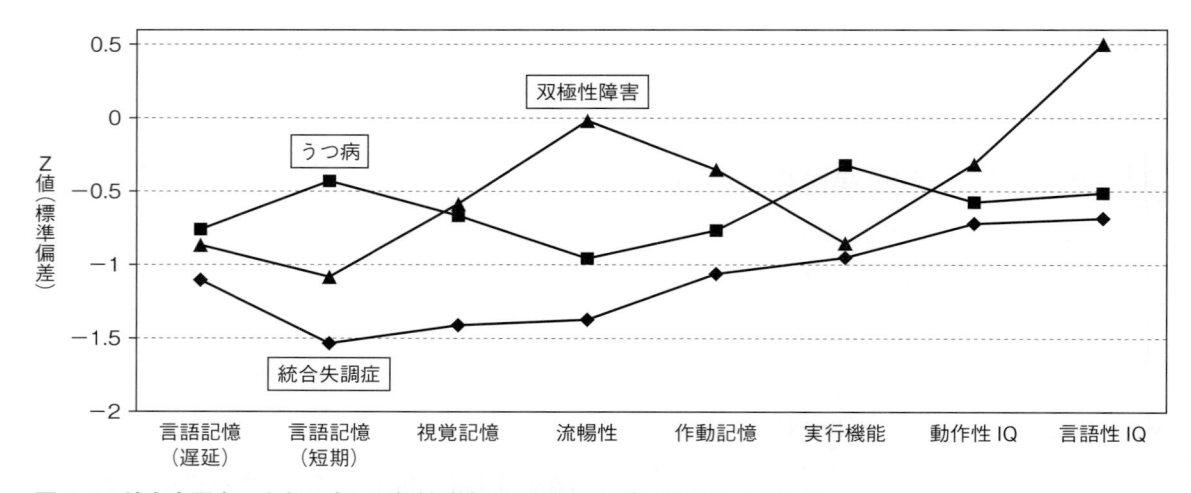

図6-1 統合失調症，大うつ病，双極性障害における認知機能障害のメタ解析
健常者の平均値(Z値=0)と比較し，各疾患において認知機能の低下を認める．
(Keefe RS, Fenton WS: How should DSM-V criteria for schizophrenia include cognitive impairment?. Schizophr Bull 33: 912-920, 2007 より一部改変)

反応的探索スコアの低下は，妄想型よりも破瓜型の患者に多くみられるなど，統合失調症の亜型と関連を示すこと[9]が注目される．また，統合失調型障害患者や統合失調症の家族歴がある気分障害患者などを対象とした，統合失調症の各ハイリスク群における所見も興味深い．すなわち，反応性探索スコアの各被検者群の平均値を図6-2のように並べると，左に行くほど小さい反応的探索スコアが得られる[9]．このように，眼球運動から得られる知見は，統合失調症の種々の亜型などで表れる異種性を反映すると言える．さらに，その異種性の延長線上に，気分（感情）障害など近縁の精神疾患が付置されるという概念を支持する．

以上，統合失調症の異種性と関連する神経認知学的指標をいくつか概観した．今後，近赤外線スペクトロスコピー（光トポグラフィー）[10]なども含めた種々の指標の相互関係の詳細な検討が待たれる．

5 生化学的指標

統合失調症圏疾患の異種性や治療反応性を評価する際の簡便で実用的な指標として，血液中の生化学物質が注目される．現在用いられているすべての抗精神病薬は，ドパミン（DA）受容体への作用を介して臨床効果を発現するとされる[11]．このことから，DA代謝産物である血中ホモバニリン酸（pHVA；plasma homovanillic acid）のクロザピンに対する治療反応性についても報告されている[12]．具体的には，未服薬時のpHVA濃度が高値である患者は抗精神病薬への反応が良好であり，高値を示さない場合，反応は良好あるいは不

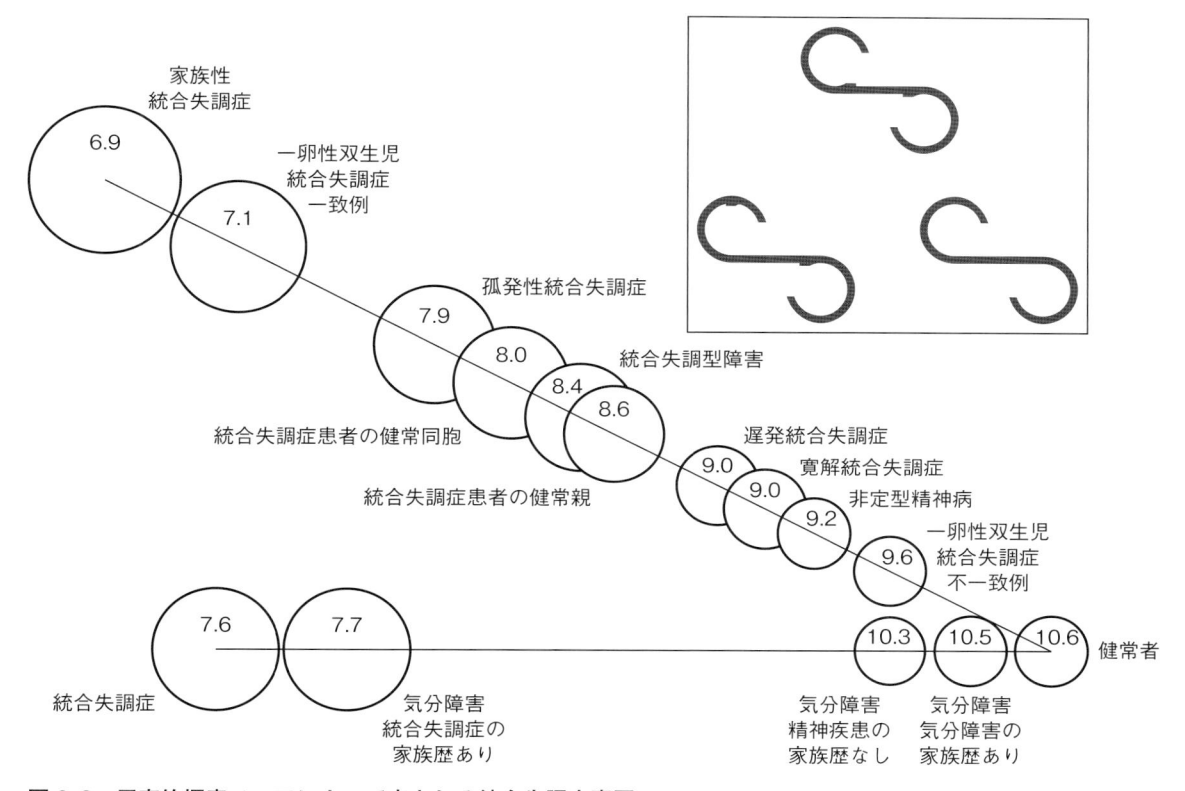

図6-2 反応的探索スコアによって表される統合失調症素因
右上は眼球運動測定時に用いる，突起の位置を違えたS字図形．
※円内の数値は，反応的探索スコアのそれぞれの被験者群の平均値を示す．
（松島英介，小島卓也：統合失調症の異種性と認知機能．山内俊雄（編）：精神疾患と認知機能―最近の進歩．pp23-30，新興医学出版社，2011より一部改変）．

良いずれの場合もありうる[1]．これに関連して Friedhoffら[13]は，"DA依存性緩衝システム仮説"を提唱した．同仮説は，最近注目されている"レジリアンス"の考え方にも通じ，抗精神病薬への反応性に基づいた統合失調症の異種性の検討に深い洞察を与える．さらに，アンフェタミン投与による統合失調症患者の線条体におけるDA放出の個人差が健常者より大きいことが，PETを用いた研究[14]により報告されている．以上の所見は，統合失調症の異種性へのDA伝達の関与を示すものと言えよう．

また，必須多価不飽和脂肪酸(EPUFAs；essential polyunsaturated fatty acids)と統合失調症の病態生理との関連が注目されている[15]．その理由の1つとして，統合失調症の神経発達障害仮説とHorrobin[16]が提唱した同疾患の神経細胞膜リン脂質仮説の親和性が挙げられよう[15]．

リン脂質の構成成分である脂肪酸における，オメガ3系(エイコサペンタエン酸，ドコサヘキサエン酸など)やオメガ6系脂肪酸(アラキドン酸など)からなるEPUFAsと飽和脂肪酸とのバランスは，受容体蛋白を囲む神経細胞膜の流動性を規定する[17] (図6-3)．それに囲まれるDAやセロトニ

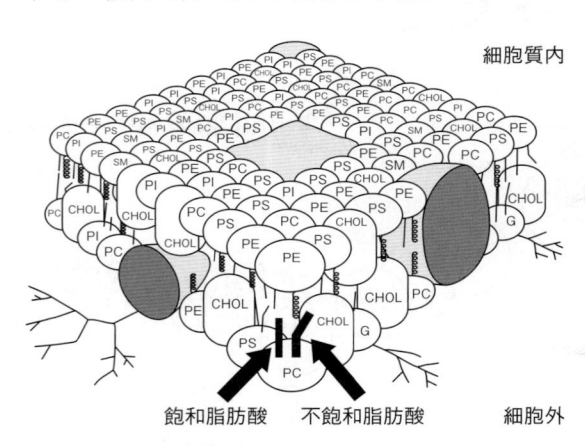

図6-3 神経細胞膜におけるリン脂質二重層構造と脂肪酸
矢印で示される部分が脂肪酸で，リン脂質の構成要素である．飽和脂肪酸(直線状)よりも不飽和脂肪酸(折線状)が多いほど，神経伝達物質の受容体蛋白を取り囲む細胞膜の流動性が高まる．
(Fenton WS, Hibbeln J, Knable M: Essential fatty acids, lipid membrane abnormalities, and the diagnosis and treatment of schizophrenia. Biol Psychiatry 47: 8-21, 2000 より一部改変)

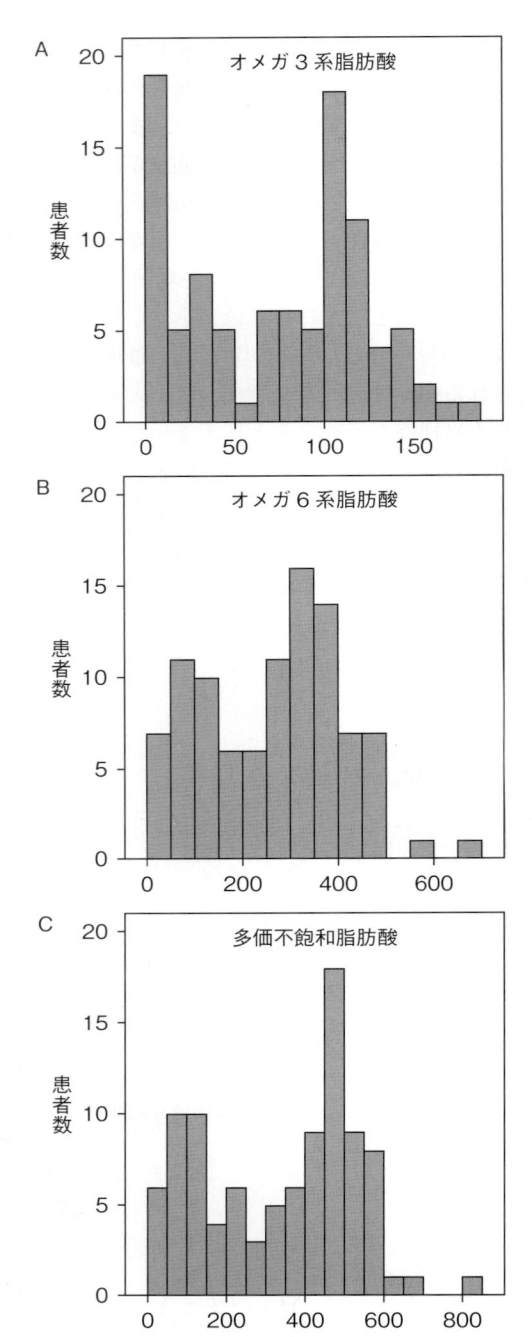

図6-4 統合失調症患者(N=97)の赤血球膜における多価不飽和脂肪酸濃度(μg/赤血球g)の分布
上図，オメガ3系脂肪酸；中図，オメガ6系脂肪酸；下図，オメガ3系脂肪酸＋6系脂肪酸．いずれの指標も二峰性の分布を示し，統合失調症の異種性を示唆する．
(Bentsen H, Solberg DK, Refsum H, et al: Bimodal distribution of polyunsaturated fatty acids in schizophrenia suggests two endophenotypes of the disorder. Biol Psychiatry 70: 97-105, 2011 より一部改変)

ン受容体蛋白は抗精神病薬の作用を介することから，中枢神経細胞膜の脂肪酸組成（EPUFAs と飽和脂肪酸のバランス）は薬物治療反応性を予測すると考えられる．実際，中枢神経細胞膜の脂肪酸組成を鋭敏に反映する赤血球膜の EPUFAs 濃度は，第二世代抗精神病薬に対する治療反応性を予測するようである[18]．

統合失調症の異種性と EPUFAs との関連を直接的に示唆する所見が，Bentsen ら[19]により公表されている．すなわち，ドコサヘキサエン酸とアラキドン酸を中心とする EPUFAs の赤血球膜濃度を多数例で解析すると，統合失調症において二峰性の分布を示すことがわかった（図 6-4）．この二峰性は，酸化ストレスに対する反応の強さの差異を反映し，同疾患における 2 つの異なる中間表現型の存在を示すと考えられる[19]．この知見は，前述の EPUFAs の抗精神病薬に対する反応性予測への応用[18]などに示唆を与えると思われる．

他の精神疾患からの統合失調症の区分け（診断）および同疾患の広がり（異種性）を同時に考察するという難しい作業を，いくつかの方法論を概観しつつ試みた．本章で行ってきたような精神病理学・神経生物学的検討から，次のことが言えよう．すなわち，難治性患者がしばしば呈する（Crow の II 型や Carpenter の欠陥群のような）特徴は，精神病理，神経心理，神経生理，生化学的な指標により，図 6-5 のように肉づけされるかもしれない．そして，そのような特徴を有する患者の長期的転帰を改善する努力は，たとえ困難であったとしても，精神科医療水準の底上げにつながると期待される．

（謝辞）本章をまとめるにあたり，富山大学・神経精神医学講座の瀬尾友徳先生，水上祐子氏にお世話になりました．この場を借りて深謝します．

【文献】
1) 福田正人：生化学・生理学的機能の観点から（第 94 回日本精神神経学会シンポジウム「精神分裂病の異種性（変異性）」より）．精神神経学雑誌 101：227-233，1999
2) 原田憲一：精神科診断学はどこにむかうのか―開いた診断学を求めて．林拓二，米田博（編）：専門医のための精神科臨床リュミエール 3：操作的診断 vs 従来診断―非定型精神病とうつ病をめぐって．pp36-45，中山書店，2008
3) Ujike H, Takaki M, Nakata K, et al: CNR1, central cannabinoid receptor gene, associated with susceptibility to hebephrenic schizophrenia. Mol Psychiatry 7: 515-518, 2002
4) Crow TJ: The two-syndrome concept: origins and current status. Schizophr Bull 11: 471-486, 1985
5) Carpenter WT, Jr, Heinrichs DW, Wagman AM: Deficit and nondeficit forms of schizophrenia: the concept. Am J Psychiatry 145: 578-583, 1988
6) Fischer BA, Keller WR, Arango C, et al: Cortical structural abnormalities in deficit versus nondeficit schizophrenia. Schizophr Res 136: 51-54, 2012
7) 住吉太幹：統合失調症の認知機能障害はどこまで改善し得るか？．山内俊雄（編）：精神疾患と認知機能―最近の進歩．pp31-41，新興医学出版，2011
8) Keefe RS, Fenton WS: How should DSM-V criteria for schizophrenia include cognitive impairment?. Schizophr Bull 33: 912-920, 2007
9) 松島英介，小島卓也：統合失調症の異種性と認知機能．山内俊雄（編）：精神疾患と認知機能―最近の進歩．pp23-30，新興医学出版，2011
10) 福田正人（編）：精神疾患と NIRS―光トポグラフィー検査による脳機能イメージング．中山書店，2009
11) Seeman P, Schwarz J, Chen JF, et al: Psychosis pathways converge via D2high dopamine receptors. Synapse 60: 319-346, 2006
12) Sumiyoshi T, Roy A, Kim CH, et al: Prediction of changes in memory performance by plasma homovanillic acid levels in clozapine-treated patients with schizophrenia. Psychopharmacology (Berl) 177: 79-83, 2004
13) Friedhoff AJ, Silva RR: Stabilizing system in the brain. Friedhoff AJ, Amin F (ed): Plasma Homovanillic Acid in Schizophrenia: Implication for Presynaptic Dopamine Dysfunction. pp79-87, American Psychiatric Press, 1997
14) Laruelle M, Abi-Dargham A, van Dyck CH, et al: Single photon emission computerized tomography imaging of amphetamine-induced dopamine release in drug-free schizophrenic subjects. Proc Natl Acad Sci USA 93: 9235-9240, 1996

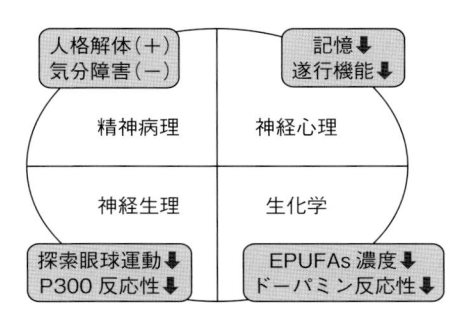

図 6-5 転帰の向上が求められる統合失調症患者の特徴
EPUFAs：必須多価不飽和脂肪酸．

15) 住吉太幹：統合失調症の早期介入・発症予防における薬物療養．医学のあゆみ 236：949-955, 2011
16) Horrobin DF: The membrane phospholipid hypothesis as a biochemical basis for the neurodevelopmental concept of schizophrenia. Schizophr Res 30: 193-208, 1998
17) Fenton WS, Hibbeln J, Knable M: Essential fatty acids, lipid membrane abnormalities, and the diagnosis and treatment of schizophrenia. Biol Psychiatry 47: 8-21, 2000
18) Sumiyoshi T, Higuchi Y, Matsui M, et al: Membrane fatty acid levels as a predictor of treatment response in chronic schizophrenia. Psychiatry Res 186: 23-27, 2011
19) Bentsen H, Solberg DK, Refsum H, et al: Bimodal distribution of polyunsaturated fatty acids in schizophrenia suggests two endophenotypes of the disorder. Biol Psychiatry 70: 97-105, 2011

〔住吉　太幹〕

第7章

病因と病態モデル

　統合失調症は，主に思春期・青年期に発症し，幻覚・妄想などの陽性症状，意欲低下・感情鈍麻などの陰性症状，認知機能障害などが認められ，多くは慢性・再発性の経過をたどり，社会的機能の低下を生じる精神障害である．統合失調症の原因は不明であるが，いくつかの違う病態のある疾患の集まり（異種性），すなわち症候群であると考えられている．統合失調症の病因と病態については，いくつもの仮説があり，それぞれは統合失調症のある一面を説明することができるが，そのすべてを説明することができていないという現状がある．これは，統合失調症の概念と診断の変遷とも深くかかわっていることであるため，本章においては，統合失調症の病因・病態を理解するための総論として，統合失調症の概念と診断について述べて，その後に現在提唱されている病因・病態仮説の各論について述べたい．

1 統合失調症の概念と診断[1-3]

　統合失調症という概念のもとになったものは，精神病という概念である．この精神病は正常ではない精神と行動が認められ，その原因，症状，治療，経過などが医学的に解明されていないものの総称であった．この精神病といわれるものから，Kraepelinが，dementia praecox（早発性痴呆）という概念にて，躁うつ病との区別を明らかにした．この疾患概念は，精神の荒廃過程が認められ，不可逆的に進むということである．その後，Bleulerは，schizophrenia（統合失調症）という用語を提唱し，必ずしも精神の荒廃過程が認められる必要はないとした．それから現在まで，schizophreniaという用語が世界中で使われている．しかし，ヨーロッパではKraepelinの定義が重視され，米国ではBleulerの定義を重視するために，米国では統合失調症が2倍程度多く診断されてきた．この診断の不一致が大きな問題となり，DSM-Ⅲ以降，操作的診断基準が取り入れられ，世界的に使われるようになっている．特に統合失調症研究の分野では，この診断基準が主流となっている．

　ここで重要なことは，この統合失調症は，現時点ではあくまでその原因，症状，治療，経過などが医学的に解明されていないもの，その生物学的な基礎がいずれは明らかになることが想定されている症候群の総称であり，それが医学的に解明された時点でXX病という新たな疾患概念ができるということである．

　さて，統合失調症は古典的な精神医学用語では内因性精神病の代表とされる．精神障害の原因を考えるうえで非常に重要な概念として，外因性，内因性，心因性と3つのレベルがある（図7-1）．外因性は，身体的な要因による精神障害であり，脳そのものに働く要因である脳腫瘍，外傷などの器質因や脳以外の身体疾患（感染症，内分泌疾患など）による症候性精神病，そしてアルコールや麻薬などによる薬物性精神病などを指す．内因性は，素質と環境との相互作用で発症に至るもので

```
外因性
  ↓
内因性  統合失調症
  ↓
心因性
```

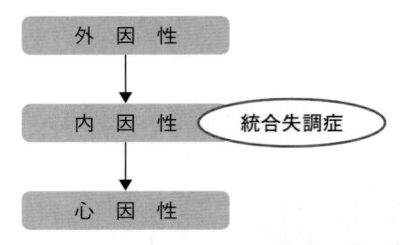

図7-1 精神障害の分類と診断手順

外因なしに発症するが，症状や経過が一定であり，生物学的な基盤が明らかではないが，あることが想定されるものである．統合失調症や躁うつ病がこれにあたる．心因性は特に心理面などの環境の変化によって誰にでも生じるものであり，適応障害や疼痛性障害などがそれにあたる．精神医学の診断は，外因性→内因性→心因性の順で鑑別診断を行うべきであるが，DSMの診断基準においては，外因性の除外というものは診断基準の最後に記述されており，初学者が誤解を起こしている一因となっていると思われる（**表7-1**）．

内因性精神病である統合失調症の原因を生物学的に解明すると解明した時点でそれは外因性となり，統合失調症ではなくなるという一見パラドックスが起こることを述べたが，これは医学の進歩とともに起こってきている．**図7-2**に示したように，脳腫瘍による幻覚・妄想状態は，脳腫瘍が発見されない限り，症候的に統合失調症の診断基準を満たせば統合失調症と診断される（**図7-2A，B**）．脳腫瘍のなかには，もちろん幻覚や妄想などの統合失調症で認められる症状のない患者が存在し（**図7-2C，D**），脳腫瘍などの器質的な脳疾患の場合には，幻覚・妄想などの症状だけでなく意識障害，神経症状，特徴的な経過も認められることが多い（**図7-2A**）．このような外因性の精神病は，統合失調症の中で，意識障害，神経症状，特徴的な経過などの症候を含むものを症候学的に鑑別し（**図7-2A，E**），その原因を科学的な技術が進むことにより（この場合は脳CTやMRIなどの画像診断技術），解明するということができる（**図7-2A**）．今度は，画像診断技術が向上することにより，脳CTまたはMRIを用いることにより脳腫瘍を容易に発見することができ，元々は特徴的

表7-1 DSM-Ⅳ-TRによる統合失調症の診断基準

A．特徴的症状：
以下のうち2つ（またはそれ以上），おのおのは，1か月の期間（治療が成功した場合はより短い）ほとんどいつも存在：
(1) 妄想
(2) 幻覚
(3) まとまりのない会話
(4) ひどくまとまりのないまたは緊張病性の行動
(5) 陰性症状，すなわち感情の平板化，思考の貧困，または意欲の欠如

B．社会的または職業的機能の低下：
障害の始まり以降の期間の大部分で，仕事，対人関係，自己管理などの面で1つ以上の機能が病前に獲得していた水準より著しく低下している．

C．期間：
障害の持続的な徴候が少なくとも6か月間存在する．この6か月の期間には，基準Aを満たす各症状（すなわち，活動期の症状）は少なくとも1か月（または，治療が成功した場合はより短い）存在しなければならないが，前駆期または残遺期の期間では，障害の徴候は陰性症状のみか，もしくは基準Aに挙げられた症状の2つまたはそれ以上が弱められた形で表されることがある．

D．統合失調感情障害と気分障害の除外：
統合失調感情障害と「気分障害，精神病性の特徴を伴うもの」が以下の理由で除外されていること
(1) 活動期の症状と同時に，大うつ病，病，または混合性のエピソードが発症していない
(2) 活動期の症状中に気分のエピソードが発症していた場合，その持続期間の合計は，活動期および残遺期の持続期間の合計に比べて短い

E．物質や一般身体疾患の除外：
物質または一般身体疾患の直接的な生理学的作用によるものではない

F．広汎性発達障害との関係：
自閉性障害や他の広汎性発達障害の既往歴があれば，統合失調症の追加診断は，顕著な幻覚や妄想が少なくとも1か月存在する場合にのみ与えられる．

[American Psychiatric Association: Diagnostic and Statistical Manual of Mental Disorders, 4th ed Text Revision（DSM-Ⅳ-TR）．APA, 2000〔髙橋三郎，大野裕，染矢俊幸（訳）：DSM-Ⅳ-TR精神疾患の診断・統計マニュアル，新訂版．医学書院，2004〕より一部改変]

な症候からサブグループ化して見出したものが，全く別の科学的な診断手法により診断できるようになる（**図7-2A，B**）．このようにして，統合失調症の原因は解明されると，統合失調症ではなくな

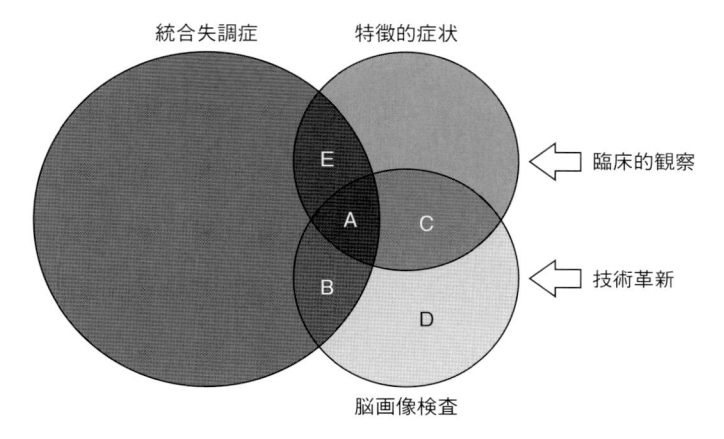

図7-2 統合失調症から「XX病」の発見
統合失調症：生物学的な病態が想定される症候群で現在原因不明
特徴的症状：神経症状，意識障害，臨床経過
脳画像検査：脳MRI検査，脳CT検査など

り，残った原因不明な症候群が統合失調症として残されるという歴史が今まで繰り返されてきた．

統合失調症の中から，外因性の精神障害としてみつかってきたものを図7-3にまとめた．この外因性の精神障害は，DSM-Ⅳ-TRにおいては，一般身体疾患による精神病性障害または物質誘発性の精神障害というカテゴリーに相当する．精神病性障害の項目の中では，統合失調症が最初に記述され，これらのカテゴリーは本来一番最初に診断する必要があるにもかかわらず一番最後に記述されている．例えば進行麻痺は，梅毒が脳に感染して起こる感染症であり，これが見つかった当時の精神科病院の患者の10〜20%が進行麻痺であったという．しかし，現在は，進行麻痺のことを統合失調症と言う精神科医は存在しない．抗生物質の開発と普及により梅毒患者が激減し，今は診ることも少なくなったが，抗体価の測定などにより鑑別診断を行っていない場合には，未だ梅毒患者を統合失調症として診断し，治療していた例も稀にあり報告されている．Huntington舞踏病は，1990年にハンチントン遺伝子が単離されるという分子遺伝学的研究の発展により見出された．この疾患は，ハンチントン遺伝子のトリプレットリピートという繰り返し配列の伸長が起こるものであるため，遺伝子診断により確定診断が可能である．特徴的な舞踏様の神経症状を持つこ

とと常染色体遺伝であるため臨床診断にて疑いがあれば遺伝子診断で確定診断できるが，神経症状が抗精神病薬の副作用である錐体外路症状と似ている場合もあり，Huntington舞踏病であっても診断されず，今も統合失調症として治療を受けている患者が存在すると思われる．このように，診断技術の発展とともに統合失調症の診断は変遷してきている．

一方，未だ外因が特定されていない統合失調症の鑑別診断（内因性・心因性）としては，図7-4に示したようないくつかの症候群が存在する．これらは，生物学的に分離はできていないが，今後このような症候学的な分類から，科学技術の革新とともに新たな診断に結びついていくと思われる．精神病性障害のなかでは，統合失調症様障害，短期精神病性障害，妄想性障害，そして統合失調感情障害があり，気分障害，広汎性発達障害，パーソナリティ障害〔妄想性，統合失調質（スキゾイド），統合失調型，境界性など〕，そして虚偽性障害や詐病などがこのカテゴリーに入る．最近大きな話題となったものとして，広汎性発達障害がある．広汎性発達障害はその経過中に短期間の軽微な幻覚や妄想を呈することがあり，独語やコミュニケーションの質的な障害によるまとまりのない会話，こだわりによる常同行動，ひきこもりや感情の平板さが認められ，幻覚や妄想がはっ

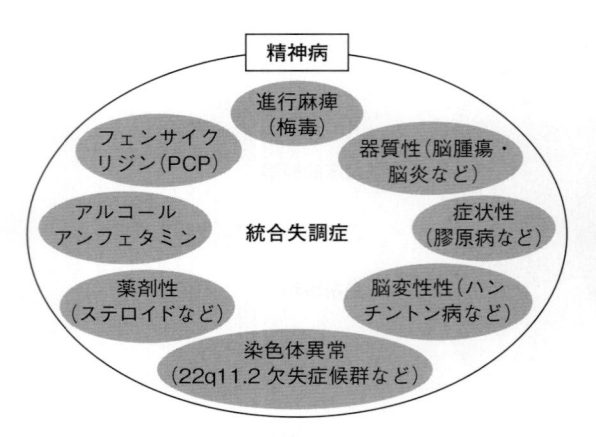

図7-3 精神病と統合失調症（外因性）

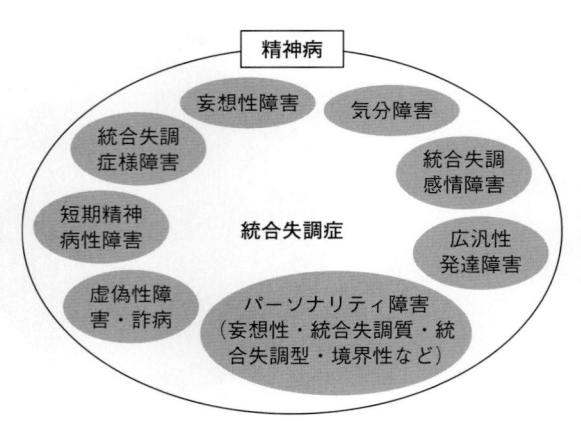

図7-4 精神病と統合失調症（内因性と心因性）

きりしない統合失調症と従来診断されることが多かった．しかし，近年においては広汎性発達障害そのものが精神医学界においてよく知られるようになったため，今まで誤って統合失調症と診断されていた患者が広汎性発達障害と診断されるようになっている．この広汎性発達障害においては分子遺伝学的研究が進んでおり，すでにいくつもの原因遺伝子が発見されている．

以上のように統合失調症に特徴的な症状を持つ患者のうち，外因と症候学的に分類されて残ったものすべてが統合失調症である．統合失調症には生物学的に異種性があると考えられ，統合失調症と現在呼ばれる患者が，病因・病態が解明されると「XX」病と診断されるようになり，最後に残った統合失調症の病因・病態が明らかにされることが期待される．このような統合失調症の概念・診断とその歴史をふまえて，次に現在知られている統合失調症の病因・病態仮説を概説する．

2 統合失調症の病因・病態仮説の役割と意義

統合失調症の病因・病態仮説の各論を述べる前に，その病因・病態仮説の役割と意義について説明する必要があるだろう．統合失調症の病因・病態の解明には，主に2つの動機づけがある．1つは，統合失調症の治療法はあるもののまだ不十分であること，そして統合失調症を診断する客観的・科学的な診断法がないことから，より良い診断法・治療法を開発するために，病因や病態の解明が不可欠であるということである．診断法・治療法開発という目的があるため，現在すでに確立している治療法を説明するような仮説は有用ではなく，今後の創薬を目指した未知の領域が仮説となり，それを検証する研究がなされ，検証されるとまた次の仮説が生まれるというように発展していくという特徴がある．後に述べるように，統合失調症では遺伝要因が明らかであるため，常染色体優性遺伝疾患であるという仮説のもとに連鎖解析が行われた．しかし，十分な成果が得られなかったため，common-disease common variant 仮説にて多数のサンプルを用いた全ゲノム解析が行われたが，ここでも期待されたような大きなオッズ比のある遺伝子が見つけられなかったため，common-disease multiple rare variant 仮説や中間表現型仮説などの研究にシフトしていくというように発展している．このように新たな仮説を検証するためには，科学技術の進歩も必要であるため，科学技術の進歩とともに新たな仮説が検証される．神経伝達に関する仮説では，ドパミン仮説に始まり，セロトニン仮説，そしてグルタミン酸仮説と進展している．最終的には，統合失調症が「十分に改善する病気となり研究を行う必要がなくなる」まで，繰り返されることとなる．

次に統合失調症への誤解や偏見を打破することを目的とした統合失調症の病因・病態仮説が，2

つ目の動機づけとなっている．統合失調症患者が社会や家族から受ける誤解や偏見による精神的そして社会的なダメージは大きく，また患者自身が誤解や偏見を持つことにより，適切な治療を受けられなくなるという問題がある．これらの問題を解決するためには，疾患教育が必要となる．疾患教育においては，必然的に現在行われている治療法に対する説明としての病因・病態となり，将来の診断法や治療法の開発のための仮説とは異なる．一般的には，抗精神病薬がドパミン D_2 受容体の拮抗薬であるため，ドパミン仮説を説明に用いることが多い．また，統合失調症の治療をふまえて経過・予後を説明するためには，ストレス脆弱性モデルや神経発達障害仮説・神経変性仮説がよく用いられる．

このように精神医学・医療における病因・病態仮説の役割と意義について，整理したうえで下記における各論に入りたいと思う．

3 統合失調症の病因仮説[4-6]

統合失調症は家族集積性が高く，遺伝要因と環境要因の両方によって発症すると考えられている．その遺伝率は約80％と高く，遺伝要因に着目したゲノム研究が全世界でなされており，その前提となるいくつかの仮説がある．環境要因は，後に述べる神経発達障害仮説の根拠となるような神経発達期における障害が主になっている．

A ▏ 遺伝要因：常染色体優性遺伝仮説

子どもは両親から2つある常染色体のうち，1つずつを受け継ぐ．両親のどちらかが統合失調症である場合に，統合失調症である親から受け継いだ常染色体に発症の原因となる変異がある場合に，子どもが統合失調症を発症する．よって，両親のどちらかが統合失調症である場合に，子どもが統合失調症になる確率は50％となる．この仮説に基づいて，1980～1990年代にかけて多数の統合失調症の家系を集積して連鎖解析という手法を用いて，統合失調症の原因遺伝子の探索が行われた．しかし，この手法においては原因遺伝子の座位は特定できず，研究間の結果の一致も不十分であり，常染色体優先遺伝の形式をとる統合失調症は見つかっていない．しかし，スコットランドの精神疾患多発家系を用いた研究において，第1染色体と第11染色体の相互転座が統合失調症をはじめ双極性障害や大うつ病性障害などにおいて多く見つかった．その部位には Disrupted in Schizophrenia 1（*DISC1*）という遺伝子があることがわかり，その作用についての研究が精力的になされている．ただし，浸透率は100％ではないため優性遺伝とはいえず，この家系において相互転座を持っている患者は統合失調症よりもうつ病のほうが多いため，統合失調症の原因遺伝子というよりもこの遺伝子の転座による *DISC1* 相互転座を持つ *DISC1* 病が発見された（そして *DISC1* 病では高率に統合失調症を含む精神疾患を発症する）というほうが正しい理解となるだろう．

B ▏ 遺伝要因：common-disease common variant（CDCV）仮説

CDCV仮説とは，頻度の高い病気が遺伝性である場合に，家系が異なっていても頻度の高い同じリスク多型を持ち，そのようなリスク多型は多数ありそれぞれのリスク多型の効果は小さいと考える仮説である．統合失調症の遺伝研究においては，この仮説に従って主に患者対照関連解析（アソシエーション・スタディ）が行われてきた．初期においては，数十症例の患者サンプルと数十症例の健常者において遺伝子多型の頻度の違いを検討することが行われ，多数の遺伝子が関連するとされてきたが，さらに大きなサンプルサイズにおける追試試験において再現性が認められないということが繰り返されてきた．最近は，統合失調症のゲノム研究における世界的なコンソーシアムが結成され，数万症例の患者サンプルと数万症例の健常者において全ゲノムにおける関連解析 genome wide association study（GWAS）が行われていくつものリスク遺伝子の同定に成功している（**表7-2**）．しかし，そのオッズ比は1.1程度と小

表7-2 統合失調症に関連する遺伝子（GWAS）

遺伝子	部位	備考
miR137	1p21.3	神経発達に関与する非翻訳RNAであり他の遺伝子の発現制御を行う
ZNF804A	2q32.1	遺伝子発現に関与している可能性あり
PCGEM1	2q32.3	前立腺がんに関与する遺伝子
MHC region	6p21	ゲノム構造が複雑である免疫に関与する領域で多数の遺伝子が存在
CSMD1	8p23.2	神経発達に関与し，miR137のターゲット
MMP16	8q21.3	エンドペプチダーゼの一種
NRGN	11q24	NMDA受容体機能に関与
TCF4	18q21.2	神経発達に関与し，miR137のターゲット
NT5C2	10q24.33	ヌクレオチダーゼの一種

表7-3 統合失調症に関連する稀な遺伝子や部位（CNV）

遺伝子	部位	種類	備考
複数	1q21.1	欠失	精神遅滞，ADHD，自閉症
NRXN1	2p16.3	欠失/重複	自閉症
複数	3q29	欠失	精神遅滞，自閉症
VIPR2	7q36.3	重複	
複数	15q11.2	欠失	てんかん
複数	15q11-13	重複	精神遅滞，自閉症，（Angelman症候群/Prader-Willi症候群）
複数	15q13.3	欠失	精神遅滞，自閉症，ADHD，てんかん
複数	16p11.2	重複	自閉症，精神遅滞
複数	16p13.1	重複	ADHD，自閉症，精神遅滞，てんかん
複数	17q12	欠失	自閉症，精神遅滞
複数	22q11.2	欠失	精神遅滞，ADHD，自閉症，（22q11欠失症候群）

さく，これらによって80％という高い遺伝率は説明できないため，さらなる検討が必要とされている．

C 遺伝要因：common-disease multiple rare variant仮説

Common-disease multiple rare variant仮説とは，頻度の高い病気が遺伝性である場合に，家系が異なっていても頻度の低い同じリスク遺伝子を持つと考える仮説である．Common variantは頻度1％以上を指すが，rare variantは1％未満のものを指す．前述のGWASの技術ではrare variantについての検討が十分にできておらず，これにより高い遺伝率が説明できる可能性があるとされている．具体的には，コピー数多型（CNV：copy number variation）やrare mutation（特にストップコドンの挿入やアミノ酸の変異が起こる機能的なもの）が候補とされいくつかの成果が出てきており，今後期待が持てる仮説である（**表7-3**）．ただし，稀な多型を対象とするため解析にはCDCV仮説よりも多数の症例を必要とする．

D 遺伝要因：中間表現型仮説

統合失調症のリスク遺伝子は，その発症リスクを直接的に高めるのではなく，統合失調症にて認められる特徴的な神経生物学的な障害である中間表現型を規定し，その結果，統合失調症の発症リスクを高めるという考え方が，中間表現型の概念である（**図7-5**）．統合失調症の中間表現型は，①遺伝性があること，②量的に測定可能であること，③孤発例において精神疾患や症状と関連すること，④長期にわたって安定していること，⑤精神疾患の家系内で精神疾患を持たないものにおいても発現が認められること，⑥精神疾患の家系内では精神疾患を持つものでは持たないものより関

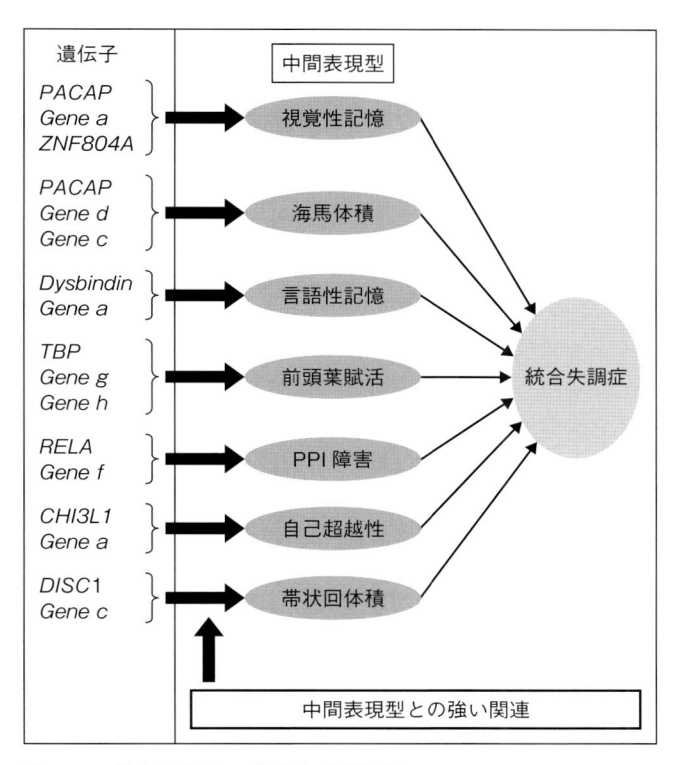

図7-5 統合失調症の中間表現型仮説
(橋本亮太,安田由華,大井一高,他:統合失調症の中間表現型,精神科治療学 26:1363-1369, 2011 より一部改変)

表7-4 中間表現型の種類

	認知機能	脳画像	神経生理機能	人格傾向	遺伝子発現
1) 遺伝性	◎	◎	◎	◎	△
2) 定量性	○	◎	○	○	◎
3) 関連性	◎	○	◎	○	○
4) 安定性	○	◎	○	△	△
5) 家系内中間性	◎	○	○	△	△

エビデンスレベル:◎高い,○中程度,△少ない
(橋本亮太,武田雅俊:中間表現型,精神医学キーワード事典,pp594-596,中山書店,2011 より一部改変)

連が強いこと,を満たすべきであるとされている.その中間表現型の具体例としては,脳画像,認知機能,神経生理学的所見などが挙げられ,どれも理想的な中間表現型とは言えないものの,それぞれの表7-4のような特徴が認められる.この量的な形質に着目する中間表現型と遺伝子との関連研究はより少ない数のサンプル数でリスク遺伝子を同定できるという利点があるもののサンプル収集の困難さという問題点がある.

E エピジェネティック仮説

統合失調症の遺伝因子は上記に挙げたようなゲノム上のDNAのシークエンスの変異ではなく,遺伝する遺伝子発現の変化であるとするものがエピジェネティック仮説である.よく知られているメカニズムとして,DNAのメチレーションやクロマチン構造のヒストンのリモデリングが挙げられる.この仮説は,まだ十分な検討がなされておらず,今後の検討が待たれる.

F ▍環境要因

　出生前については，妊娠中の第一と第二トリメスター早期の妊娠中における母体の感染症が統合失調症発症のリスクとなる．特に母のインフルエンザ感染がよく知られている．このことは，冬から春先生まれに5〜10% 統合失調症が多いという疫学データとも合致する．そのメカニズムとして，後に述べるサイトカインや免疫反応の異常が胎児脳に影響を及ぼすことが示唆されている．出生前の母の栄養不良もリスクとなるといわれている．周産期においては，産科・周産期の合併症は統合失調症のリスクを2倍にすることが知られており，このメカニズムとして低酸素による脳の障害が考えられている．出生前や周産期の異常は，胎児や新生児の脳に対するダメージを与えているが特異的なものではないと考えられており，これらのモデルによる統合失調症病態研究は多くないのが現状である．

　一方，父親に関するリスク因子として，受胎時の父の年齢が高いことが2倍のリスクとなることが知られている．これは，父親の年齢が高くなることにより，精子形成の障害が起こり新規の変異やエピジェネティックな制御異常が起こりやすくなることによると考えられている．

G ▍心理社会的要因

　心理社会的要因が統合失調症の発症要因となるという仮説がいくつかあるが，これらはすでに過去の歴史であると現在理解されている．すなわち，心理学的要因は発病後の症状悪化要因ではあっても，決して原因ではない，とされている．主なものに，精神分析理論，家族力動，二重拘束説，社会理論などがある．

4 統合失調症の病態仮説[7-10]

　先程述べたように疫学的な知見などから，統合失調症の病因についての仮説がいくつも提唱されているが，これらは新たな治療薬の開発に向けて期待できるものであるが，分子レベルにおける十分なデータは出ていない．一方，統合失調症の病態モデルにおいては，具体的な分子について言及した仮説がいくつか認められる．これらは，神経伝達物質に関するものであり，ドパミン仮説，グルタミン酸仮説，セロトニン仮説，GABA 仮説などがある．また，病態の概念を示したものとしては，ストレス脆弱性モデル，神経発達障害仮説・神経変性仮説，前頭葉機能低下仮説，神経免疫仮説などがある．

A ▍ドパミン仮説

　ドパミン仮説は，統合失調症の病態仮説として最も知られているものである．抗精神病薬は，後に述べるようにドパミンをはじめとして様々な受容体へ結合し，その遮断作用もしくは神経伝達の促進作用を示すことが知られている．この仮説の根拠は，抗精神病薬がドパミン D_2 受容体の遮断作用を持っており，これが臨床の用量と正の相関することが示されたことによる．また，アンフェタミンなどのドパミン神経伝達の亢進作用を持つ薬物が統合失調症と類似の幻覚や妄想を引き起こすことも知られており，これらの事実から，脳内のドパミン神経伝達の過剰が，統合失調症の本態として想定されてきた．そして，ドパミン D_2 受容体をターゲットとした抗精神病薬が多数開発されてきた．

　しかし，その後，統合失調症患者のPETや死後脳を用いたドパミンやその受容体に関する研究において，ドパミン神経伝達の過剰を示唆する研究結果も認められるものの，それを支持しない結果もあり，一致がみられなかった．また，髄液中や血液中のドパミン代謝産物 HVA（homovanillic acid）などの脳ドパミン代謝を反映させるいくつかのマーカーの研究においても，一致した見解が得られていない．このようなことから，ドパミン神経伝達の過剰仮説には限界があるように思われるようになった．

　さて，脳内のドパミン神経伝達経路は，黒質線条体経路，中脳辺縁系経路，中脳皮質経路，漏斗

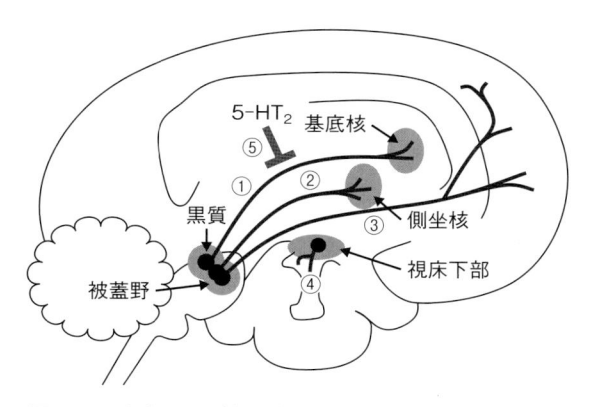

図7-6 脳内のドパミン経路とセロトニン経路
①黒質線条体ドパミン経路，②中脳辺縁系ドパミン経路，③中脳皮質ドパミン経路，④漏斗下垂体ドパミン経路，⑤セロトニン神経入力
（抗精神病薬と深くかかわる経路のみ記載）

下垂体経路の主に4つがよく知られている（図7-6）．黒質線条体経路は，錐体外路系の一部であり，抗精神病薬による錐体外路系の副作用に関与していると考えられている．中脳辺縁系経路が，幻覚や妄想などの症状と関連しており，抗精神病薬の効果に関与するとされている．中脳皮質経路は，統合失調症の陰性症状もしくは抗精神病薬による薬剤性の陰性症状や認知機能障害に関与していると考えられている．漏斗下垂体経路は，プロラクチン分泌に関係しており，抗精神病薬による乳汁分泌や無月経などの副作用にかかわっていると考えられている．このように，同じドパミン神経伝達経路といっても複数あり，統合失調症との病態への関与はそれぞれに分けて考える必要があると思われるようになった．

そこで，発展したドパミン仮説は，中脳辺縁系におけるドパミン神経伝達は亢進しており，中脳皮質経路のドパミン神経伝達は低下しているというものである．この仮説は，ドパミン神経伝達を部位ごとに分けて考えることにより，ドパミン D_2 受容体遮断効果を持つ抗精神病薬が，中脳辺縁系においてドパミン神経伝達を抑制することにより効果を発揮し，中脳皮質経路において低下しているドパミン神経伝達をさらに低下させると陰性症状のさらなる悪化を生じるという臨床観察を説明できるものとした．また，ドパミン D_2 受容体の部分作動薬が，シナプス間隙において内因性のドパミンの濃度により，神経伝達の亢進時には遮断薬として，低下しているときには作動薬としてドパミン系の安定化に働くとした．

治療抵抗性統合失調症に適応を持つクロザピンは，現在の第二世代抗精神病薬の源流として，特殊な効果・副作用と薬理プロファイルを持っている．利点は，治療抵抗性統合失調症に効果を持つことと自殺率が低いことであり，副作用については錐体外路系の副作用をほとんど示さない．一方で，無顆粒球症，心筋炎などの死亡に至る重篤な副作用が発現する恐れがあり，それ以外にも副作用が多く認められる．薬理学的には，非常に多数の受容体と相互作用することが知られており，ドパミン D_2 受容体，ドパミン D_1 受容体，ドパミン D_4 受容体，セロトニン 5-HT_2 受容体，セロトニン 5-HT_3 受容体，セロトニン 5-HT_{2c} 受容体，α_1 受容体，ヒスタミン H_1 受容体，ムスカリン M_1 受容体などがある．特筆すべきこととして，クロザピンは，ドパミン D_2 受容体への作用が非常に弱いことが知られており，これもドパミン仮説で統合失調症の病態のすべてを説明できないとする大きな根拠となっている．

このようにドパミン仮説にて説明できない部分が残っているにもかかわらず，ドパミン仮説は今も統合失調症の分子病態における仮説として最も重要なものである．また，統合失調症患者への病名告知に伴う疾患理解や服薬遵守の説明にはこれを用いることが多い．しかし，ドパミン仮説に基づいた治療薬の開発は長く続けられているものの，40年以上前に開発されたクロザピンを超える薬剤は未だ見出されておらず，治療薬開発研究という側面においては，他の仮説に基づいた研究が主流になってきている．

B セロトニン仮説

上記のようにクロザピンにおけるドパミン D_2 受容体とセロトニン 5-HT_2 受容体を同時に遮断することがクロザピンの特別な薬理作用をもたらしているという考えに基づいて，数多くのドパミ

ンD$_2$受容体とセロトニン5-HT$_2$受容体を遮断する第二世代抗精神病薬（セロトニン・ドパミン拮抗薬：SDA）が開発されてきた．また，LSD（lysergic acid diethylamide）やMDMA（3,4-methylene-dioxymethamphetamine）などの幻覚剤は，陽性症状に類似した幻覚を引き起こし，セロトニン5-HT$_{2A}$受容体のアゴニストとしての作用を持つ．これらのことにより，セロトニン仮説が生まれた．第二世代抗精神病薬は，陽性症状に対する効果は第一世代抗精神病薬と比較してあまり変わらないものの，錐体外路系の副作用を起こすことが少ないとされている．黒質線条体のドパミン神経にはセロトニン神経の入力があり，5-HT$_2$受容体を遮断することにより，ドパミンの放出を増強する効果がある（図7-6）．すなわち，SDAは，黒質線条体のドパミン神経伝達をドパミンD$_2$受容体によって抑制する一方，セロトニン5-HT$_2$受容体を介して増強し，ドパミン神経の遮断効果を逆転させることとなる．一方，中脳辺縁系のドパミン神経にはそのようなセロトニン神経の入力が存在しないことにより，中脳辺縁系のドパミン遮断効果には影響しないとされる．5-HT$_2$受容体の特異的な拮抗薬は，抗精神病薬と併用することにより，陰性症状を改善するという報告があるが，5-HT$_2$受容体の特異的な拮抗薬のみでは陽性症状・陰性症状のどちらにも効果がなく，幻覚薬は陰性症状をもたらさないため，現在，この仮説は以前ほど注目されなくなっている．

C グルタミン酸仮説

ドパミン仮説，セロトニン仮説が下火になってきたときに，代わりに提唱されたのがグルタミン酸仮説である．この仮説の論拠は，グルタミン酸の受容体であるNMDA（N-methyl-d-aspartic acid）のアンタゴニストであるPCP（phencyclidine：フェンサイクリジン）の乱用が統合失調症と類似の症状として幻覚や妄想などの陽性症状だけでなく，意欲の低下や感情の平板化，ひきこもりなどの陰性症状を呈することや，NMDA受容体の機能を促進するグリシンなどが統合失調症の陰性症状を改善することが報告されたことによる．抗精神病薬は，統合失調症の陽性症状に効果があるが，陰性症状には十分な効果が認められないことから，従来の抗精神病薬を超える治療効果を求めて，陰性症状をターゲットとして薬剤開発がなされるようになったことも，ドパミン仮説からグルタミン酸仮説へトレンドが変わった理由として挙げられる．

グルタミン酸は，脳における最も主要な興奮性神経伝達物質である．グルタミン酸受容体は，イオンチャネル型グルタミン酸受容体と代謝型グルタミン酸受容体があり，イオンチャネル型グルタミン酸受容体には，NMDA受容体，AMPA受容体，カイニン酸受容体がある．そのなかで，NMDA受容体はカルシウムを流入させる特殊な機能があり，シナプス可塑性や興奮毒性に関与している．統合失調症の死後脳研究においてこの仮説を支持する所見として，前頭前皮質や海馬におけるグルタミン酸濃度の減少，前頭葉皮質，海馬，視床などの部位におけるNMDA受容体やその他のグルタミン酸受容体の発現レベルの減少が報告されているが，変わりないとする報告もある．グルタミン酸仮説においては，NMDA受容体機能の低下が想定されている．グルタミン酸仮説は，グルタミン酸神経の活動によって，ドパミン神経やセロトニン神経が調整されていることをふまえているため，今までのドパミン仮説やセロトニン仮説も包括する仮説であり，現在，グルタミン酸神経系をターゲットとした抗精神病薬の開発が進められている．

近年は，統合失調症の死後脳において，GABA神経系の蛋白や遺伝子発現が減少しているという研究結果から，GABA（γ-aminobutyric acid）仮説が提唱されている．GABA神経は抑制性の介在神経細胞であり，グルタミン酸作動性の興奮性神経細胞の働きを調整することが知られていることから，GABA仮説はグルタミン酸仮説を包含するものと考えられる．

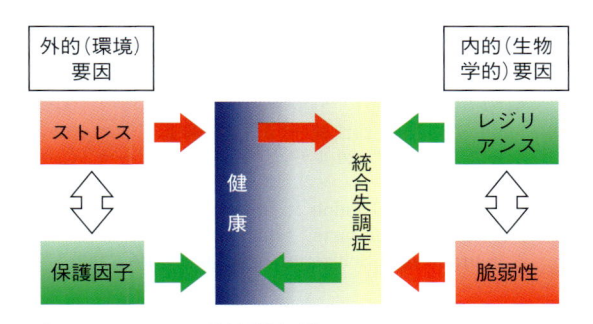

D ストレス脆弱性仮説

　ストレス脆弱性仮説は，ある脆弱性（素因）を持った人がストレス状況下に置かれたときに統合失調症が発症する，という仮説である．すなわち，生物学的な脆弱性とその一方の極にあるレジリアンス（保護的な力/防御因子）をそれぞれの個人が固有に持っており，それに対して環境因子として発症や再発の誘因となるストレス因子とその逆の保護因子が働き，ある一定の閾値を超えた時点で，発症や再発が起こると考える（図7-7）．この仮説は，統合失調症は，統合失調症の生物学的要因，心理社会的要因，そして環境要因を統合するものであるが，その実態は明らかになっていない．脆弱性としては，先に述べたような遺伝的要因，周産期障害，胎児期のウイルス感染などの生物学的なものがあり，ストレス因子としては，家族の高い感情表出，ストレスフルなライフイベント，麻薬や覚醒剤の使用などが挙げられ，保護因子としては抗精神病薬の服用，家族への心理社会介入や社会資源の利用などがある．この仮説は，発症における two hit 仮説を含む概念である．Two hit 仮説は，神経発達期における脆弱性形成が one hit であり，発症時期においてストレス因子が two hit として起こることにより，発症するとしている．さらにこの仮説は，次に述べる神経発達障害仮説と重なりを持つ．

図7-7　ストレス脆弱性仮説
（橋本亮太，安田由華，大井一高，他：レジリエンスに関与する遺伝子．臨床精神医学 41：127-134, 2012より一部改変）

E 神経発達障害・神経変性仮説

　神経発達障害仮説は，神経発達の時期に正常な発達が妨げられることにより統合失調症が発症するというものである．遺伝子の変異などの遺伝要因，胎児期の感染，周産期障害などにより，神経細胞の配列や層構造の異常，シナプス形成の異常などが引き起こされると考えられている．この後，主に思春期に性成熟やストレス因子がかかわって最終的な発症に至るとされている．この根拠として，統合失調症の脳病理所見において，神経細胞死によって定義される神経変性の所見は見つかっていないが，樹状突起の形態異常や層構造の異常などが報告されていることから神経発達期にこのような異常が起こったと考えられている．一方，統合失調症の一群の患者においては，症状が徐々に悪化し病態の進行が想定されることに加え，統合失調症において脳の一部の体積が発症後も進行性に減少することから，神経変性疾患である可能性が最近論じられるようになった．これは，神経の正常な発達が完了した後に変性が起こることにより統合失調症が発症し発症後に病態が進行するというものである．実際には，いつの時期に脳の異常が構築されたかについては未だわかっていない．しかし，おそらく進行性の脳の神経細胞障害が起こっており，それが神経発達の時期に起これば神経発達障害となり，神経発達が完了した後に起これば，神経変性と呼ぶことになる．どちらの仮説についても統合失調症患者にその経過と予後を説明するときに有用なモデルである．

F その他の仮説

　統合失調症では認知機能障害が認められるが，これらは前頭葉機能の低下が一次的に起こり，その結果，特に前頭葉を用いる認知機能が低下するとされている．この前頭葉機能低下仮説は，前頭葉のドパミンシグナルの低下が統合失調症で起こっているとしてドパミン仮説とも深くかかわっている．認知機能障害は統合失調症の新たな治療

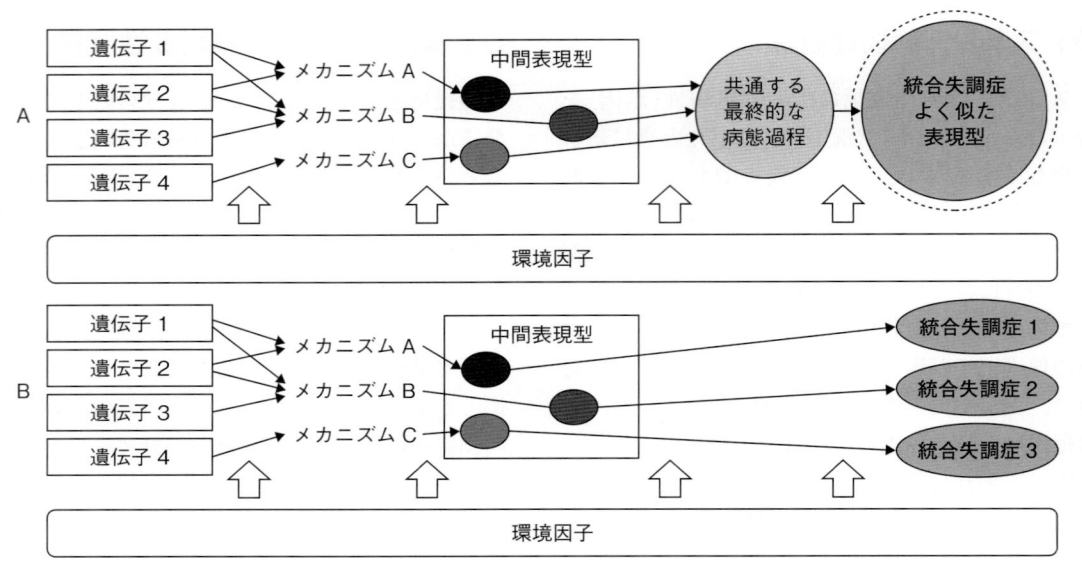

図 7-8 統合失調症の病因・病態概念図
(Keshavan MS, Tandon R, Boutros NN, et al: Schizophrenia, "just the facts": what we know in 2008 Part 3: neurobiology. Schizophr Res 106: 89-107, 2008 より一部改変)

ターゲットとなっていることから，重要視されている．サイトカインをはじめとする神経免疫系の異常が統合失調症患者において認められることから，神経免疫仮説がある．最近の統合失調症の全ゲノム関連解析においては，免疫系の遺伝子群が関連することが報告され，ますます注目を浴びている．

統合失調症の病因・病態仮説について概説した．様々な仮説が提唱されているが，これらをまとめると図7-8のようになる．Aは，統合失調症は単一疾患であるという考えであり，Bは統合失調症はいくつもの似た症状の異なる病気の集まりと考えているが，実際には，統合失調症の中には頻度の少ないBのものが多数ありながらも，Aのように最終の共通経路を持った大きな部分を占める統合失調症があると考えるのが自然であろう．遺伝子・メカニズム・中間表現型・環境要因には，今までに概説した役者が揃っており，新たな役者を見出しながら，これらの関係を明らかにすることにより，病因・病態を解明することができると考えられる．

【文献】
1) American Psychiatric Association: Diagnostic and Statistical Manual of Mental Disorders, 4th ed Text Revision (DSM-IV-TR). APA, 2000〔髙橋三郎，大野裕，染矢俊幸（訳）：DSM-IV-TR 精神疾患の診断・統計マニュアル，新訂版．医学書院，2004〕
2) Sadock BJ, Sadock VA（著），井上令一，四宮滋子（訳）：カプラン臨床精神医学テキスト DSM-IV-TR 診断基準の臨床への展開．メディカルサイエンスインターナショナル，2004
3) 上島国利：統合失調症と類縁疾患―精神科ニューアプローチ 4．メジカルビュー，2005
4) 橋本亮太，安田由華，大井一高，他：統合失調症の中間表現型．精神科治療学 26：1363-1369, 2011
5) Tandon R, Keshavan MS, Nasrallah HA: Schizophrenia, "just the facts" what we know in 2008. 2. Epidemiology and etiology. Schizophr Res 102: 1-18, 2008
6) 橋本亮太，武田雅俊：中間表現型．精神医学キーワード事典．pp594-596，中山書店，2011
7) 橋本亮太，安田由華，大井一高，他：レジリエンスに関与する遺伝子．臨床精神医学 41：127-134, 2012
8) 橋本亮太，武田雅俊：統合失調症は神経変性疾患か？脳21，9：390-393, 2006
9) Stahl SM（著），仙波純一（訳）：精神薬理学エッセンシャルズ．メディカルサイエンスインターナショナル，1999
10) Keshavan MS, Tandon R, Boutros NN, et al: Schizophrenia, "just the facts": what we know in 2008 Part 3: neurobiology. Schizophr Res 106: 89-107, 2008

〔橋本 亮太〕

第8章

疫学

　本章では，統合失調症に関する疫学的知見について，2008年に統合失調症に関する国際学術専門誌に掲載された優れたレビュー「Schizophrenia, "Just the Facts" What we know in 2008. 2. Epidemiology and etiology」[1]の内容を主に紹介する．さらに，WHOなどの公的機関の統計データをもとに，統合失調症による健康的生活への負担，わが国における統合失調症患者の受療状況などの情報を追加した．

　疫学とは疾病の分布ならびに決定因子について調べる学問である[2]．ある疾病を発症した人と発症しなかった人の特性や経験の違いを検討することで，その疾病の原因と関連性のある因子を特定することができる．つまり，疾病の決定因子を調べることが疫学の本質である．統合失調症に関して言えば，遺伝的因子と環境因子の両方があり，いずれも単独で作用するものではないようであるため，これらは同時に検討する必要がある[3]．

1 発症率と有病率

　一般に，疾病の分布は発症者数（新規症例）と有病者数（全症例：既存症例＋新規症例）で表現される．発症者数とは，ある期間内に，その疾病を発症するリスクのある人々のなかで，新規に何人がその疾病を発症したかを示すものである．疾病を発症する人と発症しない人の特性の違いを調べることで，疾病の危険因子と発症保護因子を明らかにすることができる．そのため，新規発症（発症率）の時間的，場所的，人的な分布について得られた知見は，疾病発症の病因（決定因子）を明らかにするものとなる．有病率とは，ある時点（時点有病率）あるいは，ある期間（期間有病率）にある疾患に罹患している人々の割合のことを言う．これは，すでにその疾病に罹患していた人と，設定された期間内に新規に発症した人の両方を含む．

A 発症率と生涯リスク

　発症率とは，疾病を発症するリスクのある人々の間で，ある一定期間（通常は1年間）内に新規に発症した症例の割合のことであり，この期間の開始時点ですでに発症していた人の数（分母からも分子からも除外する），疾病を新規発症するリスクのある人の数（分母），ならびに，この期間内に新たに発症した人の数（分子）を知る必要がある．新規症例数は，地域調査や，医療サービス（医療従事者との初回コンタクト，入院など）を利用した人を特定することで調べることができる．ある疾病の分布を正しく決めることができるかどうかは，信頼性の高い妥当な疾病の診断を行えるかにかかっている．

1. 統合失調症の発症率

　直接に発症データが得られた唯一の世界規模の研究（WHO10-nation study）[4,5]において，年間の発症数は，統合失調症の診断に広い判定基準（ICD-9）[6]を用いた場合に16〜40/100,000/年（人

口10万人あたり年間16〜40例)であり，狭い判定基準(CATEGO class S+, 統合失調症の核心群を特定する)[7]を用いた場合には7〜14/100,000/年であった．米国のNational Institute of Mental Health Epidemiological Catchment Area(ECA)プログラムでは，10倍高い発症率が観察されたが[8]，この結果は，臨床経験の少ない(あるいは全くない)調査者が実施した地域調査をもとに得られたものであり，偽陽性が多い可能性が高い[9,10]．一方で，サービス利用データに基づく研究では，治療を受けていない患者もいるので，統合失調症の発症率を過少推定している可能性がある．1965〜2001年末の間に発表された研究すべてをメタ解析した最近の研究では，発症率(中央値)は15.2/100,000/年(80%信頼区間8〜43/100,000/年)であった[11]．この解析では，データは33か国での55件の研究から得られた．地域や国の経済状態によるデータのばらつきは認められなかった[12]．しかし，世界中で統合失調症の発症率はほぼ同じであるという従来の仮定とは異なり，このメタ解析では，統合失調症の発症率に明確なばらつきがあることが明らかになり，都市部居住，移民，男性において統合失調症の発症率が高いことがわかった．

2. 都市部居住と統合失調症

最近の研究結果は，都市部居住と統合失調症の関連性を支持している[13]．この関連性については，都市部居住が統合失調症を引き起こしているのか(ブリーダー仮説：breeder hypothesis)，それとも，統合失調症の患者が都市部に移住してくるのか(選択仮説：selection hypothesis)に意見が分かれていた．過去半世紀の間，この論争は後者の見方が有力であり，統合失調症者がより安い住居費と比較的高い匿名性が得られる都市中心部に社会浮動(social drift)してきたことによるとされてきた[14]．しかし，社会浮動現象が確認された一方で，最近の研究では，都市部に生まれ育ったこと(15歳まで)と，統合失調症の発症率上昇との間に相関関係があることも確認された[15-17]．都市部居住の程度と統合失調症のリスクとの間に用量-反応関係が認められたことは，都市部居住と関係ある何らかの要因が，統合失調症の原因として関係しているという考えを強く支持している[18]．しかし，都市部居住に関連する具体的なリスク修飾因子が何であるかはまだわかっていない．これまでに，都市と地方で違いを示すもののなかからいくつかの候補が提案されてきた．例えば，大麻その他の薬物乱用，出生前および周産期の健康，社会的ストレスや社会的絆，貧困，移民の割合およびその性質，環境毒素，様々な感染症，あるいはビタミンD欠乏などである．これらの要因のうちのいくつかは統合失調症との独立した関連性が確認され(例：移民)，別の要因については都市部居住との独立した関連性が示されているが(例：ビタミンD欠乏)，いずれも都市部居住と統合失調症との関連性を十分に説明できるようなリスク修飾因子であると確実には言えなかった．

3. 移民と統合失調症

ミネソタ州に移住したノルウェー人において，ノルウェーに留まった人と比較して統合失調症的破綻(schizophrenic breakdown)が生じる割合が高いとOdegaardが報告して以来[19]，いくつかの研究で移民と統合失調症発症リスクの高まりとの間に相関関係があることが確認された[20,21]．1977〜2003年末までに発表された18件の研究のメタ解析によると，個人あるいは家族の移民歴が統合失調症の有意な危険因子であることが明らかになった[22]．統合失調症を発症する相対リスクは，移民第一世代では2.7，第二世代では4.5であった．選択的移住[19]と診断バイアス[23]が，このリスク上昇を説明する可能性があるとされてきたが，いずれもこの関連性を十分には説明できないようである．移民と統合失調症の関係は，国民の大半が黒人の国から国民の大半が白人の国へ移住した人においてより強いことがわかった．さらに，同じ民族背景を持つ人々の密度が低い地域に移住することが，精神病に罹患しやすくすることもわかっている[24,25]．それでは，どのような因子が移民と統合失調症を関連づけているのであろうか？

ビタミンD欠乏や後成的発現（エピジェネシス）などの生物学的な説明も示唆されてきたが[26]，移民であることに伴う社会的逆境（社会的隔離，差別，人種差別，社会的敗北の経験，など）が，主要な因子であるとされてきた[27,28]．移民と統合失調症発症リスクの上昇との相関関係は，統合失調症の病因に社会的因子が何らかの役割を果しているという有力なエビデンスとなる[29]．しかし，具体的なリスク介在因子（社会的因子あるいは生物学的因子）については，今後解明しなければならない．

4. 統合失調症の男女差

統合失調症を発症する生涯リスクの推定値は0.3〜2.0%であり，平均はおよそ0.7%である[30]．統合失調症の臨床発現と予後には男女差があることが以前から認識されていたが[31]，統合失調症を発症する生涯リスクは男性と女性で同程度であると一般には考えられてきた[32]．しかし，最近発表された2件のメタ解析によってこの仮定は覆され，男性のほうが統合失調症発症の生涯リスクが高く，男女の相対リスクは約1.4であることが明らかになった[11,33]．そして，統合失調症の罹患危険率の男女比は，より厳格な最新の診断基準を用いるとさらに高くなることがわかった[34]．一方，発展途上国での研究では男女差が認められず，また，1980年より以前に得られた研究サンプルでは，統合失調症リスクに男女差が認められる可能性が低かった[33]．過去20年間に実施された研究と，それ以前に実施された研究の知見との間にこのような違いが認められた原因はほとんど解明されていない．この違いを説明するものとして，診断基準や症例確認法に関して2つの時期に違いがあること，あるいは，様々な身体的ならびに（もしくは）社会環境的危険因子について，男女間でこの2つの時期に変化が生じたことなどが挙げられている[33,35]．

B 統合失調症発症率の時間的推移：統合失調症は新しい疾患なのか？

過去2世紀の間に，統合失調症が記述される頻度が増えてきた[36,37]．数千年前の文書中に統合失調症に似た記述がみられるが[38,39]，他の精神障害や神経疾患と比較すると，統合失調症と容易に認識できる記述ははるかに少ない[40]．このため，統合失調症はこの2世紀の間に出現した疾病であり，工業化，都市化，あるいは人口密度の高まりがこの疾病の出現に寄与しているという考えが提唱された[41,42]．しかし，強い遺伝的基盤を背景に統合失調症が世界中でほぼ均等に分布している点は[43]，統合失調症が最近生まれた疾病であるという考え方に相反する．ほとんどの専門家は，統合失調症が他の多くの疾病と同様，19世紀初頭に初めて明確な記述がなされるよりはるか以前から存在してきたと考えている．統合失調症の病因・病理学の解明が進むまで，この議論が終わることはないであろう．

統合失調症に関する記述が過去2世紀の間ほぼ一定であったこと，具体的な診断基準の変化にもかかわらず，統合失調症の発症率がこの期間中に比較的一定であったということに関しては異論が少ない．しかし，臨床症状は過去1世紀の間に変化してきており，全体的な予後は中等度改善してきており[44,45]，破瓜病や緊張病といったより重篤な病態が生じることが少なくなった[46,47]．統合失調症の発症率が低下してきていると示唆する研究もあるが[48,49]，一方で増加していることを示唆する研究もある[50,51]．診断基準と症例確認法が変化してきているため，そのような比較を行うのは困難となっている[52,53]．

C 有病者数と有病率

有病者数とは，ある時点でその疾患・状態を抱えている人の数である．統合失調症の有病者数は全世界で2,630万人と推定されている[54]．

1. 有病率の定義

　有病率とは，ある集団において，ある疾病を特定の期間に発症している人（時点有病率または期間有病率），あるいは，それまでの生涯のいずれかの時点で発症した人（生涯有病率）の割合を示すものである．したがって，時点有病率は，ある特定の日時に疾病を発症している人々の割合であり，期間有病率とは，ある特定の期間（一般に6か月間もしくは1年間）にその疾病に罹患している人の割合である．そして，生涯有病率とは，現時点でその疾病に罹患しているか否かにかかわらず，それまでの生涯で疾病に罹患したことのある人の割合のことである．論理的に，期間有病率は時点有病率に等しいかそれよりも高くなければならず，生涯有病率は期間有病率に等しいかそれよりも高くなければならない．コミュニティ内での疾病の有病率は，新規症例の発症割合（発症率），疾病の罹病期間，およびその疾病に関連した死亡数や転出数の罹病者と一般住民との違いなどの影響を受ける．発症率（中央値）が 15.2/100,000/年であることをもとにすると，時点有病率（中央値）は 456/100,000（あるいは 4.56/1000）とおおまかに推定できる．

2. 統合失調症の有病率

　これまでの研究結果には数倍のばらつきがあるが，その平均値は上記の推定値に極めて近い．Saha らは，46 か国で実施された 188 件の研究の系統的レビューを行い，統合失調症の様々な有病率の推定値を導き出した[30]．21 件の研究のメタ分析に基づき，時点有病率（中央値）を 1,000 人あたり 4.6 例（80％信頼区間 1.9～10/1,000）と推定した．また，34 件の研究のメタ分析に基づき，期間（1年以内）有病率（中央値）を 1,000 人あたり 3.3 例（80％信頼区間 1.3～8.2/1,000）と推定した．そして，24 件の研究のメタ分析に基づき，生涯有病率（中央値）を 1,000 人あたり 4.0 例（80％信頼区間 1.6～12.1/1,000）と推定した．

　これらの推定値は，これまで考えられていたもの[55]や最近の報告[56]よりも幾分低いものであったが，この系統的レビューから，世界的に有病率はほぼ一定であるものの，有病率の高い国と低い国でばらつきがあることが確認された．移民に統合失調症の発症率がより高いことが観察されたのと同様に，統合失調症の有病率も移民においてより高いことがこのレビューで明らかになった．しかし，性別や都市-地方在住で発症率に違いが認められたこととは対照的に，有病率については，違いが観察されなかった．発展途上国と先進国で同様の発症率がみられた一方で，統合失調症の有病率は先進国のほうが発展途上国よりも有意に高かった．ある地域内の社会経済的低階級層では，高階級層と比較して統合失調症の有病率がより高いことも，この1世紀の間に一貫して報告されている．

3. 発症率と有病率の違い

　統合失調症で観察された発症率と有病率の違いについては，容易に説明のつくものではない．高い発症率と関連性があるが，有病率については同程度である因子は，発症率と有病率の違いに関係しているのであろう（例えば，女性と比較して男性のほうが統合失調症の発症リスクが高く，同時に疾病関連死亡率も高ければ，男性のほうが女性と比較して発症率は高いが有病率は同程度であることが説明できるであろう．また別の可能性として，男性のほうが女性と比較して，統合失調症の発症リスクが高いが，治癒率も高ければ，男女別の発症率と有病率について説明ができるであろう）．発症率は同程度であるが，有病率が高いことと関係している変数は，おそらく病因とは無関係であるが，予後とは関係があるものと考えられる．これらの発症率-生涯リスク-有病率の知見が生じる背景はあまり解明されていないが，これらは統合失調症の原因についての仮説構築・検証のために重要なものである[57]．これらの統合失調症の分布パターンが，発症と関連する遺伝的因子や環境因子および，発症を仲介していると思われる神経生物学的機序について何を伝えているのか，より深く解明する必要がある．

2 統合失調症と遺伝的因子

統合失調症が特定の家系に集積して生じることはよく知られている．症例の 2/3 は散発的に生じるが，家族に罹患者がいると，統合失調症を発症するリスクは相当に高まる．そして，罹患した家族との遺伝的近縁関係の程度が高くなるほど，このリスクも高まる[58]．統合失調症には遺伝的背景があることが以前から考えられていたが[59]，1960年代までは，家族力学ならびに相互作用による説明が広く支持されていた[60,61]．これらの作用を解明するため，統合失調症の親から生まれ，養子に出されて統合失調症でない養親が育てた子どもと，統合失調症でない親から生まれ，統合失調症を発症している養親が育てた子どもでの統合失調症のリスクを調べた研究がある[62,63]．その結果，統合失調症のリスクは生物学的親に統合失調症が存在することと関係があるが，養親に統合失調症が存在することとは関係がなかった．また，双生児研究では，二卵性双生児と比較して一卵性双生児で統合失調症の一致率が3倍高いことが一貫して認められている[64,65]（表 8-1）．二卵性双生児は遺伝材料の 50% を共有しており，双生児の一方が統合失調症に罹患すると，残る一方が統合失調症を発症するリスクは 10～15% である（統合失調症の兄弟姉妹の場合と同様．その場合も遺伝子 50% が共通）．対照的に，一卵性双生児では遺伝材料が 100% 共通であり，双生児の一方が統合失調症に罹患すると，残る一方が統合失調症を発症するリスクはおよそ 40～50% となる．

双生児の一致率は，疾病の遺伝性を推定するのにも使われる．遺伝性とは，遺伝的影響（遺伝自身ならびに環境因子との相互作用を通じて）で説明できる一般集団における疾病への罹患のしやすさを示すもので，統合失調症の罹患しやすさのおよそ 80% を占めている[65,74,75]．

1. 統合失調症と遺伝研究

約 20 年前，統合失調症における遺伝因子の役割についてのレビューの中で，Gottesman らは，上述の臨床遺伝データは統合失調症の遺伝学についての手がかりをもたらしたにすぎず，将来多くの分子遺伝学研究（linkage, association, 遺伝子ノックアウトなど）で統合失調症の遺伝学が解明されるであろうと述べた[64]．疾病の遺伝の基礎を調べる際，臨床遺伝研究は疾病の発症に遺伝的要

表 8-1 様々な遺伝的または環境リスク因子による統合失調症発症の相対リスク

リスク因子	相対リスク（平均値の概算）	文献
統合失調症の家族歴	2～70	文献 58, 64, 65
一卵性双生児	50～70	
両親が統合失調症	40～60	
二卵性双生児または 1 親等の親族	9～18	
2 親等の親族（例，祖父母）	3～6	
3 親等の親族（例，従兄弟）	2～3	
特定の 1 遺伝子変異	1.1～1.5	文献 66
都市居住	2～3	文献 18
移民	2～3	文献 22
妊娠第 1 または第 2 三半期における感染または栄養失調	2～3	文献 67
冬季出生	1.1	文献 68
産科的および周産期合併症	2～3	文献 69, 70, 71
大麻または刺激薬の使用	2～3	文献 72
父親の年齢が 35 歳以上	1.5～3	文献 73
男性	1.4	文献 33

素が寄与しているか，寄与しているとすればどの程度寄与しているかの情報をもたらし，染色体ならびに linkage 研究は疾病のリスク遺伝子のゲノムがどこに存在しているかについての情報をもたらす．また，association 研究はどの特定の遺伝子の変異が疾病リスクを修飾するかについての情報をもたらす．遺伝子ノックアウト研究とその関連研究は，遺伝子の変異によって脳内のどのプロセスが影響を受け，そのことがどのようにして統合失調症発症へとつながるのかについての情報をもたらす．Gottesman らは，レビューのサブタイトルを「A decade of modest gains while playing for time」（時間を浪費している間に，わずかな進展しか得らなかった10年間）とした[64]．この20年間，ヒトゲノムのマッピング完了に代表されるように分子生物学の科学と技術がめざましく発展してきたが，未解明なことも多く，まだ時間を浪費していると言えるかもしれない[76]．統合失調症に遺伝的基礎があることは現在では確実なものとなっているが，遺伝の詳細な機序に関しては，まだあいまいなままである．本章ではこれまでの linkage 解析や association 研究により特定された染色体領域，遺伝子などの詳細については述べず，他章にゆずることとする．

3 統合失調症と環境因子

これまでに，様々な環境曝露が統合失調症の病因に関係するとされてきた（表8-1）．それには，出生前から若年成人期に及ぶ生物学的因子と心理社会的因子の両方が含まれている[77]．

1．周産期の環境因子

出生前の時期には，妊娠初期と中期における母親の感染症や栄養不良が統合失調症発症リスクの増加と関係するとされてきた[67,78]．しかし，これらの関連性は一貫して検出されてきたわけではない[79]．母親がインフルエンザに罹患することが統合失調症発症リスクの増加と最も頻繁に関連づけられているが[80]，この期間の他の感染症（例：風疹，トキソプラズマ症）も統合失調症の発症リスクを高めるとされてきた[81,82]．リスクが高まる神経生物学的機序の詳細はまだ解明されていないが，サイトカインや感染症に応答した異常免疫応答が，この時期の胎児の正常な脳の発達を阻害するとされている[83]．妊娠初期に重篤な栄養不良[84,85]や深刻なライフイベント[86]を母親が経験することが，統合失調症発症リスクの高まりと関係しているとされてきた．これらの作用は，「ストレス感作」[87,88]，ならびにその後の高ドパミン血症への素因になることによるもの[89]と考えられている．

ある種の産科合併症および周産期合併症があると，子どもは統合失調症を発症するリスクがほぼ2倍になるとされてきている[69,71,90]．しかし，いくつかそれと一致しない知見がある[91]．産科・周産期合併症が統合失調症を発症するリスクを高める機序については明らかになっていないが，胎児の低酸素状態が，介在因子として多く引き合いに出されている[70,71]．

また，父親に関する統合失調症発症の危険因子についても報告があり，授精時点で父親が高齢であることにより，統合失調症の発症リスクがおよそ2倍になるとされている[73,92,93]．このリスク増加を仲介している機序はまだ解明されていないが，精子形成に障害が生じ，その結果，新たな突然変異やエピジェネティック制御の異常が生じる可能性が高まるとされている[93-95]．

晩冬あるいは早春に生まれると，統合失調症を発症するリスクが5〜10％高くなるとされてきた[68,96,97]．しかし，一部の統計的アーチファクトについて十分な説明がなされていない[98]．この出産シーズン効果は，緯度が高くなるにつれ，また冬の厳しさが増すにつれて増加しているようにである．出産シーズン効果を仲介する機序について完全には解明されていないが，前述の3因子（出産前感染症，出産前栄養不良，突然変異のリスク）の代理指標であるという考えが示されている．

2．小児期，青年期の環境因子

小児期のいくつかの危険因子が統合失調症のリスクを高めるものと考えられてきたが，知見が一

致しないこと，およびいくつか方法論的な問題点があることから，いずれの関連性についても信頼性が低い．そのような因子としては，小児期の外傷[99,100]，頭部損傷[101,102]，親との別離あるいは親の死亡[103]，育児不良[104]，感染症[105]などがある．発症率の節で先に検討したように，小児期を都市で生活したことや移民は，統合失調症を発症する重要な危険因子である．

青年期には，大麻の使用が統合失調症発症リスクの上昇と関連づけられてきた[72,106]．一部の専門家はこの因果関係を疑問視し，大麻の使用は統合失調症を発症しやすい人での統合失調症の発症を促進するか，あるいは統合失調症の発現を修飾する可能性はあるが，統合失調症発症のリスクではないと提唱している[107,108]．社会的逆境やストレスの強いライフイベントが統合失調症の促進要因とされてきたが[109]，一部の研究者は，これらのものは実際に統合失調症の発症を増加させるとしている[110,111]．

様々な発達上の達成（例：言語習得）が遅れることや，小児期青年期のいくつかの「発病前」障害（認知機能：例えば，特定の障害や学業成績不良，身体機能：軽度の身体奇形ならびに神経学的微徴状，社会機能：例えば，「schizotaxia」や社会適応不全）が，統合失調症発症リスクの上昇と関連づけられてきた[112-117]．しかし，そのような障害が，統合失調症を発症する危険因子なのか，それとも，統合失調症そのものの早期発現であるのかについては，わかっていない．

3．まとめ

このように，いくつかの環境因子への曝露が統合失調症を発症しやすくなる要因とされてきたが，その関連性はまだ明確になっていない．関連性があるとされているものの多くは，信頼性の低い観察研究で提唱されているものであり，いくつかの環境因子として考えられているもの（例：都市居住，移民，民族背景）は，まだ実体がはっきりしていない他の特異的リスク曝露の代理指標である．環境因子の中で，統合失調症を発症するのに必要あるいは十分とされているものはなく，いずれかの因子1つでは，曝露-疾病の因果関係を判定する9項目の疫学的判定基準を完全には満たさない[118]．

従来，統合失調症の遺伝的因子と環境因子の役割については二項対立的に考えられており，「遺伝的起源か，それとも環境起源か？」，「遺伝的因子により生じる統合失調症と環境因子により生じる統合失調症では何が違うのか？」などの疑問に関心が持たれてきた．そうではなく，「遺伝的要素と環境要素がどのように相互作用して統合失調症を引き起こすのか？」という点について真剣に探られるようになってきたのは，ほんの最近20年間ほどである[95,104,119-127]．これらの因子がどのように相互作用して統合失調症を生じさせているのか，どのような神経生物学的プロセスが，遺伝子-遺伝子，遺伝子-環境，環境-遺伝子の相互作用を仲介しているのかについては，現時点では解明されていない．

4 統合失調症による健康的生活への負担

統合失調症が健康的生活に与える影響は非常に大きい．その影響は，特に若い世代において大きな割合を占めること，中等度以上の深刻な障害をもたらすことが多いこと，障害の持続が生活に与える影響が大きいことなどが特徴である．

2004年にWHOによって出された統計によると，統合失調症の障害調整生命年〔Disability-Adjusted Life Year（DALY）：疾患による損失を，寿命の短縮のみでなく，健康でない状態で生活することで失われる年数を考慮に入れて定量化したもの〕は，全136の疾患カテゴリーの中で第23位と上位であった[54]．この傾向は若い世代においてさらに顕著であり，15～59歳では，全疾患の中で男女とも15位以内に入っていた．また，統合失調症による健康喪失は程度が大きいことが特徴であり，中等度以上の健康喪失をもたらす原因疾患においても上位であった（第14位）．さらに，障害の程度・持続が何年分の余命の損失に相当するか定量化した指標〔障害生存年数（YLD；Years

Lost due to Disability）〕においては，貧血や喘息などの疾患を抑えて，統合失調症が最上位に位置する疾患の1つであり（男性で5位，女性で6位），統合失調症による損失は，生活への影響による部分が大きいことがわかる．

5 わが国における統合失調症の疫学

わが国においては，内村らが1940年に東京の八丈島で行った調査をはじめ，これまでに20件以上の有病率調査が行われ，出版公表されてきた．その結果は，諸外国で報告されたものと大きく違わないものであった．報告されている有病率は，ばらつきがあるものの，およそ0.2～1.8％までの範囲におさまっていた[128]．1954年と1963年には，厚生労働省によって大規模な全国調査が行われ，ともに有病率は0.23％と報告されている．発症率についての報告は限られるが，WHO共同研究（DOSMED：Determinants of Outcome of Severe Mental Disorders）の一部として長崎で行われた調査によると，発症率は年間1万人あたり男性2.3例，女性1.6例，全体2.0例と男性の方が高い数字であり，この点も海外での報告と一致するものであった．

わが国における統合失調症の時間的推移については，国内で一般住民を対象とした大規模な統合失調症の疫学研究が近年ほとんど行われていないこと，過去の調査は調査手法（調査地域の性質，対象サンプルの性質，リクルート方法，診断基準など）のばらつきが大きいことなどから，疫学データの変遷を比較検討することは容易ではない．

6 わが国における統合失調症患者の受療状況

わが国における精神保健医療は，入院医療に重点がおかれ，地域保健医療資源が乏しいという背景がある．その傾向は現在も続いており，精神科病床数，入院患者数，平均在院日数などの入院精神医療に関する数値は世界的にも突出した特異な状態である．2008年に厚生労働省が行った患者調査によると，ある1日に外来を受診した統合失調症，統合失調型障害および妄想性障害の患者は約6万7千人であった[129]．これに比べて，ある1日に入院医療を受けている同患者は約18万7千人にのぼり，入院医療の比重が大きいことがわかる．また，この値は，2005年の同調査における入院患者数（約19万9千人）に比べてもわずかな減少にとどまっている．さらに，統合失調症，統合失調型障害および妄想性障害の患者の平均在院日数は約543日（精神及び行動の障害全体では約291日）と長く，諸外国の精神障害患者の平均在院日数と比較すると突出して長い（2008年のOECDデータにおける各国の平均在院日数は，米国7日，英国54日，カナダ17日，オーストラリア14日，イタリア13日，フランス6日）[130]．

7 わが国における統合失調症による経済負担

2008年のわが国における統合失調症の疾病費用は，2兆7,743億8,100万円と推定された[131]．これは，うつ病性障害の疾病費用である3兆900億5,000万円に近く，不安障害の2兆3,931億7,000万円を上回る数字であった．その内訳は，直接費用が7,700億2,200万円，間接費用が2兆43億5,900万円（罹病費用が1兆8,496億5,100万円，死亡費用が1,547億800万円）であった．この間接費用のほとんどすべてを非就業費用が占めていた．したがって，統合失調症にかかる費用を削減するためには，症状改善のみならず，就業などの社会機能の改善に焦点を当てた介入が求められる．

8 今後の展望

統合失調症をはじめとする精神疾患による負担の大きさや患者数の多さを背景として，2011年7月に行われた社会保障審議会・医療部会において，医療計画に記載すべき疾患（4疾病5事業）に

精神疾患を追加することが決定され，地域医療の必須要素は「5 疾病 5 事業」へと変わった．厚生労働省は省令を改正し，2013 年度以降の医療計画に反映されることとなる．そこで今後，統合失調症についても，現在特に不足している早期発見・治療，危機介入サービス，就労支援，家族支援などの地域保健医療サービスを発展させる政策が前進することが期待される．また，こうしたサービスの必要性および効果の裏付けとなる科学的疫学データについての収集も，同時に進められるべきである．

　この 1 世紀にわたり，統合失調症は主要な疾病として研究されてきたが，統合失調症の病因と発病機序についてはまだはっきりと解明されていない．統合失調症の年間発症率は，人口 10 万人あたり平均 15 例であり，時点有病率は，人口 1,000 人あたり平均 4.5 例，統合失調症を発症する生涯リスクは平均 0.7% である．統合失調症の発症率には有意なばらつきがあり，都市居住，男性，移民歴などが，統合失調症の発症リスクを高める要因である．

　統合失調症は遺伝性が高く，遺伝的因子が疾病の発症のしやすさのおよそ 80% に寄与している．しかし，産科的合併症や大麻・刺激薬物の使用といった統合失調症の発症リスクを高める環境因子も同定されている．こうした遺伝的因子と環境因子の相互作用の詳細はまだ解明されていない．

　統合失調症は寿命への負担以上に健康的生活への負担が顕著な疾患であり，その負担は他のほとんどの疾患と比較しても大きなものである．わが国では現在も多数の統合失調症患者が長期入院しており，その保健医療体制は海外と比較しても特異なものである．統合失調症の社会的負担は大きく，その疾病費用は，非就業費用を中心として年間計 2 兆 7,000 億円以上にのぼる．今後，就労支援をはじめとする地域保健医療サービスの発展が望まれる．

【文献】
1) Tandon R, Keshavan SM, Nasrallah AH: Schizophrenia. "Just the Facts" What we know in 2008. 2. Epidemiology and etiology. Schizophr Res 102: 1-18, 2008
2) MacMahon B, Pugh TF: Epidemiology: Principles and Methods. Little, Brown and Company, 1970
3) Tsuang MT, Bar JL, Stone WS, et al: Gene-environment interactions in mental disorders. World Psychiatry 3: 73-83, 2004
4) Sartorius N, Jablensky A, Korten A, et al: Early manifestations and first-contact incidence of schizophrenia in different cultures. Psychol Med 16: 909-926, 1986
5) Jablensky A, Sartorius N, Ernberg G, et al: Schizophrenia: manifestations, incidence, and course in different cultures. Psychol Med 22(Suppl 20): 1-97, 1992
6) World Health Organization: The International Statistical Classification of Diseases and Related Health Problems, Ninth Revision (ICD-9)—Section V. Mental and Behavioral Disorders. World Health Organization, 1978
7) Wing JK, Cooper JE, Sartorius N: The Measurement and Classification of Psychiatric Symptoms. Cambridge University Press, 1974
8) Tien AY, Eaton WW: Psychopathologic precursors and sociodemographic risk factors for the schizophrenia syndrome. Arch Gen Psychiatry 49: 37-46, 1992
9) Anthony JC, Folstein M, Romanoski AJ: Comparison of lay DIS and a standardized psychiatric diagnosis. Arch Gen Psychiatry 42: 667-675, 1985
10) Regier DA, Kaelber CT, Rae DS, et al: Limitations of diagnostic criteria and assessment instruments for mental disorders: implications for research and policy. Arch Gen Psychiatry 55: 109-115, 1998
11) McGrath J, Saha S, Welham J, et al: A systematic review of the incidence of schizophrenia. BMC Med 2: 13, 2004
12) Saha S, Welham J, Chant D, et al: Incidence of schizophrenia does not vary with economic status of the country. Soc Psychiatry Psychiatr Epidemiol 41: 338-340, 2006
13) Faris REL, Dunham HW: Mental Disorders in Urban Areas. University of Chicago Press, 1939
14) Dohrenwend BP, Levav I, Shrout PE, et al: Socioeconomic status, psychiatric disorders and causation-selection issue. Science 255: 946-952, 1992
15) Lewis G, David A, Andreasson S, et al: Schizophrenia and city life. Lancet 340: 137-140, 1992
16) Mortensen PB, Pedersen CB, Westergaard T, et al: Effects of family history and place and season of birth on the risk of schizophrenia. N Engl J Med 340: 603-608, 1999
17) Kirkbride JB, Fearon P, Morgan C, et al: Heterogeneity in incidence rates of schizophrenia and other psychotic syndromes: findings from the 3-center Aetiology and Ethnicity in Schizophrenia and Related Psychosis (AeSOP) study. Arch Gen Psychiatry 63: 250-258, 2006
18) Pedersen CB, Mortensen PB: Evidence of a dose-response relationship between urbanicity during up-

bringing and schizophrenia risk. Arch Gen Psychiatry 58: 1039-1046, 2001
19) Odegaard O: Emigration and insanity. Acta Psychiatr Neurol Scand 1-206 (Suppl. 4), 1932
20) Malzberg B: Mental disease among foreign-born in Canada, 1950-52, in relation to period of immigration. Am J Psychiatry 120: 971-973, 1964
21) Bhugra D: Migration and mental health. Acta Psychiatr Scand 109: 243-258, 2004
22) Cantor-Graae E, Selten JP: Schizophrenia and migration: a meta-analysis and review. Am J Psychiatry 162: 12-24, 2005
23) Sashidharan SP: Afro-Caribbeans and schizophrenia: the ethnic vulnerability hypothesis re-examined. Int Rev Psychiatry 5: 129-144, 1993
24) Kirkbride JB, Morgan C, Fearon P, et al: Neighbourhood-level effects on psychoses: re-examining the role of context. Psychol Med 37: 1413-1425, 2007
25) Veling W, Susser E, van Os J, et al: Ethnic density of neighborhoods and incidence of psychotic disorders among immigrants. Am J Psychiatry 165: 66-73, 2008
26) Dealberto MJ: Why are immigrants at increased risk for psychosis? Vitamin D insufficiency, epigenetic mechanisms, or both? Med Hypotheses 68: 259-267, 2007
27) Boydell J, van Os J, McKenzie K, et al: Incidence of schizophrenia in ethnic minorities in London: ecological study into interactions with the environment. BMJ 323: 1336-1338, 2001
28) Cooper C, Morgan C, Byrne M, et al: Perceptions of disadvantage, ethnicity and psychosis. Br J Psychiatry 192: 185-190, 2008
29) Cantor-Graae E: The contribution of social causes to schizophrenia: a review of recent findings. Can J Psychiatry 52: 277-286, 2007
30) Saha S, Chant D, Welham J, et al: A systematic review of the prevalence of schizophrenia. PLoS Med 2: 413-433, 2005
31) Seeman MV: Gender differences in schizophrenia. Can J Psychiatry 27: 107-112, 1982
32) Wyatt RJ, Alexander RC, Egan MF, et al: Schizophrenia, just the facts. What do we know, how well do we know it? Schizophr Res 1: 3-18, 1988
33) Aleman A, Kahn R.S, Selten JP: Sex differences in the risk of schizophrenia: evidence from meta-analysis. Arch Gen Psychiatry 60: 565-571, 2003
34) Hambrecht M, Maurer K, Hafner H: Evidence for a gender bias in epidemiological studies of schizophrenia. Schizophr Res 8: 223-231, 1992
35) Beauchamp G, Gagnon A: Influence of diagnostic classification on gender ratio in schizophrenia. A meta-analysis of youths hospitalized for psychosis. Soc Psychiatry Psychiatr Epidemiol 39: 1017-1022, 2004
36) Bleuler E: Dementia Praecox, or the group of Schizophrenias, 1911. International University Press, Translated by J Zinkin, 1950
37) Kraepelin E, In: Robertson GM (Ed.): Dementia Praecox and Paraphrenia. Krieger, 1919
38) Jeste DV, Del Carmen R, Lohr JB, et al: Did schizophrenia exist before the 18th century? Compr Psychiatry 26: 493-503, 1985
39) Ellard J: Did schizophrenia exist before the 18th century. Aust NZJ Psychiatry 21: 306-314, 1987
40) Evans K, McGrath J, Milns R: Searching for schizophrenia in ancient Greek and Roman literature: a systematic review. Acta Psychiatr Scand 107: 323-330, 2003
41) Torrey EF: Schizophrenia and Civilization. Jason Aronson, 1980
42) Hare EH: Schizophrenia as a recent disease. Br J Psychiatry 153: 521-531, 1988
43) Crow TJ: A continuum of psychosis, one human gene, and not much else—the case for homogeneity. Schizophr Res 17: 135-145, 1995
44) Bleuler M: The Schizophrenic Disorders. Yale University Press, New Haven, 1972
45) Hegarty JD, Baldessarini RJ, Tohen M, et al: One hundred years of schizophrenia: a meta-analysis of the outcome literature. Am J Psychiatry 151: 1409-1416, 1994
46) Morrison JR: Changes in subtype diagnosis of schizophrenia: 1920-1966. Am J Psychiatry 131: 674-677, 1974
47) Stompe T, Ortwein-Soboda G, Ritter K, et al: Are we witnessing the disappearance of catatonic schizophrenia? Compr Psychiatry 43: 167-174, 2002
48) Eagles JM, Hunter D, McCance C: Decline in the diagnosis of schizophrenia among first contacts with psychiatric services in north-east Scotland, 1969-1984. Br J Psychiatry 152: 793-798, 1988
49) Woogh C: Is schizophrenia on the decline in Canada? Can J Psychiatry 46: 61-67, 2001
50) Tsuchiya KJ, Munk-Jorgensen P: First-admission rates of schizophrenia in Denmark, 1980-1997: have they been increasing? Schizophr Res 54: 187-191, 2002
51) Bray I, Waraich P, Jones W, et al: Increase in schizophrenia incidence rates: findings in a Canadian cohort born 1975-1985. Soc Psychiatry Psychiatr Epidemiol 41: 611-618, 2006
52) Stromgren E: Changes in the incidence of schizophrenia. Br J Psychiatry 150: 1-7, 1987
53) Kendell RE, Malcolm DE, Adams W: The problem of detecting changes in the incidence of schizophrenia. Br J Psychiatry 162: 212-218, 1993
54) World Health Organization: The Global Burden of Disease 2004 Update. 2004
55) Kessler RC, McGonagle KA, Zhao S, et al: Lifetime and 12-month prevalence of DSM-III-R psychiatric disorders in the United States. Results from the National Comorbidity Survey. Arch Gen Psychiatry 51: 8-19, 1994
56) Perala J, Suvisaari J, Saarni SI, et al: Lifetime prevalence of psychotic and bipolar I disorders in a general population. Arch Gen Psychiatry 64: 19-28, 2007
57) McGrath JJ: The surprisingly rich contours of schizophrenia epidemiology. Arch Gen Psychiatry 64: 14-16, 2007
58) Kendler KS, McGuire M, Gruenberg AM, et al: The Roscommon family study. 1. Methods, diagnosis of probands, and risk of schizophrenia in relatives.

Arch Gen Psychiatry 50: 527-540, 1993
59) Kallman FJ: The genetic theory of schizophrenia: an analysis of 691 schizophrenic twin index families. Am J Psychiatry 103: 309-322, 1946
60) Bateson G, Jackson D, Haley J, et al: Towards a theory of schizophrenia. Behav Sci 1: 251-264, 1956
61) Lidz T, Cornelison A, Fleck S, et al: The intrafamilial environment of schizophrenic patients. II. Marital schism and marital skew. Am J Psychiatry 114: 241-248, 1965
62) Heston LL: Psychiatric disorders in the foster home reared children of schizophrenic mothers. Br J Psychiatry 112: 819-825, 1966
63) Kety SS, Rosenthal D, Wender P, et al: The types and prevalence of mental illness in the biological and adoptive families of adopted schizophrenics. J Psychiatr Res 1: 345-362, 1968
64) Gottesman II, McGuffin P, Farmer AE: Clinical genetics as clues to the "real" genetics of schizophrenia. Schizophr Bull 13: 23-47, 1987
65) Sullivan PF, Kendler KS, Neale MC: Schizophrenia as a complex trait: evidence from a meta-analysis of twin studies. Arch Gen Psychiatry 60: 1187-1192, 2003
66) Allen NC, Bagade S, Tanzi R, et al: The Schizophrenia Gene Database. Schizophrenia Research Forum. Available at http://www.schizophreniaforum.org/res/schgene/default.asp. Accessed March 18, 2008
67) Penner JD, Brown AS: Prenatal infectious and nutritional factors and risk of schizophrenia. Expert Rev Neurotherapeutics 7: 797-805, 2007
68) Davies G, Welham J, Chant D, et al: A systematic review and meta-analysis of northern hemisphere season of birth studies in schizophrenia. Schizophr Bull 29: 587-593, 2003
69) Geddes JR, Lawrie SM: Obstetric complications and schizophrenia: a meta-analysis. Br J Psychiatry 167: 786-793, 1995
70) Geddes JR, Verdoux H, Takei N, et al: Schizophrenia and complications of pregnancy and labor: an individual patient data meta-analysis. Schizophr Bull 25: 413-423, 1999
71) Byrne M, Agerbo E, Bennedsen B, et al: Obstetric conditions and risk of first admission with schizophrenia: a Danish national register based study. Schizophr Res 97: 51-59, 2007
72) Semple DM, McIntosh AM, Lawrie SM: Cannabis as a risk factor for psychosis: systematic review. J Psychopharmacol 19: 187-194, 2005
73) Wohl M, Gorwood P: Paternal ages below or above 35 years old are associated with a different risk of schizophrenia in the offspring. Eur Psychiatry 22: 22-26, 2007
74) Cannon TD, Kaprio J, Lonnqvist J, et al: The genetic epidemiology of schizophrenia in a Finnish twin cohort. A population-based modeling study. Arch Gen Psychiatry 55: 67-74, 1998
75) Cardno AG, Marshall EJ, Coid B, et al: Heritability estimates for psychotic disorders: the Maudsley twin psychosis series. Arch Gen Psychiatry 56: 162-168, 1998
76) Sullivan PF: Schizophrenia genetics: the search for a hard lead. Curr Opin Psychiatry 21: 157-160, 2008
77) Maki P, Veijola J, Jones PB, et al: Predictors of schizophrenia — a review. Br Med Bull 73/74: 1-15, 2005
78) Meyer U, Yee BK, Feldon J: The neurodevelopmental impact of prenatal infections at different times in pregnancy: the earlier the worse. Neuroscientist 13: 241-266, 2007
79) Crow TJ, Done DJ: Prenatal influenza does not cause schizophrenia. Br J Psychiatry 161: 390-393, 1992
80) Mednick SA, Machon RA, Huttunen MO, et al: Adult schizophrenia following exposure to an influenza epidemic. Arch Gen Psychiatry 45: 189-192, 1988
81) Brown AS, Cohen P, Harkavy-Friedman J, et al: Prenatal rubella, premorbid abnormalities, and adult schizophrenia. Biol Psychiatry 49: 473-486, 2001
82) Brown AS, Schaefer CA, Quesenberry CP: Maternal exposure to toxoplasmosis and risk of schizophrenia in adult offspring. Am J Psychiatry 162: 767-773, 2002
83) Ashdown H, Dumont Y, Ng M, et al: The role of cytokines in mediating effects of prenatal infection in the fetus: implications for schizophrenia. Mol Psychiatry 11: 47-55, 2006
84) Susser E, Neugebauer R, Hoek HW, et al: Schizophrenia after prenatal famine. Further evidence. Arch Gen Psychiatry 53: 25-31, 1996
85) St Clair D, Xu M, Wang P, et al: Rates of adult schizophrenia following prenatal exposure to the Chinese famine of 1959-61. JAMA 294: 557-562, 2005
86) Khashan AS, Abel KM, McNamee R, et al: Higher risk of offspring schizophrenia following antenatal exposure to serious adverse life events. Arch Gen Psychiatry 65: 146-152, 2008
87) Koenig JI, Elmer GI, Shepard PD: Prenatal exposure to a repeated variable stress paradigm elicits behavioral and neuroendocrinological changes in the adult offspring: potential relevance to schizophrenia. Behav Brain Res 156: 251-256, 2005
88) Yuii K, Suzuki M, Kurachi M: Stress sensitization in schizophrenia. Ann NY Acad Sci 1113: 276-290, 2007
89) Lipska BK, Jaskiw GE, Weinberger DR: Postpubertal emergence of hyperresponsiveness to stress and to amphetamine after neonatal excitotoxic hippocampal damage: a potential animal model of schizophrenia. Neuropsychopharmacology 9: 67-75, 1993
90) Cannon M, Jones PB, Murray RM: Obstetrical complications and schizophrenia: historical and meta-analytic review. Am J Psychiatry 159: 1080-1092, 2002b
91) Done DJ, Johnstone EC, Frith CD, et al: Complications of pregnancy and delivery in relation to psychosis in adult life: data from the British perinatal mortality survey sample. Br Med J 202: 1576-1580, 1991
92) Malaspina D, Harlap S, Fennig S, et al: Advancing paternal age and the risk of schizophrenia. Arch Gen Psychiatry 58: 361-367, 2001

93) Byrne M, Agerbo E, Ewald H, et al: Parental age and risk of schizophrenia: a case-control study. Arch Gen Psychiatry 60: 673-678, 2003
94) Perrin MC, Brown AS, Malaspina D: Aberrant epigenetic regulation could explain the relationship of paternal age to schizophrenia. Schizophr Bull 33: 1270-1273, 2007
95) Cheng JY, Ko JS, Chen RY, et al: Meta-regression analysis using latitude as moderator of paternal age related schizophrenia risk. Schizophr Res 99: 71-76, 2008
96) Torrey EF, Miller J, Rawlings R, et al: Seasonality of birth in schizophrenia and bipolar disorder: a review of the literature. Schizophr Res 28: 1-38, 1997
97) McGrath JJ, Welham JL: Season of birth and schizophrenia: a systematic review and meta-analysis of data from the Southern Hemisphere. Schizophr Res 35: 237-242, 1999
98) Lewis MS: Age incidence and schizophrenia: Part 1. The season of birth controversy. Schizophr Bull 15: 59-73, 1989
99) Read J, van Os J, Morrison AP, et al: Childhood trauma, psychosis, and schizophrenia: a literature review with theoretical and clinical implications. Acta Psychiatr Scand 112: 330-350, 2005
100) Morgan C, Fisher H: Environmental factors in schizophrenia: childhood trauma — a critical review. Schizophr Bull 33: 3-10, 2007
101) Wilcox JA, Nasrallah HA: Childhood head trauma and psychosis. Psychiatry Res 21: 303-306, 1987
102) David AS, Prince M: Psychosis following head injury: a critical review. J Neurol Neurosurg Psychiatry 76(Suppl 1): 453-460, 2005
103) Morgan C, Kirkbride J, Leff J, et al: Parental separation, loss and psychosis in different ethnic groups: a case-control study. Psychol Med 37: 495-503, 2006
104) Tienari P, Wynne LC, Sorri A, et al: Genotype-environment interaction in schizophrenia spectrum disorder. Long-term follow-up study of Finnish adoptees. Br J Psychiatry 184: 216-222, 2004
105) Dalman C, Allebeck P, Gunnell D, et al: Infection in the CNS during childhood and the risk of subsequent psychotic illness: a cohort study of more than one million Swedish subjects. Am J Psychiatry 165: 59-65, 2008
106) Moore THM, Zammit S, Lingford-Hughes A, et al: Cannabis use and risk of psychotic or affective mental health outcomes: a systematic review. Lancet 370: 319-328, 2007
107) Degenhardt L, Hall W: Is cannabis use a contributory cause of psychosis? Can J Psychiatry 51: 566-574, 2006
108) Barnes TRE, Mutsatsa SH, Hutton SB, et al: Comorbid substance abuse and age of onset of schizophrenia. Br J Psychiatry 188: 237-242, 2006
109) Norman RMG, Malla AK: Stressful life events and schizophrenia I: a review of the research. Br J Psychiatry 162: 161-166, 1993
110) Harrison G: Trajectories of psychosis: towards a new social biology of schizophrenia. Epidemiol Psichiatr Soc 13: 152-157, 2004
111) Allardyce J, Boydell J: Review: the wider social environment and schizophrenia. Schizophr Bull 32: 592-598, 2006
112) Walker E, Lewine RJ: Prediction of adult-onset schizophrenia from childhood home movies of the patients. Am J Psychiatry 147: 1052-1056, 1990
113) Fish B, Marcus J, Hans SL, et al: Infants at risk for schizophrenia: sequelae of a genetic neurointegrative defect. A review and replication analysis of pandysmaturation in the Jerusalem Infant Development Study. Arch Gen Psychiatry 49: 221-235, 1992
114) Jones P, Rodgers B, Murray R, et al: Child developmental risk factors for adult schizophrenia in the British 1946 birth cohort. Lancet 344: 1398-1402, 1994
115) Cornblatt B, Obuchowski M, Roberts S, et al: Cognitive and behavioral precursors of schizophrenia. Dev Psychopathol 11: 487-508, 1999
116) Cannon M, Caspi A, Moffitt TE, et al: Evidence for early childhood, pan-development impairment specific to schizophreniform disorder: results from a longitudinal birth cohort. Arch Gen Psychiatry 59: 449-456, 2002a
117) Keshavan MS, Diwadkar VA, Montrose DM, et al: Premorbid indicators and risk for schizophrenia: a selective review and update. Schizophr Res 79: 45-57, 2005
118) Hill AB: The environment and disease: association or causation. Proc R Soc Med 58: 295-300, 1965
119) Caspi A, Moffitt TE, Cannon M, et al: Moderation of the effect of adolescent-onset cannabis use on adult psychosis by a functional polymorphism in the catechol-O-methyltransferase gene: longitudinal evidence of a gene x environment interaction. Biol Psychiatry 57: 1117-1127, 2005
120) Krabbendam L, van Os J: Schizophrenia and urbanicity: a major environmental influence — conditional on genetic risk. Schizophr Bull 31: 795-799, 2005
121) Benzel I, Bansal A, Browning BL, et al: Interactions among genes in the ErbB-Neuregulin signaling network are associated with increased susceptibility to schizophrenia. Behav Brain Funct 3: 31, 2007
122) Cougnard A, Marcelis M, Myin-Germeys I, et al: Does normal developmental expression of psychosis combine with environmental risk to cause persistence of psychosis? A psychosis proneness-persistence model. Psychol Med 37: 513-527, 2007
123) Mathew SV, Law AJ, Lipska BK, et al: alpha7 nicotinic acetylcholine receptor mRNA expression and binding in postmortem human brain are associated with genetic variation in neuroregulin1. Hum Mol Genetics 16: 2921-2932, 2007
124) Nicodemus KK, Kolachana BS, Vakkalanka R, et al: Evidence for statistical epistasis between catechol-O-methyltransferase (COMT) and polymorphisms inRGS4, G72, GRM3, and DISC1: influence on risk of schizophrenia. Hum Genet 120: 889-906, 2007
125) Sei Y, Ren-Patterson R, Li Z, et al: Neuregulin1-induced cell migration is impaired in schizophrenia: association with neurregulin1 and catechol-O-meth-

yltransferase gene polymorphisms. Mol Psychiatry 12: 946-957, 2007
126) Zammit S, Spurlock G, Williams H, et al: Genotype effects of CHRNA7, CNR1, and COMT in schizophrenia: interactions with tobacco and cannabis abuse. Br J Psychiatry 191: 402-407, 2007
127) Hanninen K, Katila H, Saarela M, et al: Interleukin-1 beta gene polymorphism and its interactions with neuroregulin-1 gene polymorphism are associated with schizophrenia. Eur Arch Psychiatry Clin Neurosci 258: 10-15, 2008
128) Nakane Y, Ohta Y, Radford HBM: Epidemiological Studies of Schizophrenia in Japan. Schizophr Bull 18: 75-84, 1992
129) 厚生労働省:「平成20年(2008)患者調査の概況」. 2009(web: http://www.mhlw.go.jp/toukei/saikin/hw/kanja/08/index.html)
130) OECD:「OECD Health Data 2012」, 2012(web: http://stats.oecd.org/index.aspx?DataSetCode=HEALTH_STAT)
131) 学校法人慶應義塾:平成22年度厚生労働省障害者福祉総合推進事業補助金「精神疾患の社会的コストの推計」事業実績報告書. 2011

〔安藤 俊太郎〕

第 9 章

経過と予後

1 予後とは何か？

統合失調症という疾病概念を単一のものと理解しようとするときに，古典的には，特徴の1つとして，長期的に予後が不良ということが認識されてきた．つまり，「早発性痴呆」（dementia praecox）として統合失調症概念を確立したKraepelinにあっては，統合失調症は縦断的に見た場合に，進行性の予後不良である疾患単位を提示していた．そして，われわれは，Kraepelin以降，「統合失調症」という疾病概念を解体せずに，現在にまで至っている．

しかしながら，統合失調症群（Schizophreniegruppe）として，この疾患名を定着させたBleuler[1]は，統合失調症を1つの群としてとらえ，若年発症や予後不良が必ずしもこの疾患群に特異的なものではないと反論している．また生物学的研究や心理社会的アプローチの発展と前後して，Zubin[2]は「ストレス脆弱性モデル」として，統合失調症が様々な生物学的脆弱性と環境から及ぼされるストレスの相互作用の中で生じるという仮説，統合失調症は一種のスペクトラムであるという仮説を提起した．さらに近年の縦断的追跡研究は，統合失調症の経過と予後が，単一のものではなく，様々な様相を示すことを，明らかにしてきた．

これらをふまえれば，現代では，統合失調症概念が疾病概念としては維持されているものの，異種性を含む一種の臨床症状群としての理解が一般的になっているといってよいであろう．したがって，本章ではまず，異種性を包含する1つの疾病概念としての統合失調症について，今日的には経過と予後についてどのように記述しうるのか，最近の文献を紹介しながら記述する．

ところで，臨床的な観点からは，統合失調症の予後を考えるうえで注目すべきは，予後予測因子として何が挙げられるかということであったり，患者が受けている精神医療保健福祉のサービス・支援と予後との関連であったりする．臨床的な事実として，統合失調症の症状や障害は，周囲の環境や支援との相互作用によって悪化もすれば改善もする．患者は，実験的な空間にいるわけではないのであるから，置かれている環境や，受けているサービスや支援の質や量によって，その予後は，少なくとも短期的には変化していく．その変化が，長期的にはどの程度の意味をもつのかは問われてしかるべきであろう．そこで，本章では，とりわけ，「科学的根拠のある実践」が，長期的にどれほどの意味があるのかを，今後に向け明らかにしておくべき課題であるととらえた．

また，予後といった場合に，サービス・支援との関連では特に，社会的機能の維持という観点から予後をとらえるあり方が求められてもいる．近年，リカバリー（recovery）という言葉が，特に当事者サイドから使われているが，単に，再発が予防されているか，症状が消失しているかといった医学的な判断ばかりではなく，就職や結婚など，市民としてのあたりまえの生活を手に入れら

れているか，自分の人生を意義のあるものとしてとらえられる状態になっているかといった観点から，予後を検討することも必要なことであろう．本章ではその点も考慮に入れながら，論を進めることにした．

以上のような論旨から，本章では，まず第一に，最近の長期予後研究の論文のうち，示唆に富むもの3件を紹介する．そして，第二に，いわゆる「科学的根拠のある実践」が，統合失調症の中長期予後に与える影響について，最近の文献を検索し展望した結果について紹介する．

2 長期予後についての最近の代表的研究について

A International Study of Schizo-phrenia[3]

WHOによって実施された，世界各国の18か所のWHOセンター所在都市における対象者数1,633事例のコホート研究である．治療的関与のある統合失調症の15年と25年の経過，予後，死亡率，予後予測因子を調査している．1,633事例うち1,171事例は個票に基づくコホートであり，その中には，発症初期から治療を受けており，また研究的評価も受けている766事例も含まれていた．残り373事例は地域の疫学調査から上がってくるデータをもとにしたコホートであった．これらの対象例のうち，75％のケースが予後について把握できた．

以下に結果の概略を述べる．

1. 統合失調症の死亡率：多国間の比較

18サイト中15サイトで，統合失調症の死亡率は一般人口より高かった．一般人口比の1〜8位までは工業化国のサイトであったであった[注1]．工業化国のサイトでは若くしてエントリーされた男性患者が有意に死亡率を高めていたが，女性患者に関してはサイトによる有意差はなかった．非工業化国では死亡の理由として「自然死」が挙げられることが多く，工業化国にあっては「非自然死」が多かった．また，「自殺」が非自然死の中で最も多かった．

2. 統合失調症の長期予後：横断的調査の結果

直近2年間の状態によれば，事例の約半数以上，長期予後の状態が操作的定義（Bleuler尺度の「回復」）による「回復」の状態にあった．全体の40％以上の事例が直近2年間に精神病状態に陥っていなかった．GAFが60以上である事例も38％であった．また，このうち，もはや治療を受けていない事例は16％であった．

一方で個票の追跡のできたコホートのうち約33％は直近2年間に精神症状が持続しており，そのうち半数は陰性症状を主としていた．同じコホートのうち，約20％は直近2年間に精神症状のために入院した経験をもち，約7割は薬物療法を受ける時期があった．しかし，この2年間薬物療法を持続していた事例は全体の53％程度であった．

生活面では，直近2年間で，対象事例の多くが家族や友人と住んでおり，この間入院し続けていた事例は約1割であった．ホームレスを経験していたのは約1.5％であった．この2年間に「常勤雇用」ないし「家事労働」ができていた者は個票の追跡できたコホートのうちそれぞれ37％と20％であり，雇用された者のうち9割近く，家事労働のうち7割近くが仕事に満足していた．

3. 統合失調症の長期予後：縦断的調査の結果

大雑把に言って，エピソード性の経過をもつ事例は，その68％が2回以上の精神病性エピソードをもっていたが，約半数が良好な予後をもっていた．全体の約16％の事例は後期寛解，すなわち，症状を持続させていたものの15年後の調査では回復しているという結果であった．

注1）ちなみに，日本（長崎）は3位である．

4. 予後予測因子の検討

症状においても，障害の重さにおいても，予後の予測因子として，最も強力であったものは初期2年間に精神症状を経験している期間の長さであった．

急性発症か緩徐な発症かという発症の違いはそれだけでは十分な説明因子にはならなかった．ベースライン時に年齢が若いこと，家族も治療に参加していること，違法薬物の使用歴があること，感情鈍麻がみられること，それに友人との密接な交流がないこと，周囲に無関心であることなどが，経過や予後が悪いことと関連があるようであった．しかしながら同時に，サイトの文化的差異が予後説明因子として機能しているようであった．「国民健康保険がある」ことが予後不良と関連していたが，これは非工業化国の影響の反映であると思われた．

全体的な結論として，治療的環境下にある統合失調症の相当の事例で，長期予後がかなり良好であることが示された．初期2年間の状態が予後予測因子として抽出され，初期治療における薬物療法と社会的機能の向上に焦点をあてた支援・治療が予後を良好に寄与しているのではないかと示唆している．また，長期経過に，環境の社会文化的状態が影響を及ぼしていることが示唆され，今後のさらなる検討を求めている．

B | Vermont study[4,5]

1. バーモント州のリハビリテーションプログラムの長期予後

精神保健医療福祉の施策や，リハビリテーションのあり方が，重い精神障害をもつ患者（主として統合失調症の患者）の長期予後にいかなる影響を与えているかを示した研究の成果である．

米国のバーモント州ではリハビリテーションの施策が1955年から行われていた．この施策では，リハビリテーションの目標と脱施設化施策の目標の両方が掲げられていた．概略を示せば，このリハビリテーションプログラムには，以下のような構成要素がある．

- 独立して住むことのできる住居，賄いつき住居，中間施設などの住居プログラムを整備し，地域で暮らすことを第一とする．
- 継続的で包括的なケアをチームで展開する．とりわけ，医療と職業リハビリテーションを統合し，地域社会の中で働く機会を拡大する．
- 支援・被支援の関係性の中で，患者の自助努力が増していき，患者・スタッフ両者の将来への新たな期待が高まり，「患者役割」に患者自身が縛られないようにする．
- ケースマネジメントの技法を支援で活用する．

バーモント州では，このプログラムの追跡調査が企画され，1980年代初めには調査基点から平均32年後の予後調査が行われた[6,7]．

この調査では，当初，登録された269名のうち97％が追跡された．これによれば生存者の予後は多様であったが，55％の患者が，社会的な機能不全がないか，あってもわずかであり，多くの症状は寛解し，人との密接な関係性が保たれ，雇用されているか何らかの生産的な仕事につき，自立した生活を送っていることがわかった．GAS (global assessment scale) による機能評価では，68％の患者が61以上と「大変よい」機能を有していたのである．

そこで，これらの成果が，バーモント州のリハビリテーションプログラムの貢献によるものなのか，あるいは，バーモントの農村的な環境によるものなのか，あるいはこの追跡調査の対象者の特性によるものなのか，さらなる検討が求められた．

2. メイン州の患者とバーモント州の患者の比較調査の方法

前述の検討課題に応えるべく，基本属性を統制して，メイン州の患者の長期予後との比較調査が行われた．

メイン州では脱施設化とリンクした包括的リハビリテーションプログラムの開始は，バーモント州より16年遅れ，1971年に脱施設化施策が始められてからである．それ以前は，「伝統的なケ

ア」，すなわち抗精神病薬による薬物療法と，病院のソーシャルワーカーによる「アフターケア」が中心であった．職業リハビリテーションとの連携はほとんどないか全く行われておらず，中間施設などの，地域における住居プログラムの開始も1971年からであった．

そこで，前述のバーモント州の予後調査と基本属性を統制した患者群をメイン州の州立病院の入院記録から作成した．

まず，8,000以上にものぼる記録をスクリーニングして，1890年以前に生まれた患者，器質性精神障害，アルコール依存症，薬物依存症と診断された者，触法精神障害者の治療要件として入院した者，1956～1961年の間（バーモント州で，リハビリテーションプログラムに対象者がエントリーされ，そして卒業するのに要した期間）に入院していない者を除外した．さらに，性別，年齢，診断，入院期間などで統制し269例の対象グループを構成した．この時点で，バーモント州，メイン州のグループとも，平均1918～1919年生まれであり，1961年1月の時点で，平均89～90か月入院しており，男性が125名（46%），190名（71%）がDSM-IIにおいて統合失調症であるという統制されたグループとなった．

高い評定者間信頼度を獲得した調査者により，面接調査，診療録の調査が行われた．面接調査は本人の他，近親者，友人，支援者などに対しても行われた．

予後調査の結果は回帰分析により検討された．

3. メイン州とバーモント州の比較予後調査の結果

予後調査は，メイン州のほうがバーモント州より7年遅れて行われたので死亡者が多く，面接調査ができたのはバーモント州の180名，メイン州の119名であった．

まず，死亡例と生存例を比較したが，死亡例のほうが6歳年上であることと，統合失調症の診断が多いこと以外には，有意差がなかった．生存率に関する両州間の有意差もなかった．そこで年齢と診断名を共変量として投入して分散分析を行っ

たところ，社会的機能を反映するGASとCAS（community adjustment scale）について死亡例と生存例の間に有意差はなかったが，州による有意差はみられ，バーモント州の患者は，メイン州の患者に比して有意に良好であった．

面接調査ができた患者の比較では，以下の点で2つの州の患者間で有意差があった．

まず，バーモント州の患者はメイン州の患者よりも3年早く退院することができていた．追跡調査時に生存していたバーモント州の患者（n=180）は，メイン州の患者（n=119）に比べてより生産的で，症状が少なく，地域社会により適応し，社会的機能もよかった．認知的機能に関しては州による有意差は認められなかった．

縦断的な調査においても，以下のような結果が認められた．

①住居に関しては，1960～1975年までの間，メイン州の患者はバーモント州の患者に比して有意に入院生活を送っている時間の比率が高かった（50% vs 13%）．バーモント州の患者の住居事情は，1960～1971年にわたり，独立して住居に住んでいる者が46%（vs 26%），60～63年の間には中間施設に住んでいた者が6.2%（vs 0.3%），63～71年にわたっては，賄い付きの住居に住んでいる者が14.4%（vs 3.9%）で，メイン州の患者よりも，より地域生活を維持していると言えた．

②就労・収入源についてはバーモント州の患者のほうが1960～1975年の間，圧倒的に多くの者が常勤雇用をされていた（30.9% vs 12.7%）．メイン州の患者のほうが無職の割合が高いことは1974～1975年，および1977～1979年の間を調べた調査で明らかであった（60% vs 41%）．

③社会資源の利用については1960～1978年にかけて，バーモント州の患者の中で福祉的社会資源を利用していない者の割合はメイン州の患者よりも多かった（43% vs 13%）．しかしながら，職業リハビリテーションを利用している者の割合は，1960～1970年の間で，メイン州の患者よりも多かった．

以上より，バーモント州のリハビリテーションプログラム，および精神保健施策の成果が予後の違いになっていることが強く示唆された．おそらく，そのなかでも重要なものは，患者に早期から地域生活に適応する機会が与えられていることである．この機会が，住居や仕事や社会的機会の提供という形で現れたときに，多様な，好ましい成果を上げたと言ってよいであろう．

C | Chicago followup study[8,9,10]

Chicago followup study は統合失調症や感情障害の，若い，発症間もない患者に対して，経過，予後，「リカバリー」の体験などについて調査した，前向きの多面的な追跡研究である．調査基点となった入院時に登録された274例の患者に対して，2年後，4.5年後，7.5年後，10年後，15年後，さらに20年後と，前向きに調査を行っている．調査対象者には，DSM-Ⅲによる診断で，64例の統合失調症，12例の統合失調症様障害，81例の他の精神病群（双極性障害31，精神病状を伴ううつ病28，精神症状をもつ双極性障害のうつ状態6，妄想性障害5，その他の精神病11）の患者，117例の非精神病性精神疾患群（うつ病69，気分変調障害5，境界性パーソナリティ障害6，など）が含まれている．

対象選定にあたっては，長期の治療や慢性化の影響を避けるために，年齢が17～30歳であること，過去にほとんど入院歴がないことが条件とされた．そのため，対象者の属性は調査基点の入院時に，平均年齢22.8歳，平均教育歴13.3年，50％が男性であり，54％が今回が初回入院であった．

追跡調査では，主たる症状，心理社会的機能，パーソナリティ，態度に関する変数，神経認知機能，発症前の発達の状況，治療の状況などが調べられた．

なお，この研究では，「リカバリー」について，以下の3つを満たすものとする，操作的定義を用いた．

・追跡調査の年に，精神病的な体験や陰性症状がないこと
・追跡調査の年に，常勤雇用の1/2以上の状態など，有益な仕事についていたり，適切な心理社会的機能を有していること
・追跡調査の年に再入院していないこと

15年の追跡調査の時点で77％の患者が5回とも追跡調査の面接を受けた．16％は4回の追跡調査を受けた．20年の調査時点では73％の追跡調査が可能であった．

1. 経過や予後の，他の精神病群や非精神病性精神疾患群との比較

分散分析の結果，全体的な社会的機能の予後に関して，診断の違いは，強い有意差をもって，主要因であることを表していた．5回の追跡調査のすべてにおいて，統合失調症は他の3群，すなわち統合失調症様障害，他の精神病群，非精神病性精神疾患群に比して全体的な機能が低かった．

例えば，統合失調症がリカバリーの状態にあることを示す割合は，15年追跡までの5回の調査時点のいずれでも，他群に比して少なかった．他の精神病群との比較では5回のうち4回で割合に有意差がみられ，非精神病性精神疾患群との比較では，5回とも有意差がみられた．また，常勤雇用で働く者の割合は，統合失調症患者が15年追跡までの5回のすべての調査において，4群の中で最低であり（19～29％），非精神病性精神疾患群の患者が最も高かった（58～69％）．統合失調症と他の精神病群，非精神病性精神疾患群の間には5時点すべてにおいて有意差があった．

社会的機能も，他の精神病群や非精神病性精神疾患群と比べ，統合失調症の患者では低く，有意差が認められたが，その差異は就労の機能ほど多くはなかった．

再入院についてみると，統合失調症の患者は，5回のすべての調査において，4群の中で最も再入院の回数が多かった．分散分析の結果によれば，診断名の違いが再入院の回数の違いに有意に影響を与えていることがわかった．しかし同時に，統合失調症，他の精神病群，他の非精神病性精神疾患群において，入院回数は経過を追うごと

に減少するという同様の傾向も見てとれた．これは，経過を追うなかで生じてきている，入院適用に対する考え方の変化，患者の成長による変化，入院の閾値の上昇などの複合的な作用によると思われた．

以上から，統合失調症の経過や予後は，統合失調症様障害や他の精神病群，非精神病性精神疾患群に比しては，不良と言わざるをえない状況であった．

2.「進行性に予後不良な疾患」であるか否かについての検討

15年にわたる5回の調査結果をみると，統合失調症の経過の中では，2年後の追跡調査のときが最も機能が低く，最も機能が高かったのは15年後の追跡調査時であった（$p<0.01$）．すなわち，徐々に機能が低下しているという定説は当てはまらなかった．

例えば，統合失調症が"リカバリーしている"状態は2年後の追跡調査において最も低く10%であり，その後の調査では19%か，それ以上の者が"リカバリーしている"状態を示していた．一方累積した結果をみると，41%の統合失調症の患者が，5回の追跡調査のうち1回以上の調査時点において，リカバリーの状態を経験していた．すなわち，統合失調症は「慢性で進行性」であるという姿を呈してはおらず，多くの患者が陽性症状の持続や陰性症状の持続を呈していなかった．加えて，多くの統合失調症の患者は，それぞれの調査時点で比較的良好な社会的交流を維持しており，かつての研究報告にあったような，進行性で進む，深刻な社会的孤立には陥ってはいなかった．

次に，レジリアンス（復元力）について検討するために，10年後と15年後の追跡調査を比較した．58例の統合失調症患者が，両方の調査のデータがそろっていた．この中で11例の患者が10年後の追跡調査でリカバリーの状態にあった．このうち7例は15年後もリカバリーの状態であった．10年後にリカバリーの状態になかった47例のうちでは2例が15年後にリカバリーの状態と判断

された．他の精神病と非精神病性精神疾患のグループでは，10年後調査でリカバリーの状態になかった患者のうち，統合失調症患者に比して有意に多くの患者が15年後にはリカバリーの状態になっていたので，復元力に限界はあるものの，挿話的な経過を示すものの他に，中長期的な経過ののちにリカバリーの状態に達する群があることは示唆された．すなわち統合失調症の異種性の存在は強く示唆された．

3.「服薬を中断し，しかも良好な予後を呈している群」についての検討

薬物療法について追跡調査をすると，治療に関しても様々なバリエーションがあることがわかった．

まず，前向きに縦断的にみると，2年後調査から，すでに35%の統合失調症患者が抗精神病薬を服薬していなかった．この35%という数字はその後20年間の追跡調査の間，あまり変わらなかった．15年後の追跡調査で69%の患者が薬物療法を受けていたが，61%が抗精神病薬による治療，8%は他の向精神薬による治療であった．治療下にはあるが薬の処方のない患者は6%，精神保健医療の治療下にない患者は25%存在した．

抗精神病薬を服用している患者と，服用していない患者を比べてみると，15年後の追跡までの5点の追跡期間の4点において，抗精神病薬を飲んでいない患者のほうが全体的な機能が有意によかった．2年後調査では有意差はなかったが，4.5年以降の調査では有意差があった．リカバリーの状態にある人の割合も飲んでいない群において有意に高かった（$p<0.001$）．

最初の急性期状態から4.5年後の評価を起点として，継続的に追跡した結果，服薬を長期に止めた患者群は，有意に精神病的な状態が少なく，リカバリーと定義される時間をより多く経験していた．彼らはより低いリスク要因と，防御要因を有しており，再発を繰り返すことも決して多くはなかった．また，より良い予後要因として，発病前の発達的課題の達成度が高いこと，不安に関する脆弱性が低いこと，神経学的認知機能が優れてい

ること，リカバリーの経験をよりしているなどの特徴が見てとれた．

一方で，統合失調症患者の中に，症状的にも社会機能的にも大きく改善して，15年の追跡調査のときにリカバリーの状態にある人々を調べてみると，64名中12名(19%)がリカバリーの状態にあったが，このうち8名は抗精神病薬を服用していない20名のうちの一部(40%)であった．2名は抗精神病薬以外の向精神薬を服用していたが，これは5名の一部であった．2名のみが抗精神病薬を服薬していたが，これは服薬をしていた39名のうちの一部で，有意に少ない割合であった．この抗精神病薬を服薬していない10名がいつごろから服薬していないかを調べてみると，6名は2年後調査のときから服薬していなかった．2名は4.5年の調査時から，残りの2例は7.5年時からであった．

すなわち，統合失調症の中には，初期の急性期の一定期間薬物療法を行ったのちに服薬を中断し，しかも経過や予後の良い一群が存在することが明らかになった．この結果は，すべての統合失調症患者が，生涯にわたって継続的に薬物療法を受けることが必要であるとは言えないことを示唆している．

3 「科学的根拠のある」治療技法と長期予後

A 論文収集の方法

「科学的根拠のある」治療技法と中長期予後との関連を調べるために文献検索を行った．

取り上げた領域は，生物学的アプローチとしては薬物療法，心理社会的アプローチとしてはACT(assertive community treatment：包括型地域生活支援プログラム)，IPS(individual placement and support：個別就労支援，あるいは個別職場定着とサポート)，FPE(family psychoeducation：家族心理教育)，CBT(cognitive behavior therapy：認知行動療法)を挙げ，さらに早期介入を取り上げた．

それぞれの領域の文献検索の方法は**表9-1**にまとめた．このうち，IPSについては，あらゆる文献が対象者をSMI(people with severe mental illness)としており，そのうち統合失調症の占める比率についての言及がなかったものが多いため，最終的に本章では言及しないことにした．

B 薬物療法の選択と長期予後との関連

薬物療法に関しては，研究目的で同一薬物を長期間服薬させることの倫理的な問題もあり，中長期予後に関する研究は多くはなかった．以下に示すのは，その中でも比較的長期の経過をみた，システマティック・レビューである．主たる関心は第一世代の抗精神病薬と第二世代の抗精神病薬の治療効果の比較にある．

1. 初回エピソードの患者の予後

まず，カナダのMenezesら(2006)[11]のシステマティックレビューを紹介する．これは，より一般化可能なアウトカムについて言及するために，非感情病性の精神病疾患患者の初回エピソードを対象にした研究のみを集めたレビューである．このレビューでは1966〜2003年12月までの研究を検索し，基準に合う37研究，約4,100名のデータが特定された．対象者の平均追跡期間は35.1(±6.0)か月，58%の研究が6か月以上2年未満の追跡で，42%が2年以上の追跡期間であった．これら37研究の対象者の結果のメタ分析によると，対象者の42%が予後良好(再発なし)であり，27%が予後不良(再発あり)であった．分散分析や重回帰分析で交絡因子を統制した結果，薬物治療と心理療法などの心理社会的介入の両方が実施された治療的環境は，良好な予後および就労もしくは就学と関連していた．一方，第一世代抗精神病薬の使用は，おそらく古い時期の研究で，使用量も多く，心理社会的プログラムとの協働も少なく，入院の閾値が低い状態下であったことなどが関連してか，不良な予後と関連していた．しかしながら，再入院の明確な予測因子はなかった．

表 9-1 文献検索の方法

【薬物療法と長期予後】

《データベース》	PubMed (MEDLINE)
《検索語》	schizophrenia, (and) atypical antipsychotics (or) second generation antipsychotics, (and) long-term outcome (or) longitudinal study
《抽出方法》	2000年以降に発表された論文のうちから本章の執筆グループで,5年間以上の長期追跡の研究を抽出.
《抽出結果》	レビュー論文5,原著論文4を採用した.

【科学的根拠のある心理社会的介入と長期予後】

《データベース》	1) Ovid MEDLINE (1946 to February Week 4 2012), 2) Embase (1974 to 2012 Week 09), 3) PsycINFO (1806 to February Week 4 2012), 4) Social Policy and Practice (-2012.02), 5) HMIC Health Management Information Consortium (1979 to January 2012)
《検索語》	1) follow-ups: Long term follow-up, (or) Long-term assessment, (or) five year, (or) six year, (or) seven year, (or) eight year, (or) nine year, (or) ten year, (or) twenty year 2) interventions: Assertive community treatment (ACT), (or) Care management, (or) Case management, (or) Family psycho-education (FPE), (or) Family psychoeducation (FPE), (or) cognitive behavioural therapy (CBT), (or), cognitive behavioral therapy (CBT), (or) Individual placement and support (IPS), (or) Supported employment.
《抽出方法》	●follow-ups と interventions から595研究が検出され,2重検索を削除して,366研究が残った.一方,手検索により,データベース検索結果とは別に66文献を発見,合計432文献を基礎資料とした. ●基礎資料の中から,「ACT,IPS,FPE,CBT の効果を実証的に検証した研究で,5年以上の追跡を行った介入研究」を基準とし,文献を抽出.原則5年以上のフォローアップを行った研究を対象としたが,実践によってそのような研究が全くない場合は,3,4年のフォローアップを行った研究をレビューの対象としてよいこととした.また,無作為割り付けや対照群がない研究も対象とした.
《抽出結果》	●46文献(研究)を抽出.実践内容(プログラム)ごとに振り分けた.ACT=9,IPS=10,FPE=4,CBT for schizophrenia=8,CBT for other psychiatric disorders=15.これらを手分けして,全文を詳細にレビューし,基準に完全に合致した研究を採用した. ●IPSについては,あらゆる文献が対象者をSMI(people with severe mental illness)としており,そのうち統合失調症の占める比率についての言及がなかったものが多いため,最終的に言及しないことにした.

【early intervention と長期予後】

《データベース》	【科学的根拠のある心理社会的介入と長期予後】と同じ
《検索語》	1) Disease condition: Mental, (or) psychiatric, (or) psycho 2) intervention: Early intervention, (or) early detect 3) study design: Systematic review (or) meta-analysis
《抽出方法》	●216研究を検出,二重検索の削除して,153研究を検出した.一方,手検索によりデータベース検索とは別に39文献を発見,あわせて192文献を執筆の基礎資料とした. ●基礎資料の中から,「①(重度の)精神疾患の早期介入に関連するシステマティック・レビュー&メタ分析,あるいは②システマティック・レビュー&メタ分析の対象となったもののうち(重度の)精神疾患の早期介入の効果を実証的に検証した研究で,5年以上の追跡を行った研究」を基準とし,文献を抽出.
《抽出結果》	33文献(研究)が抽出.システマティック・レビュー&メタ分析=11,追跡研究=13研究を採用した.

2. 第一世代 vs 第二世代

次に紹介するのは,ノルウェーの研究者である Johnsen と Jørgensen(2008)[12] のレビューである.これは,クロザピン治験を除く第二世代抗精神病薬同士もしくは第一世代と第二世代抗精神病薬とを比較した,1980~2008年の間に発表された研

究のシステマティックレビューで，統合失調症圏の疾患をもつ人々の短中期（3週間〜18か月）アウトカムについて検討している．このレビューではランダム化比較試験（RCT）を行っている10研究16論文が特定され分析された．その結果，まず，急性期における精神症状改善への効果については，ハロペリドール，オランザピン，リスペリドンの薬物間に差はなかった．次に，慢性期の患者についての全般的な改善では，オランザピンを用いた患者は，他の第二世代抗精神病薬を用いた患者よりも長く治療に留まり，治療アドヒアランスが良好であることが示された．しかし，副作用については，オランザピンは，他の第二世代抗精神病薬よりも，体重増加や血清脂質増加が多くみられた．錐体外路症状については，第二世代抗精神病薬間で差はないが，第一世代抗精神病薬では第二世代より重く，治療中断しやすい傾向がみられた．

一方，別の米国の研究グループ[13]も，第一世代と第二世代の経口抗精神病薬の統合失調症の再発予防への効果についてのRCT研究をレビューしている．対象となった研究は少なくとも6か月以上の追跡期間で再発もしくは再入院の情報のあるもので，23研究18論文が特定され，統合された対象者4,504名のデータ（平均追跡期間61.9±22.4週）でメタ分析が行われている．結果として，まず，個々の第二世代の抗精神病薬を第一世代の抗精神病薬（ほとんどがハロペリドール）と比較した場合，再発予防について優れているとは言えず同等の効果であった．しかし，グループとして第二世代の抗精神病薬をとらえた場合は，その再発予防効果は第一世代の抗精神病薬との間で有意差が認められた（29.0% vs 37.5%）．また，生存曲線で示される，3か月後，6か月後，12か月後の再発率においても第一世代に優る効果を示していた．同時点での治療中断や入院についても，グループとしての第二世代抗精神病薬は第一世代抗精神病薬を用いていた群よりも有意に少ない結果を示した．

以上の知見から，中長期的な予後にあっては，第二世代の抗精神病薬のほうが第一世代の抗精神病薬よりも，治療中断例などが少なく，再発が少ないことが示唆された．しかし，その差異は中程度ほどのものであると言えよう．また，薬物療法の効果は限定的であり，就労や社会的機能を指標とした場合は，心理社会的治療と薬物療法の結合が，良好な予後や社会的機能と関連していた．

なお，統合失調症の異種性に注目した場合に，すべての患者に継続的な薬物療法が必要かという問いをたてた場合に，急性期治療を完了したのちに，抗精神病薬の中断を行っても，社会的機能を含めた予後が良い患者群の存在が強く示唆されることは，前述のChicago followup studyで述べた．

C ACTと長期予後との関連

1. ACT介入の追跡研究

ACT（assertive community treatment：包括型地域生活支援プログラム）は24時間365日対応可能な医療を含む包括的ケアを，訪問という形で重い精神障害をもつ者に送り届けるプログラムであり，1年程度の短期間の追跡では，地域滞在日数の増加，再入院日数の減少になどに強力なエビデンスがある．しかしながら，長期予後という観点から，ACTについて中長期の予後追跡については必ずしも多くの研究がなされておらず，追跡期間を中長期に絞った明確なレビュー論文も見出されなかった．したがって，以下に示すのは，必ずしもRCT研究ではないが，5年以上の予後の追跡をした近年のいくつかの研究である．

まず，Parker（2004）[14]の論文ではnot guilty by reason of insanity（NGRI）と呼ばれる精神障害のために無罪判決とされたが条件付き釈放となった触法患者に対するACTのアウトカムについて，コントロール群は存在しないが，5年間にわたり83名の触法患者を追跡している．結果，追跡期間中に，5件の逮捕と60件の入院が起きていた．また追跡期間中における実地域滞在日数/可能地域滞在日数の平均は83%であり，また年間の推定平均入院率は14%，推定平均逮捕率は1.4%と推測された．このことから筆者らは，

ACTは利用者の低い逮捕率，高い地域滞在率につながっていると結論づけている．

Kreindler & Coodin(2010)[15]の研究では，カナダにおけるACTの利用者の居住状況に関して，ACTのインテークの2年前の状況をさかのぼって集計し，介入後フォローすることによって合計7年間に渡る調査をしている．結果，居住の状態はサービス開始から転居率が減少するなど安定し，また介入前に60%前後だった独居率は介入開始後1年からは80%以上となっていることが示されている．

2. 初回エピソードとACT

一方，Nordentoftら(2010)[16]の研究(OPUS study)では，統合失調症圏の初回エピソードかつ高いニーズの患者に対して，RCTで3群比較の5年追跡研究をしている．比較されているのは，①病院内での精神科医・心理・ソーシャルワーカーのチーム制によるリハビリテーション，②家族心理教育，SST，低用量薬物療法を併用したACT型の支援，③地域精神保健センターを中心とした標準型サービスの比較である．結果として，精神症状での差は3群間でみられなかったが，サービスへの残存率がACT群では59%，通常型サービスでは73%であったのに対し，病院型の支援では40%と有意に低かった．また，入院もしくは支援付住居入所への入所日数は病院型リハビリテーションが最も多く，次に標準型ケア，最も少ないのはACT群であった．なお，入院・入所日数に関しては，統計的にはフォロー中当初3年間においてACT群が有意に病院型リハビリテーションに比して少なかったと報告されている．

以上をまとめると，ACTが5年以上の長期経過においても，サービスへの定着や，地域滞在日数，入院期間，居住の安定性などについては一定の成果を上げていると考えられる．他方で症状や社会機能に関する報告は少ないことから，疾病・障害としての臨床像には必ずしも大きな影響を与えていない可能性がある．症状や社会機能に必ずしも有意な改善が認められなくても，地域生活を持続できることを示していることが，ACTプログラムの重要な点であるとも言えよう．

D 認知行動療法や家族心理教育と長期予後の関連

統合失調症圏の患者に対する認知行動療法の効果について長期予後をまとめたレビュー論文は見出されなかった．以下は，5年程度追跡をした，主として統合失調症圏の患者を対象にした認知行動療法および家族心理教育の効果評価の研究である．

1. 患者のもつ症状を標的とした認知行動療法と中期予後

まず，Wiersmaら(2001)[17]の研究であるが，これは，幻聴に対する対処を学ぶ認知行動療法的アプローチ(hallucination focused integrative treatment，以下HITプログラム)について，効果の持続性の実証のためのnaturalistic outcome studyである．評価時点はベースライン(T0)，2年後(T1)，4年後(T2)の3時点である．結果として，まず，プログラム前後で服薬量が有意に減少し，多くの対象者においてT0比較してT1時点およびT2時点のほうが「声が聞こえる」ことに対する心理的負荷は改善していた．特に恐れやコントロール感の喪失，思考の混乱や思考障害についての改善は対象者の60%において維持されており，1/3においてはさらに改善していた．ただ幻聴が全くなくなったのは18%に過ぎなかった．

一方，Druryら(2000)[18]は再発率および自己や疾病に対する態度などの認知的変数について，5年間の効果持続性の検証のために，過去に行ったRCTデザインによる研究の対象者について追跡を行った．対象者は非感情病性の精神病で，調査基点において急性期状態にあった入院患者40名で，4つの要素を含むCBTに参加する群(介入群)とインフォーマルなサポートとともに実施される余暇活動に参加する群(対照群)に割り当てられていた．2つの活動はいずれも通常のケアに付

加する形で実施され，両群は同一の治療者によって最大6か月間，同頻度（平均1週間に8時間）のセッションに参加した．介入群が受けたCBTの4つの要素とは，①妄想的信念に対する現実検討を含む個別のCBT（妄想的信念とは根拠が薄く反駁可能であることの体験），②スティグマの軽減，陽性症状などに対する新たなコーピングスキルを習得するためのコントロール感の醸成を含む少人数での集団CBT，③妄想をコントロールしようと試みている患者をサポートするための家族心理教育と支援，④生活技能や創造的活動を含むアクティビティである．5年後の追跡調査時，まず追跡可能であった者全員の分析では，病気に関する認識として，「病気のコントロール感」の得点が介入群で有意に改善していたが，再発率や陽性症状，病識の評価について両群間に有意差はなかった．追跡期間の再発回数が1回以下であった者の分析では，自己評価による妄想的信念や他者評定による陽性症状について対照群と比べて，介入群のほうが有意に改善していた．

Turkingtonら（2008）[19]も5年間の長期予後についても検討するため，RCTデザインによる効果検討を実施している．この研究の対象者は診断が統合失調症で第二世代抗精神病薬による適切な薬物療法が提供されているにもかかわらず，少なくとも6か月の間，持続的な幻聴と幻覚の両方もしくはどちらかがある者90名であった．これらの対象者はCBTを受ける群（介入群）とBefriending（ソーシャルサポート理論に基づく日常会話を主体としたかかわり）に参加した群（対照群）に割り付けられ，両群とも同一の治療者による20セッションのプログラムに9か月あまりかけて行われた．5年後の追跡調査時まで調査が継続できた者では，全般的な精神症状と陰性症状について5年後の時点でも介入群は対照群と比べて有意な改善を示していた．しかし，陽性症状や抑うつの尺度得点，入院回数や入院日数，服薬量については両群間に有意差はなかった．

以上，いずれの研究においてもCBTは限定的な効果ではあるが，5年程度の追跡では一定の持続的な変化を患者の認知機能にもたらすことには成功しているようである．

2. 家族のコーピングスキル向上を標的とするCBTを含む家族心理教育

McFarlane（1995）[20]は同じ家族心理教育でも複合家族グループ形式と単一家族形式との間で効果が異なるかどうかを明らかにするためRCTデザインによる検討を行っている．対象者は郊外の公立病院の精神科病棟に入院した，統合失調症もしくは統合失調感情障害の患者で，入院の前月に最低10時間，家族と接触があった者であった．アウトカムは入院時から4年後時点の患者の再発率および再入院率であった．分析の結果，複合家族グループ群は，個別家族心理教育群と比較して有意に再発率が低かった．この結果から，家族心理教育において，複数の家族が参加するグループ形式で実施したほうが，個別実施と比較して4年間という長期においても，再発率が低く，グループ形式のほうが費用対効果が良いとしている．

Sellwoodら（2007）[21]は統合失調症をもつ人の家族に対する"needs-based cognitive-behavioural family intervention"の効果が5年間の追跡期間中の再発率を改善するかどうかについてRCTデザインによる効果検討を実施した．この研究の対象者は統合失調症，統合失調感情障害，妄想性障害をもつ患者の家族で少なくても1週間に10時間は患者と対面でのコンタクトがある者60名であった．これらの対象者はfamily interventionを受ける群（介入群）と通常の支援を受ける群（対照群）に割り付けられた．介入群は24週の間に10～20セッションを実施した．5年後の追跡調査時には，介入群の家族である患者のほうがコントロール群のそれより1％有意で再発率が低かった（53.3％ vs 86.7％）．また，生存分析の結果から追跡期間全体を見たとき，対照群の再発リスクは介入群の2.5倍高かった．5年間追跡調査の結果は12か月目の結果をほぼ維持しており，介入群では効果が長続きしたと考えられた．

Monteroら（2006）[22]は親族のみの方法と患者本人も含めた方法の間で，家族心理教育の長期的効果を明らかにすること目的にRCTデザインに

よる検討を実施している.

対象者は 87 の統合失調症患者およびその家族で①患者含む家族単位群(n＝46)と②患者不在の親族のみ群(n＝41)に割り付けられた．介入は 12 か月間行われた．介入から 5 年後の追跡調査時には，社会適応および家族ストレスにおいて，両群ともに介入後から 5 年後にかけて有意差はなかった．また，再発率，再入院率，再発までの平均月数，再入院までの平均月数において，群間で有意差なかった．群ごとに，介入後から 5 年後にかけて症状変化の割合を分析したところ，家族単位群において介入後から 5 年後にかけて「悪化」の割合が多かった．一方で，親族のみ群では，「改善」「変化なし」「悪化」に有意差はなかった．さらにMasanet ら(2007)[23] は Montero ら(2006)[22] と同じデータを用いて群分けを行わず，介入終了直後と介入終了から 5 年後の 2 時点間の比較について分析を実施している．この結果，患者の妄想および思考障害は悪化し，服薬を中断した患者の割合が 14％ から 37％ に増加する一方で，統合失調症に関する知識は低下したものの服薬に関する知識は維持されていた．また，家族の感情表出や家族のストレスには有意な変化はなかった．

以上，CBT や家族心理教育の効果について再発率や再入院率を従属変数とした場合，短期的な効果についてはエビデンスの集積がなされ，一定の効果が認められているものの，5 年前後の長期的効果は限定的と言わざるをえない．その一方，精神症状に対するコントロール感や QOL，社会適応，家族ストレス，EE などの変数については長期的効果が認められる可能性が示唆されている．

E 精神病未治療期間，早期介入と長期予後との関連

1. 精神病未治療期間(DUP)と予後との関連

1990 年代後半より，精神病未治療期間(DUP；duration of untreated psychosis)と予後(アウトカム)との関係を示す研究が急激に増加している．頻繁に引用される Norman らの定義によると，DUP とは「明らかな精神症状が初めて出たときから，十分な抗精神病薬治療を受けた期間」である[24]．

5 年以上の追跡期間における長期予後に目を向けると，長い DUP は，①激しい症状(特に陽性症状)，②低い機能，③低い寛解率，④高い死亡率と関係しているとする報告もある[25-34]．しかし，これらの研究においては，追跡調査時期が一致する研究が少ないことからメタ分析ができていない．また，個々の研究における対象者が少ないこと，診断に構造面接を取り入れていないこと，DUP の測定方法があいまいであることなどから，個々の研究結果からの推察には限界がある[35]．言い換えれば，DUP と長期予後との関係には不透明な部分が多い．

2. 早期介入と短中期予後との関連

最近では，精神疾患の治療法の 1 つとして，DUP を短縮させる早期介入や前駆症状と初回エピソード精神病時の早期介入に国際的な関心が集まっている．

McGorry ら(2008)[36] によると，精神疾患の早期介入を予防医学に当てはめたとき，早期介入は第一次予防ではなく，第二次予防となる．しかし，近年のシステマティック・レビューやメタ分析を見る限り，早期介入を以下の 3 つの段階に分類できると考えられる．

・第一次予防(精神保健への意識向上を目指すキャンペーンや精神保健問題の窓口となる専門職の教育)
・第二次予防〔病気になる前の状態(前駆症状)に対する早期の治療〕
・第三次予防(初回エピソード精神病をもった人への治療)

第一次予防としての「早期介入」については DUP の短縮についての議論がシステマティック・レビュー上[37]もなされているが，予後との関係についての言及はない．

第二次予防としての「早期介入」について，2010 年にアップデートされた Cochrane review によると，前駆症状時の早期介入として，薬物治

療だけを試みたものは，精神疾患の予後に関係するアウトカムについて，有益な効果はほとんど報告されていない．それどころか，米国のオランザピンの効果検証では，プラセボ群と比較し，オランザピン群が有意な体重の増加などの副作用を報告している[38]．逆に，オーストラリアで行われた薬物治療（リスパダール），認知行動療法，早期介入特別チームをセットにした介入研究では，6か月の追跡時点で，対照群（早期介入特別チームのみ）と比べ，介入群で有意に精神病へ発展したケースが少なかった．また，ドイツで行われた研究では，アミスルプリド（第二世代抗精神病薬）投薬と心理社会的介入（心理教育，危機介入，家族介入）群と心理社会的介入のみ群を比較し，3か月の追跡時点で，後者と比べ，前者は，機能全般（GAF），陽性症状（PANSS）などで有意な改善をみせている[38]．しかしながら，第二次予防についての長期予後に関するエビデンスはほとんど得られていない．

第三次予防としての「早期介入」については，心理社会的介入も含めた包括的ケアが効果をみせている．中国では，家族介入と通常治療群が，通常治療のみ群よりも有意に入院率が低いと報告されている．デンマークでは，地域精神保健福祉チーム（assertive community services：訪問サービスあり），家族介入，SSTなどをセットにした介入と通常治療（対照群）を比べている．12か月後，対照群と比べ，介入群ではGAF-Symptom，コンプライアンス，サービス満足度が有意に高くなっており，24か月後では，介入群の教育・雇用，GAF-function，サービス満足度が高くなっていた．さら60か月後，一人暮らしをしている参加者の数は，介入群で有意に多かった．

これらの早期介入における心理社会的支援の重要性は，Birdら（2010）[39]のメタ分析でも支持されている．Birdらによると，訪問サービス（assertive community services）をもつ早期介入は，研究終了時において，入院率の低下，再発率の低下，陽性・陰性症状の軽減に効果をもつ．また，認知行動療法をもつ早期介入は2年の追跡時点で，陽性・陰性症状の軽減に効果を示しており，家族介入は研究終了時において入院率の低下に貢献できるとしている[39]．

4 まとめ

以上，最近の統合失調症の長期予後研究の成果，および，「科学的根拠のある実践」が統合失調症の中長期予後に与える影響についての，最近の文献の検索結果について紹介した．

これらから得られた，統合失調症の経過や予後についての最近の研究の動向を筆者なりにまとめると，以下のようになる．

まず，第一に，統合失調症は後に述べるような異種性はあるにしても，現在の診断基準を満たす症状を呈する群としてみると，他の精神病性疾患や非精神病性精神疾患と比べ，再発率や，社会的機能といった点で，予後は劣ると言わざるをえない．しかしながら，それは，かつてKraepelinが記述したような，「進行性・予後不良」といった概念に収まるものではない．実際，多くの長期予後研究で，半数以上の患者が回復しており，なかには治療を終了している事例も少なからずみられている．特に，若い初発の患者をその初期に治療的環境下においた場合の長期追跡の事例では，エピソード性の再発を経験するにしても，多くの患者が経過とともに社会的機能をあげていたし，良好な対人交流を保てていた．このことから，「統合失調症は，予後不良の病いである」という言説は，現代において修正をされるべきものであると言えよう．

第二には，長期予後の観点から見ても統合失調症は，異種性のある疾患群であることが強く示唆される．経過が一様ではないことは，つとに知られていることではあるが，現代の治療的環境にあってはエピソード性の経過をたどるものが多い一方，レジリアンス（復元力）という観点からは，10〜15年といった長期の症状持続ののちに，社会的機能も良好になるという一群の存在があることは指摘されねばならない．さらに，なかには，発症早期の急性期状態を，抗精神病薬の服用によって乗り越えたのち，長期間服薬を中断し，か

つ，症状的な予後もよく，社会的機能も高い状態にある一群があることが，強く示唆される．「すべての統合失調症患者は，生涯にわたって継続的に薬物療法を受けることが必要である」とは言えないことをこれは示しており，今後のさらなる研究の発展が待たれる．

第三には，統合失調症の予後，特に社会的な機能の予後に対して，治療も含めた外部環境の影響は多大なものがある．これは，大きな文脈で言えば，近代化，工業化といった文化的環境が与える否定的な影響が，工業化国における男性患者の自殺率の増加などで示唆されたが，治療的環境という文脈で言えば，適切な住居の確保，就労支援と薬物療法を含む精神医療との結合，ケースマネジメントを含む包括的なリハビリテーションの存在といった，患者を可能な限り地域社会の中で支えるシステムの存在が，症状を安定させ，人との関係性が維持でき，生産的な仕事につけるなど，社会的機能が長期的に良好であることとに貢献していた．様々な「科学的根拠のある実践」の個別の長期予後への貢献は限定的であるが，同時に薬物療法の効果も，第一世代，第二世代を問わず，限定的である．現時点で言えることは，薬物療法と心理社会的リハビリテーションのプログラムがともに実施されることが，病や障害をもちながらも，高い社会的機能を維持するのに有用であるということであり，精神保健医療福祉システムという，制度や施策にかかわる領域の影響が大きいことが示唆されている．

さらに，第四として，初回エピソード事例に薬物療法と心理社会的介入を行うことが，社会的機能も含めた予後の改善に貢献しており，今後，適切な早期介入が行われることが，長期予後に与える影響について研究の充実が待たれる．また，予後予測因子として，初期の2年間の状態が安定していること，発病前の発達的課題の達成度が高いこと，神経学的認知機能が高いことなどがあがっており，統合失調症の異種性に関して，一部の研究者が言うように，脳機能の障害や，発達障害，あるいは遺伝子学的にとらえる新たな病態生理学的理解の必要性が高まっているかもしれない[40]．

【文献】

1) Bleuler E: Dementia praecox oder Gruppe der Schizophrenien. Deuticke, 1911
2) Zubin J, Spring B: Vulnerability: A new view on schizophrenia. J Abn Psychology 86: 103-126, 1977
3) Harrison G, Hopper K, Craig T, et al: Recovery from psychotic illness: a 15- and 25-year international follow-up study. Br J Psychiatry 178: 506-517, 2001
4) DeSisto M, Harding CM, McCormick RV, et al: The Maine and Vermont three-decade studies of serious mental illness. Ⅰ. Matched comparison of cross-sectional outcome. Br J Psychiatry 167: 331-337, 1995
5) DeSisto M, Harding CM, McCormick RV, et al: The Maine and Vermont three-decade studies of serious mental illness. Ⅱ. Longitudinal course comparisons. Br J Psychiatry 167: 338-342, 1995
6) Harding CM, Brooks GW, Ashikaga T, et al (1987a) The Vermont longitudinal study of persons with mental illness, Ⅰ: methodology, study sample, and overall status: 32 years later. Am J Psychiatry 144: 718-726, 1987
7) Harding CM, Brooks GW, Ashikaga T, et al (1987b) The Vermont longitudinal study of persons with mental illness, Ⅱ: long-term outcome of subjects who retrospectively met DSM-Ⅲ criteria for schizophrenia. Am J Psychiatry 144: 727-735, 1987
8) Harrow M, Grossman LS, Jobe TH, et al: Do Patients with Schizophrenia Ever Show Periods of Recovery? A 15-Year Multi-Follow-up Study. Schizophrenia Bulletin 31: 723-734, 2005
9) Harrow M, Jobe TH: Factors involved in Outcome and Recovery in Schizophrenia Patients Not on Antipsychotic Medications: A 15-Year Multifollow-Up Study. Journal of Nervous and Mental disease 195: 406-414, 2007
10) Harrow M, Jobe TH, Faull RN: Do all schizophrenia patients need antipsychotic treatment continuously throughout their lifetime? A 20-year longitudinal study. Psychological Medicine 42: 2145-2155, 2012
11) Menezes NM, Arenovich T, Zipursky RB: A systematic review of longitudinal outcome studies of first-episode psychosis. Psychological Medicine 36: 1349-1362, 2006
12) Johnsen E, Jørgensen HA: Effectiveness of second generation antipsychotics: A systematic review of randomized trials. BMC Psychiatry 8: 1-14, 2008
13) Kishimoto T, Agarwal V, Kishi T, et al: Relapse prevention in schizophrenia: a systematic review and meta-analysis of second-generation antipsychotics versus first-generation antipsychotics. Molecular Psychiatry 29: 1-14, 2011
14) Parker GF: Outcomes of Assertive Community Treatment in an NGRI Conditional Release Program. Journal of the American Academic Psychiatry and the Law 32: 291-303, 2004
15) Kreindler SA, Coodin S: Housing Histories of Assertive Community Treatment Clients: Program Impacts and Factors Associated With Residential Stability. Can J Psychiatry 55: 150-156, 2010
16) Nordentoft M, Øhlenschlæger J, Thorup A, et al: De-institutionalization revisited: a 5-year follow-up of a

randomized clinical trial of hospital-based rehabilitation versus specialized assertive intervention (OPUS) versus standard treatment for patients with first-episode schizophrenia spectrum disorders. Psychological Medicine 40: 1619-1626, 2010

17) Wiersma D, Jenner JA, van de Willige G, et al: Cognitive behaviour therapy with coping training for persistent auditory hallucinations in schizophrenia: a naturalistic follow-up study of the durability of effects. Acta Psychiatr Scand 103: 393-399, 2001

18) Drury V, Birchwood M, Cochrane R: Cognitive therapy and recovery from acute psychosis: a controlled trial. 3. Five-year follow-up. Br J Psychiatry 177: 8-14, 2000

19) Turkington D, Sensky T, Scott J, et al: A randomized controlled trial of cognitive-behavior therapy for persistent symptoms in schizophrenia: A five-year follow-up. Schizophrenia Research 98: 1-7, 2008

20) McFarlane W, Link B, Dushay R, et al: Psychoeducational Multiple Family Groups: Four-Year Relapse Outcome in Schizophrenia. Family Process 34: 127-144, 1995

21) Sellwood W, Wittkowski A, Tarrier N, et al: Needs-based c ognitive-behavioural family intervention for patients suffering from schizophrenia: 5-year follow-up of a randomized controlled effectiveness trial. Acta Psychiatr Scand 116: 447-452, 2007

22) Montero I, Masanet MJ, Bellver F, et al: The long-term outcome of 2 family intervention strategies in schizophrenia. Compr Psychiatry 47: 362-267, 2006

23) Masanet MJ, Montero I, Lacruz M, et al: Long-Term Outcome of Family Therapy in Schizophrenia. Clinical Schizophrenia & Related Psychoses 1: 168-174, 2007

24) Huber G, Gross G, Schuttler R: A long-term follow-up study of schizophrenia: Psychiatric course of illness and prognosis. Acta Psychiatrica Scandinavica 52: 49-57, 1975

25) Norman RM, Malla AK: Duration of untreated psychosis: a critical examination of the concept and its importance. Psychological Medicine 31: 381-400, 2001

26) Huber G: The heterogeneous course of schizophrenia. Schizophrenia Research 28: 177-185, 1997

27) Bottlender R, Strauß A, Möller HJ: Impact of duration of symptoms prior to first hospitalization on acute outcome in 998 schizophrenic patients. Schizophrenia Research 44: 145-150, 2000

28) Bottlender R, Sato T, Jager M, et al: The impact of the duration of untreated psychosis prior to first psychiatric admission on the 15-year outcome in schizophrenia. Schizophrenia Research 62: 37-44, 2003

29) Wiersma D, Nienhuis FJ, Slooff CJ, et al: Natural course of schizophrenic disorders: a 15-year followup of a Dutch incidence cohort. Schizophrenia Bulletin 24: 75-85, 1998

30) Wiersma D, Wanderling J, Dragomirecka E, et al: Social disability in schizophrenia: its development and prediction over 15 years in incidence cohorts in six European centres. Psychological Medicine 30: 1155-1167, 2000

31) Robinson D, Woerner MG, Alvir JM, et al: Predictors of relapse following response from a first episode of schizophrenia or schizoaffective disorder. Archives of General Psychiatry 56: 241-247, 1999

32) Kua J, Wong K, Kua E, et al: A 20-year follow-up study on schizophrenia in Singapore. Acta Psychiatrica Scandinavica 108: 118-125, 2003

33) de Haan L, Linszen DH, Lenior ME, et al: Duration of untreated psychosis and outcome of schizophrenia: delay in intensive psychosocial treatment versus delay in treatment with antipsychotic medication. Schizophrenia Bulletin 29: 341-348, 2003

34) Madsen A, Karle A, Rubin P, et al: Progressive atrophy of the frontal lobes in first-episode schizophrenia: interaction with clinical course and neuroleptic treatment. Acta Psychiatrica Scandinavica 100: 367-374, 1999

35) Marshall M, Lewis S, Lockwood A, et al: Association between duration of untreated psychosis and outcome in cohorts of first-episode patients: a systematic review. Archives of General Psychiatry 62: 975-983, 2005

36) McGorry PD, Killackey E, Yung A: Early intervention in psychosis: concepts, evidence and future directions. World Psychiatry 7: 148-156, 2008

37) Lloyd-Evans B, Crosby M, Stockton S, et al: Initiatives to shorten duration of untreated psychosis: systematic review. Br J Psychiatry 198: 256-226, 2011

38) Marshall M, Rathbone J: Early intervention for psychosis. Cochrane Database of Systematic Reviews 6, 2011

39) Bird V, Premkumar P, Kendall T, et al: Early intervention services, cognitive-behavioral therapy and family intervention in early psychosis: systematic review. Br J Psychiatry. 197: 350-356, 2010

40) Insel TR: Disruptive insights in psychiatry: transforming a clinical discipline. J Clin Invest 119: 700-705, 2009

(伊藤 順一郎, 吉田 光爾／執筆協力：佐藤 さやか, 山口 創生, 下平 美智代, 種田 綾乃, 市川 健, 片山 優美子)

第 10 章

回復過程論

　統合失調症は，Kraepelinによる最初の概念化，すなわち早発性痴呆からして痴呆（Demenz）を呈する疾患[1]と規定されており，遅かれ早かれ鈍化[2]/荒廃[1]（Blödsinn）に至ると記述された．当時のDemenzとBlödsinnはほぼ同義である．そのような出自のためか，統合失調症の回復過程について論じた考察は相対的に少ない．中井は「分裂病の精神病理学は一般に発病の過程に精であり，寛解の過程に粗であるという印象がある」という一文から，彼の寛解過程論[3]を書き起こしている．実際，統合失調症について百科全書的にまとめられたArietiの「精神分裂病の解釈」[4]においても，「縦断的検討」の章において「初回段階」，「進行」から「終末段階」へという論の進め方となっており，回復について章が割かれていないのは奇異なことと言わねばなるまい．

　もっとも，統合失調症の経過や回復過程が一定に記述できるのだとすれば，それは統合失調症に自然経過があるということが前提されている．しかしながら，統合失調症のような疾患においては，「一体自然経過というようなものがあるのであろうか？」[5]という問いも生ずる．すなわち統合失調症患者の経過が，治療・家庭環境・社会環境などの対人関係に大きく依存することは臨床的事実である．しかしなお，巨視的には一定の流れがあるようにも思われ，この両者の観点は五分五分でどちらにも肩入れできないところが，統合失調症の特徴であると安永[5]は述べている．

1　自己治癒

　通常，疾病としてわれわれが観察するものは，狭義の疾病的な過程とそれに反応する生体側の免疫や炎症反応のアマルガムであって，常に治癒や回復のモメントの併存をみていることになる．精神疾患においてもそれは同様で，統合失調症の症状も「原理的にはいつも主体解体成分と主体再生成分の二つの成分からなる」[6]のであり，自然経過というものがありうるとして，それはやはり解体と再生のせめぎ合いとして形作られていると考えられる．中井は，気象学に依拠して，そのときどきの経過が統合失調症ベースか寛解ベースかというとらえ方を提唱している[7]．

　自己治癒という概念もまた病気と回復を一塊として扱うものである．宮本[8]によれば，自己治癒とは，自然治癒でもないし，自己治療すなわちコーピングでもない．病気がひとりでに治るということでもなければ，患者が意図的に治療法を編み出すことでもないのである．自己治癒とは，病気そのものが必然的に内在させている傾向でもあり，また，生体に固有な，内発的な治癒力とでもいったものの想定でもある．

　宮本[8]が自己治癒として例示しているのは主に妄想体験である．例えば，「太陽体験」においては，妄想体験の中で患者はいわば世界の中心と化し，患者自身が太陽の位置を占めることになるが，そこに太陽が太陽として外在的に出現することによって，患者に「脱中心化」の契機がもたら

される．さらに，病的体験を神話的に形作ることで，神話的状況を再体験して，そのストーリーをなぞっていくなかで再生に至る「神話化」の契機，憑依や化身，生まれ変わりなどの主題をとって，他者を自我の内部に取り込み，それによって支配されるにせよ，守護されるにせよ，それと合体し融合しながら安定していく「自我拡大」の契機が指摘されている．宮本は，こうした自己治癒において症状が単に消退したり，経過が急に停止するというのではなく，病像が一定の力動的な展開をたどりながら，何らかの形で「締めくくられる」こと（Ausschließen）が肝要であることを強調している．

自然治癒，コーピングといった概念に対して，「自己治癒」概念の独自性は「治癒」概念の多義性である．通常の医学モデルに沿えば，「治癒」とは統合失調症症状が消退することと理解されるだろうが，自己治癒における「治癒」は必ずしもそうではない．というのは，精神システムの変移という点にのみ着目して中立的に記述するなら，自己治癒というのは1つの準定常状態から他の準定常状態への移行[3]に過ぎないからである．それが統合失調症ベースか寛解ベースかは極論すれば社会的な都合である．自己治癒とは急性精神病状態といういささか不安定な準定常状態が，ある運動を経て「締めくくられる」ことで，もっと安定した準定常状態に至ることと言える．その安定した準定常状態は症状論的には治癒とは言えない状態であっても，である．宮本の観点からすると，回復の過程とは「締めくくり」へと進む，病気の動的な展開である．それが回復かどうかという判断において社会の都合を一義的に持ち出すことはできない．回復とは統合失調症患者の側からみた回復であって，必ずしも社会の要請する回復ではないのである．とはいえ，治療者の役割は，自然経過があるとしても，その「自然」に働きかけて，より良い亜定常状態に持っていくことにあるだろう．もちろん，その「より良い」が誰にとってかは常に問われ続けねばなるまいが．

2 寛解過程論

回復の過程を詳細に論じたものとしては中井の寛解過程論[3]が知られている．

寛解過程論の基本的な見取りは，寛解過程を1つの準定常状態（急性統合失調症状態）から他の準定常状態（慢性化状態や寛解状態）への過渡期と位置づけ，急性統合失調症状態を「強迫的反復過程の複合」，寛解期を「系列的逐次的展開過程が卓越する時期」と定義し，臨界期をこの両者を媒介するものととらえるというものである．

臨界期においては"統合失調症的擬ホメオスタシス"が崩壊することで，自律神経系の警報システムが活動再開する．このため，①下痢と便秘の交代，原因不明の発熱，めまい，胸骨下-心窩部の不快感，腹痛，身体的灼熱感などの自律神経発作様症状，②薬物副作用の一過性増強，③身体疾患の発症，外傷の好発，④時にてんかんと紛らわしい失神発作などが生じる．また，臨界期に近づくと患者は夢を報告するようになり，臨界期には自律神経系を巻き込んだ悪夢となる．情動の身体的表出が再開され，内省と回想の能力が再出現する．臨界期は緊張型では極めて単純な構造を持ち短期間に「分利的」（kritisch）に，妄想型では複雑に長期にわたって「渙散的」（lytisch）に，破瓜型では極めて「離散的」（disparat）に経過する．

寛解期前期への移行はさらに同定しがたいが，自律神経系の反応は鎮静に向かい，しばしば消耗感，集中困難が自覚され，言語活動が低下するため，周囲からは心的諸機能の水準低下とみられ，欠陥状態の開始が云々されることも少なくない．患者は「繭につつまれた感じ」，すなわち，内的外的事象からの軽度の離隔感を感じ，それにある程度の被保護感を自覚する．夢は次第に現実的なものとなる．

寛解期後期にあっては，自律神経系の失調も収まり，消耗感，集中困難が突如消失すると，にわかに覚めた人のような印象を周囲に与える．この際にも一過性の自律神経性攪乱をみることがある．季節感が回復し，言語活動は活発になる．「繭につつまれた感じ」がなくなり，外界との直

接接触感が強まるため，不意打ちの出来事に遭遇すると破綻しやすい．

これらの過程はあたかも自然経過のように記述されているが，その一方で，統合失調症はその諸段階のいずれからも慢性化する[3]ことが指摘されている．それが統合失調症が多様な経過をとることの1つの説明になっている．慢性状態の患者は寛解過程のどこかで停滞しているということになるが，中井の影響下にある論者たちは慢性期の精神療法的関与が再び寛解過程を再開させる可能性があることを指摘しており，自然経過の存在と対人関係への依存性の「どちらにも肩入れできない」という立場にあるように思われる．もっとも中井[3]は，慢性化から脱するときには，少なからぬ患者が臨界期の状態を経る，すなわち再燃を経て寛解過程に入ると述べている．

3 精神病後抑うつと寛解後疲弊病相

中井の議論と比べたら単純な現象の指摘に留まる感があるが，精神病後抑うつもまた回復過程での現象として注目されたものである．

統合失調症における精神病後抑うつはMcGlashanらの研究[9]と総説[10]によってほぼ形が整えられた．彼らの定義によれば，急性精神病状態からの回復に引き続いて，抑うつ気分，あるいは物静かな状態ではあっても重篤な社会的ひきこもりの病相を示す，というものである．患者は硬く生気のない（"wooden"）表情をしており，運動は不活発あるいは遅い．身だしなみには注意を払わず，日常生活の細々としたことを行う自発性も乏しい．陰うつで悲哀に覆われた抑うつ病像を示し，患者は孤独で，現在に興味がなく，未来に希望がない．思考面では，混乱していたり，集中できなかったりと訴えられる．思考内容は虚無的だったり，罪責感や無価値感を抱く．

統合失調症と抑うつ症状との関連については，統合失調症概念の黎明期のKahlbaum，Kraepelin，Bleulerから言及がある[11]が，急性精神病後の抑うつの指摘は，1920年にMayer-Gross[12]が急性精神病状態からの回復後の「絶望」について指摘しているのが嚆矢である．その後，1951年のEissler[13]の「無言の時期」を除けば，以後の報告は1960年代後半からとなり，「抑うつ神経衰弱」[14]，「精神病後退行」[15]などいくつか名称はあるものの，同様のものと考えられている[9]．精神病後抑うつは，急性期の最初から存在していた抑うつ症状，陰性症状の残存，あるいは薬物による過鎮静にすぎないといった議論もある．他方，力動的解釈では，精神病から回復した患者が，現実に直面したり，精神病を自己の人生の汚点ととらえたりして，抑うつ的となる[16]．この解釈は「めざめ現象（awakenings）」とも一脈通ずるだろう．

McGlashanらは，精神病後抑うつの経過は相性であるとし，ここからは徐々に回復し，おおむね病前の適応状態に戻るとする[9]．Roth[14]は精神病後抑うつというある種の喪を経ることで良い回復が得られると述べ，Kayton[15]はうまく経過した精神病後抑うつは，充実していて，比較的長続きする予後を生み出すという見解を示している．しかし，Kohlerらの総説[11]では，治療困難，予後不良の症候群とみなす論調が強い．

関根[17]は精神病後抑うつに相当する状態を一過性残遺状態と記述し，「情意弛緩型」と「過敏内省型」に分類している．前者は情意面の弛緩・平板化が顕著に認められ，しかもそのことに対して本人が苦にする様子のない症例で，後者は，自らの不全感を敏感に感じて過剰な内省を繰り返し訴えるものである．これらは画然と分類はできないが，この抑うつないし疲弊状態に対する患者の態度に着目している点で興味深い．「情意弛緩型」はしばしば「過敏内省型」に移行し，それが中井の寛解期前期から後期への移行に対応する可能性がある．

永田[18]は，中井[3]の寛解過程論をふまえつつ，精神病後抑うつを寛解後疲弊病相ととらえ直して論じている．彼は寛解後疲弊病相を情動面の病理現象としてとらえるのは一面的であり，自我のエネルギー水準の問題でとらえるのもあまりに曖昧であるとし，この状態が中井[3]の言う寛解前期の遷延化であるとしている．精神病急性期において

心的エネルギーを一時的に消耗し，患者は疲弊の状態にあるが，活動性を回復していく寛解後期に移る前段階に留まっている状態である．中井[3]はもちろん，Roth[14]やKayton[15]もこの時期に患者に行動を促すことの無益と危険について言及している．永田[18]は，患者にとって「完全に遂行できる行為である」と治療者が判断するレベルからさらに「数歩」後方に彼らの「実体」があると考えることを推奨している．吉松[19]は中井の言う臨界期から精神病後抑うつまでを広く「虚脱期」と記述しているが，やはりこの時期の十分な休養の必要性を強調している．精神病後抑うつに対する抗うつ薬による治療はおおむね効を奏さない[11]が，もし有効だったとして，それで活動性を上げることは中井[3]や加藤[20]が戒めていることになるという懸念がある．効率と速度を追い求める現代社会から患者を守ることも治療者の役割かもしれない．

4 高揚-低迷病相

このように精神病後抑うつの回復促進的な面をみていくときにある種の力動的な解釈の有効性が浮かび上がってくる．

加藤[6]はKraepelin以前の精神医学の考え方に立ち返りつつ，統合失調症にも単に気分を中核にしたのではない病相性があるとして，これを高揚病相と低迷病相と呼んだ．統合失調症急性期は，誇大的であるにしろ被害的であるにしろ日常を超えた事態に遭遇した高揚気分，それに対処する観念や行動の増大などからして，1つの高揚病相に位置づけられるが，それに引き続く精神病後抑うつは低迷病相であり，この観点からは寛解時低迷状態[20]と記述される．

また，加藤[20]は個人と社会とのかかわりに注目して，内閉相と裂開相という概念を呈示する．人間は社会的な動物と言われるが，社会とのかかわりを密に持つ時期と，社会から撤退して自分の中にこもる時期と，比較的にではあっても区分することができる．前者が自己を社会に開くという意味で裂開相であり，後者が自己を社会から遮断する内閉相である．発達の段階では，幼児期には主として内閉相にあるが，学校に通い出し，就職し，というように社会との接触が次第に強まることで次第に裂開相に入っていく．もっとも完全な内閉も完全な裂開もありえず，2つの相を適度に往還できるのが健康な状態である．社会に出るということは裂開相に身をさらすことであるが，自宅に戻れば適度な内閉相で休養をとることができる．統合失調症の発症は，「出立の病」と言われたように内閉相から裂開相への急激なシフトの状況下で起こりやすい．

統合失調症の急性期における自我境界の障害は，病的に際だった裂開相である．通常でも裂開相に身をさらすということは相当に精神的エネルギーを消耗することであるから，病的な裂開相である急性精神病状態後の消耗は著しいものであると推測される．ここで想定されているのは，人間に限らず動物にもあるような生理的な生命力動の変動である．すなわち精神病後抑うつは急性精神病状態の疲れを癒すための目的にかなった状態とみることができる[20]．この状態は社会状況から撤退する内閉相にあたり，「この時期にはリクリエーションを含めた他者とのかかわりを促さず，静かに見守る必要がある」[20]．精神病後抑うつの出現は「急性期状態に区切りを付け，これに対する締めくくりの効果を持つというポジティブな認識のもとに，このうつ状態を低迷病相として首尾よく終わらせることが必須である」[20]．

他方，寛解時に加害的な体験を呈して，ある種の高揚病相がみられることがあり，それが良好な寛解をもたらすという加藤[6]の指摘がある．関[21]は，「自分のせいで戦争が起こる」というように，「自分が実際には何も関係していないはずの出来事や事件に対して『自分がした』と主張し，自らを『加害者』とする罪責妄想の一種」，加害妄想に注目し，加害妄想のみられる症例は，狭義の自我障害や妄想的他者を欠き，不自然な影響力を持った自己の存在を否定し世界の秩序の回復を図ろうとする思考を持つなど，中核的な統合失調症体験の主体侵害的・世界没落的な特徴に対して，自我定立的・秩序回復的傾向を示すと指摘している．この体験においては，患者自身の何らかの力

が制御不能なままに，自から他へという方向性を持って作動する点，そしてそのことで罪責的な意識を持つ．

加藤[6]はこれに類似して，他者に対して加害的なことを考えてしまうとか言ってしまうという，加害的自生発話(思考)を回復過程で呈する症例が存在し，その多くが良好な寛解状態に至っていると指摘している．加害的自生発話(思考)は，幻聴が軽快するとともにそれに引き続いて出現することが多く，考想伝播を伴うこともある．通常，統合失調症体験においては，幻聴に端的に示されるように患者は受動的な立場に置かれるわけだが，加害的自生発話(思考)においては，患者の意図ではない発話がなされるという点で能動性を欠いているにせよ，発話あるいは思考自体は患者に所属しているという点で，一定の能動性が回復されているとみることができる．また，その能動性が，加害妄想のように，不特定多数へ向けられる加害性といった形で拡散することがなく，面前の他者との一対一の関係に向けられるというのも特徴である．さらにはそのことによって申し訳ないという罪責的な意識も生じる．統合失調症の不可解な力に翻弄され，受動的な立場に置かれた患者が，まがりなりにも能動性を集約して，現実的な他者との関係を回復する端緒となるという点で，自己治癒的あるいは主体定立的な側面をみてとることができる[6]．

加藤[6]は，加害的自生発話(思考)の発生する背景に「寛解過程における能動性亢進」というべき力動性の変動があると述べており，寛解時低迷病相(精神病後抑うつ)とともに寛解時の高揚−低迷病相の一端に位置づけられる．この力動は未だなはだ両義的であって，一対一の対峙的関係を介して主体を社会の中に定位する作用を有するとともに，力動のむやみな拡大によって病的体験を再び賦活する危険をも有する．すなわち，病像を大きく変化させるような状況とか治療は，寛解の方向に向かわせることも悪化の方向に向かわせることもある両刃の剣だということが，加害的自生発話(思考)にも当てはまる．もっともこの能動性の高揚は種々の形をとる可能性があり，例えば小林[22]は加害的自生発話(思考)が映像の形態をとった加害的自生視覚表象を報告しているが，視覚的体験の場合，寛解にせよ悪化にせよ病像を動かす力は弱いと考えられる．

5 「おどけ」と「おびえ」

大森ら[23]は，急性期の病態を抜け，中井の分類でいえば寛解前期の後半にある患者が，対人接触への強い希求とともに，医師や看護師を相手に，ふざけたり，おどけたりする行動を「おどけ」ないし「箍はずれ状態」と呼んでいる．これは道化症候群や衒奇症と違って，患者の意図的な行動であり，一対一の交流の相手をはっきり意識して，その反応を確かめる行動であり，全体として身体的接触を求め，時に性的な言動を伴うなど，ベタベタする甘えの雰囲気に裏打ちされている．これは比較的若年患者に多くみられる，1つの退行現象ではあるが，管理的色彩の強い病棟では生じにくく，少なくとも管理的色彩の強くない病棟では，おおむね笑いを誘うものとして好意的に受け取られる．この現象の意義は，本来の自分を隠して相手と交渉を持つ過程であること，相手の反応を確認して楽しむという遊びの要素があることが注目され，対人関係の回復，さらには現実世界へと回帰するための橋渡し的現象と考えられる．

この「おどけ」の現象は加藤の観点からすると「寛解過程における能動性亢進」にかかわるものであり，加害的自生発話(思考)と類縁と考えられる．加害的自生発話(思考)と同様，一対一の他者との関係においてみられるもので，能動性の回復と対人関係の再構築の意義を持つ．

他方，大森らは「おどけ」と共存し，あるいはその背景に「おびえ」のあることも指摘する．それはおずおずとした，不安の気分に支配された対人関係であり，そのなかで患者は困惑の様態を示す．他者に探りを入れつつ，おずおずと接触を求めるが，接触を恐れ，ひきこもりに向かう可能性もある．時に，気負いや衝動的暴力行為などの攻撃性と連続する．「おそれ」と「おびえ」は相手の反応に探りを入れつつ接触を試みるという，同

一の事態から発生する表裏一体の現象である．加害的自生発話（思考）も自身の攻撃的な言動に対して罪悪感を持つというように両価的な色彩を帯びているが，「おそれ」と「おびえ」も同様である．宮本[24]は躁うつ病を論じて，躁状態やうつ状態の母体として躁うつ混合状態があると論じているが，統合失調症回復期の高揚-低迷病相においても，高揚と低迷は表裏一体をなす現象で，それが対人関係を，そして患者の生きる世界を修復する動きとなる．治療者は「この行動を完全にうけとめる必要がある」[23]し，それは「文化とか，社会現象をこえて，やみくもに適応概念をおしつけない，医師と患者の関係の中で可能になると考えられる」[23]．

　回復過程の記述は，あたかも自然経過というものが存在するかのように書くしかないが，そもそも統合失調症は異種的な症候群であると考えられており，一定の自然経過があるとは考えにくい．中井の影響下にある論者のなかには，寛解過程が観察されないのであればそれは観察の精度が低いだけだと主張する者もいるが，観察されないのか，していないだけなのかは所詮不可知であり，他方，中井のパラダイムで観察するからそうみえるのではないかという相対主義的な疑問も否定しがたい．もちろん，詳細な観察は重要であり，そこで初めて「治療・家庭環境・社会環境などの対人関係に大きく依存する」という側面もよくみえてくることになるはずである．

　なお，本章においては一般的に「回復過程」を，中井の術語として「寛解過程」を用いているが他意はない．

【文献】

1) Kraepelin E: Psychiatrie: Ein Lehrbuch für Studierende und Ärtzte. 8 Aufl. Verlag von Johann Ambrosius Barth, 1913〔西丸四方，西丸甫夫（訳）：精神医学1．精神分裂病．みすず書房，1986〕
2) Hecker E: Hebephrenie: Ein Beitrag zur klinischen Psychiatrie. Arch Pathol Anat Physiol Klin Med 52: 394-429, 1871〔渡辺哲夫（訳）：ヘッカー破瓜病―臨床精神医学への一寄与，破瓜病．星和書店，1978〕
3) 中井久夫：精神分裂病状態からの寛解過程―描画を併用した精神療法をとおしてみた縦断的観察，中井久夫著作集・精神医学の経験，1巻，分裂病．pp115-180，岩崎学術出版社，1984
4) Arieti S: Interpretation of Schizophrenia, 2nd ed. Crosby Lockwood Staples, 1974〔殿村忠彦，笠原嘉（監訳）：精神分裂病の解釈I，II．みすず書房，1995〕
5) 安永浩：経過論．木村敏，松下正明，岸本英爾（編）：精神分裂病―基礎と臨床．pp517-527，朝倉書店，1990
6) 加藤敏：分裂病の構造力動論―統合的治療にむけて．金剛出版，1999
7) 中井久夫，岩井圭司：分裂病の非特異的大局観的把握について―中医学的判定を援用しつつ慢性病態を考える．中井久夫（編）：分裂病の精神病理と治療3．pp229-269，星和書店，1991
8) 宮本忠雄：精神療法と自己治癒―とくに内因性精神病の場合．臨床精神医学 14：1011-1017，1985
9) McGlashan TH, Carpenter Jr. WT: An investigation of the postpsychotic depressive syndrome. Am J Psychiatry 133: 14-19, 1976
10) McGlashan TH, Carpenter Jr. WT: Postpsychotic depression in schizophrenia. Arch Gen Psychiatry 33: 231-239, 1976
11) Kohler CG, Lallar EA: Postpsychotic depression in schizophrenia patients. Curr Psychiatry Rep 4: 273-278, 2002
12) Mayer-Gross W: Über die Stellungnahme auf abgelaufenen akuten Psychose: Eine Studie über verständliche Zusammenhänge in der Schizophrenie. Z Gesamte Neurol Psychiatr 60: 160-212, 1920
13) Eissler KR: Remarks on the psychoanalysis of schizophrenia. Int J Psychoanal 32: 139-156, 1951
14) Roth S: The seemingly ubiquitous depression following acute schizophrenic episodes, a neglected area of clinical discussion. Am J Psychiatry 12: 51-58, 1970
15) Kayton L: Good outcome in young adult schizophrenia. Arch Gen Psychiatry 29: 103-110, 1973
16) Stern MJ, Pillsbury JA, Sonnenberg SM: Postpsychotic depression in schizophrenics. Compr Psychiatry 13: 591-598, 1972
17) 関根義夫：臨床精神医学の経験から．創造出版，2001
18) 永田俊彦：精神分裂病の急性期症状消褪直後の寛解後疲弊病相について．精神医学 23：123-131，1981
19) 吉松和哉：精神分裂病の入院治療―すべての治療スタッフのために，第2版．医学書院，1993
20) 加藤敏：統合失調症の語りと傾聴―EBMからNBMへ．金剛出版，2005
21) 関忠盛：現象学的人間学と妄想研究．星和書店，1994
22) 小林聡幸：加害的自生視覚表象の精神病理．臨床精神病理 25：177-189，2004
23) 大森健一，高江洲義英，入江茂：精神分裂病と「おどけ」と「おびえ」―分裂病寛解過程にみられた特徴的対人関係の一様式．宮本忠雄，他（編）：精神病理学の展望1．分裂病の世界．pp74-104，岩崎学術出版，1992
24) 宮本忠雄：躁うつ病における混合状態の意義―臨床精神病理学的検討．臨床精神医学 21：1433-1439，1992

〈小林　聡幸〉

第11章

統合失調症の関連病態

I 非定型精神病

1 疾患概念

Kraepelinの提唱した内因性精神病を統合失調症圏と気分障害（躁うつ病）圏とに大きく二分する考え方は，現在もなお精神病概念の基礎になっている．わが国では満田久敏が内因性精神病の臨床遺伝学的研究によって統合失調症と躁うつ病の中間に位置する非定型精神病を提唱し，さらに意識の問題を含めて，てんかんとの3つが交錯する領域に存在するとした．非定型精神病と類似した概念として，Leonhard[1]の類循環精神病（cycloid psychosis）と，類循環精神病と遺伝様式が類似するが経過の悪い非系統性統合失調症（unsystematic schizophrenia）があるが，非定型精神病はLeonhardの類循環精神病と非系統性統合失調症の一部を合わせたより広い概念である．また，非定型精神病概念はその特徴として，第一に家族内負因において寛解性の統合失調症や躁うつ病などの異型表現を示すこと，第二に急性，亜急性に発症し，一過性・周期性の経過を示すこと，第三に意識変容を伴う病像を記載したことが挙げられる．満田の非定型精神病は，臨床症状・経過・遺伝様式のいわば「多変量解析」から抽出された内因性精神病の類型群であり，広義の立場では，表現型の必要条件を満たせば非定型精神病と診断されるが，狭義の立場では遺伝型の十分条件を満たしたときに非定型精神病と診断する．

A ドイツ圏における類循環精神病

Kleist[2]によって提唱された類循環精神病概念は，Leonhardによって継承，発展した．Leonhardは内因性精神病をその病因により主要な4グループに分類し，それらの遺伝学的独立性を想定した．感情性精神病と系統的統合失調症を両極とし，その間に類循環精神病と非系統性統合失調症を位置づけ，さらにそれぞれにいくつかの亜型分類を設けた．

類循環精神病の病像の基本的特徴は，幻覚・妄想といった統合失調症症状を呈しながらも情動，精神運動，思考の各領域における両極構造がみられること，つまり症状が不安・恍惚，多動・無動，興奮・抑制という両極の間を動揺することである．類循環精神病のこの両極構造と躁うつ病にみられる双極性との最大の相違点は，類循環精神病の両極構造が単一の病相のなかでみられること

である．類循環精神病は，相性の経過を示し，それぞれの病相は通常完全に寛解するが，しばしば再発がみられる．しかし躁うつ病よりは再発傾向は低い．長期経過ののちに軽度の欠陥状態を示すこともあるが，Leonhardによればそうした例は例外的であるという．大脳局在論に拠ったKleistとは異なりLeonhardは，類循環精神病の病因を性急に局在的な大脳の機能障害に求めることはしなかったものの，こうした特徴的な病像，経過，転帰に加えて遺伝学的均一性が認められるとして，類循環精神病を独立の疾患単位とみなした．

B フランス圏における妄想突発（急性錯乱）

Magnanは，急性の非定型病像を呈する精神病を変質者の多形性妄想突発の名のもとに記載した．妄想突発の基本的な病像特徴は，多形性の妄想，すなわち体系を持たない種々雑多な妄想内容が何ら前兆もなく突然生じ，その内容や強さが日々ないし時々刻々変動しながら急速に展開するが，数週間ないし数か月のうちに病前の状態に完全に回復するというものである[3]．なお再発することもあるが，その場合でも必ず一度は無症状の間欠期が存在することも強調された．

Magnanは妄想突発の最大の原因を素因に求め，妄想突発は優秀変質者に起こるものとしたが，その後，妄想突発概念に再び注目したEyは変質理論を受け継がず，器質力動論の立場から躁うつ病と錯乱の間に存在する意識野の解体レベルとして位置づけ，その本質を夢幻様意識形態とした[4]．妄想突発という診断名は，今日でもフランスの多くの精神科医によって用いられており，フランスの代表的な精神科医87名の見解をまとめた妄想突発の操作的診断基準[5]によれば，急性発症，体系化ないし多形性の妄想，短期間の完全寛解というMagnan以来の病像特徴に加えて，抑うつ・高揚といった感情症状の存在が必須とされ，さらに病因に関しては非器質性と明記されたのが特記すべき点である．

C 北欧における反応性（心因性）精神病

デンマークのWimmerにより提唱された心因性精神病は，「明白な心的外傷体験により急性に発症する臨床的に独立の精神病群であって，心的外傷が発症時期だけでなく症状経過や寛解に対しても決定的な役割を果たし，さらには精神病体験の形式，内容もその外傷体験によって決定されるが，この精神病は完全に回復する傾向が強く，決して欠陥状態に陥るものではない」というものであった[6]．心因性精神病概念は今日までほとんど変化することなく，北欧諸国の日常臨床で広く用いられている．なお近年では，心因性精神病の代わりに反応性精神病という用語が北欧諸国で共通して用いられており，北欧諸国（ノルウェー，スウェーデン，デンマーク，フィンランド，アイスランド）の多施設が参加して行われた共同研究[7]でも反応性精神病の診断信頼性が高いことが確認されている．

心因となる心的外傷体験と精神病の発症の間には密接な時間的関連があり，心的外傷体験も通常は明白かつ了解可能なものであることが統合失調症との明らかな相違点であるとされる．心因となった状況因が解消すれば症状は早期に改善するが，もしその状況因が持続するとしても精神病が長期に続くことはなく，通常は数週間からせいぜい数か月以内に反応精神病は完全に軽快するとされる．外傷体験は必須であるが，それだけでなく脆弱な病前性格特徴が問題とされることもある．また反応性精神病患者の家系には，感応精神病や神経症，人格障害患者がみられることが少なくないとされるが，統合失調症は稀であるという．

反応性精神病は状態像により3型に分類されている．抑うつ，興奮，情動麻痺からなる「情動症候群」はデンマークでは反応精神病の65％を占める．「意識障害を伴う症候群」は，15％にみられ，せん妄状態や解離状態，もうろう状態，遁走を呈し，健忘を残す病像で外傷体験の否認や現実からの逃避がその本質であるとされる．狭義の反応性「精神病」に該当するのは「妄想性症候群」

であり，20％にみられる．

D 米国における急性統合失調感情病

Kasanin[8]は，感情病症状と統合失調症症状を同時に呈した20〜30歳代の男女9例の経験をもとに力動論的観点から急性統合失調感情病概念を提唱した．その9例は，いずれも突然，妄想を伴う著しい情動の混乱状態を呈し，時には幻覚も伴っていたが，このように激しい病像を呈しながらも数週間〜数か月の後には完全に回復して社会復帰を果たした．彼らの病前には，人格面においても社会適応の面においても格別の問題もなく，大抵は野心的ではあるが，良心的，勤勉でもあり，同時に内気，心配性，敏感な内面ものぞかせるような人々であったという．また彼らの大部分が発病前に相当の期間にわたって，周囲には気づかれないながらも宗教，恋愛，職業などに関する深刻な葛藤状況や家庭内葛藤を抱えていたことに注目している．精神病状態から回復後には完全な病識を持ち，そうした葛藤状況や精神病を誘発した出来事について振り返ることが可能であり，その置かれた状況からも発病は十分了解可能なものであった．

当時はこうした症例の大部分が早発性痴呆と診断され，欠陥状態に至るとされていたことを考えると，発症機制に力動論的な検討を加えその予後良好性に注目したKasaninの業績は大きい．しかしその後，統合失調感情病概念は継承されることはなく，今日の操作的診断基準における統合失調感情障害においてもKasaninの影響を見出すことは困難である．

2 症状論・病態発生論

鳩谷は症状の特徴として，
①発病が急激で，多くは周期性の経過を示し，予後が良い．
②病像は意識障害，情動障害，精神運動障害を主とし，幻覚は感覚的な要素が強く，妄想は浮動的，非体系的で，いずれも人格とは異質的なものが多い．
③病前性格は定型統合失調症のそれとは異なり，感情疎通性が保たれている．
④発病に際して精神的あるいは身体的誘因が認められることが多い．
などを挙げている[9]．すなわち，定型的な統合失調症，躁うつ病と異なる点は意識混濁や意識変容など種々の意識障害があり，その結果，錯乱状態，夢幻状態を示す場合が少なくないことである．経過が周期性あるいは相性で欠陥を残す傾向が少ない点は，統合失調症よりも躁うつ病に近い．身体病理のうえでは，間脳機能の検査結果から間脳機能の脆弱性が推定され，また脳波に徐波化傾向，稀にてんかん性異常波がみられることがある．

A 病態発生論

1. 遺伝

満田[10]は遺伝的負因に関して，定型統合失調症に比し優性遺伝の傾向が強く，また劣性遺伝を示す場合にも家族内負因を認めることが多いとした．Neele[11]はphasische psychose（相性精神病）の多形的病像を示す群，すなわちおおむね本疾患群に相当すると思われる群に高率に遺伝負因（72.4％）を認めるとした．またLeonhardも同じく多形的病像を示す周期性精神病に同胞精神病の多いことを指摘し，Bleulerも予後不良の統合失調症は予後良好な統合失調症より家系の負因が少なく，両者は遺伝的にも異質であると主張した．また鳩谷も同様に本疾患群には遺伝的負因を有するものが定型統合失調症に比し著しく多いと（73.6％）報告している[12]．このように本疾患群には遺伝的負因が濃厚な点でおおむね見解が一致している．

2. 病前性格

本疾患群の患者の多くがその病前性格において統合失調症定型群のそれとかなり異なった特徴を示すことは多くの著者により指摘されている．
村上[13]は非定型精神病の病前性格として，易感

性，過敏，頑固など純粋な内閉的性格とは異なった性格を示し，また几帳面，熱中性などの執着性気質がみられ，統合失調症の患者よりはむしろ躁うつ病やてんかんの患者に近い性格特徴を示すと述べている．

久山[14]は統合失調症中核群と周辺群とでは，その病前性格に差があり，前者では非社交性，鈍感性，陰うつ性，意志不安定性などが優位を占めるのに対し，後者では熱中性，神経性，発揚性，温情性などが主要な性格内容を成しているとした．また白石[15]は本疾患群に相当する予後良好な急性精神病を変質性精神病群と非定型統合失調症群に分け，前者をさらに病前性格や病像のうえからA群とB群に分類した．この3群はそれぞれ病前性格において特徴を有し，ある程度互いに異なるにもかかわらず，定型統合失調症群と異なり，自閉的傾向が少なく，むしろ勝気，几帳面，熱中性，執着性，易感性など現実に対する強い指向性を示すとした．このようないわば攻撃的な性格傾向と同時に，愛情欲求的あるいは高い被影響性など，未熟な人格性を示す依存的傾向が少なからず見受けられること注目されるべきである．本疾患の発病には種々の精神的，身体的動機が誘因となっている場合が少なくないが，このような動機自体，前述したような性格構造が関与しているとみなされる場合が多い．

B｜生活史的問題

前述したような性格的特徴という素因から具体的な性格像が固有の反応様式として発展し，形成される過程には，生活環境的要因が不可分に結びついている．

本疾患群の患者には生活史的葛藤，特に両親に対する異常な感情的態度が顕著に見出されることを村上[12]は指摘しているが，白石[14]はその生活歴を詳細に検討し，定型統合失調症よりも変質性精神病や非定型統合失調症において，幼時からの生育環境に問題のあるものが著しく多いことを指摘した．このような生活史的葛藤がどのような意味を持ち，発病や経過に関与している力動的意味づけは個々の症例において検討されるべきであるが，統計的にも定型統合失調症群よりも生活史的に問題となるものが多いという事実は，次に述べる発病動機と関連して注目すべきである．

C｜発症の誘因

本疾患群の発病に際して誘因として精神的あるいは身体的動機がみられる場合が多いことはすでに述べた．鳩谷[9]は90例中78例（86.7％）に何らかの発病誘因を認めたが，そのうち45例は精神的動機によるものであり，残り33例は身体的動機によるものであった．精神的動機としては家庭内の不和およびその他対人葛藤，失恋，縁談の破綻などが主なものである．身体的動機としては男女を通じて過労が最も多いが，この他女子では性周期すなわち月経周期，分娩，産褥などを契機として発症するものがかなり多い．白石[14]もいわゆる変質性精神病において約半数に発病誘因を認めており，親戚，近隣とのトラブル，恋愛，結婚，夫婦問題，職業上の問題，子どもに起因する問題などが多く，また過労，風邪，高熱，出産などの身体的負荷により発病するものも高率に認めている．前述したように，このような現実葛藤や身体的過労は勝気，几帳面，熱中性などの攻撃的性格傾向によるところが大きい．

3｜治療・予後

治療の原則は十分な睡眠と安静である．多くの症例では，幻覚や妄想などによる奇異な行動や興奮が著しいため，入院治療が必要となる．保護的な環境で，刺激をできる限り少なく，安静が保たれるようにする．そこでは，何よりも，看護の困難さにかかわらず，あたたかく見守ることができる看護職員の存在が重要である．

非定型精神病は，基本的に比較的短期間の経過で寛解すると定義される．疾病の自然な経過に従えば，薬物療法を行わなくとも完全寛解し，感情の平板化や意欲低下，思考障害などの残遺症状を認めない．しかしながら，急性期の症状を軽減し

て看護を容易にし，病相を短縮して早期の社会復帰を考えるならば，薬物療法が必要となる．

急性期ではこれまでクロルプロマジン，ハロペリドールなどが使用され，興奮が著しい場合にはゾテピンやレボメプロマジンが併用されてきた．しかし近年では，非定型抗精神病薬が多く使用されており，その効果にはさほどの差異はない．

非定型精神病に特異的に用いられ，再発予防などが期待される薬物としてはカルバマゼピンやバルプロ酸，炭酸リチウムなどの気分安定薬，あるいは抗うつ薬などがある．気分安定薬が非定型精神病に用いられるのは，わが国のみならず世界的な傾向である．このことは，非定型精神病の概念の中にてんかんとの密接な関係を考えるわが国の研究の業績と言える．電気けいれん療法もまた極めて有効な治療法である．とりわけ，症状が激しく，幻視や夢幻様体験，激しい不安や恍惚感，制止や興奮などによって意識の何らかの病態が考えられる場合には，著明な効果が期待される．

維持療法としては再発予防を目的として気分安定薬を継続する場合と，症状の改善に効果のあった抗精神病薬を用量の調整を行いながら継続する場合，また両方を併用する場合がある．寛解後は投薬しない立場をとる者もいるが，再発を繰り返している場合には薬物療法を続けることが一般的である[16]．

4　今後の展望

これまで非定型精神病の概念を述べてきたが，ICDやDSMなどの操作的な診断基準を使用するようになって以来，一般的な診断名として使用されることは少なくなってきた．一方，精神科救急医療の現場では，入院時の状態像として約7割を占める精神運動興奮状態に対して，そのほとんどが急性精神病と診断されている．急性精神病はICD-10では急性一過性精神病性障害，統合失調感情障害，精神病症状を伴う気分障害，DSM-IV-TRでは短期精神病性障害や統合失調症様障害，精神病性の特徴を伴う気分障害，統合失調感情障害に分類され，状態像と持続期間を診断基準とした操作的診断では診断名が一定しないことになる．急性精神病という病名は行政対処的には単純明快な診断名として意義あるものと言えるが，経過予測も含めた治療的意義は乏しい．急性期の患者に対しても状態像に加え，病前性格，生活史，現病歴，家族歴などの把握による記述精神医学的診察を基本として診断し，患者や家族に病状を説明し，その予後予測や再燃予防までを包括する疾患概念が使用されないのは，これまで長年にわたって多くの精神科医によって培われてきた臨床医学的経験が何ら生かされていないと言える．

今まで述べてきたように，わが国の非定型精神病と近縁の病態と考えられるものに，ドイツでは類循環精神病，フランスでは妄想突発，北欧では反応精神病，米国では急性統合失調感情病という異なった病名が使用されてきた．操作的な診断基準を使用することによって世界中で共通言語を持つことができ，この意味では操作的診断基準の果たした役割は大きい．一方で，操作的診断基準を使用することには，疾病学的に近縁の病像に対して，全く異なる病名を当てはめてしまうという問題点がある．いわゆる内因性精神病の病因については，現在まで精神病理学的手法や生物学的手法などを用いて様々な研究が精力的に行われてきたが，未だに一定の結論には至っていない．満田は臨床遺伝学的な研究に基づき非定型精神病と統合失調症が別の疾患であると考えたが，われわれ[17]は分子遺伝学的な研究においても，この2つの疾患の遺伝的異種性を報告した．海外においてもMarnerosら[18]は急性エピソードの臨床像，治療，縦断的経過，長期予後などを詳細に観察した結果，短期多形性精神病性障害グループを，統合失調症，統合失調感情障害，あるいは感情障害グループから除外すること提唱している．このような知見をもとにすると，従来診断や操作的診断を統合・発展するような新しい疾患概念を求めることが必要な時代に来ていると考えられる．そのためには，統合失調症と，気分障害の中間に位置すると考えられている非定型精神病を1つの疾患概念として確立していくことは非常に重要な意味を持っている．

表 11-1 非定型精神病診断基準(非定型精神病診断基準作成委員会)

A：精神的に健康な状態から，突然，精神病症状(B症状)が発現し，顕在化(診断基準に該当すること)まで2週間以内であること
B：次の3つの項目のうち少なくとも2つの症状が同時に起こること
　・情緒的混乱[a]
　・困惑，および記憶の錯乱困惑，および記憶の錯乱[b]
　・緊張病性症状[c]または，幻覚または，妄想　　　…B症状の発現前に不眠・不安などが前駆する場合がある
C：障害のエピソードの持続期間は，3か月未満で，最終的には病前の機能レベルまでおよそ回復すること．　　…3か月後に診断確定となるが，それまでは疑いとする
D：物質または一般身体疾患の直接的な生理学的作用による障害は除外とする．

用語説明
　a)情緒的混乱：至福感や恍惚感，著明な不安，著明な易刺激性を特徴とするもの
　b)困惑，および記憶の錯乱：自分の考えがまとまらないことを自覚した戸惑い，人物や場所の誤認，思路の錯乱．これらによって外界の認知や知的作業の低下が生じ思考や行動に混乱がみられる　　…エピソード後に健忘を残すことがある
　　　注)なお，以下の精神医学用語はこの状態の一部を意味するものとする　　…交代性に現れることがある
　　　　夢幻様状態(oneitoider Zustand)，意識変容(Bewuβ tseinsveränderung)，思考散乱(Inkohärenz)，急性錯乱(Verwirrtheit)
　c)緊張病症状：緊張病性の以下の項目のうち少なくとも1つの症状がみられるもの
　　①カタレプシーまたは昏迷として示される無動症
　　②過度の運動活動性
　　③極度の拒絶症あるいは無言症
　　④常同姿勢，常同運動，顕著な衒奇症，顕著なしかめ面などとして示される自発運動の奇妙さ
　　⑤反響言語または反響動作

　現在，わが国においては，様々な立場から非定型精神病像に注目している精神科医が集まり非定型精神病研究会を立ち上げている．そのなかで，操作的診断基準の特徴も取り入れながら，従来からの非定型精神病概念を発展させたものとして表11-1のような診断基準を提唱した．この診断基準に基づいて診断した疾患群に対し，長期予後までを含めた疫学調査を行いながら，統合失調症と，気分障害の中間に位置すると考えられる，急性に発症し，多形性の病像をとりながら，予後の良好な精神病理学的に均一の疾患群を抽出して，その生物学的基盤も含めた疾病学的に均一の疾患単位を確立することができたとき，非定型精神病は新しい概念として再出発できるだろう．

【文献】
1) Leonhard K: Aufteilung der endogenen Psychosen. Jena Akademie, 1957
2) Kleist K: Über zykloide, paranoide und epileptoide Psychosen und über die Frage der Degenerationspsychosen. Schweiz Arch Neurol Psychiatr 23: 3, 1929
3) Pichot P: A comparison of different national concepts of schizoaffective psychosis. *In* Marneros A, Tsuang MT(eds): Schizoaffective Psychoses Springer, pp8-17, 1986
4) Ey H: Études Psychiatriques. Desclée de Brouwer and Cie, pp201-324, 1954
5) Pull CB, Pull MC, Pichot P: Nosological position of schizo-affective psychosis in France. Psychiatrica Clin 16: 141-148, 1983
6) Strömgren E: Reactive (psychogenic) psychoses and their relations to schizo-affective psychoses. *In* Marneros A, Tsuang MT: Schizoaffective Psychoses. pp260-271, Springer, 1986
7) Hansen H, Dahl AA, Bertelsen A, et al: The Nordic concept of reactive psychosis-a multicenter reliability study. Acta Psychiatr Scand 86: 55-59, 1992
8) Kasanin J: The acute schizo-affective psychoses. Am J Psychiatry 13: 97-126, 1933
9) 鳩谷龍：非定型的内因性精神病の精神—生理学的研究(I)．精神神経学雑誌 57：144-166，1955
10) 満田久敏：内因性精神病の遺伝臨床的研究．精神神経学雑誌 55：195，1953
11) Neele E: Die phasischen Psychosen nach ihrem Erscheinungsbild und Erbbild, 1949
12) 村上仁，満田久敏，大橋博司(監修)：精神医学．p650，医学書院，1963

13) 村上仁：変質性精神病に関する一考察．精神神経学雑誌 55：22-32，1953
14) 久山照息：性格より見たる精神分裂病家族像に関する研究．精神神経学雑誌 55：242-264，1953
15) 白石英雄：急性精神病者の生活歴．精神神経学雑誌 61：1889-1947，1959
16) 林拓二，他：非定型精神病―内因性精神病の分類と診断を考える．新興医学出版社，2008
17) Kawashige S, Kanazawa T, Tsutsumi A, et al: An Association Study of the Signal Transducer and Activator of Transcription 6 Gene With Periodic Psychosis. Psychiatry Investig 5: 41-44, 2008〔堤淳，金沢徹文，川茂聖哉，他：非定型精神病の遺伝子．精神科 11：108-113，2007
18) Marneros A, Pillmann F: Acute and Transient Psychoses. Cambridge University Press, 2004

（山内 繁，康 純）

II 小児の統合失調症

統合失調症の発症年齢は15歳以前には稀であり，15歳をすぎると次第に増加し18歳以後から20歳代にかけて急激に増加する曲線を描くと言われている．小児期の統合失調症の頻度は稀ではあるが，児童精神科医にとって極めて重要な障害であることに変わりはない．本項では主に15歳以下の小児の統合失調症を中心に論を進める．

1 小児の統合失調症の概念とその変遷

小児の統合失調症の概念をめぐる歴史を概観すると，すでに1900年代初頭から議論の対象になっていた．すなわち当初は統合失調症の発症がどこまで若年に遡ることができるのかということに主な関心が向けられていた．その後，1943年にKanner[1]が早期幼児自閉症（early infantile autism）を報告してからは，自閉症は統合失調症の最早期発症型であるか否かという両者の異同の問題が中心となった．そして，1960年代の後半に主に英国学派によって自閉症は言語および認知の障害が基本であり，小児の統合失調症はある程度発達した後に屈折し，幻覚・妄想などの病的症状が出現してくるものであるという考えが一般的となった．このような研究の流れを取り入れ，両者を明確に位置づけたのは1980年に登場したDSM-III[2]である．すなわちDSM-III[2]では，自閉症は広汎性発達障害（pervasive developmental disorder）として分類され，統合失調症とは明確に区別された．そして小児の統合失調症に関しては，成人と同一の診断基準を使用することになり，発症年齢の下限は設けられなかった．その後現在，使用されているDSM-IV-TR[3]まで何度か改訂されてきたが，統合失調症の診断基準が厳しくなった点を除いて，小児の統合失調症に関して概念の大きな変更はなされていない．

最近，核磁気共鳴画像（MRI；magnetic resonance imaging）による脳の形態学的な研究によって，早期発症の統合失調症では成人発症のそれに比べて脳の形態学的な異常の度合いが大きく，さらに発症後も成人早期までその形態学的な変化が進行する所見が得られており，そのため特にprogressive neurodevelopmental disorderと称されるようになった（Rapoportら[4]）．

2 小児の統合失調症の診断と臨床像

A 診断

DSM-IV-TR[3]による統合失調症の診断基準の特徴は，緊張病症候群と呼ばれた状態がほとんどみられなくなっている現在では，幻覚あるいは妄想の存在が統合失調症の診断に不可欠の要素とも言える基準になっている．このことが，DSMの診断体系が成人を対象としたときでさえ統合失調

症の診断にとって厳格であると言われている所以である.

さて,小児の統合失調症ではたとえ幻覚や妄想が認められても,成人に比べて対象や内容が不明確であることが多いため診断はより一層困難である.これは当然,子どもが精神発達途上にあるということと,それと関連して体験の乏しさや言語化能力の未熟な点が影響しているものと考えられる.Bleulerの単純型統合失調症(simple schizophrenia)や従来,潜伏統合失調症(latent schizophrenia)と言われてきたものはDSM-Ⅳ-TR[3]では統合失調質パーソナリティ障害(schizoid personality disorder),あるいは統合失調型パーソナリティ障害(schizotypal personality disorder)に分類されているが,子どもでも明らかな幻覚や妄想の欠如のためにこれらのカテゴリーに診断される症例が多いことも臨床上銘記すべき点である.またMcClellan[5]も述べているように,子どもの気分障害(mood disorder)の双極Ⅰ型障害(bipolar Ⅰ disorder)では発症時に幻覚・妄想を呈することが多く,その場合には統合失調症との鑑別が困難である.いずれにしても小児の統合失調症の診断は経過を追いながら慎重に再評価していく必要があると考えられる.

アスペルガー障害などの高機能の広汎性発達障害(高機能PDD)との鑑別は重要である.高機能PDDでも幻聴や妄想などの体験を訴えることは多いため,単に横断的で症候学的な診断では両者の鑑別は容易ではない.詳細な生育歴の聴取は不可欠であるが,高機能PDDでは,思考伝播や思考吹入などの自我障害の訴えがほとんど認められないこと,陽性症状の訴えに伴う強い不安や恐怖,あるいは現実感に乏しいこと,異なる話題では現実検討や疎通性がよいこと,などが鑑別の参考になる.

B 臨床像

小児の統合失調症の臨床的特徴を要約すれば,①幻視のみられるものがある,②幻聴内容が不鮮明なものや一過性のものが多い,③妄想構築は稀である,④感情易変性を示すものが多い,⑤強迫行為を示すものが多い,など成人発症例とは異なった特徴を持つ[6].成人に準じた診断基準で統合失調症を診断するとき,発症年齢の下限は7～8歳であり,10歳以下はきわめて稀であると考えられる.

並存障害(comorbidity)ではRossら[7]によれば,注意欠如・多動(性)障害(ADHD)(84％),反抗挑戦性障害(43％),うつ病(30％),分離不安障害(25％)の順で多かったと報告している.またSpornら[8]は小児の統合失調症の25％が過去に広汎性発達障害と診断されていたと報告し,内訳は19例中,自閉症性障害1例,アスペルガー障害2例,特定不能の広汎性発達障害16例であった,としている.

C 予後

予後については,Werryら[9]は12か月以上の入院治療を受けたニュージーランド(平均発症年齢13.9歳)と米国(同15.6歳)の症例を平均4年間追跡して,両群ともに服薬を中止できた症例はほとんどなく,適応水準も下がっていたと報告している.Asarnowら[10]は小児発症を対象に2～7年の追跡の結果,54％が改善を得て,46％がほとんど改善しないか増悪していると報告している.最近ではRemschmidt Hら[11]が1920～1961年までの入院患者の連続サンプルを対象に,平均発症年齢12.7歳,平均追跡期間42年という長期間に及ぶ予後調査を行い,統合失調症群はその他の群に比べて予後は悪く,死亡率も統合失調症群では39.5％であり,その他の群(18.4％)と比較して高かった,と報告している.また,予後予測因子についてはMaudsley病院のVyasら[12]が15歳前後発症の統合失調症を平均4年間追跡した結果,予後には発症前の児童期の機能が関係すると報告している.いずれにしても成人発症と同様,小児では病前の適応が経過を大きく左右する因子であり,さらに予後自体は予断を許さないものであると言える.

D ▎発達過程

成人の統合失調症者における病前の発達過程を調査した研究は数多く行われている．いわゆるpreschizophrenic childrenの研究であるがいずれの調査においても，統合失調症群では正常対照群に比べて，言語や身体発達の遅れ，小・中学校での成績不良，対人関係の問題，などが有意に多いことが報告されている．

一方，小児を対象にした研究は現時点では，米国のNIMH(National Institute of Mental Health)の報告があるだけである．すなわちNicolsonら[13]は12歳以下で発症した統合失調症児を対象にした研究で，正常対照群と比較して幼児期の言語発達に遅れが認められることを報告した．一方，筆者ら[14]は15歳以下発症の統合失調症児を対象に両親から後方視的に生育歴を詳細に聴取した．その結果，顕在化までの経過によって，仮性適応群，不安障害群，シゾイド群，発達障害群，分類不能群，の5群に分類することができた．この結果は，不安障害群，シゾイド群，発達障害群，を合計した約2/3(64％)の症例が乳幼児期から何らかの症状を呈していたことを示している．これらの症状は統合失調症に特異的なものとは言えないが，後述するように統合失調症の展開(progression of schizophrenia)の過程で出現する前駆症状である．

3 ▎統合失調症の展開 (図11-1)[15]

神経発達障害仮説(neuro-developmental hypothesis)[16]と近年の生物学的な知見をふまえて統合失調症の展開(progression of schizophrenia)について概説したい．なお本項では，脳の生物学的な異常を含めた統合失調症的過程の始まりを発症(onset)とし，DSM-Ⅳ-TRの統合失調症の診断基準を満たす症状の出現を顕在化(manifestation)として，発症と顕在化を区別して用いることとする．

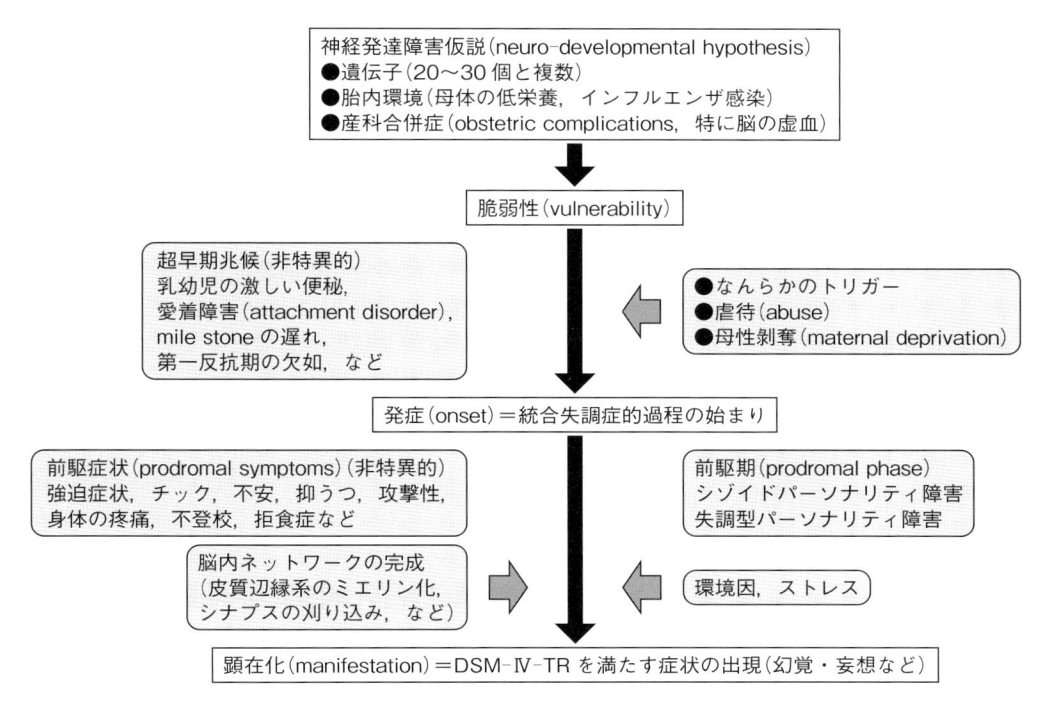

図11-1 統合失調症の展開
〔松本英夫：8 小児の統合失調症．水野雅文(責任編集)：専門医のための精神科臨床リュミエール5 統合失調症の早期診断と早期介入．中山書店，pp167-177，2009より〕

A｜脆弱性の形成から発症までの過程

　遺伝的素因を基に胎生期から乳児期前後までの早期の危険因子が加わることによって，統合失調症の発症の生物学的な脆弱性(vulnerability)が形成されると考えられる．そして生物学的な脆弱性を持つ子どもに，環境や固体内部における何らかのトリガーが加わることによって発症に至ると考えられる．また乳幼児期や児童期における虐待(abuse)や母性剝奪(maternal deprivation)のような極めて不良な養育環境への曝露は当然，統合失調症の発症リスクを高める要因になるが，これらが脆弱性の形成にかかわるのか，発症のトリガーにかかわるのかはわからない．脆弱性の形成と発症の双方，あるいは場合によっては顕在化にまで関与するのかもしれない．

B｜発症から前駆期を経て顕在化に至る過程

　統合失調症的過程の始まりである発症は主に乳幼児期から児童期にかけて起こると考えられるが，ここからいわゆる前駆期(prodromal phase)が始まることになる．ところで，発症の時期も前駆期の長さも児によって様々である．そのため発症と顕在化が重なっていて前駆期がほとんど確認できない症例もあれば，かなり早い時期に発症し顕在化までに長期にわたる前駆期を持つ症例もある．

　発症を経て前駆期にある子どもが辺縁系のミエリン化やシナプスの刈り込み(synaptic pruning)などの結果，10歳代後半に脳内ネットワークの完成を迎え，そこにストレスなどの外的な環境因や性ホルモンの変動などの内的な要因の影響を受けることによって最終的に統合失調症の顕在化へ至ると考えられる．

C｜統合失調症の超早期徴候と前駆症状

　発症型が亜急性や潜伏性の統合失調症では顕在化までに前駆症状を呈することはよく知られている．前述したように，統合失調症の展開を，生物学的な脆弱性の形成→発症→顕在化，という進行で考えると，脆弱性の形成から発症に至る過程で何らかの臨床的な徴候(超早期徴候)をとらえることができる可能性が示唆される．もちろん前駆症状と同様，統合失調症に特異的な徴候であるとは言えない．この超早期徴候としては，Jones ら[17]が指摘した運動発達の mile stone，特に始歩の遅れ，あるいは Nicolson ら[13]の幼児期での言葉の遅れ，が相当するものと考えられる．また，第一反抗期の欠如，養育困難や虐待の結果として乳幼児に生じる反応性愛着障害(reactive attachment disorder)の一部も超早期徴候の一部を形成している可能性は否定できない．

　さて，前駆症状として Schaeffer ら[18]は暴力・攻撃性や学校での問題などに関係する症状が，小児の統合失調症が顕在化する数年前に前駆すると報告している．その他にはすでによく知られているように，強迫症状，チック，不安，抑うつ，攻撃性，身体の疼痛，不登校，拒食症など多彩な症状を挙げることができる．さらに注意集中困難や落ち着きのなさなどのように注意欠如・多動(性)障害(ADHD)を思わせる症状が幼児期から児童期早期にかけて出現することも決して珍しいことではない．また，易刺激性の亢進，集中困難や意欲低下のために学校の成績が低下することなども頻繁に認められる前駆症状である．

　さらに，小児における統合失調質パーソナリティ障害と統合失調型パーソナリティ障害が前駆期に相当する状態像であることも重要である．年齢的には，中学生の年齢であれば不登校などの背景にこれらの病態が見出されることは稀なことではない．

D｜統合失調症の早期診断

　現在，統合失調症などの精神病性障害に対して初回精神病エピソードの前後を挟んだ時期を早期精神病という枠組みでとらえ，これに適切な早期介入を行うことで予後を改善しようという試みが

国際的な広がりを見せている[19]．そのために前駆期に相当する発症リスクの高い状態として，特に閾値下の微弱な陽性症状（attenuated positive symptoms）を中心に精神病発症リスク状態（ARMS；at risk mental state）[20,21]が注目されている．

前述したように，小児の統合失調症の発達経過では約 2/3 の症例が乳幼児期から何らかの非特異的症状を呈していること，統合失調症の展開（progression of schizophrenia）のなかで発症と顕在化の視点から超早期徴候と前駆症状というとらえ方ができること，などの点を述べたが，これらの所見は小児の統合失調症研究から ARMS に対する早期介入への何らかの提言ができる可能性があることを示唆している．

さて，統合失調症の早期診断の精度を高めるための最も有効な手段は言うまでもなく生物学的なマーカーの発見であるが，それが未だ不可能な現在，客観的な症状や行動を的確に診断することが求められている．しかしそのためには，子どもが現在，呈している症状や行動だけではなく，その子どもの過去から現在まで脈々と続いてきた歴史のなかにも同様の症状や行動を同時に探るべきである．そしてそれはまさしく"生育歴のなかに統合失調症の起源を求める"ということに他ならない．生き生きとした生育歴の聴取の必要性を本項で改めて強調する所以である．

統合失調症の早期診断のために生育歴を丁寧に詳細にたどるという姿勢は，取りも直さず現在では死語となってしまった"病態水準"の再評価につながることである．すでに述べたように超早期徴候も前駆症状も統合失調症の非特異的症状である．言葉の遅れ，強迫症状，不安，抑うつ，拒食，多動，など多くはDSM-IV-TR に照らせば何らかの診断につながる症状である．しかし，仮にその時点から前方視的に追跡することができれば，後に不安障害やパーソナリティ障害，気分障害，統合失調症など全く異なった病態に発展していく症状群である．あるいは，経過がよければ健康な成人に成長する者も少なからず存在するはずである．すなわち表面の姿形は同じでも異なる病態の展開のなかで呈している症状・行動であると言うことができる．そして同じ姿形の症状・行動の背景にあるまさしく"病態水準"の診断がわれわれに求められているのである．

4 治療

小児の統合失調症の治療には患児や家族を取り巻く多面的なアプローチが必要である．当然，薬物療法が基本になるが，並行して心理教育，支持的な精神療法，社会・教育的支援プログラム，などを組み合わせて行うことが重要である．その際，低学年になるほど，教育的な配慮が必要になり，一方，年齢にかかわらず病期（急性期，慢性期など）によって治療の構造は異なってくる．

A 薬物療法

成人の統合失調症に対する薬物療法のアルゴリズムを参考にして行われることが一般的である．すなわち，第一選択薬として第二世代抗精神病薬（second generation antipsychotics）が基本である．次に，治療抵抗性の統合失調症に対しては，クロザピンの使用，2種類の第二世代抗精神病薬の併用や，気分安定薬，特にカルバマゼピンや炭酸リチウムの併用が勧められている．実際の臨床では，成人のアルゴリズムをそのまま小児の統合失調症に適用できるとは限らないことを念頭におきながら，それでも可能な限り参考にするべきである．

第二世代抗精神病薬を対象にした海外での数少ない有効性に関する臨床試験と米国のFDA（Food and Drug Administration）を参考にすると，リスペリドン，オランザピン，アリピプラゾール，クエチアピンが第一選択薬の中心になると考えられる[22]．いずれもわが国でも使用経験が長い薬剤であるために，小児に対しても使用しやすいと考えられる．副作用に関しては，小児の統合失調症では錐体外路症状，鎮静，高プロラクチン血症や体重増加などが成人と比較して高いことが示唆されている[22,23]．

B┃心理社会的治療

Clarkら[24]は小児の統合失調症の治療には患児や家族を取り巻く多面的なアプローチ(multimodal approach)が必要であるとし,米国児童青年精神医学会(American Academy of Child and Adolescent Psychiatry)[25]は薬物療法と並行して心理教育的,精神療法的,そして社会・教育的支援プログラムを組み入れるべきであると表明しているが,小児の統合失調症に焦点づけた上記のような観点からの具体的な報告は皆無といってよい.

1. 心理療法(精神療法)

まず子どもの発症によって引き起こされる家族,特に母親の混乱や罪責感をどのように扱うかという問題が挙げられる.これに関しては,成人での家族に対する心理教育的なアプローチが参考になるが,統合失調症という疾患の知識,病因論,治療などに関する一般的な知見を伝えることが重要である.この点,親の罪責感をいたずらにあおることは厳に慎まなければならない.しかし一方,統合失調症の病因が多因子であるが故に,その発症に明らかに環境因が色濃く関与していると考えざるをえない症例も少なからず存在する.その際には親の罪責感もさることながら,両親間の感情のすれ違いが大きいことや,あるいは治療の過程で親自身の生育歴の整理が必要になることもある.患児本人に対する心理療法は心理教育的あるいは認知行動療法的なアプローチが中心になるが,患児の生育歴をふまえたより踏み込んだ力動的なアプローチの是非やその方法については今後の課題であると考えられる.

2. 社会的資源の活用

子どもの場合には特に社会的な資源を利用していかに対人関係を維持・拡大させながら社会参加を試みていくのか,という問題は重要な課題である.精神発達途上にあるだけに,教育の問題を含めより段階的で有機的な結びつきを持った組織が必要になる.具体的には,急性期を扱う病棟,急性期・回復期および残遺期を過ごし,時には附属の(院内学級に相当する)学校に通う病棟,退院後家庭生活を送っている子どもたちのためのデイケア,などが用意され有機的に機能する必要がある.

【文献】

1) Kanner L: Autistic disturbances of affective contact. Nervous Child 2: 217-250, 1943
2) American Psychiatric Association: DSM-Ⅲ Diagnostic and statistical manual of mental disorders (3rd ed). American Psychiatric Association, 1980
3) American Psychiatric Association: Diagnostic and Statistical Manual of Mental Disorders, 4th ed Text Revision (DSM-Ⅳ-TR). APA, 2000〔髙橋三郎,大野裕,染矢俊幸(訳):DSM-Ⅳ-TR 精神疾患の診断・統計マニュアル,新訂版.医学書院,2004〕
4) Rapoport JL, Gogtay N: Childhood onset schizophrenia: support for a progressive neurodevelopmental disorder. Int J Dev Neurosci 29: 251-258, 2010
5) McClellan JM: Early-onset schizophrenia. In Sadock BJ, Sadock VA (eds): Comprehensive Textbook of Psychiatry, Volume Ⅱ, 7th ed. pp2782-2789, LW & W, 2000
6) 松本英夫:児童期に発症した精神分裂病に関する臨床的研究.精神経誌 90:414-435, 1988
7) Ross RG, Heinlein S, Tregellas H: High rates of comorbidity are found in childhood-onset schizophrenia. Schizophr Res 88: 90-95, 2006
8) Sporn AL, Addington AM, Gogtay N, at al: Pervasive developmental disorder and childhood-onset schizophrenia: Comorbid disorder or a phenotypic variant of a very early onset illness? Biol Psychiatry 55: 989-994, 2004
9) Werry JS, McClellan JM, Andrews LK, et al: Clinical features and outcome of child and adolescent schizophrenia. Schizophr Bull 20: 619-630, 1994
10) Asarnow JR, Tompson MC, Goldstein MJ: Childhood-onset schizophrenia: A followup study. Schizophr Bull 20: 599-617, 1994
11) Remschmidt H, Martin M, Fleischhaker C: Forty-two-years later: The outcome of childhood-onset schizophrenia. J Neural Transm 114: 505-512, 2007
12) Vyas NS, Hadjulis M, Vourdas A, et al: The Maudsley early onset schizophrenia study. Predictors of psychosocial outcome at 4-year follow-up. Eur Child Adolesc Psychiatry 16: 465-470, 2007
13) Nicolson R, Lenane M, Singaracharlu S, et al: Premorbid speech and language impairments in childhood-onset schizophrenia: Association with risk factors. Am J Psychiatry 157: 794-800, 2000
14) 松本英夫,他:児童期の精神分裂病に関する発達的研究(第3報).厚生省「精神・神経疾患研究委託費」『精神分裂病の病態解析に関する臨床的研究』総括研究報告書.pp143-147, 1995
15) 松本英夫:8 小児の統合失調症.水野雅文(責任編集):専門医のための精神科臨床リュミエール5 統合失調症の早期診断と早期介入.中山書店,pp167-

177, 2009
16) 武井教使：精神分裂病の神経発達障害理論をめぐる最新動向．脳と精神の科学 8：383-394，1997
17) Jones P, Rodgers B, Murray R, et al: Child development risk factors for adult schizophrenia in the British 1946 birth cohort. Lancet 344(8934): 1398-1402, 1994
18) Schaeffer JL, Ross RG: Childhood-onset schizophrenia: Premorbid and prodromal diagnostic and treatment histories. J Am Acad Child Adolesc Psychiatry 41: 538-545, 2002
19) 松本和紀：早期精神病の早期介入に向けた新たなアプローチ：アットリスク精神状態／前駆期を中心に．精神医学 4：342-353，2007
20) McGorry PD, Yung AR, Phillips LJ: The "close-in" or ultra high-risk model: A safe and effective strategy for research and clinical intervention in prepsychotic mental disorder. Schizophr Bull 29: 771-790, 2003
21) Yung AR, Yuen HP, McGorry PD, et al: Mapping the onset of psychosis: The Comprehensive Assessment of At-Risk Mental States. Aust N Z J Psychiatry 39: 964-971, 2005
22) Kumra S, Oberstar JV, Sikich L, et al: Efficacy and tolerability of second-generation antipsychotics in children and adolescents with schizophrenia. Schizophr Bull 34: 60-71, 2008
23) Toren P, Ratner S, Laor N, et al: Benefit-risk assessment of atypical antipsychotics in the treatment of schizophrenia and comorbid disorders in children and adolescents. Drug Saf 27: 1135-1156, 2004
24) Clark AF, Lewis SW: Treatment of schizophrenia in childhood and adolescence. J Child Psychol Psychiatry 39: 1071-1081, 1998
25) American Academy of Child and Adolescent Psychiatry: Practice parameter for the assessment and treatment of children and adolescents with schizophrenia. American Academy of child and Adolescent Psychiatry. J Am Child Adolesc Psychiatry 40(7 Suppl): 4S-23S, 2001

（松本　英夫）

III 遅発性統合失調症

　まず，遅発性統合失調症の疾患分類だが，国際的に統一した見解が得られていない．遅発パラフレニーと遅発性統合失調症を主に取り上げながら，その混乱について簡単にまとめる．次に，薬物療法については，二重盲検比較試験やそのメタ解析など，エビデンスレベルの高い研究が行われていないのが現状である．代わりに，症例報告を集めた総論とエキスパートの意見についての論文を紹介する．

1 診断

A 教科書の記載

　遅発性統合失調症をどうとらえているか，欧米の代表的な教科書（Kaplan and Sadock's Comprehensive Textbook of Psychiatry, Ninth Edition[1]と New Oxford Textbook of Psychiatry, Second Edition[2]）をみてみよう．いずれもおおむね章立ては同じで，まず一般精神医学として，妄想性障害または持続性妄想性障害の項を設け，さらに，後半の老年精神医学についての章で高齢発症の統合失調症と妄想性障害の記載がある．このような構成になっている理由は，その診断の歴史をみることになるが，両者の歴史についての記載もおおよそ同じなので，ここに簡単にまとめたい．

　Kraepelin は早発性痴呆を，若年に発症し次第にその水準が低下するものとして定義した．しかし彼自身も，高齢発症で水準の低下を認めない例があることに疑問を感じており，それをパラフレニーと呼んだ[3]．その後，この概念は欧州各地で検討された．Bleuler は遅発性統合失調症を 40 歳以降の発症と定義し，統合失調症の 15％ を占めるとした[4]．また Roth は，60 歳以降の発症を遅発パラフレニーと呼び，1 つの疾患単位とした．典型的には知覚障害を持つ女性で，統合失調症の家族歴はない[5]．この遅発パラフレニーは後にICD-9 に採用されたが，ICD-10 では持続性妄想性障害という名称となった．DSM-III-R では，それまでの paranoid disorder が delusional disorder（ともに妄想性障害と訳出）との用語になった．症状の持続期間が最低 1 か月間必要となり，

妄想の内容によって色情型，嫉妬型，被害型，身体型，特定不能型と下位分類がされた．

一方で，統合失調症の発症年齢についての議論もある．DSM-Ⅱでは統合失調症の診断に際して，発症年齢の制限はなかった．DSM-Ⅲでは，45歳より前の発症であることが統合失調症の診断に必要となった．DSM-Ⅲ-Rでは，45歳以降の発症を改めて遅発性統合失調症としたが，DSM-Ⅳではこの遅発性統合失調症の診断は消失した．そしてこの状態は現在のDSM-Ⅳ-TR，ICD-10まで続いている．

このような事態をHowardは次のように説明している[2]．欧州での遅発パラフレニーと，米国での遅発性統合失調症とは似て非なる概念だが，その統一がうまく話し合われなかった．つまり，DSM-Ⅳ-TRやICD-10を用いて診断をすると，中年期，老年期に発症した統合失調症またはその類似の病態は，統合失調症の妄想型とも妄想性障害とも診断でき，その選択は診断者の裁量に任されている．Kraepelinの頃からその存在が認められていた疾患だが，欧州と米国の意見の不一致により診断基準から消えてしまったも等しい．

B 国際分類，わが国の分類，その他

このような事態を憂慮し，2000年にInternational Late-Onset Schizophrenia Groupが40歳と60歳を境に発症年齢によって3つに分類し，それぞれ早発性，遅発性，最遅発性と呼称している[6]（表11-2）．

わが国では，古茶は症候学的に，①遅発パラフレニー群，②遅発緊張病群，③非定型精神病群の3つに分類できるとしている[7]．また，松下はその精神病理について，①ライフイベントの変化がきっかけ，②身体的疼痛→電波・電磁波・におい体験→二次妄想のプロセス，③具体的な，生々しい体験とそれに対する防御，④自宅を中心とした妄想，⑤幻覚はない，⑥人格などは保たれている，⑦治療に抵抗，の7つが遅発パラフレニーの中核であるとしている[8]．

後述するように，治療，薬物療法についての近年のエビデンスレベルの高い研究は少ないが，診断や臨床的特徴についても同様である．発症年齢，家族歴，社会機能，入院期間などから統合失調症の妄想型と妄想性障害は異なる[9]とする一方で，遅発性統合失調症は統合失調症の一部に過ぎないとする結果がある[10]．妄想性障害の性差に関する調査[11,12]や神経心理学的検査を行ったもの[13]がある．その他，妄想性障害の疫学調査[14]，妄想性障害の嫉妬型について，操作的診断基準での過小診断を危惧するもの[15]，妄想性障害と双極性障害との関連性についての症例報告[16]などがある．

表11-2 International Late-Onset Schizophrenia Groupの分類

早発性統合失調症	遅発性統合失調症	最遅発性統合失調症様精神病
40歳以前の発症	40〜60歳の発症	60歳より後の発症
男性＝女性	男性＜女性	男性≪女性
	典型的な思考障害や陰性症状は少ない	典型的な思考障害や陰性症状はほとんどみられない
約10％が，第1親等に統合失調症の家族歴がある	約10％が，第1親等に統合失調症の家族歴がある	統合失調症の家族歴は特にみられない
		知覚の欠損あるいは社会的な孤独が関与することがある
	若年と比べて50〜100％用量の抗精神病薬で反応がみられる	若年と比べて10〜20％用量の抗精神病薬で反応がみられる

〔Howard R, Rabins PV, Seeman MV, et al: Late-onset schizophrenia and very-late-onset schizophrenia-like psychosis: an international consensus. The International Late-Onset Schizophrenia Group. Am J Psychiatry 157: 172-178, 2000 より〕

2 薬物療法

A コクランデータベースと教科書の記載

薬物療法については，エビデンスレベルの高いもの，二重盲検比較試験やそのメタ解析はほとんどない．Cochrane Database of Systematic Review に遅発性統合失調症の抗精神病薬治療についての総論があり，2010 年 1 月までの論文について調べている[17]．①少なくとも対象の 80％ 以上が 65 歳以上で，②過去 5 年以内に統合失調症またはその類似疾患の診断が初めてついた患者に対して，③第二世代抗精神病薬と他の治療とのランダム化比較試験（RCT）を行った論文についてメタ解析をしようと試みたが，1 つの研究だけしか該当せず[18]，しかもその試験も結果に標準偏差が掲載されていないことなどから最終的には事実上除外されている．

引き続き教科書の記載をみても，Kaplan[1]では妄想性障害，遅発性統合失調症の項で用量については言及されていない．New Oxford[2]では，持続性妄想性障害について Munro が，ピモジド 1～2 mg/day，ハロペリドール 1～2 mg/day などの低用量で使用すべきで，妄想が改善するまでにおよそ 2 週間，場合によっては 6 週以上かかることがあると述べている．老年期の統合失調症と妄想性障害の項では Howard が，トリフロペラジン 1～2 mg/day あるいはリスペリドン 0.5～2 mg/day が有効かもしれない，と記述しているが，いずれも著者の意見にすぎない．

このようななか，症例報告を集めた総論 2 編とエキスパートの意見についての論文 1 編があるので，以下に紹介したい．

B Munro 論文

Munro と Mok は，1995 年に初めて妄想性障害と薬物療法に関する総論を書いた[19]．第二世代抗精神病薬が広く使用される以前のものだが，次に述べる論文のもとになっていることもあり取り上げる．

約 1,000 の症例報告論文について検討された．集められた論文は 1961～1994 年のものだが，多くは 1980 年以降のものである．それぞれの論文の症例についての記載はあいまいなものもあったが，そのなかから DSM-IV の妄想性障害の診断基準に合致するものだけが組み入れられた．その合計は 257 例で，詳細に治療が報告されているものは 209 例であった．

結果は特に評価尺度を用いることなく，回復，部分的な回復，改善なしの 3 つに分類した．209 例中ピモジド使用が 143 例，その他の抗精神病薬使用が 53 例，服薬拒否が 13 例であった．ピモジドの用量は 2～16 mg/day であり，その他の抗精神病薬にはチオリダジン，ハロペリドール，トリフロペラジン，loxapine，フルフェナジン，スルピリド，chlorprothixene，flupenthixol などが含まれるが，その用量の記載はない．回復と部分的な回復を合計すると，ピモジド使用が 90.9％（98＋32/143 例），その他の抗精神病薬使用が 67.9％（12＋24/53 例）であり，$p<0.0001$ の有意差でピモジドのほうが効果的であるとしている．身体型とそれ以外の型（色情型，嫉妬型，被害型，誇大型）を比較しており，身体型 166 例とそれ以外の 43 例では，回復と部分的な回復の割合に有意な差は認められなかった．

薬物治療を行うことができれば妄想性障害はその妄想の内容にかかわらず予後良好な疾患であり，ピモジドが最も有効であると結論づけている．しかし，この論文は，診断は身体型への，薬物治療はピモジドへの偏重が顕著であり，その結果に影響している可能性がある．1970 年代にこの論文の著者 Munro が Riding とともにピモジドが単一症候性心気精神病（monosymptomatic hypochondriacal psychosis）に対して有効であるとの症例報告をしており[20]，その延長上にまとめられたという経緯がある．改めて診断の統一性を欠くこと，症例報告の総論に過ぎないこと，などの限界について考えさせられる．

C Manschreck 論文

　Manschreck と Khan は，上記 Munro と Mok の論文を改訂しており，特に第二世代抗精神病薬が妄想性障害の薬物療法にどのような影響を与えたかに注目した[21]．1994〜2004 年までの，妄想性障害についての 153 論文について検討をした．そのなかで妄想性障害と診断できるものは 224 例あり，さらに治療とその結果について十分な情報が得られたのは 134 例だった．

　結果については前論文と同様に，回復，改善，改善なしの 3 つに分類している．薬物療法についての十分な情報の得られた 130 例のうち，ピモジド使用が 59 例，その他第一世代薬が 30 例，第二世代薬が 33 例であった．ピモジド使用の割合は，68% の先行研究に比べて 44% に減少しており，第二世代抗精神病薬の導入が原因としているが，具体的な第二世代薬の種類についての言及はない．ただし，特にクロザピン使用については，症例報告 4 論文の計 5 例について検討しており[22-25]，妄想は持続したものの生活の質はいずれも改善していると指摘した．回復の割合を比べるとピモジド使用のほうがその他第一世代薬と第二世代薬よりも有意な差($p = 0.0548$)をもって有効であった．しかし，回復と改善とを合わせて考えると，ピモジド，その他第一世代薬，第二世代薬の間に有意な差はなかった($p = 0.2112$)．下位分類については，身体型の結果は，それ以外の型に比べて有意に良い($p = 0.0004$)としている．

　薬物療法の傾向として，抗精神病薬と抗うつ薬との併用がよくみられること，認知行動療法や電気けいれん療法を用いることもしばしばであることなど，様々なアプローチが試されていることを特徴として挙げている．またその原因として，抗精神病薬単剤での薬物療法が失敗に終わる例が多いためではないかとの考察している．治療が失敗に終わった例は，なかなか報告がされないというバイアスがあり，実際の回復，改善度はさらに低い可能性がある．さらに，薬物療法へのアドヒアランスが議論されていないとの指摘もある．

D エキスパート・コンセンサス・ガイドライン

　最後に，エキスパートの意見をまとめた論文をみよう[26]．Expert Consensus Guidelines[27] は，様々な精神疾患の特に薬物療法についてエビデンスからではなくエキスパートの意見から作成されている．そのうちの 1 つとして，65 歳以上の老年期患者に対してどのように抗精神病薬，特に第二世代抗精神病薬を使用しているか，エキスパートの意見を調査した．米国内の 52 人のエキスパート（38 人は老年精神科医，14 人は老年内科医/家庭医）に調査票を送付し，その内 48 人（92%）から回答が得られた．

　47 の項目について質問を行い，そのおよそ 3/4 については 9 段階評価を求め，それ以外については記述式とした．質問は，せん妄，認知症，統合失調症，妄想性障害，精神病性の気分障害の 5 つの範囲にわたった．統合失調症については発症時期によって区別がされておらず，若年発症と高齢発症とが一緒に論じられているが，妄想性障害の項とともに参考までに紹介したい．

1. 統合失調症

　老年期の統合失調症治療について，エキスパートが推奨する第一選択薬はリスペリドン（1.25〜3.5 mg/day）だった．クエチアピン（300 mg/day），オランザピン（7.5〜15 mg/day），アリピプラゾール（15〜30 mg/day）が第二選択であった．クロザピン，ziprasidone，そして高力価の第一世代抗精神病薬使用に関しては少数の賛同しか得られなかった．

　リスペリドン，クエチアピン，オランザピンについては，エビデンスの面からも老年期精神障害に対して第二世代抗精神病薬を使用することを勧めている．ただし，ほぼすべての研究がオープン試験であることには注意が必要である．治療期間については，効果の認められた最低用量で期限を決めずに継続することを推奨している．

2. 妄想性障害

　エキスパートは，薬物療法の副作用，身体疾患，せん妄，統合失調症，うつ病を鑑別疾患として挙げ，その重要性を強調している．妄想性障害に対しては，向精神薬の中で唯一抗精神病薬だけが推奨された．エキスパートの第一選択薬は，リスペリドン（0.75～2.5 mg/day）であった．オランザピン（5～10 mg/day）とクエチアピン（50～200 mg/day）が第二選択薬であった．第一世代抗精神病薬とクロザピンが第三選択となる一方で，アリピプラゾールとziprasidoneについての一致した意見はなかった．治療期間については，効果の認められた最低用量で最短でも6か月，場合によっては期限を決めずに継続することを推奨している．

　遅発性統合失調症の疾患分類の混乱について述べた．また，薬物療法については，エビデンスレベルの高い研究が行われていないことを指摘したうえで，症例報告を集めた総論とエキスパートの意見についての論文を紹介した．

　操作的診断の導入により，国際的な疾患分類の統一が得られたことはもちろん大変な進歩だったが，その陰で遅発パラフレニーや遅発性統合失調症はその概念があいまいになってしまった．今一度その歴史と現状に目を向ける必要があるだろう．

　また，その薬物療法については，そもそもこの疾患群のアドヒアランスが悪いことが原因で研究を行うことができていない可能性がある．もしそうであれば，なぜアドヒアランスが悪いのか，良くするにはどうしたらよいのかを議論するべきかもしれない．

　言語化，数値化が簡単にはできない対象は切り捨てられ，その存在自体がなかったことになってしまうという悪しき代表例ではないだろうか．今後は当該疾患分類の再検討と，それに基づく薬物療法の二重盲検比較試験およびそのメタ解析が望まれる．

※なお，本項は既出の拙文[28]をベースに，現時点での知見を加え，本書の趣旨に沿って書き改めたものである．

【文献】

1) Kaplan and Sadock's Comprehensive Textbook of Psychiatry. Lippincott Williams & Wilkins, 2009
2) New Oxford Textbook of Psychiatry. Oxford University, 2009
3) Kraepelin E: Psychiatrie. Ein Lehrbuch für Studierende und Ärzte. Johann Ambrosius Barth, 1899
4) Bleuler M: Late schizophrenic clinical pictures. Fortschr Neurol Psychiatr 15: 259-290, 1943
5) Roth M, Kay DW: Late paraphrenia: a variant of schizophrenia manifest in late life or an organic clinical syndrome? A review of recent evidence. Int J Geriatr Psychiatry 13: 775-784, 1998
6) Howard R, Rabins PV, Seeman MV, et al: Late-onset schizophrenia and very-late-onset schizophrenia-like psychosis: an international consensus. The International Late-Onset Schizophrenia Group. Am J Psychiatry 157: 172-178, 2000
7) 古茶大樹：新 精神科治療ガイドライン，第3章 統合失調症，統合失調型障害および妄想性障害，15 遅発性統合失調症．精神科治療学 20（増刊）：124-125, 2005
8) 松下正明：遅発パラフレニー．症例を中心に．中山書店，2005
9) Marneros A, Pillmann F, Wustmann T: Delusional disorders are they simply paranoid schizophrenia? Schizophr Bull 38: 561-568, 2012
10) Vahia IV, Palmer BW, Depp C, et al: Is late-onset schizophrenia a subtype of schizophrenia? Acta Psychiatr Scand 122: 414-426, 2010
11) de Portugal E, Gonzalez N, Miriam V, et al: Gender differences in delusional disorder: Evidence from an outpatient sample. Psychiatry Res 177: 235-239, 2010
12) Wustmann T, Pillmann F, Marneros A: Gender-related features of persistent delusional disorders. Eur Arch Psychiatry Clin Neurosci 261: 29-36, 2011
13) Leposavic I, Leposavic L, Jasovic-Gasic M: Neuropsychological profile of delusional disorder. Psychiatr Danub 21: 166-173, 2009
14) de Portugal E, Gonzalez N, Haro JM, et al: A descriptive case-register study of delusional disorder. Eur Psychiatry 23: 125-133, 2008
15) Easton JA, Shackelford TK, Schipper LD: Delusional disorder-jealous type: how inclusive are the DSM-IV diagnostic criteria? J Clin Psychol 64: 264-275, 2008
16) Vicens V, Sarro S, McKenna PJ: Comorbidity of delusional disorder with bipolar disorder: report of four cases. J Affect Disord 134: 431-433, 2011
17) Essali A, Ali G: Antipsychotic drug treatment for elderly people with late-onset schizophrenia. Cochrane Database Syst Rev 2: CD004162, 2012
18) Huang X, Z Z, J Z: The effects of risperidone and olanzapine on the glucose metabolism and lipid metabolism in elderly patients with schizophrenia. Journal of Clinical Psychosomatic Diseases 13: 1-3, 2007
19) Munro A, Mok H: An overview of treatment in paranoia/delusional disorder. Can J Psychiatry 40: 616-622, 1995

20) Riding J, Munro A: Pimozide in the treatment of monosymptomatic hypochondriacal psychosis. Acta Psychiatr Scand 52: 23-30, 1975
21) Manschreck TC, Khan NL: Recent advances in the treatment of delusional disorder. Can J Psychiatry 51: 114-119, 2006
22) Songer DA, Roman B: Treatment of somatic delusional disorder with atypical antipsychotic agents. Am J Psychiatry 153: 578-579, 1996
23) Buckley PF, Sajatovic M, Meltzer HY: Treatment of delusional disorders with clozapine. Am J Psychiatry 151: 1394-1395, 1994
24) Joos AA, Konig F, Frank UG, et al: Dose-dependent pharmacokinetic interaction of clozapine and paroxetine in an extensive metabolizer. Pharmacopsychiatry 30: 266-270, 1997
25) Silva JA, Leong GB, Lesser IM, et al: Bilateral cerebral pathology and the genesis of delusional misidentification. Can J Psychiatry 40: 498-499, 1995
26) Alexopoulos GS, Streim J, Carpenter D, et al: Using antipsychotic agents in older patients. J Clin Psychiatry 65(Suppl 2): 5-99; (discussion) 100-102; (quiz) 3-4, 2004
27) Expert Consensus Guidelines. (http://www.psychguides.com/home)
28) 仁王進太郎, 渡邊衡一郎：非定型抗精神病薬と老年期精神疾患, 高齢者の幻覚妄想と非定型抗精神病薬. 老年精神医学雑誌 18：715-722, 2007

（仁王 進太郎）

IV 緊張病

緊張病（catatonia：カタトニア）は，精神医学の長い歴史の中で，主に統合失調症の一亜型として診断されてきた．しかしながら，緊張病は，統合失調症だけではなく気分障害や器質性精神障害においても認められることが明らかにされた．さらに，緊張病に対しては，原疾患の如何にかかわらず一定の治療法が有効なことから，緊張病を統合失調症の一亜型ではなく，一定の症候を呈する症候群として診断し治療を行うことが推奨[1,2]されるようになった．

1 緊張病概念の歴史的変遷[3]

緊張病は，Kahlbaum の緊張病にその概念の起源を持つ（図11-2）．Kahlbaum の考えた緊張病はメランコリー，マニー，昏迷，錯乱，最終的には精神荒廃という一連の病像を呈し，精神症状とともに，けいれん，強硬，蝋屈，音唱などの運動症状を呈する循環性に変遷する経過をたどる大脳疾患であった．Kahlbaum の緊張病は精神荒廃に至るものだけではなく，循環性の経過をとりながら寛解に至る予後良好なものを含んでいた．しかしながら，Kraepelin は緊張病を循環性の経過や病相の変遷をとる単一精神病と考えなかった．けいれんや緊張など運動症状より，随意運動の障害という点から症状をとらえ，必ずしも予後不良でない弛緩性アトニアや緊張病性躁病を除外し，慢性に経過して荒廃に至る慢性緊張病に注目して，破瓜病と同じ早発性痴呆の一亜型として規定した．その Kraepelin の考え方は，経過よりも症候をより重視した Bleuler や Shneider の影響を受けながらも現代の診断概念にも引き継がれ，DSM や ICD において，緊張病は主に統合失調症の一亜型として診断されてきた．

Kraepelin の早発性痴呆概念とは別に，Wernicke は，過動，寡動，無動など運動症状が周期性，持続性，混合性に現れ精神運動症状を主症状とする精神病を運動精神病として抽出した．この概念を引き継いだ Wernicke-Kleist-Leonhard 学派では，精神運動症状を主症状とする精神病を，感情，妄想，幻覚の多形性症状を呈する多動と無動が双極性に経過し寛解する類循環精神病，急性発症で多動と無動の双極性の経過をとりながら，完全寛解せず残遺状態に至る周期性緊張病，潜行性の発症で慢性進行性の経過をとり寛解に至らず不可逆性の残遺状態に至る系統緊張病に分類した[4]．周期性緊張病を系統緊張病から区別するか否かについて近年精力的な研究が行われてきた．

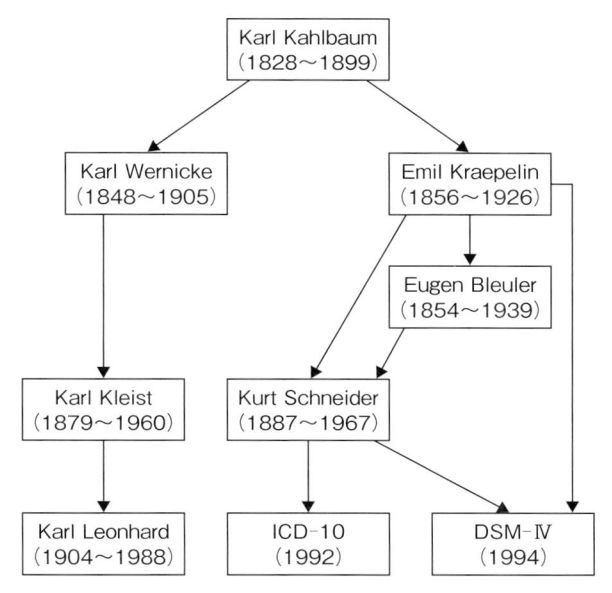

```
         Karl Kahlbaum
         (1828〜1899)
           /      \
          /        \
  Karl Wernicke   Emil Kraepelin
  (1848〜1905)    (1856〜1926)
                      |
                      ↓
                 Eugen Bleuler
                 (1854〜1939)
      |         /        |
      ↓        ↓         ↓
  Karl Kleist  Kurt Schneider
  (1879〜1960) (1887〜1967)
      |           |        |
      ↓           ↓        ↓
  Karl Leonhard  ICD-10   DSM-Ⅳ
  (1904〜1988)   (1992)   (1994)
```

図 11-2 緊張病概念の歴史的変遷 Karlbaum から DSM-Ⅳ まで
(Stompe T, Ritter K, Shanda H: Catatonia as a subtype of schizophrenia. Psychiatry Annals 37: 31-36, 2007 より)

その結果によると，同診断法の診断者間信頼性は高く，5年間以上にわたり他の診断に変わることなく安定しており，生物学的にも周期性緊張病では系統緊張病よりも冬生まれが少なく，逆に遺伝負因がより強いことから，系統緊張病から周期性緊張病を分ける妥当性が示されたという．さらに，周期性緊張病の遺伝研究では，家族集積，双生児で一致率が高いことが報告されるとともに，連鎖研究で 15q15 と 22q13 との連鎖が報告されている．

Kraepelin，そして Wernicke-Kleist-Leonhard 学派の考え方は緊張病に一定の病因，病態，症候，経過を示す疾病単位を求めようとする考え方であったが，このような疾病単位を目指す考え方，特に統合失調症の一亜型という考え方に見直しをせまる契機になったのは Gelenberg の報告[5]であった．

Gelenberg は，緊張病が統合失調症だけではなく，気分障害や神経症などの精神疾患，神経疾患，代謝疾患，中毒疾患など様々な身体疾患でも出現することから，緊張病を自動的に統合失調症の一亜型と考えること注意を喚起した．そして，緊張病は，様々な原因によって引き起こされる症候群であり，緊張病症候群をきたす身体疾患についても留意すべきと推奨した．このような考えは，緊張病に疾患単位を求めるのではなく，一定の症候を呈する症候群として扱おうとする考えで，カテゴリーモデルによる診断から，ディメンジョンモデルによる診断への転回である．

実際に，疫学調査[5]によると，緊張病は，統合失調症では報告による違いが大きいもののおおむね 5% 以下の割合であるのに対して，気分障害では 13〜31% に認められ，特に双極性障害に関連して認められることがより多いという．また緊張病は呈した症例を検討すると原疾患は統合失調症や気分障害だけに限らず，約 1/4 は器質性精神障害においても認められたという．以上の疫学データからも，緊張病症状のみでは原疾患を特定することは困難であることは明らかである．さらに，緊張病はしばしば身体合併症を伴うことが多く，発熱や自律神経失調を合併した悪性緊張病[6]ではさらに重篤な身体合併症の危険性が高く，治療の遅れは致死的な転帰をもたらすことがある．加えて，緊張病は原疾患の如何にかかわらず，後述す

るような一定の治療法が有効なことから，緊張病を呈する状態を1つの症候群として診断し，早急な治療にあたることが推奨されるようになった．

2 DSM-IVとICD-10における緊張病

このように緊張病を統合失調症の一亜型としてではなく，他の病態でも出現する症候群とする考え方はDSM-IVの改訂時に取り入れられた．
DSM-IVでは，緊張病型統合失調症の症状として，①カタレプシー（蠟屈症を含む）または昏迷により証明される無動症，②過剰な運動活動性（明らかに無目的で外的刺激に影響されない），③極度の拒絶（すべての指示に対する明らかに動機づけのない抵抗，または動かそうとする試みに対する硬直した姿勢の保持）または無言症，④姿勢保持（随意に不適切または奇異な姿勢をとること），常同性の運動，著明な衒奇症，または著明なしかめ面で証明される随意運動の奇妙さ，⑤反響言語または反響動作を挙げ，以上のうち少なくとも2つが優勢である場合に緊張病として，統合失調症の場合には緊張型（295.20）の亜型診断を，大気分障害（296.xx）の場合には緊張病の症状特定用語を用いることになっている．また，5項目の症状の内，最低1つ以上の症状が一般身体疾患に伴う精神障害（293.89）に認められた場合も，緊張病の症状特定用語を用いることが決められている．
一方，WHOによるICD-10においては統合失調症の亜型分類としての緊張型統合失調症（F20.2）以外には器質性精神緊張病性障害（F06.1）の診断を用意しているのみで，気分障害あるいは統合失調症以外の精神病性障害における緊張病については診断が用意されていない．
さて，DSM-IVでは，統合失調症の亜型としての緊張病型以外に，気分障害および一般身体疾患による精神障害に認められる緊張病症候群を特定するための緊張病の診断基準が用意された．しかしながらこのような診断に対しても以下の問題点が指摘されている[7]．
1） 過小診断：緊張病はその定義が不十分のため，統合失調症，気分障害，一般身体疾患のいずれにおいても過小に診断されている．
2） 緊張病は統合失調症および精神病性障害以外の精神病性障害でも認められる：統合失調症や大気分障害以外，統合失調感情障害，短期精神病性障害，統合失調症様障害，物質誘発性精神病性障害でも緊張病がしばしば認められる．
3） 緊張型統合失調症の亜型分類の使用頻度が少ない：他の亜型の緊張病症状が目立たないときに診断されるように本来は緊張型の診断は最も優先されるべきなのにもかかわらず，緊張型統合失調症は0.2～3%の少数にしか診断されず診断の安定性や信頼性も低い．
4） その他の精神疾患や未だ診断のついていない医学的な状態においても緊張病は認められる：緊張病は，自閉症などの小児の障害やその他の精神障害，さらには未だ診断を受けていない身体疾患でも認められる．

3 緊張病の診断基準―DSM-5改訂案[7]とFinkらの診断基準[1]

表11-3[7]にDSM-5における緊張病の診断基準の改訂案を示した．改訂の要点は以下の通りである．

1） 緊張病の診断基準の統一：表11-3に示したように，診断基準に挙げられた5項目はDSM-IVのときと同一である．DSM-IVでは，統合失調症の亜型と大気分障害の緊張病の特定用語の診断基準は同一であったが，一般身体疾患に伴う緊張病では診断のための項目数が一項目満たせばよく，診断基準に違いがあった．これに対してDSM-5では，診断システム全体を通じ，5項目のうち2項目以上が優勢である場合に緊張病の特徴の特定用語とすることが提案されている．
2） 統合失調症亜型分類の廃止：亜型分類としての緊張型統合失調症診断を廃止し，症状の特定用語として緊張病を用いる．
3） 統合失調感情障害，短期精神病性障害，統合失調症様障害，物質誘発性精神病性障害の4つ

表 11-3 DSM-5 改訂案における緊張病の特徴の特定用語

臨床像は以下のうち少なくとも2つが優勢である．
 (1) カタレプシー(蠟屈症を含む)または昏迷により証明される無同症
 (2) 過剰な運動活動性(明らかに無目的で外的刺激に影響されない)
 (3) 極度の拒絶(すべての指示に対する明らかに動機づけのない抵抗、または動かそうとする試みに対する硬直した姿勢の保持)または無言症
 (4) 姿勢保持(随意に不適切または奇異な姿勢をとること)、常同性の運動、著明な衒奇症、または著明なしかめ面で証明される随意運動の奇妙さ
 (5) 反響言語または反響動作
緊張病の特徴の特定用語は以下の障害で使用できる．
 1. 以下のいずれかの精神病性障害：短期精神病性障害、統合失調症様障害、統合失調症、統合失調感情障害および物質誘発性精神病性障害．
 2. 大うつ病性障害の単一エピソード、反復性大うつ病、双極Ⅰ型障害、双極Ⅱ型障害における現在大うつ病、躁病または軽躁病エピソード．もしエピソードの基準を満たさないようであれば最も新しい気分障害エピソードに対して特定用語を使用する．
緊張病性障害はシステム全体を通じて同じように扱われる．特定の状態に関連した特定用語として第5桁(xxx.x5)にコードされる．
 295.x5(緊張病を伴う統合失調症、統合失調様障害症)
 296.x5(緊張病を伴う大気分障害)
 293.89(緊張病を伴う一般身体疾患)
 298.99(他に特定されない緊張病)
 29x.x5(物質誘発性精神病性障害)
 298.85(短期精神病性障害)

[American Psychiatric Association: DSM-5 Development, Catatonia Specifier, 2012(http://www.dsm5.org/Proposed Revisions/Pages/proposedrevision.aspx?rid=445#)より]

の精神病性障害においても症状特定用語として緊張病を用いる．
4) 残遺カテゴリーとしての他に特定できない緊張病の設定：これは精神科診断がつけられていない場合や自閉症や小児の精神障害における緊張病症状を特定する目的で用意された．

DSM-5 では緊張病の症状として、①カタレプシーまたは昏迷により証明される無同症、②過剰な運動活動性、③極度の拒絶または無言症、④姿勢保持、常同性の運動、著明な衒奇症、または著明なしかめ面で証明される随意運動の奇妙さ、⑤反響言語または反響動作の5項目を挙げ、以上の

表 11-4 Fink らによる緊張病の診断基準

A. 無動、無言、昏迷が少なくとも1時間持続し、以下の症状を少なくとも1つ以上伴う：カタレプシー、命令自動、姿勢常同(2回以上観察または誘発されること)
B. 無動、無言、昏迷がない場合：以下の症状を少なくとも2つ以上、2回以上観察または誘発される：常同症、反響現象、カタレプシー、命令自動、姿勢常同、拒絶性、両価性

[Fink M, Taylor MA: Catatonia: A clinicians's guide to diagnosis and treatment. Cambridge University Press, 2003[鈴木一正(訳)：緊張病、臨床医のための診断・治療ガイドライン、星和書店、2007]より]

うち少なくとも2つが優勢である場合に緊張病と診断している．このような症状項目は DSM-Ⅳ と同一であるが、カタレプシー、拒絶症、無言症、反響症状といった緊張病に特異的な症状と、過度の運動活動や重症の無動などの非特異的症状を同列に扱っている．①、③、④はすべて姿勢性無動があり内容に重複が認められる．反響症状など一過性にしか認められない症状があるにもかかわらず症状の持続期間が定義されていないなどの問題点が指摘されており、特異的症状に重みをつけて、症状の持続時間を明示した診断基準が Fink と Taylar によって提案されている(表 11-4)[1]．

4 悪性緊張病

さて、緊張病の経過で、発熱や自律神経失調を呈する場合は予後不良な場合があり、かつては致死性緊張病と呼ばれた．しかしながら、適切な治療と身体管理によって救命できることから、最近は悪性緊張病と診断される[8]．緊張病症候群の治療において、悪性緊張病への移行を常にモニターしながら治療にあたる必要がある．悪性緊張病については、①急性で重篤な緊張病(昏迷あるいは興奮)、②38℃以上の発熱、③120/分以上の頻脈と最高血圧 150 mmHg、最低血圧 100 mmHg 以上の高血圧、④筋緊張の亢進が診断基準[6]として提案されている．また、不全型も多いことから、緊張病に加えて、自律神経系の不安定と高熱が合併した場合に悪性緊張病と診断する考え方もあ

る．抗精神病薬による悪性症候群は，ドパミン遮断によって悪性緊張病が誘発されたものであるという考え方が提案されており，両者には類縁の病態が考えられている．

5 緊張病症候群の薬物療法

　緊張病を統合失調症の一亜型としてとらえる考え方からは，統合失調症の治療に準じて抗精神病薬の投与が推奨されることになる．緊張病の場合は，しばしば興奮が激しかったり，拒絶が認められることからハロペリドールなどの力価の強い抗精神病の経口または経静脈投与が試みられる場合が多かった．しかしながら，緊張病を様々な精神疾患，身体疾患で認められる症候群と考えると，悪性症候群あるいは悪性緊張病のリスクを高める抗精神病薬の推奨できず，ベンゾジアゼピンが緊張病治療の第一選択薬として推奨される．

　12例に認められた15回の緊張病症候群の急性エピソードに対して，ロラゼパム1〜2 mgの効果を調べたオープン試験[9]では，12回（80％）で2時間以内に急速に症状の消失が認められた．著効を認めたなかには，気分障害や統合失調症だけではなく，器質性精神障害としての緊張病症候群も含まれていたことから，原因疾患にかかわらず，緊張病症候群に対するロラゼパムの有用性が確かめられた．この他にも，急性緊張病症候群に対して低用量のロラゼパムは，70〜90％[9-11]の良好な改善率を示すことが確かめられている．さらに，このようなロラゼパムの効果は，ロラゼパム1〜2 mgの静脈注射の効果をもって予見することができることからロラゼパムのチャレンジテストの有用性が報告[1]されている．

　緊張病症候群の原因疾患とロラゼパムの効果の関連については，様々な精神疾患や身体疾患で80％を超える例でロラゼパムが著効を示すのに対して，統合失調症の緊張病に対してはロラゼパムの効果が20〜30％にとどまるという報告もある．これまでロラゼパムの緊張病に対する有効性を二重盲検試験で調べた唯一の報告[12]によると，慢性統合失調症患者の慢性緊張病に対し，ロラゼパムの有効性は検証されなかった．このような統合失調症の症例においては抗精神病薬の併用療法が行われるが，主治医は悪性症候群を惹起するジレンマに悩まされることになる．少なくとも高力価の定型抗精神病薬の大量療法は避けるべきである．

6 緊張病の電気けいれん療法（ECT）

　1934年，Medunaは樟脳油（camphor）を注射することによってけいれんを誘発し，早発性痴呆患者を治療することに成功した．Medunaの症例は4年間にわたり昏迷状態を呈した患者であった．続く1938年，CerlettiとBiniはけいれんを誘発する方法を電流に変えて精神病患者の治療を行い電気けいれん療法（ECT；electroconvulsive therapy）への道を開いた．このときの症例は興奮と昏迷を交代した患者であった．このようにECT開発の端緒となった歴史的な症例は緊張病症候群を呈していたと思われる．その緊張病症状にけいれん療法が劇的な効果をもたらしたことは，現在の緊張病症候群の治療におけるECTの重要性を考えると興味深い．

　緊張病症候群に対するECTの効果に関するコントロール試験は報告されていない．しかしながら，緊張病に対するECTの効果を調べたオープン試験あるいは症例報告では，70〜100％の症例で効果が得られている[1,13]．その成績は，しばしばベンゾジアゼピンの効果よりも優れ，特に，生命の危険がある悪性緊張病に対してはベンゾジアゼピン治療よりもECTで，より良好な成績が報告されている．ECTの緊張病に対する有効性は確立しているものの，より簡便で侵襲の少ない低用量でのベンゾジアゼピンの高い有効性が確認されていることから，第一に選択すべき治療としてベンゾジアゼピンの投与が推奨される．ベンゾジアゼピンが無効な場合や，生命の危険がある悪性緊張病の場合にはECTの適応になる[1]．

　ECTの治療効果と緊張病症候群の原因疾患の関連について調べた報告は多くないが，統合失調

症における緊張病症候群の寛解率71%に対して，気分障害における寛解率は96%とより高かったという[14]．さらに，ECTの治療反応性を予測する症状としては，原因疾患がうつ病の場合は精神運動抑制が指摘されている．

ECTの方法については，緊張病症候群に対する特異的な方法が推奨されているわけではない．両側側頭電極配置で短パルス電流で年齢の半分の電気量から開始する方法が推奨されている．緊張病症候群の場合，第一選択薬であるベンゾジアゼピンが先に投与されているため，けいれん閾値が上がり有効なけいれんが得られない場合がある．その場合は，ベンゾジアゼピン拮抗薬フルマゼニルをECT直前に投与することによって有効なけいれんが得られる[1]．ベンゾジアゼピンが効果不十分の場合に，ECTを行うためにベンゾジアゼピンを中止する方法が一般的であったが，フルマゼニルを使用することによって，ベンゾジアゼピンを継続しながらECTを併用するベンゾジアゼピンとECTの併用療法が可能になる．

7 緊張病症候群の治療アルゴリズム

欧米の治療アルゴリズムを参考に作成した筆者の研究室における緊張病症候群の治療アルゴリズム[13]の要約を以下に示す．

A 診断

緊張病は様々な精神疾患や身体疾患にみられる一定の症候群であるから，診断は症候の観察に基づくFinkらの診断基準（表11-4）に基づいて行う．

B 身体管理

実際の治療にあたっては，まず全身の身体管理，原疾患の鑑別診断，治療が重要である．緊張病症候群では，しばしば経口摂取が困難になっていることから，一般的な輸液などの身体管理が必要となる．さらに，緊張病症候群に伴って起こる身体合併症は，咽頭筋障害による誤嚥性肺炎，無気肺，長期臥床による褥瘡，深部静脈血栓症，肺血栓塞栓症，経口摂取不能による低栄養，脱水，圧迫による絞扼性の神経障害，筋固縮，尿路感染症など多岐にわたり，これらの身体合併症の注意深い管理治療が必要である．特に悪性緊張病の場合は，高熱による脱水，自律神経症状による心負荷の影響などがあり，身体管理を注意深く行う必要がある．

緊張病症候群は様々な身体疾患を原因疾患として起こりうるが，身体疾患に伴う緊張病症候群の場合は，身体疾患に対する治療が必要で著効を示すことがある．例えば，非けいれん性のてんかん発作重積状態に対する抗てんかん薬の投与などである．

C 定型抗精神病薬の中止

緊張病症候群を統合失調症の一亜型とみる考え方から，以前は緊張病症候群に対して高力価の定型抗精神病薬ハロペリドールを経口または非経口的に投与する治療法が一般的であった．しかしながら，高力価の定型抗精神病薬は悪性緊張病を惹起するリスクが高いため使用すべきではなく，投与されていた場合は中止すべきである．

D 非定型抗精神病薬の使用について

緊張病症候群の原因疾患が統合失調症や気分障害の場合，原因疾患の治療としての非定型抗精神病薬は有効とする報告もあることから，臨床症状を注意深く観察しながら投与を試みてもよい．ただし，非定型抗精神病薬の中にもドパミンD_2受容体遮断作用の強い高力価格のものから低力価のものまである．また定型抗精神病薬の中にも低力価のものがあり，どのような抗精神病薬の投与が勧められるかについてはさらなる検討が必要である．ただし，すくなくとも悪性緊張病の場合は抗精神病薬を使用すべきでない．

E ベンゾジアゼピン系薬剤の投与

　緊張病症候群に自律神経系の不安定と高熱が合併した場合に悪性緊張病を考えなくてはいけない．そのような症状がない非悪性の緊張病症候群の場合には，ベンゾジアゼピン低用量（ロラゼパム2～4 mg相当）から開始し，無効であれば4～8 mgまで増量する．

F ECT

　ベゾジアゼピンを増量しても数日で改善が認められない場合はECTを導入する．一方，悪性緊張病の場合には，身体的な重症度にもよるが，治療が遷延することで合併症の可能性が高まることから，ベンゾジアゼピン高用量（ロラゼパム4～8 mg相当）の投与と同時にECTの開始を考慮すべきである．ベンゾジアゼピンの抗けいれん作用によりECT効果の減弱が予想されるが，ベンゾジアゼピンの投与スケジュールの調節や，麻酔前にベンゾジアゼピン拮抗薬を併用することによって十分なECT効果が達成できる．

　Karlbaumに概念の起源を持つ緊張病は，長い間，統合失調症の一亜型として扱われてきた．しかしながら，緊張病症状は統合失調症の亜型としてよりも気分障害において認められることが多い．また，器質性精神障害においても認められることもあり，発熱や自律神経失調を合併した悪性緊張病ではさらに重篤な身体合併症の危険性が高く，治療の遅れは致死的な転帰をもたらすことがある．加えて，緊張病症状は原疾患の如何にかかわらず，ベンゾジアゼピンなどの薬剤とECTが有効であることが明らかになった．以上のように，緊張病症状を呈する状態を1つの症候群として診断し治療を行うことの重要性が確認されことから，精神科診断分類での位置づけも疾患単位から一定の症候群としての位置づけに変化しつつある．

【文献】

1) Fink M, Taylor MA: Catatonia: A clinicians's guide to diagnosis and treatment. Cambridge University Press, 2003〔鈴木一正（訳）：緊張病，臨床医のための診断・治療ガイドライン．星和書店，2007〕
2) Taylor MA, Fink M: Catatonia in psychiatric classification: a home of its own. Am J Psychiatry 160: 1233-1241, 2003
3) Stompe T, Ritter K, Shanda H: Catatonia as a subtype of schizophrenia. Psychiatry Annals 37: 31-36, 2007
4) Pfuhlmann B, Stober G: The different conceptions of catatonia: historical overview and critical discussion. Eur Arch Psychiatry Clin Neurosci 251(Suppl 1): 4-7, 2001
5) Gelenberg AJ: The catatonic syndrome. Lancet 1: 1339-1341, 1976
6) Hafner H, Kasper S: Acute life-threatening catatonia. Nervenarzt 53: 385-394, 1982
7) American Psychiatric Association: DSM-5 Development, Catatonia Specifier, 2012 (http://www.dsm5.org/ProposedRevisions/Pages/proposedrevision.aspx?rid=445#)
8) Caroff SN, Mann SG, Francis A, et al: Catatonia, From psychopathology to neurobiology. American Psychiatric Publishing, 2004
9) Rosebush PI, Hildebrand AM, Furlong BG, et al: Catatonic syndrome in a general psychiatric inpatient population: frequency, clinical presentation, and response to lorazepam. J Clin Psychiatry 51: 357-362, 1990
10) Ungvari GS, Leung CM, Wong MK, et al: Benzodiazepines in the treatment of catatonic syndrome. Acta Psychiatr Scand 89: 285-288, 1994
11) Yassa R, Iskandar H, Lalinec M, et al: Lorazepam as an adjunct in the treatment of catatonic states: an open clinical trial. J Clin Psychopharmacol 10: 66-68, 1990
12) Ungvari GS, Chiu HF, Chow LY, et al: Lorazepam for chronic catatonia: a randomized, double-blind, placebo-controlled cross-over study. Psychopharmacology (Berl) 142: 393-398, 1999
13) 端山央理，斉藤卓弥，大久保善朗：今日の精神科治療指針2006．精神科における症候・症候群の治療指針，緊張病症状．臨床精神医学2006増刊：254-259, 2006
14) Rohland BM, Carroll BT, Jacoby RG: ECT in the treatment of the catatonic syndrome. J Affect Disord 29: 255-261, 1993

〈大久保 善朗〉

第2部
統合失調症の基礎と研究

第 12 章

脳の発生と発達

Facts
- ヒトの脳発達は長期に渡り，生後発達も顕著であるため外部環境因子に対し脆弱性が高い．
- 統合失調症の患者の脳や血中において，脳の発生や発達に障害を与えうるサイトカインのシグナル異常が観察されている．
- 疫学データは，本症リスクと母体ウイルス感染や周産期障害との関連性を示唆し，当該モデル動物中では確かに脳発達異常が観察されている．
- 統合失調症の脳発達障害仮説は，患者の発症前症候と思春期以降に限局した発症時期特異性を説明しうる．

1 ヒトの脳の発生

ヒトでの脳の発生は受精後 21 日齢頃に始まる．外胚葉より神経板が形成され，それが丸まって管状の構造，いわゆる「神経管」ができあがる．この神経管を形成する細胞群は神経幹細胞から成り，移動と増殖を繰り返すことで中枢神経系（目，脳，脊髄）と末梢神経系（知覚神経，交感神経，副交感神経など）を発生させる．神経管の吻側は脳の原基となり，発生 30 日齢頃に徐々にふくらみを増し，前脳，中脳，菱脳などに分化し始め，最終的には，大脳皮質，基底核，視床，上丘下丘，橋，小脳，延髄といった脳の各部位に発達していく（図 12-1）．

一般的にヒトの脳発達は，他の哺乳類，霊長類に比べて，ゆっくりとした時間経過をとる．脳重の増加をみると誕生時の平均脳重 350 g を達成するのに 280 日，成人レベルの脳重まで成長させるのに約 6 年以上も要する（図 12-2）．このヒト特有の脳発達の遅れは，神経細胞 1 個をみてもあてはまる．ヒト大脳皮質内の錐体細胞の樹状突起の生後発達はこの完成に 3〜4 年を要する．マウスではおよそ 2 か月でその成長が達成する．この事実はことと極めて対照的である．このようにヒトでは脳の成長が長期化しているため，外部要因に対し，脆弱な時期が長いと推定される．もしかしたら，このようなヒト特有の脳発生・発達の長期脆弱性が，発達性精神疾患の所以かもしれない．

本章では，統合失調症とヒト脳発生・発達を主に論じるが，両者の因果関係は，まだ仮説の領域にとどまっている．しかし，胎児期・新生児期の風疹やポリオ感染，脳虚血などが，脳発達を著しく障害し，脳性麻痺，知的障害につながることは周知の事実である．類推するに，それより穏和な脳への炎症ストレス，外傷，虚血が負荷された場合，その後，どのような脳障害を生じるのであろうか．このような境界性の脳障害が，統合失調症をはじめとする精神疾患，例えば自閉症スペクト

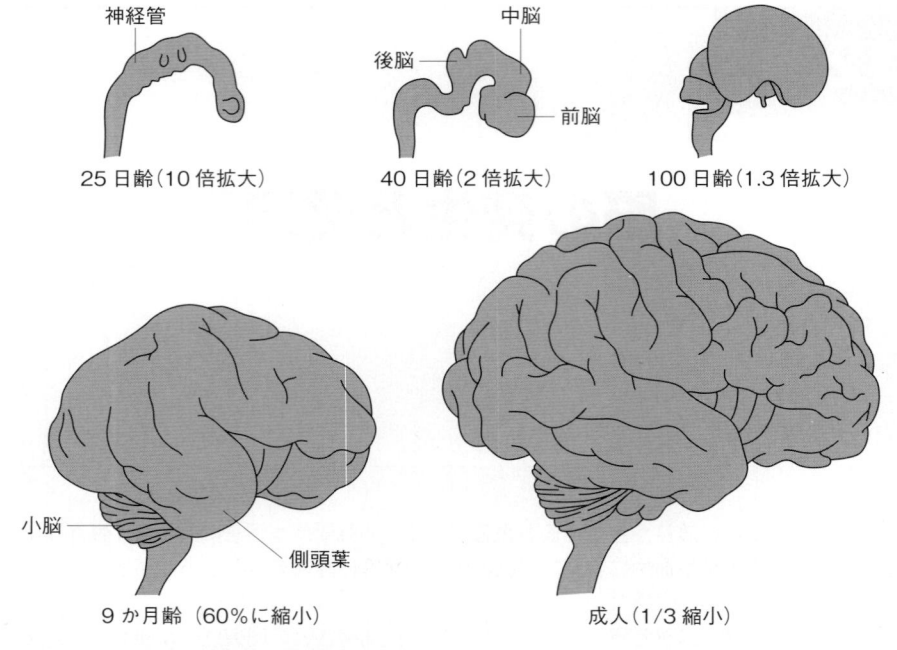

図12-1 ヒト脳の発生・発達
注：カッコ内は標準的なヒト脳の原寸に対するおおよその拡大縮小の比率を表している．

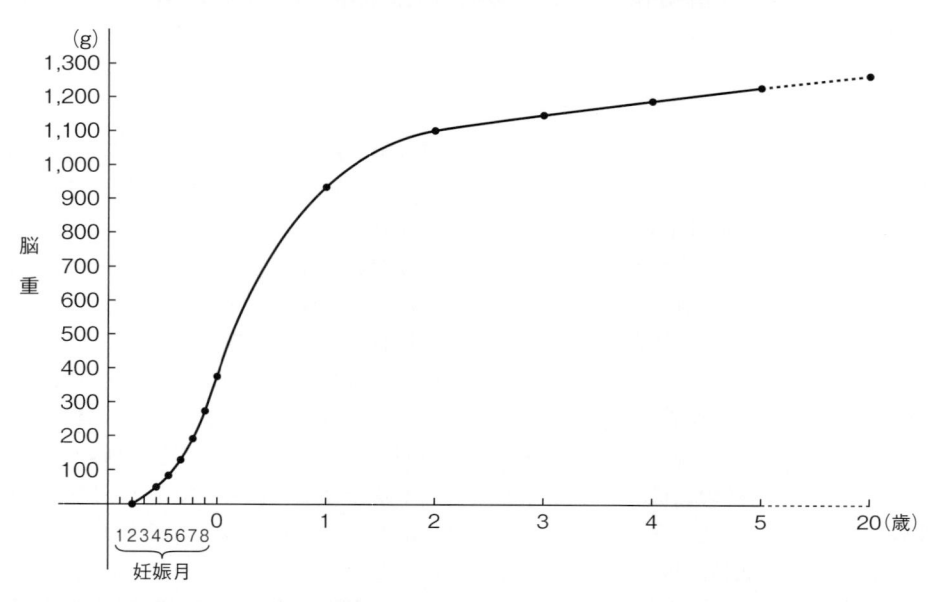

図12-2 長期に渡るヒトの脳重変化

ラム，注意欠如・多動(性)障害(ADHD)などの発症要因となっているのかもしれない．

2 統合失調症の脳発達障害仮説の由来

本仮説は1950年代の統合失調症発症にかかわる疫学研究に始まり，1980年代以降の脳画像学，

神経解剖学によって裏づけられている．詳細は他章に譲ることとするが，KendellとAdams(1991)による疫学研究[1]によると，統合失調症患者の誕生月は2〜5月に多く，いわゆる「季節性効果」がみられるという記述がある．このような発症にかかわる季節性効果は，妊娠母体の季節性のウイルス感染，特にインフルエンザ感染と関連づけた報告が多くみられる[2]．冬期インフルエンザが流行する月は通常12〜2月であることを誕生日より逆算すると，当該胎児の妊娠月齢は，感染時3〜4か月となる．この時期は前述のように神経幹細胞が最も活発に分裂・分化している時期と一致する(図12-2)[3]．

Mayerら(2006)[4]とSmithら(2007)[5]は，実際マウスの妊娠母体にインフルエンザウイルスを感染させ，その子マウスが統合失調症様の認知行動異常，並びに脳発達障害を呈することを報告している．

本仮説を説明するのによく引用される神経解剖学的エビデンスもある．KovelmanとScheibel(1984)[6]や黒木と松下[7]は，統合失調症患者の死後脳を用いて系統的な神経病理学研究を行い，海馬を含む辺縁系の微細構造異常を見出している(図12-3)．ここにみられるような神経細胞の層構造の乱れは，本疾患の発症の結果であるとは考えにくく，海馬が発生・発達する胎児期の障害であると推定される．1980年代に始まるPET，MRIを用いた脳画像に基づく患者所見でも，辺縁系を含む脳室の拡大，灰白質の萎縮が多く報告されるが，青春期の発症時にはすでにこのような構造異常が顕在化しているケースも多い．つまりは，このような脳構造異常は脳の発達期にすでに始まっていたと考えるのが妥当である．

上記の疫学研究，神経解剖学的研究に加え，本

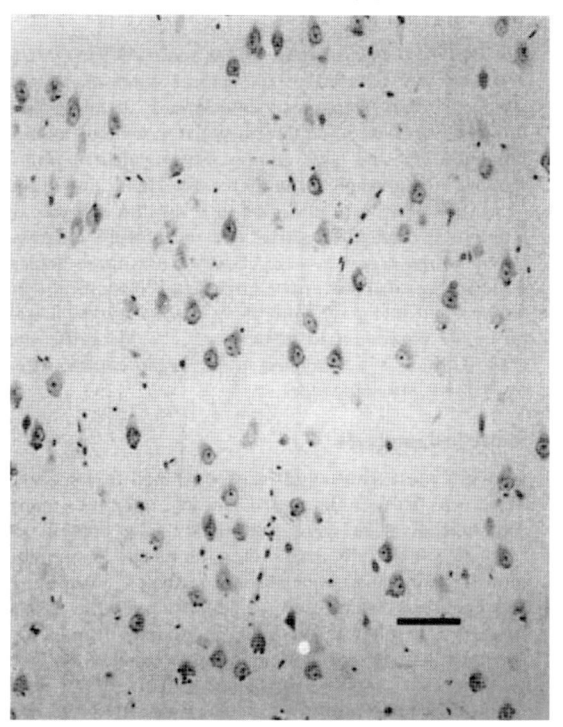

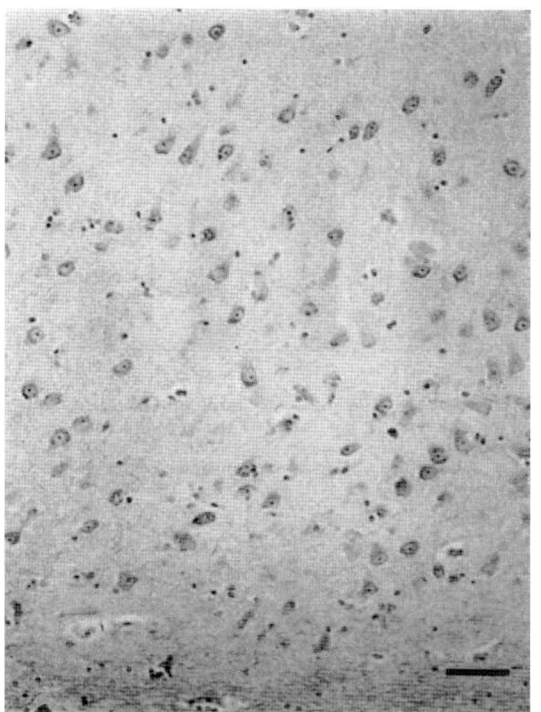

健常コントロール海馬 　　　　　　　　　統合失調症患者の海馬

図12-3　統合失調症患者の海馬にみられた神経病理像
患者群の一部では，海馬CA1領域の錐体細胞の配置，走行に乱れが観察される．
(Kuroki N, Matsushita M: symposium, Pyramidal cell orientation and density in the hippocampus in schizophrenia. Neuropathology 18: 235-241, 1998 より)

表 12-1　統合失調症と関連する身体小奇形

頭部	複数の毛渦(つむじ) 頭囲が正常範囲外
眼	内眼角贅皮 両眼開離
耳	耳介低位 耳介非対称
口	高く尖った口蓋 溝状舌
手	第5指内彎 手掌猿線
足	第3趾が第2趾より長い 真ん中の趾2本が部分的に水かき状

(Schiffman J, Ekstrom M, LaBrie J, et al: Minor physical anomalies and schizophrenia spectrum disorders: A prospective investigation. Am J Psychiatry 159: 238-243, 2002 より)

仮説をサポートする心理学的，小児科学的エビデンスも存在する．ダウン症や22q11.2欠失症候群(Catch22)の遺伝性疾患にみられるような発達性脳機能障害には頭部を中心に身体小奇形が多く観察される(表12-1)[8)]．このような身体小奇形を有する者は，統合失調症疾患者群で約3倍にその頻度が上昇するとされる．頭蓋骨の多くが，神経管由来の神経冠細胞が分化したものであること，さらに神経分化にかかわるホメオ転写因子が体節形成などにも関与していることを考えると，この脳神経機能障害と身体形成異常の二者が相関していても不思議ではない．

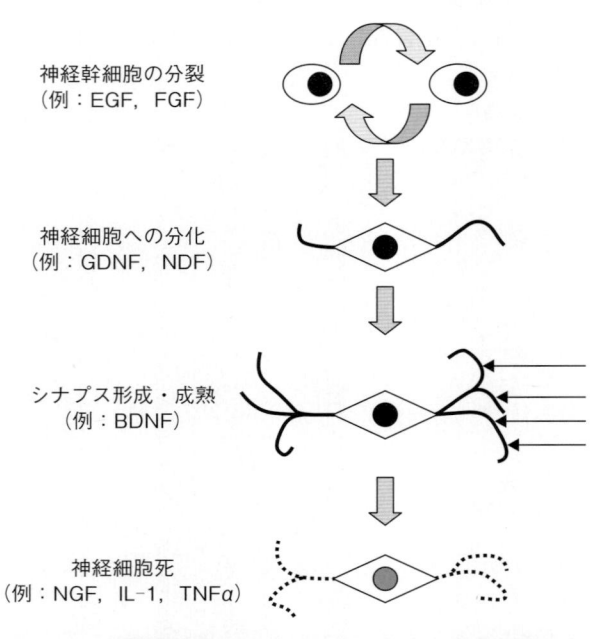

図12-4　脳神経細胞の増殖・分化・発達・生死を調節するサイトカイン

神経幹細胞の分裂 (例：EGF, FGF)
神経細胞への分化 (例：GDNF, NDF)
シナプス形成・成熟 (例：BDNF)
神経細胞死 (例：NGF, IL-1, TNFα)

EGF：上皮成長因子(epidermal growth factor)
FGF：線維芽細胞増殖因子(fibroblast growth factor)
GDNF：グリア細胞株由来神経栄養因子(glial cell line-derived neurotrophic factor)
NRG：ニューレグリン(neureglin)
BDNF：脳由来神経栄養因子(brain-derived neurotrophic factor)
NGF：神経成長因子(nerve growth factor)
IL-1：インターロイキン1(inter leukin-1)
TNF-α：腫瘍壊死因子α(tumor necrosis factor-α)

3 環境因子で脳発達が攪乱されるメカニズム

脳の発達は，内因的な遺伝プログラムとその下流に位置する細胞間相互作用によって制御されていると考えられている．実際，脳の発生・分化・発達には多くの液性・細胞間分子が関与している．その代表分子が「サイトカイン」と呼ばれる蛋白質で，免疫系血球系細胞の発生・分化にとどまらず，脳神経細胞の発生・分化にも深く関与している．現在では，インターフェロン（IFN）やインターロイキン（IL）などの免疫系分子に加え，神経成長因子（NGF）や上皮成長因子（EGF）といった神経栄養因子や細胞増殖因子も，広義に「サイトカイン」と呼ばれている．

神経系の発生・分化に関与するサイトカインは数十にも及び，各種神経細胞・グリア細胞やその前駆細胞の増殖・分化・発達・シナプス形成・生存に深くかかわっている（図12-4）．有名な例としては，EGFや線維芽細胞増殖因子（FGF）が神経前駆細胞の増殖を調節し，脳由来神経栄養因子（BDNF）やグリア細胞株由来神経栄養因子（GDNF）が神経細胞の分化・発達を調節している例がある．加えてグリア細胞では異なるサイトカイン，例えば，血小板由来増殖因子（PDGF）やニューレグリン（NRG）がその増殖と分化に関与している．実際，統合失調症患者のレトロスペクティブな研究では，その胎児期に採取・保存されていた母体血中のサイトカインIL-8のレベルが有意に上昇していることや，患者死後脳中でこれらサイトカインのシグナル異常であることが観察される[9,10]．つまり，前述の母体ウイルス感染や周産期障害は，炎症性サイトカインなどを発現誘導することで正常な脳分化・発達を攪乱してしまうものと推定されている[11]．

旧来から，ウイルス成分やバクテリア成分の妊娠動物への投与により，産仔に認知行動障害が誘発されるので，これらの子孫動物は統合失調症や自閉症のモデルとして利用されてきた[12,13]．これらのモデル実験系の解析から，胎児や新生児の脳発達や統合失調症と特定のサイトカインとの関係

表12-2 統合失調症モデルと関連サイトカイン

環境因子	モデル	サイトカイン
母体ウイルス	インフルエンザ	
	Poly I : C	IL-1, IL-6, EGF
ボルナウイルス	感染	IL-1, TNF-α, IFN-γ, IL-6
細菌感染	LPS	IL-1, TNF-α, IL-6
長期分娩	新生仔虚血	IL-1
新生仔ストレス	母子分離	TGF-α
早産		
	（低体重仔）	IL-6, TNF-α, EGF
新生仔脳障害	イボテン酸	IL-1, TGF-α, Neuregulin-1

これらのリストにあるサイトカインは，その多くが脳神経細胞やアストロサイト・オリゴデンドロサイトなどに受容体を有し，その増殖・分化に強い影響を及ぼすことが知られている．
（那波宏之，他：統合失調症におけるサイトカインの機能と役割．BRAIN MEDICAL 20：167-173, 2008より）

が提唱されてきている．表12-2にあるように，リポポリサッカライド（LPS）投与による感染モデルでは，IL-1βや腫瘍壊死因子（TNF）-αが胎児脳に誘導され，その胎盤ではIL-6やTNF-αが発現誘導される[14-16]．Gayleらは[17]，IL-1βやTNF-α，IL-6がLPS処理後の母体羊水中に高濃度に蓄積することも報告している．ボルナウイルスやpoly I : Cを用いた母体ウイルス感染モデル，新生児ウイルス感染モデルでも同様に，IL-1βやTNF-α，IL-6などの炎症性サイトカインの発現誘導が観察されている[4,18,19]．これらの母体感染モデル動物では，海馬構造の異常，ドパミン神経回路の過発達が報告されている．最近になって，これら多種多様なサイトカインの中でも，特に認知行動異常は，母体の炎症性サイトカイン，IL-6に責任があるとSmithらは報告している[5]．その根拠は妊娠マウス母体へのIL-6投与が，同様の産仔の認知行動異常を誘発できること，また，この現象は，使用する母体マウスがIL-6の遺伝子ノックアウトマウスであると再現できないことに由来する．認知行動障害を誘発できるのは，この種の免疫系サイトカインだけではない．新生児の母子分離といったストレスや新生児の脳損傷，脳虚血は，transforming growth factor-α（TGF-α）やニューレグリン1などの神経栄養性サイトカイン遺伝子を発現誘導し，その後の認知

行動変化に関与するのである．実際，EGF やニューレグリンといったサイトカインを直接マウスやラットの新生児に投与すると，青春期以後に統合失調症に関連する認知行動異常が誘発できることも報告されている[11]．このように，統合失調症の脳発達障害仮説において，サイトカインは重要な意味を持っていそうである[20]．

面白いことに，すでに前述のサイトカインは，産科婦人科領域において早産を誘発するサイトカインとして詳細な研究がなされてきた．例えば，正常な分娩においても，長時間にわたる陣痛は，羊水中に高濃度の IL-1α と IL-1β を蓄積させてしまい，新生児の白質障害（脱髄）を誘発しうると警告されている[21-23]．また同様に，胎盤で合成され胎盤の増殖に必要な EGF は周産期障害に関与すると疑われている．一部の妊産婦では，この EGF が羊水中に高濃度に蓄積しており，周産期障害を起こす因子として注目されている[24,25]．最近の研究によると，血液脳関門がまだ未熟な時期（ヒトでは妊娠中期まで，ネズミでは生後10日まで）だと，これらの末梢サイトカインは血流に乗って脳に運ばれ，血液脳関門を通過して，脳内のニューロンやグリア細胞の増殖・分化・発達を攪乱してしまうことが判明している[26]．したがって，ヒトの脳の発達は長期にわたり末梢中のサイトカインにとても脆弱である．このような事実は，ヒト脳の発達が障害されることが一部の精神疾患の発症に関連する可能性を示唆している．

【文献】

1) Kendell RE, Adams W: Unexplained fluctuations in the risk for schizophrenia by month and year of birth. Br J Psychiatry 158: 758-763, 1991
2) Brown AS, Begg MD, Gravenstein S: Serologic evidence of prenatal influenza in the etiology of schizophrenia. Arch Gen Psychiatry 61: 774-780, 2004
3) Pallast EGM, Jongbloet PH, Straatman HM, et al: Excess of seasonality of births among patients with schizophrenia and seasonal ovopathy. Schizophrenia Bull 20: 269-276, 1994
4) Meyer U, Nyffeler M, Engler A, et al: The time of prenatal immune challenge determines the specificity of inflammation-mediated brain and behavioral pathology. J Neurosci 26: 4752-4762, 2006
5) Smith SE, Li J, Garbett K, et al: Maternal immune activation alters fetal brain development through interleukin-6. J Neurosci 27: 10695-10702, 2007
6) Kovelman JA, Scheibel AB: A neurohistological correlate of schizophrenia. Biol Psychiatry 19: 1601, 1984
7) Kuroki N, Matsushita M: symposium, Pyramidal cell orientation and density in the hippocampus in schizophrenia. Neuropathology: 18, 235-241, 1998
8) Schiffman J, Ekstrom M, LaBrie J, et al: Minor physical anomalies and schizophrenia spectrum disorders: A prospective investigation. Am J Psychiatry 159: 238-243, 2002
9) Takahashi M, Shirakawa O, Toyooka K, et al: Abnormal expression of brain-derived neurotrophic factor and its receptor in the corticolimbic system of schizophrenic patients. Mol Psychiatry 5: 293-300, 2000
10) Futamura T, Toyooka K, Iritani S, et al: Abnormal expression of epidermal growth factor and its receptor in the forebrain and serum of schizophrenic patients. Mol Psychiatry 7: 673-682, 2002
11) Nawa H, Takei N: Recent progress in animal modeling of immune inflammatory processes in schizophrenia: implication of specific cytokines. Neurosci Res 56 : 2-13, 2006
12) Borrell J, Vela JM, Arévalo-Martin A, et al: Prenatal immune challenge disrupts sensorimotor gating in adult rats. Implications for the etiopathogenesis of schizophrenia. Neuropsychopharmacology 2: 204-215, 2002
13) Fatemi SH, Earle J, Kanodia R, et al: Prenatal viral infection leads to pyramidal cell atrophy and macrocephaly in adulthood: implications for genesis of autism and schizophrenia. Cell Mol Neurobiol 22: 25-33, 2002
14) Cai Z, Pan ZL, Pang Y, et al: Cytokine induction in fetal rat brains and brain injury in neonatal rats after maternal lipopolysaccharide administration. Pediatr Res 47: 64-72, 2000
15) Urakubo A, Jarskog LF, Lieberman JA, et al: Prenatal exposure to maternal infection alters cytokine expression in the placenta, amniotic fluid, and fetal brain. Schizophr Res 47: 27-36, 2001
16) Bilbo SD, Biedenkapp JC, Der-Avakian A: Neonatal infection-induced memory impairment after lipopolysaccharide in adulthood is prevented via caspase-1 inhibition. J Neurosci 25: 8000-8009, 2005
17) Gayle DA, Beloosesky R, Desai M, et al: Maternal LPS induces cytokines in the amniotic fluid and corticotropin releasing hormone in the fetal rat brain. Am J Physiol Regul Integr Comp Physiol 286: R1024-1029, 2004
18) Watanabe M, Lee BJ, Yamashita M, et al: Borna disease virus induces acute fatal neurological disorders in neonatal gerbils without virus- and immune-mediated cell destructions. Virology 310: 245-253, 2003
19) Meyer U, Schwendener S, Feldon J, et al: Prenatal and postnatal maternal contributions in the infection model of schizophrenia. Exp Brain Res 173: 243-257, 2006
20) Matsumoto H, Takei N, Saito F, et al: The association between obstetric complications and childhood-

onset schizophrenia: a replication study. Psychol Med 31: 907-914, 2001
21) Tsunoda H, Tamatani T, Oomoto Y, et al: Changes in interleukin 1 levels in human amniotic fluid with gestational ages and delivery. Microbiol Immunol 34: 377-385, 1990
22) Cox SM, Casey ML, MacDonald PC: Accumulation of interleukin-1beta and interleukin-6 in amniotic fluid: a sequela of labour at term and preterm. Hum Reprod Update 3: 517-527, 1997
23) Yoon BH, Jun JK, Romero R, et al: Amniotic fluid inflammatory cytokines (interleukin-6, interleukin-1beta, and tumor necrosis factor-alpha), neonatal brain white matter lesions, and cerebral palsy. Am J Obstet Gynecol 177: 19-26, 1997
24) Hofmann GE, Abramowicz JS: Epidermal growth factor (EGF) concentrations in amniotic fluid and maternal urine during pregnancy. Acta Obstet Gynecol Scand 69: 217-221, 1990
25) Varner MW, Dildy GA, Hunter C, et al: Amniotic fluid epidermal growth factor levels in normal and abnormal pregnancies. J Soc Gynecol Investig 3: 17-19, 1996
26) Tohmi M, Tsuda N, Zheng Y, et al: The cellular and behavioral consequences of interleukin-1 alpha penetration through the blood-brain barrier of neonatal rats: a critical period for efficacy. Neuroscience 150: 234-250, 2007

〔那波 宏之〕

第13章

遺伝学，分子遺伝学

Facts
- 統合失調症は遺伝率が高い疾患であると言われ，近親者での発症一致率は高い．しかし，罹患者の多くは孤発例である．
- 統合失調症は疾患異種性(heterogeneity)が高く，罹患者によって疾患脆弱性遺伝子が異なる可能性がある．
- 非常に多くの遺伝子効果が弱く頻度の高い遺伝子多型(common variants)が疾患脆弱性に関与している．
- 稀な頻度の遺伝子効果の強い変異(rare/*de novo* variant)/コピー数多型(CNV；copy number variation)が疾患脆弱性に関与している．
- 主要組織適合遺伝子複合体(MHC；major histocompatibility complex)領域は有力な疾患脆弱性関連座位である．

　統合失調症の分子遺伝学的研究はこれまで連鎖研究(linkage study)，疾患脆弱性候補遺伝子の関連研究(gene-based association study)を中心に行われてきたが，ゲノムワイド関連研究(GWAS；genome-wide association study)が状況を一変させた．さらに次世代シークエンサー(NGS；next generation sequencer)の出現によって，研究は次のステップへと進みつつある．本章では，統合失調症遺伝子研究の歴史および現状と今後の展開について概説する．

1 疫学

　統合失調症は罹患者の多い疾患である．生涯罹患率は0.4〜0.8％とされ，統合失調症罹患者数はWHOの統計では2,400万人と推定されている．双生児研究に基づいた推定では遺伝率(heritability)は73〜90％と高く[1]，二卵性双生児に比べて一卵性双生児の一致率は3倍，罹患者の一親等の疾患リスクは10倍であると言われる．また，養子研究では養父母ではなく生物学的両親の罹患状況と発症リスクが関係すると報告されている．これらの疫学的事実からは遺伝的要因の強さは疑いようがない．しかし，遺伝形式ははっきりせず，多くの罹患者は家系集積性のない孤発例である．また，家系内罹患者間で症状が異なることも多い．

2 遺伝形式

　これまで提唱されてきた疾患モデルとしては，まず，多くの複雑遺伝疾患で考えられているcommon-disease common variant(CDCV)仮説がある．頻度の高い疾患は頻度が高く遺伝子効果の

弱い複数の疾患脆弱性遺伝子の複合的な効果によって起きるという仮定に基づいたもので，疾患脆弱性アレル(liability allele)の保有率の増加に伴って遺伝的負荷(cumulative genetic burden)が増加し，そこに環境因子などが加わり，発症閾値(threshold of liability)を超えると発症に至るという多因子閾値モデル(multifactorial threshold model)である．

これに対して，比較的遺伝子効果の強い稀な遺伝子変異によって疾患発症に至るとする multiple rare variants 仮説も提唱されてきた．単一遺伝子変異もしくはコピー数多型(CNV；copy number variation)領域が疾患と共分離している家系例がみられることはこの仮説を支持するが，高い罹患率を説明するには家系・罹患者によって異なる遺伝子が疾患に関与していること(genetic heterogeneity)が必然となる．どちらの仮説でも，遺伝子自体の脆弱性に加えて，複数遺伝子の相互作用(genetic epistasis)，遺伝子の後天的修飾(epigenome)，さらに環境要因(狭義の non-genetic factors)などが関与していると考えられている．

少ないながらも存在するメンデル遺伝形式を示す家系からは，①単一遺伝子による劣性遺伝疾患，②浸透率の低い単一遺伝子による優性遺伝疾患，さらにこの疾患の高い罹患率を考えると，③負の選択(negative selection)の影響を受けて遺伝子が伝達される多遺伝子による複雑遺伝疾患(polygenic model)という仮説も成り立つ．罹患者と遺伝的に近いほど近親者の発症一致率が高くなることからは，これらの仮説は受け入れやすい．孤発例についてはこのような家系から得られる遺伝モデルでは説明しづらいが，疾患異種性(genetic heterogeneity)があり，浸透率(penetrance)が遺伝子によって異なるとするとこの説も否定はできない．いずれにせよ，「強い遺伝効果を持ついくつかの遺伝子に複数の弱い修飾因子が関与して発症に至るのか(oligogenic inheritance with a single gene of major effect and a few modifying loci)」，「弱い遺伝子効果の多遺伝子の複雑な相互作用によって発症に至るのか(polygenetic inheritance with genes of minor effect)」を疫学的に区別するには限界がある．また，遺伝子形式は家系内集積性に基づいて推定されるため，新生変異(de novo mutation)が与える影響についての直接的な推定は難しい．

3 連鎖研究，関連研究

統合失調症の遺伝的要因を探す研究は，全染色体領域連鎖研究(GWLS；genome-wide linkage study)および単一候補遺伝子/領域についての関連研究(association study)を中心に行われてきた．連鎖研究から同定された特に有力な候補遺伝子としては，dystrobrevin binding protein 1 (*DTNBP1*)，neuregulin 1(*NRG1*)などが挙げられる．2003年にはそれまでのGWLSの結果をまとめたメタアナリシスが報告され，2p12-q22.1 など19の染色体領域に疾患との連鎖の可能性が示唆された[2]．しかし，連鎖研究では染色体の非常に広い領域までしか疾患脆弱性座位の絞り込みができないため，最終的に疾患脆弱性遺伝子を同定することは困難であった．一方，関連研究では非常に多くの遺伝子が個々に調べられたが，最初の報告で疾患との有意な関連が示されても，その後の追試では支持されないことがほとんどであった．

4 ゲノムワイド関連研究

遺伝子研究は連鎖研究・候補遺伝子研究から全染色体領域を網羅するゲノムワイド関連研究(GWAS；genome-wide association study)へと進んだ．GWASの報告は2006年から始まり，plexin A2(*PLXNA2*)，reelin(*RELN*)，coiled-coil domain containing 60(*CCDC60*)，colony stimulating factor 2 receptor α(*CSF2RA*)，zinc finger protein 804A(*ZNF804A*)などが疾患脆弱性遺伝子候補として挙げられた[3]．

そして，2008〜2009年に統合失調症を対象に大規模GWASを行ったマイルストーンとも言える論文が次々と報告された．

A｜コピー数多型（CNV）

まず，2008年に発表された2論文[4,5]では，特定の疾患脆弱性遺伝子ではなく，1q21.1（odds ratio：OR＝6.6 および 14.8），15q11（OR＝2.73），15q13.3（OR＝11.5 および 17.9），22q11.2（OR＝21.6）の染色体領域に存在する微細な構造異常であるCNVと疾患との関係が報告された．これらのCNV領域は，いずれも1％以下の罹患者に認められるという非常に稀な変異であり，さらにそのCNV保有者の中での統合失調症発症者も10％程度と浸透率は決して高いものではなかった[6]．しかし，それまでのcommon variantについて推定されていた1.1〜1.5程度のORと比べて，rare/de novo CNVはORが2〜20（もしくはそれ以上）と非常に強い遺伝子効果を持ち，de novo変異率も統合失調症罹患者では健常者に比べて有意に高かった．CNVはヒトゲノムの約12％を占めるとも言われているが，遺伝疾患における機能的意義についてはまだよくわかっていない．しかし，少なくとも一部の統合失調症罹患者の発症脆弱性に関与している可能性は高い[6,7]．現在までの主な報告をまとめると，欠失としては，1q21.1，3q29，15q11.2，15q13.3，17q12，22q11.2，Neurexin 1（*NRXN1*，2p16.3）[4,5,7-10]，重複としては，15q11-13，16p11.2，16p13.1[11-13]が候補領域として挙げられている．

CNV領域については，de novo変異と強い遺伝選択圧によって一定の発症率が保たれているという仮説がある[14]．統合失調症罹患者の出産率（fertility rate）は0.39と一般人口集団に比べて低いことから[15]，疾患脆弱性変異は世代を経るごとに除外されていく可能性があり，発症率が保たれるとするならば高いde novo CNV変異率によって新たな変異が加えられているという仮説が成り立つ[14]．Stefanssonらは，15q11.2欠失については平均して5世代遡ることができるが，1q21.1および15q13.3欠失についてはde novo変異であろうと報告している[5]．統合失調症類似の症状を呈する velo-cardio-facial/DiGeorge syndrome（VCFS）では22q11.2の2.7 Mbが欠損するが，この欠損は生存出生の1：4,000にみられ，保因者の72〜92％はde novoである[14,16]．

なお，CNVは自閉症，注意欠如・多動(性)障害（ADHD），精神発達遅滞，発達遅延，てんかんなどの他の精神神経疾患でもその関与が示唆されている．例えば，1q21.1領域については統合失調症に加えて，頭部形成異常（microcephaly, macrocephaly），行為障害・発達障害といった脳神経疾患との関連も示唆されている[17]．16p11.2領域（recombination hot spotとして知られる）については，自閉症，精神発達遅滞との関連が報告されている[13]．16p13.1領域についても精神発達遅滞との関係が報告されている[12]．また，3q29領域は，以前から多彩な精神・神経症状を呈することが報告されている"3q29 microdeletion syndrome"領域である[9]．

B｜主要組織適合遺伝子複合体（MHC領域）

2009年にはcommon variantsについての報告として，6p21.3-22.1領域を中心とした主要組織適合遺伝子複合体（MHC；major histocompatibility complex）が共通した疾患脆弱性座位として提唱された[18-20]．この領域は連鎖解析でも疾患との関連が有力とされた領域であり，自己免疫疾患や炎症性疾患，神経疾患に関与する遺伝子やヒストン関連遺伝子などが数多く含まれている．このことは，統合失調症と他の神経疾患・免疫機能との関連を示唆するものとしても興味深い．

C｜疾患脆弱性遺伝子

GWASから提唱された有力な疾患脆弱性遺伝子としてはmyosin XVIIIB（*MYO18B*，22q12.1），centaurin-gamma 2（*CENTG2*，2q37.2），v-erb-a erythroblastic leukemia viral oncogene homolog 4（*ERBB4*，2q34），neurogranin（*NRGN*，11q24.2），transcription factor 4（*TCF4*，18q21.2），zinc finger protein 804A（*ZNF804A*，2q32.1）が挙げられる．また，その後のGWASの

メタアナリシスでは，これまでの遺伝子研究で統合失調症との関与が示唆されてきた dysbindin, calcineurin と直接的な相互作用がある cardiomyopathy associated 5（CMYA5）が報告されている[21-23]．

5 今後の展望

GWAS では common variant については，OR＝1.1～1.2 程度の非常に遺伝子効果の弱い遺伝子群が同定されただけで，MHC 領域を除けば報告間での各遺伝子効果の強さも必ずしも一致はしていない．また，GWAS で網羅的に検出された弱い遺伝子効果しか持たない common variant のリスクをすべて考慮しても，疫学研究で示唆されてきた 80％ とも言われる高い遺伝率の説明は難しい（このギャップは"missing heritability"と呼ばれ，議論となっている）．ただ，現在の GWAS は網羅的ではあるものの，個々の遺伝子／領域についての遺伝統計学的検出力が十分なものとはまだ言えないことは考慮すべきである．一方，rare/de novo 変異についての報告は，頻度は稀であるが遺伝子効果が強い疾患脆弱性遺伝子多型がこれまで考えられてきた以上に存在していることを示唆する．rare/de novo 変異がどの程度の "missing pieces of schizophrenia heritability" となるのかは現時点ではわからないが，NGS の出現によって大規模な deep-resequencing/whole-genome resequencing が現実的に可能となってきたことから，このような遺伝子効果の強い稀な単一遺伝子変異に基づくと考えられる症例（very rare single mutation case）が今後は数多く同定されてくる可能性がある．また，今まで提唱されてきた疾患候補遺伝子からも新規遺伝子変異，特にミスセンス変異や終止コドンなどの強い遺伝効果を持つものが見つかってくる可能性もある．例えば，精神疾患多発家系から同定された疾患関連遺伝子である Disrupted-in-Schizophrenia 1（DISC1）のエクソンシークエンスでは，健常者ではみられない非常に稀なミスセンス変異が統合失調症の 2％ に同定されている[24]．さらに，精神疾患多発家系でしばしば罹患者の症状が異なることが，①遺伝子の多面効果（pleiotropy）によるものなのか，②選択結婚（assortative mating）や de novo 変異率の高い特定の遺伝子などによって各罹患者が異なる疾患脆弱性遺伝子多型を有しているためなのか，といったこれまでの疑問にも NGS は何らかの答えを与えてくれるかもしれない．

GWAS はこれまでの研究の方向性を大きく変えたが，NGS ではさらに新しい知見が積み重ねられるだろう．臨床的・概念的に語られてきた疾患異種性についても，遺伝子解析がその解明の扉を開ける最初の鍵となるかもしれない．また，他の精神疾患との疾患脆弱性遺伝子の異同から疾患概念が変わる可能性もある．しかし，未だ発症に至る過程や症状を包括的に説明できるものがないことは事実であり，早急な研究の進展が待たれる．

6 データベース

本章執筆時点で，Schizophrenia Gene Resource（SZGR：http://bioinfo.mc.vanderbilt.edu/SZGR/）には 38 遺伝子が core gene として挙げられている．SchizophreniaGene（SZGene：http://www.szgene.org/）では 1,008 遺伝子についての関連研究が掲載されている．CNV 領域についての情報は The Database of Genome Variants（DGV：http://projects.tcag.ca/variation/）にまとめられている．

【文献】
1) Sullivan PF, Kendler KS, Neale MC: Schizophrenia as a complex trait: evidence from a meta-analysis of twin studies. Arch Gen Psychiatry 60: 1187-1192, 2003
2) Lewis CM, Levinson DF, Wise LH, et al: Genome scan meta-analysis of schizophrenia and bipolar disorder, part II: Schizophrenia. Am J Hum Genet 73: 34-48, 2003
3) Girard SL, Xiong L, Dion PA, et al: Where are the missing pieces of the schizophrenia genetics puzzle? Curr Opin Genet Dev 21: 310-316, 2011
4) ISC: Rare chromosomal deletions and duplications increase risk of schizophrenia. Nature 455: 237-241, 2008
5) Stefansson H, Rujescu D, Cichon S, et al: Large re-

current microdeletions associated with schizophrenia. Nature 455: 232-236, 2008
6) Kirov G, Grozeva D, Norton N, et al: Support for the involvement of large copy number variants in the pathogenesis of schizophrenia. Hum Mol Genet 18: 1497-1503, 2009
7) Levinson DF, Duan J, Oh S, et al: Copy number variants in schizophrenia: confirmation of five previous findings and new evidence for 3q29 microdeletions and VIPR2 duplications. Am J Psychiatry 168: 302-316, 2011
8) Moreno-De-Luca D, Mulle JG, Kaminsky EB, et al: Deletion 17q12 is a recurrent copy number variant that confers high risk of autism and schizophrenia. Am J Hum Genet 87: 618-630, 2010
9) Mulle JG, Dodd AF, McGrath JA, et al: Microdeletions of 3q29 confer high risk for schizophrenia. Am J Hum Genet 87: 229-236, 2010
10) Kirov G, Rujescu D, Ingason A, et al: Neurexin 1 (NRXN1) deletions in schizophrenia. Schizophr Bull 35: 851-854, 2009
11) Ingason A, Kirov G, Giegling I, et al: Maternally derived microduplications at 15q11-q13: implication of imprinted genes in psychotic illness. Am J Psychiatry 168: 408-417, 2011
12) Ingason A, Rujescu D, Cichon S, et al: Copy number variations of chromosome 16p13.1 region associated with schizophrenia. Mol Psychiatry 16: 17-25, 2011
13) McCarthy SE, Makarov V, Kirov G, et al: Microduplications of 16p11.2 are associated with schizophrenia. Nat Genet 41: 1223-1227, 2009
14) Rees E, Moskvina V, Owen MJ, et al: De novo rates and selection of schizophrenia-associated copy number variants. Biol Psychiatry 70: 1109-1114, 2011
15) Bundy H, Stahl D, MacCabe JH: A systematic review and meta-analysis of the fertility of patients with schizophrenia and their unaffected relatives. Acta Psychiatr Scand 123: 98-106, 2011
16) Murphy KC, Owen MJ: Velo-cardio-facial syndrome: a model for understanding the genetics and pathogenesis of schizophrenia. Br J Psychiatry 179: 397-402, 2001
17) Brunetti-Pierri N, Berg JS, Scaglia F, et al: Recurrent reciprocal 1q21.1 deletions and duplications associated with microcephaly or macrocephaly and developmental and behavioral abnormalities. Nat Genet 40: 1466-1471, 2008
18) Purcell SM, Wray NR, Stone JL, et al: Common polygenic variation contributes to risk of schizophrenia and bipolar disorder. Nature 460: 748-752, 2009
19) Shi J, Levinson DF, Duan J, et al: Common variants on chromosome 6p22.1 are associated with schizophrenia. Nature 460: 753-757, 2009
20) Stefansson H, Ophoff RA, Steinberg S, et al: Common variants conferring risk of schizophrenia. Nature 460: 744-747, 2009
21) Benson MA, Tinsley CL, Blake DJ: Myospryn is a novel binding partner for dysbindin in muscle. J Biol Chem 279: 10450-10458, 2004
22) Kielbasa OM, Reynolds JG, Wu CL, et al: Myospryn is a calcineurin-interacting protein that negatively modulates slow-fiber-type transformation and skeletal muscle regeneration. FASEB J 25: 2276-2286, 2011
23) Chen X, Lee G, Maher BS, et al: GWA study data mining and independent replication identify cardiomyopathy-associated 5 (CMYA5) as a risk gene for schizophrenia. Mol Psychiatry 16: 1117-1129, 2011
24) Song W, Li W, Feng J, et al: Identification of high risk DISC1 structural variants with a 2% attributable risk for schizophrenia. Biochem Biophys Res Commun 367: 700-706, 2008

〔山田 和男〕

第14章

神経病理学

> **Facts**
> - 古典的な意味における神経変性像はない．（確実）
> - 反応性のグリオーシスがない．（確実）
> - シナプスの減少がある．（かなり有力）
> - 皮質の介在神経細胞（特にGABA神経）の減少がある．（かなり有力）
> - 錐体細胞が狭小化している．（有力）
> - オリゴデンドロ神経の減少，機能低下がある．（有力）
> - 神経細胞の発達過程の遊走異常がある．（疑われる）

1 はじめに～歴史的背景～

A 神経病理学における精神疾患

　統合失調症の神経病理学的所見というのは100年以上も前からこの病態解明の生物学的な1つのテーマであった．Alzheimer（1864～1915）は，その名を冠した病気を報告する10年以上前に，"Psychosen（精神病）"の脳病理を詳細に観察し報告している[1]．Alzheimerは，いわゆる精神病の脳ではグリア細胞の反応性増殖であるグリーゼの所見がないことから，粗大な神経のダメージがないと考え，したがって予後は認知症（Dementia）より良いであろうことを述べている．その後のAlzheimer病やPick病といった認知症性疾患の分野においては，診断学的にも病因病態学的理解においても神経病理学的成果は目覚ましいものがあった．一方で，統合失調症をはじめとするいわゆる内因性精神疾患においては，再現性のある所見が見出されることが乏しく，「脳の形態学的変化すなわち神経構造的変化はない」というのが神経病理学者のなかでは長く信じられるようになり，その分野の研究は衰退していった過去があった．ついには，1952年の第1回国際神経病学会（ローマ）において，"There is no neuropathology of schizophrenia"という結論に異議が唱えられることはなかった．1972年にはアメリカの神経病理学者のPlumによって"schizophrenia is the graveyard of neuropathologists（神経病理学者にとって統合失調症は墓場である）"とまで表現されるようになった[2]．そのような，歴史的背景にありながらも，精神医学者を中心として神経病理学的な追求は地味に続けられてきた．例えば，立津は，当時は「分裂病の脳病理学的背景」というテーマについて検討を進め，神経細胞突起の変化-軸索や樹状突起，ことにapical dendriteの肥大と嗜銀性の増強，標本の組織に対するそれらのコントラストの鮮鋭化，さらに神経細胞の胞体と

核の異常な大きさと細胞周囲空の狭小化などの所見を見出して報告している[3]．1961年の第4回国際神経病理学会（ミュンヘン）で立津が自ら見出した統合失調症の脳病理所見を講演し聴衆から賞讃を浴びたという．それでも，その後は，追試報告がなされることなく新たな所見が提唱されない時代が続いていた．

B｜神経画像の進歩

1980年代以降，CTをはじめとする放射線医学技術革新によって，より微細な脳構造を生体でとらえることが日進月歩で可能になりつつある．この進歩によって，統合失調症患者の脳において形態学的構造的な変化が存在していることが再現性をもって確認されるようになり，さらにはその画像による形態変化は，疾病経過のなかで特徴的な変化があることも報告されてきている．このような背景により，一時は衰退していた神経病理学的検討が再び脚光が浴びるようになった．さらに，それらの研究は，顕微鏡の肉眼的観察のみによる異常蛋白の沈着などの所見の追求から，コンピューターの進歩によって，細胞密度など何らかの指標を用いた統計学的処理による組織上の偏りの解析が可能になったことも追い風となった．しかしながら従来のように古典的神経病理学における異常な蛋白構造物の脳組織蓄積や，神経細胞の脱落やグリア細胞の増殖，脳血管の破綻といった組織上での現象観察による個々の症例の病理像をとらえるのではないため，統計学的な偏りがあったとしてもそれが本質的な病態をとらえているか否かは未だもって明確にはなっていない．すなわち統計学的な処理を施さないと見出せない偏りといった軽微な変化が意味を持つかどうかの検証が非常に困難であることに由来する．このような研究手法の問題を抱えながらも，神経画像研究の進歩の刺激によって，再び神経病理学所見に関心を持たれるようになった．例えば1990年の第11回国際神経病学会においては"Neuropathology of schizophrenia"のワークショップが持たれ，従来の古典的染色法による標本観察のみでなく，コンピューターを用いた画像解析，脳組織上の蛋白質を免疫組織学的染色や *in situ* hybridizationなどの技術を用いて検討され報告されるようになった．

C｜分子精神医学の時代

一方でこの1990年以降，分子生物学的な研究進歩，特にゲノム研究によって，この疾患の有力なリスク遺伝子が見出され，それらのリスク遺伝子の多くの機能が，中枢神経系における発達や成熟や神経ネットワーク形成にかかわることがわかってきた[4]．それは，この疾患の神経発達障害仮説が提唱される1つの根拠となっている．そして，この疾患脳における神経病理学的検討が，分子生物学的な病態解明と表裏一体を成すようにして，いまや組織上での特定の蛋白質や神経伝達関連物質の発現，さらには神経ネットワークの形態構造を可視可することによって，この疾患の病態をよりとらえられるようになってきた．神経病理学的アプローチは，いまや神経画像の成果と，分子生物学的な研究進歩を結びつける手段として，あるいは，お互いの意味するところを説明し補完しうる手段として重要なものになってきている[5]．

2 古典的神経病理学所見

神経病理学は，長い歴史的背景があり，古典的な染色法や観察技法についてはほぼ確立されている分野である．一方，神経画像ではCTの出現，次いでMRIの登場は生体での脳の形態学的観察を容易にし，この疾患での①側脳室や第3脳室の拡大，②脳の容積減少，③皮質，特に側頭葉の萎縮，④海馬の萎縮，⑤疾病の初回エピソードにおける変化などが報告されるようになった．実際のこの疾患脳においての死後脳での脳重量計測においてもこういった所見を裏づける報告がなされている．このような，肉眼でもわかりうる変化は顕微鏡下での組織変化としてとらえうるというのが，認知症分野での経験則に基づいた従来の古典

的な神経病理学的解釈であるため，そこに焦点を当てた検討がされた．

統合失調症脳での古典的神経病理的観察から明確なことは，神経原線維変化や老人斑，Lewy 小体などの神経変性疾患で確認されるような異常な蛋白の沈着および封入構造物がないということである．すなわち神経変性疾患でないということである．さらに重要なことは，統合失調症の疾病経過のなかで，認知症と同じレベルの認知機能障害が目立つような症例においてもこういった異常な蛋白の蓄積がないということである．加えて重要なことは，この疾患脳では，グリオーシス（神経支持細胞であるアストロサイトの肥大と増勢）が観察されないということである．これは古くAlzheimer も確認していたことである．グリオーシスというのは，炎症や外傷，感染などの器質的な要因があったという過去の指標であるので，この現象が欠如しているということは，統合失調症の病態は神経変性（神経系が完成したあとの現象）ではなく神経発達の過程における問題であろうことを示唆している．この事実も，この疾患の神経発達障害仮説を支持している[6]．そして，このような古典的神経病理学的な検討から「統合失調症は，脳変性疾患ではない」ということは現時点では明確である．

3 形態学的細胞構築的観察

前述のように画像研究の進歩を受けて 1980 年代半ばから，この疾患脳での顕微鏡観察に基づいて盛んに神経細胞構築や形態学的異常についての報告がなされるようになった．このような報告は，前脳全域にわたっている．多くは，画像研究報告と同じように，側頭内側部・辺縁系，前頭葉に関するものが多い．

その嚆矢は Jakob & Beckmann[7] や Benes[8] らの報告である．Jakob らは，海馬傍回皮質における第Ⅱ層の細胞構築像の異常と細胞密度の減少を報告した．また，Benes らは，帯状回皮質や前頭葉皮質における介在ニューロンの減少を報告した．それ以降，海馬領域では，錐体細胞の数と密度の減少や錐体細胞のサイズの減少，錐体細胞配列異常，帯状回皮質における垂直線維束の増加，視床や側坐核における神経細胞数の減少などの報告が相次いだ．それらは組織の容積変化，細胞のサイズや密度，細胞数の減少，といった量的な検討と，細胞の配列異常，細胞構築像の乱れ・異所性といった質的な検討に分類できる．しかし，これらの報告は，十分な検証や追試がなされることがなく，また否定的な報告もあり疑わしい水準に今なおとどまっている．

そのなかでも，興味深い報告は，Akbarian らの一連の研究である[9]．彼らは，NO（nitric oxide）合成関連の電子伝達系の補酵素である NADPH-d（nicotinamide adenosine dinucleotide phosphate-diaphorase）含有細胞に着目しその組織上での発現分布を検討した．NO そのものは，中枢神経系におけるシナプスの可塑性，学習，記憶などにかかわっていることが知られている．NADPH-d はこの NO の合成酵素の NOS（nitric oxide synthetase）と共存していることがわかっており，また，NADPH-d は変性や虚血といった神経細胞障害要因に対しては抵抗性を示していることがわかっている．また NADPH-d 含有細胞は胎生期の subplate 由来の介在ニューロンであり，中枢神経の分化発達に重要な役割を担っており，大半は成熟過程で役割を終えて細胞死を迎える性質を持っている．解剖学的に NADPH-d 含有細胞は，大脳皮質第Ⅱ層からⅥ層，大脳白質にわたっている．NADPH-d 含有細胞は，脳の発達過程の細胞障害に対して抵抗性があることから，この残存している細胞分布は，中枢神経系の発達の過程を示していると考えられる．こういった考えに基づいて Akbarian らは，外側前頭前野と側頭葉の皮質/白質における NADPH-d 含有細胞の分布を統合失調症の死後脳で観察した．その結果対照脳と比較して含有細胞は皮質で減少し，深部白質で増加していることを見出した．これは，統合失調症の脳では神経細胞が発達過程上の深層から皮質上層に向かっての遊走異常を示していると結論づけた．この報告は，神経発達の障害という立場に立てば非常に興味深いものであるが

その後は十分に検証報告がなされていない.

また，神経画像研究で観察された脳容量減少の報告を補完する興味深い報告がいくつかある．例えば，Selemon & Goldman-Rakic ら[10]は皮質での容量の減少にかかわる組織上の現象として，錐体細胞のサイズの減少と樹状神経線維の短小化，分枝の減少，神経突起の減少を示した．一方で，神経細胞の数は不変で脳の volume の減少があるため，逆に神経細胞の密度の増加があるということを概念化した．すなわち，錐体細胞の細胞体の減少と樹状突起の形成不全は，シナプス間隙の神経伝達そのものや神経ネットワークの総体としての機能不全をきたすと考えられる．実際に，再現性をもってこの疾患脳での神経突起棘の減少が報告されている[11]．この概念は，"reduced neuropil" hypothesis と提唱されている．

4 機能解剖学的組織病理検索

神経病理学の発展のなかで，1980年代に免疫組織学的技術が導入されたことにより飛躍的に組織上での機能的変化についての研究が進んだ．免疫組織学とは，抗体を用いて組織上の抗原（蛋白質）を検出可視化する組織学的手技である．蛋白ばかりでなく mRNA を組織上で検出する in situ hybridization の技法も応用されるようになった．このことによって，組織上の特定の機能蛋白をマーキング（可視化する）ことで，より機能を背景にした観察が可能になった．これらの技法によってこの疾患における様々な神経伝達物質系の形態学的変化が報告された．前述したように，様々な蛋白の発現を観察しうるようになったが，それらの形態学的な計測には，技術的および方法論的問題がつきまとっている（図14-1）．

1980年半ばから統合失調症の皮質での介在ニューロンの形態的異常が報告されていたが，免疫組織学的技法を用いなかでも GABA（γ-aminobutyric acid）系の組織発現が調べられるようになった．Guidotti らは，疾患の死後脳を用いて，GABA の合成酵素の GAD67 を染色し，それらの発現の低下を報告した[12]．Volk ら（2000）も，in situ hybridization の技法を用いて GAD67 の発現の減少を報告している[13]．また，皮質の GABA 系の介在神経のマーカーであるカルシウム結合蛋白の前頭葉や海馬における組織発現の減少が報告されている．Lewis ら（2001）は，カルシウム結合蛋白の1つである parvalbumin 免疫陽性の神経突起を持った神経線維が前頭葉で減少していることを観察し，これは視床からの投射が少なくなっているということを報告した[14]．その後 GABA 系の皮質での前頭葉や海馬で報告されている．特に近年の報告で，parvalbumin 陽性の GABA 介在ニューロンは錐体細胞の初期の発火に関係していて錐体細胞の発火同期にかかわっており，それは認知機能とかかわりの深い gamma oscillation を司っていることから，GABA 神経系の減少すなわち機能不全は統合失調症の病因の背景の1つと考えられるようになっている．さらには，組織学的な検索からは，GABA 系神経細胞のうち，parvalbumin 含有および somatostatin 含有のものは generation of cortical oscillatory activities に関係していることが明らかにされつつあり，神経伝達物質の機能と認知機能が組織上の発現を観察することによってその相関が明らかにされてきている[15]．

Konradi らは，統合失調症脳の海馬における細胞数や細胞の大きさ，somatostatin 陽性や parvalbumin 陽性の介在ニューロンおよび glutamic acid decarboxylase などの mRNA の発現を健常対象と比較してそれらの減少を報告し，統合失調症の海馬における機能不全を示している[16]．

また，Ikeda らは 2004 年に，皮質での NPY（neuropeptide Y）含有神経細胞の分布を検討し，それらの皮質での機能低下を組織学的側面から報告している[17]．神経ペプチドの NPY は脳に広く分布して神経伝達にかかわり，カテコラミンなどと共存し，高次の神経機能活動にかかわっており，皮質内の神経ネットワークにかかわっていると考えられている．

一方で，従来から統合失調症の前頭葉におけるドパミン神経機能の低下が言われているが，Akil ら（1999）は，ドパミン神経の指標である TH（ty-

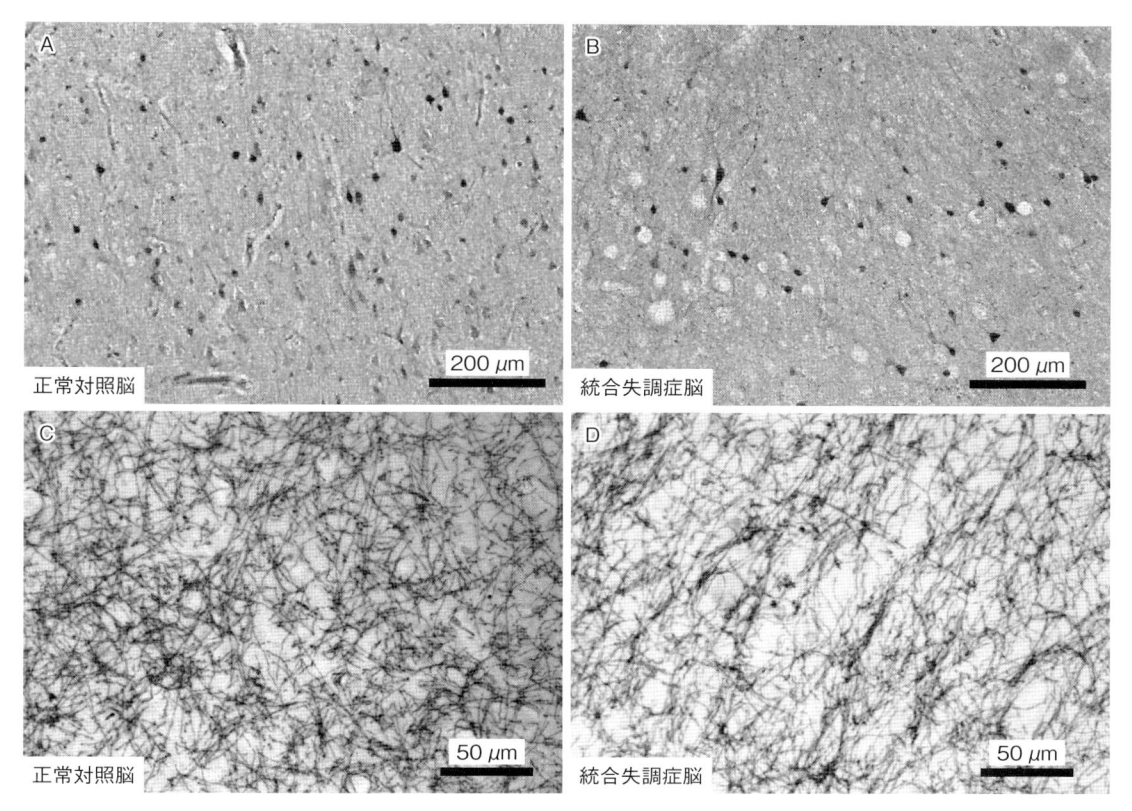

図14-1 死後脳の免疫染色標本
A, B：ヒト死後脳前頭葉皮質におけるCalbindinD28Kd(GABA神経の指標)免疫染色標本の顕微鏡写真．正常対照脳(A)に比べて統合失調症脳(B)では，陽性細胞の分布密度が低いように観察された．
C, D：ヒト海馬傍回皮質における，Myelin Oligodendrocyte Glycoprotein(MOG)(ミエリン鞘に対する抗体)免疫染色標本の顕微鏡写真．正常対照脳(C)に比べて統合失調症脳(D)では，ミエリンの密度が低いように観察された．しかし，この観察が，疾患特異的であるのか，たまたまの症例による個体差や死後脳の保管の差などの要因なのかの検討は非常にデリケートである．
(写真は，筆者による未発表データ)

rosine hydroxylase)免疫組織染色を行い，実際に疾患死後脳で陽性線維の減少を報告している[18]．実際のhypofrontality(前頭葉機能障害)という側面を，組織上の現象として示されることは興味深い．

また，統合失調症の病因仮説において，グルタミン酸仮説がある．これは主に薬理学的な研究背景から提唱された仮説であるが，グルタミン酸の受容体の異常が，この疾患の病因の1つとして考えられているものである．これに関しても，組織上での検索がなされている．技術的な問題から，グルタメートそのものの組織上の動態をとらえるのは困難であるが，それらの受容体の変化は組織上でとらえることができる．Akbarianら(1996)は，in situ hybridization技法を用いて前頭葉でのNMDA(N-methyl-D-aspartate)受容体の発現上昇を報告している[19]．その他のAMPAやKainateといったグルタメート受容体に関しても視床や海馬，上側頭葉皮質における発現変化が報告されている．死後脳における組織上での受容体の変化というのは，病態そのものの変化以外に様々に影響を与える死後変化の因子が多いため一定した結果が得られてはいない．しかしながら，薬理学的にNMDA受容体の遮断薬であるPCP(phencyclidine)の投与によって，統合失調症類似の精神症状をきたすことから，さらに追試検証

すべき課題の1つである．

以上のように，特定の蛋白の組織上での変化をみることによって，従来のHE染色やニッスル染色などの細胞構築や細胞形態の変化追求から，薬理学的なあるいは分子生物学的な機能面からの組織上での検討がなされうるようになっている．

このことは上記で述べた"reduced neuropil" hypothesis にも関連して検討されている．例えばシナプスのマーカーである synaptophysin や SNAP-25, synapsin, complexin Ⅰ & Ⅱ などの組織発現の減少が報告されている．

組織上の超微細構造面から電子顕微鏡を用いた研究もなされている．脳試料の問題もあり，統合失調症脳での電子顕微鏡を用いた報告は少ないが，すでに数十年前に，Miyagawa らは，脳外科的な手術から得た非精神疾患脳と疾患脳を比較して細胞体の変化やオリゴデンドロサイトの変化を報告している[20]．また，電子顕微鏡レベルでのシナプス構造の異常も報告されている．

Roberts ら(2009)は免疫組織学的技法と電子顕微鏡を組み合わせた免疫電顕という手法で，ドパミン神経伝達にかかわるシナプスを観察した．その結果，治療反応性の良い患者においては，治療抵抗性の患者に比べてドパミン神経系の指標である tyrosine hydroxylase(TH)の陽性シナプスの密度は高いことを示している[21]．

5 介在ニューロンからグリアへ（皮質から白質へ）

A 統合失調症におけるグリア細胞

中枢神経系に存在するグリア細胞は主に大きく分けて3種類あり，大型のアストロサイト，オリゴデンドロサイトと小型のミクログリアに分けられる．グリア細胞は，神経細胞と細胞周囲の恒常性を保たせるためのサポート的な存在と考えられていたが，近年，グリア細胞上に神経伝達物質の受容体が存在し，伝達物質そのものをレギュレートしていることが解明され，またアストロサイトとミクログリアは神経細胞と興奮性を調整していることなどが解明されている．オリゴデンドロサイトは軸索に髄鞘を形成し神経伝達の効率化を担っているが，さらにいくつかの重要な脳機能を担っていることが解明されつつある．このようにグリア細胞は従来考えられていた受動的静的な存在から，より能動的でそれ自身が神経伝達機能を司っていることがわかってきた．そのような背景もあり，一方で神経ネットワークの障害に着目した neuropil theory と相まって，この疾患脳でのグリアの機能について着目されつつある．

前述したように，統合失調症の脳ではグリオーシス（アストロサイトの組織反応性の増殖）が欠如しているということも，十分に検討対象の症例を吟味したうえで検証されている．症例吟味というのは，疾患脳であっても健常対照脳であっても既往の中で感染症などの脳の器質的な問題や，認知症の病変が合併すれば，統合失調症とグリオーシスの関連の有無を検討するには不適当であるため，詳細に病歴や他の病理的変化を精査することが必要である．そのうえで，GFAPやDBIといった特異的なグリア細胞のマーカーを用いて，統合失調症には反応性グリアの増成がないということが再現性をもって報告されている．このように，グリオーゼが欠如しているということは，前述したように統合失調症脳においては，従来概念のいう「神経変性疾患ではない」ということが再確認されている．

一方で，統合失調症脳での神経ネットワークの問題が注目されるようになり，神経の伝達を効率良く行うためのサポートするグリア細胞（神経鞘細胞：oligodendrocyte）も検討されるようになった．

B オリゴデンドロサイト

統合失調症脳において皮質白質を含めた様々な脳部位におけるオリゴデンドロサイトの減少が報告されるようになった[22,23]．このなかで興味深いことは，皮質においてもオリゴデンドロサイトが減少していることが示されていることである．例えば，皮質第Ⅲ層や第Ⅴ層，海馬皮質などの部位

での報告があり，分子生物学的なアプローチにおいても，ミエリン形成にかかわる遺伝子発現が低下していることが報告されている．また，MBP（myelin basic protein）やMAG（myelin-associated glycoprotein）などのミエリン関連蛋白の減少が，免疫組織学技法や，in situ hybridization 技法を用いても報告されている．そして，動物レベルでも軽微なオリゴデンドロサイトの異常が統合失調症のような行動異常を呈することが報告されている．

一方で，ミエリンが障害される疾患の多発性硬化症や異染性白質ジストロフィーの臨床症状と統合失調症のそれとの共通項が論じられ統合失調症の病因としてオリゴデンドロサイトの関与が臨床的な観点からも示唆されている．このような組織学的観察におけるミエリンの減少の事実から，この疾患脳での神経ネットワークの連結性が障害されていることが疾患要因の1つであることが考えられている[24]．最近の分子遺伝学の研究では，ミエリン形成を司る単一の遺伝子の障害ではなく，多くのoligodendrocyte-related genes が統合失調症と関連することが想定されている．

C ミクログリア

ミクログリアは，脳組織の中で免疫活動を司る細胞であり，炎症などが起きると形を変えて，神経細胞の保護修復をするため成長因子や逆に細胞障害性のあるサイトカインなどを放出する．従来から，統合失調症の病態において，脳内の炎症と関連する報告は多く，例えば，種々の自己免疫性疾患において特定のHLAのハプロタイプが有意に関係し，そのような関連が統合失調症とも関連していることが報告されている．また，最近の報告では，ファーストエピソードの統合失調症患者でのトキソプラズマの抗体価が高かったということがメタ解析で報告されている．このような事実から，炎症ということがこの疾患の病因病態の1つであるとする，統合失調症の脳内炎症仮説（inflammatory hypothesis of schizophrenia）が提唱されてきた[25]．こういった背景を受けて，疾患でのミクログリアの発現が検討されてきた．いくつかの報告では，皮質でのミクログリアの増加を認めているが，それに反する報告もあり拮抗している．大きな問題の1つには，ミクログリアは生体内できわめて活動性が高く，状況に応じて形態変化も富んでいるため，CD68やCD40といったようなマーカーの染色性もかなり変化してしまうことが背景にあると考えられている．統合失調症でのモデル動物の脳においても，ミクログリアの活性化が報告されている[26]．

D アストロサイト

アストロサイトは，従来考えられているより神経機能活動により直接的に関与していることの知見が蓄積してきている．例えば，アストロサイトはグルタメートを放出しシナプス結合の増強に関係し，シナプス間のグルタミン酸の濃度を調整し，様々な神経栄養性因子やNMDA型グルタミン酸受容体のD-セリンを放出し神経伝達に能動的にかかわっている．神経病理学的観察では，アストロサイトの増殖があるという報告が初期の頃にはみられたが，最近のアストロサイトのマーカーであるGFAPの免疫染色やin situ hybridizationによる検索では，発現の減少がみられている．さらにアストログリアの機能的側面からは，アストロサイトに発現するグルタミン酸合成酵素の発現が減少しているのが観察されている．

このように，グリアを介した病態把握について，分子生物学的なあるいは薬理学的な観点を背景にして組織上での事実として知見が蓄積してきている．

6 これからの展望

A 加齢の問題

わが国のみならず先進国は人口の高齢化に伴って，認知症の社会問題を抱えている．統合失調症患者もその疾患に加えて高齢化の問題を抱え，より状態にあわせた種々のサポートの必要性が必要

となっている．そのなかでも，認知症を合併する統合失調症の数も増大している．現時点では，統合失調症における Alzheimer 病などの認知症の発症率は一般人口のそれと何ら変わりないという報告が多い．しかし，統合失調症患者が死後に脳剖検され十分な神経病理学的検索が行われている国は少なく，行われていたとしても施設によっても疾患死亡中たかだか 20％ であり，わが国ではごくわずかであるという状況では検証は難しい．しかしながら，いままで述べてきたように脳組織上で例えばニューロピルなどの異常がこの疾患の背景にあるとすれば，加齢に伴って認知機能の変化はより脆弱性を示すことが考えられる．こういった，既存の認知症の神経病理学的な理解のもとに，統合失調症の脳加齢現象を見出すことは，この疾患の脳の脆弱性を見出すことができる可能性がある．

B さらなる分子精神医学や神経画像との連携

　分子生物学的な進歩によって，この疾患の多くのリスク遺伝子が見出された．それらの成果は，組織学的には，その遺伝子の司っている機能情報に基づき，機能にかかわる形態的な変化に着目し，またどのような組織上の蛋白発現に着目すればよいかといった指針が見出されるようになった．いわば，遺伝情報といった設計図の情報と，それによって作られた脳組織のうえでの構造物を関連づけ，あるいは収斂して観察できるようになったということである．さらには，リスク遺伝子の同定に伴って，従来の薬理学的背景とした疾病モデル動物だけでなく，遺伝子改変を背景とした疾病モデル動物が作製されるようになった．こういったモデル動物の脳組織の検証は，実際のヒト死後脳の神経病理学的観察に大きな指標を与えてくれる可能性がある．いままでみてきたように，ヒト死後脳での観察は，ある一定の傾向は見出されるものの診断学的に信頼できうる現象は同定されていない．また，様々な要因，例えば死後変化，感染症の既往，長期の服薬の影響，アルコールなどの影響，死線期の酸欠などが脳組織に影響を与え，どういった所見が疾患と関連があるのかを見出すのを困難にしている．そこで，そういった問題点を解決するために，より病因病態背景の明確なモデル動物の脳検索をすることで，どのような要因がどういった組織学上の変化としてみられるのかを抽出し，それに基づいてヒト死後脳の現象をより十分に解釈することができると考えられている．

　一方で，神経画像の技術革新は，脳の生体での形態把握だけでなく神経病理学研究を活性化させた経緯がある．これからも，その機能面を可視化する機能神経画像技術の進歩，拡散画像の進歩など，生体脳から得られる情報量を拡大させ，それはさらに神経病理研究に刺激を与え続けていると言えよう．

1. 疾病モデル動物と神経病理

　現在までに統合失調症の様々なモデル動物が作られてきている．それらは，大きく分けて環境要因を背景に作られたもの，薬理学的な観点から作製されたもの，遺伝子改変により作製されたものがある．環境要因を背景にした動物としては，元来群れをつくる習性のラットを，幼若期から孤立分離させると行動学的な異常も見出されるが，神経病理学的にそういったモデル動物の脳の前頭葉で細胞体や，神経線維の異常がみられたという報告がなされている．薬理学的な観点からのモデル動物は種々に作製されている．よく検討されているのは，NMDA 受容体のアンタゴニストである PCP 投与動物である．臨床的にも，PCP はヒトに統合失調症様症状を引き起こすことが知られている．その動物脳においては，ヒト疾患脳でみられたと同様な，介在ニューロンの発現減少や前頭葉のシナプス突起の減少が観察されている．また，覚醒剤であるアンフェタミンの投与モデルマウスでは前頭葉や海馬領域の介在ニューロンの減少が観察されている．

　近年の分子生物学的な進歩を背景にリスク遺伝子にかかわるノックアウトマウスを中心に遺伝子改変疾患モデル動物が作製されている．そのなか

でも，疾患リスク遺伝子である*DISC1*にかかわるモデル動物では，脳皮質の菲薄化とGABA系の介在ニューロンの減少を認め，神経構築像の異常，軸索の短小化が報告されている．それ以外の，dysbindin，NRDG1，ErB4などの遺伝子改変動物でも同様に神経組織学的な変化が報告されている．

これら齧歯類のモデル動物が，真にこの疾患の病態を再現しているかどうかは議論の余地はある．しかしながら，神経発達という観点から経過のなかでどのような障害が起こっているか，あるいは生物学的に遺伝背景の明確な状態がどのような組織変化を引き起こすかが明確になる．そのことは一方で，様々な発生から死ぬまでの様々なイベント（例えば，感染や外傷，死線期の影響など）のインパクトを残した実際のヒト疾患脳の組織の中で，どのような組織現象に着目すべきかの確実性の高い着眼点が示される．このことは，従来のある意味茫漠とした精神疾患の神経病理研究とは違い，確かな指標が得られると考える．

2. 神経画像と神経病理

神経画像は，様々な技術革新によって，単なる粗大な形態学的な観察にとどまらず，SPECTやPETに代表されるような機能画像や，さらにはdiffusion画像により軸索形成を可視化できるなど，より脳組織における現象がより従来の神経病理学的な観察に近づいてきていると言えよう．このように，生体での情報が様々な手法で増大している．その事実を，死後脳での検証することは，脳でどのような現象や機能変化が起きているのかがより実際の病態に即して検証でき，疾患の病因病態の把握は格段に向上するものと考えられる．

かつては，神経病理学者にとって"墓場"と呼ばれた分野であったが，いまや統合失調症を含めた精神疾患の神経病理学的研究は，神経画像研究や分子生物学的研究成果などとお互いが連携・連動しながらより脳組織に収斂し病因解明につながっていく時期に来ている．

【文献】

1) Alzheimer A: Beiträge zur Pathologischen Anatomie der Hirnrinde und zur anatomiscnen Grundlage einiger Psychosen. Mschr Psychiat Neurol 2: 82-120, 1887
2) Plum F: Prospects for research on schizophrenia. 3. Neurophysiology. Neuropathological findings. Neurosci Res Program Bull 10: 384-388, 1972
3) Tatetsu S: A contribution of the morphological Background of Schizophrenia, with special reference to the findings in the telencephalon. Acta Neuropathologica 3: 558-571, 1960
4) Harrison PJ: Schizophrenia susceptibility genes and neurodevelopment. Biol Psychiatry 61: 1119-1120, 2007
5) Harrison PJ, Weinberger DR: Schizophrenia genes, gene expression, and neuropathology: on the matter of their convergence. Mol Psychiatry 10: 40-68; image 45, 2005
6) Harrison PJ: Schizophrenia: a disorder of neurodevelopment? Curr Opin Neurobiol 7: 285-289, 1997
7) Jakob H, Beckmann H: Prenatal developmental disturbances in the limbic allocortex in schizophrenics. J Neural Transm 65: 303-326, 1986
8) Benes FM, Davidson J, Bird ED: Quantitative cytoarchitectural studies of the cerebral cortex of schizophrenics. Arch Gen Psychiatry 43: 31-35, 1986
9) Akbarian S BWJ, Potkin SG, Wigal SB, et al: Altered distribution of nicotinamide-adenine dinucleotide phosphate-diaphorase cells in frontal lobe of schizophrenics implies disturbances of cortical development. Arch Gen Psychiatry 50: 169-177, 1993
10) Selemon LD, Goldman-Rakic PS: The reduced neuropil hypothesis: a circuit based model of schizophrenia. Biol Psychiatry 45: 17-25, 1999
11) Sweet RA, Henteleff RA, Zhang W, et al: Reduced dendritic spine density in auditory cortex of subjects with schizophrenia. Neuropsychopharmacology 34: 374-389, 2009
12) Guidotti A, Auta J, Davis JM, et al: Decrease in reelin and glutamic acid decarboxylase67 (GAD67) expression in schizophrenia and bipolar disorder: a postmortem brain study. Arch Gen Psychiatry 57: 1061-1069, 2000
13) Volk DW, Austin MC, Pierri JN, et al: Decreased glutamic acid decarboxylase67 messenger RNA expression in a subset of prefrontal cortical gamma-aminobutyric acid neurons in subjects with schizophrenia. Arch Gen Psychiatry 57: 237-245, 2000
14) Lewis DA, Cruz DA, Melchitzky DS, et al: Lamina-specific deficits in parvalbumin-immunoreactive varicosities in the prefrontal cortex of subjects with schizophrenia: evidence for fewer projections from the thalamus. Am J Psychiatry 158: 1411-1422, 2001
15) Hashimoto T, Arion D, Unger T, et al: Alterations in GABA-related transcriptome in the dorsolateral prefrontal cortex of subjects with schizophrenia. Mol Psychiatry 13: 147-161, 2008
16) Konradi C, Yang CK, Zimmerman EI, et al: Hippocampal interneurons are abnormal in schizophrenia. Schizophr Res 131: 165-173, 2011

17) Ikeda K, Iritani S, Ueno H, et al: Distribution of neuropeptide Y interneurons in the dorsal prefrontal cortex of schizophrenia. Prog Neuropsychopharmacol Biol Psychiatry 28: 379-383, 2004
18) Akil M, Pierri JN, Whitehead RE, et al: Lamina-specific alterations in the dopamine innervation of the prefrontal cortex in schizophrenic subjects. Am J Psychiatry 156: 1580-1589, 1999
19) Akbarian S, Sucher NJ, Bradley D, et al: Selective alterations in gene expression for NMDA receptor subunits in prefrontal cortex of schizophrenics. J Neurosci 16: 19-30, 1996
20) Miyakawa T, Sumiyoshi S, Deshimaru M, et al: Electron microscopic study on schizophrenia. Mechanism of pathological changes. Acta Neuropathol 20: 67-77, 1972
21) Roberts GW, Colter N, Lofthouse R, et al: Is there gliosis in schizophrenia? Investigation of the temporal lobe. Biol Psychiatry 22: 1459-1468, 1987
22) Schmitt A, Steyskal C, Bernstein HG, et al: Stereologic investigation of the posterior part of the hippocampus in schizophrenia. Acta Neuropathol 117: 395-407, 2009
23) Vostrikov VM, Uranova NA, Orlovskaya DD: Deficit of perineuronal oligodendrocytes in the prefrontal cortex in schizophrenia and mood disorders. Schizophr Res 94: 273-280, 2007
24) Uranova NA, Vostrikov VM, Vikhreva OV, et al: The role of oligodendrocyte pathology in schizophrenia. Int J Neuropsychopharmacol 10: 537-545, 2007
25) Drzyzga L, Obuchowicz E, Marcinowska A, et al: Cytokines in schizophrenia and the effects of antipsychotic drugs. Brain Behav Immun 20: 532-545, 2006
26) Juckel G, Manitz MP, Brüne M, et al: Microglial activation in a neuroinflammational animal model of schizophrenia--a pilot study. Schizophr Res 131: 96-100, 2011

〔入谷 修司〕

第 15 章

死後脳研究

Facts
- 遺伝子発現の網羅的解析には，DNA マイクロアレイ解析や，次世代シークエンサーが用いられる．
- 抗精神病薬や抗うつ薬，気分安定薬は脳内の遺伝子発現に影響を与える．
- 死後脳サンプル pH は遺伝子発現パターンに大きく影響する．
- 統合失調症の発症要因や病態にエピジェネティクスな変化が関連している可能性が高い．

　統合失調症の疾患概念は 19 世紀後半〜20 世紀前半に活躍したドイツの精神医学者 Kraepelin によって確立された．Kraepelin は統合失調症が進行性の病像変化を認めることから，この疾患が脳の病理学的変化を伴うと考えた．しかし，その後多くの統合失調症患者の死後脳が詳細に調べられたが疾患特有の病理学的変化は発見されなかった．

　近年急速に発展を遂げてきた脳画像研究や遺伝子工学の手法は精神疾患の分野にも応用され様々な知見が得られてきている．MRI を用いた研究からは統合失調症患者の進行性脳病態の存在が明らかにされ，また遺伝子改変モデル動物の作製は治療薬の開発や疾患メカニズムの解明に大きく貢献してきた．さらに DNA マイクロアレイや次世代シークエンサーといったゲノム解析技術の進歩に伴いヒトの全ゲノム関連解析(GWAS；genome-wide association study)やエピジェネティクス研究も盛んに行われ，1 塩基多型(SNP：single nucleotide polymorphism)や DNA メチル化など遺伝的多様性が精神疾患の発症に重要な役割を果たすことが解明されつつある．細胞や組織に存在する DNA や RNA，蛋白質を網羅的に解析する研究手法はオミックス解析と呼ばれ，これらの研究成果を実際の診断や治療につなげるためには死後脳を用いた研究が不可欠である．本章では，統合失調症を中心に死後脳を用いた分子生物学的精神疾患研究の現状について概説する．

1　死後脳を用いた研究に伴う問題点

　精神疾患患者の死後脳サンプルは培養細胞やモデル動物から得られたサンプルと異なり，生前に抗精神病薬や抗うつ薬，気分安定薬といった投薬を受けている場合がほとんどで，これらの薬剤が脳内での遺伝子発現に影響することが知られている[1]．このため，遺伝子発現が患者と健常者間で異なっていることが認められても，その違いが疾患本来の病態を反映しているのか，薬剤による影響をみているのかといった解釈の困難さが常に伴う．また，たとえ死戦期以前の数週間〜数か月間

投薬がされていなくても，神経細胞の可塑性変化が速やかに投薬以前に戻るかは確証が得られていない．投薬された薬剤の量や期間をクロルプロマジン換算などで数値化し，遺伝子発現との相関を分析する解析も行われているが，長期にわたる投薬歴を正確に把握することは困難であり，患者の服薬アドヒアランスについても不明確である場合が多い．

このような研究者によってコントロールできない問題に加えて，年齢・性別・死後経過時間・サンプルpH・死因の違いなど様々な交絡因子が存在する．そのなかでも脳組織におけるサンプルpHは遺伝子の発現パターンに大きく影響することが明らかになっている[2,3]．死戦期には一般的に呼吸回数・換気量・脳血流量が低下することから脳の低酸素状態や代謝活性の変化などが引き起こされ低pHとなり，mRNAの分解が促進される．健常者の死後脳においても，死戦期の状態により低pHが引き起こされ遺伝子発現の変動が認められる[4]．データ解析時には精神疾患本来の病態を反映した遺伝子発現の変動とは区別して考察する必要がある．

2 遺伝子発現解析

A DNAマイクロアレイ解析

細胞や組織で発現している多数の遺伝子を網羅的に解析する手法として広く使われているのがDNAマイクロアレイ解析である．死後脳を用いたDNAマイクロアレイ解析は様々な研究グループで行われており，統合失調症における遺伝子発現変化についても様々な知見が報告されている．

統合失調症で発現が変動する遺伝子として複数の研究グループから報告されているものに，シナプス伝達関連遺伝子・ミトコンドリア関連遺伝子・免疫反応関連遺伝子などがある．なかでも比較的結果が一致するものとしてミトコンドリア関連遺伝子の発現低下が挙げられる．しかし，この所見は，双極性障害患者死後脳の前頭葉でも同様の発現の低下が認められることや，前述のサンプルpHという交絡因子の影響を強く受けていることが示唆されており[5]，統合失調症特異的な変化であるかどうかは検討が必要である．

また，脳前頭前皮質・側頭皮質・海馬など様々な脳領域で特異的な遺伝子発現の変化が認められることが報告されている．例えば，患者死後脳の前頭前皮質や視覚野・運動野では *RGS4* の発現が70～90%程度低下しており[6]，またGABA受容体を含むGABA関連遺伝子群は，前頭前皮質・側頭皮質・前帯状回・視覚野・運動野で有意な発現低下が認められる[7,8]．さらに主ニューロンや介在ニューロン，オリゴデンドロサイトといった脳を構成する細胞特異的な遺伝子発現の変化も示唆されている．

B Laser Capture Microdissection(LCM)

脳は神経細胞の他に多種類の非神経細胞を含んでおり，それぞれの細胞は異なる遺伝子発現パターンを呈し働きも異なる．また脳の部位によって含まれる細胞種も異なることから，脳組織を用いた遺伝子発現解析を行った際に，疾患による差異なのか細胞構成による差異なのか判断が困難になる．また大量に含まれる非神経細胞により神経細胞における重要な差異がマスクされてしまう可能性もある．

LCMは，顕微鏡下において可視化できる微細組織から単一な細胞を捕捉する技術で，単一細胞レベルでの遺伝子や蛋白質の発現解析に有用である．統合失調症患者死後脳の視床背内側小細胞核を用いた研究では，グルタミン代謝，IGF1-mTORシグナリング経路，AKT-Wntシグナリング経路に関連する遺伝子の発現低下が認められた[9]．また，視床中心核ではグルタミン酸作動性ニューロンのマーカーの1つである *CALB1* の発現が増加していることも報告されている[10]．背外側前頭前野(DLPFC)を用いた研究では皮質Ⅱ/Ⅲ/Ⅴ層の錐体細胞においてAMPA受容体サブユニットの *GRIA1* の発現が有意に増加していた[11]．

C eQTL解析

SNPアレイなどを用い，数十万〜数百万のSNPsや染色体の微細な構造異常であるcopy number variation (CNV) を一度に調べることが可能になり，これらのデータに基づいたGWASが広く行われている．疾患群での遺伝的負因を探る解析とともに，遺伝子発現の差異に影響する遺伝子多型 (eQTLs；expression quantitative trait loci) の同定も進められている．これらの研究は主にリンパ芽球株によって行われているが，いくつかのグループで死後脳においても検証されており，*KIF1B*, *IPP*, *AKAP10*, *PRKCI* といった遺伝子の発現が近傍のSNPsと有意に関連することが報告されている[12,13]．また，SNPとsplice variantの関連も指摘されており，例として *DISC1* のSNPsと発現の関連を認めるsplice variantsが統合失調症患者の海馬において健常者と比較して有意に増加し，正常な *DISC1* の機能を阻害している可能性が報告されている[14]．

D ネットワーク解析

網羅的解析から得られた発現プロファイルデータを統合的に解析することで脳に発現する遺伝子がどのように相互作用しているか検証されている．大脳皮質・尾状核・小脳より得られたマイクロアレイデータを (WGCNA；weighted gene co-expression network analysis) により解析したところ，発現パターンの類似した遺伝子モジュールが細胞の種類や機能単位に対応して存在することが示された[15]．また胎児期から老年期までの死後脳を用いた研究からは時空間特異的なモジュールが見出され，脳で発現する遺伝子のパターンは胎児期に大きく変化することが報告された[16]．精神疾患分野では自閉症患者死後脳における遺伝子発現解析に応用され，特異的発現変動を示すモジュールが同定されている[17]．

これまで精神疾患と関連すると考えられてきた遺伝子と同一のモジュール，または相関するモジュールから新たな疾患候補遺伝子が発見される可能性があり，今後の研究の進展が期待される．

3 エピジェネティクス研究

エピジェネティクスとは，DNAの塩基配列を変化させることなく遺伝子の転写や翻訳を調節する現象で，主にプロモーター領域のCpG配列のシトシンのメチル化とクロマチン構造を構成するヒストン蛋白の化学修飾によって引き起こされる．これらの変化は細胞分裂後も維持され細胞分化などにかかわっていることが知られていたが，最近の研究では薬剤や環境の影響などで可逆的に変化することが示唆されている．脳においては発生・再生・記憶・神経変性・薬物習慣性などでエピジェネティクスとの関連が報告されているが，精神疾患の発症メカニズムや病態にもエピジェネティクスが関連している可能性が明らかになりつつある．

死後脳を用いた解析から *COMT*, *RELN*, *SOX10* といった遺伝子で統合失調症患者-健常者間でメチル化の変化が報告されている．前頭葉を用いた研究では *COMT* のプロモーター領域のメチル化が健常者群の60％に対し患者群では26％に低下しおり，*COMT* の発現は患者群が健常者群の2.7倍に上昇していた．この変化はサンプルpH・PMI・喫煙歴・服薬歴・発症年齢とは関連が認められなかったが，アルコール依存患者群では有意にメチル化が上昇していた[18]．しかし小脳を用いた解析では患者-健常者間で *COMT* のメチル化，遺伝子発現量に有意差は認められていない[19]．後頭葉と前頭前野を用いた研究から *RELN* の4か所のCpGの有意なメチル化の増加を検出しているが[20]，その後の追試では否定的な報告がされている[21]．オリゴデンドロサイト特異的に発現している *SOX10* は患者前頭葉においてメチル化の増加を認め，さらに *SOX10* と関連遺伝子の発現量低下を認めている[22]．

死後脳を用いたゲノムワイドなメチル化研究もされており，その結果GABA/グルタミン酸作動性神経伝達に関連する *VGLUT1*・*XGLUT2*・*GRIA2*・*SCG2* などのメチル化変化と発現量の

変動や，神経発生に関連する WNT1・FOSB，学習・運動機能に関連する LMX1B・LHX5，精神疾患との関連が報告されている PLA2G4B・DTNBP1 などのメチル化変化も認められている．

上記の研究は主に脳組織を部位ごとのブロックで解析したものであるが，神経細胞と非神経細胞をセルソーターで分離し解析したところ，神経細胞では非神経細胞より有意にメチル化が低いことや神経細胞でのメチル化状態は個人差が大きいことが示されており[23]，本手法やLCMを応用したエピゲノム解析が期待される．

統合失調症の疾患メカニズムの解明や治療法開発のためには，死後脳研究の重要性はさらに増すと考えられる．現在わが国においてもブレインバンクの整備が進められているが，研究に必要な十分量の献体を収集できているとは言えず多くの研究が海外のブレインバンクに依存している．SNPs のリスクアレルの中には人種差を認めるものもあり，日本人のブレインバンクの充実化は国際的な死後脳研究の観点からも重要な課題である．

【文献】

1) Freyberg Z, Ferrando SJ, Javitch JA: Roles of the Akt/GSK-3 and Wnt signaling pathways in schizophrenia and antipsychotic drug action. Am J Psychiatry 167: 388-396, 2010
2) Li JZ, Vawter MP, Walsh DM, et al: Systematic changes in gene expression in postmortem human brains associated with tissue pH and terminal medical conditions. Hum Mol Genet 13: 609-616, 2004
3) Tomita H, Vawter MP, Walsh DM, et al: Effect of agonal and postmortem factors on gene expression profile: quality control in microarray analyses of postmortem human brain. Biol Psychiatry 55: 346-352, 2004
4) Iwamoto K, Bundo M, Kato T: Altered expression of mitochondria-related genes in postmortem brains of patients with bipolar disorder or schizophrenia, as revealed by large-scale DNA microarray analysis. Hum Mol Genet 14: 241-253, 2005
5) Iwamoto K, Kato T: Gene expression profiling in schizophrenia and related mental disorders. Neuroscientist 12: 349-361, 2006
6) Mirnics K, Middleton FA, Stanwood GD, et al: Disease-specific changes in regulator of G-protein signaling 4 (RGS4) expression in schizophrenia. Mol Psychiatry 6: 293-301, 2001
7) Hashimoto T, Volk DW, Eggan SM, et al: Gene expression deficits in a subclass of GABA neurons in the prefrontal cortex of subjects with schizophrenia. J Neurosci 23: 6315-6326, 2003
8) Haroutunian V, Katsel P, Dracheva S, et al: Variations in oligodendrocyte-related gene expression across multiple cortical regions: implications for the pathophysiology of schizophrenia. Int J Neuropsychopharmacol 10: 565-573, 2007
9) Chu TT, Liu Y, Kemether E: Thalamic transcriptome screening in three psychiatric states. J Hum Genet 54: 665-675, 2009
10) Byne W, Dracheva S, Chin B, et al: Schizophrenia and sex associated differences in the expression of neuronal and oligodendrocyte-specific genes in individual thalamic nuclei. Schizophr Res 98: 118-128, 2008
11) O'Connor JA, Hemby SE: Elevated GRIA1 mRNA expression in Layer II/III and V pyramidal cells of the DLPFC in schizophrenia. Schizophr Res 97: 277-288, 2007
12) Myers AJ, Gibbs JR, Webster JA, et al: A survey of genetic human cortical gene expression. Nat Genet 39: 1494-1499, 2007
13) Iwamoto K, Ueda J, Bundo M, et al: Survey of the effect of genetic variations on gene expression in human prefrontal cortex and its application to genetics of psychiatric disorders. Neurosci Res 70: 238-242, 2011
14) Nakata K, Lipska BK, Hyde TM, et al: DISC1 splice variants are upregulated in schizophrenia and associated with risk polymorphisms. Proc Natl Acad Sci U S A 106: 15873-15878, 2009
15) Oldham MC, Konopka G, Iwamoto K, et al: Functional organization of the transcriptome in human brain. Nat Neurosci 11: 1271-1282, 2008
16) Kang HJ, Kawasawa YI, Cheng F, et al: Spatio-temporal transcriptome of the human brain. Nature 478: 483-489, 2011
17) Voineagu I, Wang X, Johnston P, et al: Transcriptomic analysis of autistic brain reveals convergent molecular pathology. Nature 474: 380-384, 2011
18) Abdolmaleky HM, Cheng KH, Faraone SV, et al: Hypomethylation of MB-COMT promoter is a major risk factor for schizophrenia and bipolar disorder. Hum Mol Genet 15: 3132-3145, 2006
19) Dempster EL, Mill J, Craig IW, et al: The quantification of COMT mRNA in post mortem cerebellum tissue: Diagnosis, genotype, methylation and expression. BMC Med Genet 16: 7-10, 2006
20) Grayson DR, Jia X, Chen Y, et al: Reelin promoter hypermethylation in schizophrenia. Proc Natl Acad Sci USA 102: 9341-9346, 2005
21) Tochigi M, Iwamoto K, Bundo M, et al: Methylation status of the reelin promoter region in the brain of schizophrenic patients. Biol Psychiatry 63: 530-533, 2008
22) Iwamoto K, Bundo M, Yamada K, et al: DNA methylation status of SOX10 correlates with its downregulation and oligodendrocyte dysfunction in schizophrenia. J Neurosci 25: 5376-5381, 2005

23) Iwamoto K, Bundo M, Ueda J, et al: Neurons show distinctive DNA methylation profile and higher interindividual variations compared with non-neurons. Genome Res 21: 688-696, 2011

（池亀 天平，岩本 和也）

第16章 ブレインバンク

Facts
- ブレインバンクとは，脳神経疾患の病態を解明し将来の医学・医療の向上につながることを願って，遺族の意思や生前の意思による死後脳の提供の受け皿となって死後脳を集積，保管し，研究第三者研究機関への提供を行う機関を指す．
- ブレインバンクの運営にあたっては，死体解剖保存法，病理解剖指針，ヒトゲノム・遺伝子解析研究倫理指針などを遵守し，遺体の尊厳の保護と研究倫理に十分な配慮をすることが重要である．
- ブレインバンクで脳などの組織を集積するにあたっては，詳細な生前の臨床情報の集積，神経病理診断，脳組織 pH，RNA，蛋白質の退縮などの評価，集積・保管・分配の過程での脳組織・組織内分子の劣化を防ぐ管理体制の整備が必要である．
- 精神疾患ブレインバンクとは精神疾患の病態解明に寄与することを目指すブレインバンクを指す．
- 精神疾患が脳の形態や分子現象に及ぼす影響は神経変性疾患などと比べて小さいため，精神疾患ブレインバンクでは精神疾患病態の影響をとらえるために交絡因子に注意を払うことが特に必要となる．
- 米国，欧州，オーストラリアを中心に精神疾患ブレインバンクが活発に活動して世界の死後脳研究を牽引しており，今後，わが国でも精神疾患ブレインバンクの整備が進むことが望まれる．

1 精神疾患ブレインバンク整備の重要性

統合失調症を始めとする精神疾患の病態の解明には死後脳研究が不可欠であることは前章までに解説がなされたとおりである．ブレインバンクとは，脳神経疾患の病態を解明し将来の医学・医療の向上につながることを願って，遺族の意思や生前の意思による死後脳の提供の受け皿となって死後脳を集積，保管し，研究第三者研究機関への提供を行う機関を指し，死後脳研究を進めるために必要なシステムである（**図16-1**）．神経疾患や身体疾患は診断の確定や死因の特定のために病理解剖が行われ，並行して，遺族の同意が得られる場合には，病変を有する組織の一部は病態解明研究の対象となる．認知症や神経変性疾患などの中枢神経疾患の場合，病理解剖を行う医療機関に研究機関が併設している施設では施設ごとに脳組織などの集積が行われている場合が多く，死後組織の集積・保管・分配をより体系的に行うためのブレインバンクも数多く運営されている．一方，精神疾患の場合，精神症状を呈する原因に器質因が疑われる場合に病理解剖が行われることがあるが，大多数の場合，病理解剖の対象とはならない．このため，精神疾患ブレインバンクの整備には特段の体制が必要となる．

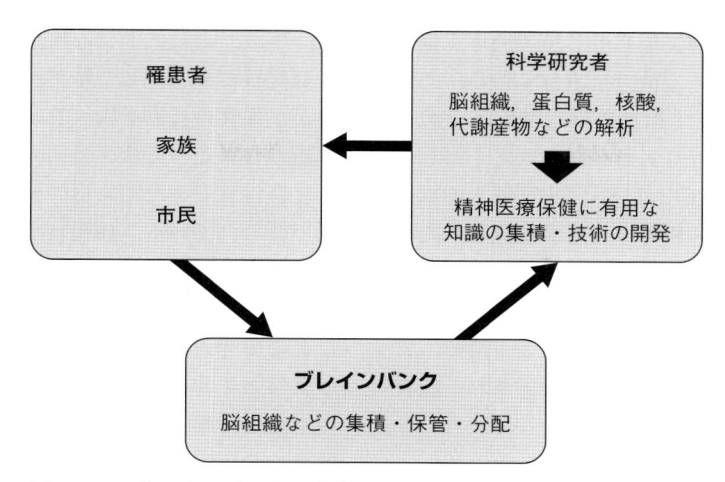

図 16-1 ブレインバンクの役割

また，精神疾患の死後脳研究を進めるのは，近年，わが国でも研究が進んでいる画像研究，生理学的研究，ゲノム多型研究などと比べて，特別の体制が必要になる．画像研究，生理学的研究，ゲノム多型研究は，罹患者，あるいは健常対照者本人から同意を得て，精神科臨床でも用いられることのある，画像撮像，生理学的検査，採血などにより，検体やデータを集積する．これに対して，死後脳検体は死後，遺族の同意を得て，剖検をさせていただき，脳を摘出させていただくもので，同意取得や検体取得のあり方が大幅に異なり，倫理的にも技術的にも十分に配慮が必要となる．以上のことから，欧米では大型の予算が投入されて多くの精神疾患ブレインバンクが整備されており，わが国においても今後整備が進むことが望まれる．本章では精神疾患ブレインバンク運営のあり方と欧米とわが国のブレインバンク整備の現状について概説する．

2 ブレインバンクの法・倫理

ブレインバンクで行う死後脳などの組織の集積は「死体の解剖及び保存並びに死因調査の適正を期すことによって公衆衛生の向上を図るとともに，医学の教育又は研究に資することを目的」として制定された死体解剖保存法に基づいて行われる．死体解剖保存法は，死体から臓器・組織を摘出し，保存することのおおまかな手続きのあり方を示しており，また，第20条には「死体の解剖を行い，又はその全部若しくは一部を保存する者は，死体の取扱にあたっては，特に礼意を失わないように注意しなければならない」という法の精神が明示されており，この精神はブレインバンク運営の根幹ともなるものである．また，病理解剖のあり方は病理解剖指針（昭和63年厚生省健康政策局長通知・健政発第693号）に規定されている．精神疾患の病態解明には死後脳組織の分子遺伝学的研究を推進することは重要で，ヒトゲノム・遺伝子解析研究に関する倫理指針（文部科学省・厚生労働省・経済産業省），および，臨床研究に関する倫理指針（厚生労働省）は生体由来の組織を対象とする研究に関して一定の指針を示しており，これらの指針も併せて遵守する必要がある．ブレインバンクの運営に携わるものが厳格に遵守するべき法，および，倫理指針としては，少なくとも以上のものが挙げられるが，さらに，ブレインバンク運営に際しての具体的なプロトコルの倫理的妥当性について十分な検討がなされる必要がある．このことを受け，日本生物学的精神医学会内にブレインバンクネットワークの設立に向けて設置されたブレインバンク設立委員会が，学会としてブレインバンクの倫理面のあり方を示す倫理指針を策定するために法律・研究倫理の専門家，メディア関係者，バイオバンク運営従事者，病理学

講座担当者，法医学講座担当者，患者団体主催者などの外部委員を招いて検討を重ねている．2011年5月21日にひとまず指針が策定され，その後も，各方面の意見を取り入れながら改定が行われてきている．また，2012年4月28日付の国家期間研究開発推進事業「精神・神経疾患克服のための研究資源（リサーチリソース）の確保を目指したブレインバンクの整備に関する研究」において設けられたブレインバンク法倫理検討委員会でもブレインバンクの倫理面のあり方が検討され，報告書に取りまとめられている．

3 死後脳などの提供を受ける際の同意の取得

　死後脳組織が医学研究の対象となる場合，死後脳の集積は病理解剖に際して，担当者が遺族にブレインバンクの主旨を説明し，病態の解明と将来の精神医療の向上のために脳などの組織をご提供いただくことについての意向を伺うところから始まる．遺族の考え・感情を尊重して，主体的に脳などの組織を提供するという判断がなされた場合に，具体的な手続きについてご説明し，書面で同意を得て，脳などの組織の提供を受ける．

　一方，ブレインバンクがその意義や具体的な運営方針を広く罹患者，家族，市民，医療福祉従事者に広報し，その主旨に賛同する人が死後，脳をブレインバンクに提供することに対して意思表示を行う生前登録を行う体制もとられる．わが国においては，精神疾患を対象とするブレインバンクへの生前登録制度は現在，福島ブレインバンクが行っている．生前登録者には会報や年会の開催によりブレインバンクの運用状況や成果の報告や精神医学の発展に関する情報の発信がなされる．生前登録者が亡くなられた場合，改めて，脳などの組織の提供について遺族に説明して同意を得る[1,2]．解剖に際して遺族の同意を得ることは死体解剖保存法に規定されており，生前の意思とともに遺族の気持ちを尊重するうえでも重要である．

　これに対し，米国の多くのブレインバンクでは，事故，自殺または心疾患などの急性疾患による病院外での急死した精神疾患罹患者または健常者が事件性の有無を調べるために検視官事務所に登録され，その遺族の賛同を得られた場合に死後脳を寄付していただく形の検視制度に連携する体制で行われている．検視官事務所にブレインバンクの専属職員が常駐し，研究の対象となりうる精神疾患罹患者および健常者を選別し，遺族に電話などで研究の趣旨，方法などの概要を説明し，脳の寄付と生前の情報を研究に用いることに関しての協力を打診し，協力への同意が得られた親族に研究の詳細を説明して同意を得るという手続きをとる．

4 死後脳などの組織の集積と保管

　ブレインバンクには通常，脳全体，または，その一部（左右の大脳，小脳，脳幹など）が集積される．脳以外に血液，脳脊髄液，肝臓，皮膚などの一部も集積されることもある．提供された脳などの組織は個人情報を保護するために匿名化IDをつけて保管される．脳は一般に矢状断で切断され，さらに適切な大きさにスライスされて，半球は－80℃の冷凍庫で凍結保管，半球はホルマリン固定した状態で保管されることが多い．両半球とも凍結保管されることや，両半球ともホルマリン固定されることもある．凍結保管された脳などの組織は核酸，蛋白質，脂質など様々な分子の量や性質を解析するのに適している．ホルマリン固定された脳などの組織は脳内の細胞・組織の形態の解析に適している．集積された脳組織については神経病理学的な診断・評価がなされる必要がある．また，死亡前後の脳内環境の状態を反映すると考えられる脳組織pHはmRNAや蛋白の発現や安定性に大きく影響することが知られ，脳組織pHや分子の安定性を測定して交絡要因の影響を最小限にコントロールすることも重要である．脳などの組織は保管されている間も尊厳をもって取り扱われ，また，鍵をかけた場所で厳重に保管される必要がある．冷凍庫の故障，停電などのトラブル時には，アラームがなり，冷凍庫に液体窒素

が注入されると同時に，夜間でも責任者に電話連絡が入るように設定されるなどの備えがなされる．

脳などの組織の集積に伴い，生前の情報も詳細に集積される．精神疾患罹患者の場合は発症年齢や発症後の経過，治療の内容，合併症などの臨床情報が必要となる．健常者については生前に精神疾患の既往を慎重に除外する必要がある．また，罹患者と健常者と双方について，生活習慣，環境などの情報が必要となる．生前の情報も匿名化されて，死後脳の匿名化IDと同じIDをつけて保管される[3,4]．

5 死後脳などの組織の分配

前章までに記載がある通り，組織や細胞で働いている数万種類に及ぶ分子の量や性質などを一度に解析する研究技術が次々と開発され普及してきており，このような技術を死後脳を対象とする研究に応用することによって，これまでに注目されてこなかった分子が精神疾患の病態にかかわるものとして特定されることが期待される．また，死後脳を対象としない研究において精神機能などに重要な役割を果たす分子が特定された場合に，ブレインバンクに寄付されている脳組織を対象として検証実験することによって，精神疾患の病態と関連してその分子が脳内でどのように変化しているかを検討することが可能になる．これらの研究はブレインバンクの運営主体の併設する研究機関においてなされる場合もあるが，ブレインバンクの主旨は精神医学・精神医療を大きく発展させる可能性のある研究に対しても開かれていることにある．第三者の研究グループはブレインバンクに提供された脳などの組織を対象に研究することで医学の発展に貢献できることが期待できる研究計画を立案し，ブレインバンクに申請を行う．ブレインバンクでは申請のあった研究の意義，独創性，有用性，発展性とともに，その計画を実行するだけの施設・機材・知識・経験・研究費をもっているか，ブレインバンクの意図，提供者の意思を十分理解したうえで，礼意をもって死後脳の取り扱いを行うことができるか，などについて十分な審査を行い，以上のことが担保される場合に申請を承認し，その研究を遂行するに必要な組織の一部を提供する．研究者らが提供を受けた組織を対象とする研究を行うことで脳機能や精神疾患病態の理解が進み，ひいては，将来の精神医療・保健福祉の向上につながることで，広く精神疾患罹患者，家族や市民にその研究の成果が還元されることで，ブレインバンク制度が成り立つことになる（**図16-1**）．

6 海外におけるブレインバンクの現状

米国では，Alzheimer病，多発性硬化症，Huntington舞踏病，神経変性疾患，AIDS脳症などの器質性の中枢神経疾患に関するブレインバンクが多数存在し，精神疾患についても少なくとも10の施設が死後脳の集積を行っている．なかでもハーバード大学ブレインバンクとスタンレー財団のブレインバンクは全世界に検体を提供し，死後脳研究に多大な貢献をもたらしてきた．米国のブレインバンクの多くは検死官と連携するシステムであることから，結果として事故または急性病変が死因となって死亡する症例が多いため死戦期の交絡因子の影響が少なく，また，同じ条件での健常対照脳組織の集積が可能となっている．ブレインバンク間の連携に向けて北米ブレインバンクネットワーク構想が模索されている[5,6]．欧州各国における独自のブレインバンクが運営の歴史は長いが，2004年以降，欧州のブレインバンク間を連携する体制が整備されている．現在，欧州の20のブレインバンクを連携するブレインネット・ヨーロッパⅡ（BrainNet Europe Ⅱ）という体制がとられている[7]．オーストラリアでも国内の5つのブレインバンクが連携し，オーストラリア・ブレインバンク・ネットワーク（Australian Brain Bank Network）が整備されている[8]．

7 わが国における精神疾患ブレインバンク整備の現状と展望

　欧米のブレインバンクに死後脳を寄付しているのはほとんどが欧米人であるが，欧米人と日本人とでは精神疾患の治療薬の効き方にしばしば相違があるなど遺伝的背景や環境要因が異なるため，精神疾患の病態にも異なる点が多いことが想定される．わが国の精神疾患罹患者に有益な情報を集積するためにはわが国でブレインバンクを整備を行うことが必須となる．

　わが国では老年疾患や神経疾患の死後脳のバイオリソースとしては国立精神・神経医療研究センターと全国14の国立病院機構病院から構成されるリサーチリソースネットワーク[9,10]，東京都健康長寿医療センター高齢者バイオリソースセンターを中心とする3施設からなる神経科学ブレインバンクネットワーク[11]，新潟大学脳研究所生命科学リソース研究センター[12]などが活動し，実績をあげてきている．これに比べると，精神疾患に関するブレインバンク整備は今後の課題となっている．これまでのところ，福島県立医科大学精神疾患死後脳ブレインバンク[1,2]，東京都立松沢病院[13]，桶狭間病院[14]や上記の3組織などが精神疾患の集積を試みているが，精神疾患への脳科学からのアプローチの歴史が浅いこと，精神科の医療現場における剖検が少なく，神経病理医との連携の体制やインフラが整っていないなどの事情から，精神疾患の死後脳の集積は難航している．

　このような現状をふまえ，2009年に日本生物学的精神医学会は精神疾患ブレインバンク設立委員会[2,4,15,16]を設置し，神経病理，病理，法医，法学の領域などと連携してわが国の精神疾患ブレインバンク整備のあり方が検討されてきている．また，2011年から国家基幹研究開発推進事業「精神・神経疾患克服のための研究資源（リサーチリソース）の確保を目指したブレインバンクの整備に関する研究」によってもブレインバンク整備が検討されている．今後，わが国においても精神疾患ブレインバンクの整備がなされ，統合失調症を始めとする精神疾患の病態解明が進むことが望まれる．

【文献】

1) 國井泰人，池本桂子，楊巧会，他：わが国における精神疾患死後脳バンクの現状と問題点．分子精神医学 6：270-276，2006
2) 丹羽真一，國井泰人，和田明，他：統合失調症死後脳研究．臨床精神薬理 12：148-168，2009
3) 富田博秋，田中千晶，俞志前：交絡因子に配慮した脳バンク構築の必要性．脳と精神の医学 20：17-24，2009
4) 富田博秋：精神疾患死後脳研究の展望とブレインバンク．精神医学 52：367-376，2010
5) Eiseman E, Haga SB: Handbook of Human Tissue Sources: A National Resource of Human Tissue Samples. pp1-256, RAND Corporation, 1999
6) Deep-Soboslay A, Benes FM, Haroutunian V, et al: Psychiatric brain banking: three perspectives on current trends and future directions. Biol Psychiatry 69: 104-112, 2011
7) Schmitt A, Bauer M, Heinsen H, et al: How a neuropsychiatric brain bank should be run: a consensus paper of Brainnet Europe II. J Neural Transm 114: 527-537, 2007
8) Sheedy D, Garrick T, Dedova I, et al: An Australian Brain Bank: a critical investment with a high return! Cell Tissue Bank 9: 205-216, 2008
9) 有馬邦正：ブレインバンクの整備の課題．坂口正道，岡崎祐士，池田和彦，他（編集）：精神医学の方位．中山書店，pp160-167，2008
10) 有馬邦正：公的ブレイン・リソースの構築—リサーチ・リソース・ネットワークと生前同意に基づくパーキンソン病ブレインバンク．BRAIN and NERVE—神経研究の進歩 62：1025-1034，2010
11) 村山繁雄，齊藤祐子：ブレインバンクの現状と展望．BRAIN and NERVE—神経研究の進歩 62：1013-1018，2010
12) 柿田明美，高橋均：ブレインリソースの現状—新潟大学脳研究所の取り組み．BRAIN and NERVE—神経研究の進歩 62：1019-1024，2010
13) 松下正明，東儀瑞穂，尾鷲登志美，他：統合失調症死後脳におけるGABA神経系の免疫組織学的検討．精神薬療研究年報 37：183-190，2010
14) 入谷修司：死後脳研究．特集 統合失調症—最近の話題．精神科 18：29-35，2011
15) 加藤忠史：精神疾患の死後脳研究の歴史，現状，今後の展望．脳と精神の医学 20：1-4，2009
16) 水上勝義：精神疾患ブレインバンクの必要性〜本学会のアンケート結果から．脳と精神の医学 20：5-9，2009

（富田　博秋）

第 17 章

神経生理学

> **Facts**
> - 統合失調症では，PPI 障害が認められ，第二世代抗精神病薬の投与にてその障害が改善する可能性が示唆される．
> - 統合失調症では，アンチサッケード障害が認められ，その神経基盤には prefrontal cortex の機能不全が想定されている．
> - 臨床の脳波検査で，統合失調症に特異的な所見を見出すことは困難である．
> - 聴覚 P50 抑制障害があるということが知られているが，統合失調症に特異的な所見とは言えない可能性がある．
> - 聴覚 MMN の振幅低下が報告されており，その基盤にはグルタミン酸神経伝達系が想定されている．
> - 統合失調症の P300 振幅減少はよく知られているが，他の精神疾患でも状態依存的に P300 振幅減少が認められる可能性がある．
> - 近赤外線スペクトロスコピー検査では，言語流暢課題において前頭葉をタイミングよく賦活できない（非効率化）という報告がある．

　1924 年にドイツの精神科医 Berger H が初めてヒトの脳波を記録して以来，多くの臨床医・研究者により脳波を指標として意識レベルの変化，睡眠，てんかんにおける異常な神経活動などが報告されてきた．本章では，統合失調症の神経生理学的所見について述べるが，現在，神経生理学の定義はどのように考えられているであろうか．一般的には，神経生理学というと脳波や筋電図が頭に浮かぶが，日本臨床神経生理学会のホームページ（http://jscn.umin.ac.jp/）では，その設立の目的は「脳から脊髄，末梢神経，筋に至る広い範囲の機能とその病態を，生理学的に研究している人々の集まりで，人間の健康上の諸問題に直結した臨床的な分野と，脳・神経・筋の機能解明のための基礎的な分野が一体となって，ヒトの神経系を中心とする複雑なシステムの研究を推進している」と述べられている．このように，神経生理学とは，脳を機能の面から研究する学問であり，幅広い分野を含んでいる．したがって，本章を作成するにあたり，なるべく多くの分野での所見を紹介するように配慮した．

　ところで，統合失調症の神経生理学を学ぶことは，どうして重要であるのか？　いまさら言うには及ばないが，ICD や DSM は診断分類のガイドラインである．つまりある患者がいくつかの症状を呈している場合，何というカテゴリーに入るかを決めるためのマニュアルである．従来の医学は，丹念に症候に注目し，類似した兆候を示す一

群を集め，同一の病因により引き起こされている群を抽出するということで，治療法が明らかになり発展してきた．しかしICDやDSMの登場により，個人的には，微細な症候に丹念に気を配り診療を行うことは少なくなってきているように思う．一方で，神経画像や神経生理学は，統合失調症の生物学的指標・治療法の確立，病因解明の手がかりにつながると思われるので，ICDやDSMを補うアプローチとして極めて重要である．

現在でも統合失調症は内因性精神疾患と位置づけられ病因は不明のままである．この原因の1つとして，現在の診断分類では統合失調症が生物学的に多様な集団で構成されてしまうということが関与していると考えられている．こうした問題を解決するために，統合失調症から生物学的に一様な群（エンドフェノタイプ）を抽出することは重要であり，客観的な指標となり得る神経生理学的な研究が注目されている．前述のように，神経生理学は幅広い分野を含んでいるので，本章ではなるべく多くの分野での所見を以下に紹介する．

1　プレパルスインヒビション

突然の大きい音，強い光のような強い感覚刺激に対して，われわれは目をつぶったりするなどの驚愕反応を生じる．プレパルスインヒビション（PPI；prepulse inhibition of startle）は，驚愕反応に先行する弱い感覚刺激（プレパルス）があると驚愕反応自体が抑制される現象である（図17-1）．

PPIは驚愕反応を生じるような感覚に対して起きる生理的現象であり，視覚や触覚でも生じ，パルスとプレパルスが違う感覚であっても起こりうる．一般的には，プレパルスが感覚入力の入り口にあたるゲートを遮断することによって，パルスを強い刺激として認識しにくくなると考えられている．脳内においては，蝸牛神経核，下丘，橋脚被蓋核を経由した聴覚プレパルス処理が，驚愕反応の出力される尾側橋網様核において抑制をかける神経回路で成立しているが，互いに線維経路を持つ神経構造により前側前野，側坐核，線条体，海馬や扁桃体などの前頭領域からの調節も受けており脳内における複雑な情報処理過程を経ている．健常者におけるPPIの研究では，数か月間隔で同様の課題を行った場合でも頑強な再現性を示し，3か月連続でPPIを測定したときの相関係数も0.9と報告されており信頼性がおける検査と言える[1]．

統合失調症では，PPI機能が低下していることが多数の研究によって支持されている．これらの異常は情報処理の初期段階の障害を示唆すると考えられており，ラットやマウスにおいてもPPIを調べることができることから，統合失調症類似の認知機能障害モデルとして用いられている．PPI異常は，統合失調症ではsensori-motor gatingにおける抑制性のフィルタリング機構が障害されており，感覚情報の氾濫とそれに続く認知の断片化を引き起こすと言われている．統合失調症におけるPPI異常はモダリティに特異的なもの

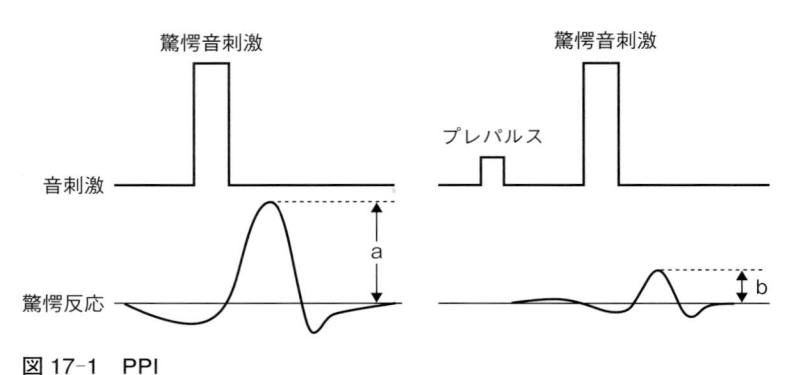

図17-1　PPI
一般的に，PPIの効果は$(a-b)/a \times 100(\%)$で表される．

ではないことや，注意・思考障害，機能評価尺度との関連が指摘されている[2]．一方，抗精神病薬の投与がPPIに影響するという報告は多い．投薬により，PPI異常が正常化したという報告や，第二世代抗精神病薬で治療されている場合や喫煙者の統合失調症ではPPI異常が比較的軽度であるという報告がある．以上から，統合失調症では，PPI障害が認められ，第二世代抗精神病薬の投与にてその障害が改善する可能性が示唆される．

2 アンチサッケード

アンチサッケード課題は，眼球運動から認知機能を評価するためのものであり定量化できるので研究に多く用いられている．眼球運動の指標としては，他に閉瞼時眼球運動，探索眼球運動，追跡眼球運動などがある．アンチサッケードは律動性眼球運動課題にて測定される．律動性眼球運動とは，急速に移動する視覚対象物を網膜の中心窩でとらえるものである．実際には，被験者の眼前にある位置に点滅した視標と反対の方向を首を動かさないようにして見るように指示すると，視標を見ることをおさえて逆方向の位置を見ようとする眼球運動が生じる．これは衝動性眼球運動と呼ばれ，脳波計や赤外線反射光によって記録される．そして，このときの眼の動きをアンチサッケードと呼ぶ．これに対してサッケードは，視標が点灯したときに同じ方向に眼球を動かすように指示されたときの眼球運動である．アンチサッケード課題で指示された眼球運動を行うには正しい認知や位置情報の正しい把握，視標につられないことなどだけでなく，課題に対する意欲や理解力などの被験者の状態にも左右される．眼球運動自体は，様々な大脳皮質，皮質下部位が関与するが，アンチサッケード課題を司る部位として以下のような報告がある．まず，位置情報から視点を動かす位置を把握するときには，lateral intraparietal areaが活動していると考えられている[3]．さらに，dorsolateral prefrontal cortexに障害があるとアンチサッケードエラーが多いことやアンチサッケード課題遂行中はprefrontal cortex（PFC）の活動が亢進していることから，PFCが関与していると考えられている[4]．

統合失調症での所見では，健常者に比べてアンチサッケード課題において視標に引きずられて見てしまうというアンチサッケードエラーが多いことが知られている．これらの統合失調症患者におけるアンチサッケードの特徴は，その一親等家族でも認められるという．一方で，大うつ病性障害や双極性障害でも同様の障害が報告されており，統合失調症に特異的かどうかは明らかではない．一般的に，統合失調症におけるアンチサッケード研究は，エラーに関して行われているが，他のパラメーターも研究の対象にされている．例えば，統合失調症では正しく対側を見た場合でも健常者に比べて潜時が延長し，ピーク速度も減少しているという報告がある．これらのアンチサッケードエラーに関しては，前頭葉が関係した反射性サッケードの抑制障害が想定されている[5]．

3 誘発電位・事象関連電位

いわゆる臨床検査としての脳波では，基礎律動など周波数や振幅の特徴といった研究から統合失調症において様々な所見が報告された．また，てんかんのような疾患特異的波形を診断の指標とすることを考慮して，統合失調症に特徴的な波形であると報告された波形もあった．しかし，今日の臨床脳波検査で，統合失調症に特異的な所見を見出すことは困難と言える．一方，研究レベルにおいて，統合失調症における誘発電位・事象関連電位の異常は報告されている．一般的には，様々な感覚器からの入力により誘発される一過性の脳電位変動を誘発電位と呼び，感覚刺激に関連した注意・認知などの心理的な活動により変動する脳電位を事象関連電位（ERP；event-related potential）と呼ぶことが多い．低電位だが刺激に同期して出現する電位変化は，刺激後の脳波を数回〜数百回程度重ね合わせる（平均加算法）ことにより検出可能である．このようにして頭皮上電極から視覚・聴覚・体性感覚性事象関連電位が記録でき

る．聴覚刺激に対する脳電位の異常が統合失調症で多く報告されており，以下に聴覚刺激に対するそれぞれの脳電位変化（成分）に関する所見を紹介する．

A｜P50

P50は聴覚刺激提示後50 msec付近に出現する陽性電位であり，通常，条件-試験パラダイムが用いられる（図17-2）[6]．健常者では，2連発のクリック音が刺激として呈示されると1発目の音に比べ2発目の音に対するP50が抑制される．一般的には，P50抑制は刺激に対する抑制機構を反映する現象と考えられる．つまり，条件反応では脳内の抑制機制が働いていないために反応は最大になり，2発目は抑制の機制が働くことにより小さな振幅を呈することになる．P50抑制の指標としては，条件刺激による反応と試験刺激による反応の比を用いて評価する．健常者では，試験刺激の振幅は条件刺激に比べて減衰し，50％以下を示すという[7]．

統合失調症ではP50抑制が小さいこと（P50抑制障害）が繰り返し報告されている．多くの統合失調症者では抑制度は50％以上あり，しばしば90％もしくはそれ以上になるという報告がある[7]．これは，PPIと同様に統合失調症において抑制機能が障害されていることを支持している．

統合失調症におけるP50抑制の障害は急性期，慢性期にかかわらずに状態非依存的に認められる現象であり，病型別にみるとP50抑制障害は，妄想型統合失調症よりも解体型統合失調症でより障害されていると言われている．また，統合失調症型人格障害でもP50抑制障害が報告されている．未治療の統合失調症ではP50振幅低下が顕著であるが，抗精神病薬の投与によりP50振幅は大きくなるという．しかし，試験反応および条件反応の両方のP50振幅が大きくなるためにP50抑制障害は残存したままのようである．抑制障害の程度は第二世代抗精神病薬で改善傾向を示すようであるが，一致した所見ではない．クロザピンによる治療でのみ，P50抑制障害の有意な正常化が報告されている[8]．一方，PTSDやAlzheimer型認知症，精神病性双極性障害でもP50抑制障害は報告されており，統合失調症に特異的な所見とは言えない可能性がある．

B｜ミスマッチ陰性電位

無視条件下で刺激間隔の短いオッドボール課題（2種類の刺激を頻度を変えてランダムに呈示する刺激）において，逸脱刺激に対する反応と標準刺激に対する反応の差を取ることで得られる潜時100〜200 msecの陰性電位をミスマッチ陰性電位（MMN；mismatch negativity）と呼ぶ（図17-3）．

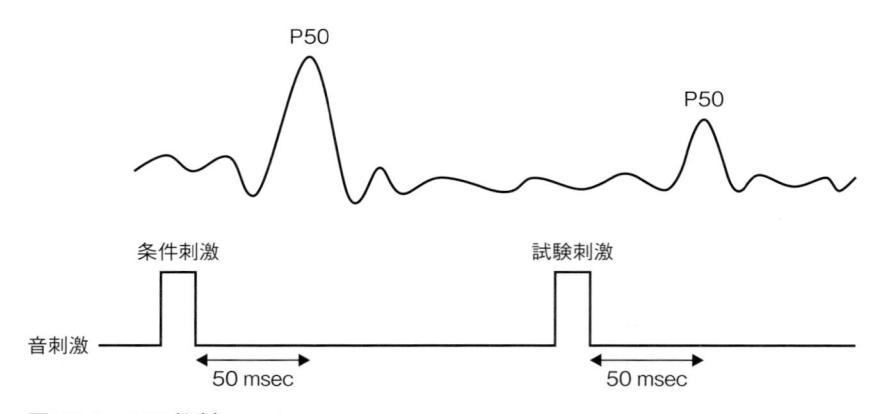

図17-2　P50抑制
2連発のクリック音を刺激に用いると，条件刺激（1発目）の音に比べ，試験刺激（2発目）の音に対してP50反応は抑制される．波形は脳電位の変化を示している（上向きが陽性）．

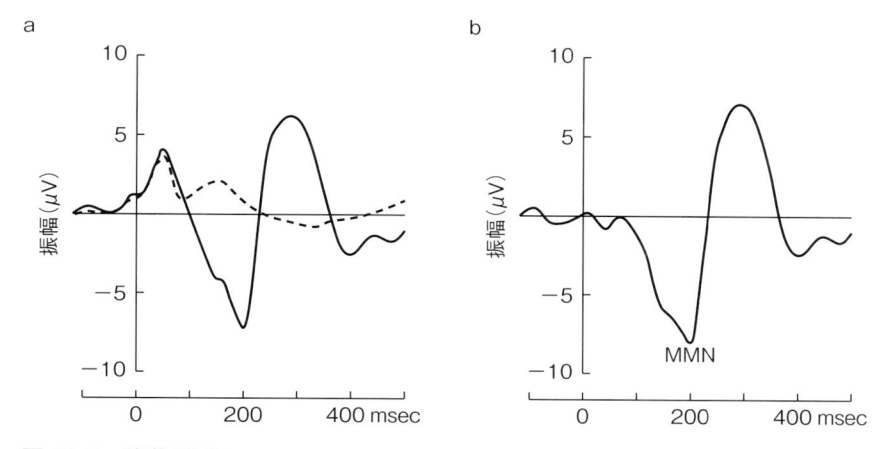

図 17-3 聴覚 MMN
a：破線は標準刺激に対する波形を，実線は逸脱刺激に対する波形を示している．
b：逸脱刺激に対する反応と標準刺激に対する反応の差をとることで，MMN 波形が得られる．

MMN は，同一の連続刺激(標準刺激)によって形成された記憶痕跡と，逸脱刺激とのミスマッチを検出する注意に関連しない感覚情報自動処理関連電位と考えられている．MMN は再現性が高く，信頼性に優れた検査と言われている[9]．

統合失調症では，聴覚 MMN の振幅低下が繰り返し報告されている．統合失調症の MMN のメタ解析では，エフェクトサイズは 0.99(95% CI：0.79〜1.29)と比較的大きなものであったという[10]．また，初発の統合失調症において MMN が健常者と変わらないことや罹病期間と MMN の障害に関係があることから，統合失調症の経過における MMN 変化は聴覚皮質の進行性変化を示す神経生理学的所見と言えるかもしれない．また統合失調症では，周波数を逸脱させた課題(frequency MMN)に比べて音の持続時間を逸脱させた課題(duration MMN)のほうが MMN 障害がより鋭敏に現れると言われている．疾患特異性に関して述べると，統合失調症で認められたこのような MMN 障害は他の精神障害での報告は少なく，統合失調症に比較的特有の所見と言えるかもしれない．例えば，双極性障害，強迫性障害では MMN は障害されていないという報告がある．一方，血縁者については，振幅低下を認めなかったとする報告もあるものの，MMN の障害を認め

たとする報告が多い．

MMN の発生とその障害にはグルタミン酸神経伝達系が関与している可能性がある．サルにおける研究では，NMDA 受容体アンタゴニストが MMN 振幅を減少させることが報告されている[11]．さらに，ヒトにおいては，麻酔域下用量のケタミンや NMDA アンタゴニストが MMN 振幅を減少させることが報告されている．MMN はグルタミン酸神経伝達系の中間表現型と考えられ，統合失調症の病態解明の手がかりになると思われる．

C ▎P300

P300 は，数種類の刺激を頻度を変えてランダムに呈示する課題(オッドボール課題)にて，低頻度標的刺激に対して潜時 300〜400 msec に出現する陽性電位である．P300 は刺激の頻度などの課題の内容や課題への注意の程度によりその振幅が変化することが知られており，作業記憶(ワーキングメモリー)や注意などの認知処理を反映すると考えられている．さらに P300 成分は新奇刺激に対して出現する P3a と標的刺激に対する P3b に分けられ，P3a は頭皮上前の頭中心部優位，P3b は頭頂部優位と出現部位が異なることが知ら

れている．一般的には P3b のことを P300 と呼ぶことが多い．

　ここでは統合失調症における P300(P3b) に関する所見を紹介する．P300 振幅の減少が繰り返し報告されており，統合失調症の P300 は健常者に比べ，振幅は減少し（エフェクトサイズ：0.89)，潜時は延長（エフェクトサイズ：0.59）していたというメタ解析が報告されている[12]．また，ウルトラハイリスク群における前向き研究で，P300 振幅低下が精神病エピソードの予測因子として優れていることが報告されている．発症していない患者家族や統合失調型パーソナリティ障害でも P300 振幅低下を認めるという報告もある．また，思春期の双生児研究では P300 減少の 48〜61％ を遺伝的に説明できるという[13]．

　このように P300 振幅減少は統合失調症の病態に関連はあると思われる．しかし，P300 が作業記憶や注意などの認知処理を反映することから，双極性障害，大うつ病性障害，認知症などでも P300 振幅減少の報告が認められる．したがって，統合失調症で P300 振幅低下は認められるが，認知処理に障害がある状態であれば様々な疾患で P300 振幅減少を呈する可能性があり，統合失調症に特異的な所見とは言えないかもしれない．

4 時間周波数解析

　近年では，wavelet 変換などを用いた脳波の時間周波数解析が行われている．この指標は，試行を平均化する P50 や P300 よりも詳しく神経活動を検出できる可能性がある．その理由は，符号化（encoding)，統合（integration)，表象化（representation）といったボトムアップ的な感覚情報処理過程は，特定の神経回路内の神経群が律動的に発火することで進行するが，この律動は刺激に同期して誘発されることもあるが（evoked oscillation)，刺激に同期せず自発的なリズムで起こることもあり（induced oscillation)，加算平均法では induced oscillation は抽出できないからである．ガンマ・オシレーション（gamma oscillation) は，ヒトが認知課題を行ったときに，30 Hz 以上の高周波数帯域であるガンマ帯域，特に 40 Hz 前後の神経活動の同期が高まる現象のことを指す．このような脳の異なる領域における神経同期発火はヒトの認知処理と関連していると言われている．大脳皮質では，錐体細胞とインターニューロンの相互連絡が密になされており，インターニューロンから錐体細胞への抑制性入力がガンマ帯域反応の生成に大きな役割を果たしていると考えられている．また，比較的長時間での神経ネットワークの構築はシナプスの可塑性が知られているが，状況に応じた短時間での神経ネットワークの構築は神経同期のタイミング制御により実現されると考えられており，これを担う脳内メカニズムが神経振動（neural oscillation) である．

　認知課題中のガンマ・オシレーションとの関連は明らかではないが，基本的な聴覚神経回路機能の指標として，auditory steady state response (ASSR) が用いられており，比較的共通した測定方法でいくつかの施設が研究を進めている．ASSR の刺激呈示方法のシェーマを図 17-4 に示す．ASSR の発生源は Heschl's gyrus 付近に推定され，聴覚野の神経回路機能を反映していると考えられる（図 17-5)．一般的に，広義には ASSR もガンマ・オシレーションと言える．ガンマ帯域 ASSR とは通常 30 Hz 以上の頻度のクリック音などを呈示することで記録した反応を指す．特に，40 Hz の頻度のクリック音を呈示した際，脳波や脳磁図の振幅が増大し，神経活動の位相がよく同期する．統合失調症者では，正常対照者と比較してこの 40 Hz ASSR パワーが減弱していることや統合失調症の第一親等者の 40 Hz ASSR のパワーが減弱していることが報告されている[14]．現在までの統合失調症の ASSR 研究を概観すると，40 Hz ASSR の障害は再現性が高い所見のようであり，脳磁図でもほぼ同様の所見が得られている[15]．一方で，GABA 機能不全が想定されている双極性障害でも 40 Hz ASSR の障害は報告されており[16]，この所見は統合失調症に特異的な所見とは言えないかもしれない．しかし，ASSR は基本的な神経回路機能を検査できるため，精神疾患の共通性・異種性を探る神経生理学的指標として

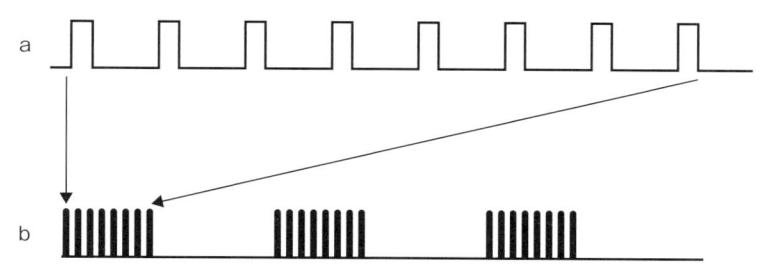

図 17-4　ASSR 記録の際の断続クリック音の模式図
a：持続 1 msec のクリック音がある頻度で呈示される（例えば 40 Hz ASSR であれば 1 秒間に 40 発呈示）．
b：500 msec の断続クリック音が，一定の間隔をおいて次々と呈示される．

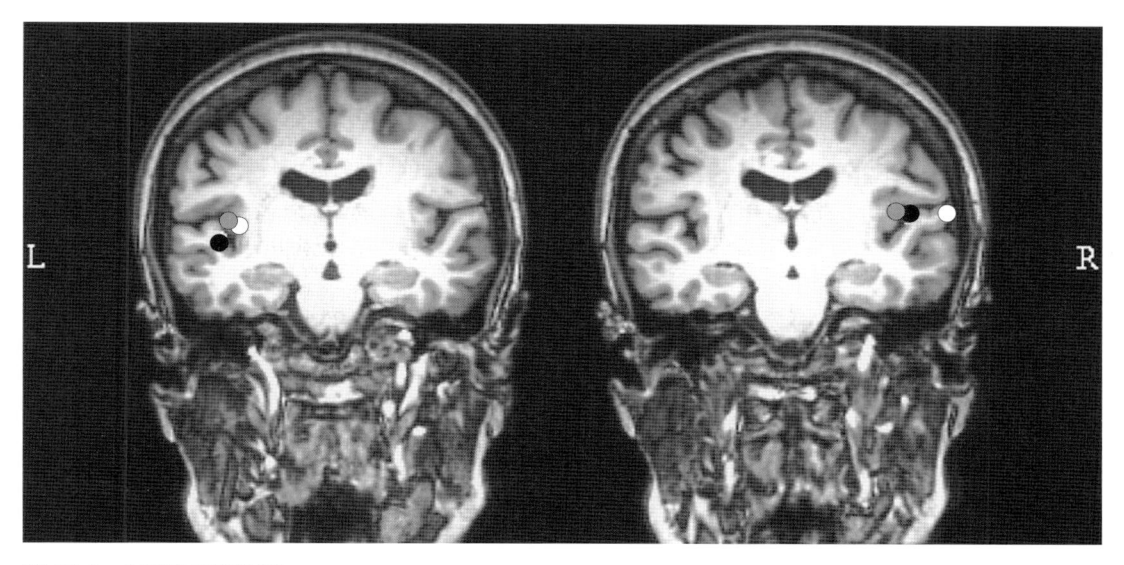

図 17-5　ASSR の発生源
○は ASSR 発生源位置を示している．左右の Heschl's gyrus 付近に推定されている．
(Tsuchimoto R, Kanba S, Hirano S, et al: Reduced high and low frequency gamma synchronization in patients with chronic schizophrenia. Schizophr Res 133: 99-105, 2011 より一部改変)

有望と思われる．

5　近赤外線スペクトロスコピー

　神経細胞の活動時，細胞の酸素代謝およびグルコース代謝の亢進に伴い，脳血管が拡張し脳血流が上昇する．このメカニズムを神経血管カップリングと呼ぶ．同時に，毛細血管も拡張するので組織に含まれる血液量が増加し，ヘモグロビンの酸化還元率も変化する．この現象をとらえて神経活動の視標としたのが近赤外線スペクトロスコピー（NIRS；near-infrared spectroscopy）である．

NIRS の利点は，①非侵襲的で繰り返し計測が可能である，②局所脳血流変化を 0.1 秒単位という高い時間分解能で計測する，③計測装置がコンパクトなので自然な環境で計測できる．欠点は，①相対値であって絶対値ではない，②皮質表面構造内の変化であって，深部変化ではない，③空間分解能はあまり高くない，などが挙げられる．統合失調症の研究では前頭葉課題を用いて前頭葉機能の賦活を検討したものが多い．具体的には，言語流暢課題において前頭葉をタイミングよく賦活できない（非効率化）という報告が多い．NIRS による統合失調症の研究はわが国での報告が多く，同

じプロトコールを使った多施設からの報告の蓄積が望まれる．

　本章では，統合失調症における代表的な神経生理の所見をなるべく広範囲に渡り紹介した．Facts に挙げたように，現時点ですべての統合失調症者に陽性で，特異度が高いという神経生理学的所見はない．始めに述べたように，診断は病因に基づいているわけではないので，将来的には神経生理学的所見や画像所見などに基づいた診断分類の再構築が望まれる．

　精神疾患の精神症状は，広義には脳の機能の障害によって起きていると考えられる．脳を機能の面から研究する分野を神経生理学と呼ぶならば，in vivo でのヒトの精神活動を直接みるアプローチは神経生理学しかない．今後も精神医学の分野において神経生理学は一層重要になるであろう．多くの方々に精神疾患の神経生理学に興味を持ってもらえることを期待して本章の結びとする．

【文献】

1) Cadenhead KS, Carasso BS, Swerdlow NR, et al: Prepulse inhibition and habituation of the startle response are stable neurobiological measures in a normal male population. Biol Psychiatry 45: 360-364, 1999
2) Swerdlow NR, Light GA, Cadenhead KS, et al: Startle gating deficits in a large cohort of patients with schizophrenia: relationship to medications, symptoms, neurocognition, and level of function. Arch Gen Psychiatry 63: 1325-1335, 2006
3) Matthews A, Flohr H, Everling S: Cortical activation associated with midtrial change of instruction in a saccade task. Exp Brain Res 143: 488-498, 2002
4) Ploner CJ, Gaymard BM, Rivaud-Pechoux S, et al: The prefrontal substrate of reflexive saccade inhibition in humans. Biol Psychiatry 57: 1159-1165, 2005
5) Fischer B, Biscaldi M, Gezeck S: On the development of voluntary and reflexive components in human saccade generation. Brain Res 754: 285-297, 1997
6) Adler LE, Pachtman E, Franks RD, et al: Neurophysiological evidence for a defect in neuronal mechanisms involved in sensory gating in schizophrenia. Biol Psychiatry 17: 639-654, 1982
7) Potter D, Summerfelt A, Gold J, et al: Review of clinical correlates of P50 sensory gating abnormalities in patients with schizophrenia. Schizophr Bull 32: 692-700, 2006
8) Becker J, Gomes I, Ghisolfi ES, et al: Clozapine, but not typical antipsychotics, correct P50 suppression deficit in patients with schizophrenia. Clin Neurophysiol 115: 396-401, 2004
9) Pekkonen E, Rinne T, Naatanen R: Variability and replicability of the mismatch negativity. Electroencephalogr Clin Neurophysiol 96: 546-554, 1995
10) Umbricht D, Krljes S: Mismatch negativity in schizophrenia: a meta-analysis. Schizophr Res 76: 1-23, 2005
11) Javitt DC, Steinschneider M, Schroeder CE, et al: Role of cortical N-methyl-D-aspartate receptors in auditory sensory memory and mismatch negativity generation: implications for schizophrenia. Proc Natl Acad Sci U S A 93: 11962-11967, 1996
12) Jeon YW, Polich J: Meta-analysis of P300 and schizophrenia: patients, paradigms, and practical implications. Psychophysiology 40: 684-701, 2003
13) Wright MJ, Hansell NK, Geffen GM, et al: Genetic influence on the variance in P3 amplitude and latency. Behav Genet 31: 555-565, 2001
14) Hong LE, Summerfelt A, McMahon R, et al: Evoked gamma band synchronization and the liability for schizophrenia. Schizophr Res 70: 293-302, 2004
15) Tsuchimoto R, Kanba S, Hirano S, et al: Reduced high and low frequency gamma synchronization in patients with chronic schizophrenia. Schizophr Res 133: 99-105, 2011
16) O'Donnell BF, Hetrick WP, Vohs JL, et al: Neural synchronization deficits to auditory stimulation in bipolar disorder. Neuroreport 15: 1369-1372, 2004

（鬼塚　俊明，角田　智哉）

第 18 章

神経化学

> **Facts**
> - 線条体におけるドパミン伝達の過剰は陽性症状を引き起こすメカニズムの1つと考えられるが,大脳皮質ではドパミン伝達の低下を示す所見があり認知機能障害への関与が指摘されている.
> - 大脳皮質では 5-HT$_{2A}$ 受容体の発現変化が報告され,この受容体を介したセロトニン伝達の変化が陽性症状に関与する可能性が指摘されている.
> - 大脳皮質では α7 サブユニットからなるニコチン型受容体の発現低下が報告され,この受容体によるアセチルコリン伝達の低下が認知機能障害に関与することの遺伝学的および薬理学的な証拠が存在する.
> - 大脳皮質や線条体では M1 および M4 ムスカリン型受容体の発現低下が報告され,認知機能障害と陽性症状への関与が指摘されている.
> - 大脳皮質の錐体ニューロンの樹状突起や棘突起の減少は,グルタミン酸を介した興奮性シナプスの減少を示す.
> - NMDA 受容体の機能障害を示す薬理学的証拠は多く存在するが,その発現変化については所見が乏しく,D-セリンなどの調節分子の関与も指摘されている.
> - 大脳皮質では代謝型グルタミン酸受容体 mGlu2 の発現低下が報告され,mGlu2 の活性化は抗精神病作用を有する.
> - 大脳皮質のパルブアルブミン陽性介在ニューロンでは,抑制性伝達物質 GABA の合成低下を示す所見が存在し,皮質オシレーションの異常や認知機能障害への関与が指摘されている.

　大脳皮質は,霊長類,特にヒトにおいて著しく進化し,その精神・神経機能を司る.統合失調症でも,陽性症状・陰性症状・認知機能障害などの症状は,大脳皮質における情報処理の問題を反映すると考えられる.大脳皮質での情報処理は皮質内の神経回路に加え,線条体や視床などの皮質下諸核との間で形成される神経回路によって担われている.このような神経回路の基本的な構築と動作原理は,興奮性のグルタミン酸(glutamic acid)あるいは抑制性のガンマアミノ酪酸(GABA；γ-aminobututyric acid)を伝達物質とするシナプス結合により規定される.また,ドパミン,セロトニン,アセチルコリンなどを伝達物質とする脳幹諸核からの投射も,神経回路における情報処理を修飾する.統合失調症ではドパミン系をはじめとした調節系の変化についての仮説が有力であり,それを支持する生物学的な所見も蓄積している.また,最近ではグルタミン酸や GABA を介した神経伝達についても,その変化を示す所見が多く得られている.

本章では，統合失調症において，大脳皮質の情報処理に影響を及ぼし，様々な症状の発現に関与すると考えられる各伝達物質系の変化とそれらの病態における意味について解説する．

1 ドパミン系

大脳皮質や線条体へのドパミン投射ニューロンの細胞体は中脳の被蓋部（VTA；ventral tegmental area）から黒質（substantia nigra）にかけて存在する．霊長類の線条体は連続的する3つの部分からなり，腹側部（limbic striatum）は報酬や意欲に関係する辺縁系（内側前頭前野，海馬，扁桃体）から，中央部（association striatum）は認知機能に関係する背外側前頭前野から，そして背外側部（motor striatum）は運動関連皮質領域から投射を受け，それぞれ対応した機能を有する[1]．ドパミンニューロンの大脳皮質への投射は[2]，認知機能の調節にかかわっている[3]．ドパミン受容体には，薬理学的にD1様受容体（adenylate cyclaseを活性化しcAMP合成を促進）とD2様受容体（adenylate cyclaseを抑制しcAMP合成を低下）がある．分子レベルではD1からD5までの受容体が同定されており，D1とD5がD1様，D2とD3とD4がD2様の特性を有する[4]．

統合失調症では，陽性症状を改善する抗精神病薬にドパミン遮断作用があることから，「陽性症状が脳内ドパミン伝達の過剰により生じる」というドパミン仮説が提唱されてきた．そして，抗精神病薬のD2様受容体結合能と抗精神病効果の認められる用量との間に逆相関関係が存在すること[5,6]，アンフェタミンなどのドパミン放出を誘導する物質により幻覚妄想が惹起されること[7]は，この仮説を裏づけている．以下に，ドパミン系に認められる変化について，線条体と大脳皮質に分けて記載する．

A 線条体

1. ドパミン合成・放出

ドパミンはシナプス前終末でチロシン水酸化酵素（TH；tyrosine hydroxylase）によりL-tyrosineからL-DOPAを経て合成されるが，放射活性を持つ^{18}F-DOPAまたは^{14}C-DOPAはドパミンに転換された後シナプス終末に集積しドパミンの合成を反映する．Positron emission tomography（PET）を用いた複数の研究により，初発や未治療の統合失調症患者の線条体における放射活性の高値が繰り返し報告されており，線条体でのドパミン合成の増加が示唆されている[8]．

シナプス前終末からのドパミン放出は，D2様受容体に選択的な放射性リガンドが，受容体への結合を巡って，シナプス間隙に放出された内在性のドパミンと競合する性質を利用して，single photon emission computerized tomography（SPECT）およびPETにより測定されている．例えば，アンフェタミン投与により引き起こされるドパミン放出は，D2様受容体へのリガンド結合の減少として計測されるが，統合失調症患者ではこのドパミン放出に亢進が認められた[9,10]．また，患者では，このように計測されたアンフェタミン投与によるドパミンの放出が，アンフェタミン投与後の陽性症状の悪化と相関し，急性期では寛解期に比べ多いことが判明している[9]．一方，定常状態ではD2様受容体の一部は内在性のドパミンにより占拠されているが，THの阻害薬（α-MPT；α-methyl-para-tyrosine）投与によりもたらされるドパミン枯渇状態では，より多くのD2様受容体にリガンドが結合する．つまり，定常状態でのドパミン放出量は，ドパミン枯渇下のリガンド結合量，から定常状態のリガンド結合量を差し引くことで推定される．この方法を用いた研究では，初発や服薬中断中の患者の線条体にて，ドパミン放出の増加が認められた[11]．さらに，患者ではアンフェタミン投与後と定常状態でのドパミン放出量に相関が存在する[10]．以上の証拠は，統合失調症の線条体におけるドパミン放出の亢進を強く示唆している．興味深いことに，定常状態でのドパミン放出量は抗精神病薬による陽性症状の改善程度と相関したが，陽性症状の程度とは相関しなかった[11]．これは，線条体のドパミン放出が亢進している患者では抗精神病薬により

陽性症状は改善するが，ドパミン放出に変化はなくとも陽性症状が重く抗精神病薬による治療効果が低い場合があること，すなわち陽性症状にドパミン以外のメカニズムが存在することを示している．

最近では，解像度の高いPETを用いて，線条体を腹側(ventral)，中央(association)，背外側(motor)の機能的な区分に分けた解析が行われ，中央部におけるドパミン合成および放出の増加が示されている[12, 13]．これは，「線条体腹側部におけるドパミン伝達の亢進が陽性症状に関与する」との定説[14]を覆す所見である．

2. ドパミン受容体

線条体におけるD2様受容体の発現は，放射性リガンドの結合を調べた多くの死後脳研究により，統合失調症での増加が報告されているが[15, 16]，抗精神病薬のD2様受容体遮断効果に対する代償性変化と考えられている[17, 18]．D2様受容体のうちD3は，服薬中断中の患者の線条体腹側部において増加が報告されているが[19]，その後の研究では確認されていない[20]．D4については，線条体での発現は低く，再現性のある所見はない[21, 22]．

初発や未治療の患者の線条体におけるD2様受容体の発現については，PETやSPECTを使った脳画像研究が行われているが，軽度の増加あるいは不変との報告が混在する[11, 23-26]．最近では，D2様受容体の発現量をより正確に反映する内在性ドパミンの枯渇下でのD2様受容体へのリガンド結合も調べられているが，有意な変化は認められていない[13]．

線条体にはD1様受容体も多く発現するが[21, 27]，統合失調症における変化は明らかでない[20, 23, 24, 28, 29]．

3. ドパミン再取り込み

線条体では，シナプス間隙に放出されドパミンは，トランスポーター(DAT；dopamine transporter)によりシナプス終末に再び取り込まれる．統合失調症では，死後脳研究および脳画像研究にほぼ共通して，線条体のDAT発現に明らかな変化は認められていない[23, 25, 30]．

B 大脳皮質

1. ドパミン線維

霊長類の大脳皮質では，THを含有する神経線維の分布がドパミンニューロンの軸索のそれに一致し，前頭前野を始めとする広汎な領域に認められている[31]．統合失調症では，TH免疫染色を用いた死後脳研究により，前頭前野などでのドパミン線維の減少が示唆され，認知機能障害への関与が指摘されている[32, 33]．

2. ドパミン受容体

大脳皮質ではD1様受容体がD2様受容体に比べ優位である[21, 34]．霊長類の実験から，前頭前野におけるD1様受容体を介したドパミン伝達が，作業記憶などの認知機能に重要であることは繰り返し示されてきた[3, 35]．統合失調症でも，前頭葉におけるD1様受容体への放射性リガンドの結合が，未治療あるいは服薬中断中の患者にてPETにより評価され，年齢や罹病期間などが近い被験者を対象にした2つの研究から，低下[24]および増加[28]との相反する結果が得られている．低下の報告では，リガンド結合が低い患者ほどWisconsin Card Sorting Testの成績が低く陰性症状が強い傾向を認めた[24]．増加の報告では，リガンド結合が高い患者ほど，作業記憶課題の成績は悪かった[28]．大脳皮質におけるD1様受容体へのリガンド結合は，α-MPT投与や代謝酵素(catechol-O-methyltransferase)の遺伝子型により生じる皮質ドパミン量の低い状態で高値を示すので[36, 37]，D1様受容体の増加の所見については，ドパミン伝達の低下[32, 33]に対する代償性変化と考えられている[28]．いずれにしろ，これら2つのPET研究の結果は，D1様受容体を介した皮質ドパミン伝達の低下が認知機能障害にかかわる可能性を示している．しかし，罹病期間が短い未治療例の研究では，D1様受容体の発現変化や臨床症状との関係は認められていない[29]．

2 セロトニン系

セロトニン（5-hydroxytrypyamine：5-HT）を伝達物質とするニューロンは，脳のほぼすべての領域に軸索を送るが，細胞体は脳幹正中部の縫線核群に存在する．セロトニン受容体には，$5-HT_1$から$5-HT_7$までのファミリーがあり，それぞれのファミリーは複数のサブタイプからなる[38]．陽イオンチャンネルを形成する$5-HT_3$ファミリー以外は，種々のG蛋白質と結合し細胞内メッセンジャーの変動を引き起こす代謝型受容体である．放出されたセロトニンは，トランスポーター（SERT：serotonin transporter）によりシナプス終末に再取り込みされる．

$5-HT_1$ファミリーは，adenylate cyclaseを抑制する[38]．$5-HT_{1A}$は大脳皮質，海馬，扁桃体などに広く発現し，その活性化は不安や攻撃性の緩和に関与する．$5-HT_{1A}$は縫線核群 5-HTニューロンの細胞体や樹状突起にも発現し，その活性化はK^+チャンネルを開くことで5-HTニューロンの膜を過分極させ，5-HT放出を抑制する．$5-HT_2$ファミリーは，phospholipase Cを活性化し，inositol 1,4,5-triphosphate（IP3）とdiacylglycerol（DG）の合成を促進し，細胞内Ca^{2+}を増加させる．$5-HT_{2A}$は大脳皮質や線条体で多く発現し，$5-HT_{2C}$は脈絡膜の他，大脳皮質，淡蒼球，黒質などに認められる[38]．

統合失調症では，lysergic acid diethylamide（LSD）などの幻覚惹起物質と第二世代抗精神病薬が，それぞれ$5-HT_{2A}/5-HT_{2C}$の活性化[38,39]および遮断作用[40]を有することから，セロトニン系の変化が想定され，これまでにSERT，$5-HT_{1A}$，$5-HT_{2A}$の発現について，放射性リガンドを用いた死後脳研究や脳画像研究が行われてきた．5-HT系の脳画像研究では，リガンド結合が内在性 5-HTによる影響を受けにくく，発現量を反映するとされる[41-43]．

$5-HT_{1A}$の発現については，選択的リガンドを使った死後脳研究にほぼ共通して大脳皮質における増加が報告されているが，未治療患者などのPET研究では低下あるいは不変が報告され，統一した見解は得られていない[44,45]．

$5-HT_{2A}$の発現も，死後脳研究では，大脳皮質で低下，不変，増加と一定せず，抗精神病薬の$5-HT_{2A}$遮断作用による影響が指摘されている[46,47]．PET研究では，患者の皮質$5-HT_{2A}$へのリガンド結合は減少あるいは不変と報告されていたが，最近のより選択性の高いリガンドとより多数の未投薬例を用いたPET研究によると，前頭葉における$5-HT_{2A}$発現は陽性症状の程度と相関する形で低下しており[48]，抗精神病薬による$5-HT_{2A}$の占拠率と陽性症状の改善の程度に相関が認められた[49]．上記の薬理学的知見[39,40]とともに，大脳皮質における$5-HT_{2A}$を介したセロトニン伝達の変化が陽性症状へ関与する可能性を示している．

SERT発現については，死後脳研究では，前頭葉において低下と不変の報告が混在するが[50]，PET研究では，前頭葉，線条体，脳幹のどの部位でも変化は認められていない[51]．

3 アセチルコリン系

大脳皮質や線条体にはアセチルコリン（Ach）を伝達物質として用いるニューロンの軸索線維とシナプスが高密度に存在する．Ach受容体には，陽イオンチャンネルを形成するニコチン型（nicotinic type）と細胞内メッセンジャーに変動を引き起こすムスカリン型（muscarinic type）が存在する．ニコチン型は[52]，5つのサブユニットにより形成され，脳内には$\alpha2〜\alpha10$および$\beta2〜\beta4$の12種類が存在する．脳内のムスカリン型受容体の多くは$\alpha4$と$\beta2$からなるが，$\alpha7$サブユニットはそれのみで5量体チャンネルを形成する．ニコチン型受容体は脳内に広汎に発現する．ムスカリン型には，M1〜M5のサブタイプがあり，M1，M3，M5はphospholipase Cを活性化し，M2とM4はadenylate cyclaseを抑制する．M1は大脳皮質に，M4は線条体に，M2は視床や脳幹に多く発現する[53]．

統合失調症では，$\alpha7$ニコチン型受容体について，死後脳研究では大脳皮質や海馬における発現

低下が報告され[54-57]．遺伝学研究ではα7サブユニットをコードする*CHRNA7*遺伝子の変異と発症リスクの関連が示されている[58-60]．α7受容体は音刺激で誘発される脳波成分P50が先行音刺激により抑制される現象に重要な役割を持つが，統合失調症ではこのP50抑制に低下が認められ，感覚情報処理の問題を反映し，認知機能障害に関与することが知られている[61]．さらに，統合失調症家系の連鎖解析では，*CHRNA7*遺伝子の変異とP50抑制の低下に関連が認められ[61]．患者へのα7受容体の部分アゴニスト3-(2,4 dimethoxy)benzylidene-anabaseine(DMXBA)の投与は，P50抑制や認知機能の改善をもたらすことが報告されている[62]．これらの証拠は，α7受容体を介したAch伝達の低下が，感覚情報処理や認知機能の障害に関与していることを示している[52]．

ムスカリン型受容体についても，その遮断薬（抗コリン薬）が，統合失調症患者において幻覚妄想や認知機能障害を悪化させ[53]，健常者の線条体におけるドパミン放出を増加させることから[63]，病態との関係が想定されてきた[53]．死後脳や脳画像の研究では，ムスカリン型受容体へのリガンド結合の低下が，大脳皮質，海馬，線条体などの広汎な領域にて認められ，前頭前野などの大脳皮質ではM1の発現低下，線条体ではM4の低下を反映することが指摘されている[64,65]．さらに，強い抗精神病作用を有するクロザピンと体内代謝産物（N-desmethylclozapine）は，それぞれM1とM4の活性化作用を示すことが報告され[53]．M1とM4のアゴニストxanomelineには陽性症状や認知機能障害に対する改善効果も認められている[66]．これらの所見に基づいて，M1およびM4の発現低下が，それぞれ認知機能障害および陽性症状のメカニズムに関与する可能性が指摘されている[53,65]．

4 グルタミン酸系

大脳皮質と皮質下諸核の神経回路を構築するシナプスの多くが，興奮性のグルタミン酸を伝達物質として用いる．大脳皮質では，錐体ニューロンがグルタミン酸作動性であり，皮質下のニューロンや皮質錐体ニューロンからの興奮性シナプスを，樹状突起の棘突起spineで受ける．統合失調症の大脳皮質や海馬では，この棘突起の減少や樹状突起の短縮が繰り返し報告され，グルタミン酸を介する神経結合の減少が指摘されている[67]．グルタミン酸受容体にはイオンチャンネル型と代謝型があり，前者には，N-methyl-D-aspartate(NMDA)受容体，α-amino-3-hydroxy-5 methyl-4-isoxazole propionic acid(AMPA)受容体，カイニン酸kinate受容体がある[68]．

A｜NMDA受容体

NMDA受容体には，GluN1(NR1)，GluN2A-2D(NR2A-2D)，GluN3A-3B(NR3A-3B)の7サブユニットが存在し，少なくとも1つのGluN1と他のサブユニットの4量体がCa^{2+}チャンネルを形成し，その開口にはグルタミン酸の結合に加え，グリシンの結合とシナプス後膜の脱分極が必要である[68]．フェンサイクリジン(phencyclidine)やケタミン(ketamine)などのNMDA受容体の非競合的阻害剤の急性投与は，健常者に陽性症状，陰性症状，認知機能障害を惹起し，統合失調症患者ではこれらの症状を悪化させる．そこで，統合失調症の病態メカニズムとしてNMDA受容体の機能低下が提唱されてきた[69]．しかし，それぞれサブユニットのmRNAや蛋白の発現を調べた死後脳研究では，前頭前野，海馬，視床，基底核などで，いくつかのサブユニットの発現に低下が認められるもの，その再現性は乏しい[70-74]．特に，高齢者の研究では他と異なる結果が目立ち，疾患以外の因子による影響が考えられる[71,75]．脳画像研究では，少数の未投薬の患者で，海馬や前頭葉におけるリガンド結合の低下が報告されている[76]．

NMDA受容体はグルタミン酸以外の様々な脳内分子により調節を受ける．D-セリン(D-serine)は，グリシン結合部位を活性化し，キヌレン酸は同部位の阻害作用を有する．統合失調症で

は，脳脊髄液や血清中のD-セリンの低下[77,78]や大脳皮質におけるキヌレン酸[79]の増加が報告されており，NMDA受容体の機能低下に結びついている可能性が指摘されている．興味深いことにキヌレン酸は，前述したα7ニコチン型受容体の阻害作用も合わせ持つ[79]．

B｜AMPA受容体

AMPA受容体には，GluA1-A4（GluR1-GluR4）の4サブユニットがあり，一般的にGluA2とその他のサブユニットによる4量体が，Na^+透過性チャンネルを作る[68]．NMDA型と異なりグルタミン酸の結合のみで開口し，興奮性シナプス伝達の本体を担っている．統合失調症では，死後脳研究により選択的リガンドの結合や各サブユニットの発現の変化が調べられてきた．海馬を含む内側側頭葉では，リガンド結合やGluA1およびGluA2の発現の低下が報告されているが，再現性は十分とは言えない[70,72,80]．前頭前野では，リガンド結合の変化は明らかでないが[80]，GluA2 mRNAの発現低下が繰り返し報告されており[81-83]．錐体ニューロン棘突起上の興奮性シナプスの減少に対応した所見と考えられる．高齢者の死後脳研究では，他の研究と異なり，統合失調症における発現増加が報告されているが，疾患以外の因子による影響が考えらえる[84]．

C｜カイニン酸受容体

カイニン酸受容体は，5種類のサブユニットGluK1-GluK5が形成する多量体イオンチャンネルである[68]．統合失調症では，大脳皮質，海馬，線条体，視床などで，標識カイニン酸の結合やそれぞれのサブユニットのmRNA発現が調べられているが，再現性の高い変化は認められず，不変との報告も多い[70,72,80,85]．

D｜代謝型受容体

代謝型のグルタミン酸受容体には，mGlu1-mGlu8の8種類あり，それぞれにalternative splicingによるサブタイプが存在する．I型（mGlu1，mGlu5）はphospholipase Cを活性化し，II型（mGlu2，mGlu3）とIII型（mGlu4，mGlu6，mGlu7，mGlu8）はadenylate cyclaseを抑制する[86]．mGlu1およびmGlu5は同じサブタイプ同士で，mGlu5はD_2と，mGlu2は$5-HT_{2A}$と2量体を形成し細胞内伝達系を調節する[47,86]．統合失調症では，mGlu2およびmGlu3のアゴニストLY2140023に陽性症状および陰性症状を改善する効果があることが注目を集めており[87]，mGlu2の活性化を介した効果と考えられている[86]．統合失調症の前頭前野では，mGlu2/3蛋白質の発現パターンおよび量に変化は検出されていないが[88]，mGlu2 mRNAに低下が報告されている[49]．mGlu3 mRNAの発現には変化は認められていない[49,86,89]．I型については，mGlu1のmRNAおよび蛋白の発現増加が前頭前野にて報告されているが[90,91]，mGlu5 mRNAの前頭前野および海馬での発現変化は明らかではない[89,92]．

E｜その他のグルタミン酸伝達マーカー

グルタミン酸は，クエン酸回路のα-ketoglutaric acidとの間で双方向性に変換し，エネルギー産生に関与する普遍的なアミノ酸である[68]．一方，伝達物質として用いられるグルタミン酸のほとんどが，シナプス前終末でグルタミンglutamineから合成され，シナプス小胞に蓄えられる．放出されたグルタミン酸の大部分は，グリアに発現するトランスポーター（EAAT；excitatory amino acid transporter）により細胞内に取り込まれ，グルタミンに変換され，ニューロンへ移行する[68]．統合失調症では，脳脊髄液中のグルタミン酸の定量が行われてきたが再現性のある結果は得られていない．一方，核磁気共鳴スペクトロスコピー（MRS；magnetic resonance spectroscopy）を利用し，脳内のグルタミン酸とグルタミンを同時に定量することで，グルタミン酸によるシナプス伝達の変化を推定する試みが行われており，主

に未投薬の患者で前頭前野における増加が報告されている[93-96]．この増加は，NMDA受容体の障害が，後述するGABA作動性介在ニューロンの機能低下を引き起こし，錐体ニューロン活動を増加させることにより生じていると解釈されている[95,96]．

トランスポーターについては，大脳に多く発現するEAAT2 mRNAの定量解析が前頭前野，視覚野，海馬などで行われているが，一致した結果は得られていない[89,92,97]．

5 GABA系

GABAは大脳における代表的な抑制性伝達物質であり，Cl⁻イオンチャンネルであるGABA-A受容体を開口させてシナプス後膜を過分極させる．大脳皮質では介在ニューロンの主要伝達物質であるが，基底核や小脳では投射ニューロンにより用いられる．脳のGABA系全体を抑制または促進する薬物には痙攣惹起や催眠の効果があるが，統合失調症とGABA系の変化を関連づける薬理学的所見は乏しい．一方で，死後脳研究では大脳皮質におけるGABA系の変化が多く報告されている．

GABAはニューロンにてグルタミン酸からグルタミン酸脱炭酸酵素(GAD；glutamic acid decarboxylase)により合成される[98]．GADには，分子量67kDaと65kDaのアイソザイムであるGAD67およびGAD65が存在する．このうちGAD67が脳内GABA量を決定する主要酵素である[99]．統合失調症の大脳皮質では，介在ニューロンにおけるGAD67のmRNAおよび蛋白質の発現低下が，多数の死後脳バンクを用いた多くの研究から繰り返し報告されており，統合失調症の脳で認められる最も再現性の高い所見の1つとされる[100,101]．

大脳皮質のGABA作動性介在ニューロンには，その形態と機能が異なるグループがあり，それぞれが特異的蛋白質を発現している．そのなかでも，カルシウム結合蛋白パルブアルブミン(PV；parvalbumin)を発現するもの(PVニューロン)は，近傍の多くの錐体ニューロンの細胞体に抑制性シナプスを作りその活動を支配することで，大脳皮質情報処理に重要なγ帯域の周期的活動(γオシレーション)を形成する[102]．統合失調症では，大脳皮質や海馬にてPVの発現が低下しており[103-105]．GAD67の発現低下はPVニューロンで顕著に認められる[101,106]．また，統合失調症患者ではγオシレーションの異常が様々な皮質領域で報告されている[107]．これらの証拠は，PVニューロンによるGABA伝達の変化が，認知機能障害のメカニズムである可能性を示している[108,109]．

GABA-A受容体のサブユニットには，α(α1-α6)，β(β1-β3)，γ(γ1-γ3)，δ，ε，θ，π，ρ(ρ1-ρ3)などがあるが，中枢神経系では2つのα，2つのβ，1つのγまたはδによる5量体としてCl⁻イオンチャンネル受容体が形成される[98]．大脳皮質では，PVニューロンがシナプスを形成する錐体ニューロン細胞体周囲でGABA-A受容体リガンド結合[110-112]やα2サブユニットの増加[113,114]が報告され，GABA伝達の低下に対する代償反応と考えられてきた[115]．一方，α1，γ2，δなどのサブユニットについては，大脳皮質における低下を示す報告が多い[82,103,114,116-120]．

脳画像研究では，GABA-A受容体のベンゾジアゼピン認識部位へのリガンド結合が調べられてきたが，患者における特異的な変化を示す所見は乏しい[121]．最近では，MRSにより大脳皮質のGABA量を推定する試みが行われているが，統合失調症では低下あるいは増加と一致せず[96,122]，シナプスにおけるGABA伝達をどの程度反映するのか不明である．

【文献】

1) Haber SN: The primate basal ganglia: parallel and integrative networks. J Chem Neuroanat 26: 317-330, 2003
2) Williams SM, Goldman-Rakic PS: Widespread origin of the primate mesofrontal dopamine system. Cereb Cortex 8: 321-345, 1998
3) Seamans JK, Yang CR: The principal features and mechanisms of dopamine modulation in the prefrontal cortex. Prog Neurobiol 74: 1-58, 2004
4) Gnegy ME: Catecholamines. In Brady ST, Siegel GJ, Albers RW, et al (eds): Basic Neurochemistry. pp283-299, Academic Press, Waltham, MA, 2012

5) Seeman P, Chau-Wong M, Tedesco J, et al: Brain receptors for antipsychotic drugs and dopamine: direct binding assays. Proc Natl Acad Sci U S A 72: 4376-4380, 1975
6) Creese I, Burt DR, Snyder SH: Dopamine receptor binding predicts clinical and pharmacological potencies of antischizophrenic drugs. Science 192: 481-483, 1976
7) Lieberman JA, Kane JM, Alvir J: Provocative tests with psychostimulant drugs in schizophrenia. Psychopharmacology (Berl) 91: 415-433, 1987
8) Howes OD, Montgomery AJ, Asselin MC, et al: Molecular imaging studies of the striatal dopaminergic system in psychosis and predictions for the prodromal phase of psychosis. Br J Psychiatry Suppl 51: s13-18, 2007
9) Laruelle M, Abi-Dargham A: Dopamine as the wind of the psychotic fire: new evidence from brain imaging studies. J Psychopharmacol 13: 358-371, 1999
10) Abi-Dargham A, van de Giessen E, Slifstein M, et al: Baseline and amphetamine-stimulated dopamine activity are related in drug-naive schizophrenic subjects. Biol Psychiatry 65: 1091-1093, 2009
11) Abi-Dargham A, Rodenhiser J, Printz D, et al: Increased baseline occupancy of D2 receptors by dopamine in schizophrenia. Proc Natl Acad Sci U S A 97: 8104-8109, 2000
12) Howes OD, Montgomery AJ, Asselin MC, et al: Elevated striatal dopamine function linked to prodromal signs of schizophrenia. Arch Gen Psychiatry 66: 13-20, 2009
13) Kegeles LS, Abi-Dargham A, Frankle WG, et al.: Increased synaptic dopamine function in associative regions of the striatum in schizophrenia. Arch Gen Psychiatry 67: 231-239, 2010
14) Deutch AY: Prefrontal cortical dopamine systems and the elaboration of functional corticostriatal circuits: implications for schizophrenia and Parkinson's disease. J Neural Transm Gen Sect 91: 197-221, 1993
15) Joyce JN, Meador-Woodruff JH: Linking the family of D2 receptors to neuronal circuits in human brain: insights into schizophrenia. Neuropsychopharmacology 16: 375-384, 1997
16) Guillin O, Abi-Dargham A, Laruelle M: Neurobiology of dopamine in schizophrenia. Int Rev Neurobiol 78: 1-39, 2007
17) Burt DR, Creese I, Snyder SH: Antischizophrenic drugs: chronic treatment elevates dopamine receptor binding in brain. Science 196: 326-328, 1977
18) Laruelle M, Jaskiw GE, Lipska BK, et al: D1 and D2 receptor modulation in rat striatum and nucleus accumbens after subchronic and chronic haloperidol treatment. Brain Res 575: 47-56, 1992
19) Gurevich EV, Bordelon Y, Shapiro RM, et al: Mesolimbic dopamine D3 receptors and use of antipsychotics in patients with schizophrenia. A postmortem study. Arch Gen Psychiatry 54: 225-232, 1997
20) Meador-Woodruff JH, Haroutunian V, Powchik P, et al: Dopamine receptor transcript expression in striatum and prefrontal and occipital cortex. Focal abnormalities in orbitofrontal cortex in schizophrenia. Arch Gen Psychiatry 54: 1089-1095, 1997
21) Meador-Woodruff JH, Damask SP, Wang J, et al: Dopamine receptor mRNA expression in human striatum and neocortex. Neuropsychopharmacology 15: 17-29, 1996
22) Mrzljak L, Bergson C, Pappy M, et al: Localization of dopamine D4 receptors in GABAergic neurons of the primate brain. Nature 381: 245-248, 1996
23) Knable MB, Hyde TM, Herman MM, et al: Quantitative autoradiography of dopamine-D1 receptors, D2 receptors, and dopamine uptake sites in postmortem striatal specimens from schizophrenic patients. Biol Psychiatry 36: 827-835, 1994
24) Okubo Y, Suhara T, Suzuki K, et al: Decreased prefrontal dopamine D1 receptors in schizophrenia revealed by PET. Nature 385: 634-636, 1997
25) Yang YK, Yu L, Yeh TL, et al: Associated alterations of striatal dopamine D2/D3 receptor and transporter binding in drug-naive patients with schizophrenia: a dual-isotope SPECT study. Am J Psychiatry 161: 1496-1498, 2004
26) Kegeles LS, Slifstein M, Xu X, et al: Striatal and extrastriatal dopamine D2/D3 receptors in schizophrenia evaluated with [18F] fallypride positron emission tomography. Biol Psychiatry 68: 634-641, 2010
27) Bergson C, Mrzljak L, Smiley JF, et al: Regional, cellular, and subcellular variations in the distribution of D1 and D5 dopamine receptors in primate brain. J Neurosci 15: 7821-7836, 1995
28) Abi-Dargham A, Mawlawi O, Lombardo I, et al: Prefrontal dopamine D1 receptors and working memory in schizophrenia. J Neurosci 22: 3708-3719, 2002
29) Karlsson P, Farde L, Halldin C, et al: PET study of D (1) dopamine receptor binding in neuroleptic-naive patients with schizophrenia. Am J Psychiatry 159: 761-767, 2002
30) Laruelle M, Abi-Dargham A, van Dyck C, et al: Dopamine and serotonin transporters in patients with schizophrenia: an imaging study with [(123)I] beta-CIT. Biol Psychiatry 47: 371-379, 2000
31) Lewis DA, Campbell MJ, Foote SL, et al: The distribution of tyrosine hydroxylase-immunoreactive fibers in primate neocortex is widespread but regionally specific. J Neurosci 7: 279-290, 1987
32) Akil M, Pierri JN, Whitehead RE, et al: Lamina-specific alterations in the dopamine innervation of the prefrontal cortex in schizophrenic subjects. Am J Psychiatry 156: 1580-1589, 1999
33) Akil M, Edgar CL, Pierri JN, et al: Decreased density of tyrosine hydroxylase-immunoreactive axons in the entorhinal cortex of schizophrenic subjects. Biol Psychiatry 47: 361-370, 2000
34) Hall H, Sedvall G, Magnusson O, et al: Distribution of D1- and D2-dopamine receptors, and dopamine and its metabolites in the human brain. Neuropsychopharmacology 11: 245-256, 1994
35) Goldman-Rakic PS, Muly EC, 3rd, Williams GV: D (1) receptors in prefrontal cells and circuits. Brain Res Brain Res Rev 31: 295-301, 2000
36) Guo N, Hwang DR, Lo ES, et al: Dopamine depletion and in vivo binding of PET D1 receptor radioli-

gands: implications for imaging studies in schizophrenia. Neuropsychopharmacology 28: 1703-1711, 2003
37) Slifstein M, Kolachana B, Simpson EH, et al: COMT genotype predicts cortical-limbic D1 receptor availability measured with [11C] NNC112 and PET. Mol Psychiatry 13: 821-827, 2008
38) Hensler JG: Serotonin. *In* Brady ST, Siegel GJ, Albers RW, et al (eds): Basic Neurochemistry. pp300-322, Academic Press, Waltham, MA, 2012
39) Gonzalez-Maeso J, Sealfon SC: Psychedelics and schizophrenia. Trends Neurosci 32: 225-232, 2009
40) Meltzer HY, Matsubara S, Lee JC: Classification of typical and atypical antipsychotic drugs on the basis of dopamine D-1, D-2 and serotonin2 pKi values. J Pharmacol Exp Ther 251: 238-246, 1989
41) Talbot PS, Frankle WG, Hwang DR, et al: Effects of reduced endogenous 5-HT on the in vivo binding of the serotonin transporter radioligand 11C-DASB in healthy humans. Synapse 55: 164-175, 2005
42) Maeda J, Suhara T, Ogawa M, et al: In vivo binding properties of [carbonyl-11C] WAY-100635: effect of endogenous serotonin. Synapse 40: 122-129, 2001
43) Pinborg LH, Adams KH, Yndgaard S, et al: [18F] altanserin binding to human 5HT2A receptors is unaltered after citalopram and pindolol challenge. J Cereb Blood Flow Metab 24: 1037-1045, 2004
44) Borg J: Molecular imaging of the 5-HT (1A) receptor in relation to human cognition. Behav Brain Res 195: 103-111, 2008
45) Frankle WG, Lombardo I, Kegeles LS, et al: Serotonin 1A receptor availability in patients with schizophrenia and schizo-affective disorder: a positron emission tomography imaging study with [11C] WAY 100635. Psychopharmacology (Berl) 189: 155-164, 2006
46) Dean B, Crossland N, Boer S, et al: Evidence for altered post-receptor modulation of the serotonin 2a receptor in schizophrenia. Schizophr Res 104: 185-197, 2008
47) Gonzalez-Maeso J, Ang RL, Yuen T, et al: Identification of a serotonin/glutamate receptor complex implicated in psychosis. Nature 452: 93-97, 2008
48) Rasmussen H, Erritzoe D, Andersen R, et al: Decreased frontal serotonin2A receptor binding in antipsychotic-naive patients with first-episode schizophrenia. Arch Gen Psychiatry 67: 9-16, 2010
49) Rasmussen H, Ebdrup BH, Erritzoe D, et al: Serotonin2A receptor blockade and clinical effect in first-episode schizophrenia patients treated with quetiapine. Psychopharmacology (Berl) 213: 583-592, 2011
50) Gurevich EV, Joyce JN: Alterations in the cortical serotonergic system in schizophrenia: a postmortem study. Biol Psychiatry 42: 529-545, 1997
51) Frankle WG, Narendran R, Huang Y, et al: Serotonin transporter availability in patients with schizophrenia: a positron emission tomography imaging study with [11C] DASB. Biol Psychiatry 57: 1510-1516, 2005
52) Miwa JM, Freedman R, Lester HA: Neural systems governed by nicotinic acetylcholine receptors: emerging hypotheses. Neuron 70: 20-33, 2011
53) Raedler TJ, Bymaster FP, Tandon R, et al: Towards a muscarinic hypothesis of schizophrenia. Mol Psychiatry 12: 232-246, 2007
54) Freedman R, Hall M, Adler LE, et al: Evidence in postmortem brain tissue for decreased numbers of hippocampal nicotinic receptors in schizophrenia. Biol Psychiatry 38: 22-33, 1995
55) Marutle A, Zhang X, Court J, et al: Laminar distribution of nicotinic receptor subtypes in cortical regions in schizophrenia. J Chem Neuroanat 22: 115-126, 2001
56) Martin-Ruiz CM, Haroutunian VH, Long P, et al: Dementia rating and nicotinic receptor expression in the prefrontal cortex in schizophrenia. Biol Psychiatry 54: 1222-1233, 2003
57) Guan ZZ, Zhang X, Blennow K, et al: Decreased protein level of nicotinic receptor alpha7 subunit in the frontal cortex from schizophrenic brain. Neuroreport 10: 1779-1782, 1999
58) Freedman R, Leonard S, Gault JM, et al: Linkage disequilibrium for schizophrenia at the chromosome 15q13-14 locus of the alpha7-nicotinic acetylcholine receptor subunit gene (CHRNA7). Am J Med Genet 105: 20-22, 2001
59) Liu CM, Hwu HG, Lin MW, et al: Suggestive evidence for linkage of schizophrenia to markers at chromosome 15q13-14 in Taiwanese families. Am J Med Genet 105: 658-661, 2001
60) Leonard S, Gault J, Hopkins J, et al: Association of promoter variants in the alpha7 nicotinic acetylcholine receptor subunit gene with an inhibitory deficit found in schizophrenia. Arch Gen Psychiatry 59: 1085-1096, 2002
61) Freedman R, Coon H, Myles-Worsley M, et al: Linkage of a neurophysiological deficit in schizophrenia to a chromosome 15 locus. Proc Natl Acad Sci U S A 94: 587-592, 1997
62) Buchanan RW, Schwarcz R: alpha7 Nicotinic receptor agonists as cognitive treatments: is less (or less often) more? Biol Psychiatry 69: 5-6, 2011
63) Dewey SL, Smith GS, Logan J, et al: Effects of central cholinergic blockade on striatal dopamine release measured with positron emission tomography in normal human subjects. Proc Natl Acad Sci U S A 90: 11816-11820, 1993
64) Raedler TJ, Knable MB, Jones DW, et al: In vivo determination of muscarinic acetylcholine receptor availability in schizophrenia. Am J Psychiatry 160: 118-127, 2003
65) Scarr E, Dean B: Muscarinic receptors: do they have a role in the pathology and treatment of schizophrenia? J Neurochem 107: 1188-1195, 2008
66) Shekhar A, Potter WZ, Lightfoot J, et al: Selective muscarinic receptor agonist xanomeline as a novel treatment approach for schizophrenia. Am J Psychiatry 165: 1033-1039, 2008
67) Lewis DA, Glantz LA, Pierri JN, et al: Altered cortical glutamate neurotransmission in schizophrenia: evidence from morphological studies of pyramidal neurons. Ann N Y Acad Sci 1003: 102-112, 2003

68) Hassel B, Dingledine R: Glutamate and Glutamate Receptors. *In* Brady ST, Siegel GJ, Albers RW, et al (eds): Basic Neurochemistry. pp342-366, Academic Press, Waltham, MA, 2012
69) Kantrowitz JT, Javitt DC: N-methyl-d-aspartate (NMDA) receptor dysfunction or dysregulation: the final common pathway on the road to schizophrenia? Brain Res Bull 83: 108-121, 2010
70) Gao XM, Sakai K, Roberts RC, et al: Ionotropic glutamate receptors and expression of N-methyl-D-aspartate receptor subunits in subregions of human hippocampus: effects of schizophrenia. Am J Psychiatry 157: 1141-1149, 2000
71) Kristiansen LV, Huerta I, Beneyto M, et al: NMDA receptors and schizophrenia. Curr Opin Pharmacol 7: 48-55, 2007
72) Beneyto M, Kristiansen LV, Oni-Orisan A, et al: Abnormal glutamate receptor expression in the medial temporal lobe in schizophrenia and mood disorders. Neuropsychopharmacology 32: 1888-1902, 2007
73) Henson MA, Roberts AC, Salimi K, et al: Developmental regulation of the NMDA receptor subunits, NR3A and NR1, in human prefrontal cortex. Cereb Cortex 18: 2560-2573, 2008
74) Beneyto M, Meador-Woodruff JH: Lamina-specific abnormalities of NMDA receptor-associated postsynaptic protein transcripts in the prefrontal cortex in schizophrenia and bipolar disorder. Neuropsychopharmacology 33: 2175-2186, 2008
75) Dracheva S, Marras SA, Elhakem SL, et al: N-methyl-D-aspartic acid receptor expression in the dorsolateral prefrontal cortex of elderly patients with schizophrenia. Am J Psychiatry 158: 1400-1410, 2001
76) Pilowsky LS, Bressan RA, Stone JM, et al: First in vivo evidence of an NMDA receptor deficit in medication-free schizophrenic patients. Mol Psychiatry 11: 118-119, 2006
77) Hashimoto K, Fukushima T, Shimizu E, et al: Decreased serum levels of D-serine in patients with schizophrenia: evidence in support of the N-methyl-D-aspartate receptor hypofunction hypothesis of schizophrenia. Arch Gen Psychiatry 60: 572-576, 2003
78) Yamada K, Ohnishi T, Hashimoto K, et al: Identification of multiple serine racemase (SRR) mRNA isoforms and genetic analyses of SRR and DAO in schizophrenia and D-serine levels. Biol Psychiatry 57: 1493-1503, 2005
79) Sathyasaikumar KV, Stachowski EK, Wonodi I, et al: Impaired kynurenine pathway metabolism in the prefrontal cortex of individuals with schizophrenia. Schizophr Bull 37: 1147-1156, 2011
80) Meador-Woodruff JH, Healy DJ: Glutamate receptor expression in schizophrenic brain. Brain Res Brain Res Rev 31: 288-294, 2000
81) Mirnics K, Middleton FA, Marquez A, et al: Molecular characterization of schizophrenia viewed by microarray analysis of gene expression in prefrontal cortex. Neuron 28: 53-67, 2000
82) Vawter MP, Crook JM, Hyde TM, et al: Microarray analysis of gene expression in the prefrontal cortex in schizophrenia: a preliminary study. Schizophr Res 58: 11-20, 2002
83) Beneyto M, Meador-Woodruff JH: Lamina-specific abnormalities of AMPA receptor trafficking and signaling molecule transcripts in the prefrontal cortex in schizophrenia. Synapse 60: 585-598, 2006
84) Dracheva S, McGurk SR, Haroutunian V: mRNA expression of AMPA receptors and AMPA receptor binding proteins in the cerebral cortex of elderly schizophrenics. J Neurosci Res 79: 868-878, 2005
85) Meador-Woodruff JH, Hogg AJ, Jr., Smith RE: Striatal ionotropic glutamate receptor expression in schizophrenia, bipolar disorder, and major depressive disorder. Brain Res Bull 55: 631-640, 2001
86) Moreno JL, Sealfon SC, Gonzalez-Maeso J: Group II metabotropic glutamate receptors and schizophrenia. Cell Mol Life Sci 66: 3777-3785, 2009
87) Patil ST, Zhang L, Martenyi F, et al: Activation of mGlu2/3 receptors as a new approach to treat schizophrenia: a randomized Phase 2 clinical trial. Nat Med 13: 1102-1107, 2007
88) Crook JM, Akil M, Law BC, et al: Comparative analysis of group II metabotropic glutamate receptor immunoreactivity in Brodmann's area 46 of the dorsolateral prefrontal cortex from patients with schizophrenia and normal subjects. Mol Psychiatry 7: 157-164, 2002
89) Ohnuma T, Augood SJ, Arai H, et al: Expression of the human excitatory amino acid transporter 2 and metabotropic glutamate receptors 3 and 5 in the prefrontal cortex from normal individuals and patients with schizophrenia. Brain Res Mol Brain Res 56: 207-217, 1998
90) Gupta DS, McCullumsmith RE, Beneyto M, et al: Metabotropic glutamate receptor protein expression in the prefrontal cortex and striatum in schizophrenia. Synapse 57: 123-131, 2005
91) Volk DW, Eggan SM, Lewis DA: Alterations in metabotropic glutamate receptor 1alpha and regulator of G protein signaling 4 in the prefrontal cortex in schizophrenia. Am J Psychiatry 167: 1489-1498, 2010
92) Ohnuma T, Tessler S, Arai H, et al: Gene expression of metabotropic glutamate receptor 5 and excitatory amino acid transporter 2 in the schizophrenic hippocampus. Brain Res Mol Brain Res 85: 24-31, 2000
93) Theberge J, Bartha R, Drost DJ, et al: Glutamate and glutamine measured with 4.0 T proton MRS in never-treated patients with schizophrenia and healthy volunteers. Am J Psychiatry 159: 1944-1946, 2002
94) Theberge J, Al-Semaan Y, Williamson PC, et al: Glutamate and glutamine in the anterior cingulate and thalamus of medicated patients with chronic schizophrenia and healthy comparison subjects measured with 4.0-T proton MRS. Am J Psychiatry 160: 2231-2233, 2003
95) van Elst LT, Valerius G, Buchert M, et al: Increased prefrontal and hippocampal glutamate concentration in schizophrenia: evidence from a magnetic resonance spectroscopy study. Biol Psychiatry 58: 724-

730, 2005
96) Kegeles LS, Mao X, Stanford AD, et al: Elevated Prefrontal Cortex gamma-Aminobutyric Acid and Glutamate-Glutamine Levels in Schizophrenia Measured In Vivo With Proton Magnetic Resonance Spectroscopy. Arch Gen Psychiatry, 2012
97) Lauriat TL, Dracheva S, Chin B, et al: Quantitative analysis of glutamate transporter mRNA expression in prefrontal and primary visual cortex in normal and schizophrenic brain. Neuroscience 137: 843-851, 2006
98) Olsen RW, Li G-D: GABA. In Brady ST, Siegel GJ, Albers RW, et al (eds): Basic Neurochemistry. pp367-376, Academic Press, Waltham, MA, 2012
99) Asada H, Kawamura Y, Maruyama K, et al: Cleft palate and decreased brain gamma-aminobutyric acid in mice lacking the 67-kDa isoform of glutamic acid decarboxylase. Proc Natl Acad Sci U S A 94: 6496-6499, 1997
100) Gonzalez-Burgos G, Hashimoto T, Lewis DA: Alterations of cortical GABA neurons and network oscillations in schizophrenia. Curr Psychiatry Rep 12: 335-344, 2010
101) Curley AA, Arion D, Volk DW, et al: Cortical deficits of glutamic acid decarboxylase 67 expression in schizophrenia: clinical, protein, and cell type-specific features. Am J Psychiatry 168: 921-929, 2011
102) Sohal VS, Zhang F, Yizhar O, et al: Parvalbumin neurons and gamma rhythms enhance cortical circuit performance. Nature 459: 698-702, 2009
103) Hashimoto T, Bazmi HH, Mirnics K, et al: Conserved regional patterns of GABA-related transcript expression in the neocortex of subjects with schizophrenia. Am J Psychiatry 165: 479-489, 2008
104) Fung SJ, Webster MJ, Sivagnanasundaram S, et al: Expression of interneuron markers in the dorsolateral prefrontal cortex of the developing human and in schizophrenia. Am J Psychiatry 167: 1479-1488, 2010
105) Konradi C, Yang CK, Zimmerman EI, et al: Hippocampal interneurons are abnormal in schizophrenia. Schizophr Res 131: 165-173, 2011
106) Hashimoto T, Volk DW, Eggan SM, et al: Gene expression deficits in a subclass of GABA neurons in the prefrontal cortex of subjects with schizophrenia. J Neurosci 23: 6315-6326, 2003
107) Uhlhaas PJ, Singer W: Abnormal neural oscillations and synchrony in schizophrenia. Nat Rev Neurosci 11: 100-113, 2010
108) Lewis DA, Fish KN, Arion D, et al: Perisomatic inhibition and cortical circuit dysfunction in schizophrenia. Curr Opin Neurobiol 21: 866-872, 2011
109) Lewis DA, Curley AA, Glausier JR, et al: Cortical parvalbumin interneurons and cognitive dysfunction in schizophrenia. Trends Neurosci 35: 57-67, 2012
110) Hanada S, Mita T, Nishino N, et al: [3H] muscimol binding sites increased in autopsied brains of chronic schizophrenics. Life Sci 40: 259-266, 1987
111) Benes FM, Vincent SL, Marie A, et al: Up-regulation of GABAA receptor binding on neurons of the prefrontal cortex in schizophrenic subjects. Neuroscience 75: 1021-1031, 1996
112) Benes FM, Khan Y, Vincent SL, et al: Differences in the subregional and cellular distribution of GABAA receptor binding in the hippocampal formation of schizophrenic brain. Synapse 22: 338-349, 1996
113) Volk DW, Pierri JN, Fritschy JM, et al: Reciprocal alterations in pre- and postsynaptic inhibitory markers at chandelier cell inputs to pyramidal neurons in schizophrenia. Cereb Cortex 12: 1063-1070, 2002
114) Beneyto M, Abbott A, Hashimoto T, et al: Lamina-specific alterations in cortical GABAA receptor subunit expression in schizophrenia. Cereb Cortex 21: 999-1011, 2011
115) Lewis DA, Hashimoto T, Volk DW: Cortical inhibitory neurons and schizophrenia. Nat Rev Neurosci 6: 312-324, 2005
116) Akbarian S, Huntsman MM, Kim JJ, et al: GABAA receptor subunit gene expression in human prefrontal cortex: comparison of schizophrenics and controls. Cereb Cortex 5: 550-560, 1995
117) Huntsman MM, Tran BV, Potkin SG, et al: Altered ratios of alternatively spliced long and short gamma2 subunit mRNAs of the gamma-amino butyrate type A receptor in prefrontal cortex of schizophrenics. Proc Natl Acad Sci U S A 95: 15066-15071, 1998
118) Ohnuma T, Augood SJ, Arai H, et al: Measurement of GABAergic parameters in the prefrontal cortex in schizophrenia: focus on GABA content, GABA (A) receptor alpha-1 subunit messenger RNA and human GABA transporter-1 (HGAT-1) messenger RNA expression. Neuroscience 93: 441-448, 1999
119) Maldonado-Aviles JG, Curley AA, Hashimoto T, et al: Altered markers of tonic inhibition in the dorsolateral prefrontal cortex of subjects with schizophrenia. Am J Psychiatry 166: 450-459, 2009
120) Duncan CE, Webster MJ, Rothmond DA, et al: Prefrontal GABA (A) receptor alpha-subunit expression in normal postnatal human development and schizophrenia. J Psychiatr Res 44: 673-681, 2010
121) Abi-Dargham A, Laruelle M, Krystal J, et al: No evidence of altered in vivo benzodiazepine receptor binding in schizophrenia. Neuropsychopharmacology 20: 650-661, 1999
122) Yoon JH, Maddock RJ, Rokem A, et al: GABA concentration is reduced in visual cortex in schizophrenia and correlates with orientation-specific surround suppression. J Neurosci 30: 3777-3781, 2010

〔橋本 隆紀〕

第19章

精神薬理学

> **Facts**
> - ドパミン遮断作用を有する治療薬の研究から統合失調症の「ドパミン過剰仮説」が成立した．
> - クロザピンの薬理機序の解明から，非定型抗精神病薬の開発が始まった．
> - グルタミン酸仮説などによる新規薬理機序による抗精神病薬の創薬が進んでいる．

精神薬理学(psychopharmacology)は，認知や気分など精神機能に働く薬物作用の基盤にある脳の構造や機能，向精神薬(psychotropic drugs)の薬理作用機序を精神医学的立場から研究して，精神疾患の薬物治療を確立することを目標とした学問体系である．精神疾患の多くは明らかな器質的な疾患原因を明らかにできておらず，精神機能の異常および精神疾患の診断は神経心理学的手法によって行われる．最近数十年は，米国精神医学会のDSM-Ⅳなどの臨床症状や経過に基づく操作的な手続きによって，診断されることが一般的となってきた．20世紀前半，ペラグラによる精神病，神経梅毒など当時難治と言われた精神疾患の一部に対して，ペニシリン(penicillin)やチアミン(thiamine)などによる薬物治療が劇的に効果を上げることが示された．医学全体でも病因研究が感染症に対して大きな成果を上げた時期に重なり，生理学や病理学を背景とした正確な診断と適切な薬物療法の重要性が認識されるようになった．統合失調症の治療も，下剤投与や水治療から，重金属投与やマラリア感染による高熱療法，インスリンショック療法，ロボトミーなど試行錯誤を経て，現在の経口や注射による抗精神病薬の持続投与や電気ショック療法がエビデンスとして確立されるに至った．統合失調症や気分障害などの内因性精神疾患に対する治療は，現在においても疾患単位(症候群)に対する対症療法と言っても過言ではない．統合失調症への薬物治療の確立の歴史を紐解きつつ，精神薬理学の研究手法や抗精神病薬の臨床試験などについて，概説したい．

1 抗精神病薬の創薬とドパミン過剰仮説

A 抗精神病薬の発見と創薬

フランス軍外科医Laboritは，外科手術時のショック予防のための自律神経遮断目的の前投薬として，プロメタジン(promethazine)など催眠作用や鎮痛・鎮静作用などを持つ抗ヒスタミン薬に注目した．Laboritの要請でフェノチアジン(phenothiazine)系誘導体の1つとしてクロルプロマジン(chlorpromazine)が合成され，Laboritがこの薬を患者に投与したところ，一部の患者で意識鮮明のままリラックスした状態となり，周囲の出来事に無頓着や無関心となることが観察され

た．1952年，フランスの精神科医Delayが入院の統合失調症患者に対するクロルプロマジンの有効性を報告した．同時期の1954年には，Klineらがレセルピン(reserpine)の抗精神病効果を発見した．レセルピンはインド周辺に自生するインドジャボクの根に含まれ，地元では民間薬として精神病に使われており，カテコラミンやセロトニンの再取り込み阻害作用を有した．臨床研究を経て，数年後には上記2剤が世界中の国々で臨床応用され，1955年にわが国でもクロルプロマジンが発売された．

クロルプロマジンは，興奮の抑制や幻覚妄想の改善など抗精神病作用の他に，パーキンソン病でみられるような寡動や筋硬直などの錐体外路症状(EPS：extrapyramidal symptom)など運動性の副作用を惹起する特性があることが明らかになった．クロロルプロマジンとは全く化学構造が異なるレセルピンも治療用量において，同様のEPSを生じることがわかり，両剤の共通特性が注目された．EPSは抗精神病薬の至適投与量設定の過程で高頻度に出現したため，これは抗精神病作用の臨床的指標とみられ，1950年代後半まで，この2剤の様々な特性が臨床的に比較検討された．実験動物のカタレプシーなどEPSを指標に，様々なフェノチアジン系誘導体やレセルピン類似化合物が開発された．抗精神病薬の新薬開発の戦略は，EPSを強化する立場と，EPSのないフェノチアジン系誘導体を開発する立場に分かれたが，次第に，EPS惹起作用の弱い薬剤は治療効果も乏しいことが明らかとなった．ドパミン発見前の1958年，ベルギーのJanssen社は，アンフェタミン(amphetamine)拮抗作用を薬理学的指標として，強力なEPSを惹起させるブチロフェノン(butyrophenone)系誘導体のハロペリドール(haloperidol)を開発した．他にも，thioproperazineなど強力なEPS惹起作用を要する薬剤の開発が進んだ．

B 作用機序としてのドパミン仮説

抗精神病薬の新薬開発と並行して，作用機序の研究も進み，1960年代，ドパミンを発見したCarlssonは，クロルプロマジンやハロペリドールなど抗精神病薬の投与後にラット線条体でドパミン代謝産物であるホモバレリン酸が増加しているという間接的な実験結果および抗精神病薬投与によるEPSの惹起という臨床的な事実から，抗精神病薬の作用機序はドパミン受容体阻害作用であることを推定した．アンフェタミンなどドパミン放出作用を有する精神刺激薬が統合失調症類似の症状を呈する覚醒剤精神病を惹起することも合わせて，治療薬である抗精神病薬がドパミン遮断作用を有することより統合失調症の薬理生化学的仮説である「ドパミン過剰仮説」が提唱された．その後，試験管内や生体内などでの追試を経て，ドパミン受容体のサブタイプに関する研究も行われ，2つの主要なドパミン結合部位，D_1，D_2が同定され，クロルプロマジンは両受容体サブタイプに対する強力な拮抗薬であった．Seemanらの実験により，ドパミン受容体とのなかでも，D_2受容体遮断作用が臨床効果発現と最も強く相関することも明らかとなった．その後，D_1結合部位はD_1とD_5受容体，D_2結合部位はD_2，D_3，D_4受容体から形成されていることが明らかとなったり，線条体などでのPETを用いた研究により，1990年代，Seemanらが線条体のD_2受容体をおよそ70〜80％占拠する濃度が抗精神病作用と相関することを示し，それ以上の濃度はEPSを生じることなどドパミン仮説は精神薬理学的に検証，実証されてきた．脳内の4つのドパミン経路が同定され，中脳辺縁系と中脳皮質系の経路への抗精神病薬の薬理作用が治療効果に，黒質線条体系，漏斗下垂体系の経路への作用がEPSや性機能障害への副作用にそれぞれ結びつくとされている．

抗精神病薬創薬の黎明期の薬剤がいわゆる第一世代抗精神病薬であり，D_2受容体遮断作用の強弱により，ハロペリドールなどの高力価な薬物とクロルプロマジンやレボメプロマジン(levomepromazine)など低力価な薬剤に分けられる．低力価な薬剤は，D_2受容体選択性が比較的低く，ムスカリン受容体やアドレナリンのα受容

体などにも作用するため，抗幻覚・妄想や鎮静など抗精神病作用，EPS惹起作用だけでなく，高力価薬に加えて，自律神経系，内分泌代謝系，心循環系副作用などを起こしやすい傾向がある．ドパミン過剰仮説は当然治療仮説ともなり，提唱後，研究方法の進歩や創薬の方向性を決めた．これらの薬剤を中心として，病院解放運動や社会復帰活動と連動して，相当数の慢性精神科入院患者が地域へと退院していき，1950年代後半からの統合失調症の治療に革新をもたらした．1970年代頃までの様々な無作為化試験やプラセボ対照試験により急性期および慢性期の再発予防などこれらの薬剤の効果は立証された．

2 非定型抗精神病薬

A 錐体外路症状の改善を目指して

定型抗精神病薬（第一世代抗精神病薬）の臨床応用の一般化に伴い，患者の生活の質の向上をもたらすとともに，薬物治療の副作用の問題が無視しえなくなってきた．1959年，後に遅発性ジスキネジアと呼ばれた持続性の口周囲の不随意運動がフランスで報告された．遅発性ジスキネジアは長期間の薬剤の反復投与後に多くみられ，投薬中止後もなかなか改善しなかった．H_1受容体阻害による鎮静，ムスカリン性アセチルコリン受容体阻害による口渇，複視，便秘など多くの副作用は薬剤が特定の神経伝達物質に関連することによるが，時に，医原性のパーキンソン症候群，ジストニア，アカシジアなどEPSの問題は深刻であった．これらの副作用は抗精神病薬を服用している患者にとって，不快であり，時に耐え難く，アドヒアランス不良，服薬不規則による精神症状の再発，再入院といういわゆる回転ドア現象が問題になった．アドヒアランス不良による再発予防に，1970年代よりデポ剤の臨床使用も始まったが，副作用という問題は根本的には解決せず，EPSを起こさない抗精神病薬の開発が切望される．古典的な抗精神病薬，定型抗精神病薬には，EPSなど副作用の他，統合失調症で特徴的な陰性症状や認知障害などには効果が乏しいと考えられ，より良い抗精神病薬の探索が様々なアプローチで行われ，全く異なる薬理学的特徴を要する複数の新薬が開発され，一群の薬剤は非定型抗精神病薬と称されることとなった．

1960年，開発されたクロザピン（clozapine）は，当初，当時の抗精神病薬作用の必須命題とも言えるEPSの発現を行わなかったため，抗精神病薬作用の疑問視をされたが，その後，臨床試験を経て，EPSをほとんど惹起しない革新的な薬剤と位置づけられるに至った．しかし，1975年，フィンランドにおいて発売後6か月間で8例の死亡例を含む16例で無顆粒球症の発現が報告されたことから，各国で一時販売中止あるいは開発中止の措置がとられた．その後，クロザピンの治療に反応する難治例の存在，毎週の白血球数モニターの必要性や薬剤早期中止など無顆粒球症対策の確立などにより，クロザピンの治療抵抗性患者に対する適応の機運が再び高まり，1988年，Kaneらによる多施設共同研究が行われた．少なくとも3種の抗精神病薬に反応しなかった治療抵抗性患者を対象として，6週間にわたるクロザピンとクロルプロマジン群との比較研究が行われ，クロザピン群は陽性のみならず，陰性症状などにも幅広い臨床効果を示した．EPSや遅発性ジスキネジアについてもクロザピンの優位性が示されるに至り，抗精神病薬の開発路線の見直しにつながり，後に最初の非定型抗精神病薬と呼ばれることとなった．

B ドパミン以外の受容体作用への探求

レセルピンの薬理作用の研究により，投与されたラット脳内のドパミン，ノルアドレナリン，セロトニン濃度が減少することが示され，その後，ドパミンやノルアドレナリンなど中枢性モノアミン神経伝達物質の作用機序の解明が進んだ．1970年代より受容体結合実験が簡便に行えるようになり，1980年代には神経受容体のサブタイピングが進み，クロザピンの薬理作用も詳細に研究さ

れ，D_2受容体には比較的低い親和性しかないことの他に，D_2，5-HT_{2A}だけでなく，D_1，D_3，D_4の各ドパミン受容体，5-HT_{1A}，5-HT_{2C}，5-HT_3，5-HT_6，5-HT_7の各セロトニン受容体，アドレナリン$α_1$および$α_2$，ヒスタミンH_1，ムスカリン受容体にも結合することが明らかになった．それぞれの受容体に特異的な親和性を持つ化合物が合成されるようになっていたが，Eli Lilly社は，クロザピンに類似した化合物を多数合成して，抗精神病作用を調べ，1990年，オランザピン(olanzapine)を開発した．プラセボやハロペリドールとの比較試験を経て，抗精神病作用やEPSの軽さが証明され，その後，臨床に応用された．クロザピンに類似した薬理作用を持つオランザピンやクエチアピン(quetiapine)はドパミンの他，セロトニン受容体，アドレナリン，ヒスタミン，ムスカリン受容体など多くの受容体に親和性があり，Eli Lilly社は，多元受容体標的化抗精神病薬(MARTA；multi-acting receptor targeted antipsychotics)と称した．

ベルギーのJanssen社は，ハロペリドールによるカタレプシー惹起作用がセロトニン5-HT_2受容体拮抗薬によって改善する知見に基づき，セロトニン作動系に強い作用を有する治療薬の開発を進めていた．Janssen社は，5-HT_2受容体拮抗作用と弱いD_2受容体拮抗作用を有するsetoperoneや，選択的な5-HT_{2A}受容体と5-T_{2C}受容体の拮抗薬であるritanserinなどを開発した．慢性統合失調症患者を対象としたritanserinとプラセボとの比較試験では，ritanserinの定型抗精神病薬への追加投与は陰性症状とEPSを改善したことから，5-HT_2受容体への拮抗作用がD_2受容体阻害作用の持つ効果を改善する効果があることが示唆された．その知見に基づき，1988年，Janssenらは強力な5-HT_{2A}受容体阻害作用とD_2受容体阻害作用を持つリスペリドン(risperidone)を開発した．基礎研究，臨床研究(米国1986年，日本1989年)を経て，陽性・陰性症状を同程度に改善して，ハロペリドールに比較してEPSがより少ないことが証明され，いわゆるセロトニン・ドパミン拮抗薬(SDA；serotonin-dopamine antagonist)の原型となった．現在，わが国では，リスペリドンとわが国独自開発のペロスピロン(perospirone)やブロナンセリン(blonanserin)のSDAが臨床応用されている．クロザピンなど非定型精神病薬によるEPS発現の少なさや陰性症状や認知機能障害の改善ないし部分的改善の理由として，黒質・線条体におけるD_2受容体の遮断に対して，非定型抗精神病薬の持つ5-HT_2受容体遮断がドパミンの放出を促すというセロトニン「仮説」が立てられている．

C ドパミンの過剰阻害を避ける方向へ

1988年，大塚製薬は，D_2受容体，D_3受容体，5-HT_{1A}受容体への部分作動作用と5-HT_{2A}受容体阻害作用を要するアリピプラゾール(aripiprazole)の開発を行った．その後，わが国に先んじて，2002年より米国で治療薬として承認された．アリピプラゾールは，抗精神病薬としての薬効があり，臨床使用が承認された初めてのドパミン受容体部分作動薬であり，非定型抗精神病薬の中でも特異な位置を占める．理論的には，内因性ドパミンの約30%の固有活性を持つことにより，D_2受容体の過度の遮断が抑えられ，ドパミン機能亢進時はアンタゴニストとして作用し，機能低下時はアゴニストとして作用するなどドパミン機能の調節的な作用が期待される．メーカー主体の呼び名であるが，ドパミン・システム安定薬(DSS；dopamine system stabilizer)と称され，第三世代抗精神病薬と言われることもある．

クロザピンをモデルとして，様々な非定型抗精神病薬が開発されたが，依然として，難治性統合失調症の最終選択薬としてのクロザピンの地位は変わっておらず，クロザピンの持つ独特の臨床特性の確かな根拠ははっきりしていない．Seemanらは，クロザピンやクエチアピンのPETで示される低いD_2受容体占拠率に着目して，「fast dissociation hypothesis」という仮説を立てた．彼らは，D_2受容体親和性の低いクロザピンやクエチアピンは，PETなどの測定に使用される高親

和性のリガンドや内因性ドパミンと競合するため，時間経過とともに速やかに受容体から解離して，見かけ上の占拠率は低く測定されるが，服用直後は他の抗精神病薬と同様程度の D_2 受容体占拠率を達成していると考えた．低い受容体親和性が EPS の少なさに寄与している可能性も示唆された．

非定型抗精神病薬（第二世代抗精神病薬）に分類される薬剤は，錐体外路症状などの副作用が少なく，陽性症状や陰性症状，認知機能障害などへの効果が期待されている．しかし，従来の抗精神病薬ではあまり問題にされることのなかった糖尿病発症，体重増加といった内分泌代謝系の副作用が多く報告されたり，陰性症状，認知機能低下に対する効果に対する疑問が示唆されるなど新たな問題も浮上している．1,460 例の統合失調症患者に行われた過去最大の大規模研究である CATIE study では，オランザピンの体重増加や代謝への作用，クロザピンの有用性が確認されるとともに，定型抗精神病薬であるペルフェナジン（perphenazine）の effectiveness（有効性）が複数の非定型代薬と変わらなかったと結論づけられた．一方で，倫理上の理由から，遅発性ジスキネジアのある患者がペルフェナジンに振り分けられなかったのがペルフェナジン優位に働いたという見方もある．今後，定型抗精神病薬の再評価を含め，抗精神病薬の薬効や副作用，忍容性の再評価が精神薬理学的に行われると思われる．

3 新しい抗精神病薬の開発の方向性

A ドパミン仮説の先に

前述のように，クロザピンの薬理作用を解析して行われた非定型抗精神病薬は，ドパミン仮説に基づいた D_2 受容体阻害作用を共通して持つことに加え，$5\text{-}HT_{2A}$ 受容体遮断作用を特異的に付加させた SDA，D_2 受容体に対して低親和性とした MARTA，D_2 受容体部分拮抗作用を持つ DSS の 3 つに大別される．過度の EPS の出現を避け，適切な D_2 受容体遮断率を得やすくするため，D_2 受容体遮断作用を緩和することが主体であった．一方で，様々な抗精神病薬治療に反応が乏しい治療抵抗性の統合失調所患者が存在することや，認知機能の改善を得られないことなど治療の限界が存在する．現存する抗精神病薬はすべてドパミン D_2 受容体拮抗作用を要しており，D_2 受容体拮抗作用を要さない薬物の開発で成功したものはまだないが，新たな薬理機序を持つ薬剤の創薬が進んでいる．

B グルタミン酸仮説

NMDA 受容体の非競合的拮抗作用を持つフェンサイクリジン（phencyclidine：PCP）やケタミン ketamine の投与により，統合失調症様症状が引き起こされることなどにより，統合失調症の病態にグルタミン酸受容体の 1 つである NMDA 受容体を介する神経伝達を介する神経伝達が低下しているというグルタミン酸（glutamate）仮説が立てられた．そのため，グルタメート系作動薬は抗精神病作用を持つと思われ，様々な機序で作用する薬剤の開発が進められて，NMDA 受容体グリシン結合部位作動薬，グリシントランスポーター阻害薬，AMPA 受容体作動薬，AMPA 受容体拮抗薬，代謝型グルタミン酸受容体作動薬，グルタミン酸放出阻害薬などが候補に挙がっている．2007 年，Eli Lilly は，選択的な代謝型グルタミン酸受容体Ⅱ（mGluRⅡ）のアゴニスト LY2140023 の統合失調症患者を対象とした無作為化二重盲検試験を行い，オランザピンと同効を示すと報告した．しかし，その後，Ⅱ相試験でプラセボ群とオランザピン群および LY2140023 投与群との有意差のないことが報告された．

C 様々な仮説に基づく創薬

クロザピンは，D_3，D_4 受容体に比較的高い親和性を有し，これらの受容体がクロザピンの特異な臨床効果の標的ではないかと注目を浴びた．しかし，いくつかの選択的な D_4 受容体拮抗薬は多

くの臨床試験で現在のところ抗精神病効果を発揮できていない．その他，グリシントランスポーター阻害薬やα_7ニコチン受容体アゴニストなどの研究が進んでいる．わが国でも，統合失調症患者の一部において，終末糖化産物の1つであるペントシジンの蓄積とビタミンB_6の減少を生じている知見に注目して，統合失調症治療に対するピリドキサミンによる第II相臨床試験が2011年より始まった．統合失調症の主症状の1つである認知機能障害の改善を図り，ニコチン性アセチルコリン受容体作動薬やシグマ受容体作動薬などの開発が，Alzheimer型認知症など認知症の治療薬の開発と並行して，進んでいる．

4 薬理遺伝学

A 現状の精神科薬物療法

現在の精神科薬物療法では，個々の患者において，臨床家による効果と副作用のバランスを図る試行錯誤により，処方薬の種類や臨床用量が決定されているのが現実で，結果として，多剤併用となり，過剰な副作用に苦しんでいる患者が多数存在すると思われる．同一の薬剤を同一用量で投与しても，効果面でも副作用面でも患者個々における臨床反応はばらつく．統合失調症という疾患群の特性からか，各病態により薬剤を使い分けることのエビデンスなどは乏しく，薬剤選択は臨床家のさじ加減および患者の思考にゆだねられている．この問題の一部には，投与量に対する血漿薬物濃度のばらつきや患者自身の遺伝的素因が関連していると思われる．有効域でのD_2受容体遮断作用の安定化を図り，持続性注射剤や徐放剤の開発が行われ，すでに市販された薬剤の投与経路を変える形で，副作用や服薬アドヒアランスの改善を図っている．最近わが国でも発売されたパリペリドン(paliperidone)は，リスペリドンの代謝産物(9-hydroxyrisperidone)からなるが，腸管での浸透圧を利用した特殊な薬物放出制御構造を採用した徐放剤である．

B 遺伝子を用いたオーダーメイド医療の可能性

肝疾患や腎疾患など患者の抱える身体疾患への配慮はもちろんであるが，向精神薬および身体疾患への薬剤など複数の薬剤を併用投与されている状態においては薬力学的および薬物動態学的薬物相互作用を考慮に入れる必要がある．吸収・分布・代謝・排泄に関係する薬物動態学的薬物相互作用では，代謝に関係する相互作用の比率が高く，なかでも肝細胞のミクロソームに局在するヘム酵素のcytochrome P450(CYP)が関与する度合いが一番高い．特に，CYP2D6は数多くの抗精神病薬の代謝に深く関与する酵素であるが，1990年代よりの研究で遺伝的に多型性を示し，数多くのアレルが報告されて，CYP2D6の遺伝子多型により，薬物の血漿中の濃度は大きく変化する．また，抗精神病薬はD_2受容体(DRD2)の遮断作用を持つが，DRD2遺伝子は11番染色体q22-q23に存在して，Taq1Aや-141Ins/Delなどいくつかの遺伝子多型が存在する．これらの遺伝子多型が薬剤の反応性や副作用と関連している可能性があり，いくつかの報告がされている．いずれ，臨床薬理遺伝学を通して，個々の患者に一番望ましい薬を望ましい量投与するというオーダーメイド治療の実現が期待されている．

5 臨床試験

A 臨床試験の方法と現状

抗精神病薬の開発の歴史として，治療効果のある薬剤の作用機序の解明，統合失調症の病態仮説に基づき治療効果を期待される薬剤の開発，薬剤の臨床試験は一体のものであった．精神科領域のみならず，新規化合物が最終的に医薬品として承認され，使用されるのは，数十年単位の時間と膨大な資本投下を要する．臨床試験とは，ヒトに適応される治療法の効果を研究者が前向きにコントロールして行われる実験的研究であり，科学性のみならず，被験者保護の倫理的な配慮が必要なの

は言うまでもない．

　世界の医薬品のおよそ9割方が日米 EU 3 地域で開発されているが，これまでは，医薬品の販売開始前に政府による評価・承認を行うため，それぞれ独自に法制度を整備してきた．新医薬品の品質，有効性，安全性を評価するという基本は共通であったものの，承認申請の際の詳細な技術的要件は地域により異なっていた．製薬企業の国際化に伴い，各地域の規制要件を満たすため，時間とコストのかかる重複した試験を数多く行う必要があった．各地域の医薬品承認審査の基準の合理化・標準化のため，1990 年，日米 EU 医薬品規制調和国際会議（ICH；International Conference on Harmonisation of Technical Requirements for Registration of Pharmaceuticals for Human Use）が発足した．日本・米国・EU それぞれの医薬品規制当局と産業界代表で構成され，他にオブザーバーとして 3 組織が参加している．

　医薬品の承認に際して必要な品質・有効性・安全性にかかわるデータ収集などについてのガイドラインが ICH で合意に至ると，そのガイドラインを適用した医薬品開発や臨床試験，医薬品申請が各地域で可能となるよう，各国が法的な整備も含めた必要な処置をとる．わが国では，ICH で合意されたガイドラインは厚生労働省医薬食品局から通知される．2008 年より，わが国において，ヒトに対する医薬品による介入を伴った臨床試験に関する規制が改定された．

　臨床試験のうちで，医薬品あるいは医療機器の製造販売承認のために実施されるものが治験である．治験は，動物実験での安全性が確認された化合物がヒトに対して投与され，医薬品承認前には第Ⅰ相，第Ⅱ相，第Ⅲ相の試験が行われる．臨床試験は目的達成のためには適切な原理原則に則ってデザインされ，実施され，解析されるべきである．被験者に投与された薬剤の効果あるいは有効性を評価するためのゴールデンスタンダードは盲検化されたランダム化比較試験（RCT）であるが，手法の厳密さの程度と症例数の規模など経済的およびマンパワーのバランスを取り，医学的，統計学的，倫理的な配慮を要する．

B｜今後の臨床試験の課題

　歴史的に，わが国では海外で承認された薬剤の後を追い，国内治験を行ってきており，精神科領域でも，現在は承認されているクロザピンなどに代表される海外との「ドラッグラグ」の問題が指摘されている．一方で，臨床試験には可能な限りプラセボを用いるべきとの原則に反して，主に倫理的な問題から，プラセボ対照比較試験を行わず，抗うつ薬などで薬剤同士を比較する非劣性試験のみで承認されていた経緯があるなどわが国独自の臨床試験のありようがあった．しかし，全学問分野でのグローバル化の波は薬剤開発においても例外ではなく，多くの症例を組み入れ，ほぼ同時に世界各国に承認申請を行うことが理論的には可能となる国際共同知見などが行われるようになった．海外ではプラセボ対照試験が主要な治験のデザインと考えられており，わが国が国際共同治験に参画するには，国内においても海外と同様にプラセボ対照試験を行う必要がある．すでに，セルトラリンやミルタザピンなどの抗うつ薬の分野ではプラセボ対照試験が行われており，また，アリピプラゾールも双極性感情障害の適応追加にプラセボ対照試験を行った．いずれ，統合失調症の分野においてもプラセボ対照試験がわが国の臨床試験のスタンダードとなるであろうが，国民，患者や家族，医療者のコンセンサスを得て，慎重な倫理的，医学的議論が必要とされるであろう．

　統合失調症の発症の要因とその病態を把握可能なバイオマーカーはいまだに同定はされていない．ドパミン仮説，グルタミン酸仮説など神経伝達物質にかかわるもの，胎生期異常仮説や脆弱性にかかわるものなど様々な統合失調症の病態仮説が唱えられている．合理的な薬物療法の開発のためには，統合失調症の発病原因と病態生理をさらに科学的に理解することが大切であり，そのための手法として，精神薬理学は大きな力となると思われる．

【参考文献】
1) 中島啓：精神科 MOOK 増刊 1，精神科領域における

薬物療法．精神科治療薬開発の歴史．pp62-71．金原出版，1989
2) 石郷岡純：抗精神病薬の歴史と展望．臨床精神薬理．pp369-376．星和書店，2006
3) 染矢俊幸：臨床精神神経薬理学テキスト．改訂第2版．pp42-55．星和書店，2008
4) 樋口輝彦，小山司：臨床精神薬理学ハンドブック．第2版．pp96-157．医学書院，2009
5) 樋口輝彦，石郷岡純：専門医のための精神科臨床リュミエール25．向精神薬のリスク・ベネフィット．pp2-18．中山書店，2011
6) Carlsson A, Lindqvist M: Effect of Chlorpromazine or Haloperidol on Formation of 3methoxytyramine and Normetanephrine in Mouse Brain. Acta Pharmacol Toxicol (Copenh) 20: 140-144, 1963
7) Seeman P, Tallerico T: Antipsychotic drugs which elicit little or no parkinsonism bind more loosely than dopamine to brain D2 receptors, yet occupy high levels of these receptors. Mol Psychiatry 3: 123-134, 1998
8) Gray JA, Roth BL: The pipeline and future of drug development in schizophrenia. Mol Psychiatry 12: 904-922, 2007
9) Weinberger DR: Schizophrenia drug says goodbye to dopamine. Nature Medicine 13: 1018-1019, 2007
10) Seeman P: Atypical antipsychotics: mechanism of action. Can J Psychiatry 47: 27-38, 2002
11) Seeman P: Dopamine D2 receptors as treatment targets in schizophrenia. Clin Schizophr Relat Psychoses 4: 56-73, 2010
12) Kinon BJ, Zhang L, Millen BA, et al: A multicenter, inpatient, phase 2, double-blind, placebo-controlled dose-ranging study of LY2140023 monohydrate in patients with DSM-Ⅳ schizophrenia. J Clin Psychopharmacol 31: 349-355, 2011

〔佐藤　靖，古郡　規雄〕

第20章

動物モデル

> **Facts**
> - 一般的には，優れた疾患モデル動物とは以下の3つの要件を満足するものをいう．すなわち構成妥当性，表面妥当性，予測妥当性である．
> - 病因仮説あるいは病態生理仮説として，ドパミン仮説，グルタミン酸仮説，神経発達障害仮説などが知られており，これらの説を基にしたモデル動物が開発されている．NMDA型グルタミン酸受容体遮断薬であるフェンサイクリジンを投与した齧歯類には，陽性症状様行動変化だけでなく，陰性症状や認知障害を伺わせる異常も現れる．
> - 統合失調症の遺伝的脆弱性に関与していることが報告されている遺伝子は，効果が小さく数が多い．一方で精神疾患多発家系において見出された *DISC1* 遺伝子の切断は精神疾患発症に大きな効果を持ち，その遺伝子改変マウスの表現型が精力的に調べられている．
> - 統合失調症の病態と遺伝的素因をつなぐ生理学的に測定可能な指標としての各種「中間表現型」が提案されている．そのなかでも統合失調症をはじめとした複数の精神疾患で減弱が認められる「プレパルス抑制」は，齧歯類でも測定できる．
> - 表面妥当性を評価する方法としては，主に行動実験による．上記のプレパルス抑制テストに加えて，オープンフィールドテスト，社会的相互作用テスト，潜在抑制テスト，モーリス水迷路，新規物体認識テストなどがよく行われる．

　疾患モデル動物は新たな治療薬あるいは予防薬の開発，診断マーカーの開発，病態生理の解明などの目的で利用される．一般に優れた疾患モデル動物たるためには，3つの要件を満たす必要がある．すなわち，構成妥当性(construct validity)，表面妥当性(face validity)，予測妥当性(predictive validity)である．構成妥当性とは，作製の手法・手順が，その疾患の病因，あるいは病態モデルに基づいたものであるかが問題とされる．表面妥当性とは，モデル動物が，その疾患における症状に類似した異常を示すかどうかを問題とする．予測妥当性とは，その疾患の患者に治療効果を発揮する薬剤をモデル動物に投与した場合，人で予測される反応を示すかどうかが問題とされる．しかしながら，統合失調症の場合，診断は主に医療者による患者の観察に基づいており（診断を確定させるための生物学的・生理学的指標が存在しない），物言わぬ動物が表面妥当性あるいは予測妥当性をどの程度満足するものであるかを評価することは極めて難しい．また，構成妥当性を担保する万人を納得させる病因，病態生理も未だ確定していない．このような現状では回避しがたい制限があるものの，各種の統合失調症モデル動物の開発は行われている．本章では主にマウスを含めた

齧歯類モデル[1-3]について解説する．

1 統合失調症の病態生理仮説

統合失調症には，病態生理仮説あるいは発症脆弱性形成にかかわる仮説（詳しくは第7章「病因と病態モデル」を参照のこと）として提唱されているものがいくつか存在する．歴史的には抗精神病薬がドパミン受容体アンタゴニスト活性を持つこと，覚醒剤などのドパミン作動薬が幻覚や妄想を惹起することなどを根拠とする「ドパミン仮説」から始まり，フェンサイクリジン（phencyclidine：PCP），MK-801などのNMDA型グルタミン酸受容体遮断薬が統合失調症様症状を引き起こすことなどを根拠とするグルタミン酸仮説が提案されてきた．さらに胎生期におけるウイルス感染や栄養不良，あるいは周産期異常が産子の将来の統合失調症発症リスクを増大させるという疫学調査の結果に基づく神経発達障害仮説[4]，神経炎症仮説などがある．後ほど説明するように，これらの仮説をよりどころ（＝構成妥当性の根拠）とする各種のモデル動物が作製されている．また個々の仮説は，それぞれ相互排除的なものではないことに注意を払うべきである．

2 齧歯類モデルの行動評価の実際

前述のように統合失調症には生物学的・生理学的に測定できる客観的かつ特異的な指標や，はっきりとした病理学的所見は存在せず，モデルマウスの表面妥当性・予測妥当性を評価する方法としては，行動実験に大きく依存している．この項では，比較的頻繁に行われる行動実験について説明する．各試験を便宜上，陽性症状関連テスト，陰性症状関連テスト，認知学習関連テストに分類したが，それぞれの試験に固有の交絡因子が存在することから，慎重に結果を解釈する必要がある．ここでは説明しないが，不安やうつ傾向を評価する強制水泳テスト，尾懸垂テスト，明暗箱往来試験，高架式十字迷路試験，明暗周期における活動リズムの変動を測定するホームケージ活動性試験

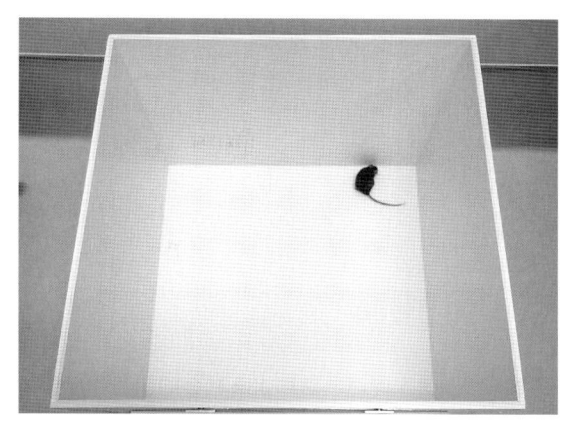

図20-1 オープンフィールドテスト
試験用のアリーナの例．

なども行われている．行動以外の側面では，脳の形態，スパイン形態，オリゴデンドロサイトやGABA神経伝達当に着目した検討も適宜行われているが，本章では触れない．

A 陽性症状関連テスト

1．オープンフィールドテスト

オープンフィールドテストは，図20-1に示すような明るいアリーナに観察対象動物を置き，その中で新奇環境における探索行動を評価するものであり，その動き（軌跡）をビデオカメラなどで記録し，移動距離（locomotor活性）やアリーナの中心部付近にいる時間などを評価する．後ほど説明するように，様々な統合失調症モデル動物においてもlocomotor活性は亢進する．一般的には中心部にいる時間が少ないほどより不安が亢進している可能性が示唆される．また，オープンフィールドにおける立ち上がり行動，匂い嗅ぎ行動など一見無意味に見える繰り返し行動（常同行動stereotypy）は，多くの統合失調症マウスで増大する．

B 陰性症状関連テスト

1．社会的相互作用テスト

自閉傾向あるいは社会的ひきこもりは，他者とのかかわり（社会性）に関する障害であり，統合失

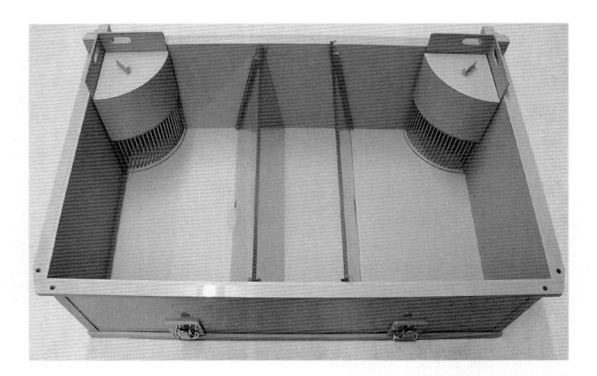

図20-2 3チャンバー法による社会的相互作用テスト
2つあるスリットで囲まれたところのいずれかに別個体をいれ，中央の区画に入れたマウスの行動を観察する．

調症の陰性症状の代表的なものとしてよく挙げられるものである．社会的相互作用テストは，このような症状に関連する異常を実験動物において見出そうとするものである（ただこのテストは，自閉症モデルマウスでも用いられる）．複数の動物をある環境下で共存させると様々な社会的相互作用が生じる．それは相手を追尾する，匂いをかぐ，毛づくろいをする，攻撃するなどに分類でき，それらの行動を定量化するのが社会的相互作用テストである．図20-2に示したものはマウス用の3チャンバー法と呼ばれるものである．動物は壁で仕切られた3つの部屋を壁中央部の穴を通って自由に行き来でき，両側の部屋にマウスを入れるスリット入りの容器をそれぞれ配置する．そのいずれかに，評価するマウスとは別個体のマウスを入れて，評価対象マウスを中央の部屋に入れ，行動をカメラなどでモニタリングしそれぞれの部屋に滞在する時間を計測する．正常なマウスであれば，マウスを入れた容器がある部屋での滞在時間は，いない部屋に比べて有意に長くなる．逆に，他のマウスに興味がない，あるいは他のマウスに恐怖を感じているような個体では，そのような選択性が失われたり，逆にマウスがいないほうの部屋への滞在時間が増える．3チャンバー法以外にも，社会的相互作用を見る方法として，encounter法，resident-intruder法，social dominance tube法などがある．これらのテストでは，接触回数，接触時間などに加えて，相手マウスに対してどのような行動（例えば匂いをかぐ行動や攻撃行動）をとるか，何回その行動をとるかなどについても評価する．

2. ショ糖嗜好性試験

統合失調症の陰性症状の1つに無快楽症（anhedonia）がある．無快楽症はうつ病の患者にも現れ，正常人であれば喜びや快楽を感じうる状況に対しても無反応になることを指す．ショ糖嗜好試験はこのような状態を検出できると考えられている．方法は非常にシンプルであり，マウスもしくはラットに，ショ糖溶液と水の入ったボトルを提示し，好きなほうを飲ませながら数日飼育する．位置効果を除くために毎日ボトルの位置を交換し，実験終了後それぞれのボトルの重量から飲水量を算出する．正常な動物であれば甘いショ糖溶液のほうを好み，水はほとんど飲まない．一方，うつ病や統合失調症のモデルマウスでは，このショ糖への嗜好性が顕著に減弱し，この状態は無快楽症状態を反映するものであると考えられている．

C 認知学習関連テスト

1. プレパルス抑制

また大きな音を不意に与えられたときの驚愕反応は，大きな音の前に意識に上らないほどの小さな音を聞かせた場合，顕著に抑制されることが知られており，この現象はプレパルス抑制（PPI；prepulse inhibition）と呼ばれている．統合失調症などの精神疾患の患者では，プレパルス抑制は障害されており[5-7]，統合失調症の中間表現型（endophenotype）の代表的なものの1つと考えられている．

齧歯類では，図20-3に示したようなアクリル製の筒に対象動物を入れて防音箱内に設置したスピーカーで音を提示し，筒の下に設置した圧センサーにより驚愕反応の程度を定量する．

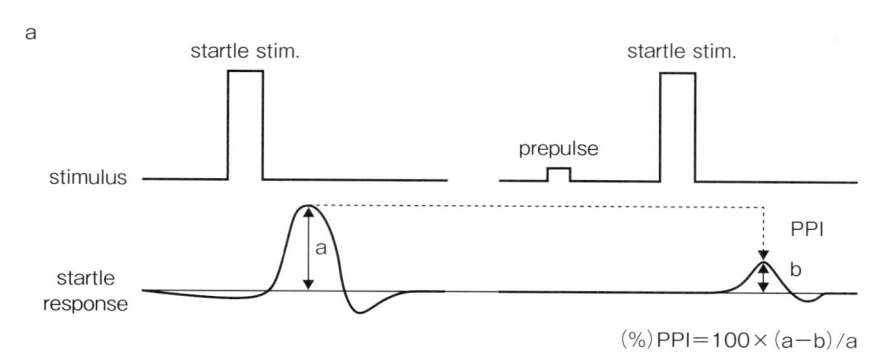

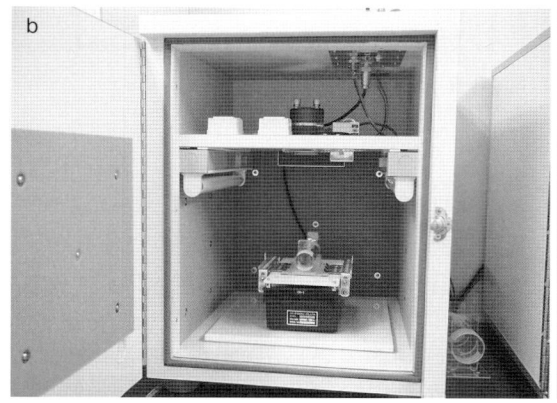

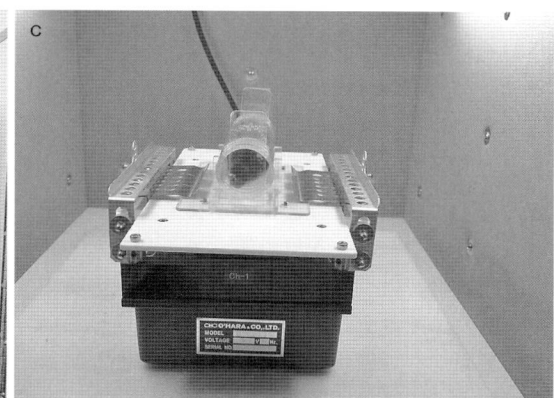

図20-3 プレパルス抑制試験
a：プレパルス抑制の概念．b：測定装置の全体像．c：測定装置内にある動物を挿入する筒(マウス用)の拡大図．

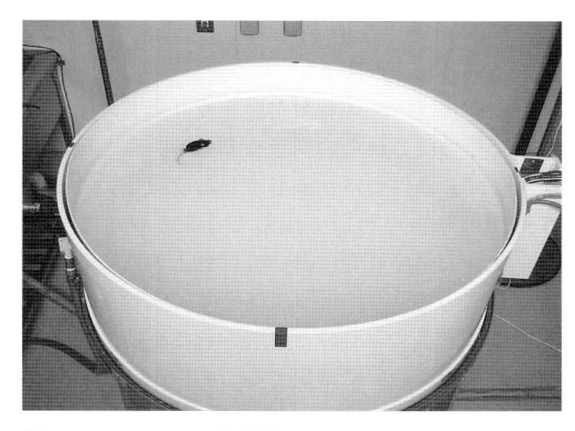

図20-4 モーリス水迷路
試験用のプール．

2. モーリス水迷路

　主に空間学習能，作業記憶の評価に用いられる．図20-4のような円形プールにプラットフォームを配置し，水を入れる．マウスやラットにとって水中に入れられることは嫌悪刺激であり，なんとか早くプラットフォーム上にたどり着いてその状況を回避しようとする．標準的な方法では，まずそこに動物を入れて泳がせプラットフォームの位置を学習させる(トレーニング)．トレーニング終了後，動物が濁った水の下に隠れたプラットフォームに行き着くまでの時間や，プラットフォームを取り除いてプラットフォームがあった場所付近にいる時間(あるいはその領域に進入する回数など)を測定する課題を行う．空間学習の手がかりとなる，樹脂製の物体を複数室内に配置する．

3. 8方向放射状迷路

　空間学習能，作業記憶を評価する．8本のアームの先端にペレット餌を1つずつ配置し，食餌制限した動物を中央に置く(図20-5)．正常な動物であれば，次第に一度入ったアームにはほとんど

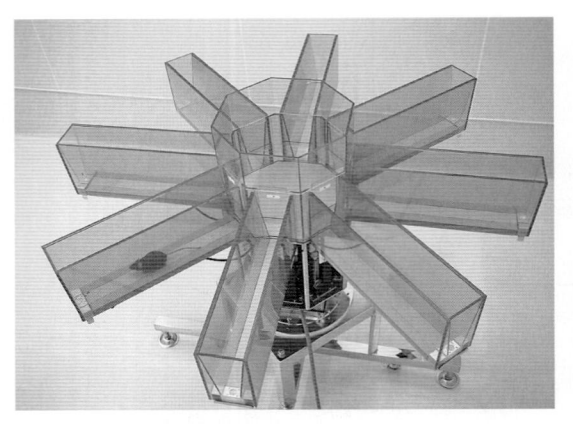

図 20-5　8 方向放射状迷路
各アームの先端にペレット餌を配置する.

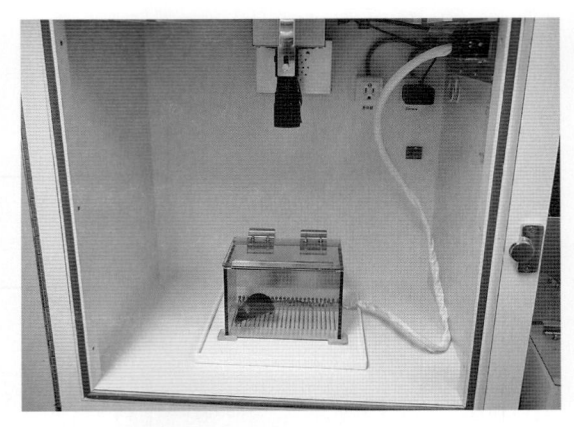

図 20-6　恐怖条件付けテスト
条件付けに用いるチャンバーの様子.

再度入らず，日を追うごとに効率よく各アームをまわることができるようになる．モーリス水迷路同様，空間学習の手がかりとなる，樹脂製の物体を複数室内に配置する．ここでは詳しく述べないが，作業記憶を評価する試験にはより簡便な装置を用いて行えるバーンズ迷路やY迷路，T迷路などもあり，頻繁に利用されている．

4. 恐怖条件付テスト

それだけでは嫌悪行動を引き起こさない刺激（条件刺激）と，恐怖反応を誘導する嫌悪刺激（無条件刺激．多くの場合，電気ショック）をあわせて提示すると，その後に条件刺激だけを提示しても恐怖反応が誘発されるという，一種の連合学習（条件付け）の能力を評価するものである．典型的な手法としては図20-6のようなチャンバーに入れて電気ショックを与え，後日電気ショックを与えた同じチャンバーに入れただけで誘導される「すくみ行動（freezing）」を計測する．この場合条件刺激は電気ショックを与えられたチャンバーの形状であり，条件づけされた動物は，そのチャンバーに入れただけで電気ショックが与えられることを予期して恐怖の発露としてすくみ行動をとる．これを「文脈的恐怖条件付け（contextual fear conditioning）」と呼び，海馬依存性の連合学習であることが判明している．また電気ショックと同時に音を条件刺激として提示して条件を行い，後日形状の全く異なるチャンバーにいれて自由に運動させた後に条件刺激（音）だけを提示し，すくみ行動の程度を計測するバージョンもあり，これを「手がかり恐怖条件付け（cued fear conditioning）」と呼んでおり，扁桃体が条件づけの成立に必須の役割を果たすことが知られている．条件刺激として，ランプの発光を用いる場合もある．関連する試験には，受動的回避学習テストなどがある．

5. 潜在抑制テスト

潜在抑制は，条件刺激だけを繰り返し与えられると，その後これらの刺激を非条件刺激と同時に提示しても条件づけが難しくなる現象をいう．潜在抑制は動物において極めて正常な反応であるが，統合失調症患者においては低下することが報告されている[8]．潜在抑制現象は，一般には「注意力」に関連するものと理解されている．潜在抑制を齧歯類において測定するための様々なパラダイムが考案されている．例えば上記4.で説明した恐怖条件づけに使用する装置・方法を流用・修正することで評価可能である．この場合，まず条件刺激（音）のみを何度も動物に提示し（対照として条件刺激を与えない群も準備する），次に電気ショックと音をあわせて提示する．後日，条件刺激（ここでは「音」）に対してすくみ行動がどの程度現れるかを評価する．正常な動物では，あらか

じめ無条件刺激に曝露した場合，非曝露群と比較してすくみ行動は顕著に抑制される．すくみ行動でなく，飲水量の抑制などを指標にすることもある．

6. 新規物体認識テスト

認知課題の1つであり，多くの統合失調症モデルマウスにおいて障害が認められる．マウスやラットは初めて見るものが存在すると，近づく，匂いをかぐなどその物体に対して積極的に探索行動を行う．当然ながら，この行動が成立するためには新規物体を新規なものとして認知する能力が要求される．実際の実験では，各研究者が独自の工夫を加えているが，基本的には，①複数の物体を配置した装置内に動物を入れ，その環境に慣らす．この過程で各物体が動物にとって新規な(novel)ものから既知の(familiar)ものとなる．②次のステップでfamiliarなもの1つを全く別の形状，色の新規物体に変えて動物に自由に探索させ(図20-7)．新規物体と既知物体付近にいる時間をそれぞれ算出し，新規物体に対する選択性を計算する．

7. 統合失調症の中間表現型と統合失調症モデル動物

前述のように，統合失調症にはこの疾患を確実に診断できる生物学的・生理学的な指標は存在しない．しかしながら，遺伝的素因をベースに構成された発症脆弱性の形成と実際の統合失調症の発症には大きなギャップがあるが，その間には，生理学的に測定できる指標，つまり「中間表現型」[9]があるのではないかと提案されている．統合失調症の中間表現型の候補としては，Ⅲaで説明したプレパルス抑制の障害が代表的なものあり，それ以外に事象関連電位であるP50，P300あるいはミスマッチ陰性電位の減弱，眼球探索運動の異常などが提案されている．このなかでもプレパルス抑制は齧歯類においても簡便に測定できることなどから，統合失調症モデルマウス（あるいはラット）候補を評価する場合，よく用いられる試験になっている．しかしながらプレパルス抑制の障害自体はすべての統合失調症患者で現れるわけでもなく（プレパルス抑制の値により正常対照者と完全に分離できるわけではない），統合失調症に特異的なものでもないことには注意が必要である．

3 様々な統合失調症モデル動物

1. 薬理モデル

覚醒剤アンフェタミン/メタンフェタミンなどのドパミン作動薬や，フェンサイクリジンやMK-801，ケタミンといったNMDA型グルタミン酸受容体アンタゴニスト（図20-8）の摂取を行うと，幻覚や妄想といった陽性症状様の症状が惹起される．覚醒剤とNMDA型グルタミン酸受容体アンタゴニストの効果は，それぞれ統合失調症のドパミン仮説，グルタミン酸仮説を支える薬理学的基盤となった．これらの薬剤を投与した動物にも様々な行動異常が引き起こされる．齧歯類において共通にみられる異常は，陽性症状との関連で理解されるオープンフィールドテストにおけるlocomotor活性の上昇や立ち上がり行動に代表される常同行動の顕著な増加，認知・思考障害との関連で理解されうる作業記憶やPPIの障害などがある．これらの薬理モデルの最も重要な利点は，人為的にかつ簡便に「高ドパミン伝達」状態，あるいは「低グルタミン酸（正確にはNMDA

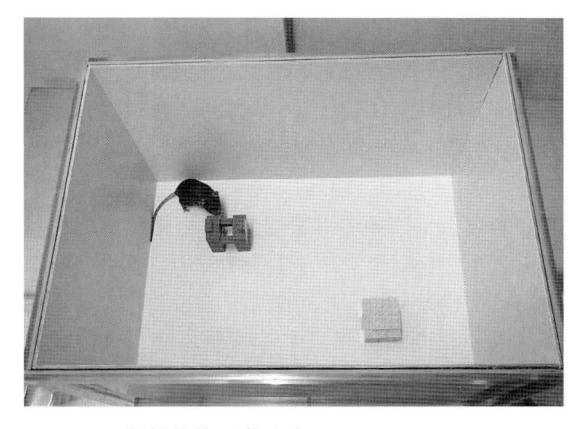

図20-7 新規物体認識試験
新規物体（この図では左上の樹脂製の物体）と既知物体（この図では右下の物体）に対する選択性を定量化する．

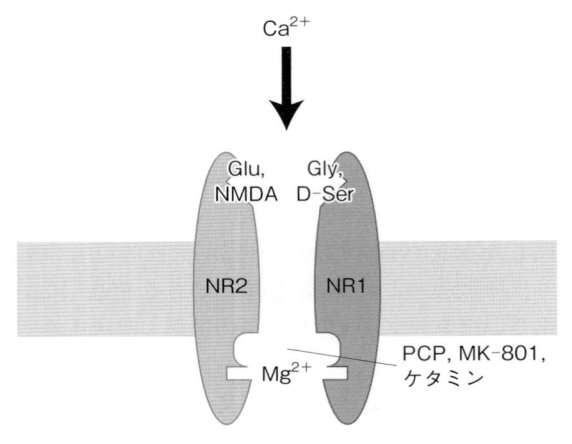

図20-8 NMDA型グルタミン酸受容体の構造と精神賦活薬の作用部位
NMDA型グルタミン酸受容体遮断薬が，受容体のどの部位に作用するのかを模式的に示した．Glu：グルタミン酸，Gly：グリシン，D-Ser：D-セリン，NR1：NMDA型グルタミン酸受容体NR1サブユニット，NR2：NMDA型グルタミン酸受容体NR2サブユニット．

型グルタミン酸受容体伝達低下）伝達」状態を任意の時期に作り出せることにあるように思われる．

　フェンサイクリジンはもともと1950年代後半に麻酔薬として開発されたが，後にNMDA型グルタミン酸受容体を非競合的に抑制するアンタゴニストであることが判明した．この薬剤を摂取した人間には，幻覚・妄想といった陽性症状様症状だけでなく，自閉・うつ傾向など陰性症状様の症状をも引き起こす点が特徴的であり，臨床的には統合失調症と区別するのは困難であるとさえ言われている．重要なことに，この薬剤を連続投与した齧歯類にも，ヒト同様，陰性症状との類似性を示す異常が惹起されることである[10,11]．マウスにフェンサイクリジンを2週間程度連続投与しておくと，その後のより低用量の投与でもlocomotor活性が顕著に亢進する．かつその効果は抗精神病薬でbasalレベルにまで抑制される．ドパミン作動薬である覚醒剤やフェンサイクリジンを含むNMDA受容体アンタゴニストの連続投与で次第に薬剤の感受性が亢進する現象を特に「逆耐性（reverse tolerance）」あるいは「行動感作（behavioral sensitization）」と呼んでおり，この処理により社会的行動の抑制や強制水泳テストにおける無動時間の増加なども引き起こされること，その効果は非定型抗精神病薬で緩和することなどが報告されている．加えて，齧歯類へのフェンサイクリジンの投与では作業記憶の障害も誘導されるが，抗精神病薬の投与でその効果は緩和される．このような特質を示すフェンサイクリジン投与動物は，統合失調症の病態生理をよく反映する可能性があるモデル動物として現在でも頻繁に利用されている．詳しくは，日本語による優れた解説[12,13]があるので，そちらを参照していただきたい．

　精神賦活薬の投与は，他の方法で作製した統合失調症モデルマウスの評価にも頻繁に使われており，いくつかのモデルで，対照動物と比較して薬剤の感度が高まる，逆耐性が起きやすいといった異常が見出されている．統合失調症患者が精神賦活薬を摂取すると，微量であってもその精神症状が増悪しやすいことが知られており，モデル動物へのこれらの薬剤の投与はある種の予測妥当性を評価することでもある．

2. 神経発達障害モデル

　神経系の発達は胎児期，出生直後に爆発的に進行する．この時期に何らかの侵襲により正常な神経発達が阻害され，そこを起点に蓄積した異常が思春期前後に脳の機能的破綻につながり発症に至る，とするのが神経発達障害仮説[4]の基本的な考え方である．その際の侵襲の原因としては，遺伝的素因や，疫学的な知見から産科合併症，ウイルス感染，妊娠期におけるアルコール摂取，栄養不良，放射線への曝露などが挙げられており，これらを実験動物において何らかの形で模倣したモデルが考案されている．まず，「新生仔腹側海馬障害モデル」を紹介する．生後すぐのラットの腹側海馬に神経毒を注入し，海馬を障害したラットには，人の思春期に相当する時期以降，オープンフィールドテストでのlocomotor活性上昇や，社会的行動，潜在抑制，プレパルス抑制などにおける障害，精神賦活薬に対する過感受性など様々な異常が出現する[14]．そのいくつかの異常に関して

は抗精神病薬の投与で緩解する．新生仔腹側海馬障害モデルは神経毒により脳に直接薬剤による侵襲を加えるが，より自然なモデルとしてウイルス感染モデルがある．実際にインフルエンザウイルスを実験動物に摂取するものもあるが，最近ではより簡便にポリイノシン・ポリシチジン酸(poly I：C)を妊娠期の母親もしくは新生児に投与するものが使われている[15]．Poly I：C は二本鎖 RNA ウイルスの核酸に類似する物質として作用し宿主の自然免疫機構を刺激することで，様々な免疫応答を誘導するというものであり，この薬剤を投与した動物は周産期のウイルス感染模倣モデルと見なされている．Zuckerman ら[16]は，ラットの妊娠期に poly I：C の投与を行い，成獣において，アンフェタミンに対する感受性の増加(locomotor 活性)，潜在抑制の明瞭な障害と定型および非定型抗精神病薬による回復を報告している．一方，これらの異常は性成熟前の若い動物には認められず，統合失調症が思春期以降に発症するという事実とよく合致する．名古屋大学の山田らのグループの成績[17]では，生後2日後から6日後まで皮下注射によりマウスに poly I：C を連続投与すると，生後10週以降の試験において，不安様行動の亢進，プレパルス抑制および新規物体認識テストにおける障害，社会的相互作用の低下などの異常が誘導されることを認めている．

3. 遺伝子改変モデル

スペースの都合で詳しくは述べないが，統合失調症のドパミン仮説やグルタミン酸仮説に基づき神経伝達物質による情報伝達を遺伝的に変動させた(例えば，ドパミントランスポーター遺伝子を破壊してシナプス間ドパミンを増やす，あるいはNMDA 型グルタミン酸受容体を破壊してグルタミン酸神経伝達を減弱させる)マウスモデルが作製されそれぞれ解析されている[13,18,19]．

統合失調症は単独遺伝子における変異の有無で疾患の有無が100％支配されるメンデル性疾患ではない．しかしながら，遺伝的素因は発症の有無に大きな効果を持ち，そこに環境因子が相互作用することで発症の有無が決定される複雑遺伝性疾患であると理解されている(詳しくは第13章「遺伝学，分子遺伝学」を参照)．近年の分子遺伝学的解析(主に，全ゲノム解析を含む関連解析)によりいくつかの有力な発症脆弱性遺伝子が同定されてきた．例えば NRG1(ニューレグリン)，DNTBP1(ディスバインディン)などがあり，それらのノックアウトマウスも作製され統合失調症に関連する異常が認められるものも多い．しかしながら，個々の遺伝子の多型は正常人にもあるありふれたもの(common variant)で，単一の遺伝子が発症脆弱性に寄与する程度も極めて限定的である．またこれらの脆弱性遺伝子には患者において機能欠損するような変異が多発する訳でもない．遺伝子欠損というある意味普通にはほとんど存在しない過激な状態を人為的に作出することになるこれらの遺伝子のノックアウトマウスは，個々の遺伝子の機能を統合失調症との関連で理解するためのツールとして有用なことには疑いはないが，統合失調症モデル動物として十分な構成妥当性があるようには思われない．

仮に非常に稀であるものの，単一もしくは極少数の遺伝子の異常が発症に大きく影響を与えると強く想定される症例を発見し，その変異をマウスで再構成することができれば，構成妥当性に特段の問題は生じないように思える．その動物には統合失調症発症に関連する異常が「強調された表現型」として検出できる可能性があり，その表現型は，その稀な変異を持つ患者だけでなく，より緻密な焦点を絞った検討を行えば多くの患者にも認められる(一般化できる)ものの可能性があるのではないかと期待される．その意味で，DISC1 変異マウスから得られた知見は貴重である．DISC1(Disrupted_in_Schizophrenia 1)はスコットランドの精神疾患が多発する大家系から同定された遺伝子である[20]．この家系では，精神疾患と染色体転座(1：11)(q42：q14.3)が非常によく共分離しており，この染色体転座により直接影響を受ける遺伝子が発症に大きな影響を与えた可能性が考えられた．1番染色体側の切断点に存在する遺伝子として同定されたのが，当時は機能未知の蛋白質をコードする DISC1 であり，この転座により遺

伝子が分断され正常な機能を果たせなくなると思われた．その後複数のグループからノックアウトマウスやトランスジェニックマウスが作製され，その表現型が報告された[1, 21-23]．Hikidaら[24]は，ドミナントネガティブ型変異Disc1蛋白質を脳特異的に過剰発現させたトランスジェニックマウスを解析して，locomotor活性の上昇，常同行動（立ち上がり行動）の増加，強制水泳テストにおける無動時間の増加，プレパルス抑制の障害（低プレパルス時のみ），さらには側脳室の拡大，parvalbumin陽性ニューロンの減少などの表現型を見出した．

Clapcoteら[25]は，*DISC1*遺伝子にミスセンス変異を持つマウスの系統を変異原物質により作製し，Q31L変異体にはうつ様異常，L100P変異体には統合失調症様異常という一見全く質の異なる表現型が出現するという報告を行った．*DISC1*発見の端緒となったスコットランドの転座家系にも，染色体転座を持っていても統合失調症でなくうつ病や双極性障害と診断されているものも含まれていること，統合失調症と気分障害の脆弱性遺伝子にオーバーラップがあることを示す近年の分子遺伝学的解析の結果を考え合わせると，非常に興味深い．

本章では，統合失調症の齧歯類モデルについて解説してきた．しかしながら「高度の脳機能の乱れ」として現れる統合失調症のような疾患に関して，脳の大きさや，その構築・構造においても明確な違いがある齧歯類を用いたモデルを作製しても，ヒトにおける病態生理を模倣するには自ずと限界がある．そのような視点に立ち，近年霊長類モデルを利用しようとする機運が高まってきた．カニクイザルにサイトカインを投与するモデルが注目されており，遺伝子改変の技術的基盤が整いつつあるマーモセットなど，より小型の霊長類を利用するグループも現れている．

統合失調症の発症には遺伝要因と環境要因がともに大きな役割を果たす．遺伝的素因や胎児期・新生児期における外的要因による侵襲をもとにした発症脆弱性の形成から，統合失調症の発症さらには病相の変化という時間軸で考えたとき，どの段階でどのように環境因子が相互作用するのかを知ることが今後の大きな課題になるであろう．この際にもモデル動物を用いた研究が必須となる．

【文献】

1) Nestler EJ, Hyman SE: Animal models of neuropsychiatric disorders. Nature neuroscience 13: 1161-1169, 2010
2) Flint J, Shifman S: Animal models of psychiatric disease. Current opinion in genetics & development 18: 235-240, 2008
3) Young JW, Zhou X, Geyer MA: Animal models of schizophrenia. Current topics in behavioral neurosciences 4: 391-433, 2010
4) Weinberger DR: Implications of normal brain development for the pathogenesis of schizophrenia. Archives of general psychiatry 44: 660-669, 1987
5) Braff DL, Geyer MA: Sensorimotor gating and schizophrenia. Human and animal model studies. Archives of general psychiatry 47: 181-188, 1990
6) Geyer MA, Swerdlow NR, Mansbach RS, et al: Startle response models of sensorimotor gating and habituation deficits in schizophrenia. Brain res bull 25: 485-498, 1990
7) Swerdlow NR, Braff DL, Taaid N, et al: Assessing the validity of an animal model of deficient sensorimotor gating in schizophrenic patients. Archives of general psychiatry 51: 139-154, 1994
8) Lubow RE, Gewirtz JC: Latent inhibition in humans: Data, theory, and implications for schizophrenia. Psychological bulletin 117: 87-103, 1995
9) Gershon ES, Goldin LR: Clinical methods in psychiatric genetics. I. Robustness of genetic marker investigative strategies. Acta Psychiatrica Scandinavica 74: 113-118, 1986
10) Mouri A, Noda Y, Mizoguchi H, et al: dysfunction of glutamatergic systems and potential animal models of schizophrenia. Nihon Yakurigaku Zasshi Folia Pharmacologica Japonica 127: 4-8, 2006
11) Sams-Dodd F: Distinct effects of d-amphetamine and phencyclidine on the social behaviour of rats. Behavioural pharmacology 6: 55-65, 1995
12) Yamamoto T, Une T: animal models of psychiatric disorder and their validity--from the perspective of behavioral pharmacology. Nihon Yakurigaku Zasshi Folia pharmacologica Japonica 120: 173-180, 2002
13) Noda Y, Nabeshima T, Mouri A: behavioral evaluation in animal models of schizophrenia. Nihon Yakurigaku Zasshi Folia Pharmacologica Japonica 130: 117-123, 2007
14) Lipska BK, Weinberger DR: To model a psychiatric disorder in animals: Schizophrenia as a reality test. Neuropsychopharmacology: official publication of the American College of Neuropsychopharmacology 23: 223-239, 2000
15) Ibi D, Nagai T, Nabeshima T, et al: polyI: C-induced neurodevelopmental animal model for schizophrenia.

Nihon Shinkei Seishin Yakurigaku Zasshi = Japanese journal of psychopharmacology 31: 201-207, 2011

16) Zuckerman L, Rehavi M, Nachman R, et al: Immune activation during pregnancy in rats leads to a postpubertal emergence of disrupted latent inhibition, dopaminergic hyperfunction, and altered limbic morphology in the offspring: A novel neurodevelopmental model of schizophrenia. Neuropsychopharmacology: official publication of the American College of Neuropsychopharmacology 28: 1778-1789, 2003

17) Ibi D, Nagai T, Kitahara Y, et al: Neonatal polyI: C treatment in mice results in schizophrenia-like behavioral and neurochemical abnormalities in adulthood. Neurosci res 64: 297-305, 2009

18) O'Tuathaigh CM, Babovic D, O'Meara G, et al: Susceptibility genes for schizophrenia: Characterisation of mutant mouse models at the level of phenotypic behaviour. Neuroscience and biobehavioral reviews 31: 60-78, 2007

19) Desbonnet L, Waddington JL, O'Tuathaigh CM: Mutant models for genes associated with schizophrenia. Biochemical Society transactions 37: 308-312, 2009

20) Blackwood DH, Fordyce A, Walker MT, et al: Schizophrenia and affective disorders--cosegregation with a translocation at chromosome 1q42 that directly disrupts brain-expressed genes: Clinical and p300 findings in a family. American journal of human genetics 69: 428-433, 2001

21) Johnstone M, Thomson PA, Hall J, et al: Disc1 in schizophrenia: Genetic mouse models and human genomic imaging. Schizophrenia bulletin 37: 14-20, 2011

22) Kuroda K, Yamada S, Tanaka M, et al: Behavioral alterations associated with targeted disruption of exons 2 and 3 of the disc1 gene in the mouse. Human molecular genetics 20: 4666-4683, 2011

23) Jaaro-Peled H: Gene models of schizophrenia: Disc1 mouse models. Progress in brain research 179: 75-86, 2009

24) Hikida T, Jaaro-Peled H, Seshadri S, et al: Dominant-negative disc1 transgenic mice display schizophrenia-associated phenotypes detected by measures translatable to humans. Proceedings of the National Academy of Sciences of the United States of America 104: 14501-14506, 2007

25) Clapcote SJ, Lipina TV, Millar JK, et al: Behavioral phenotypes of disc1 missense mutations in mice. Neuron 54: 387-402, 2007

（大西 哲生，吉川 武男）

第21章

脳構造画像研究

Facts
- 統合失調症患者には，群として健常者と比較すると，統計学的差異として検出される軽度の脳構造変化が認められる．
- 統合失調症における全脳体積は，慢性患者では健常者よりおおよそ3％小さく，白質よりも灰白質の減少が主体である．
- 統合失調症における脳灰白質減少は広範囲に存在するが，前頭前野，側頭葉，辺縁・傍辺縁系領域に相対的に強い．
- 統合失調症における脳灰白質減少は，初発患者に比較して，慢性患者により明らかである．
- 統合失調症における脳灰白質減少は，縦断的経過において進行し，それは病初期により顕著であると考えられ，おそらく前駆期から生じている．
- 統合失調症における脳構造変化の臨床的意義は明確でないが，症状形成，認知機能の低下，予後の不良などとの関連が示唆されている．
- 統合失調症における脳構造変化の成因は不明だが，遺伝，環境，およびそれらの相互作用による神経発達の問題，発症後の脳病態など，多くの要因の関与が推定されている．
- 個々の統合失調症患者における脳構造画像の臨床的実用化は今後の課題である．

　Kraepelinはすでに，統合失調症において「重い損害をこうむる知性の能力は前頭葉皮質と密接な関係があり，言語の障害や妄覚にはおそらく側頭葉が関与している」〔西丸四方（訳）：精神分裂病，みすず書房，1986〕と述べていたが，以来，統合失調症患者の脳に形態学的異常があるか否かは，精神医学の重要な問題の1つであった．しかしながら，多くの神経病理学研究が行われたにもかかわらず，古典的手法によっては，20世紀半ばまでに再現性のある客観的所見を見出せず，統合失調症の脳研究は「神経病理学者の墓場」と呼ばれたという．そのような状況下で，神経病理学の代表的教科書である『Greenfield's Neuropathology』の第4および5版では統合失調症の章は除かれていた．それが1997年の第6版において再び登場するに至ったのは，コンピュータ断層撮影（CT）や磁気共鳴画像（MRI）による脳構造画像研究の成果によるところが大きかったものと思われる．

　統合失調症における脳構造画像研究の始まりは気脳写（pneumoencephalography）によるものであり，1920年代にはすでに脳室拡大が見出され，わが国でも1934年に脳室拡大の縦断的進行が報告されていたことは注目すべきである（内村と大山：神経学雑誌37, 1934）．しかし，生体における脳構造の評価が多数例において可能となるに

は，1970年代に低侵襲のCTが普及するのを待つ必要があった．1976年にJohnstoneらは，CTを用いて，慢性・長期入院の統合失調症患者では，アルコール症患者に比較して脳室が拡大していることを報告した．まもなく，脳室拡大の所見は初発患者においても報告され，その後の数多くのCT研究によって確認された．CTでは脳室系や脳溝など脳脊髄液腔の二次元的評価が中心であったが，1990年代になりMRIが普及し，脳実質を解剖学的領域に細分化し，灰白質と白質を分割して三次元的に評価・計測することが可能になった．特に2000年以降は，MRIの高解像度化と，関心領域(ROI；region of interest)法に加えて，比較的簡便に多数データの処理と全脳の検討ができるvoxel-based morphometry(VBM)の普及により，研究が活発化している．近年では，拡散テンソル画像(DTI；diffusion tensor imaging)による脳内白質線維についての検討なども行われている．

これまでCTやMRIなどの脳構造画像研究は，統合失調症患者の脳に軽度ながら形態学的異常が存在するという共通認識をもたらし，統合失調症の病態生理を理解する手がかりとなる多くの重要な所見を提供してきた．本章では，統合失調症および関連する病態において，脳構造画像研究から明らかになってきた知見を通覧する．

1 統合失調症における脳構造変化の全般的特徴

統合失調症における脳構造の変化は，多様かつ広範囲に認められるが，いずれも軽度であり，報告によって必ずしも一致しない．繰り返し報告されている所見として，側脳室や第三脳室の拡大，前大脳縦裂，Sylvius裂や大脳脳溝の開大などの脳脊髄液腔増大の他に，大脳灰白質の軽度の体積減少があり，それは主として上側頭回，前部帯状回，内・外側前頭前野，島回，海馬などに認められる．また，大脳半球間の左右差の偏倚，脳回や脳溝の褶曲や走行の偏倚など，神経発達過程の異常を示唆する所見も報告されている．大脳白質に

ついては，DTIにより，拡散異方性(FA；fractional anisotropy)の低下あるいは増大などが認められ，脳部位間の結合性(neural connectivity)の異常が示唆されている．近年における最も注目される知見は，これらの脳構造変化(の一部)が，統合失調症の縦断的経過において進行することが明らかになってきたことである．これらの構造変化の成因についてはまだ不明な点が多く，後述のように，複数の機序が関与するものと考えられる．

2 病期による脳構造変化の特徴

統合失調症の脳構造画像研究は，初期には慢性例を対象にしたものが多かったが，その後初回エピソード統合失調症についての検討が進み，健常対照者との横断的比較だけでなく，同一患者の縦断的検討も行われるようになった．さらに，ハイリスク研究においても，従来対象とされてきた患者の近親者(遺伝的ハイリスク)だけでなく，一定の前駆症的特徴を示す臨床的ハイリスクも対象とされるようになり，いわば病期を遡る形で研究が進展している．

A 病前から存在することが示唆される変化

当然ながら，患者の病前(発病前)は脳画像検査の対象となりえないので，直接の知見はほとんどない．しかし，患者において報告されている所見の中には，固定的で病前からの存在が示唆されるものがある．

1. 大脳半球間の左右差の偏倚

統合失調症のMRI研究では，側頭平面体積の左半球優位性の減退あるいは逆転など，大脳半球間の左右差の偏倚が繰り返し報告されているが，脳の左右差は出生時にすでに明瞭に認められるので，その偏倚は病前から存在することが示唆される．しかし，後述するように，上側頭回などでは左側優位の進行性灰白質減少が報告されているの

で，単純には結論できない．

2．大脳正中構造の異常

透明中隔腔の拡大，視床間橋の短縮・欠損などの大脳正中構造の異常も胎生期の発達異常を示唆する所見である．しかし，透明中隔腔の拡大を否定する報告もある．また視床間橋については，慢性例でより顕著に短縮することが報告されているので，必ずしも固定的な変化とは言いがたい．

3．大脳の脳回形成の変化

大脳脳回の褶曲パターンは発達早期にほぼ決定されるので，前頭葉の hypergyria (gyrification index 増大)，左前部帯状回の脳溝の分枝（傍帯状溝）の減少と左半球優位性の喪失，眼窩前頭回の脳溝-脳回パターンの偏倚などの所見は，比較的早期の神経発達障害を示唆する固定的変化と考えられるであろう．

4．内側側頭葉構造の体積減少

統合失調症患者の未発症親族，すなわち遺伝的ハイリスクを対象とした脳体積測定研究では，海馬あるいは扁桃体-海馬複合体の体積減少が最も一致した所見である[1]．これらの所見は患者においてもその病前から存在している可能性がある．

B 前駆期における変化

近年，統合失調症前駆期の脳構造画像研究による知見が増えつつある．前駆症状を示す段階で確定診断はできないので，特定の徴候を有する者を at risk mental state (ARMS) すなわち精神病発症リスクの高い状態として操作的に診断し，研究の対象としている．このような研究における注意点として，①ARMS と診断された者が精神病に移行する率は，3年間で36%（メタ解析による）であり，かなりの率で偽陽性（前駆症状類似の症状を示すが，実際には精神病を発症することのない一群）が存在すること，②ARMS から精神病に移行する場合，統合失調症圏障害を発症するのは73%（メタ解析による）であり，精神病症状を伴う気分障害など多様な疾患を発症しうること，が挙げられる．真の前駆期の特徴を知るためには，ARMS と診断された者を追跡し，統合失調症の発症に至った者の所見を吟味しなければならない．

1．ARMS における横断的所見

最初の VBM による検討では，ARMS のうち2年以内に精神病を発症した23人（8人が統合失調症）では，発症していない52人と比較して，ARMS の時点で右の海馬・海馬傍回，上側頭回，下前頭回および両側帯状回の灰白質が減少していた．多施設の MRI データを併せて解析した VBM 研究[2]では，ARMS 群全体では，眼窩回や帯状回の灰白質が健常者より減少し，後に発症した群では，左海馬傍回灰白質が未発症群より減少していた．臨床的ハイリスク (ARMS) と遺伝的ハイリスクを合わせた19編の VBM 研究のメタ解析[3]によると，ハイリスク群全体では，健常者に比較して，右上側頭回，左楔前部，左内側前頭回，右中前頭回，両側の海馬傍回/海馬領域と前部帯状回の灰白質が減少していた．また，後に発症した群では，未発症群と比較して右側の下前頭回（島回を含む）と上側頭回の灰白質が減少していた．

これらの研究結果は，前駆状態においてすでに脳灰白質の減少が広範囲に存在すること，それは同様の前駆症的症状を示しながら発症しない，あるいは発症までより長期間を要する者に比較して顕著であることを示している．

2．統合失調型障害

統合失調型障害は，軽度で萌芽的な統合失調症様症状を特徴とするが，その状態は ARMS と共通する部分もあり，一部は統合失調症の前駆状態と考えられる．筆者らが行った MRI 研究では，扁桃体，海馬，上側頭回（特に後方部分）などの体積減少は，統合失調型障害と統合失調症に共通して認められた．一方，前頭前野は，統合失調症では広範囲に体積減少が認められたのに対し，統合失調型障害では保たれ，一部では体積の増大を示

3. 精神病発症前後の縦断的所見

ARMSから精神病に移行した患者における，発症前後の縦断的変化に関する研究はまだ多くない．VBMによる検討では，後に精神病に移行した10人（うち5人が統合失調症）において，1回目（発症の平均172日前）と2回目（発症の平均202日後）の比較により，左の海馬傍回・紡錘状回，眼窩前頭葉，小脳，両側の帯状回に進行性の灰白質減少がみられた．また，同じくVBMにより，統合失調症を発症したARMSの10症例において，1回目（発症の平均232日前）と2回目（発症の平均802日後）のMRIを比較した研究では，右の眼窩回，左の直回，右の下側頭回，上前頭回，上頭頂小葉，左の楔前部，右の小脳の灰白質体積減少が報告されている．

Cortical pattern matchingにより脳表面の微細な経時的収縮を解析した研究では，ARMSの精神病発症前後において，前頭前野に顕著な収縮が認められた．ROI法による詳細な検討も行われており，後に精神病を発症したARMSにおいて，左上側頭回全体で5.0％／年の灰白質体積減少が生じることが示された．同様に，左右の島回においても5.0％／年程度の灰白質体積減少が生じていた．これらの進行性変化は，健常者や発症に至らないARMSでは認められなかった．

このように，顕在発症が間近の前駆期においてすでに，進行性の脳構造変化が生じており，病態進行に関与していると考えられる．

4. 発症予測に関連する所見

上にも記したように，ARMSを含むハイリスク群の中で，一定期間のうちに精神病を発症する者では，しない者に比較して脳構造の変化が顕著であり，メタ解析では，前頭前野，帯状回，島回，小脳の灰白質減少が小～中程度の効果量で認められる[4]．脳構造変化から，近い将来の精神病発症がどの程度予測できるかを検討した研究によると，後に精神病に移行したARMSでは下垂体体積が有意に大きく，視床下部－下垂体－副腎皮質（HPA）系の過活動が示唆されるが，下垂体体積が10％増すごとに，将来の発症リスクが20％増すという．また前部帯状回皮質の厚さが1mm減るごとに，将来の発症リスクが20％増すことも報告されている．

C ▎初回エピソードにおける変化

近年の研究結果から，統合失調症の初回エピソードは，前駆期にも認められる脳構造変化がさらに進行して，より明らかになる時期と考えられる．

1. 横断的所見

初回エピソード統合失調症患者のMRI研究は数多く，ROI法による研究のメタ解析[5]では，脳室系の拡大と海馬の体積減少が最も一致した所見である．VBMによる初回エピソード統合失調症患者の研究7編の，anatomical likelihood estimation（ALE）法を用いたメタ解析[6]では，両側の尾状核，視床（背内側核），島回，前部帯状回，下前頭回，鉤・扁桃体，小脳皮質の灰白質減少が認められた．このように，初回エピソード患者においても，慢性患者とほぼ同じ脳部位に形態学的異常が認められるが，その程度はより軽度である（図21-1A）．

2. 縦断的所見

ARMSからの精神病発症前後の縦断的検討によって報告されている進行性の脳形態変化は，初回エピソード統合失調症においても認められる．すなわち，上側頭回（特に左側），前頭前野，前部帯状回，島回において灰白質減少が進行することが，複数のグループによって報告されている（図21-2）．また，この時期にはHPA系の過活動も持続しているようで，下垂体体積がさらに増大するという報告もある．

D ▎慢性期における変化

ALE法による慢性統合失調症患者の研究20編

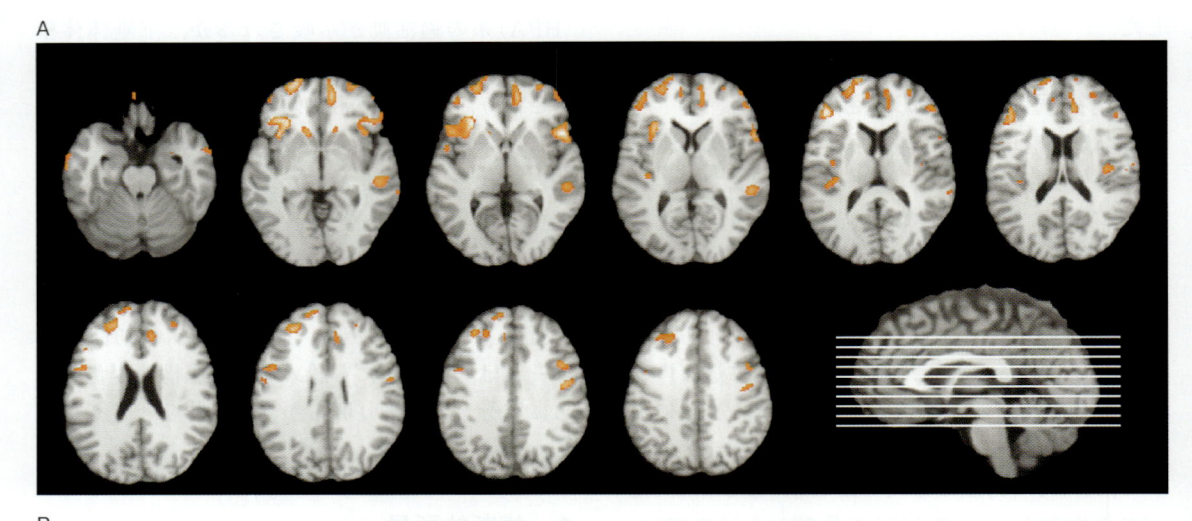

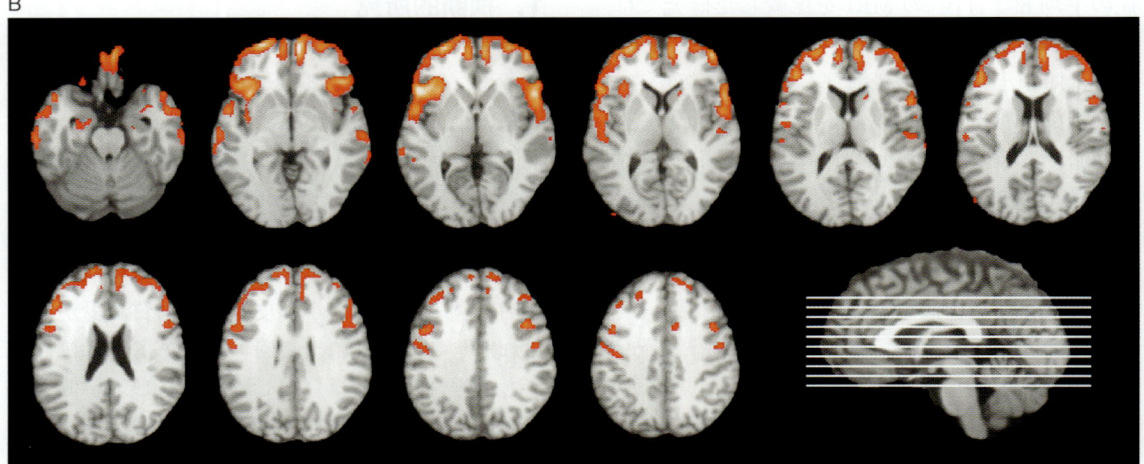

図 21-1 Voxel-based morphometry(VBM)による初回エピソード(A)および慢性(B)統合失調症患者における脳灰白質減少

前頭側頭領域を中心に灰白質減少が認められるが，初回エピソード患者(平均年齢 22.6 歳，平均罹病期間 0.2 年)より慢性患者(平均年齢 26.9 歳，平均罹病期間 8.0 年)において顕著である．

のメタ解析[6]では，視床(背内側核)，左右の島回，前部帯状回，左の下前頭回，左の中前頭回，左の紡錘状回，右の上・中側頭回，左の鉤・扁桃体，右の海馬の灰白質減少と左右の被殻の灰白質増加が示された．また慢性患者では，初回エピソード患者に比較して，内側前頭葉と左の背外側前頭前野の灰白質が減少しており，皮質領域の変化はより広範囲であった．このように，慢性患者においては灰白質減少がより明瞭となる(図 21-1B)．

慢性期の縦断的研究において，発症から 20 年間ほどは軽微な進行性灰白質減少が持続することが報告されている[7]．しかし，病初期においてより顕著な進行が認められるという点で見解はほぼ一致している．前駆期から初回エピソードにかけて生じる上側頭回の活発な進行性灰白質減少は，慢性期には有意ではないことが報告されている．また，統合失調症にしばしば認められる側脳室や第三脳室の拡大は，慢性患者においてより明らかである．

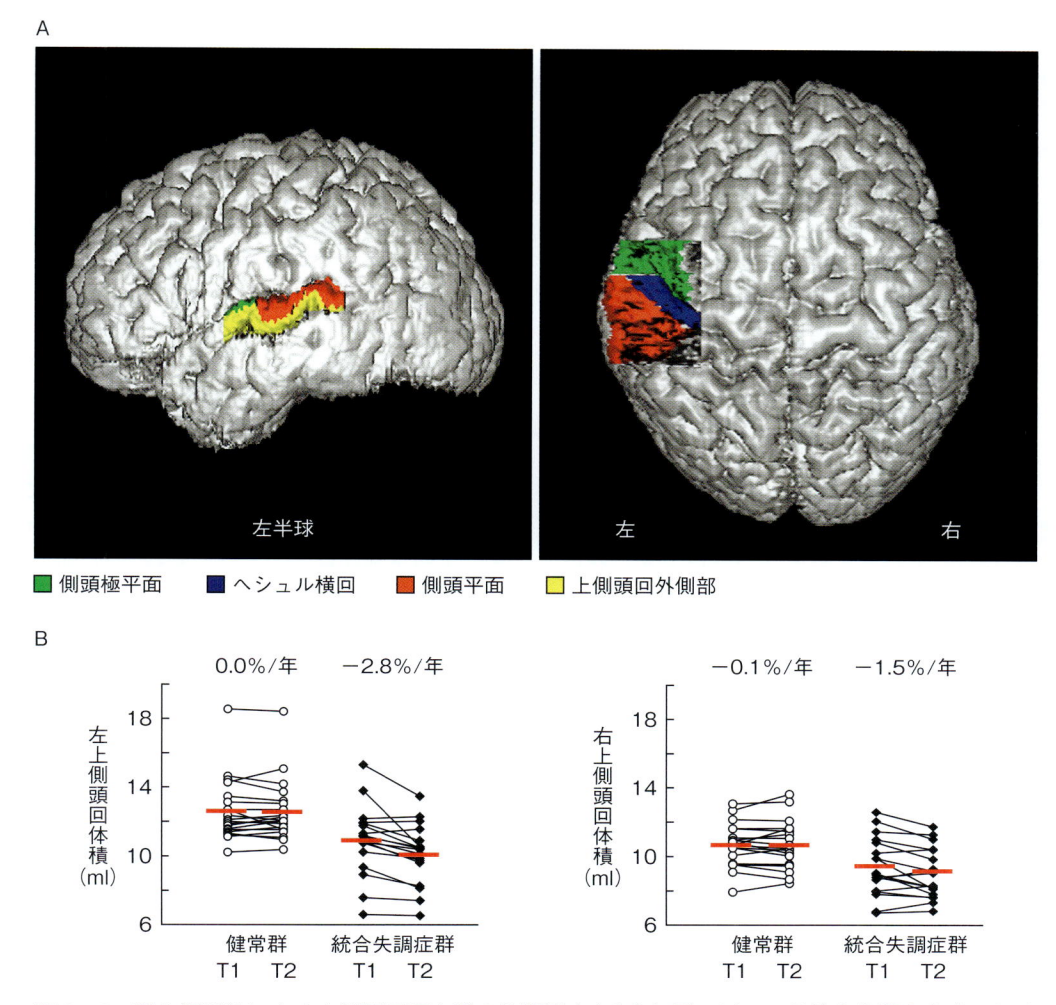

図21-2 関心領域法による上側頭回灰白質の体積測定(A)と初回エピソード統合失調症患者における経時的変化(B)
ベースライン(T1)とその平均2.6年後(T2)を比較すると，健常対照群に比較して，統合失調症患者群では有意な進行性体積減少が認められる．
(Takahashi T, Suzuki M, Zhou SY, et al: A follow-up MRI study of the superior temporal subregions in schizotypal disorder and first-episode. Schizophr Res 119: 65-74, 2010 より)

3 脳構造変化の臨床的関連

A 臨床所見との関連

1. 臨床症状

　統合失調症における特定の脳部位の構造変化と臨床症状との関連については，これまで側頭葉の体積減少と陽性症状との相関を見出している研究が多い．すなわち，上側頭回の体積減少と幻聴や陽性の思考形式障害，扁桃体・海馬の体積減少と陽性症状全体などの相関が報告されている．一方，陰性症状については，前頭葉の体積減少との関連も見出されているが，報告は比較的少ない．いずれにしても，臨床症状は治療や経過により変動するので，脳構造との関連については報告間の不一致が多い．統合失調症の症状形成には，単一の脳部位の異常だけでなく，前頭前野と側頭葉など複数の脳部位の異常や，それらの部位間の機能的結合の異常が関与していると推察される．

2. 認知機能

統合失調症における認知機能障害の背景にある，脳の構造的変化についても検討が行われている．結果は必ずしも一致しないが，前頭前野体積と実行機能，海馬など内側側頭葉の体積と言語性記憶との関連などが報告されている．近年では，社会的認知と前頭前野体積などとの関連も報告されている．また，発症早期の患者の縦断的検討により，前頭葉の経時的体積減少と実行機能の悪化が相関するという報告があるが，このような脳構造変化と認知機能との関連についての縦断的検討は少ない．

3. 臨床経過

初回エピソード患者の縦断的追跡により，発症後1～3年における転帰が不良の患者では，良好な患者に比較して，脳室拡大の進行がより顕著であることや，初回エピソード患者における1年間の脳灰白質減少が，2年後および5年後の転帰と相関することが報告されている．このような所見からは，発症早期の脳の進行性変化が，いわゆる「治療臨界期」が長期予後を左右することの神経基盤であることが示唆される．慢性の治療抵抗性統合失調症患者において，前頭葉と側頭葉の体積がクロザピンに対する反応性と相関するという報告がある．このように，脳構造変化が治療反応性や転帰に関与することが示唆されているが，抗精神病薬による治療開始前のMRIから，治療反応性や予後を予測することができるかについては，十分に検討されていない．

B 臨床診断への応用の試み

統合失調症の臨床においては，これまで，MRIは粗大な器質病変がないことを確認するために，すなわち除外診断のために用いられ，臨床診断に積極的に活用されることはなかった．それは，MRIで認められる統合失調症患者と健常者の差異は，統計学的比較の結果として検出される軽微なものであり，個々の脳部位の体積測定値は大半がオーバーラップするので，単一の脳部位によって両者を区別することはできないことによる．しかし，統合失調症における脳形態変化は，ある程度特徴的な分布を示すので，複数の脳部位の計測値の組み合わせ，あるいは脳全体における形態変化のパターンにより，統合失調症患者を健常者，あるいは他の精神疾患患者と判別することが可能かもしれない．このような発想に基づき，近年，いくつかのMRIによる判別研究が行われている[8]．

1. ROI法による判別

統合失調症において体積変化の認められる複数の脳部位をROIとして，それらの計測値による判別分析を行った研究がいくつか報告されている．大脳半球体積，第三脳室容積（左右別）などの変数を用いた研究では，健常者の79%，統合失調症患者の76%が正しく判別された．また，乳頭体をよぎる冠状断画像からの計測値を用いた研究では，男性健常者の80%，男性統合失調症患者の80%，女性健常者の86.4%，女性統合失調症患者の77.8%が正しく判別された（この研究は交差妥当化なし）．さらに，初回エピソード統合失調症患者を対象にした検討でも，乳頭体および脳梁膝前端をよぎる冠状段画像におけるROIの計測値により，男性健常者の83%，男性患者の65%，女性健常者の83%，女性患者の82%が正しく判別された．

2. VBMによる判別

VBMでは，ROI法とは異なり，全脳の画像データを扱うことができる．deformation-based morphometryにより解析した，灰白質，白質，脳室の体積データを用いた非線形解析による判別研究では，健常者の74%，統合失調症患者の87%が正しく判別された．また，統合失調症患者と健常者の違いを最もよく表す灰白質分布パターン（eigenimage）を抽出し，線形解析により判別を検討した研究では，健常者の77%，患者の77%が正しく判別された．そのeigenimageに，新たな対象のデータを当てはめて妥当性を検証した場合も，健常者の81%，統合失調症患者の87%

が正しく判別された．さらに最近では，非線形解析により，早期ARMSと後期ARMS，精神病に移行したARMSと移行していないARMSが，感受性・特異性ともに80%以上と良好に判別され，将来の顕在発症の予測にも有用である可能性が報告されていることが注目される．

MRIを統合失調症の臨床診断の補助ツールとして実用化するには，克服すべき問題点が多々あるものの，上記の研究報告はその可能性を示すものである．

4 脳構造変化の成因

近年の死後脳研究において報告されている，前頭葉皮質などにおける，錐体細胞数の変化を伴わない細胞密度の増加，樹状突起の分枝の減少，樹状突起スパインの減少などの所見は，神経突起（neuropil）の減少を表すものと考えられ，脳画像による灰白質体積減少に対応すると解釈されている．

A 遺伝要因

統合失調症における脳構造変化の成因は単一ではないと考えられるが，少なくとも一部は遺伝的素因が関与しているであろう．双生児を対象としたMRI研究によると，統合失調症に認められる灰白質減少のうち，遺伝的寄与の強い部位は前頭極と背外側前頭前野など，疾患特異的影響の強い部位は，背外側前頭前野，上側頭回，上頭頂小葉などであるという．疾患候補遺伝子と脳構造との関連研究も盛んに行われ，catechol-O-methyl-transferase（*COMT*），brain-derived neurotrophic factor（*BDNF*），Disrupted-in-Schizophrenia-1（*DISC-1*），Neuregulin 1（*NRG1*），*ERBB4*，dystrobrevin binding protein 1（*DTNBP1*），D-Amino acid oxidase activator（*G72*または*DAOA*），*AKT1*，interleukin-1β，alpha-1C subunit of the L-type voltage-gated calcium channel（*CACNA1C*），*ZNF804A*など数多くの遺伝子の変異と脳構造変化との関連が報告され，脳の発達・成熟過程，シナプス可塑性，グルタミン酸伝達などに関連する遺伝子の重要性が示唆されている．しかしながら，全ゲノム解析など遺伝子研究の進展に伴い，脳構造などのいわゆるエンドフェノタイプを用いた研究にも，より多くの症例と膨大なデータを扱う方法論が必要になっている．コピー数多型のように，大きな効果を持つ稀な変異との関連も今後の検討課題である．

脳構造変化には遺伝だけでなく，種々の環境要因，遺伝と環境との相互作用が関与すると考えられるが，統合失調症において古くから報告されている海馬体積や脳室容積の異常については，遺伝-環境相互作用の影響が示唆されている．一卵性双生児不一致例の検討により，非罹患児に比較して脳室拡大や海馬体積減少を示す罹患児は，遷延分娩などの産科的合併症を有することが多かったことや，同胞間の比較により，健常者に比較して海馬体積の小さい非罹患同胞よりもさらに海馬体積が小さいのは，産科的合併症を有していた患者だけであることが報告されている．これらの所見は，遺伝的負因を持つ者の脳は，低酸素などの影響をより受けやすいことを示唆している．

B 抗精神病薬の影響

統合失調症における脳体積変化を検討するときは，薬物の影響，特に抗精神病薬の影響は無視できない．もっとも，服薬歴の全くない初回エピソードの患者やARMS患者[9]，非発症親族にも脳体積減少などが認められること，薬物療法導入以前の気脳写により脳室拡大が報告されていることなど，薬物の影響によらない脳構造変化が存在することは確認されている．

大脳基底核（尾状核，被殻）の体積変化については，第一世代抗精神病薬を服用中の患者における増大，第一世代から第二世代に置換したときの減少，服薬歴のない患者に第二世代を用いたときは不変，などの所見が報告されている．これらの所見の発現機序は不明だが，第一世代抗精神病薬による強力なドパミンD_2受容体遮断作用の結果，D_2受容体の過感受性が生じ，局所の代謝・血流

の増加とともに体積が増大するという機序も想定されている．

　一方，大脳皮質の体積変化については，初回エピソード統合失調症患者において，ハロペリドール服用者では大脳灰白質が前頭葉を中心に経時的に減少するが，オランザピン服用者では不変であること，またリスペリドンなどによりむしろ増大することなどが報告され，非定型抗精神病薬の神経保護作用あるいは神経栄養作用の関与も示唆されている．しかし，抗精神病薬の種類にかかわらず，服薬量が多いほど，灰白質の経時的減少が著しいという報告もあり[10]，抗精神病薬による脳体積減少を支持する動物実験の結果も報告されている．このように，抗精神病薬の影響については一定の結論には至っていない．抗精神病薬に対する感受性が，遺伝的要因によって異なることも考えられる．

C｜その他

　遺伝的要因や抗精神病薬の影響以外にも，特に進行性の脳構造変化について，グルタミン酸の興奮毒性によるアポトーシス誘導，ストレス反応の過剰，cannabisなどの嗜癖薬物の影響，抗精神病薬などによる水分バランスなどの代謝変化，患者の健康状態や生活習慣の影響など，様々な要因の関与が想定されている．

　統合失調症における脳構造変化の成立には，これまで述べてきたように，多くの要因の関与が推定される．脳の部位によって，関与する要因あるいはその関与の度合いに違いがあるかもしれない．初期の進行性変化が短期〜比較的長期の予後と関連することを示す複数の報告は，脳構造変化の臨床的重要性を示している．統合失調症の克服のためには，進行性変化の病態解明が鍵となると考えられ，今後の研究の発展が期待されるところである．また，このような脳構造変化を統合失調症の診断，特に早期診断の補助的指標として利用することも今後の重要な課題である．さらに，進行性変化を早期治療によって抑止することができれば，長期予後の改善につながる可能性がある．神経保護の観点から新しい薬物療法も模索されているが，それが進行性変化を阻止し，再発や，さらには発症を抑制しうるかはこれからの検討課題である．また薬物療法だけでなく，生物–心理–社会的なすべてのアプローチが，脳の可塑性，すなわちシナプス構造の変化を介して効果を発揮する可能性があり，認知増強療法や運動療法で試みられているように[11]，脳画像を用いて効果を検討する価値がありそうである．

【文献】

1) Boos HB, Aleman A, Cahn W, et al: Brain volumes in relatives of patients with schizophrenia: A meta-analysis. Arch Gen Psychiatry 64: 297-304, 2007
2) Mechelli A, Riecher-Rössler A, Meisenzahl EM, et al: Neuroanatomical abnormalities that predate the onset of psychosis: A multicenter study. Arch Gen Psychiatry 68: 489-495, 2011
3) Fusar-Poli P, Borgwardt S, Crescini A, et al: Neuroanatomy of vulnerability to psychosis: A voxel-based meta-analysis. Neurosci Biobehav Rev 35: 1175-1185, 2011
4) Smieskova R, Fusar-Poli P, Allen P, et al: Neurosci Biobehav Rev 34: 1207-1222, 2010
5) Vita A, De Peri L, Silenzi C, et al: Brain morphology in first-episode schizophrenia: a meta-analysis of quantitative magnetic resonance imaging studies. Schizophr Res 82: 75-88, 2006
6) Ellison-Wright I, Glahn DC, Laird AR, et al: The anatomy of first-episode and chronic schizophrenia: an anatomical likelihood estimation meta-analysis. Am J Psychiatry 165: 1015-1023, 2008
7) Hulshoff Pol HE, Kahn RS: What happens after the first episode?: A review of progressive brain changes in chronically ill patients with schizophrenia. Schizophr Bull 34: 354-366, 2008
8) 鈴木道雄，川﨑康弘，高橋努，他：構造MRI画像を用いた統合失調症の診断法．三國雅彦，福田正人，功刀浩（編）：精神疾患診断のための脳形態・機能検査法．pp7-17，新興医学出版社，2012
9) Fusar-Poli P, Radua J, McGuire P, et al: Neuroanatomical maps of psychosis onset: Voxel-wise meta-analysis of antipsychotic-naive VBM studies. Schizophr Bull (doi: 10.1093/schbul/sbr134)
10) Ho BC, Andreasen NC, Ziebell S, et al: Long-term antipsychotic treatment and brain volumes: A longitudinal study of first-episode schizophrenia. Arch Gen Psychiatry 68: 128-137, 2011
11) Eack SM, Hogarty GE, Cho RY, et al: Neuroprotective effects of cognitive enhancement therapy against gray matter loss in early schizophrenia: Results from a 2-year randomized controlled trial. Arch Gen Psychiatry 67: 674-682, 2010

〈鈴木　道雄〉

第 22 章

脳機能画像研究

> **Facts**
> - 統合失調症患者の薬物療法では，抗精神病薬によるドパミン D_2 受容体占有率が 70〜80％ となる薬物用量が至適治療域である．
> - 抗精神病薬によるドパミン D_2 受容体占有率が 80％ 以上となると錐体外路症状が出現する．
> - 血中プロラクチン濃度は下垂体のドパミン D_2 受容体の占有率に相関する．
> - 統合失調症患者における線条体のドパミン生成能は亢進している．
> - 統合失調症患者における線条体外ドパミン D_2 受容体密度は健常者に比べ低く，陽性症状の程度と相関している．
> - 統合失調症患者における前頭皮質のドパミン D_1 受容体密度は認知機能障害の程度と相関している．

　統合失調症の治療に用いる抗精神病薬は共通してドパミン D_2 受容体（D_2 受容体）遮断作用を持つことから，ドパミン作動性神経系は統合失調症の病態生理と密接な関係を持つことが想定されている．そのためドパミン神経伝達にかかわる分子群の定量解析は統合失調症の病態および治療研究において重要な意味を有しているといえる．Positron emission tomography（PET）は，ポジトロン（陽電子）放出核種で標的分子に特異的に結合する化合物を放射能標識した標識化合物（放射性薬剤）を用い，生体の生理的・生化学的情報を定量することが可能な機能画像モダリティの 1 つである．ドパミンやセロトニンなどのモノアミン神経伝達にかかわる分子群を定量し，抗精神病薬の脳内への作用を評価できることから，機能的 MRI や近赤外線スペクトロスコピーなどの他の機能画像モダリティなどとともに統合失調症の病態・治療研究において重要な役割を果たしている．本章では，統合失調症の病態解明および薬物療法に関する PET 研究を中心に，統合失調症のドパミンおよびセロトニン神経伝達異常と抗精神病薬の至適用量設定について概括する．

1　病態解明

A　ドパミン神経系

1．線条体ドパミン D_2 受容体

　統合失調症の病態生理は，抗精神病薬が D_2 受容体遮断作用を示し，その遮断率と薬物の力価がよく相関すること[1]や，シナプス間隙のドパミン濃度を上昇させるアンフェタミンなどの精神刺激薬が統合失調症様の幻覚妄想を引き起こすことなどからドパミン過剰仮説が支持されており，現在までに多くの研究が行われている．1980 年代には，線条体の D_2 受容体を標識する［^{11}C］N-methyl-spiperone（NMSP）や［^{11}C］raclopride といった放射性薬剤が開発された．［^{11}C］NMSP を用いた

研究では、統合失調症の尾状核においてD$_2$受容体密度の増加が報告された[2]．一方，[^{11}C]raclopride を用いた研究では，統合失調症患者と正常対照群間の淡蒼球および尾状核においてD$_2$受容体密度と親和性に有意な差を認めなかった[3]．以降多くの研究でも統合失調症の線条体ではD$_2$受容体密度は健常者と差がないという報告が大半[4,5]である．

2. 線条体外ドパミンD$_2$受容体

PETや機能的MRIを用いた研究では線条体外領域の異常な神経活動が精神病症状や認知機能障害と関係があり[6-9]，抗精神病薬の作用部位が線条体外領域のD$_2$受容体であることが想定される[10]ことなどから線条体外領域のD$_2$受容体への関心は高い．PET測定した未服薬の統合失調症患者における前部帯状皮質のD$_2$受容体結合能は健常者に比較して有意に低下しており，さらにD$_2$受容体結合能とBrief Psychiatric Rating Scale（BPRS）による陽性症状が負の相関が見られた[11]（図22-1）．小児発症の統合失調症[12]や発病高リスク状態[13]のMRI研究では，前部帯状回の形態異常や体積の減少を認める報告が多く，こうした前部帯状回の異常は小児思春期を通じて起こる神経発達の異常によると考えられている．成人の統合失調症患者で認められる前部帯状皮質のD$_2$受容体の低下も神経の発達障害に起因していることが想定される．

また，構造および機能画像研究において，統合失調症患者では視床の異常が繰り返し指摘されてきた[14,15]．PETを用いた研究では，統合失調症患者における視床の中央内側部と後部領域のD$_2$受容体結合能は健常対照者と比べ有意に低下しており，陽性症状得点とこうした視床下位領域のD$_2$受容体結合能が負の相関を示す[16]．D$_2$受容体結合能が低下する視床下位領域は視床背内側核と視床枕からなり，前部帯状回と線維連絡を有している．視床の機能の1つに感覚入力のフィルター機能が想定されている[17]．このフィルター機能により，不必要な感覚入力を制限し，大脳皮質を過剰な信号入力から守っているが，統合失調症においてはこの機能が破綻し，無秩序で過剰な入力が大脳皮質にもたらされ，統合失調症に認められる思考障害などの症状につながると考えられている．

3. ドパミンD$_1$受容体

大脳皮質ではドパミンのサブタイプのうちドパ

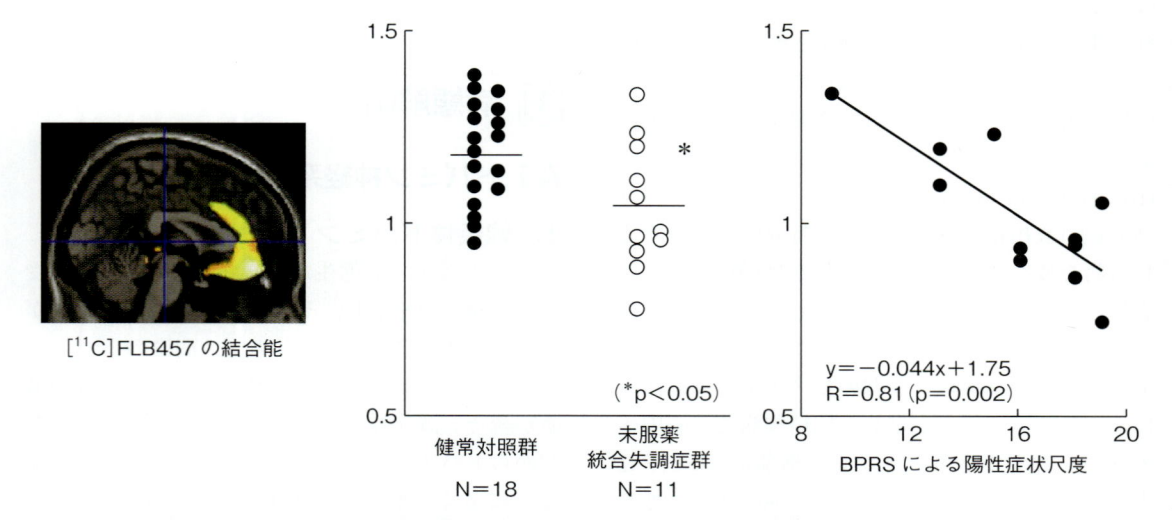

図22-1　未服薬統合失調症患者の前部帯状回におけるD$_2$受容体結合と陽性症状評価尺度との関係
図左はD$_2$受容体結合が低い領域，図中央は前帯状皮質におけるD$_2$受容体，図左はD$_2$受容体と症状の相関を示している．前帯状皮質において有意に低いD$_2$受容体結合が認められ，D$_2$受容体結合はBrief Psychiatric Rating Scale（BPRS）による陽性症状尺度と負の相関が認められた．

[^{11}C]FLB457 の結合能

$y = -0.044x + 1.75$
$R = 0.81$ ($p = 0.002$)

BPRSによる陽性症状尺度

健常対照群 N=18
未服薬統合失調症群 N=11
(*$p < 0.05$)

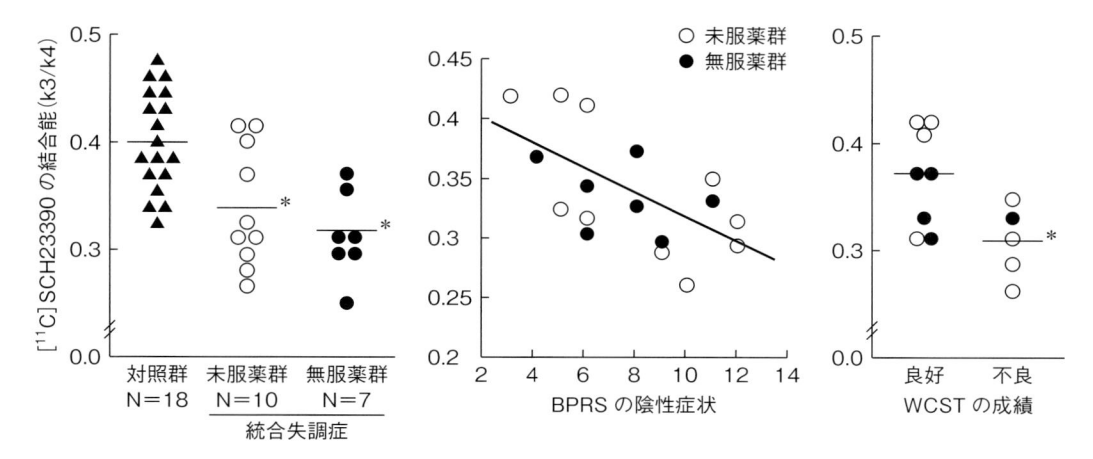

図22-2 統合失調症の年齢補正した前頭皮質における D_1 受容体結合
健常被験者との比較（左），Brief Psychiatric Rating Scale（BPRS）陰性症状尺度との相関（中央），前頭葉機能検査（WCST）の結果による比較（右）．健常者よりも有意に低い D_1 受容体結合が認められ，D_1 受容体結合とBPRSの陰性症状尺度は負の相関が認められた．WCSTが低い者ほど D_1 受容体結合が低かった．

ミン D_1 受容体（D_1 受容体）の密度が高く，特に前頭皮質で認知機能との関係が示唆されている．統合失調症患者における前頭皮質の D_1 受容体結合能は低下しており，陰性症状と負の相関すなわち陰性症状が強いほど D_1 受容体結合能が低下することが示されている[18]（図22-2）．同様に前頭葉機能検査の1つである Wisconsin Card Sorting Test（WCST）の達成度が悪いほど D_1 受容体結合能は低いことが報告されている[18]．他の研究でも作業記憶課題であるN-back課題の成績と D_1 受容体結合能の関連が報告されている[19]．

4. ドパミン神経系の前シナプス機能とドパミン放出能

ドパミン過剰仮説に基づき，ドパミン受容体などの後シナプス機能だけでなく，前シナプス機能に焦点を当てた研究も多く行われている．前シナプスにおけるドパミンの代謝回転サイクルは①ドパミン生成，②シナプス間隙への放出，そして③ドパミントランスポーター（DAT）による再取り込み，からなっている．このうちドパミン生成能に関しては，多くの研究で統合失調症患者の線条体におけるドパミン生成能は上昇している[20-22]．ドパミン再取り込み能に関しては，DAT利用率により評価することが可能であるが，統合失調症の視床におけるDAT利用率の上昇が報告されている[23]．

アンフェタミンはドパミン作動性神経前シナプスの再取り込みを遮断することで，シナプス間隙のドパミン濃度を高め，幻覚妄想などの統合失調症様症状を惹起することが知られている．アンフェタミン負荷によりドパミン放出量を求めた研究では，統合失調症患者は健常者と比較してより多いドパミン放出量が報告された[24,25]．こうした結果は統合失調症では，ドパミン代謝回転の異常に基づく過剰なドパミン放出が起こりやすいことを示している．

B セロトニン神経系

統合失調症患者に不安・抑うつの併存が多いことから，セロトニン（5-HT）機能についても探索が行われている．不安と関係する $5\text{-}HT_{1A}$ 受容体に結合する放射性薬剤を用いた研究では，統合失調症患者の扁桃体において低い $5\text{-}HT_{1A}$ 結合能を示し，不安・抑うつ，および陰性症状と負の相関を示すことが報告され[26,27]，扁桃体における $5\text{-}HT_{1A}$ 受容体機能の低下は，不安・抑うつ症状さらに陰性症状に関与することが示唆されている．

2 薬物療法への応用

A 抗精神病薬の薬理作用

1950年代にクロルプロマジンが開発されてから現在までに数十種類の抗精神病薬が臨床応用されている．各抗精神病薬により薬物プロフィールは様々であるが，抗精神病薬のD_2受容体への結合は共通する特徴である．

B 抗精神病薬による受容体占有率の測定

PETにより，生体内の抗精神病薬の神経受容体への結合を評価することが可能となる．抗精神病薬により標的とする受容体が占有されると，その受容体に結合するはずだった放射性薬剤の結合は無服薬状態に比べ低下する．薬物が標的とする受容体にどの程度結合しているかは投与前後の受容体結合能（BP；binding potential）の減少率，すなわち受容体占有率によって評価できる．

占有率（％）＝100×（無服薬時のBP
　　　　　　－服薬時のBP）／無服薬時のBP

C 受容体占有率からみた抗精神病薬の至適用量

線条体のD_2受容体測定用放射性薬剤である[^{11}C]raclopride を用いた研究では，ハロペリドールをはじめとする第一世代抗精神病薬（FGA；first generation antipsychotics）治療中の統合失調症患者の線条体D_2受容体の占有率は70〜89％であった[28]．他の検討でも，65％以上のD_2受容体占有率で臨床効果が発現したと報告されたため，抗精神病薬の作用が発現するためには65〜70％以上のD_2受容体占有率が必要であると考えられている[29]．一方，抗精神病薬の副作用としての錐体外路症状は，線条体のD_2受容体占有率が80％以上で出現頻度が増加することが確認されている[30,31]．また高プロラクチン血症は血液脳関門の外にある下垂体のD_2受容体占有率との相関が報告されている[32]．

第二世代抗精神病薬（SGA；second generation antipsychotics）の共通した特徴はハロペリドールやクロルプロマジンなどのFGAと比較して錐体外路症状が少ないことが挙げられる．リスペリドンなどの一部のSGAはD_2受容体だけでなく5-HT_{2A}受容体への高い親和性からserotonin dopamine antagonist（SDA）と呼ばれている．しかしPETを用いた研究では，リスペリドンやオランザピンはごく低用量でも90％以上の高い5-HT_{2A}受容体占有率を示したことが報告されており[31]，その一方オランザピンは10〜20 mgの範囲の用量でD_2受容体を71〜80％占有することから，SGAの錐体外路症状の少なさは5-HT_{2A}受容体の遮断などの薬理効果というよりは，適切な用量設定による可能性によるものとも考えられた[33]．このようにSGAが共通して有害作用を惹起しにくい理由は，D_2受容体占有率が80％を超えない用量に設定されているからであるといえる．FGAの用量設定の例としてベンザミド系抗精神病薬のスルピリドとスルトプリドは用量がともに300〜1,800 mgとされているが，スルピリドは1,000〜1,700 mgで70〜80％のD_2受容体占有率を得られるのに対して，スルトプリドは20〜35 mgと推奨用量の1/10程度の量で70〜80％のD_2受容体占有率を示す[34]．スルトプリドは錐体外路症状が出やすい薬物であるが，これは設定用量が不適切であった例である．

SGAに共通する「錐体外路症状の少なさ」は適切な用量設定に起因しており，FGAであっても適切な用量の範囲内であればSGAと差がみられないという報告もなされている[35]．また米国National Institute of Mental Healthの主導で行われたプラセボ対照無作為化二重盲検デザインの大規模臨床研究であるClinical Antipsychotics Trials of Intervention Effectiveness（CATIE）でもFGAおよびほとんどのSGAでは服薬中断率に大きな差は認められていない[36]．従来のプラセボ対照無作為化二重盲検試験では，FGAと比したSGAの優位性がうたわれていたが，こうした

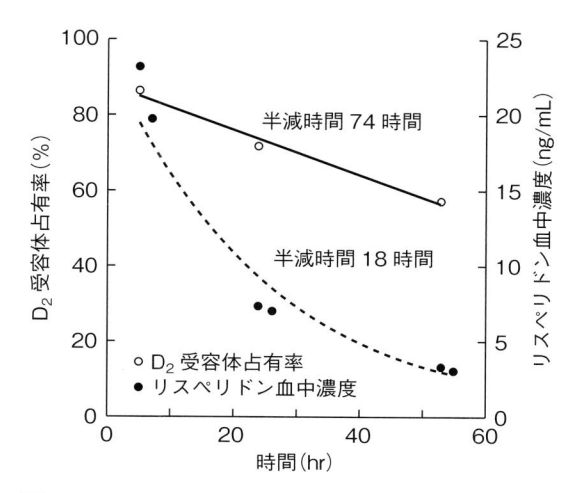

図22-3 リスペリドン4mg服用後の側頭葉におけるD_2受容体占有率の経時変化（実線）と，リスペリドンとその活性代謝物を合わせた血中濃度の経時変化（点線）

リスペリドンとその活性代謝物の血中半減期は約18時間，D_2受容体占有率が半分になるまでの時間は74時間であった．

研究の多くにおいてFGAの用量は公式な臨床用量よりも高く設定されており，対照薬の用量の設定に問題があった可能性が指摘されている[34]．

一方，作用点における薬物動態という視点からは，リスペリドンのD_2受容体占有率の経時的変化は[37]，服用24時間後でも70%と高く，血中の薬物濃度で測定された動態よりもよく薬理効果の時間変化を反映する（図22-3）．

本章では，統合失調症の病態解明および薬物療法に関するPET研究を中心に，統合失調症のドパミンおよびセロトニン神経伝達異常と抗精神病薬の至適用量設定について概括した．最近の研究では，モノアミン神経系やグルタミン酸神経系，GABA神経系以外にも統合失調症の病態に脳内免疫担当細胞の関与などが報告されている．こうした新たな病態仮説に特定の脳内分子が仮定されている場合，その脳内分子に特異的に結合する放射性薬剤が開発されれば検証が可能である．このように統合失調症の病態生理および抗精神病薬の作用機序に新たな知見が得られることが期待される．

【文献】

1) Seeman P, Lee T: Antipsychotic drugs: direct correlation between clinical potency and presynaptic action on dopamine neurons. Science 188: 1217-1219, 1975
2) Wong DF, Wagner HN, Jr., Tune LE, et al: Positron emission tomography reveals elevated D2 dopamine receptors in drug-naive schizophrenics. Science 234: 1558-1563, 1986
3) Farde L, Wiesel FA, Stone-Elander S, et al: D2 dopamine receptors in neuroleptic-naive schizophrenic patients. A positron emission tomography study with [^{11}C]raclopride. Arch Gen Psychiatry 47: 213-219, 1990
4) Hietala J, Syvalahti E, Vuorio K, et al: Striatal D2 dopamine receptor characteristics in neuroleptic-naive schizophrenic patients studied with positron emission tomography. Arch Gen Psychiatry 51: 116-123, 1994
5) Nordstrom AL, Farde L, Eriksson L, et al: No elevated D2 dopamine receptors in neuroleptic-naive schizophrenic patients revealed by positron emission tomography and [^{11}C]N-methylspiperone. Psychiatry Res 61: 67-83, 1995
6) Davidson LL, Heinrichs RW: Quantification of frontal and temporal lobe brain-imaging findings in schizophrenia: a meta-analysis. Psychiatry Res 122: 69-87, 2003
7) Sabri O, Erkwoh R, Schreckenberger M, et al: Correlation of positive symptoms exclusively to hyperperfusion or hypoperfusion of cerebral cortex in never-treated schizophrenics. Lancet 349: 1735-1739, 1997
8) Silbersweig DA, Stern E, Frith C, et al: A functional neuroanatomy of hallucinations in schizophrenia. Nature 378: 176-179, 1995
9) van Veen V, Carter CS: The anterior cingulate as a conflict monitor: fMRI and ERP studies. Physiol Behav 77: 477-482, 2002
10) Lidow MS, Williams GV, Goldman-Rakic PS: The cerebral cortex: a case for a common site of action of antipsychotics. Trends Pharmacol Sci 19: 136-140, 1998
11) Suhara T, Okubo Y, Yasuno F, et al: Decreased dopamine D2 receptor binding in the anterior cingulate cortex in schizophrenia. Arch Gen Psychiatry 59: 25-30, 2002
12) Marquardt RK, Levitt JG, Blanton RE, et al: Abnormal development of the anterior cingulate in childhood-onset schizophrenia: a preliminary quantitative MRI study. Psychiatry Res 138: 221-233, 2005
13) Yucel M, Wood SJ, Phillips LJ, et al: Morphology of the anterior cingulate cortex in young men at ultra-high risk of developing a psychotic illness. Br J Psychiatry 182: 518-524, 2003
14) Konick LC, Friedman L: Meta-analysis of thalamic size in schizophrenia. Biol Psychiatry 49: 28-38, 2001
15) Buchsbaum MS, Someya T, Teng CY, et al: PET and MRI of the thalamus in never-medicated patients with schizophrenia. A J Psychiatry 153: 191-199, 1996

16) Yasuno F, Suhara T, Okubo Y, et al: Low dopamine d(2) receptor binding in subregions of the thalamus in schizophrenia. Am J Psychiatry 161: 1016-1022, 2004
17) Carlsson A, Waters N, Carlsson ML: Neurotransmitter interactions in schizophrenia--therapeutic implications. Biol Psychiatry 46: 1388-1395, 1999
18) Okubo Y, Suhara T, Suzuki K, et al: Decreased prefrontal dopamine D1 receptors in schizophrenia revealed by PET. Nature 385: 634-636, 1997
19) Abi-Dargham A, Mawlawi O, Lombardo I, et al: Prefrontal dopamine D1 receptors and working memory in schizophrenia. J Neurosci 22: 3708-3719, 2002
20) Hietala J, Syvalahti E, Vuorio K, et al: Presynaptic dopamine function in striatum of neuroleptic-naive schizophrenic patients. Lancet 346: 1130-1131, 1995
21) McGowan S, Lawrence AD, Sales T, et al: Presynaptic dopaminergic dysfunction in schizophrenia: a positron emission tomographic [^{18}F]fluorodopa study. Arch Gen Psychiatry 61: 134-142, 2004
22) Nozaki S, Kato M, Takano H, et al: Regional dopamine synthesis in patients with schizophrenia using L-[beta-^{11}C]DOPA PET. Schizophr Res 108: 78-84, 2009
23) Arakawa R, Ichimiya T, Ito H, et al: Increase in thalamic binding of [(11)C]PE2I in patients with schizophrenia: a positron emission tomography study of dopamine transporter. J Psychiatr Res 43: 1219-1223, 2009
24) Breier A, Su TP, Saunders R, et al: Schizophrenia is associated with elevated amphetamine-induced synaptic dopamine concentrations: evidence from a novel positron emission tomography method. Proc Natl Acad Sci U S A 94: 2569-2574, 1997
25) Laruelle M, Abi-Dargham A, van Dyck CH, et al: Single photon emission computerized tomography imaging of amphetamine-induced dopamine release in drug-free schizophrenic subjects. Proc Natl Acad Sci U S A 93: 9235-9240, 1996
26) Yasuno F, Suhara T, Ichimiya T, et al: Decreased 5-HT1A receptor binding in amygdala of schizophrenia. Biol Psychiatry 55: 439-444, 2004
27) Okubo Y, Suhara T, Suzuki K, et al: Serotonin 5-HT2 receptors in schizophrenic patients studied by positron emission tomography. Life Sci 66: 2455-2464, 2000
28) Farde L, Wiesel FA, Halldin C, et al: Central D2-dopamine receptor occupancy in schizophrenic patients treated with antipsychotic drugs. Arch Gen Psychiatry 45: 71-76, 1988
29) Kapur S, Zipursky R, Jones C, et al: Relationship between dopamine D(2) occupancy, clinical response, and side effects: a double-blind PET study of first-episode schizophrenia. Am J Psychiatry 157: 514-520, 2000
30) Farde L, Nordstrom AL, Wiesel FA, et al: Positron emission tomographic analysis of central D1 and D2 dopamine receptor occupancy in patients treated with classical neuroleptics and clozapine. Relation to extrapyramidal side effects. Arch Gen Psychiatry 49: 538-544, 1992
31) Kapur S, Zipursky RB, Remington G: Clinical and theoretical implications of 5-HT2 and D2 receptor occupancy of clozapine, risperidone, and olanzapine in schizophrenia. Am J Psychiatry 156: 286-293, 1999
32) Arakawa R, Okumura M, Ito H, et al: Positron emission tomography measurement of dopamine D(2) receptor occupancy in the pituitary and cerebral cortex: relation to antipsychotic-induced hyperprolactinemia. J Clin Psychiatry 71: 1131-1137, 2010
33) Kapur S, Zipursky RB, Remington G, et al: 5-HT2 and D2 receptor occupancy of olanzapine in schizophrenia: a PET investigation. Am J Psychiatry 155: 921-928, 1998
34) Hugenholtz GW, Heerdink ER, Stolker JJ, et al: Haloperidol dose when used as active comparator in randomized controlled trials with atypical antipsychotics in schizophrenia: comparison with officially recommended doses. J Clin Psychiatry 67: 897-903, 2006
35) de Haan L, van Bruggen M, Lavalaye J, et al: Subjective experience and D2 receptor occupancy in patients with recent-onset schizophrenia treated with low-dose olanzapine or haloperidol: a randomized, double-blind study. Am J Psychiatry 160: 303-309, 2003
36) Lieberman JA, Stroup TS, McEvoy JP, et al: Effectiveness of antipsychotic drugs in patients with chronic schizophrenia. N Engl J Med 353: 1209-1223, 2005
37) Takano A, Suhara T, Ikoma Y, et al.: Estimation of the time-course of dopamine D2 receptor occupancy in living human brain from plasma pharmacokinetics of antipsychotics. Int J Neuropsychopharmacol 7: 19-26, 2004

〔小高 文聰，須原 哲也〕

第23章

神経心理学

> **Facts**
> - 統合失調症の認知機能障害は,疾患の中核をなす障害である
> - 統合失調症患者に対する神経心理学の重要な役割は,認知機能の特異的障害を明確にすることである
> - 認知機能を的確に評価するために,神経心理学検査課題・バッテリーが満たすべき要件がある.
> - 統合失調症患者を対象とした包括的な認知機能検査バッテリーが開発されている
> - 統合失調症患者の機能的転帰は,神経心理学検査課題の遂行から社会機能・適応に至るまで,1つの連続体(スペクトラム)としてとらえられるようになりつつある

1 神経心理学の概念

　統合失調症の認知機能障害を対象とする研究領域として,「神経心理学」という名称は,ややそぐわない感を与えるかもしれない.脳や中枢神経系の機能不全を解明することが,直接の目的ではないと思われるからである.神経心理学という名称は,1860年代に失語症研究から始められたことに由来する(詳細は杉下,2004[1]).脳損傷や脳血管性障害など,機能不全部位を解剖学的に明確にできる器質性精神疾患においては,課題遂行という行動データを,中枢神経系の機能不全部位に結びつけうる.しかし,統合失調症(および多くの他の精神疾患や発達障害)のような機能的精神疾患に関しては,その診断症状と脳・神経系における関連部位とを,行動データにより直接結びつけうるとは必ずしも言えない.

　一方,1980年代以降,認知機能障害は統合失調症の中核症状であり,妄想・幻覚などの陽性精神症状,あるいは思考鈍麻・ひきこもりなどの陰性精神症状とは独立であると認識されるようになった.これとともに,認知機能の改善効果が期待される抗精神病薬の開発,認知機能と社会転帰との関連,疾患の前駆期における認知機能低下の兆候などについて研究が進められてきた.このような疾患についての研究の深化に伴い,統合失調症に対する神経心理学は,上記研究・開発分野における役割が期待されるようになってきた[2].

　このような研究の動向は,その歴史的背景はどうあれ,神経心理学が統合失調症の病態理解や治療に欠かせないものとなったことを示している.Lezak(1995)[3]は,神経心理学を「脳機能・障害に対する行動上の表現に関する応用科学」と定義している.これにKeefe(1995)[2]が提示した神経心理学の役割・意義を加味し,応用科学の意味を明確にすると,統合失調症に対する神経心理学の定義は,「何らかの脳機能・障害に対する行動上の表現に関する『脳神経科学・精神医学・認知心

理学・臨床心理学に立脚した応用科学』」となるだろう．

　神経心理学の誕生以来，この領域で独自に開発した検査のみならず，認知心理学の実験課題なども採り入れ，非常に様々な検査課題が開発されてきた．その豊かな内容の紹介，標準値データ，および実施にまつわる基本事項（被検者への態度，記録方法，フィードバックなど）は，他の優れた概説書や事典[3-5]に詳しい．本章では，統合失調症を対象とする神経心理学に焦点を絞り，神経心理学の役割，研究方法，検査バッテリー開発の動向，今後の展望について，最近の主だった研究の知見を紹介しつつ述べたい．

2 統合失調症研究における神経心理学の役割

A 特異的障害の解明

　Kraeplin（1919）[6]が，統合失調症の顕著な記憶障害に着目し，「早発性痴呆」と名づけたことからもわかるように，統合失調症研究の初期から認知機能の障害が着目されていた．後に，統合失調症を独立の精神疾患ととらえた Bleuler（1950）[7]も，連想機能の障害（連合弛緩）を統合失調症の基本症状の中に含めている．そして現在では，先に述べたように認知機能障害は統合失調症の中核的な障害と認識され，ゆえに，DSM[8]や ICD[9]などの標準的な診断基準に含められるべきという見解も提示されている[10]．仮に近い将来，認知機能障害がこれら診断基準に入るとすれば，統合失調症において特に障害される認知領域・機能を明確にすることは，非常に重要だと考えられる．

　特定の精神疾患において，特に顕著な認知機能障害に対し，differential deficits（特異的障害）という概念で表現されてきた[11,12]．例えば健常者であれば同等の成績を示す検査課題 A，B に対し，統合失調症患者は両者ともに障害されるが，B 課題のほうがより低下している場合，B 課題が測定している認知機能の障害は，疾患特有の障害，すなわち特異的障害である可能性が高い．

　特異的障害を統計的に裏づける手法として，一般的にメタアナリシスがよく行われる．この手法は，①統合失調症患者と健常者の認知機能を比較した先行研究を，MEDLINE や PsycInfo などの医学・心理学データベースにおいて，期間やキーワード（例：「1990～」，「統合失調症＆作業記憶」など）を設定して網羅的に検索する，②条件に合致した各研究に提示されている患者と健常群差対し，効果量 effect size ES，Cohen の d がよく用いられる）を算出する，③その分布に対し検定を行い，効果量が統計的に有意か否かについて判断する，④有意だった（でなかった）場合，個々の研究結果如何を問わず，総合的にみて群間差がある（ない）とみなす，という手順を経る（メタアナリティックなレビュー論文では 2 の段階で止め，効果量の比較に留めることも多い）．

　1990 年度以降，統合失調症の認知機能障害についてのメタアナリシス研究が数多く行われている（メタアナリシス研究を網羅的にレビューしたものとして Reichenberg & Harvey, 2007[13] 参照．またよく引用されるものとしては，例えば Heinrichs, 1998[14]が挙げられる）．それらメタアナリシス研究に対し，さらにメタアナリティックな観点からまとめた研究も行われている[13]．図23-1 は，Reichenberg & Harvey（2007）[13]によるメタアナリシス研究のレビュー結果を視覚的に再構成したものである．認知領域ごとにプロットした各点は，複数の研究を統合したメタアナリシス研究で示された効果量平均であり，個々の研究で示される単一の効果量ではないことに注意されたい．

　図 23-1 から判るように，効果量平均の中央値が 1 以上である認知領域（知能は除いて）として，言語性記憶・実行機能（一般，Stroop），カテゴリ流暢性，注意が挙げられ，特異的障害領域である可能性が示唆される．ただし，研究により，同じ認知領域の測定に用いる検査課題が異なることから，実行機能のように検査課題（WCST，Stroop，TMT）によりかなり異なる領域や，効果量平均がかなり広範に散布する領域（処理速度，言語など）もみられる．このような課題間差をなくし，診断

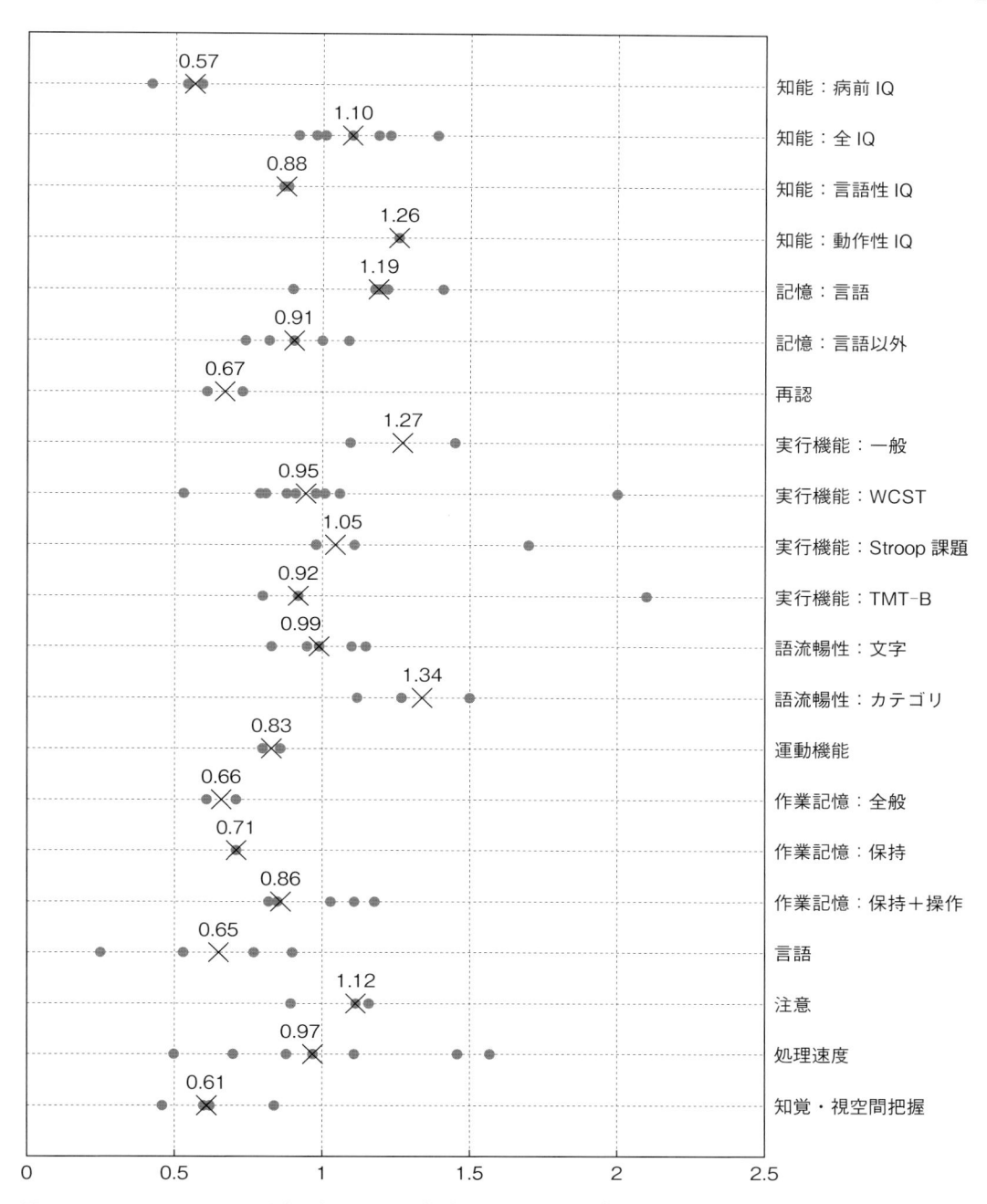

図23-1 メタアナリシス研究で提示された標本効果量平均のプロットと中央値

注1 Reichenberg A, Harvey PD: Neuropsychological impairments in schizophrenia: Integration of performance-based and brain imaging findings. Psychol Bull 133: 833-858, 2007 に挙げられた数値を基に視覚的に再構成. 各メタアナリシス研究についての情報は同論文を参照.
注2 ●は各メタアナリシス研究で提示された標本効果量平均, ×はそれら値の中央値を示す.

基準として有用なほど高い信頼性を示す特異的障害を明らかにするためには，包括的な統一された神経心理学検査バッテリーを使用した研究の蓄積が望まれる．近年これらバッテリー開発が進められているが，この動向については後に述べる．

B 研究における活用

　神経心理学検査課題により特異的障害を見出す研究は，疾患の遺伝基盤の解明や早期介入の研究領域でも行われている．患者と第一親等の親族に神経心理学検査を施行し，健常者と比較した場合，両群ともに遂行低下が顕著な課題があれば，それが測定対象とする認知機能は，おそらく遺伝的基盤を持つ特異的障害だと考えられる[13,15,16]．患者およびその家族を含めた特異的障害を探る研究も蓄積されつつあり，それらについてのメタアナリシス研究も複数行われている[17-22]．それらメタアナリシス研究結果を統合すると，患者と親族間ともに健常者との乖離が大きく，ゆえに比較的高い効果量平均が示される認知領域として，言語性記憶，非言語性記憶，実行機能（WCST），語流暢性が挙げられる．言語性記憶や語流暢性の障害は，先に挙げた統合失調症患者のみ対象とする研究から示唆される特異的障害と重なっている．

　患者の家族においてもみられ，ゆえに遺伝的基盤が想定される特異的障害は，内的表現型 endphenotype[23,24]である可能性が高い[15,16]．内的表現型とは，疾患の症状〔表現型（phenotype）〕と（その原因と推察される）遺伝子型（genotype）をつなぐ表現型である．そして，神経心理学検査により示される特異的障害は，何らかの遺伝上の異常が認知機能面に現れた，認知内的表現型（cognitive endophenotype）と推察される[25]．

　特異的障害の検討は，早期介入研究にも有効な情報を与えると考えられる[13]．認知内的表現型としての特異的障害は，すでに，病前・前駆期においても現れている可能性が高い[26,27]．初回エピソードの前駆期が疑われる精神病発症リスク状態（ARMS；at risk mental state）[28]．日本語による簡潔な説明は伊藤，2008[29]および松本，2007[30]参

照の被検者を検討した研究において，一般健常者に比して，注意，言語記憶，作業記憶，処理速度の低下が報告されている（ARMSの認知機能障害についての簡潔なレビューは伊藤，2008[29]参照）．さらに，後に統合失調症を発症したARMS群では，言語記憶，処理速度の障害が顕著であることが報告されている[29]．

　もし上記領域がARMS群における特異的障害ならば，初発エピソード患者においても同様の低下がみられると推察される．実際，初発エピソード患者を対象とした研究において，言語記憶，作業記憶，実行機能，注意が特異的障害として報告されており[31-33]，ほぼARMSの障害領域と重なっている．

　比較的近年に始められた統合失調症の認知内的表現型の解明や早期介入研究は，今後さらに研究が蓄積されていくと思われる．そうであるならば，神経心理学の適用範囲は，統合失調症患者全般から，初発エピソード患者群のような特定の患者群への絞り込み，逆に発症前のARMS群やその家族への拡大など多様化しつつあると言える．

　特異的障害を明らかにする以外にも，特異的「改善」を明らかにする役割も担うようになりつつある．例えば，第二世代抗精神病薬による認知機能改善効果は第一世代抗精神病薬よりも大きく，特に学習，処理速度，注意，語流暢性領域において顕著なことがメタアナリシス研究により示されている[34]．また，改善されやすい認知機能領域について，抗精神病薬間にわたる比較にも有効である．具体例として，オランザピンが言語学習記憶を主に改善する[35]のに対し，ペロスピロンは社会認知における改善効果が比較的大きい[36]ことが報告されている．神経心理学は今後さらに，治療薬の領域固有性の明確化，すなわち改善されやすい認知機能領域の解明と，それらの抗精神病薬間比較に重要な役割を果たすと考えられる．

3 神経心理学の手法

A 神経心理学検査の満たすべき要件

神経心理学検査課題・バッテリーが統合失調症の特異的障害を明確にし，それゆえ研究および臨床において有用であるために，満たすべき要件が考えられる．表 23-1 に，目的・対象を問わず共通して重要な要件と，統合失調症患者を対象とする神経心理学検査バッテリー開発（これについては後述）過程で，個々の目的に応じて挙げられた要件とを分けて提示した．

共通要件に挙げた忍容性とは，課題の取り組みやすさ（難易度が高/低すぎたり，問題数が多すぎたりしない），実用性とは，実施者側の施行のしやすさを意味する[37]．横断的研究，あるいは抗精神病薬や心理・行動・認知矯正療法などによる認知機能改善効果を調べるために，同一検査課題を複数回施行することも多い．そのため練習効果の低さは，各検査バッテリーの開発過程で共通して望まれる要件として挙げられている．信頼性と妥当性については，やや複雑なので次項で詳しく述べる．また，個別要件については，後の検査バッテリー開発過程の中で触れたい．

B 妥当性と信頼性

統合失調症を対象とする神経心理学検査課題やバッテリーに限らず，測定において妥当性および信頼性は重要な概念だが，両者ともにその定義や内容がややわかりにくい．この理由として，妥当性については，「測りたいと思う内容を測っているか」という単純な定義[38]から，様々な検討を加えられて変遷してきたことが挙げられる[39]．信頼性については，「誤差以外の真の値を測定している」が単純な定義だが，何を誤差とするのかにより多義的な意味を持つことが，曖昧な理解を生むと考えられる．さらに両者ともに，研究目的に応じて異なる信頼性，妥当性が検証されることが多く，一層複雑に見えがちになる．両者について整理するために，精神医学領域の研究でよく利用される，あるいは必要とされる妥当性と信頼性について表 23-2 にまとめた．主なものについて，以下にその概念と方法について述べる（詳細は村山，2012[40]および村上，2003[41]に詳しい．また簡明な解説として岸のHP[42]参照）．

1. 妥当性

妥当性の定義は歴史的に変遷してきたが[39]，米国心理学会（APA；American Psychological Association）が，検査課題や尺度が満たすべき妥当

表 23-1　神経心理学検査課題・バッテリーが満たすべき要件

共通要件	個別要件	
検査実施法・実施条件・採点法が定められている	BACS	実施および採点時間が短い 携帯可能 代替フォームが利用可能
年齢・性別・教育年数などに基づく母集団を代表する標本の平均値・標準偏差が算出されている	MCCB	忍容性と実用性がある 機能的転帰との関連が実証されている 欠損値が生じにくい
繰り返し施行可能である・練習効果が少ない		
信頼性が高い	CogState	コンピュータによる実施が可能 文化的影響を受けにくい 他の商業的・学術的研究でも採用されている 認知機能変化の検出に敏感
妥当性が確認されている		

注　MCCB：MATRICS Consensus Cognitive Battery
　　BACS：The Brief Assessment of Cognition in Schizophrenia, The Brief Assessment of Cognition in Schizophrenia
　　CogState：The CogState Schizophrenia Battery
　　各バッテリーの詳細は表 23-3 参照．

表 23-2　妥当性と信頼性

	分類	下位分類	測定方法
妥当性	構成概念妥当性	収束的妥当性 弁別的妥当性 因子的妥当性	理論的に関連すると想定される指標との相関(高い相関が望まれる) 理論的に関連が無いと想定される指標との相関(低い相関が望まれる) 因子分析を行い理論的に想定される因子構造を調べる
	基準関連妥当性	予測的妥当性 併存的妥当性	時間的に当該対象より後に得られる外的基準との相関 当該対象と同時に得られる外的基準との相関
	内容的妥当性	—	専門家による検討
	表面的妥当性	—	関連が期待される指標との相関(高い相関が望まれる)
信頼性	測定値の安定性	—	再検査法:同一の課題や検査バッテリーを期間を置いて繰り返す 平行検査法:検査バッテリーを同質な項目2群に分け,同じサンプルに施行,両項目群の相関を取る
	内部一貫性 (内的整合性)	—	折半法:サンプルを2群に分け,両サンプル間の相関を取る 内部一貫法:可能な折半法すべての相関の平均を取る($α$係数)

性として,内容的妥当性(content validity),構成概念妥当性(construct validity),基準関連妥当性(criterion-related validity)を挙げて以来,これらが多くの検査バッテリーや尺度の開発においても重視されてきた.

内容的妥当性とは,課題や項目群が「測りたい対象を測っているか」という概念である.この妥当性は,専門家の経験的判断に基づくことが多い.また専門家集団のコンセンサスによる場合もある(4-Bの「認知機能領域の設定と課題の選択」を参照).

構成概念妥当性は,測定したい概念(例:統合失調症の認知機能)は複数の要因(因子)(例:注意・実行機能・作業記憶・言語記憶など)により構成されると想定し,それらの組み合わせが,当該の構成概念全体を測りえている場合に満たされるとする.構成概念妥当性は,さらに収束的妥当性,弁別妥当性,因子的妥当性に区別される.収束的妥当性は,理論的に関連すると想定される指標と高い相関を示すかという基準である.弁別的妥当性は,収束的妥当性を逆の観点から検証する方法であり,理論的に関連がないと想定される指標と低い相関を示すかという基準である.例えば仮に,抑うつ患者における社会機能低下と,統合失調症患者におけるそれとは質的にかなり異なるとする.両患者群に統合失調症患者用の社会機能尺度を施行し,相関を求め,その値が低ければ,その尺度は,統合失調症特有の社会機能を測定する尺度としての弁別的妥当性が高いと考えられる.因子的妥当性とは,検査バッテリーの施行結果に因子分析を施した結果,因子構造が構成概念の構成要素に相当するか(構成概念を構成する下位概念通りに区別されているか)という基準である.

基準関連妥当性は,外的基準との関連が高いかという基準であるが,何を外的基準とするかにより,併存妥当性と予測的妥当性に区別される.併存妥当性は上記の収束的妥当性とほぼ同義であり,当該の検査課題・検査バッテリーに理論的に同様の対象を測定している検査課題・検査バッテリーとの相関が高いかという基準である.一方予測的妥当性は,当該の検査課題・検査バッテリーの測定値が,予測結果と一致するかという基準である.例えば仮にARMS用検査バッテリーが開発されたとして,その結果と,後に実際に統合失調症の発症の有無が一致すれば,そのような検査バッテリーは予測的妥当性が高いといえる.

さらに,新しい課題,検査バッテリー,尺度を開発する際,理念上,表面的妥当性 face validityが求められることがある.これは,測りたいと思う内容を測定しているように「見せて」いるかという概念である.例えば,ある神経心理学検査課題自体は,内容的には社会機能と直接関連しないかもしれないが,その遂行成績が高いと社会的予

後も良好である場合，その課題は表面的妥当性を満たすと言える．

2．信頼性

「誤差以外の真の値を測定している」ということは言い換えれば，「測定値が一貫している」ということだが，その「一貫性」が指す内容により2つに区別される．1つは「測定値の安定性」であり，測定対象とは無関係な誤差が少ないという意味での信頼性である．この信頼性は，同じ被検者に対し同一の課題や検査バッテリーを期間を置いて繰り返す「再検査法」や，検査バッテリーを同質な項目になるよう2群に分け，同じ被検者に異なるバッテリーとして施行，両群の相関を求める「平行検査法」により調べられる[43]．

もう1つの一貫性は「内部一貫性（内的整合性）」であり，主に検査バッテリーの構成についての評価として求められるものである．これは測定すべき対象について，複数の課題あるいは尺度の項目群は，同一の対象を測定しているかという基準である．この信頼性については，折半法や内部一貫法により調べられる．前者は，被験者が検査バッテリーを遂行した後，それを同質の2群に分け（折半し），両者間の相関を調べる．後者は，折半法で分けるすべての分け方において相関を求め，その平均（Chronbachのα係数）により一貫性の指標とする．

上記のように，信頼性と妥当性は多様であり，またどのような信頼性や妥当性が確認するかは，ある程度研究目的により異なるだろう．それぞれの目的・内容に応じた信頼性，妥当性を選んで検証することが，優れた検査課題・検査バッテリーに求められる．

4 統合失調症患者に対する神経心理検査バッテリー

A バッテリーの開発

先に述べたように，認知機能障害は統合失調症の中核症状であると認識されていたにもかかわらず，2000年代に入るまで，統合失調症のためにデザインされた神経心理検査バッテリーはなく，他の精神疾患（痴呆など）のためのバッテリーを適用するか，既存の神経心理学検査課題の組み合わせが使用されてきた．しかし2000年代以降，Brief Assessment of Cognition in Schizophrenia (BACS)[44]，MATRICS Consensus Cognitive Battery (MCCB)[45]など，統合失調症患者の認知機能評価を目的とする神経心理検査バッテリーが開発された．さらに，統合失調症に特化して作成されたわけではないが，CogState[46,47]も，統合失調症の認知機能評価のための包括的なバッテリーとしての有効性を確認している．これらはいずれも日本語版，すなわちMCCB-J（日本語版の紹介は佐藤，2011[37]および住吉，2011[48]参照），BACS-J[49,50]，CogState-J[51]が作成され，臨床や抗精神病薬の開発研究に利用されるようになりつつある．

表23-3に，MCCB，BACS，CogStateが設定している認知領域およびその測定課題についてまとめた．また参考として，ウェクスラー式知能検査（WAIS-Ⅲ）[52]についても，測定領域に相当する群指数に基づいて提示した．知能検査に比べ，表に挙げた神経心理学検査バッテリーは，拡散的思考のようなより高次の認知機能（例えば，BACS，MCCBにおける語流暢性検査課題）や，従来神経心理学検査レベルの測定対象とはされていなかった社会認知（例えば，MCCBのMSCEIT情動管理，CogStateのSocial Emotion Cognition Task）まで測定領域に含めている点に特徴があると言える（神経心理学と社会認知の関連については，6-B「展望」で触れる）．

各バッテリーは，測定対象が統合失調症の認知機能をいう点では共通するが，作成目的・背景は異なっている．BACSは，その名称が示す通り，短時間で効率良く統合失調症の認知機能障害を評価することを目的として作成された．そのため先行研究の知見に基づき，統合失調症患者の特異的障害が顕著な領域に焦点を絞っている．一方MCCBは，「（認知機能改善を図る）抗精神病薬の開発」に有用な神経心理学検査バッテリーとして

表 23-3 統合失調症のための神経心理学検査バッテリー

バッテリー・開発者	評価領域	検査課題	略称・日本語名	備考
The Brief Assessment of Cognition in Schizophrenia: BACS Keefe et al, 2004[*1]	Verbal memory 言語性記憶と学習	List learning	―	所要時間：約 30～40 分 短い施行時間で実施可能 言語的能力に関連する課題を多く含む 紙と鉛筆を用い，高齢者にも適する 測定される認知機能領域が比較的限られる
	Working memory ワーキング・メモリ	Digit sequencing task	―	
	Motor speed 運動機能	Token motor task	―	
	Verbal fluency 語流暢性	Category instances Controlled oral word association test	― COWA	
	Attention and speed of information processing 注意と情報処理速度	Symbol coding	―	
	Executive functions 遂行機能	Tower of London	TOL	
MATRICS Consensus Cognitive Battery: MCCB Nuechterlein et al, 2006[*2]	Speed of processing 処理速度	Trail Making Test Part A BACS-Symbol Coding Category Fluency-Animal Naming	TMT BACS SC Fluency	所要時間：約 60～80 分 複数の専門家の合意に基づく領域と検査課題の設定 感情統制などの社会認知機能が測定可能
	Verbal learning 言語学習	Hopkins Verbal Leaning Test	HVLT-R	
	Working memory ワーキング・メモリ	Wechsler Memory Scale III-Spatial span Letter Number Span	WMS-III SS LNS	
	Reasoning and problem solving 推論と問題解決	Neuropsychological Assessment Battery-Mazes	NAB Maze	
	Visual learning 視覚学習	Brief Visual Memory Test (BVMT)-Revised	BVMT-R	
	Social Cognition 社会認知	Mayer-Salovey-Caruso Emotional Intelligence Test-Managing Emotion	MSCEIT™ ME	
	Attention and vigilance 注意/覚醒	Continuous Performance Test-Identical Pairs[*]	CPT-IP	
The CogState Schizophrenia Battery: CogState Maruff et al, 2009[*3]	Speed of processing 処理速度	Detection Task[*]	Detect	所要時間：約 50～70 分 高齢者への施行が困難な場合もある すべてコンピュータによる実施 視覚情報（表情認知）による社会認知機能が測定可能
	Attention and vigilance 注意/覚醒	Identification Task[*]	Ident	
	Working memory ワーキング・メモリ	One-Back Memory Task[*] Two-Back Memory Task[*]	One-Back Two-Back	
	Visual learning 視覚学習	Visual Learning Task[*]	Vis-Learn	
	Verbal learning 言語学習	International Shopping List Task[*]	ISLT	
	Reasoning and problem solving 推論と問題解決	Groton Maze Learning Task[*]	GMLT	
	Social Cognition 社会認知	Social Emotion Cognition Task[*]	SECT	
Wechsler Adult Intelligence Scale-III: WAIS-III Wechsler, 1997[*4]	Verbal Comprehension 言語理解	Vocabulary Information Similarities	単語 知識 類似	所要時間：約 45～60 分 言語性 IQ：単語・知識・類似・理解・算数・数唱・語音整列 動作性 IQ：絵画完成・積木模様・行列推理・符号・記号探し 2008 年に WAIS-IV がリリースされている．WAIS-IVでは，言語性 IQ と動作性 IQ の区分はなくなり，知能領域はすべて群指数で表すようになった
	Perceptual organization 知覚統合	Picture Competition Block Design Matrix Reasoning	絵画完成 積木模様 行列推理	
	Working memory 作動（作業）記憶	Arithmetic Digit Span Letter-Number Sequencing	算数 数唱 語音整列	
	Processing Speed 処理速度	Digit Symbol-Coding Symbol Search	符号 記号探し	
	その他	Picture Arrangement Comprehension Object Assembly	絵画配列 理解 組合せ	

注 [*]の課題はコンピュータによる施行

[*1] Keefe RS, Goldberg TE, Harvey PD, et al: The Brief Assessment of Cognition in Schizophrenia: reliability, sensitivity, and comparison with a standard neurocognitive battery. Schizophr Res 68: 283-297, 2004
[*2] Nuechterlein KH, Green MF, Mental Illness Research Education and Clinical Center VA Greater Los Angeles Health System: MATRICS Consensus Cognitive Battery Manual. MATRICS Assessment Inc., 2006
[*3] Maruff P, Thomas E, Cysique L, et al: Validity of the CogState brief battery: relationship to standardized tests and sensitivity to cognitive impairment in mild traumatic brain injury, schizophrenia, and AIDS dementia complex. Arch Clin Neuropsychol 24: 165-178, 2009
[*4] Wechsler D: Wechsler Adult Intelligence Scale-Third Edition. The Psychological Corporation, 1997

開発された．そのため，広汎な認知機能を評価する包括的なものとなっている．また，測定領域や検査課題は，専門家委員会による検討およびコンセンサスから選定されている（MCCBの開発経緯は佐藤，2011[37]参照）．CogStateは「認知機能の変化」の検出に敏感で，かつMCCBより簡便に認知機能全般を評価しうることから，MCCB同様の目的にかなうものとして統合失調症に適用されるようになった．

これら3バッテリーはいずれも，統合失調症患者の認知機能障害を測定する検査バッテリーとして相応しいことが報告されている[10, 44, 45, 53, 54]が，臨床や研究においてどれを用いるかについては，目的，人的・経済的資源，対象患者により異なるだろう（実際にこれらバッテリーが，抗精神病薬の治験においてどのように活用されてきたかについてKeefe, 2011a, b[55, 56]に詳しい）．MCCBは抗精神病薬開発を目的に作成され，より広汎な認知機能を緻密に評価できる一方，時間や必要な器具の準備，施行者に対するトレーニングなど，忍容性や実用性に厳しい面があると言える．CogStateは，短期間での繰り返し施行に耐える課題を設定していることから，「効果」を見る研究（例えば，抗精神病薬開発や心理・行動・認知矯正療法による改善効果を評価する）に有用だと思われ，またMCCBとの相関も高いことからMCCBの代替として用いることができると考えられる．しかしCogStateでも実施時間は40分以上（CogState-Jでは50分要する）[51]．またさらに，CogStateはすべてコンピューターによる実施（MCCBの一部課題も）のため，患者によっては課題そのものというより，実行の仕方に困難を覚える可能性もある．これらバッテリーの実施が耐え難い患者にとって，BACSは，有効性の高い認知機能評価バッテリーだと考えられる．

各バッテリー間の関連について，現時点ではこれら三者を同時に施行した研究は無いと思われる．二者間比較では，英語版においてはMCCBとCogState[47]，日本語版ではCogState-JとBACS-J間で十分な相関が報告されている[51]．MCCBとBACSについては，両者を併用した予備的研究はあるが[57]，例数も少なく，また両者の相関についても分析されていない．各バッテリー相互の基準関連妥当性が確認されれば，異なるバッテリーを使用した研究であっても，結果の統合や比較が可能となる．今後の検討が望まれる．

B 認知機能領域の設定と課題の選択

統合失調症の認知機能障害について，測定すべき認知領域の設定とそれを測る検査課題の選択は，神経心理学の手法の中で最重要事項の1つだろう．この問題について，統合失調症を対象とするバッテリーの開発経緯が参考になると思われ，これを通して説明する．

表に挙げた3種の検査バッテリーにおける領域の設定について，MCCB，BACSは基本的に，経験的手法により領域を設定している．すなわち，MCCBでは，まず因子分析を行った先行研究のレビューを行い，それらに共通して独立と認められた領域を抽出した．さらに，それら領域の設定が適切か否かについて専門家によるコンセンサスを求め，測定領域としての内容的妥当性を検討している[58, 59]．BACSにおいては，統合失調症の認知機能障害についてのレビュー研究に基づき，特異的障害が明確とされる領域（健常者より1.5〜2 SD下回る）を特定化し，それをもとに測定領域を設定している[44]．CogStateにおける領域設定の経緯は明示的ではないが[47]，おそらくMCCBなどに倣い，認知機能全般に渉るよう設定したのではないかと推察される．

課題の選択方法に関しては，BACSとCogStateでは表23-1に挙げた共通要件と個別要件を満たす検査課題を選択している．MCCBにおいては，まず専門家によるコンセンサス会議で適切な課題の推薦を募った．それらについてデータベースを作成し，精神医学関連分野の専門家（パネリスト）に各検査課題の評価を求め，これをもとに課題の順序づけを行い，最終的に最適と判断されたものを選択するといった綿密な方法が採られている[54, 59]．

5 神経心理学的評価と機能的転帰

A 機能的転帰の階層

　神経心理学検査で測定される認知機能は社会的文脈とは切り離されており，神経心理学検査と社会機能についての尺度の測定対象は異なるものととらえられてきた．前者の測定対象は多くの場合，日常生活とは無関係な材料（文字数字列，記号の操作など）を用いて測る認知処理であり，後者については生活管理，社交や余暇の充実，雇用状態などが主な測定対象だからである．しかし，1990年代後半，特に上記のMATRICSプロジェクトの開始以降，神経心理学検査課題における遂行から，社会生活における機能状態は1つの連続体としてとらえられるようになってきた（図23-2）．

　しかし一方で，確かに基本的な認知機能の改善は，良好な社会生活につながると思われるが，神経心理学的な検査課題の遂行から，機能的予後を予測できない場合も多く[60]，両者を連続的なスペクトラム上に位置づけるのが難しい場合も多い．この理由として，（雇用に対する）地域経済や，社会的援助・心理教育といった要因が，測定者にとり制御不可能な介在変数として影響するからである．そこで，両者をつなぐ段階の測定内容としてfunctional capacityが設定された[60]（図23-2中段）．このレベルでは，ロールプレイや周囲・本人の生活機能の評価により，神経心理学的検査課題で測定するような能力が「日常生活文脈で発揮される」かについて測定する．例えば，（無意味な数字・文字列ではなく）電話番号を記銘・保持できるかなどである．最も基本的な神経心理学での認知機能測度を「プライマリ測度（primary measure）」とすれば，このような限定された文脈におけるそれは「コ・プライマリ測度（co-primary measures）」と呼ばれる．

　コ・プライマリ測度として，日常生活文脈における認知機能測定が明確にされたことにより，従来の神経心理学測度と社会機能測度がつながれ，1つのスペクトラムとしてとらえられるようになった．コ・プライマリ測度は特に，MATRICS開発研究においてその必要性が強調されたが[61]，この測度に相当する尺度・検査バッテリーの開発は，それより以前，1990年代後半より進められてきた[62-65]．主なものを表23-4にまとめた．上

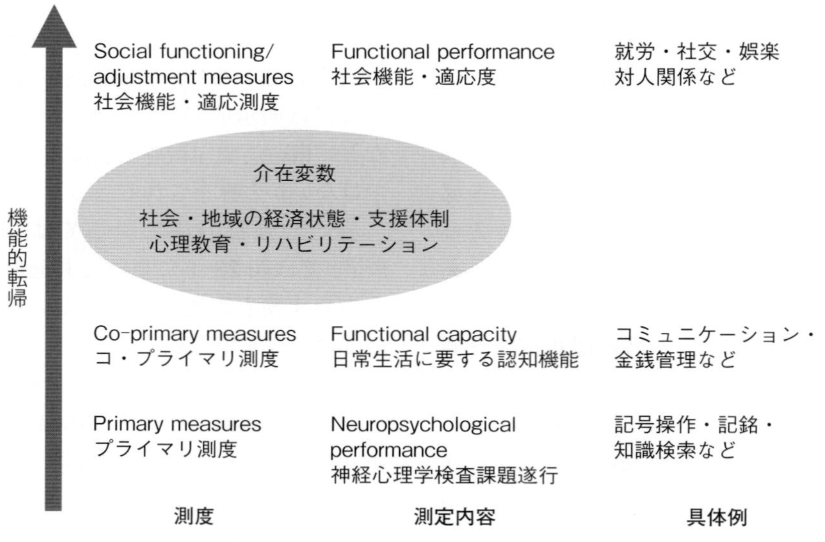

測度	測定内容	具体例
Social functioning/adjustment measures 社会機能・適応測度	Functional performance 社会機能・適応度	就労・社交・娯楽 対人関係など
介在変数 社会・地域の経済状態・支援体制 心理教育・リハビリテーション		
Co-primary measures コ・プライマリ測度	Functional capacity 日常生活に要する認知機能	コミュニケーション・金銭管理など
Primary measures プライマリ測度	Neuropsychological performance 神経心理学検査課題遂行	記号操作・記銘・知識検索など

図23-2　機能的転帰の階層
（住吉チカ：統合失調患者における機能的転帰：MATRICS Consensus Cognitive Batteryとの関連．日本神経精神薬理学雑誌 31：251-257，2011より一部改変）

記尺度・バッテリーの中で，TABS と UPSA-B は，表 23-1 に挙げた要件を最も多く満たし，特にコ・プライマリの役割上最も重要な点，すなわち神経心理学検査における遂行，および機能的転帰との関連性を満たすことが報告されている[10, 66]．

一方，従来の神経心理学における評価方法とは異なるが，日常生活における認知機能の状態を検査課題の遂行ではなく，自己や他者により評価する方法の開発も進められている[67, 68]（これら手法の代表的なものについても表 23-4 に挙げた）．それらにおいては，治療者・介護者あるいは本人が，認知機能の状態や，認知機能障害による日常生活の質の低下についての項目を評価する．このような形式の評価尺度は，認課題遂行という行動データに基づく従来の神経心理学の評価手法に対し，自己あるいは他者による日常生活場面の観察データに基づく新たな神経心理学的評価手法ともみなせよう．

なお，機能的転帰の最上位の社会生活機能・適応（図 23-2 における functional performance レベル）に関する尺度については，他 2 つのレベルと異なり直接認知機能を測定内容としないため，ここではあえて深く論じない（統合失調症を対象とする社会生活機能・適応尺度の詳細については住吉，2011[69]参照）．しかし，6-B「展望」において，このレベルの測定も，神経心理学の研究対象とする重要性について触れたい．

6 総括と展望

A 総括

本章では，統合失調症に対象を絞り，①特異的障害の解明を中心とする神経心理学の役割，②神経心理学の手法，③主要な神経心理学検査バッテリー，④機能的転帰との関連について，最近の研究動向に触れつつ述べた．①と③について少し補足しておく．①については，特異的障害の解明以外にも，神経心理学が大きな役割を果たす研究領

表 23-4 主なコ・プライマリ検査バッテリー・尺度

施行・データ形式	バッテリー・尺度	略称	開発者
遂行に基づく（performance-based）行動データ	Maryland Assessment of Social Competence	—	Bellack, et al, 1994[*1]
	Test of Adaptive Behavior in Schizophrenia	TABS	Velligan, et al, 2007[*2]
	Independent Living Scales	ILS	Loeb, 1996[*3]
	University of California at San Diego Performance-Based Skills Assessment	UPSA	Patterson, et al, 2001[*4]
	University of California at San Diego Performance-Based Skills Assessment -Brief	UPSA-B	Mausbach, et al, 2007[*5]
インタビューに基づく（interview-based）観察データ	Schizophrenia Cognition Rating Scale	SCoRS	Keefe, et al, 2006[*6]
	Clinical Global Impression of Cognition of Schizophrenia	CGI-CogS	Ventura, et al, 2008[*7]

*1 Bellack AS, Green MF, Cook JA, et al: Assessment of community functioning in people with schizophrenia and other severe mental illnesses: a white paper based on an NIMH-sponsored workshop. Schizophr Bull 33: 805-822, 2007
*2 Velligan DI, Diamond P, Glahn DC, et al: The reliability and validity of the Test of Adaptive Behavior in Schizophrenia (TABS). Psychiatry Res 151: 55-66, 2007
*3 Loeb PA: Independent Living Scales Manual. Psychological Corporation, 1996
*4 Patterson TL, Goldman S, McKibbin CL, et al: UCSD Performance-Based Skills Assessment: development of a new measure of everyday functioning for severely mentally ill adults. Schizophr Bull 27: 235-245, 2001
*5 Mausbach BT, Bowie CR, Harvey PD, et al: Usefulness of the UCSD performance-based skills assessment (UPSA) for predicting residential independence in patients with chronic schizophrenia. J Psychiatr Res 42: 320-327, 2008
*6 Keefe RS, Poe M, Walker TM, et al: The Schizophrenia Cognition Rating Scale: an interview-based assessment and its relationship to cognition, real-world functioning, and functional capacity. Am J Psychiatry 163: 426-432, 2006
*7 Ventura J, Cienfuegos A, Boxer O, et al: Clinical global impression of cognition in schizophrenia (CGI-CogS): reliability and validity of a co-primary measure of cognition. Schizophr Res 106: 59-69, 2008

域も多い．例えば脳機能画像〔機能的核磁気共鳴画像法(fMRI；functional magnetic resonance imaging)〕の領域では，神経心理学検査課題を用いて，統合失調症における脳活動を測定する研究パラダイムがある[13]．それらにおいては，通常，ターゲットとする脳部位（例えば前頭葉）と関連する認知機能を反映するような神経心理学検査課題（例えばWCSTや語流暢性課題）を施行し，健常者の賦活と比較して疾患特有と思われる機能不全部位・状態を明らかにする．本章の初めに，「統合失調症を対象とする神経心理学は，脳や中枢神経系の機能不全を解明することが直接の目的ではない」と述べたが，上記研究動向は，神経心理学が，統合失調症に対しても，その中枢神経系の異常・機能不全の解明に貢献しうることを示している．

③については，現時点でも，統合失調症患者の神経心理学検査バッテリーにおいて，基準となる認知領域，およびそれらの測定に用いられる課題群が確定しているわけではない．しかしMCCBのようにコンセンサスに基づく綿密な手法は，今後のバッテリー開発に参考となると思われる．また日本語版については，MCCB-Jのように現在標準化が進められているものもあり，他の日本語版バッテリーも含め，データの蓄積により，今後さらに完成度が高まると考えられる．

B ▎展望

今後の神経心理学の課題として，①質的評価手法の確立，②検査バッテリーの国際版の作成，③機能的転帰との関連についてのより詳細な検討，を挙げたい．①について，従来の神経心理学検査は，その領域・課題の多様さにもかかわらず，認知機能の指標は正答数や処理速度であり，認知機能の質的な低下あるいは向上は評価対象外としてきた．例えば語流暢性検査の指標は発話語数であり，カテゴリ流暢性課題において「どのような語」を，「どのような順」で発話したかなどは捨象される．

このような量的側面のみの解析では，比較的低次の認知処理（知覚・注意・作業記憶）の低下は示せるが，より高次の認知処理（概念形成・言語運用・長期記憶）の変容などを明らかにできない．心理学の様々な実験パラダイムで開発された実験手法（例えばプライミング課題など）を用いれば，これら高次認知機能についても調べられるが，患者の負担や実施上の経済性から，心理学的実験課題を標準的な検査バッテリーに組み入れることも容易ではない．この問題に対して以前から，既成の神経心理学検査データから新たな指標を取り出し解析することにより，高次認知機能を検討する手法が開発されてきた[70-73]（**表 23-5**に代表例を挙げた）．これらの解析手法について，まだ確立されていないものや，十分な研究が蓄積されていないものもある．また今後，表 23-5 に挙げた以外にも，認知機能の質的側面に関する指標の開発，解析の実践が望まれる．認知機能低下の質的側面を客観的に提示する手法を確立していくことにより，神経心理学の研究内容はより深化していくと考えられる．

②の検査バッテリーの国際版作成にかかわる問題として，課題によっては言語・文化の影響を大きく受ける可能性があることが挙げられる．使用言語の影響を受けるものとしては，WAIS-3 やMCCB に含まれる語音数整列課題や，BACS の文字流暢性課題，文化の影響を受けるものとしては，MCCB の MSCEIT 情動管理課題や UPSA における請求書や予約票の読み取りなどが挙げられる．この問題は，開発者が（原版に加えて）国際版を作成する，翻訳者が等価な課題に置き換える（これらについては住吉，2011[69]参照），言語・文化ごとでの標準値を設定する，といった工夫や作業が必要になる．今後，国際標準となる神経心理学検査の確立や，抗精神病薬開発におけるグローバル治験実施など，国際協同研究が進むと思われる．上記について留意しつつ研究を進めていくことが重要だと考えられる．

③に関しては，今後，神経心理学検査レベルから，社会機能・適応レベルをかなりの程度予測し得る方法を検討する必要があるだろう．5「神経心理学的評価と機能的転帰」において，測定者が

表 23-5 質的評価手法の例

測定領域	課題	指標	方法	開発者	備考
エピソード記憶の体制化	WMS-R ウエクスラー記憶検査 論理的記憶 I, II	時系列 thematic sequencing 作話 confabulations 混同 confusion 挿入 inclusion 保続 perseveration	論理的記憶課題の発話内容について, 左記指標に相当する発話をカウントし, 各指標のエラースコアとする.	Mozley, 1996[*1] Gangarosa, 1998[*2]	日本語話者統合失調症患者への適用例として Sumiyoshi T, et al, 2001[*6]
意味記憶の構造化	カテゴリ流暢性課題	カテゴリ構造 semantic structure	発話語順を非類似度値に変換. 多次元尺度法やクラスタ分析により構造を導出	Chan, et al, 1993[*3]	統合失調症に初めて適用したのは Paulsen, et al, 1996[*7] 日本語話者統合失調症患者への適用例として Sumiyoshi C, et al, 2001, 2005, 2006[*7-9]
		クラスタスコア cluster score	同じ下位カテゴリ(例えば家畜)の連続数をクラスタスコアとする	Troyer, 1997[*4]	ギリシア語話者統合失調症患者への適用例として Bozikas, et al, 2005[*10]
意味記憶の体制化	単語学習課題	カテゴリ反復数 Stimulus category repetition	同カテゴリの単語を連続して再生する数を得点化する	Bousfield, et al, 1966[*5]	日本語話者統合失調症患者への適用例として Nohara, et al, 2000[*11]

[*1] Mozley LH, Gur RC, Gur RE, et al: Relationships between verbal memory performance and the cerebral distribution of fluorodeoxyglucose in patients with schizophrenia. Biol Psychiatry 40: 443-451, 1996
[*2] Gangarosa ME, Saykin AJ, Malamut BL, et al: New scoring systems for Wechsler Memory Scale: Inter-rater reliability. Journal of Clinical Experimental Neuropsychology 2: 43, 1988
[*3] Chan AS, Butters N, Salmon DP, et al: An assessment of the semantic network in patients with Alzheimer's Disease. Journal of Cognitive Neuroscience 5: 254-261, 1993
[*4] Troyer AK, Moscovitch M, Winocur G: Clustering and switching as two components of verbal fluency: evidence from younger and older healthy adults. Neuropsychology 11: 138-146, 1997
[*5] Bousfield AK, Bousfield WA: Measurement of cluster organizational strategies in free recall following frontal lobe ing and of sequential constancies in repeated free recall. Psychological Report 19: 935-942, 1966
[*6] Sumiyoshi T, Matsui M, Yamashita I, et al: The effect of tandospirone, a serotonin (1A) agonist, on memory function in schizophrenia. Biological Psychiatry 49: 861-868, 2001
[*7] Sumiyoshi C, Matsui M, Sumiyoshi T, et al: Semantic structure in schizophrenia as assessed by the category fluency test: effect of verbal intelligence and age of onset. Psychiatry Research 105: 187-199, 2001
[*8] Sumiyoshi C, Sumiyoshi T, Nohara S, et al: Disorganization of semantic memory underlies alogia in schizophrenia: an analysis of verbal fluency performance in Japanese subjects. Schizophrenia Research 74: 91-100, 2005
[*9] Sumiyoshi C, Sumiyoshi T, Roy A, et al: Atypical antipsychotic drugs and organization of long-term semantic memory: multidimensional scaling and cluster analyses of category fluency performance in schizophrenia. Int J Neuropsychopharmacol 9: 677-683, 2006
[*10] Bozikas VP, Kosmidis MH, Karavatos A: Disproportionate important in semantic verbal fluency in schizophrenia: differential deficit in clustering. Schizophrenia Research 74: 51-59, 2005
[*11] Nohara S, Suzuki M, Kurachi M, et al: Neural correlates of memory organization deficits in schizophrenia. A single photon emission computed tomography study with 99mTc-ethyl-cysteinate dimer during a verbal learning task. Schizophrenia Research 42: 209-222, 2000

統制不可能な介在変数(地域経済・社会的援助・心理教育など)ゆえに, 神経心理学検査の遂行から, 社会機能・適応を予測するのは難しい場合が多いと述べた. このような変数以外にも, 患者の社会認知が両測度間に介在することも指摘されている[74]. 神経心理学検査レベルと社会機能・適応レベル間にこれら要因が介在することから, 前者がよく遂行できることは, 後者が良好に機能するための「必要条件だが十分条件ではない(necessary but not sufficient)」と言われてきた[75], *.

しかし一方で，統合失調症患者において，神経心理学レベルの認知機能が障害されているのに社会認知機能が保たれているケースは稀(1％以下)であるのに対し，後者は障害されているが前者が保たれている場合は，それよりはるかに高い(25％)ことも報告されている[76]．つまり，神経心理学レベルの認知機能が健常に近いことは，良好な社会認知のための「強い必要(really necessary)条件」[76]と考えられる．この推察が正しいとすれば，神経心理学レベルの認知機能は，介在要因の(好ましい)影響を高めるブースターであり，この意味においてやはり，機能的転帰最上位の社会機能・適応を強く支える基盤だと言える．

さらに神経心理学レベルの認知機能改善は，患者にレジリアンス(逆境への耐性)を与えるうえでも重要だと思われる．例えば，仮に周囲の環境が良好で，それなりに社会生活を営めても，居住地の変更，職場環境の変化，家族の問題などのライフイベントにより，患者を取り巻く環境(上に述べた介在変数の影響)が大きく変化する可能性もある．だがもし神経心理学検査レベルで測定する認知機能(記憶，実行機能，注意など)が十分に回復していれば，多少の環境の劣化により，患者の社会機能状態がただちに著しく低下するとは考えにくい．

上記考察をふまえると，今後，神経心理学レベルでの遂行がより的確に反映されるような社会機能・適応尺度の開発が望まれる．すなわち，比較的認知機能は低いが，それなりに転帰している患者の評価は必ずしも高くはならず，一方認知機能が改善している患者に対しては，社会機能・適応が見込まれる可能性を示せるような尺度である．前者のような患者の場合は，認知機能の回復を図ること，また後者のような患者においては，良好な転帰を妨げている要因を明らかにし取り除くことが，社会的転帰への支援となるだろう．

真の認知機能改善に基づく機能転帰を評価しうる尺度を開発し，その実施・分析を進めていくことは，機能的転帰の上位レベルに位置する社会機能・適応能力の評価も，神経心理学の研究射程に入ることを意味する．今後神経心理学が，そのような方向に研究領域を広げていくことが期待される．

【文献】
1) 杉下守弘：神経心理学研究と心理臨床．大塚義孝，岡堂哲雄，東山紘久(監修)：臨床心理学研究法．pp207-217, 誠信書房，2004
2) Keefe RS: The contribution of neuropsychology to psychiatry. Am J Psychiatry 152: 6-15, 1995
3) Lezak MD: Neuropsychological Assessment, 3rd. Oxford University Press, 1995〔M・レザック：レザック神経心理学的検査集成．創造出版，2005〕
4) Miturushina MN, Boon KB, D'Elia LF(eds): Handbook of Normative Data For Neuropsychological Assessment. Oxford University Press, 1999
5) Spreen OS, Strauss E: A Compendium of Neuropsychological Tests. Oxford University Press, 1998〔O・スプリーン，E・ストラウス：神経心理学検査法．創造出版，2004〕
6) Kraepelin E: Dementia Praecox and Paraphrenia (Translated and edited by RM Barclay, and GM Robertson 1971). E & S Livingstone, 1919
7) Bleuler E: Dementia Praecox or the Group of Schizophrenias. International University Press, 1950
8) American Psychiatric Association: Diagnostic and Statistical Manual of Mental Disorders, 4th ed Text Revision (DSM-Ⅳ-TR). APA, 2000〔髙橋三郎，大野裕，染矢俊幸(訳)：DSM-Ⅳ-TR精神疾患の診断・統計マニュアル，新訂版．医学書院，2004〕
9) World Health Organization: International classification of diseases and related health problems, 10th revision. WHO, 1992
10) Keefe RS, Fenton WS: How should DSM-Ⅴ criteria for schizophrenia include cognitive impairment? Schizophr Bull 33: 912-920, 2007
11) Chapman LJ, Chapman JP: The measurement of differential deficit. Journal of Psychiatry Research 14: 303-311, 1977
12) Chapman LJ, Chapman JP: Problems in the measurement of cognitive deficit. Psychological Bull 79: 380-385, 1973
13) Reichenberg A, Harvey PD: Neuropsychological impairments in schizophrenia: Integration of performance-based and brain imaging findings. Psychol Bull 133: 833-858, 2007
14) Heinrichs RW, Zakzanis KK: Neurocognitive deficit in schizophrenia: a quantitative review of the evi-

---

＊ 「A⇒B」(AはBの必要条件)と，「A⇔B」(AはBの必要かつ十分条件)が論理的に異なることを日常言語で表す際，「AはBに対し，必要条件だが十分ではない」と表現されることが多い．しかし日常会話の接辞表現にすると，後半(「十分ではない」)がより重要であるかのように響く．誤解を招かないためにも，「神経心理学レベルの認知機能改善は良好な機能的転帰の必要条件であり，かつ転帰は他の要因により改善することもある」と表現すべきだと考える．

dence. Neuropsychology 12: 426-445, 1998
15) Kremen WS, Seidman LJ, Pepple JR, et al: Neuropsychological risk indicators for schizophrenia: a review of family studies. Schizophr Bull 20: 103-119, 1994
16) Allen AJ, Griss ME, Folley BS, et al: Endophenotypes in schizophrenia: a selective review. Schizophr Res 109: 24-37, 2009
17) Dickinson D, Ramsey ME, Gold JM: Overlooking the obvious: a meta-analytic comparison of digit symbol coding tasks and other cognitive measures in schizophrenia. Arch Gen Psychiatry 64: 532-542, 2007
18) Sitskoorn MM, Aleman A, Ebisch SJ, et al: Cognitive deficits in relatives of patients with schizophrenia: a meta-analysis. Schizophr Res 71: 285-295, 2004
19) Snitz BE, Macdonald AW, 3rd, Carter CS: Cognitive deficits in unaffected first-degree relatives of schizophrenia patients: a meta-analytic review of putative endophenotypes. Schizophr Bull 32: 179-194, 2006
20) Szoke A, Schurhoff F, Mathieu F, et al: Tests of executive functions in first-degree relatives of schizophrenic patients: a meta-analysis. Psychol Med 35: 771-782, 2005
21) Trandafir A, Meary A, Schurhoff F, et al: Memory tests in first-degree adult relatives of schizophrenic patients: a meta-analysis. Schizophr Res 81: 217-226, 2006
22) Whyte MC, McIntosh AM, Johnstone EC, et al: Declarative memory in unaffected adult relatives of patients with schizophrenia: a systematic review and meta-analysis. Schizophr Res 78: 13-26, 2005
23) Gottesman, II, Gould TD: The endophenotype concept in psychiatry: etymology and strategic intentions. Am J Psychiatry 160: 636-645, 2003
24) Braff DL, Freedman R, Schork NJ, et al: Deconstructing schizophrenia: an overview of the use of endophenotypes in order to understand a complex disorder. Schizophr Bull 33: 21-32, 2007
25) Chan RC, Gottesman, II: Neurological soft signs as candidate endophenotypes for schizophrenia: a shooting star or a Northern star? Neurosci Biobehav Rev 32: 957-971, 2008
26) Niendam TA, Bearden CE, Johnson JK, et al: Neurocognitive performance and functional disability in the psychosis prodrome. Schizophr Res 84: 100-111, 2006
27) Cannon M, Caspi A, Moffitt TE, et al: Evidence for early-childhood, pan-developmental impairment specific to schizophreniform disorder: results from a longitudinal birth cohort. Arch Gen Psychiatry 59: 449-456, 2002
28) Yung AR, Phillips LJ, Yuen HP, et al: Risk factors for psychosis in an ultra high-risk group: psychopathology and clinical features. Schizophr Res 67: 131-142, 2004
29) 伊藤文晃, 松本和紀, 大室則幸, 他: "アットリスク精神状態" における認知機能障害. 脳と精神の医学 19: 195-202, 2008
30) 松本和紀: 早期精神病の早期介入に向けた新たなアプローチ: アットリスク精神状態/前駆期を中心に. 精神医学 49: 342-353, 2007
31) Sumiyoshi T, Kawasaki Y, Suzuki M, et al: Neurocognitive assessment and pharmacotherapy towards prevention of schizophrenia: what can we learn from first episode psychosis. Clinical Psychopharmacology and Neuroscience 6: 57-64, 2008
32) Bilder RM, Goldman RS, Robinson D, et al: Neuropsychology of first-episode schizophrenia: initial characterization and clinical correlates. Am J Psychiatry 157: 549-559, 2000
33) Saykin AJ, Shtasel DL, Gur RE, et al: Neuropsychological deficits in neuroleptic naive patients with first-episode schizophrenia. Arch Gen Psychiatry 51: 124-131, 1994
34) Woodward ND, Purdon SE, Meltzer HY, et al: A meta-analysis of neuropsychological change to clozapine, olanzapine, quetiapine, and risperidone in schizophrenia. Int J Neuropsychopharmacol 8: 457-472, 2005
35) Higuchi Y, Sumiyoshi T, Kawasaki Y, et al: Electrophysiological basis for the ability of olanzapine to improve verbal memory and functional outcome in patients with schizophrenia: a LORETA analysis of P300. Schizophr Res 101: 320-330, 2008
36) Sumiyoshi T, Higuchi Y, Itoh T, et al: Effect of perospirone on P300 electrophysiological activity and social cognition in schizophrenia: a three-dimensional analysis with sloreta. Psychiatry Res 172: 180-183, 2009
37) 佐藤拓, 兼田康弘, 住吉チカ, 他: MATRICSコンセンサス認知機能評価バッテリーの開発: 統合失調症治療への導入を目指して. 臨床精神薬理 13: 289-296, 2010
38) Kelly TL: Interpretation of educational measurement. Macmillan, 1927
39) Borsboom D, Mellenbergh GJ, van Heerden J: The concept of validity. Psychological Review 111: 1061-1071, 2004
40) 村山航: 妥当性: 概念の歴史的変遷と心理測定学的観点からの考察. 教育心理学年報 51: 118-130, 2012
41) 村上隆: 測定の妥当性. 日本教育心理学会(編): 教育心理学ハンドブック. 有斐閣, 2003
42) 岸学: 妥当性と信頼性の話(http://www.u-gakugei.ac.jp/~kishilab/validity-reliability.htm)
43) 南風原朝和: 心理統計の基礎. 有斐閣, 2002
44) Keefe RS, Goldberg TE, Harvey PD, et al: The Brief Assessment of Cognition in Schizophrenia: reliability, sensitivity, and comparison with a standard neurocognitive battery. Schizophr Res 68: 283-297, 2004
45) Nuechterlein KH, Green MF, System MIREaCCVGLAH: MATRICS Consensus Cognitive Battery Manual. MATRICS Assessment Inc., 2006
46) Maruff P, Thomas E, Cysique L, et al: Validity of the CogState brief battery: relationship to standardized tests and sensitivity to cognitive impairment in mild traumatic brain injury, schizophrenia, and AIDS dementia complex. Arch Clin Neuropsychol 24: 165-178, 2009
47) Pietrzak RH, Olver J, Norman T, et al: A comparison of the CogState Schizophrenia Battery and the Measurement and Treatment Research to Improve Cognition in Schizophrenia (MATRICS) Battery in as-

sessing cognitive impairment in chronic schizophrenia. J Clin Exp Neuropsychol 31: 848-859, 2009

48) 住吉太幹, 兼田康宏, 住吉チカ, 他：認知機能評価システムの構築；MATRICS-CCB-J, BACS-J および社会機能測定法について. 精神科治療学 26 1525-1531, 2011

49) Kaneda Y, Sumiyoshi T, Keefe R, et al: Brief assessment of cognition in schizophrenia: validation of the Japanese version. Psychiatry Clin Neurosci 61: 602-609, 2007

50) 兼田康弘, 住吉太幹, 中込和幸, 他：統合失調症認知機能簡易評価尺度日本語版(BACS-J). 精神医学 50：913-917, 2008

51) Yoshida T, Suga M, Arima K, et al: Criterion and construct validity of the CogState Schizophrenia Battery in Japanese patients with schizophrenia. PLoS One 6: e20469

52) Wechsler D: Wechsler Adult Intelligence Scale-Third Edition. The Psychological Corporation, 1997

53) Kern RS, Nuechterlein KH, Green MF, et al: The MATRICS Consensus Cognitive Battery, part 2: conorming and standardization. Am J Psychiatry 165: 214-220, 2008

54) Nuechterlein KH, Green MF, Kern RS, et al: The MATRICS Consensus Cognitive Battery, part 1: test selection, reliability, and validity. Am J Psychiatry 165: 203-213, 2008

55) Keefe RS, Buchanan RW, Marder SR, et al: Clinical Trials of Potential Cognitive-Enhancing Drugs in Schizophrenia: What Have We Learned So Far? Schizophr Bull 39: 417-435, 2013

56) Keefe RS, Fox KH, Harvey PD, et al: Characteristics of the MATRICS Consensus Cognitive Battery in a 29-site antipsychotic schizophrenia clinical trial. Schizophr Res 125: 161-168, 2011

57) Marx CE, Keefe RS, Buchanan RW, et al: Proof-of-concept trial with the neurosteroid pregnenolone targeting cognitive and negative symptoms in schizophrenia. Neuropsychopharmacology 34: 1885-1903, 2009

58) Green MF, Nuechterlein KH, Gold JM, et al: Approaching a consensus cognitive battery for clinical trials in schizophrenia: the NIMH-MATRICS conference to select cognitive domains and test criteria. Biol Psychiatry 56: 301-307, 2004

59) Kern RS, Green MF, Nuechterlein KH, et al: NIMH-MATRICS survey on assessment of neurocognition in schizophrenia. Schizophr Res 72: 11-19, 2004

60) Green MF, Kern RS, Heaton RK: Longitudinal studies of cognition and functional outcome in schizophrenia: implications for MATRICS. Schizophr Res 72: 41-51, 2004

61) Buchanan RW, Keefe RS, Umbricht D, et al: The FDA-NIMH-MATRICS Guidelines for Clinical Trial Design of Cognitive-Enhancing Drugs: What Do We Know 5 Years Later? Schizophr Bull 37: 1209-1217, 2011

62) Bellack AS, Sayers M, Mueser KT, et al: Evaluation of social problem solving in schizophrenia. J Abnorm Psychol 103: 371-378, 1994

63) Velligan DI, Diamond P, Glahn DC, et al: The reliability and validity of the Test of Adaptive Behavior in Schizophrenia (TABS). Psychiatry Res 151: 55-66, 2007

64) Patterson TL, Goldman S, McKibbin CL, et al: UCSD Performance-Based Skills Assessment: development of a new measure of everyday functioning for severely mentally ill adults. Schizophr Bull 27: 235-245, 2001

65) Mausbach BT, Harvey PD, Goldman SR, et al: Development of a brief scale of everyday functioning in persons with serious mental illness. Schizophr Bull 33: 1364-1372, 2007

66) Harvey PD, Velligan DI: International assessment of functional skills in people with schizophrenia. Innov Clin Neurosci 8: 15-18, 2011

67) Keefe RS, Poe M, Walker TM, et al: The Schizophrenia Cognition Rating Scale: an interview-based assessment and its relationship to cognition, real-world functioning, and functional capacity. Am J Psychiatry 163: 426-432, 2006

68) Ventura J, Reise SP, Keefe RS, et al: The Cognitive Assessment Interview (CAI): development and validation of an empirically derived, brief interview-based measure of cognition. Schizophr Res 121: 24-31, 2010

69) 住吉チカ：統合失調患者における機能的転帰：MATRICS Consensus Cognitive Battery との関連. 日本神経精神薬理学雑誌 31：251-257, 2011

70) Bousfield AK, Bousfield WA: Measurement of cluster organizational strategies in free recall following frontal lobe ing and of sequential constancies in repeated free recall. Psychol Rep 19: 935-942, 1966

71) Chan AS, Butters N, Salmon DP, et al: An assessment of the semantic network in patients with Alzheimer's Disease. J Cogn Neurosci 5: 254-261, 1993

72) Paulsen JS, Romero R, Chan A, et al: Impairment of the semantic network in schizophrenia. Psychiatry Research 63: 109-121, 1996

73) Troyer AK, Moscovitch M, Winocur G: Clustering and switching as two components of verbal fluency: evidence from younger and older healthy adults. Neuropsychology 11: 138-46, 1997

74) Green MF, Bearden CE, Cannon TD, et al: Social Cognition in Schizophrenia, Part 1: Performance Across Phase of Illness. Schizophr Bull, 2011

75) Penn DL, Corrigan PW, Bentall RP, et al: Social cognition in schizophrenia. Psychol Bull 121: 114-132, 1997

76) Fanning JR, Bell MD, Fiszdon JM: Is it possible to have impaired neurocognition but good social cognition in schizophrenia? Schizophr Res 135: 68-71, 2012

（住吉 チカ）

第24章

統合失調症の自我障害の認知科学

> **Facts**
> - 統合失調症の自我障害について実証的に評価する方法論として，sense of agency パラダイムが注目されつつある．
> - optimal cue integration 理論によって，統合失調症の sense of agency 異常の形成機構が明らかになりつつある．
> - optimal cue integration 理論の神経基盤としてグルタミン酸系とドパミン系があり，統合失調症のグルタミン酸異常仮説とドパミン異常仮説を橋渡しする新たな説明モデルとなりうる．
> - 臨床的には，自我障害としての sense of agency 異常が，早期診断・早期介入の論拠となる可能性がある．

統合失調症のバイオロジカルマーカーは未だに得られておらず，臨床診断あるいは研究における inclusion criteria についても，"症候学"に依拠するしかないのが現状である．そのような状況において，近代精神医学の黎明期より，"自我障害(self-disturbance/Ichstörung)"は統合失調症の中核的な精神病理とされ，特に被影響体験などは，所謂「一級症状」に列せられるなど，診断上きわめて重要視されてきた．近年，自我障害は統合失調症のあらゆる病期および臨床型においてみられるとされ，trait marker としての意義について，改めて注目されてきている[1-6]．

trait marker とは言っても，自我障害はあくまでも主観的体験であるため，当事者自身の一人称的視点からの体験報告を記述するしかなく，実証的に評価する方法が存在しないのが問題である．しかるに，近年，ニューロサイエンス領域において，sense of body ownership(SoO：身体所有感)と sense of agency(SoA：自己主体感・意志作用感)というフレームで，自己意識(self-consciousness)の研究が進められており，特に統合失調症の自我障害との関連で SoA が注目されてきている．SoA とは，自己が営為の作用主体(agent)であるという感覚，すなわち自己の行為，思考，さらには外界で生じる事象を自己の意志の通りに制御できるという主観的感覚のことである[7-12]．

本章では，SoA に関する最新の知見について述べ，そのうえで，統合失調症における SoA 研究を紹介する．

1 Sense of agency の成立機構：optimal cue integration 理論

近年，被影響体験などの自我障害が，SoA 異常という観点から研究が進められている[13-15]．統合失調症の SoA 異常を説明する認知モデルとし

て最もコンセンサスが得られているのは，フォワードモデル(forward model)における"prediction障害理論"である[14]．フォワードモデルにおいては，随意的行為に伴って生じる感覚フィードバックの予測(prediction)が，実際のそれと一致する場合には，事象は自己が生成したものと判断され，SoAは強まり，一方，ミスマッチがある場合には，事象は外的作用によって生成されたものと判断され，SoAについては減弱すると説明される．統合失調症においてはprediction systemに異常があり，病的な"prediction error"が存在するために，上記モデルに基づき，SoAが低下するとされる[14,16-19]．実験心理学的にSoAについて評価するためのタスクには，2つのタイプのタスクがあり[20]，それぞれにおいて統合失調症のSoA異常について検討されている．1つは，顕在的(explicit)なSoA課題であるagency帰属判断課題(agency attribution task)で，自己の身体や外的事象についての制御感についてことばで回答させるものである．一方，潜在的(implicit)なSoA課題として，Haggardらの"intentional binding(IB)"課題がある[8,20]．

HaggardらのIB課題はLibet課題[21]を改変したもので，被験者が随意的にボタンを押して250msecのタイムラグ後に音が鳴るようにしておき，スクリーン上の特殊な時計上を一定のスピードで回転する点を見ながら，ボタンを押したと感じたタイミングと音が鳴ったと感じたタイミングが，どこに位置していたかについて報告させる．このとき，被験者は物理的時間よりも短く体験しているが，行為は結果により近づけて，結果はより行為に近づけて体験している．これを，IB効果という(図24-1)．この研究は，①主観的な時間体験は，物理的時間からみれば，ある種の"錯覚"の構造を有していること，②主体が能動的・意図的に関与する条件で初めてこのような"錯覚"が生じるという，意図(intention)の時間体験への関与を示した点できわめて重要である．

最新の研究では，SoAは単純にフォワードモデルのみで成立しているわけではなく，さまざまな内的および外的キューに基づいて成立しているとされる[11,12,22-29]．"optimal cue integration理論"によれば，SoAは内的および外的キューそれぞれの有用性(availability)と信頼性(reliability)に基づき，最適なSoAを生成する複雑なプロセスであるとされる(図24-2)[12,30,31]．Mooreらは，IB効果の成立機序についての研究から，IB効果は，内的キューに基づくpredictive compo-

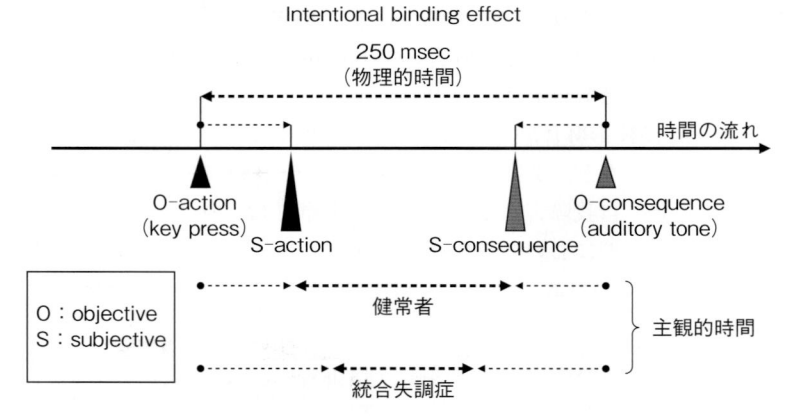

図24-1 Intentional binding effect
随意的行為において，主観的時間は物理的時間よりも短く体験されている．行為は結果により近づけて，結果はより行為に近づけて体験しており，主観的時間は，物理的時間からみれば"錯覚"ということになるのである．この現象は，主体が能動的・意図的に関与する条件で初めて現れる．意図(intention)の時間体験への関与を示した点で極めて重要である．統合失調症では，この効果が，より強く現れる．

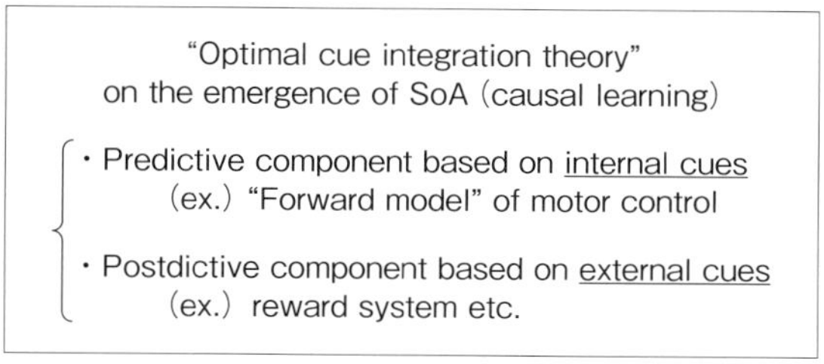

```
"Optimal cue integration theory"
on the emergence of SoA (causal learning)
・Predictive component based on internal cues
    (ex.) "Forward model" of motor control
・Postdictive component based on external cues
    (ex.) reward system etc.
```

図24-2　optimal cue integration theory
SoAの成立を，ある種のlearning theoryから説明するモデル．SoAは生得的なものではなく，意図的行為の反復により，適正に学習されていく．
通常はpredictive componentのみで対応しているが，predictionの信頼性が曖昧な状況や，predictive componentが異常のときに，postdictive componentが代償的に作動するとされる．統合失調症では，病的なprediction errorがあるとされるが，代償的にpostdictive componentが過剰に作動することで，SoAが増大すると考えられている．

nentと，外的キューに基づくpostdictive componentの2つのコンポーネントから成るとしている[23,24]．両コンポーネントの関係については，通常はpredictive componentのみでIB効果は成立しているが，あいまいな状況下などでpredictive componentのみでは不十分な場合に，postdictive componentが作動するとし，両コンポーネントがお互いにダイナミックに，その寄与度を調整しながら，その都度，最適なSoA判断を行っているとしている．

なお，optimal cue integration理論は，Bayes理論（Bayesian）によるシミュレーションも可能で，数理モデルでの統合失調症の病態理解も進められている[12,32]．

2　統合失調症におけるSoA異常

これまでの統合失調症のSoA研究においては，タスクが顕在的であろうと潜在的であろうと，実験条件においては，SoAが異常に増大するという所見が一貫して得られてきた[12,25,26,28,33-36]．しかしながら，前述のフォワードモデルにおいて統合失調症の自我障害はSoAの減弱として説明されていることをふまえると，このSoA増大は奇異な結果である．このように，症状レベルでの所見と，実験条件での所見との矛盾は，統合失調症のSoA研究における最大の難問とされてきた[11,37,26,28]．

Vossらは，この矛盾について解明すべく，前述したoptimal cue integration理論に基づいた実験を試み，統合失調症では，IBにおけるpredictive componentが異常であるため，postdictive componentが過剰に作動することによって，実験条件下におけるSoA増大が生じることを示した[26]．統合失調症におけるprediction errorに対する，ある意味，代償過程とみることもできよう[27]．また，われわれも，自己の行為の前に生起する事象についても，自己に帰属させて体験するという"backward causation（遡及性因果あるいは逆向性因果）"という特異な現象を実験上でとらえ，統合失調症においてpostdictive componentが過剰に作動していることを示した[28]．

なお，これまでの研究では，主に慢性期妄想型統合失調症を対象として進められてきており，SoA増大所見も，あくまでも妄想型においての知見にすぎない．われわれは，陰性症状が前景の慢性期統合失調症においてSoAがどうなるかについて検討し，陰性症状が前景の慢性期統合失調症においては，SoA増大とは逆に，SoA減弱がみられることを示した[38]．optimal cue integration理論に基づけば，postdictive componentの代償なしに，病的な"prediction error"が直接現れているものと考えられる．なお，実験条件において，SoA減弱がとらえられたのはわれわれの研究が初めてである．

3　統合失調症におけるSoA異常の神経基盤：ドパミン系とグルタミン酸系

SoAとニューロトランスミッターの関係については，ドパミンとの関連についての注目すべき研究として，Parkinson病において，ドパミン作動薬によってIB効果が増大，すなわちSoAが増大するというものがある[39]．SoAはドパミンによって増幅されることを直接示すものであるが，

統合失調症における幻覚・妄想などの陽性症状がドパミン系亢進と関連があるとの知見をふまえると[40-42]，妄想型統合失調症におけるSoA増大についても，ドパミン系亢進による可能性がある．一方，陰性症状はドパミン系機能低下によるとされているが[43]，陰性症状が前景の統合失調症においてSoA減弱がみられることは[38]，ドパミン系機能低下が，逆にSoA減弱を招くことを示している．

さらに，グルタミン酸系は，prediction systemにおいてprediction error信号の生成に関与しているという研究があり[32,44-46]，そしてprediction errorの強度は，報酬系であるドパミン系によって信号化され，ドパミンがprediction systemを調節することで，新たなprediction systemが成立しているとのことである（ある種のlearning）．実際，グルタミン酸NMDA受容体アンタゴニストであるケタミンによってpredictive systemに異常が生じ，SoA・SoO異常をきたすという研究もある[47,48]．

以上より，統合失調症では，より一次性にグルタミン酸系異常によるpredictive componentの異常により病的なprediction errorが生じ，それに対する反応としてのドパミン系亢進に駆動される形でpostdictive componentによる過剰代償がみられ，SoA増大が生じているのではないかと推測される．そして，陰性症状が前景の統合失調症では，ドパミン系による代償がみられず，グルタミン酸系の異常に起因するprediction errorの直接的現れとしてのSoA減弱がみられるのではないかということである．統合失調症のグルタミン酸異常仮説があるが[49,50]，optimal cue integration理論をふまえたSoA研究は，これを支持する．SoA研究は，統合失調症におけるグルタミン酸異常仮説とドパミン異常仮説を橋渡しする新たな説明モデルとなりうるかもしれない．

4 今後の展開

以上，統合失調症におけるSoA研究の現状について概説した．SoA異常という観点から，自己と外界との間の因果連関における混乱状態が統合失調症の自我障害の特徴であることがわかる．陽性症状のみならず陰性症状についても，SoAという観点からとらえることが可能であり，SoA異常は，統合失調症のtrait markerとしての意義があるかもしれない．さらに，optimal cue integration理論をふまえることにより，症状形成におけるドパミン系とグルタミン酸系の役割について，改めてとらえなおす視点となるかもしれない．統合失調症の異常体験と，その生物学的基盤とを連繋する方法論として，今後の展開が期待される．

臨床における実用面についていえば，このパラダイムは，統合失調症の中核的な症状である自我障害を実証的に評価することができるため，診断マーカーの開発のための新たな方法論となりうるものと考えている．特に，統合失調症の早期診断，早期介入に際して，偽陽性を減らし，治療方略の選択の論拠となる可能性がある．実際，前駆状態に対するSoA研究もいくつか試みられつつある[51,52]．なお，診断マーカーとは言っても，SoAはあくまでも"主観的体験"である，と理解しておくべきであり，実証性を高める工夫はなされているが，方法論的にはあくまでも"症候学"の範疇である．統制された実験条件下で自我障害を現象させているといえる．それゆえ，神経化学研究や画像研究などの生物学的研究の知見との照合の際には，安易な結びつけを行わないよう十分留意しておく必要があろう．

近々，DSM-5が登場するが，こと統合失調症に関しては，"症候学"としては浅薄化していると言わざるをえない．一級症状については統合失調症において決して特異性が高くないとして特別視されなくなり，診断基準において言及されなくなるが，そのような精神医学の状況にあって，逆に最新のニューロサイエンスの側から改めて統合失調症の自我障害が注目されつつあるのは興味深い．DSM-5で議論となったattenuated psychosis syndromeの診断も含め，将来的にSoA異常が統合失調症のtrait markerとして新たな診断基準の一助となる可能性も秘めているものと思われる．

【文献】

1) Parnas J, Handest P: Phenomenology of anomalous self experience in early schizophrenia. Comprehensive Psychiatry 44: 121-134, 2003
2) Sass LA, Parnas J: Schizophrenia, consciousness, and the self. Schizophrenia Bulletin 29: 427-444, 2003
3) Nelson B, Yung AR, Bechdolf A, et al: The phenomenological critique and self-disturbance: implications for ultra-high risk ("prodrome") research. Schizophrenia Bulletin 34: 381-392, 2008
4) Nelson B, Fornito A, Harrison BJ, et al: A disturbed sense of self in the psychosis prodrome: linking phenomenology and neurobiology. Neuroscience and Biobehavioral Reviews 33: 807-817, 2009
5) Nelson B, Thompson A, Yung AR: Basic Self-Disturbance Predicts Psychosis Onset in the Ultra High Risk for Psychosis "Prodromal" Population. Schizophrenia Bulletin, 2012 [Epub ahead of print]
6) Schultze-Lutter F: Subjective symptoms of schizophrenia in research and the clinic: the basic symptom concept. Schizophrenia Bulletin 35: 5-8, 2009
7) Gallagher S: Philosophical conceptions of the self: implications for cognitive science. Trends in Cognitive Science 4: 14-21, 2000
8) Haggard P, Clark S, Kalogeras J: Voluntary action and conscious awareness. Nature Neuroscience 5: 382-385, 2002
9) Haggard P: Conscious intention and motor cognition. Trends in Cognitive Science 9: 290-295, 2005
10) Tsakiris M, Schütz-Bosbach S, Gallagher S: On agency and body-ownership: Phenomenological and neurocognitive reflections. Consciousness and Cognition 16: 645-660, 2007
11) Synofzik M, Vosgerau G, Newen A: Beyond the comparator model: A multifactorial two step account of agency. Consciousness and Cognition 17: 219-239, 2008
12) Moore JW, Fletcher PC: Sense of agency in health and disease: A review of cue integration approaches. Consciousness and Cognition 21: 59-68, 2012
13) Georgieff N, Jeannerod M: Beyond consciousness of external reality: A "who" system for consciousness of action and self-consciousness. Consciousness and Cognition 7: 465-477, 1998
14) Frith CD, Blakemore SJ, Wolpert DM: Explaining the symptoms of schizophrenia: abnormalities in the awareness of action. Brain Research Reviews 31: 357-363, 2000
15) Stephens GL, Graham G: When Self-consciousness Breaks. MIT Press, 2000
16) Blakemore SJ: The perception of self-produced sensory stimuli in patients with auditory hallucinations and passivity experiences: evidence for a breakdown in self-monitoring. Psychological Medicine 30: 1131-1139, 2000
17) Blakemore SJ, Wolpert DM, Frith CD: Abnormalities in the awareness of action. Trends in Cognitive Science 6: 237-242, 2002
18) Lindner A, Their P, Kircher TT, et al: Disorders of agency in schizophrenia correlate with an inability to compensate for the sensory consequences of actions. Current Biology 15: 1119-1124, 2005
19) Shergill S, Samson G, Bays PM, et al: Evidence for sensory prediction deficits in schizophrenia. The American Journal of Psychiatry 162: 2384-2386, 2005
20) Haggard P: Conscious intention and the sense of agency. In: Sebanz N, Prinz W(Eds.): Disorders of Volition. MIT Press, pp175-192, 2006
21) Libet B, Gleason CA, Wright EW, et al: Time of conscious intention to act in relation to onset of cerebral activity (readiness-potential). The unconscious initiation of a freely voluntary act. Brain 106: 623-642, 1983
22) Wegner DM, Sparrow B: Authorship processing. In: Gazzaniga M(Ed): The cognitive neurosciences III. MIT Press, pp1201-1209, 2004
23) Moore JW, Haggard P: Awareness of action: Inference and prediction. Consciousness and Cognition 17: 136-144, 2008
24) Moore JW, Wegner DM, Haggard P: Modulating the sense of agency with external cues. Consciousness and Cognition 18: 1056-1064, 2009
25) Synofzik M, Their P, Leube DT, et al: Misattributions of agency in schizophrenia are based on imprecise predictions about the sensory consequences of one's actions. Brain 133 (Pt 1): 262-271, 2010
26) Voss M, Moore JW, Hauser M, et al: Altered awareness of action in schizophrenia: a specific deficit in predicting action consequences. Brain 133: 3104-3112, 2010
27) Synofzik M, Voss M: Disturbance of the sense of agency in schizophrenia. In: Balconi M(Ed): Neuropsychology of the sense of agency. Springer Verlag, pp145-155, 2010
28) Maeda T, Kato M, Muramatsu T, et al: Aberrant sense of agency in patients with schizophrenia: forward and backward over-attribution of temporal causality during intentional action. Psychiatry Research 198: 1-6, 2012
29) Takahata K, Takahashi H, Maeda T, et al: It's not my fault: Postdictive modulation of intentional binding by monetary gains and losses. PLoS One 7: e53421, 2012
30) Desantis A, Roussel C, Waszak F: On the influence of causal beliefs on the feeling of agency. Consciousness and Cognition 20: 1011-1020, 2011
31) Synofzik M, Vosgerau G, Linder A: Me or not me-an optimal integration of agency cues? Consciousness and Cognition 18: 1065-1068, 2009
32) Corlett PR, Frith CD, Fletcher PC: From drugs to deprivation: a Bayesian framework for understanding models of psychosis. Psychopharmacology (Berl) 206: 515-530, 2009
33) Daprati E, Franck N, Georgieff N, et al: Looking for the agent: an investigation into consciousness of action and self-consciousness in schizophrenic patients. Cognition 65: 71-86, 1997
34) Franck N, Farrer C, Georgieff N, et al: Defective recognition of one's own actions in patients with schizophrenia. Am J Psychiatry 158: 454-459, 2001
35) Haggard P, Martin F, Taylor-Clarke M, et al: Awareness of action in schizophrenia. Neuroreport 14:

1081-1085, 2003
36) Moore JW, Obhi SS: Intentional binding and the sense of agency: A review. Consciousness and Cognition 21: 546-561, 2012
37) Gallagher S: Neurocognitive models of schizophrenia: A neurophenomenological critique. Psychopathology 37: 8-19, 2004
38) Maeda T, Takahata K, Muramatsu T, et al: Reduced sense of agency in chronic schizophrenia with predominant negative symptoms. Psychiatry Research 209: 386-392, 2013
39) Moore JW, Schneider SA, Schwingenschuh P, et al: Dopaminergic medication boosts action-effect binding in Parkinson's disease. Neuropsychologia 48: 1125-1132, 2010
40) Carlsson A: The current status of the dopamine hypothesis of schizophrenia. Neuropsychopharmacology 1: 179-186, 1998
41) Davis KL, Kahn RS, Ko G, et al: Dopamine in schizophrenia: a review and reconceptualization. Am J Psychiatry 148: 1474-1486, 1991
42) Kapur, S: Psychosis as a state of aberrant salience: a framework linking biology, phenomenology, and pharmacology in schizophrenia. Am J Psychiatry 160: 13-23, 2003
43) Crow TJ: Molecular pathology of schizophrenia: more than one disease processes? BMJ 280: 66-68, 1980
44) Corlett PR, Honey GD, Fletcher PC: From prediction error to psychosis: ketamine as a pharmacological model of delusions. Journal of Psychopharmacology 21: 238-252, 2007
45) Corlett PR, Taylor JR, Wang XJ, et al: Toward a neurobiology of delusions. Progress in Neurobiology 92: 345-369, 2010
46) Corlett PR, Honey GD, Krystal JH, et al: Glutamatergic model psychoses: prediction error, learning, and inference. Neuropsychopharmacology 36: 294-315, 2011
47) Moore JW, Turner DC, Corlett PR, et al: Ketamine administration in healthy volunteers reproduces aberrant agency experiences associated with schizophrenia. Cognitive neuropsychiatry 6: 1-18, 2011
48) Morgan HL, Turner DC, Corlett PR, et al: Exploring the impact of ketamine on the experience of illusory body ownership. Biological Psychiatry 69: 35-41, 2011
49) Carlsson A, Hansson LO, Waters N, et al: A glutamatergic deficiency model of schizophrenia. Br J Psychiatry Suppl: 2-6, 1999
50) Goff DC, Coyle JT: The emerging role of glutamate in the pathophysiology and treatment of schizophrenia. Am J Psychiatry 158: 1367-1377, 2001
51) Hauser M, Knoblich G, Repp BH, et al: Altered sense of agency in schizophrenia and the putative psychotic prodrome. Psychiatry Research 186: 170-176, 2011
52) Hauser M, Moore JW, de Millas W, et al: Sense of agency is altered in patients with a putative psychotic prodrome. Schizophrenia Research 126: 20-27, 2011

（前田 貴記，沖村 宰）

第 25 章

精神病理学

> **Facts**
> - 統合失調症の本質を規定するものと考えられている精神病理学的所見は，①人格の独特の変化，②思考形式の障害，③自我障害，④自閉である．これら4つの所見は互いに関連し合っているが，どれか1つに還元されることはない．
> - 統合失調症の諸症状を陽性症状（幻覚，妄想）・陰性症状（意欲低下，感情の平板化）・解体症状（思考障害）の三群に分けることができる．陰性症状のほうが陽性症状より基本的な障害を反映していると考えられ，予後の悪さに最も強く関係するのは解体症状である．

1 了解不能性

精神病理学は精神医学の基礎を成す学問であるが，精神の病理を適切に記述し，解明するためには，身体病理学とは異なった方法論が必要であった．Jaspers K（1883〜1969）は方法論的問題意識をもって『精神病理学総論』（初版：1913）を著し，身体病理学から独立した学問分野としての精神病理学を初めて体系化した[1]．その方法は「患者にとって何かが意識の中に与えられている様子を，できるだけはっきりと心の中に描き出す」というもので，「記述現象学」と呼ばれる．

1. 説明と了解

彼は哲学者 Dilthey によって提起された精神科学の方法としての「了解（Verstehen, understanding）」の概念を重んじ，精神現象の理解には，物理現象の理解におけるような「説明（Erklärung, explanation）」とは全く質の異なる「了解」がどうしても必要だと強調した．了解とは「患者の立場になってみれば自分もそう感じるだろう」と思えること，すなわち共感ないし追体験のことである．

Jaspers は，患者の精神状態が了解可能か了解不能かという区別を，精神病か非精神病かという診断的区別に直結させた．すなわち，正常心理からの類推によって了解しうるなら非精神病（神経症，パーソナリティ障害，その他）であり，そのような類推によっては了解しえず，医学的説明を持ち出してこざるをえないなら精神病だというのである．

2. 病的過程

Jaspers にとっては，統合失調症が了解不能な精神病理現象を示すことが，そのまま不可視の「病的過程（Prozess）」の存在を仮定することに直結していた．しかしながら，「病的過程」は疾患の進行過程を表す縦断的な概念であり，病歴についての十分な情報がない条件における横断的診断においては，それを仮定する必然性はない．横断

的診断においては，了解不能な精神病理現象の存在は，急性または慢性の精神病状態を意味するに留まる．

このような意味における了解不能性は，統合失調症に限らず，精神病一般に認められる現象学的所見であるが，統合失調症において最も顕著である．その理由は，以下で論じる「疎通の悪さ」，思考形式の障害，そして自閉など複数の要因によるものと考えられる．

2 人格の変化

Kraepelin E（1857〜1927）が最晩年まで改訂を重ねた精神疾患分類体系（1896〜1927）においては，精神疾患の脳器質的基盤の有無が最も重要な軸であり，また脳器質的基盤の存在は痴呆化傾向によって確認される．そして統合失調症はそこで「早発性痴呆（dementia praecox）」と呼ばれている通り，痴呆化傾向を最大の特徴とする疾患であると考えられ，脳器質的基盤の存在が明らかでないとしても，それを強く推定すべきものであるとされた[2]．

1. 人格の病

しかしながら，Kraepelin が主張していた統合失調症における痴呆化（鈍化）傾向とは，狭義の痴呆化すなわち知性の低下ではなく，むしろ発症後に次第に進行する人格の独特の変化を指していた．統合失調症による人格の変化については，感情が鈍く，意欲がなく，思考が貧しくなってゆくことから「人格の荒廃」と表現されたり，子ども返りしたように，幼稚で不真面目な態度や行動をとるようになることから「人格水準（ニボーniveau）の低下」と表現されたりしてきた．これらは現代の観点からすれば，患者の人格を否定するような倫理的に問題のある表現であるが，歴史的には，統合失調症は「人格の病」とみなされてきたのである．

2. 疎通の悪さ

統合失調症における人格変化の標識とみなされているのは「疎通の悪さ」である．この場合の「疎通」とは，意識水準に対応する反応性のことではなく，知的機能に基づく理解力のことでもなく，他者との感情的交流の能力のことである．老人性痴呆（認知症）においては認知機能の脱落がかなり進んでも保たれているところの感情的交流（ラポール：rapport）の能力が，統合失調症においては早くから障害される．Rümke HC（1893〜1967）が提唱した統合失調症に特有の印象としての「プレコックス感」は，この能力の障害を周囲の人が感じるものである．

3. 病識の欠如

また，やはり統合失調症の標識とされることがある「病識の欠如」すなわち自分が病気であるという自覚のなさについても，特定の知的機能の低下ではなく，人格全体が変化した結果，自分の状態を異常ととらえなくなっているものと理解されてきた．しかし近年では，自己の状態についての認知の障害ととらえられ，認知療法や心理教育の対象とされるようになってきている．

3 思考形式の障害

統合失調症においては思考過程に様々な障害（思考障害）が認められる．妄想や強迫観念は思考内容の障害であり，観念奔逸や思考制止は思考速度の障害であるが，思考障害の中でも統合失調症に特異的と考えられているのは，思考形式の障害である．

思考形式の障害が極まった状態が滅裂思考である．滅裂（incoherence）とは思考過程に連続性と統一性がなく，患者の発話内容を他人が理解できない状態をいう．躁状態において観念奔逸が重度になった場合に，表面上は滅裂と区別できないことがあるが，理論的には，躁状態においては思考速度の障害があるだけで，思考形式の障害はない．

1. Bleuler の連合弛緩

1908 年に「統合失調症（schizophrenia）」とい

う病名を提案した Bleuler E(1857～1939)は，この疾患(症候群)を思考形式の障害によって特徴づけようとした[3]．彼は統合失調症における思考形式の障害を，当時の連合心理学の文脈に則って諸観念の間の連合の障害としてとらえ，その障害の要素として，圧縮(condensation)，置換(displacement)，象徴の誤用(misuse of symbols)の3つを挙げた．例えば，減裂思考と関連してみられる言語新作は，主に圧縮によって説明される．これらの概念によって統合失調症における空想的・自閉的思考を解釈する Bleuler の試みは，脳器質的な基盤を想定しながらも，思考形式の障害を心理学的な次元において理解しようとするものであった．

2. その他の思考形式の障害

Cameron DE(1944)は Bleuler とほぼ同様の認識を示したうえで，統合失調症の患者が思考の働きの範囲を眼前の課題に限定できず，関係の薄い物事を多量に含み込んでしまう傾向に注目し，「過包含(overinclusion)」と呼んだ[4]．

Schneider C(1930)は，思考形式の障害には脱線(derailment)，置換(substitution)，脱落(omission)，融合(fusion)，混合(drivelling)の5つの要素があると考え，これらの組み合わせによって形成される病的思考には，①思考の恒常性の障害である一時的思考(transitory thinking)，②思考のまとまりの障害である混合思考(drivelling thinking)，③思考の連続性の障害である散漫思考(desultory thinking)の3種があるとした[4]．

統合失調症における思考障害については，近年では認知心理学の枠組みにおいて実験的検証が行われており，「結論への飛躍(jumping to conclusion)」などの特徴が注目されている．

3. 思考の疎隔化

考想吹入，考想奪取，考想伝播などの「思考の疎隔化」としてまとめられる諸症状は，思考そのものの障害ではなく，思考の自我との関係における障害と考えられるため，思考障害には含めず，自我障害症状に含める．

4 自我障害

自我障害は，統合失調症における様々な精神症状を包括的に説明する精神病理学的概念である．自我障害には厳密な定義がなく，自我障害症状の範囲やメカニズムについても定説はない．それにもかかわらず，臨床的には極めて有用で説得力のある概念として現在まで広く使われており，何らかの実体的基盤を持っていることは疑いえない．ただし近年では曖昧な「自我」の語を避けて「自己意識(self-consciousness)」と言い換えることが多くなっている．

1. 自己意識の4つの標識

Jaspers は自己意識には4つの標識があるとした．すなわち，①自我意識(外界の意識と他人の意識に対照をなすもの)，②活動意識あるいは能動意識，③同一性意識(時間経過の中で同一性が連続しているという意識)，④単一性意識(瞬間における自己の単一性の意識)である．そして①と②の障害としては離人症(解離)を挙げ，統合失調症においては③と④の障害がみられるとした[1]．

一方，Schneider K(1887～1967)は②の能動意識を「自己所属性の意識」ととらえなおし，この標識こそが統合失調症における自我障害症状を特徴づけるものだとして重視した[5]．

2. Schneider の一級症状

Schneider は Jaspers の同門だが，Jaspers のような方法論的態度は取らず，実用的な記述精神病理学に徹した．彼は現在もなお広く読まれている教科書『臨床精神病理学』(初版：1950)において，統合失調症の診断にとって特に有意義ないくつかの症状を「一級症状(first-rank symptoms)」として，以下のように列挙した．①考想化声，②対話性幻聴，③批評性幻聴，④身体的被影響体験，⑤思考奪取その他の思考への干渉，⑥考想伝播，⑦妄想知覚，⑧感情や欲動や意志の領域における他からの作為や干渉のすべて．

これらの一級症状が実際に統合失調症に特異性が高いということは，実証的研究によって繰り返

し確認されてきている．それゆえこれらの諸症状は何か1つの「基本障害」の多様な現れではないかと考えられる．自我障害という概念は，これらの諸症状の統一的理解に非常に役立つため，基本障害の候補とされているのである．

3. 自己所属性と「他有化」

自我障害とは，自我（自己）の内部と外部の区別が障害され，内部で起こっている現象が外部に起こっていると感じられる状態である．言い換えれば，精神現象の自己所属性が失われ，「他有化」される状態である．思考内容の自己所属性が減弱し，内言が外部にある声のように知覚されるのが考想化声であり，さらにそれがそのまま他人に伝わると感じるのが考想伝播である．精神内界における想像力に基づく他人の会話や自分に対する批評が，外部化されて知覚されるのが対話性幻聴・批評性幻聴である．思考・感情・欲動・意志などあらゆる精神現象の自己所属性が減弱し，「他有化」される結果，作為や干渉と感じられる．

このように，⑦妄想知覚を除いたすべての一級症状は自我障害の概念で解釈することができる．Schneider 自身は「作為体験（"made" experience）」という概念を曖昧なものとして認めなかったが，一級症状を構成する種々の被影響体験を能動性・自己所属性の障害と見なす解釈には説得力がある．

妄想知覚についても，少なくとも間接的には自我障害と関係づけることができる．妄想知覚の大部分は外界の事物に対する「自己関係づけ（self-reference）」を基盤にしているものと考えられ，自己関係づけは自己所属性の障害としての自我障害症状であると見なされるからである．

4. 自我境界

英語圏においては，自我障害（ego disorder）の概念は，自我と外界を区別する境界としての「自我境界（ego boundary）」の概念によって説明されることが多い．自我境界は生来的に備わっているものではなく，乳児期に経験的に獲得されるものだとされる．そして統合失調症においては，ある種の退行によって，いったん獲得された自我境界が失われる結果，自我の内部の事象と外部の事象を混同するようになるのだとされる．

5 自閉と分裂性

自閉は「内的生活の比較的あるいは絶対的優位を伴うところの現実離脱」と定義され，外界に興味がなくなり，常に精神内界に注意が向いている状態を意味する．

Bleuler（1911）は統合失調症の基礎症状として「4つのA」，すなわち連合弛緩（loosening of association），情動障害（flattening of affect），両価性（ambivalence），自閉（autism）を挙げた[3]．彼のいう基礎症状とは，幻覚・妄想など種々の副次的症状の基礎を成している症状である．さらに彼は，統合失調症の諸症状は理論的には疾病過程から直接に生じる一次症状と，一次症状に対する患者の心理的反応によって生じる二次症状に分けられるとし，その一次症状とは連合弛緩であると主張した．すなわち，他の症状はすべて連合弛緩に対する心理的反応だと考えたのである．

1. 豊かな自閉と貧しい自閉

ところが，Bleuler の次の世代の研究者の多くは，統合失調症の基本障害として，連合弛緩ないし思考障害よりも自閉を重視した．これは統合失調症の本質的病理を対人関係機能の障害に見る観点であり，後の人間学派につながる方向である．後述するように，人間学派は自閉の概念を様々に言い換え，精密化しようと努力したが，その嚆矢となったのが Bleuler の直弟子である Minkowski E（1885～1973）による「現実との生ける接触の喪失」という概念であった[6]．Minkowski はまた「豊かな自閉」（内的生活が豊かである自閉）と「貧しい自閉」を区別し，統合失調症における自閉は「貧しい自閉」であると述べることによって，自閉の概念をより明確にした．

2. 分裂性と同調性

また Bleuler 自身が，後述する Kretschmer E

(1888〜1964)による体格・気質論(1921)に影響を受けて，統合失調症の本質としての「分裂性(schizoidie)」と躁うつ病の本質としての「同調性(syntonie)」を人間一般の持つ本質的な二元的要素と考え，統合失調症と躁うつ病という二大精神疾患をこれらの二元的要素の均衡が崩れて一方が肥大したものとして理解しようとした．

「分裂性」とは，社会に背を向けた孤立的・知的・独創的な精神生活を意味するが，これは連合弛緩によっては説明されず，むしろ自閉の概念に関係が深い．自閉とは精神内界と外界の交流が遮断されている状態を意味し，知性の低下や意識障害とは無関係な「疎通の悪さ」を説明する概念でもある．このようにして，自閉は連合弛緩の結果ではなく，むしろ連合弛緩が自閉の結果だと考えられるようになったのである．

3. 自閉症

Kanner L(1894〜1981)による早期幼児自閉症(early infantile autism)の概念(1943)は，元来はBleulerによる自閉の概念を応用したものだったが，現在では自閉症と統合失調症における自閉は別種の病態として区別されている．

6 両価性と緊張病症状

緊張病症状群は，統合失調症を特徴づける諸症状の中でも，もっぱら運動面で記述される点において特異である．すなわち，極端にまとまりの悪い行動を伴う精神運動興奮として規定される緊張病性興奮と，自発運動と反応性が失われた無動緘黙の状態を長時間維持する緊張病性昏迷のどちらか，あるいは両方が交代性に出現する．

緊張病性興奮と緊張病性昏迷の間には中間的な様々な状態があり，それらの状態においても種々の特徴的な運動症状が認められる．すなわち，途絶，常同症，命令自動症，カタレプシー，抵抗症，拒絶症などである．

これらのうち，命令自動症やカタレプシーは，他者からの指示に対して逆らうことができないかのように，自己にとって侵害的な指示であっても従う．一方，抵抗症や拒絶症は，どんな指示であっても区別せずに抵抗し，拒絶する．いずれにしても意志の障害と考えられるが，従順と拒絶の両極端が交代して出現する理由は不明である．この症状の向きの交代は，精神運動興奮と昏迷という活動性の両極端の間を移行することとも関係があるように思われるが，その関係も十分に解明されていない．

Bleulerが統合失調症の基礎症状の1つとして挙げていた両価性は，この問題にかかわっている．両価性とは，相反する思考や認識を同時に固執することである．認識には肯定と否定が同時に現れ，行動には遂行と停止が同時に現れる．その結果として，思考と行動はどちらへも進むことができず，途絶せざるをえなくなるのである．このように，基礎症状としての両価性は，緊張病症状における両極性を説明する原理なのである．

7 人間学派の諸理論

JaspersやSchneiderが精神病患者における了解不能性を生物学的な病的過程と直結させたことに対して，人間学派の研究者たちは，結果として了解不能な症状を呈している患者が，そのような状態に至った必然性を，患者の生活史から明らかにしようとした．20世紀の人間学派は，哲学における現象学と実存主義に依拠し，精神病を人間存在の世界との出会い方の形の1つととらえる．それは種々の精神病を個々の人格の発展として理解することでもあり，「人格の病」という概念を積極的にとらえ直す立場である．

1. 現実との生ける接触の喪失

統合失調症についての人間学的学説としては，フランス語圏の研究者であるMinkowskiによる「現実との生ける接触の喪失」という説(1927)が早くから大きな影響力を持った[6]．Minkowskiは現象学よりBergson哲学に強く影響を受けており，直観を精神病理学の方法とした．「現実との生ける接触の喪失」とは，Bleulerによる自閉の概念をBergson哲学によって精緻化したもので

あった.

2. 現存在分析

続いてドイツ語圏スイスのBinswanger L(1881～1966)がFreudの精神分析とHeidegger哲学に大きな影響を受けて「現存在分析(Daseinsanalyse)」を創始した. Binswangerによれば, 統合失調症患者においては「自然な経験の一貫性」が解体しているために, 環境に安住することができず, 自分の状況を克服するために「奇矯な理想」を形成して奮闘した挙句に消耗し, 自己放棄に至るという. 彼は統合失調症患者に特有な行動様式としてのVerstiegenheit(思い上がり), Verschrobenheit(ひねくれ), Manieriertheit(わざとらしさ)を記述し, それらを「失敗した現存在の三形式」という形で説明した[7]. また「人間学的均衡」という概念を提起し, 統合失調症においては目標の高さに対して経験の広さが十分でなく, 両者の均衡が崩れていることからVerstiegenheitが起こると説いた.

3. 分裂気質

一方, Kretschmer率いるチュービンゲン学派は, 特定の哲学との関係は持たなかったが, 精神病を人間の性格あるいは型(タイプ)との関係からとらえようとする研究を行い, 国際的影響力を持った[8]. 彼らの学説によれば, 躁うつ病が肥満型の体型と関係しているのに対して, 統合失調症は細長型の体型と関係している. Kretschmerは分裂気質(Schizothym)という概念を作り, 健常者の中で統合失調症(分裂病)およびその不全型としての分裂病質(Schizoid)と親和性がある型と定義した. 分裂気質とは具体的には,「上品で感覚の繊細な人, 冷たい支配家と利己的な人, 孤独な理想家, 無味乾燥または鈍感な人」だとされる. すなわちKretschmerは, 統合失調症という疾患を, 健常者が持つある種の傾向が病的に増大したもの, 言い換えれば, 質の異常ではなく量の異常として規定したのである.

4. 了解人間学

第二次世界大戦後のドイツ語圏精神医学では, ナチズムによる遺伝・変質学説の極端な適用への反省から, 心因論的で患者への共感を旨とする人間学派が盛んとなり, 統合失調症についても様々な人間学的学説が提起された.

Zutt J(1893～1980)は「了解人間学(verstehende anthropologie)」を唱え, Sartreの哲学に依拠しながら精神病理現象を人間学的に洞察した. 彼は統合失調症の精神病理を全体的観点から見て, その受動性を取り出すことによって, 統合失調症における幻覚が何故圧倒的に聴覚性であって視覚性でないのかという問いに答えた.

5. 自然な自明性の喪失

Blankenburg W(1928～2002)は1970年代初めに「自然な自明性の喪失」という学説を提起し, 大きな影響力を持った[9]. この説はMinkowskiの「現実との生ける接触の喪失」と同様にBleulerによる自閉の概念の精緻化ととらえられるが, より厳密に現象学的方法によっている. すなわち, 幻覚・妄想などの顕在的な精神症状を示さない単純型統合失調症の症例を緻密に分析することによって, 患者においては, 健常者にとっては当たり前で問題にならないようなことが問題になってくるという事態を明らかにした.

6. プレコックス感

オランダのRümkeによる「プレコックス感」の概念(1941)は, 前述の「疎通の悪さ」を理論化したものとみなされ, これも患者との相互交流における直観を診断方法とする人間学派の仕事とみなされる.

7. 自己の個別化の原理の危機

人間学的精神病理学は1960年代以降, わが国において独自の発展を遂げた. なかでも木村敏(1931～)は, 西田哲学の影響の下に, 独自の「あいだ」論や人間学的時間論(フェストゥム論)を提唱し, 国際的な影響力を持つに至っている[10]. 木村は統合失調症の基本障害を「自己の個別化の原

理の危機」ととらえ，人間の個別的自己意識の成立過程にかかわる障害だと考えている．

8 単一精神病論と階層理論

単一精神病論とは，統合失調症とうつ病，躁うつ病その他の精神疾患を別々の実体とは考えずに，様々な精神疾患を，すべて1つの病態の様々な現れ方にすぎないと考える立場である．単一精神病論はKraepelinとBleulerによる統合失調症概念の成立より以前から存在していたが，20世紀の半ばに至って，系統発生的・進化論的な階層理論によって精密化された形で復活した．

1．Eyの器質力動論

なかでもEy H(1900～1977)による「器質力動論(organo-dynamisme)」が重要である[11]．Eyは「すべての精神疾患はその原因において器質的であり，症状形成において心理的(力動的)である」として，器質因論と心因論との間の長い論争を乗り越えようとした．そして神経学者Jacksonの神経階層理論を精神医学に取り入れ，種々の精神疾患を，急性疾患は「意識野の解体」の諸水準として，慢性疾患は「人格の解体」の諸水準として説明した．ここでも慢性統合失調症は人格の病とみなされている．

器質力動論においてはJacksonによる陰性・陽性の二重症候説が重んじられる．すなわち，高次の階層における機能の脱落が陰性症状として現れると同時に，高次の階層によって制御されていた低次の階層の機能が解放されることによって陽性症状が現れるとされる．これは，現在，統合失調症について広く用いられている陽性症状・陰性症状の概念とは異なっている．

なお，Eyは，Bleulerによる脳器質的基盤に基づく一次症状とそれに対する心理的反応としての二次症状という考え方が，自らの器質力動論の先駆けであったと考えている．

2．Jaspersの診断的階層論

JaspersはEyの理論とは独立に，診断のための目安としての階層論を提案した[1]．これは症状の包含関係による階層論で，躁うつ病は神経症の症状を含み，統合失調症は神経症と躁うつ病の症状を，そして器質性精神病は他のすべての疾患の症状を含むということから，浅いほうから深いほうへ，神経症，躁うつ病，統合失調症，器質性精神病の順に並び，結果としてEyの階層論と同様なものとなった．この診断的階層論はハイデルベルク学派直系のHuber G(1922～2012)に受け継がれ，後述のように，統合失調症の病態発生理論としての基底障害仮説へと発展させられた[12]．

3．遺伝子研究と再評価

近年，遺伝子研究などの生物学的研究の成果から，躁うつ病(双極性障害)と統合失調症を連続体としてとらえる観点が支持されるようになってきており，単一精神病論に対する再評価の気運が高まっている．

9 反精神医学

人間学派は精神病を人間存在の世界との出会い方の問題としてとらえ，また同時代の英米圏における力動精神医学は精神病の本質を人間関係に求めようとして，ともに精神医学の脱医学化を推し進めた．これらの動きが1960年代の先進諸国における反体制運動の隆盛と呼応して，精神医学そのものを否定する「反精神医学(antipsychiatry)」を生み出すことになった．反精神医学の代表的な論者は，英国のLaing RD(1927～1989)，Cooper D(1931～1986)，米国のSzasz T(1920～2012)，イタリアのBasaglia F(1924～1980)らである．

彼らは統合失調症の生物学的基盤を否定して，その本質を社会的差別とそれを正当化する社会・医療制度に求め，隔離処遇や薬物治療を廃止しようと努力した．しかし，このような反精神医学の主張は明らかに行き過ぎており，彼らの実験的な臨床実践が，統合失調症の医学的実在によって方向転換を迫られるまでに，あまり時間はかからなかった．

10 操作的診断とDSM

　米国精神医学会の診断と統計の手引き(DSM：Diagnostic and Statistical Manual of Mental Disorders)の第1版(1952)はMeyer A(1866～1950)の力動精神医学的体系の影響下に作成され，第2版(1968)はWHOの国際疾病分類第8版：ICD-8に倣う形で作成されたが，第3版DSM-Ⅲ(1980)は米国精神医学会における力動精神医学から生物学的精神医学への支配権の移動を反映して，無理論的実証主義の立場を可能な限り徹底する方針で作成された．

　その目的は，向精神薬の治験その他の生物学的研究を可能にするために，学派を超えて誰でも簡単に使うことができる診断基準，すなわち操作的診断基準を共有することであった．また一面では，反精神医学による異議申し立てに対して，既存の精神医学諸理論が有効に反論しえなかったことについての応答にもなっていた．1980年代以降，生物学的精神医学の発展に伴って，このDSM-Ⅲが世界標準の診断基準として通用するようになった．

　DSM-Ⅲは無理論的とはいっても，何の基準もなければそもそも診断体系を作ることは不可能になるため，実際には暫定的な基準として，Schneiderの体系に大きく依拠していた．その傾向は，DSM-Ⅲに多くの小さな修正と例証を加えた現行のDSM-Ⅳ-TR(2004)まで変わっていない．DSMは，上記のような成り立ちからの必然として，統合失調症の精神病理学については，なんら新たなものをもたらしていない．

11 陽性症状と陰性症状

1. Crowの二症候群仮説

　1970年代に頭部CT検査が導入されたことによって，「機能的」疾患とされてきた統合失調症においても脳萎縮という「器質的」特徴が稀ならず認められることが知られるようになった．このような頭部CT所見に基づいて，Crow TJ(1980)は「二症候群仮説」を提唱した．すなわち，統合失調症を脳萎縮の目立たないⅠ型と脳萎縮の顕著なⅡ型に分類し，この形態学的分類に対応して，精神症状についてはⅠ型では幻覚・妄想などの陽性症状，Ⅱ型では情の平板化・意欲の低下などの陰性症状が臨床像の前景を占め，また抗精神病薬の効果は前者においてのみ明らかであるとした．

2. 陽性・陰性症状評価尺度(PANSS)

　統合失調症を「機能型」と「器質型」に二分したこの二症候群仮説は，伝統的な破瓜型・緊張型・妄想型という病型分類を清算して，形態学的かつ薬理学的に実証的な分類を提起したという意味で画期的であった．Crowの二症候群仮説は現在，元の形では継承されていないが，陽性症状・陰性症状の区別については，その後の計量精神医学的研究において繰り返しその意義が実証されてきた．その結果として現在では，Crowが開発した陽性・陰性症状評価尺度(PANSS：Positive and Negative Syndrome Scale)は統合失調症の病状を測るための国際的な標準検査となっている．

3. 陰性症状と基本障害

　陽性症状とは幻覚・妄想などのいわゆる産出症状を指し，陰性症状とは感情の平板化・意欲の低下などのいわゆる欠落症状を指す．この陽性症状・陰性症状という対概念は，JacksonやEyの神経階層理論における高次の陰性症状と低次の陽性症状による二重症候説とは関係がなく，陽性症状と陰性症状は各患者において独立に見出されるものとされている．

　しかしながら，Eyが自分の理論の先駆者とみなしたBleulerは，脳器質的な一次症状は陰性の症状であり，陽性の諸症状は一次症状に対する反応としての二次症状であるとしていた．陽性症状が薬物治療に反応して軽快した後に陰性症状が残存し，そのまま残遺状態を形成するという現在の症状概念をBleulerの説と比較すれば，陽性症状は二次症状に当たり，陰性症状が一次症状に当たるものと考えられる．すなわち，基本障害を直接反映しているのは陰性症状であり，陽性症状はそれに対する反応だと考えられる．

Bleuler自身は基本障害を連合弛緩だと考えたが，現在では統合失調症の基本障害として種々の認知機能障害，特に社会認知機能の障害が見出されてきており，これらの基本障害と陰性症状・残遺症状との直接的関連が支持されるようになっている．

4．解体症状

思考障害（思考形式の障害）は，陽性症状と陰性症状のどちらにも分類しにくいため，第三の群として解体症状と呼ばれるようになった．疫学的研究から，統合失調症の予後の悪さに最も強く関係するのはこの解体症状の強さであることが知られている．この所見は，思考障害（連合弛緩）を統合失調症の病理の中心に置いたBleulerの説の再評価を促すものと考えられる．

12 精神病前駆状態

2000年代以降，統合失調症ないし精神病性障害についての早期発見・早期介入の必要性と有効性が叫ばれ，そのための理論と方法が研究・開発されるようになっている．具体的には，思春期・青年期に幻覚・妄想などの産出症状が表面化して精神病性障害が顕在発症するよりかなり早く，小児期にその前駆状態を見いだそうとする試みである．

1．精神病発症リスク状態（ARMS）

小児期における精神病準備状態を「精神病発症リスク状態（ARMS；at risk mental state）」と呼び，その診断はSIPS（Structural Interview for Prodromal Syndromes）という構造化面接に基づくSOPS（Scale of Prodromal Symptoms）という診断基準によってなされる．ARMSに精神病の家族負因および統合失調型パーソナリティ障害の存在を加えたものが「超ハイリスク群」とされる．しかしながら，SOPSの評価尺度の内容を見ると，ARMSの精神症状として挙げられているのは，統合失調症における伝統的な中心症状である自我障害症状そのものであり，小児期に特有の前駆症状が新たに発見されたわけではない．

2．基底障害仮説

Huberらボン学派の開発したボン大学基底症状評価尺度（BSABS；Bonn Scale for the Assessment of Basic Symptoms）は，顕在発症前の精神病準備状態をとらえようとする点でSOPSと同様の狙いを持っているが，「基底障害仮説」という病態発生理論に基づいている点に特色がある．基底障害仮説は前述の階層理論の現代版であり，統合失調症は最初から統合失調症として発症するのではなく，未分化な前駆状態があると主張する．そしてその前駆期には未分化で漠然とした精神・身体的諸症状が出現するとし，それらの症状を「基底症状」と呼ぶ．BSABSはこの基底症状を評価する尺度であり，SOPSのように自我障害そのものを評価するものではなく，理論上は自我障害の成立以前の状態を評価していることになる．近年では，SOPSの諸項目にBSABSによる基底症状の諸項目を加えた診断基準が考案され，使用されるようになっている．

3．初期統合失調症

この分野のわが国における先駆的な仕事として，中安信夫による「初期統合失調症」概念の提唱（1990）とそれに基づく疫学調査がある[13]．中安は初期統合失調症を特徴づける症状を30項目以上挙げたうえで，それらの症状を系統的に整理して，病態発生モデルを提示している．それによれば，初めに「状況意味失認」という脳器質的基盤を持った基礎障害があり，そこから意識上に自生体験・自生思考，気づき亢進および緊迫困惑気分が生じ，これらの基本症状から他の多くの症状が派生してくるのだという．

【文献】
1) ヤスパース（著），西丸四方（訳）：精神病理学原論．みすず書房，1971
2) クレペリン（著），西丸四方，西丸甫夫（訳）：精神分裂病．みすず書房，1985
3) ブロイラー（著），飯田真，保崎秀夫，下坂幸三，他（訳）：早発性痴呆または精神分裂病群．医学書院，1974

4) ケージー，ケリー（著），針間博彦，中安信夫（訳）：フィッシュ臨床精神病理学．第3版．星和書店，2010
5) シュナイダー（著），針間博彦（訳）：新版臨床精神病理学．文光堂，2007
6) ミンコフスキー（著），村上仁（訳）：精神分裂病―分裂性性格者及び精神分裂病者の精神病理学．みすず書房，1954/1988
7) ビンスワンガー（著），宮本忠雄，関忠盛（訳）：思い上がり・ひねくれ・わざとらしさ―失敗した現存在の三形態．みすず書房，2000
8) クレッチメル（著），相場均（訳）：体格と性格―体質の問題および気質の学説によせる研究．文光堂，1960
9) ブランケンブルグ（著），木村敏，岡本進，島弘嗣（訳）：自明性の喪失―分裂病の現象学．みすず書房，1978
10) 木村敏：新編分裂病の現象学．筑摩書房，2012
11) エイ（著），石野博志（訳）：エイ精神分裂病 付 反精神医学．金剛出版，1981
12) フーバー（著），林拓二（訳）：精神病とは何か―臨床精神医学の基本構造．新曜社，2005
13) 中安信夫：初期分裂病．金剛出版，1990

〔深尾 憲二朗〕

第26章

力動精神医学

> **Facts**
> - 統合失調症の中には，精神分析や精神分析的精神療法の適応となるものが存在している（心因原性統合失調症）．
> - 治療技法について；技法の修正をするべきと主張する分析家（主に米国）と技法を修正せず，転移解釈を中心に治療を行うべきと主張をするグループ（英国のKlein派）の2つの流れがある．
> - 両者ともに，病理の基本は，乳幼児期の母子関係の病理的心性にあると考えている．また，技法的にも内的母子関係の展開を扱うことを中心にしている．

　力動精神医学は，精神分析に基づく視点，つまり，局地論的視点（意識と無意識），葛藤論的視点，発達論的視点，構造的視点，対象関係論・心的経済論の視点などの視点を基本にして，精神医学の臨床で出会う病理的状態にある個人や集団を理解し，対処法を考察していくものである．

　本章の主題である力動精神医学による統合失調症（Schizophrenia）の研究については，精神分析や精神分析的精神療法による実際の治療上の可能性と特徴についての研究を，歴史的に述べることによって解説したい．

　なお統合失調症の概念は，Bleuler Eが，Freud S（1856〜1939）と共同研究をした時に，ディスカッションの後にBleulerの提言を採用することになった．ちなみにFreudは，Paraphrenia（精神失調症）の概念を提唱していた．

　統合失調症は，症状群と予後の状況を基本にした症候群であり，病因論をもとにした疾患分類ではない．現在でもその病因は明確には明らかにされていないが，実際に複数の病因が存在していると考えられる．大きく分けると心因原性のもの，脳機能の生理学的生化学的障害によるもの，重ね着症候群（高機能型広汎性発達障害を合併しているもの）などに分類することができるであろう．実際に精神分析や精神分析的精神療法の治療的適応となるのは，心因原性の統合失調症（psychogenic Schizophrenia）と考えられるものである[1]．

1 Freudの統合失調論

　力動精神医学あるいは精神分析的精神医学における統合失調症の臨床研究は，Freudに始まっている．Freudが扱っている統合失調症や妄想状態についての考察の代表的な症例は，グラディーバ Gradiva（1907）とシュレーバー症例（Schreber Case）（1911）である．

A グラディーバ[2]

　フロイトは，当時の小説家イェンゼンが書いた

幻想小説に注目して，そのストーリーと主人公のアーノルトの幻覚妄想状態と，その前後に見た2つの夢の分析を行った．そこでは，その幻覚の対象となった女性グラディーバはポンペイの時代に住んでいて，その古代のグラディーバの彫像はアーノルトの部屋にあった．彼はポンペイに旅行し，グラディーバに会いに行ったのであるが，同じ場所に旅行していた恋人チェオとグラディーバとの混同状態が起きて妄想的な発言をしていた．それを知った恋人のチェオは，アーノルトの妄想的な世界を認めて共有しようと努力した．そして，徐々に現実に向かって修正していくような方法をとって，ついにアーノルトの正気を取り戻すことに成功した．

Freudは，そのような女性の態度は，妄想幻覚状態にある患者に対する精神分析的治療の，典型的なものと共通していると考えている．唯一異なるのは，治療者は患者と決して個人的関係を結ぶことはないことであると述べている．Freudは，この小説の中で展開している妄想や幻覚の展開や，2つの夢の内容の豊かさと真実性に強い印象を抱いた．そして，単なる文学作品の分析的理解を超えて，真に統合失調症の病理的な世界の理解とその治療法を考察するために，ふさわしい素材を提供するものと考えている．Freudは，このような小説家の創造性に驚嘆し，夢の想像力と妄想の内容の整合性などを創造した芸術的能力に，尊敬の念を抱いている．

後年Freudは，このような統合失調症における精神病状態の精神分析的視点からの治療法について，展開することはなかったが，後述するFedern P，Sullivan H，Fromm-Reichmann E，Searles Hなどは，このような理論的理解と技法を継承している．

B | シュレーバー症例[3]

シュレーバー症例は，実際の治療例ではなく，自身の精神病的体験を自主出版した統合失調症患者の，分析的病理学的な考察を行ったものである．当時シュレーバー症例は，ドイツで有名な禁治産処置に対する裁判闘争を起こした患者としてよく知られていた．そして，彼はその裁判において報告した報告書を出版したのである．それは，幻覚妄想状態に満ちており，当時Kraepelinなどの著名な精神科医が考察を行っていた．Freudも独自の精神分析的考察を行ったのである．

Freudは，シュレーバーのような統合失調症の患者は，二次的自己愛の状態にあり，対象関係を持たず転移を起こす能力もないので，精神分析療法の対象にはならないと述べている．そして精神療法を行うときには，技法を修正して，無意識の世界を明らかにするよりも陽性の関係を促進していくべきと主張している．

シュレーバーは，自分が女性になって主治医のフレッヒリッヒに犯されるという妄想体験をし，やがては，神と性交することで恒久的な神の世界に住むようになるという妄想を抱いている．また，神の世界は上級と中級の前庭があり，フレッヒリッヒが40〜60の断片になってそこにあり，また上級の庭には上級の神の民族が存在し，中級の前庭には下級の神の民族が存在する，などの妄想体験を抱いている．

Freudは，このような幻覚妄想体験の内容が，その意味理解が可能であると述べ，これは主治医フレッヒリッヒに対する父親や兄の転移であり，神に対してもやはり父親，兄転移であると述べている．また統合失調症においては，どんなに精神病的体験世界が活発でも，常に正常に機能している部分が存在していて，その部分は転移を起こす力があることを，Freudは示唆している．

それにもかかわらず，Freudはシュレーバー症例を検討するなかで，原則として統合失調症は転移を起こすことができず，精神分析の対象とならないと考えていて，転移解釈をせず陽性的関係を促進するような精神療法に技法を修正するべきだと主張をしている．他方では，幻覚妄想状態などが，父親，兄の転移と考えられると矛盾した視点を主張し，その部分は治療においても転移が可能なことを示唆している．

Bion Wはこの統合失調症患者の病理的部分と健康な心の部分の並列の視点を発展させ，「精神

病的パーソナリティ」と「非精神病的パーソナリティ」の並存を提唱している(後述).

2 米国における研究

A｜Federn の研究[4]

Federn P(1871〜1950)は,19世紀末から20世紀初頭にかけて,ウィーンのFreudのもとで長年働いており,後に米国に移住している.彼は,統合失調症の病理の核心は,自我境界 ego boundaryの脆弱性にあると考えた.そして自我感情を重視している.そして個人は,自我感情を抱くことのできるものに対して,内部にあるものと感じ,自我感情に関連しないものについては外部と感じるのである.健康な個人は,この自我境界と自我感情が適切に機能している.統合失調症においては,これらの機能が脆弱化して,内部と外部の境界に大きな混乱が生じてしまう.

統合失調症の治療の目標は,この自我境界の脆弱性を立て直すことにある.治療においては,Federnは以下の視点を基本にしていた.つまり,①統合失調症の患者は転移の能力を持っている.②その自我には健康な部分も存続していて,自我の病理的な部分についての自己理解を得ることができる.また,③自我の一部は健康を保っていて,外界の現実と交流することができる,などの視点である.これは患者の健康な心の部分の存在を認め,転移の可能性を明言しながら,転移を起こすことができず精神分析治療は適応とはならないというFreudの統合失調論と,精神分析療法の可能性の接点を何とか探しだそうとする姿勢であるが,グラディーバで示された治療的アプローチの可能性を発展させたものである.

Federnの統合失調症に対する精神療法の目標は,自我備給の喪失のために生じた自我境界の脆弱性を改善することである.内的自我境界の強化には,無意識的内的世界の衝動(エス)や,幼児的自我状態の突出する力に対する力動的な平衡状態を得るために抑圧を強化することである.また,外的自我境界の強化のためには,現実検討能力や思考能力を高めて,学習機能を高める.

Federnが採用した技法は以下のように精神分析の技法を修正したものである.まず,Federnは自由連想を放棄している.患者は,自我境界の脆弱性のためにすでに無意識的衝動などが過剰に意識化されている.そのような状況下においては,自由連想は病的過程を促進する可能性がある.第二に,陽性転移を促進し,陰性転移や防衛などは分析しない.この陽性転移の維持によって自我備給が促進され,自我境界が強化されると考えている.そして彼は,それを促進するには,看護婦のSchebing Gのような絶対的母親的存在を維持できるパートナーが必要だと考えていた.

B｜Sullivan[5]

Sullivan HS(1892〜1948)は,米国における代表的な統合失調症の治療者である.Sullivanは,統合失調症の病理の起源は,早期の乳児と母親との関係性にあると考えている.彼はスタッフとともに,患者の妄想内容などには反論せず,できるだけ理解するように努力していくことが重要であると考えている.これはやはり,Freudのグラディーバの中で述べている精神病状態にある患者の治療法の基本を彷彿とさせるものである.そのような環境的援助が精神分析的アプローチの基礎になり,やがて精神分析的アプローチが可能な時期が来る.そのときにSullivanは,患者の忘却された個人史を明らかにし,その精神病の本当の年表を再構築することを目標にして,精神分析のアプローチを行っている.

C｜Fromm-Reichmann[6]

Fromm-Reichmann F(1890〜1957)も統合失調症の精神分析的アプローチに取り組んだ,米国の代表的な人物である.彼女は,治療者の中立性を守るべきと主張し,適切に陽性転移を維持し,陰性感情を扱わないことが重要であると考えていた.しかし後には,以前は強く批判していた転移分析をするべきだと主張するようになった.彼女

は，統合失調症の患者は，発達早期に激しい外傷体験を持っていると考えていた．

D｜Searles[7]

Searles H(1918～2010)は，Mahler M の発達論を準拠表にして，統合失調症は，自閉期(出生時～生後2か月)と共生期の段階(生後3～4か月)に固着していると考えている．そのような患者の自我は原始的なものであり，部分対象の世界である．治療過程においては，そのような早期の自我の転移がみられる．治療技法としては，治療者は，患者との共生的な融合した関係を作ることを目指し，患者が徐々に分離独立していくことを目指している．患者は，多彩な部分対象的な世界を治療者に転移し，治療者の自我を自分のものとして使用したりする．この治療法に関しては，Klein 派の Rosenfeld H など他学派からの批判もある．

3 Klein 派の展開；主として英国

A｜Abraham と Klein

Klein M(1882～1960)は，1910年代はブダペストの Ferencze S(1873～1933)のもとで子どもの精神分析を研修し，0歳児の子どもの重要性を学んでいった．さらに1920～1925年まで，ベルリンの Abraham K(1872～1925)の下で子どもの精神分析を研究していた．

チューリッヒ大学の Abraham は，Bleuler E, Jung K とともに統合失調症の研究を行い，Freud との共同研究の中で精神分析を学んでいった．Abraham は，ベルリンの精神分析研究所において躁うつ病の精神分析の研究を始めていた．他方 Freud は，躁うつ病や統合失調症は転移を起こさず，精神分析の対象とはならないので，修正された精神療法を行うべきであると考えていた．Abraham は，それでも躁うつ病の精神分析による治療研究を行い，躁うつ病は転移を起こすことができ，生後6か月の乳幼児の病理的心性が，躁うつ病の固着点であると考えるようになった[8]．

Abraham は，当時共同研究を行っていた Klein に3歳以前の子どもの精神分析を奨励して，0歳時の心性の研究を勧めた．当時 Freud は，本来3歳以前の子どもは，内的世界を持たず転移も起さないために，精神分析の対象とはならないと考えていた．

その視点からみると，Abraham の躁うつ病の研究も，Klein の非常に幼い子どもの治療も，Freud は受け入れることはできなかった．Freud はしばしば，Abraham にそのような研究を中止するように忠告している．それに対して，Abraham は Freud に従わず自分の主張を続け，Klein の乳幼児の研究は精神分析の革命になるであろうと答えている．

Abraham の発達論は，Freud の口唇期，肛門期，男根期を細分し詳しくしたもので，部分対象，全体対象，アンビバレンス，0歳児の心性の重要性が述べられていて，Klein の研究に多大な影響を与えた．

B｜Klein の子どもの精神分析；精神病の理解の基礎

Klein は，非常に幼い3歳以前の重症神経症や精神病状態，自閉的状態にある子どもの精神分析を行った[9]．Freud が述べているように，そのような子どもは言葉が未発達で，自由連想を基本方法にする精神分析による治療は，困難であると言われていた．Klein は，おもちゃを使用して子どもの遊びを観察し，それは子どもの内的世界を展開しており，0歳児の心の状態を表していると考えた．そして Klein は，子どもの遊びは大人の自由連想に匹敵すると主張し，3歳以前の幼い子どもの研究を積極的に行った．その結果，0歳児の心の活動が観察され，幼い子どもも転移が可能であり，精神分析の対象となると主張した．そして，子どもの内的世界は，迫害的不安(persecutory anxiety)や絶滅の不安(annihilation anxiety)に満ち，部分対象関係の世界であり，分裂，投

影，取り入れなどの原始的防衛機制（primitive defense system）が活動している世界であることを明らかにした．

C｜Klein の成人の躁うつ病や統合失調症の研究

　Klein は，1935～40 年にかけて成人の躁うつ病の研究を行った．そして Abraham が主張していたように，躁うつ病は生後 6 か月の乳児の心の病理的状態に固着していることを明らかにした．それは，部分的対象（part objects）から全体的対象（whole object）に統合される時期であり，対象に対する攻撃性と罪悪感によるアンビバレンス，見捨てられ不安と対象希求，抑うつ不安を基本的な情動とし，分裂，投影などの原始的防衛はやや弱まり，取り入れや躁的防衛（manic defense）が活動し始めると主張した．

　さらに 1946 年には Klein は，成人の統合失調症の精神分析的研究の発表を行った[10]．症例は，Klein が指導していた精神科医である Rosenfeld，Segal H，Bion などが，研究会やスーパービジョンの中で提供したものである．彼らは後に，統合失調症の研究を発展させる主役となって行った．また Klein 派全体の大いなる発展をもたらしたのである．

　彼らは，精神分析の治療構造と技法を修正することなく，カウチと自由連想を行い転移解釈や防衛解釈を行った．そしてそのなかで得られた素材をもとに，統合失調症の病理的な固着点を明らかにしようとした．そして，Klein は，特に Rosenfeld の症例のスーパービジョンによる考察などを通して，「妄想分裂ポジション（paranoid/schizoid position）」の概念を提唱した（1946）．病理的な場合には，分裂排除されたまま無意識の中に残留して，思春期青年期後期ころからの統合失調症発症の基本的な素因となると，彼らは考えたのである．

　妄想分裂ポジションは，生後直後から始まり，3～4 か月の乳幼児までにみられる心のあり方である．統合失調症の素因となる場合には，不安が強すぎたり，自我が未熟すぎて成長が停滞してしまった場合に起こると考えられている．Klein によると，妄想分裂ポジションは，時間空間の認知が極めて原始的で部分的であり，その時の対象関係は部分対象関係である．つまり，乳児は母親を全体として認知することは困難で，乳房，顔，目，口，声などを部分的な対象として認識し，それらのばらばらな対象関係の中で，非統合のまま生活している．そこでみられる不安は，絶滅の不安であり迫害的不安である．そこでは最も原始的な防衛機制が活動している．代表的なものは分裂（splitting），投影性同一視（projective identification），取り入れ（introjection），万能（omnipotence），否認（denial）などである．過剰な不安を引き起こす場合には，このような部分対象は病理的な状態にとどまったまま，次の段階に統合されず，心の中に存続してしまい，統合失調症の素因となる．

　健康な成長の場合には，絶滅の不安や迫害的不安も中等度で，激しい原始的防衛機制の増長や自我の脆弱化が持続されることはなく，生後 5～6 か月から始まる抑うつポジション（depressive position）への統合が始まっていく．

D｜Rosenfeld

1. 転移解釈を中心にした精神分析による統合失調症の治療報告

　Rosenfeld H（1909～1986）は，統合失調症の症例に対して，Klein の指導のもとで治療構造や自由連想法などの技法を修正せず，転移解釈を中心にした精神分析療法を行った．彼の治療経過の記述は大変豊かであり，患者の言語的表現だけでなく，行動や振る舞いの無意識的意味を明らかにした．

　1947 年に Rosenfeld は，離人症を伴った統合失調症の患者ミルドレドの報告を行っている[11,12]．この症例ミルドレドは，精神分析の技法の修正をすることなく治療的接近を行った最初の重要な症例である．そして，Klein に詳しい報告が行われた症例で，妄想分裂ポジションの概念形成に大きな貢献をした（1946）．さらに彼は，1952

年に急性期の統合失調症患者の精神分析的治療法の非常に詳しい報告を行っている[13]．Rosenfeldは，患者の非常に早期の心の状態を把握することに大変すぐれた人であり，これらの素材をもとにKlein は「妄想分裂ポジション」の概念を形成したのである．そのために，彼はこの概念をより臨床的に豊かにするために努力した．実際Rosenfeld の報告した症例の臨床記述は，Bion やSegal などと比べて，格段に豊かなものである．そしておそらく彼は，Bion が行ったような多くの新しい概念を提出していくことは，あまり必要性を感じなかったのであろう．

2. 困惑状態の研究[14]

Rosenfeld は，統合失調症患者の精神分析による治療を施行する過程で，患者が困惑状態(confusional state)に陥ることに注目した．そのようなときには，患者は性愛的衝動と攻撃的な衝動，良い対象と悪い対象を区別できず，困惑状態にある．この状態は，自我が区別の力を回復して発達を始める場合と，病理的な分裂が進行して，正常な区別が生じず，発達が停滞して，治療が行きづまってしまう場合がある．

3. 自己愛組織の研究[15]

1960 年代中ごろから，Rosenfeld は，社会適応をしている軽症のスキゾイドパーソナリティから，万能的な妄想幻覚状態にある統合失調症の患者まで，自己愛組織(narcissistic organization)の存在を明らかにした．彼によると，自己愛組織は，対象との分離に関する苦痛な体験を避けるために，自己を過大に評価して対象を卑下し，自分が対象を重要とみなし依存していて，対象を失うことを恐れていることを認識しないようにしている．さらに悪性の場合には，対象を攻撃する自己の部分が理想化され，健康な自己部分はその部分に支配されてしまう．つまり，対象を求め依存しようとする自己を破壊的に攻撃して，対象との関係を持つことを拒絶している．そして万能的な自己愛の世界に閉じこもってしまう〔破壊的自己愛組織(destructive narcissistic organization)〕．彼は，統合失調症の自閉の機制も，同様な機制であると考えている．またそのよう組織は，他の様々なパーソナリティ障害にもみられる．このような陰性治療反応の起源としての破壊的自己愛組織の視点は，現代 Klein 派の臨床に大きな影響を与えてきている．

4. 投影性同一視の研究[16]

1971 年に，Rosenfeld は原始的防衛機制の中心的なものである投影性同一視(projective identification)についての臨床研究を行い，特に統合失調症の治療においてみられるものを分類整理している．第一には，正常な健康な投影性同一視；統合失調症の患者においても，正常乳児と母親のコミュニケーションに使用される投影性同一視が存在している．第二は，自己が欲さない部分を取り除いて，心的現実を取り除くために使われるもの．第三は，治療者の身体と心を支配するために使われるものであり，精神病の患者の転移の中でよくみられる．これは非常に早期の乳児の対象関係に基づくものである．第四は，特に羨望などの原始的攻撃性を扱うものである．第五は，患者が完全に治療者の中に規制的に生きているという確信を抱くために使われる場合である．

第一の投影性同一視は健康なものであるが，第二〜五の投影性同一視は，病理的なものである．彼は，治療経過の中でこれらの投影性同一視の活動状況を把握し，防衛状況を理解することが，統合失調症の治療上重要なことと考えている．

E│Segal

1. 象徴等価 symbolic equation[17]

Segal H(1918〜2011)は，統合失調症における象徴機能の障害について研究した．妄想分裂ポジションにある患者は，象徴機能が未発達で，象徴するものと象徴されるものの区別が十分でない．それは病理的な投影性同一視のために自己，対象，象徴が明確に区別されていない状態である．そこでは象徴するものと象徴されるものが，具体的な対象として扱われる．それは，統合失調症の

具体的思考に関係しており，抽象的思考が障害されている．

抑うつポジションにある個人は，象徴機能が発達していて，象徴する者と象徴されるものが混同されることはない．象徴はコミュニケーションの主役であり，統合失調症などで象徴機能が障害されると，対象と交流できなくなり，自己自身とも自由に交流できなくなる．統合失調症の治療の困難さは，治療者が彼らとコミュニケーションを持つことが困難になるだけでなく，自己自身の内的世界ともコミュニケーションが持てなくなることである．この自分自身と象徴的なコミュニケーションを持つことは，言語機能の基礎になる．

2. 統合失調症における抑うつの研究[18]

Segal は，統合失調症の治療の経過上で，患者が抑うつ状態に直面することに注目していた．患者は，その抑うつに敏感で耐えることができないために，瞬時に投影性同一視によって治療者に投げ入れる．治療においては，治療者はそのプロセスを理解し，転移の中で扱うことが重要になる．

F Bion の貢献

1. 精神病的パーソナリティの研究[19]

Bion W（1897〜1979）は，上記の Rosenfeld, Segal とともに 1950〜60 年代において統合失調症の精神分析期の研究を精力的に行った．そして統合失調症においては，精神病的パーソナリティ（psychotic personality）と非精神病的パーソナリティ（non-psychotic personality）が併存していることを提唱した．これは Freud が，統合失調症の患者は，部分的に精神病的で病理的な心と，健康な機能を保持して転移も可能な心の部分と，両方の特徴を持っていると主張したことを基礎にしている．Bion は，統合失調症の病因としての妄想分裂ポジションの概念を基本にして，さらにパーソナリティの視点からその形成過程やパーソナリティにおける布置などを，包括的に把握しようと考えたのである．

Bion は，精神病的部分の形成過程について，乳児と乳房との関係をモデルにして，次のように考えている．非常に早期の乳児が，空腹のときに乳房が与えられないときには，強い欲求不満にさらされる．そのときに乳児が素質的に耐性が十分でなく苦痛に耐えられないときには，その現実を認識する早期の自我機能を破壊することによって対処しようとする．つまり，感覚印象，原始的思考，幻想機能，言語機能，象徴機能などを破壊することによって，そのような苦痛な現実を体験することを避けようとする．そのときは，過剰な分裂機制（splitting）と投影性同一視（projective identification）が活動して，感覚印象や自我機能の一部を断片化し（Bion は β 要素と呼んだ），外界（乳房や母親の身体）に投影して「奇怪対象」bizarre object を形成する．それは不安と欲求不満に満ちた自己の断片を含んでいるが，外界の「物その物」として体験される．それは自己の攻撃性などを含んでいて，迫害的対象として活動し，迫害的幻覚や妄想などの基礎となる．自我はその様な奇怪対象をコントロールしようとして，また自己の中に取り込んでいくが，それらが自己に帰るときに幻覚体験となると，Bion は考えている．以上の状況そのものが妄想分裂ポジションの状態であるが，Bion はその形成過程を明らかにしようとした．

このような精神病的パーソナリティが活動しているときには，治療経過上は精神病的の転移の状態にある．しばしば，患者が見捨てられた体験，激しい怒り，抑うつ体験，苦痛な体験などに遭遇して，それらの欲求不満や苦痛に耐えられないときに，精神病的部分が活性化する．それは Klein が，「妄想分裂ポジション」として理論化したものである．Bion は，それをパーソナリティの視点から発生的形成的に理解しようとしたのである．

また，非精神病的パーソナリティの部分は，別の形成過程を歩み，抑うつポジションへと統合過程を進んだパーソナリティの部分が存在していると，Bion は考えているのである．その形成過程においては，同じ乳児が欲求を満たされ乳房との間で満足のいく体験を反復していくと，自我機能

は保持され発展していく．Bion はこの過程を α 機能と呼んだ．そして抑うつポジションへと統合された対象関係を基本にしたパーソナリティ部分が形成される．この部分は，思考，言語，象徴機能，夢の形成，空想機能など重要な精神機能を担っている．

2. 思考障害の研究[20]

Bion は，統合失調症によくみられる，思考障害の研究を行った．Bion は，赤ん坊と母親のモデルをもとにして，概念や思考などの形成過程を考察している．そして，やはり赤ん坊の欲求不満に耐える力，母親のコンテイナーの機能がバランスよく機能するときに，概念形成や思考，思考作用の発展がみられる，と Bion は考えている．逆にコンテイナー/コンテインド(container/contained)機能がうまく機能せず，α 機能が働かないときには，概念形成障害や思考障害などが発生すると考えている．そして統合失調症がその代表的な疾患である．

以上のように，Bion は，統合失調症の臨床研究の中で，精神病的パーソナリティの形成過程について考察し，乳児/母親モデルを基本にして明らかにしている．また，概念形成や思考機能の形成などに関しても，同様のモデルによって考察している．

3. コンテイナー/コンテインド[21]

Bion は，母親と赤ん坊の関係を重要視し，母親の機能を明らかにして，赤ん坊の健康な心の発達や精神病的パーソナリティの形成過程との関係を考察した．赤ん坊と母親のモデルにおいて，赤ん坊が耐えられない不安や苦痛を体験し，耐性が素質的に十分でなく耐えられない場合には，赤ん坊はその体験を外界につまり母親の乳房や母親に排除する．それを受け入れた母親は，母親の持っている夢想(reverie)の機能を使って，赤ん坊の不安や苦痛を理解し，それを赤ん坊が受け入れることができるように改変して，赤ん坊に返していく．それを受けた赤ん坊は，今度は α 機能を駆使してその意味を把握し，夢や空想，思考など心の素材として使用できる．母親の夢想の機能は，母親の α 機能でもあり，赤ん坊の投げ入れたものの意味を把握し，それを赤ん坊が耐えることができる体験として返していく能力である．この母親の能力を，Bion はコンテイナーと言った．また赤ん坊が，投影性同一視によって母親に投げ入れるものを，コンテインドと呼んだ．

赤ん坊が，母親に何とか自分の対応できない感覚印象を母親に投げ入れることができても，母親の夢想(α 機能)が十分でなく，その意味を正しく理解できず，うまく対処できないままになってしまうと(コンテイナー機能の不全)，赤ん坊にとっては「奇怪対象」の形成となる．そして，赤ん坊はその対象を自分に取り入れても，思考や夢などの素材として使うことができない．

以上のように，赤ん坊の不安や苦痛に対する耐性の素質の問題，母親のコンテイナーの機能の問題の相互関係によって，体験に関する感覚印象が意味を賦与されて心の素材となるのか，断片化されて奇怪対象が形成され，意味が破壊されてしまう世界が拡大するのかが，決定されていく．

つまり赤ん坊の α 機能および母親の側の α 機能が十分でないときには，赤ん坊の体験は断片化されて奇怪対象へと拡大生産されていく．そのときには，赤ん坊は攻撃性と欲求不満に満ちた迫害的な対象に囲まれ，自己は貧弱になっている．そして，悪い対象を何とか処置するために，丸ごと取り入れて同一化しようとする(取り入れ性同一化 introjective identification)．その時その素材自体が，迫害的性質を持った奇怪対象であるので，真の統合は起きず，自己の中で集塊(agglomeration)となって行く．Bion は，これが精神病的パーソナリティの形成過程であり起源と考えている．

G | Steiner の病理的組織化の研究と統合失調症[22]

Steiner J(1933〜)は，Segal，Rosenfeld などに直接の教育を受け，強い影響を受けている．彼は Bion の研究も含めて，種々のパーソナリティ障

害のスペクトラム全体をカバーするような包括的なパーソナリティ理論を展開しようとした．そして，Kleinのポジション論，Rosenfeldの破壊的自己愛組織の概念，Bionの精神病的パーソナリティと非精神病的パーソナリティの研究などを参考に，すべてを包括する理論構成を試みている．彼はそれを「病理的組織化(pathological organization)」の理論として展開した．

1．第三のポジション

Steinerは，重症の境界性パーソナリティ障害や精神病的パーソナリティ障害の，変化に対する強い抵抗と陰性治療反応(negative therapeutic reaction)を示す現象に注目していた．Steinerによると，それは病理的パーソナリティ部分が内的に活動しているためであり，健康な妄想分裂ポジションと抑うつポジションの発達からはそれた第三の病理的ポジションである．それは，病理的対象関係から成り立っているが，患者にとってはしばしば退避(retreat)の場所になり，特有の平衡状態を示して健康なポジションの発達に戻ることには強い抵抗を示す．

2．病理的組織化の多様性

病理的組織化には精神病的，躁うつ病的，各種のパーソナリティ障害的，神経症的なものまで多彩な状態を呈する．そのような病理的組織化の形成過程は，Bionが精神病的パーソナリティ障害で採用した理論的視点によって説明されている．つまり，発生的には幼少時からの対象との欲求不満に満ちた不安や苦痛，破壊的被虐的な対象関係の中で，投影性同一視と取り入れ性同一化の過程を通して，徐々に形成された自己の病理的な部分である．

Steinerは，この精神病から神経症まで多彩な病理を示す病理的組織化の共通した特徴を次のように述べている．①変化に対して強力に抵抗し，平衡状態にある．②過剰な分裂と投影性同一視の病理的防衛機制が活動している．そのために迫害的不安や見捨てられ不安が顕著である．③この病理的組織化は，健康な妄想分裂ポジション，抑うつポジションの発達ラインとは異なる病理的ポジションである．④その内的対象関係は，倒錯的で嗜癖的である．⑤自己愛的で破壊性が理想化されていることが多い．そして，健康な部分の自己が治療者の価値を認め，治療者に頼って発達的に自分が変化しようとする傾向に対して，破壊的，攻撃的になり健康な変化に対して強力に抵抗を示す，などである．

統合失調症の場合には，Bionが明らかにしたように，それに呼応する精神病的パーソナリティ部分と非精神病的パーソナリティ部分が存在している．そして，精神病的部分には，断片化と過剰な投影性同一視，迫害的不安，思考や自我境界の障害を持った部分が存在している．

3．ポジション論の細分化による発展

Steinerは，以上のような病理的組織化のあり方，それに呼応するパーソナリティ障害の臨床症状の多彩な状態をより詳細に説明するために，Kleinの2つのポジション論を4段階に細分化した．つまり，①前期妄想分裂ポジション(出生時～生後2か月の心性；断片化と絶滅不安が特徴)，②後期妄想分裂ポジション(生後3～5か月の心性：分裂と迫害的不安が特徴)，③前期抑うつポジション(生後6～9か月の心性：統合の始まり，見捨てられ恐怖と迫害的罪悪感が特徴)，④後期抑うつポジション(生後9～12か月～の心性；喪の仕事と悲哀感が特徴)である．その発達ラインのどの時期に病理的組織化が形成されたかによって，統合失調症，躁うつ病，倒錯，種々のパーソナリティ障害，神経症など病態が異なると，Steinerは考えている．そして，病理的組織化が精神病的な場合には，早期妄想分裂ポジションや後期妄想分裂ポジションの時期に病理的対象関係が組織化されたものと考えられる．

統合失調症においては，病理的組織化は精神病的なものであり，精神分析や精神分析的精神療法においては，精神病的転移がしばしば展開していく．さらに，治療者はこのような精神病的な病理的組織化の内的世界が，治療の内外でどのように展開し，患者自身の健康なパーソナリティの部分

に対してどのようにかかわっているかなど理解していく．そして，必要な場合には，積極的に解釈していくことが治療上重要になる．

統合失調症の精神分析による研究と臨床について，歴史的に概観した．その創始者であるFreudは，統合失調症に対する精神分析は困難で，修正技法を適応すべきで，陽性の関係性を育むべきであると考えていた．その基本的な考えを引き継ごうとしたFedern，Sullivan，Fromm-Reichmann，Searlesなど米国を中心にした大きな流れがある．もう1つの流れは，Abrahamに発し，英国のKlein，Rosenfeld，Segal，BionなどのKlein派の巨大な潮流である．後者は，基本的に精神分析の技法を修正せず，精神病の転移に注目して解釈を中心にしたアプローチを行っている流れである．統合失調の精神分析的研究は，多くの成果を上げているが，困難と未知の世界に遭遇する厳しい臨床の現場ともなっていて，発展途上にあると言うことができる．

【文献】
1) 衣笠隆幸：精神病的パーソナリティの精神分析的研究；その概観—統合失調症の研究を通して—．精神分析研究 48：2-18, 2004
2) Freud S: Gradiva, 1907, S. E. 9, Hogarth Press, London〔池田紘一（訳）：W. イェンゼンの小説「グラディーヴァ」に見られる妄想と夢．フロイト著作集 3. 人文書院，1969〕
3) Freud S: Psychoanalytic Notes on an Autobiographic Account of a Case of Paranoia (Dementia Paranoides); S. E. 12, 3-82, 1911, Hogarth, London〔小此木啓吾（訳）：自伝的に記述されたパラノイア（妄想性痴呆）の一症例に関するセ新分析的考察．フロイト著作集 9. 人文書院，1983〕
4) Federn P: Ego Psychology and the Psychoses. Int Univ Press, 1953
5) Sullivan HS: Schizophrenia as a human process. Norton & Company, 1962〔中井久夫，安克昌，岩井圭司，他（訳）：統合失調症は人間的過程である．みすず書房，1995〕
6) Fromm-Reichmann F: Psychoanalysis and Psychotherapy, Selected papers of Frieda Fromm-Reichmann. The University of Chicago Press, 1959
7) Searles H: Collected papers on schizophrenia and related subjects. Hogarth, 1963
8) Abraham K: Selected Papers on Psychoanalysis. Hogarth, 1973〔下坂幸三，前野光弘，大野美都子（訳）：アーブラハム論文集．岩崎学術出版社，1993〕
9) Klein M: Psycho-Analysis of Children, 1932, republished in English. Hogarth Press, 1979〔衣笠隆幸（訳）：児童の精神分析．メラニー・クライン著作集 2. 誠信書房，1997〕
10) Klein M: Notes on some schizoid mechanisms, 1946, WMK Vol. 3, 1979〔狩野力八郎，渡辺明子，相田信男（訳）：分裂的規制についての覚書．メラニー・クライン著作集 4. 誠信書房，1985〕
11) Rosenfeld H: Analysis of a Schizophrenic State with Depersonalization, 1947, in Psychotic States
12) Rosenfeld H: Psychotic States. Hogarth Press, 1965
13) Rosenfeld H: Notes on the Psycho-Analysis of the Superego Conflict in an Acute Schizophrenic Patient, 1952, In Spillius E (eds): Psychotic States and in Melanie Klein Today, vol. 1. Routledge, 1988〔古賀靖彦（訳）：急性精神分裂病者の超自我葛藤の精神分析．松木邦裕（監訳）：メラニー・クライン，トゥデイ①．岩崎学術出版社，1993〕
14) Rosenfeld H: Notes on the Psychopathology of Confusional States in Chronic Schizophrenics, 1950, in Psychotic States.
15) Rosenfeld H: A clinical approach to the psychoanalytic theory of the life and death instincts; an investigation into the aggressive aspects of narcissism. Int J Psychoanal 52: 169-78〔松木邦裕（訳）：生と死の本能についての精神分析理論への臨床からの接近．松木邦裕（監訳）：メラニー・クライン　トゥデイ②．岩崎学術出版社，1993〕
16) Rosenfeld H: Contribution to the Psychopathology of Psychotic States; the Importance of Projective Identification in the Ego Structure and the Object Relations of the Psychotic Patient, 1971, In Spillius E (eds): Melanie Klein Today, Vol. 1. Routledge, 1988〔東中園聡（訳）：精神病状態の精神病理への寄与．精神病患者の自我構造と対象関係での投影同一化．松木邦裕（監訳）：メラニー・クライン　トゥデイ①．岩崎学術出版社，1993〕
17) Segal H: Notes on Symbol Formation. Int J Psychoanal 38: 391-397, 1957; also in The Work of Hanna Segal〔松木邦裕（訳）：象徴形成について．クライン派の臨床．岩崎学術出版社，1988〕
18) Segal H: Some Aspects of the Analysis of a Schizophrenic. Int J Psychoanal: 30, 1950; in The Work of Hanna Segal, Jason Aronson, 1981〔松木邦裕（訳）：統合失調症患者の分析のある局面．クライン派の臨床．岩崎学術出版社，1988〕
19) Bion WR: Differentiation of the Psychotic from the Non-Psychotic Personalities. Inernat J Psychanal: 38, 1957; 1n Second Thoughts and in Melanie Klein Today 1, Routledge, 1988〔義村勝（訳）：精神病人格と非精神病人格の識別．松木邦裕（監訳）：メラニー・クライン　トゥデイ①．岩崎学術出版社，1993〕
20) Bion WR: A Theory of Thinking,Internat. J Psychoanal 43, 1962; in Second Thoughts and in Melanie Klein Today 2, 1988〔白峰克彦（訳）：思索についての理論．松木邦裕（監訳）：メラニー・クライン　トゥデイ②．岩崎学術出版社，1993〕
21) Bion WR: Second Thoughts. Heinemann, 1967
22) Steiner J: Psychic Retreats. Routledge, 1993〔衣笠隆幸（監訳）：こころの退避．岩崎学術出版社，1997〕

（衣笠　隆幸）

第27章

社会精神医学

> **Facts**
> - 統合失調症の存在しない地域や極端に少ない地域はない．
> - マクロ的にみると発生率と発病危険率は狭い範囲内で変動がある．例えば発生率は0.16～0.42（対1,000人），発病危険率は0.50～1.60であり，WHO研究における最高値と最低値の間には4.9倍もしくは2.9倍の差がみられる．
> - ミクロ的にみれば発生率の高い場所や小地域変動があり，ランダムではない患者の集積を認める．
> - 長期的な観察によると，発生率にはランダムではない時間的な変動がみられる．
> - 初回入院患者はこの40年間に減少した．この傾向は女性に顕著であった．
> - Urbanicityは統合失調症発症の増加と関連が示唆される．
> - 精神障害に対して，一般人が感じる有益な治療法は，精神療法やカウンセリングといった心理的な介入が好ましいと期待する一方，病院での入院治療や薬物治療に関して否定的な傾向が認められた．

1 社会精神医学の定義とその領域

　社会精神医学の定義については，これまでも多くの定義がなされている．WHO[1]は，「社会精神医学は，個人がその固有の社会環境にあって，充足し，有意義な生活を営めるよう，それに適った予防と治療手段を扱うものである．この目的を達成するために社会精神医学は，精神障害及び発症の恐れのある者に，社会適応を維持しやすい環境を作り出す機会を与えようとする学問である」とその目的と定義を示し，予防的なアプローチにも触れている．広瀬は，「社会的な面を他の要素より多くもち，かつ強調された精神医学の臨床や研究が社会精神医学である」[2]と述べ，研究も臨床も包含する精神医学の基本的な分野と理解することを勧めている．また，Leff[3]は，「社会精神医学は，社会的環境の個人のメンタル・ヘルスに対する効果と，精神障害者の社会的環境に対する効果を知ることである」と述べている．以上の定義から考えるに，社会精神医学の包含する分野は幅広く，統合失調症に限ってもそのすべての分野を網羅することは不可能であるため，本章においては上記の定義に基づいて，その基礎と研究について概説する．

2 社会的環境の統合失調症に対する影響

　精神医学の病因，治療に社会的次元を重視する考え方，社会学的精神医学と位置づけられる部分である．ここでは，方法論としての精神医学的疫学研究についてと，精神疾患の病因論にかかわる

社会的要因について述べる．

　疫学(epidemiology)研究は，ある疾患の一般住民内での分布，発症要因，転帰などを把握するとともに予防・対策の確立を目的とする研究分野である一方で，精神医学における評価尺度や診断システムの構築に影響を及ぼしている．

　社会的要因は，健康あるいは障害を考えるうえで重要な課題であり，社会的要因と精神疾患については，相互に関連があることは否定するものではないと思われる．20世紀半ばには，社会の最小単位としての家族が注目され，統合失調症の原因を家族にも求める研究が行われ，精神分析的な基盤に基づいて Fromm-Reichmann の統合失調症を作る母(schizophrenogenic mother)[4]や Bateson らの二重拘束仮説(double bind theory)[5]の概念が生まれた．Broome ら[6]は，精神病の発症要因について，慢性的な社会的逆境が，生物学的変化として脳内ドパミン調節障害を引き起こすことも考えられるとしている．ここでは，socioeconomic status(SES)研究，移民研究などの社会的要因と統合失調症との関連性について概説する．

A 方法論としての大規模精神医学的疫学研究

1. 大規模精神医学的疫学研究の始まり

　Myers ら[7]による New Haven の18歳以上の地域住民約1,000人を対象とした精神障害の疫学研究は1967年に始められた．1970年代後半からは，構造化面接である感情障害および統合失調症用面接基準(SADS；Schedule for Affective Disorders and Schizophrenia)と操作的研究診断基準(RDC；Research Diagnostic Criteria)が用いられるようになった[8]．

　NIMH は，構造化面接の Diagnostic Interview Schedule(DIS)と精神障害のための診断と統計のマニュアル(DSM-Ⅲ)を用いて行った疫学的医療圏(ECA；Epidemiologic Catchment Area)研究[9]を，精神障害の頻度および危険因子を明らかにすることを目的として計画した．1980～1984年にかけて行われ，合計20,291人の面接調査を行った．統合失調症の12か月有病率は1.1％であった．ECA プロジェクトは，初めての地域住民に対する最大規模の精神障害の疫学調査であり，ECA 研究から派生した190編を超える報告がなされており，以後の研究および行政施策に影響を与えた．

　ECA 研究と等しく，疫学研究に影響を与えたものとして，Kessler ら[10]による National Comorbidity Survey(NCS)研究がある．NCS では，精神医学的罹患率および精神障害の複合発生の全国的推定を行うことを目的としており，標本デザインも面接方法も ECA と異なっており，評価に統合国際診断面接(CIDI)のミシガン修正版(UM-CIDI)を用いた．対象は15～54歳で，合計65,244人であった．統合失調症，統合失調感情障害，妄想性障害，非定型精神病を包含した non-affective psychosis として，12か月有病率0.5，生涯有病率0.7(男性：12か月有病率0.5，生涯有病率0.6，女性：12か月有病率0.6，生涯有病率0.8)が示された．

2. WHO 主導の国際比較研究

　またこれらとは別に，WHO を主体とした統合失調症に関する大規模疫学研究が行われている．1つは，1966年から開始された統合失調症の国際パイロット研究(IPSS；International Pilot Study of Schizophrenia)[11]がある．これは，統合失調症の世界各地における病像や経過に関する研究であり，9か国の9地域研究センター〔Aarhus：デンマーク，Agra：インド，Cali：コロンビア，Ibadan：ナイジェリア，London：英国，Moscow：ロシア(旧ソ連)，Washington：米国，Prague：チェコ，Taipei：台湾〕から，総計1,202人の対象者が集められた．Wing J らが開発した現在症診察表(PSE；Present State Examination)など標準化された評価手段が活用された．

　さらに，その第2段階として統合失調症の転帰を決定する因子を探る広範な共同研究，つまり重度精神障害の転帰決定因子に関する WHO 共同研究(WHO Collaborative Study on the Determinants of Outcome of Severe Mental Disorder；DOSMeD)[12]が行われた．DOSMeD 研究では，IPSS で得られた結果の確認に加え，統合失調症の発生率調査，および統合失調症の経過と転帰に影響を及ぼす社会心理的・文化的因子に関する調査が目的とされた．この研究には，台湾の代わりに長崎：日本と Dublin：アイルランドが加わり，10 か国，12 地域研究センターが参加した．DOSMeD 研究に参加した先進国および発展途上国における統合失調症の発生率は，狭義の統合失調症に限定すると，長崎を含む先進国の間でほぼ一致して 2.0（1 万人対）を中心とした値となっている．また，本研究によって，統合失調症の長期の臨床経過・転帰についても知見[13]が得られている．

3. 1990 年代以降の大規模精神医学的疫学研究

1990〜2000 年代にかけては，Morgan, Murray, Dazzan, Harrison, Leff らによって企画され実施されている AESOP（Aetiology and Ethnicity of Schizophrenia and Other Psychoses）study[14]が，大規模な精神医学的疫学研究と言える．これは，ロンドン，ノッティンガム，ブリストルの 3 つのセンターによる多施設共同研究であり，1997〜1999 年に渡って 16〜64 歳の精神障害と診断された 568 人に加え，家族，健常対照者を対象にしている．採用された評価項目は，臨床評価（Schedules for Clinical Assessment in Neuropsychiatry など），心理社会的評価（Culture and Identity Schedule, Life Events and Difficulties Schedule, Employment Schedule など），認知・生物学的評価（Neuropsychological test battery, Family Interview for Genetics, 頭部 MRI など）など幅広く，その成果は初発エピソード精神病の発病と Urbanicity や少数民族の関連についてまとめられ報告されている[15-17]．

近年，統合失調症の発生率が低下しているという報告[18-23]がある．統合失調症発生率減少の立場では，周産期における医学の進歩が，母体のインフルエンザ感染や合併症，児の微細な脳の損傷や早期の感染症などを減少させた可能性を指摘している．しかし，その一方で，同疾患の発生率は変わらないとする報告[24-26]，または増加しているとする報告[27]さえもあり，わが国においても畑田ら[28]の詳細な検討がなされた．しかし，2009 年に Kirkbride らが，ノッティンガム住民 16〜54 歳を対象とした 20 年（1978〜80 年，1993〜95 年，1997〜99 年）の疫学研究のデータから，統合失調症の発生率が減少していないことを示している[29]．さらに Kirkbride ら[30]は，1950〜2009 年の 83 報告のメタアナリシスによって，精神病性障害の発病率は，年齢，性別，場所と移動地位/民族性によって著しく異なることも指摘しており，今後の検討が待たれる．

国際的にここ 20 年あまりの間に統合失調症に関する大規模な精神医学的疫学研究がなされている．これらの実施により，標準化された評価尺度や診断システムが生まれてきたとも言えるだろう．しかしながら，これまでに得られた研究結果は多彩であり，大まかな傾向はあるものの，いまだ一定の見解に達しているとは言い難く，今後さらなる研究による解明が期待される．

B 統合失調症の病因にかかわる社会的要因

1. 社会構造に関連する研究

社会科学と精神障害の関連を論じる際に，socioeconomic status（SES）という概念がある．精神障害の病因を語るうえで，生物学的要因とともにここ 10 年間でも重要な要因として考えられている．SES は，教育，収入，および職業を包含し，個人あるいはグループにおける社会的地位を概念化したものである．SES は，その行動と社会科学，研究，練習，教育，政策提言を含むすべての領域に関連している．

a 社会的要因と精神障害に関する科学的研究の始まり

社会的要因が精神疾患に与える影響に関する科学的研究としては，1939 年の Faris と Dunham

による Chicago State Hospital 研究[31]が始まりと言える．統合失調症として初めて入院した患者の有病率を調査し，シカゴの地区類型をもとに，商業・軽工業に従事する低所得者の多い社会的に孤立の顕著なシカゴ中心部移行地区で高率であり，市街地外の富裕な住宅地では最も低いことを見出した．感情障害（躁うつ病）では居住区による違いを見なかった．その後 1970 年代までに行われた Hare による Bristol での研究[32]，また Giggs による Nottingham の研究[33]でも同様の結果を得た．さらに，Kulka ら[34]によって一次的支援（家族），二次的支援（組織）の欠如が，また Kohn[35]によって低所得者の運命受容の意識について，Brenner[36]によって失業とそれぞれの精神障害の関連が報告された．これを契機に，統合失調症の社会的要因として「社会的孤立（social isolation）」が主張されることとなった．これは，地域の経済環境が良いほど被扶助者は自立に向かう可能性が高いという線形関係を仮定するものである．この結果，地域の社会環境そのものが統合失調症の発症に関与する「breeder hypothesis：孵卵器仮説」あるいは「social causation hypothesis」が提唱された．

しかし 1980 年代に入り，Link ら[37]は，統合失調症の発症によって低い SES がもたらされる可能性があるとした．また Dembling ら[38]が，バージニア在住の 18 歳以上の 11,725 人の精神障害者の移動パターンを解析した研究で，入院後に 1/3 が低所得地域への移動を認めた．低所得者層あるいは社会的孤立の顕著な地区での発生率が高いことについては，自身の精神障害のために「社会下層への流入」が重要なことも指摘されるようになった．これが，遺伝的に統合失調症発症の危険性の高い個人が，社会的に不統一性・解体度の高い地域に移動することによって特定地域への患者の集積をもたらすとする「drift hypothesis：選択-移動仮説」[39,40]あるいは「social selection hypothesis」として概念化され，先の「social causation hypothesis」と「social selection hypothesis」の議論が高まってきた．

b　1990 年代の研究

1990 年代には，より大規模なデータセットを用いて SES と精神障害の原因構造の関連について縦断的な調査研究が行われ，social selection が重要な要因であるとする報告がなされた．Rodgers と Mann[41]は，4 つの初期の世代間の社会的地位移動に関する研究報告を再解析して，社会経済の下方移動について過小評価していることを報告している．さらに，Levav ら（1987）[42]，Loeffler と Haefner（1999）[43]，Munk と Mortensen（1992）[44]，Murphy ら（1991）[45]らの報告からも，入院前においても社会的移動の重要性が認められている．しかしこれらもサンプリングバイアス，対照群の不足などの問題を抱え，議論が続けられ，social causation hypothesis と social selection hypothesis の両方の相互影響の統合理論を考えることに至った．「social causation hypothesis」については，感染，汚染，交通，職業，住宅環境，住居地域，スティグマなどの環境要因と薬/アルコール乱用，移動，地域コミュニティへの参加，社会的サポートなど行動要因がそれぞれ考えられる．また，「social selection hypothesis」については，障害のある人たちが特定の環境（へあるいはから）の移動あるいは残ることあるいは，感受性の高い人たちが特定の環境（へあるいはから）の移動あるいは残ることが考えられるだろう．統合失調症のような重大な精神病については，social selection に関する報告（Dohrenwend ら，1992）[46]が多く，一方不安障害，注意欠如・多動（性）障害（ADHD），行為障害については，social causation に関する報告（Miech ら，1999）[47]が認められている．

c　2000 年代以降の先行研究

2000 年以降の研究については，より大規模あるいは継続的な調査手法，標準的な診断システムの活用，詳細なデータの解析により，urbanicity（都市部での出生，生活）についての様々な新たな知見を得ている．2003 年の Harrison らの報告[48]では，スウェーデンの入院患者のレジスタデータをもとに 1973〜1980 年に生まれた患者 696,025

人の社会経済的背景について最長9.8年追跡比較した．その結果，出生地比較では，都市部と地方の統合失調症の危険率は1.34（95％ CI：0.91〜1.96）であり，非感情障害性精神病では1.63（95％ CI：1.18〜2.26）あった．都会は，大気汚染，麻薬，社会的疎外などの潜在的要因があり，都会出生について遺伝的脆弱性と相乗効果が示唆された．Kelleyら[49]は，都市部と地方でDSM-Ⅲ-Rを用いて，対面調査を行った．男性と女性の年齢調整発生率（IRR；age-adjusted incidence rate ratio）は，それぞれ1.92（1.52〜2.44），1.34（1.00〜1.80）であり，農村部に比べ都市部が高かった．性別（男性），urbanicityは統合失調症発症の増加と関連が示唆されるとしている．また，Zammitら[50]は，urbanicityと非感情障害性の精神病性障害の関連について，social fragmentationが重要な影響を持っていると述べている．

また，比較文化的，生物学的な側面からethnicityによる研究も継続されており，KarlsenとNazroo[51]によるイングランドとウェールズにおける黒人，少数民族の調査では，身体的あるいは精神的健康指標に関係なく，暴力，差別，社会経済的不利として現れる人種主義が健康に影響を与えることが示唆された．Kirkbrideら[52]は，ロンドン東部に2年以上在住の住民を対象に，黒人と少数民族グループと英国白人との比較を行った．その結果，黒人と少数民族グループにおける精神病の割合の上昇を認めたが，SESで説明することはできなかった．

このように海外では，興味深い知見が得られてきている現状であるが，残念ながらわが国では，まだ十分な調査研究が行われていないのが現状である．中根は，DOSMeD研究のデータ統合失調症107人をもとに，長崎市の地域別特性との関連を公衆衛生学や社会学などの専門家の意見を参照しながら検討を試みている[53]．その結果，DOSMeD研究に参加していた英国・ノッティンガムの場合は，市の中心部の低社会層に集生が認められたとしており，顕著ではないものの長崎でも相対的に低社会層に多いことが示唆された．ただ，こうした居住特性が如何に疾患発生にかかわるのかについては，「都市化が精神障害の発生に影響する」と考える報告があることから，今後も継続的な研究が必要であろう．

2．移民研究

これまで海外では移住を対象とした多くの調査研究を通じて，「migration」の及ぼす精神障害のリスクについても検討されてきている．Odegaard[54]は，ミネソタの精神科病院において，初回入院患者を調査し，ノルウェー人の移民の入院率が，ノルウェー本国の入院率より高いことを指摘した．またMalzberg[55,56]は1960年代にいくつかの調査で，米国，カナダ生まれの白人と外国生まれの白人の入院率を比較すると，移民白人のほうが入院率が高いことを報告している．カリブ系黒人の移住は，1940年代と1950年代に戦争と迫害からの避難と戦争による景気拡大のため行われている．同時期にHemsi[57]によってカリブ系黒人の精神病者の割合が高いことが報告された．

Locke[58]は，移住そのものが精神障害のリスク要因であると述べている．しかし，一方で同様な移民を対象とした疫学研究からmigrationは必ずしも精神障害発症のリスクを増加させないという指摘もある．対象者と地域に関連するバイアスが存在することや，移民，難民の精神障害の割合を入院率で推し量ることが適正と言えるか，また入院が疾病を正しく表現するかなど方法論上に問題を抱えるためである．Murphy[59]は，移住の危険要因を移住前の社会に関連する要因，移住自体に関連する要因，移住先の社会に関連する要因と多面的に考えるべきとして，移民が精神障害に陥りやすいという説明には妥当性がないと批判した．2000年以降には，Sharpleyら[60]やBoydellら[61]は，少数移民グループにおいて社会的隔離や社会的サポートの欠如が重大な問題となることも報告した．これらの結果，特に都市生活，少数者状態，低いIQといった問題を抱えた場合については，繰り返される社会的挫折によってリスクの上昇が指摘されている．前述の「social causation hypothesis」と「social selection hypothesis」の議論も再検討されている．2002年にSeltonら[62]

は，年齢，性別を調整し，スリナムからの移民の統合失調症の相対危険率は，1.46（95%CI：1.35〜1.57）であり，スリナムからの移民の有病率が高いことを，social selection hypothesis のみで説明することは難しいとしている．

一方，Cooper[63]は，social causation hypothesis について，カリブ系黒人の統合失調症発症率の高いことについて，そのリスクは彼ら特有のものではないこと，カリブ海周辺の国々の統合失調症の発症率が他の地域と比較し特に高くないこと，彼らが特に差別などを受け社会経済的に恵まれない状況に陥りやすいことなどから初期の研究の問題点を指摘している．

Cantor-Graae と Selten による統合失調症の移民研究のメタアナリシス研究[64]では，18研究を用いて解析を行い，相対的危険度が，第一世代移民では 2.7（95%CI：2.3〜3.2），第二世代移民では 4.5（95%CI：1.5〜13.1）であり，個人あるいは家族の移民の既往については，統合失調症発症のリスクを増すことが確認された．Corcoran ら[65]が，1964〜1976年にかけてエルサレムで出生した第2世代移民 88,829人を対象としたコホート調査を行い，637人の統合失調症に関連した精神障害を同定したが，発生率の増加は認められていない．また 2010 年の Morgan らの報告[66]では，精神病性障害が移民あるいは少数民族に高い割合で認められることの説明については不明であり，その要因について少数民族の移民研究による直接的な特異的危険因子を調査した研究が少なく，幼児期の離別や差別，地域レベル，民族的かかわりなどの多様な社会的要因を評価した研究が限られていることを指摘した．European Network of National Schizophrenia Networks studying Gene-Environment Interactions programme[67] の一部としてヨーロッパ地域を対象に発症率と症例対照研究が 2010 年 5 月より 2015 年 4 月に実施されており，その成果が期待されるところである．

以上みてきたように，社会的要因の一部の問題は，少なからず精神障害の発症や有病率に影響を与えることが示唆されている．しかしその調査手法については，今も検討が重ねられておりより詳細に解析することが求められている．

3 統合失調症に関するメンタルヘルスリテラシー研究

メンタルヘルスリテラシーとは，Jorm[68]によると「精神保健に関して適切な意思決定に必要な，基本的健康情報やサービスを調べ，得て，理解し，効果的に利用する個人的能力の程度」，すなわち「メンタルヘルスに関する知識，理解，教養，信念，態度」と定義される．高いメンタルヘルスリテラシーは，自らのこころの不調に気づいたり，不調の予防に心がけたりすることに役立つ．したがって，精神疾患の早期発見，早期対応につながる重要な要因であると考えられる．同時に，何らかの精神疾患を抱えた人たちに対しての偏見を克服することにもつながる．

Angermeyer らによるレビュー[69]では，1990年以降 2004 年までの間に報告された英語で書かれた精神障害（うつ病，双極性障害，統合失調症，神経症性障害など）に対する一般人の態度に関する医学的論文の数は，およそ110であった．表27-1 には，1990年以降に対象者 1,000 人規模で行われた統合失調症に関する先行研究の結果をまとめている．これらの結果から，以下の示すようないくつか興味深い結果が得られている．

1．精神障害の認識

精神障害のビネット（精神医学的診断システムをもとに作成された症例）を提示し，正しく認識する割合は，統合失調症を示す症状では 69〜88 ％ であった．適切な知識があれば，自身や身近な人の不調に気づくことができ，早期介入を可能にする．また精神疾患の徴候は，身体疾患として現れることも多いので，メンタルヘルスの専門家以外の専門家（例えば一般医）が知識を持っておくことも早期発見，早期支援につながると考えられる[70,71]．

2．有効な支援者についての認識

オーストラリア（Jorm ら[72]），スイス（Lauber，

表27-1 1990年以降に報告された海外における統合失調症に関連した主要な先行研究

報告者	調査年	地域	調査対象			対象精神障害	刺激	調査内容		
			対象年齢	調査方法	対象者数			精神障害に関する知識	精神障害者への態度	精神科施設への態度
Jorm ら	1991	豪州	15歳以上	対面	1,443	統合失調症, うつ病, 不安・パニック障害, 精神病	ビネット	○	○	
Freidl ら	1998	豪州	14歳以上	対面	1,042	認知症, 統合失調症	ビネット	○	○	
Angermeyer ら	1990	ドイツ	18歳以上	対面	2,045	統合失調症, うつ病	ビネット	○	○	○
Angermeyer ら	1990	ドイツ	18歳以上	対面	2,118	統合失調症, うつ病, 広場恐怖を伴うパニック障害	ビネット	○	○	
Angermeyer ら	1991	ドイツ	18歳以上	対面	1,912	統合失調症	ビネット		○	
Angermeyer ら	1991	ドイツ	18歳以上	対面	2,030	統合失調症, うつ病	ビネット		○	
Angermeyer ら	1992	ドイツ	18歳以上	対面	5,125	統合失調症	ビネット		○	
Benkert ら	1992	ドイツ	18歳以上	対面	2,176	統合失調症, うつ病, 薬物依存, アルコール依存, 躁病, 社会恐怖, Alzheimer病	ビネット	○		
Angermeyer ら	1993	ドイツ	18歳以上	対面	2,143/2,094	統合失調症, うつ病	ビネット	○	○	○
Angermeyer ら	1993	ドイツ	18歳以上	対面	2,024	統合失調症	ビネット		○	
Angermeyer ら	2001	ドイツ	18歳以上	対面	5,025	統合失調症, うつ病	ビネット	○	○	
						統合失調症, うつ病, アルコール依存, Alzheimer病, 薬物依存, 精神障害	ラベル			
Lauber ら	1998/1999	スイス	16-76歳	電話インタビュー	1,737	統合失調症, うつ病	ビネット	○	○	○
MORI	1997	UK	15歳以上	対面	1,804	統合失調症	ラベル	○		
Crisp ら	1998	UK	16歳以上	対面	1,737	統合失調症, 重症うつ病, アルコール依存, 薬物依存, パニック障害, 摂食障害	ラベル		○	
Link ら	1996	米国	21歳以上	対面	1,444	統合失調症, うつ病, アルコール依存, 薬物依存	ビネット	○		
Jorm ら	1995	豪州	18-74歳	対面	2,031	統合失調症, うつ病	ビネット	○	○	

Nordt & Rossler[73]), ドイツ(Riedel-Heller, Matschinger & Angermeyer[74])の報告では, GPが最も適切な支援者であった. Rippere[75] やParker ら[76]によると, 欧米では, 援助が必要な場合, 自分自身で解決しようとすることが多い. 自身での解決がうまくいかない際の支援者のあり方についても検討する必要があると思われる.

3. 精神医学的治療に関する認識

ビネットを用いた研究のすべてにおいて, 一般人が感じる有益な治療法は, 精神療法やカウンセリングといった心理的な介入が好ましいと期待する一方, 病院での入院治療や薬物治療に関して否定的な傾向が認められた. スティグマ的な態度は治療や介入を遅らせる. Hillert ら[77]の報告では, 友人どうしで精神疾患について話すことは, 身体

的な問題について話すよりも抵抗があるとしている．Rickwoodら[78]は，低年齢群ほど自らの精神障害を認識しにくく，支援を求めたがらないことを指摘している．Priest[79]やWolff[80]らの調査によると，多くの国々において一般医への期待が高いことが示されている．一方，一般医は精神疾患について詳しいとは言えず，また一部の一般医は偏見を持っているとの報告[81]もある．

4. 統合失調症のメンタルヘルスリテラシー改善に関する経時的変化

一般住民と医療専門職の間の認識に大きな相違があるが，少なくとも数か国で，これがときを経て変化している．ビネットの認識，精神科医・抗精神病薬・精神科病院入院治療の有益性については認識の改善が認められた．精神障害の認識率は，広く精神障害あるいは精神保健の知識普及の向上の1つの指標となり，それらを継続的に評価していくことも必要であることが示唆された．

5. メンタルヘルスに関する情報の入手方法に関する問題

情報の内容とそれを得る手段は，知識や態度を形成するうえで極めて重要な要素である．具体的な手段としては，個人的なあるいは身近な人の体験，書籍やインターネット，テレビといったメディアが挙げられる．特にインターネットは環境さえ整えば，いつでもどこでも情報を入手できるという魅力があるが，正確でない情報によってかえってメンタルヘルスが損なわれる危険性もある．Hillert[77]やTorreyら[82]は，メディアにおける精神疾患の取り上げられ方について警鐘を鳴らしている．

厚生省(現厚生労働省)は，精神障害者に関する実態調査を昭和29〜48年まで行っている．これらの調査の中心は，病院実態調査であり，その内容は入院患者の社会的背景に加え，疾患別比率，入院期間・回数，治療内容，寛解・軽快率，退院患者の社会復帰状況などであった．また実に様々な対象で評価尺度を用いて「精神障害者に関する意識」を定量化する試み[83,84]がなされている．

われわれも，2003年度から日本・オーストラリア両国民，さらに国内では医療専門職スタッフの精神保健に関するメンタルヘルスリテラシー研究を行った[85-87]．調査では，ICD-10に則って作成された統合失調症ビネットを呈示しながら，事例への知識・理解と態度，および被験者自身の健康状態，精神保健に係る他の知識などを含む調査票を用いた．その結果，統合失調症ビネットの認識は日本で低く，両国において精神障害に対するスティグマが存在したが，心理社会的距離はオーストラリアに比べ，日本が大きかった．特に統合失調症ビネットはうつ病ビネットよりも心理社会的距離および拒否的態度も大きかった．

現在，まだメンタルヘルスリテラシーに関する分野については，萌芽的状況である．今後メンタルヘルスリテラシーに関する調査研究を重ね，エビデンスの蓄積が求められる．メンタルヘルスリテラシーのさらなる向上は，支援を提供するシステムの基盤整備も重要であり，社会全体で長期的に取り組むべき課題であると考える．

本章において，社会的環境の統合失調症に対する効果と，統合失調症者の社会的環境に対する効果についてそれぞれ概説してきた．社会精神医学領域の研究は，統合失調症をはじめとする精神障害の頻度を把握するだけではなく，精神保健サービスの立案にかかわる情報提供や，危険因子・予防因子の解明，症状や治療の動向などといった精神障害の病態解明に役立つ．今後は，evidence-based medicineの重要性が認識されている状況のもと，わが国において，さらなる社会精神医学に関する研究エビデンスの蓄積が期待される．

【文献】

1) WHO Technical Service Report No. 177: Social Psychiatry and Community Attitude. 1959
2) 日本社会精神医学会(編)：社会精神医学．医学書院, 2009
3) Morgan C, Bhugra D(eds): Principles of Social Psychiatry, 2nd ed. John Wiley & Sons, 2010
4) Fromm-Reichmann F: Notes on the development of schizophrenics by psychoanalytic psychotherapy. Psychiatry 11: 263-273, 1948
5) Bateson G, Jackson DD, Harley J, et al: Toward a

theory of schizophrenia. Behav Sci 1: 251-264, 1956
6) Broome MR, Woolley JB, Tabraham P, et al: What causes the onset of psychosis? Schizophr Res 79: 23-34, 2005
7) Myers JK, Weissman MM, Tischler GL, et al: Six-month prevalence of psychiatric disorders in three communities. Arch Gen Psychiatry 41: 959-967, 1984
8) Weissman MM, Myers JK: Affective disorders in a US urban community. Arch Gen Psychiatry 35: 1304-1311, 1978
9) Regier DA, Narrow WE, Rae DS, et al: The de facto US mental and addictive disorders service system: Epidemiologic Catchment Area prospective 1-year prevalence rates of disorders and services. Arch Gen Psychiatry 50: 85-94, 1993
10) Kessler RC, McGonagle KA, Zhao S, et al: Lifetime and 12-month prevalence of DSM-Ⅲ-R psychiatric disorders in the United States. Arch Gen Psychiatry 51: 8-9, 1994
11) WHO: Schizophrenia-A Multinational Study-A Summary of the Initial Evaluation Phase of the International Pilot Study of Schizophrenia. pp136-146, 1975
12) Sartorius N, Jablensky A, Korten A, et al: Early manifestations and first contact incidence of schizophrenia in different cultures. Psychol Med 16: 909-928, 1986
13) Hopper K, Harrison G, Janca A, et al: Recovery from Schizophrenia: An International Perspective: A Report from the WHO Collaborative Project, the International Study of Schizophrenia. Oxford University Press, 2007
14) Kirkbride JB, Fearon P, Morgan C, et al: Heterogeneity in incidence rates of schizophrenia and other psychotic syndromes: findings from the 3-center AeSOP study. Arch Gen Psychiatry 63: 250-258, 2006
15) Morgan C, Dazzan P, Morgan K, et al; AESOP study group: First episode psychosis and ethnicity: initial findings from the AESOP study. World Psychiatry 5: 40-46, 2006
16) Morgan KD, Dazzan P, Orr KG, et al: Grey matter abnormalities in first-episode schizophrenia and affective psychosis. Br J Psychiatry Suppl 51: s111-116, 2007
17) Dazzan P, Lloyd T, Morgan KD, et al: Neurological abnormalities and cognitive ability in first-episode psychosis. Br J Psychiatry 193: 197-202, 2008
18) Kendell RE, Malcolm DE, Adams W: The problem of detecting changes in the incidence of schizophrenia. Br J Psychiatry 162: 212-218, 1993
19) Munk-Jørgensen P: Decreasin first-admission rates of schizophrenia among males in Denmark from 1970 to 1984. Changing diagnostic patterns? Acta Psychiatr Scand 73: 645-650, 1986
20) Strömgren E: Changes in the incidence of schizophrenia? Br J Psychiatry 150: 1-7, 1987
21) Eagles JM, Whalley LJ: Decline in the Diagnosis of Schizophrenia among First Admissions to Scottish Mental Hospitals from 1969-78. Br J Psychiatry 146: 151-154, 1985
22) Eagles JM, Hunter D, McCance C: Decline in the diagnosis of schizophrenia among first contacts with psychiatric services in the North East of Scotland, 1969-1984. Br J Psychiatry 152: 793-798, 1988
23) Takei N, Sham P, O'Callaghan E, et al: Prenatal exposure to influenza and the development of schizophrenia: is the effect confined to females? Am J Psychiatry 151: 117-119, 1994
24) Salvia D, Barbato A, Salvo P, et al: Prevalence and incidence of schizophrenic disorders in Portogruaro. An Italian case register study. J Nerv Mental Dis 181: 275-282, 1993
25) Folnegović Z, Folnegović V, Kulčar Z: The incidence of schizophrenia in Croatia. Br J Psychiatry 156: 363-365, 1990
26) Harrison G, Cooper JE, Grancarczyk R: Changes in the administrative incidence of schizophrenia. Br J Psychiatry 159: 811-816, 1991
27) Castle D, Wellely S, Der G, et al: The incidence of operationally defined schizophrenia in Camberwell, 1965-84. Br J Psychiatry 159: 790-794, 1991
28) 畑田けい子, 岡崎祐士, 中根允文：精神分裂病の発生率研究. 精神障害の疫学. 精神医学レビュー 24：16-22, 1997
29) Kirkbride JB, Croudace T, Brewin J, et al: Is the incidence of psychotic disorder in decline? Epidemiological evidence from two decades of research. Int J Epidemiol 38: 1255-1264, 2009
30) Kirkbride JB, Errazuriz A, Croudace TJ, et al: Incidence of Schizophrenia and Other Psychoses in England, 1950-2009: A Systematic Review and Meta-Analyses. PLoS One 7: e316602012
31) Faris RE, Dunham HW: Mental disorders in urban areas: An ecological study of schizophrenia and other psychoses. The University of Chicago Press, 1939
32) Hare EH: Mental illness and social conditions in Bristol. J Ment Sci 102: 349-357, 1956
33) Giggs JA: Mental disorders and the ecological structure in Nottingham. Soc Sci Med 22: 945-961, 1970
34) Kulka RA, Veroff J, Douvan E: Social class and the use of help for personal problems: 1956 and 1976. Journal of Health and Social Behavior 20: 2-17, 1979
35) Kohn ML: Rejoinder to David Mechanic. Social Forces 50: 311, 1972
36) Brenner MH: Mental illness and the economy. Cambridge, MA: Harvard University Press, 1973
37) Link BG, Dohrenwend BP, Skodol AE: Socio-economic status and schizophrenia: Noisome occupational characteristics as a risk factor. American Sociological Review 51: 242-258, 1986
38) Dembling BP, Rovnyak V, Mackey S, et al: Effects of geographic migration on SMI prevalence estimates. Mental Health Services Research 4: 7-12, 2002
39) Lewis G, David A, Andreasson S, et al: Schizophrenia and city life. Lancet 340: 137-140, 1992
40) McNaught A, Jeffreys S, Harvey C, et al: The Hampstead Schizophrenia Survey 1991. II: Incidence and migration in inner London. Br J Psychiatry 170: 307-311, 1997
41) Rodgers B, Mann SL: Re-thinking the analysis of intergenerational social mobility: A comment on John W. Fox's "Social class, mental illness, and social mobility." Journal of Health and Social Behavior 34:

165-172, 1993
42) Levav I, Zilber N, Danielovich E, et al: The etiology of schizophrenia: A replication test of the social selection vs. social causation hypotheses. Acta Psychiatrica Scandinavica 75: 183-189, 1987
43) Loeffler W, Haefner H: Ecological patterns of first admitted schizophrenics in two German cities over 25 years. Social Science and Medicine 49: 93-108, 1999
44) Munk JP, Mortensen PB: Social outcome in schizophrenia: A 13-year follow-up. Social Psychiatry & Psychiatric Epidemiology 27: 129-134, 1992
45) Murphy JM, Olivier DC, Monson RR, et al: Depression and anxiety in relation to social status: A prospective epidemiologic study. Archives of General Psychiatry 48: 223-229, 1991
46) Dohrenwend BP, Levav I, Shrout PE, et al: Socioeconomic status and psychiatric disorders: The causation- selection issue. Science 255: 946-952, 1992
47) Miech RA, Caspi A, Moffitt TE, et al: Low socioeconomic status and mental disorders: A longitudinal study of selection and causation during young adulthood. American Journal of Sociology 104: 1097-1129, 1999
48) Harrison G, Fouskakis D, Rasmussen F, et al: Association between psychotic disorder and urban place of birth is not mediated by obstetric complications or childhood socioeconomic position: a cohort study. Psychol Med 33: 723-731, 2003
49) Kelly BD, O'Callaghan E, Waddington JL, et al: Schizophrenia and the city: A review of literature and prospective study of psychosis and urbanicity in Ireland. Schizophr Res 116: 75-89, 2010
50) Zammit S, Lewis G, Rasbash J, et al: Individuals, schools, and neighborhood: a multilevel longitudinal study of variation in incidence of psychotic disorders. Arch Gen Psychiatry 67: 914-922, 2010
51) Karlsen S, Nazroo JY: Relation Between Racial Discrimination, Social Class, and Health Among Ethnic Minority Groups. Am J Public Health 92: 624-631, 2002
52) Kirkbride JB, Barker D, Cowden F, et al: Psychoses, ethnicity and socio-economic status. Br J Psychiatry 193: 18-24, 2008
53) 中根允文:社会精神医学のいま,疫学的精神医学へのアプローチ.中山書店,2009
54) Odegaard O: Emigration and Insanity. Acta Psychiatr Neurol Scand Suppl 4: 1-206, 1932
55) Malzberg B: Mental disease among the native and foreign born white populations of New York State, 1939-1941. Ment Hyg 39: 545-563, 1955
56) Malzberg B: Mental disease among native and foreign-born whites in New York State, 1949-1951. Ment Hyg 48: 478-499, 1964
57) Hemsi LK: Psychotic morbidity of West Indian immigrants. Soc Psychiatry 2: 95-100, 1967
58) Locke BZ, Duvall HJ: First admissions to Ohio Mental Hospitals for mental diseases of the senium, 1958-61. Public Health Rep 80: 779-789, 1965
59) Murphy HB: Migration, culture and mental health. Psychol Med 7: 677-684, 1977

60) Sharpley M, Hutchinson G, McKenzie K et al: Understanding the excess of psychosis among the African-Caribbean population in England: review of current hypotheses. Br J Psychiatry 40: 60-68, 2001
61) Boydell JJ, van Os J, McKenzie K, et al: Incidence of schizophrenia in ethnic minorities in London: ecological study into interactions with environment. BMJ 323: 1336-1338, 2001
62) Selten JP, Cantor-Graae E, Slaets J, et al: Odegaard's Selection Hypothesis Revisited: Schizophrenia in Surinamese Immigrants to the Netherlands. Am J Psychiatry 159: 669-671, 2002
63) Cooper B: Immigration and schizophrenia: the social causation hypothesis revisited. Br J Psychiatry 186: 361-363, 2005
64) Cantor-Graae E, Selten JP : Schizophrenia and Migration: A Meta-Analysis and Review. Am J Psychiatry 162: 12-24, 2005
65) Corcoran C, Perrin M, Harlap S, et al: Incidence of Schizophrenia Among Second-Generation Immigrants in the Jerusalem Perinatal Cohort. Schizophr Bull 35: 596-602, 2009
66) Morgan C, Charalambides M, Hutchinson G, et al: Migration, ethnicity, and psychosis: toward a sociodevelopmental model. Schizophr Bull 36: 655-664, 2010
67) van Os J, Rutten BP, Poulton R: Gene-Environment Interactions in Schizophrenia: Review of Epidemiological Findings and Future Directions. Schizophr Bull 34: 1066-1082, 2008
68) Jorm AF, Korten AE, Jacomb PA, et al: Mental health literacy': a survey of the public's ability to recognize mental disorders and their belief about the effectiveness of treatment. Medical Jounarl of Australia 166: 182-186, 1997
69) Angermeyer MC, Dietrich S: Public beliefs about and attitudes towards people with mental illness: a review of population studies. Acta Psychiatr Scand 113: 163-179, 2006
70) Herran A, Vazquez-Barquero JL, Dunn G: Patient'attributional style is important factor. BMJ 318: 1558, 1999
71) Kessler D, Lloyd K, Lewis G, et al: Cross sectional study of symptom attribution and recognition of depression and anxiety in primary care. BMJ 318: 436-440, 1999
72) Jorm AF, Mackinnon A, Christensen H, et al: Structure of beliefs about the helpfulness of interventions for depression and schizophrenia. Results from a national survey of the Australian public. Soc Psychiatry Psychiatr Epidemiol 40: 877-883, Epub, 2005
73) Lauber C, Nordt C, Rössler W: Recommendations of mental health professionals and the general population on how to treat mental disorders. Soc Psychiatry Psychiatr Epidemiol 40: 835-843, Epub, 2005
74) Riedel-Heller SG, Matschinger H, Angermeyer MC: Mental disorders--who and what might help? Help-seeking and treatment preferences of the lay public. Soc Psychiatry Psychiatr Epidemiol 40: 167-174, 2005
75) Rippere V: Scaling the helpfullness of antidepressive

activities. Behaviour Research and Therapy 17: 439-449, 1979
76) Parker GB, Brown LB: Coping behaviors that medicate between life events and depression. Archives of General Psychiatry 39: 1386-1391, 1982
77) Hillert A, Sandman J, Ehmig S, et al: The general public's cognitive and emotional perception of mental illnesses: an alternative to attitude-research. The Image of Madness: The Public Facing Mental Illness and Psychiatric Treatment. Basel: Karger, pp56-71, 1999
78) Rickwood DJ, Deane FP, Wilson CJ: When and how do young people seek professional help for mental health problems? Med J Aust 187 (7 Suppl): S35-39, 2007
79) Priest RG, Vize C, Roberts A, et al: Lay people's attitudes to treatment of depression: results of opinion poll for Defeat Depression Campaign just before its launch. BMJ 313: 858-859, 1996
80) Wolff G, Pathare S, Craig T, et al: Community knowledge of mental illness and reaction to mentally ill people. British Journal of Psychiatry 168: 191-198, 1996
81) Goldberg D, Privett M, Ustun B, et al: The effect of detection and treatment on the outcome of major depression in primary care: a naturalistic study in 15 cities. Br J General Practice 48: 1840-1844, 1998
82) Torrey EF: Violent behavior by individuals with serious mental illness. Hospital and Community Psychiatry 45: 653-662, 1994
83) 町沢静夫, 佐藤寛之, 沢村幸：精神障害に対する態度測定. 臨床精神医学 19：511-520, 1990
84) 白石大介：精神障害者への偏見とスティグマ. 中央法規, 2000
85) Griffiths KM, Nakane Y, Christensen H, et al: Stigma in response to mental disorders: a comparison of Australia and Japan. BMC Psychiatry 23: 6-21, 2006
86) Nakane Y, Jorm AF, Yoshioka K, et al: Public beliefs about causes and risk factors for mental disorders: a comparison of Japan and Australia. BMC Psychiatry 21: 5-33, 2005
87) 中根允文, 吉岡久美子, 中根秀之：心のバリアフリーを目指して. 日本人にとってのうつ病, 統合失調症：第1章 精神疾患に関する日本人の考え方, 第4章 偏見, 差別, 社会的距離に影響するファクター. 勁草書房, 2010

〔中根 秀之〕

第28章

コホート研究

> **Facts**
> - 海外のコホート研究では，独自の調査に加えて，出生登録や疾病登録，学校の記録など，国や政府機関が把握している情報について，コホート参加者の同意を得たうえで，研究用に利用できるシステムが整備されている
> - 大規模出生コホート研究によって，幼児期の運動発達や運動協調性といった神経運動障害とその後の統合失調症罹患との関連が一貫して指摘されている
> - ニュージーランド出生コホート研究で，思春期の精神病様症状体験（PLEs；psychotic-like experiences）が，後の精神病性疾患の発症を高率に，また，疾患特異的に予測し，これまでのコホート研究で指摘されてきた統合失調症のリスクファクターとも関連することが明らかにされている

　疫学は，病気やけがの発生頻度や分布，影響因子を検討し，公衆衛生や予防につながるエビデンスを提供する学問分野である．疫学研究では，病気の原因が明らかでなくても，発生状況や影響因子の観察・検討によって，リスクの高い人々に対する予防的介入を可能にする．これは，疫学研究の手法が，影響すると考えられる様々な因子について，複数の時点でデータを収集し，時間的な経過に沿った検討に長けているためであり，病気の因果関係を知るためには必要不可欠な研究である．

1 コホート研究について

　コホート（cohort）とは「集団」を意味し，疫学分野では，研究対象となる集団のことを指す．コホート研究は疫学の一手法であり，対象となる集団について，ある要因への曝露の有無で群を分けて両群を追跡して，アウトカム（outcome）を比較する．研究開始からみて，過去のデータを収集する場合には後ろ向きコホート研究（retrospective cohort study），研究開始時点をベースラインとして，追跡調査を行ってデータを収集する場合には前向きコホート研究（prospective cohort study）と呼ぶ．

2 海外の精神保健コホート研究

　本章では，精神保健に関する代表的なコホートの概要を紹介する．コホート研究では，地域や住民登録で対象を抽出する方法と，疾病登録などから，あらかじめ対象となる疾患群と対照群を選択して調査を行う方法があるが，ここでは前者のみ取り扱う．後者の代表的な例としては，徴兵制入隊時検診の記録に基づく Swedish Conscript Cohort（スウェーデン）や Israeli Draft Board Conscript Cohort（イスラエル）などが挙げられる．

　海外のコホート研究では，データ収集の際，独自の調査（訪問やアンケート送付，研究機関での調査，試料採取）の他，出生登録や疾病登録，学校の記録など，国や政府機関が把握している情報について，コホート参加者の同意を得たうえで，研究用に利用することができるシステムが整備されている国が多い．出生時の特徴と成人期の疾病の関連について，それらの登録情報を連結させて解析を行うコホート研究も実施されている（オーストラリアの e-Cohort）[1]．なお，各コホート研究の立ち上げの経緯や研究助成，成果の概要については，International Journal of Epidemiology の Cohort Profile 欄にも詳しく掲載されている．

A 英国

　英国では，コホート研究が1940年代から国家事業として様々な仮説をもとに多数行われ，政策立案の基礎となっている．なお，英国を代表する4つの出生コホート研究の管理・運営については，1946年コホート（下記1.）は英国医学研究局（MRC；Medical Research Council）において[2]，1958年（2.），1970年（3.），ミレニアム（4.）出生コホートについては，ロンドン大学教育研究所の縦断調査センター（CLS；Centre for Longitudinal Studies）で管理されている[3]．

1. National Survey of Health & Development（NSHD）[4,5]

　英国における出生率低下と乳児死亡率について詳細に調査することを目的として，1946年3月3日〜9日にイングランド，スコットランド，ウェールズで生まれた子ども約16,000名から無作為に抽出された5,362名を追跡する出生コホートで，2，4，6，7，8，9，10，11，13，15，19，20，22，23，25，26，31，36，43，53歳時に調査が行われている（計20回）．47〜57歳では，女性のみを対象とした調査も9回実施されている．1999年（53歳時）においても，3,035名（82.6％）が調査に協力しており，2011年に追跡対象者が65歳となり[6]，幼少から高齢までの健康状態と環境について検討がなされている．

2. National Child Development Study（NCDS）[7,8]

　前述の1946年出生コホートと類似したデザインで，1958年3月のある1週間に英国で生まれた約17,000名の子どもを対象として，7，11，16，23，33，42，46，50歳時に調査を行っている（計9回）．また，2003年（45歳時）には，9,000名の血液採取を行い，発達や環境，ライフスタイルが対象者の健康状態とどのように関連しているかについても検討している．

3. 1970 British Cohort Study（BCS70）[9]

　1946年，1958年の英国出生コホートに続いて，1970年のある1週間に英国で出生した17,000名以上の子どもを対象として，英国の出生動向の調査として開始され，5，10，16，26，30，34，38，42歳時に調査を行っている（計9回）．2004年の34歳時調査では，約9,000名が回答している．

4. Millennium Cohort Study（MCS）[10]

　2000年9月〜2002年1月に全英で生まれた子どものうち，ランダム・サンプリングされた約19,000名の子どもを対象に開始され，上記3つの先行する出生コホート研究との比較を可能とするデザインをとっている．先行する出生コホートとは異なり，1年間（地域によって対象期間が異なる）に生まれた子どもを対象とし，また，貧困地域や非白人が居住する区域も含む，初めて全英を対象とした調査になっている．9か月，3，5，7，11歳時に調査を実施している（計6回）．

5. Aberdeen Child Development Survey（ACDS）[11]

　スコットランドの Aberdeen で1950〜1956年に生まれた子ども約12,000名が小学生のとき（1962〜1964年）に実施された．その後，1999年

に国の疾病登録システム情報の取得や，2001～2003年にかけて郵送による調査を実施している．

6. Avon Longitudinal Study of Children and Parents (ALSPAC)[12, 13]

「Children of the 90s'」とも呼ばれるコホート研究である．英国南西部のBristolを中心としたAvonと呼ばれる地域において，1991年4月～1992年12月の間に妊娠した女性の登録によって開始され，生まれた子ども約14,000名とその両親が対象となり，対象児が18歳になるまで追跡するとして始められたが，その後も調査は継続して行っており，現在も約10,000家族が参加している．最近では，それらの子どもを対象としたCOCO90s(Children of the Children of the 90s')も開始している．ALSPACでは，アンケートや面接調査に加えて，母親の血液や乳汁，胎盤，子の血液（臍帯血），毛髪，爪，乳歯，尿，唾液もサンプリングされており，バイオバンクとしても精度の高い試料を収集・管理していることが特徴である．

7. Environmental Risk Longitudinal Twin Study (E-risk)[14]

ロンドン大学キングスカレッジ精神医学研究所(IoP)社会精神医学研究ユニット(SPRU)によって行われている双生児発達コホート研究である．1994～1995年にイングランドとウェールズで出生した同性双生児とその家族1,116家系を対象とし，5，7，12歳時に調査が行われている（計4回）．IoPでは，15,000組以上の双生児を対象としたTwins Early Development Study(TEDS)が行われており，5，7歳時調査で破壊的行動を示し，破壊的行動障害のリスクが高い一部のサンプルについて，遺伝と環境のリスクファクターや発達過程を詳細に検討するために，E-riskプロジェクトが行われている．

8. Youth Cohort Study (YCS)[15]

英国の教育技能省によって，1985年に16歳の子どもを対象として，学業成績や職業訓練，学校での体験がその後の高等教育や労働市場にどのように影響を与えるかを調査するために開始され，2007年には13番目のコホート調査が始まっている．各コホート調査は，17～19歳まで追跡している．

9. Longitudinal Study of Young People in England (LSYPE)[16]

2004年に教育省によって開始されたコホート調査で，13～14歳の若者約15,000名に対するインタビューを行い，その後，2010年（19～20歳）までに7回の追跡調査を行っている．このコホート研究では，学校選択や親の教育に対する考え方，学校単位での分析など，学校に関する要因により焦点を絞り，本人および親，関係する教育機関に調査を行う点が特徴的である．

B 英国以外のヨーロッパ

英国のNSHDに続くように，北欧においてもコホート研究が多数実施されている．北欧では，疾病登録システムが1960年代にデータベース化されるなど，コホート調査データとその後の転帰を連結させやすい利点を活かして，統合失調症の周産期～幼少期のリスクファクターを多数報告している．

最近では，ヨーロッパの母子コホート研究の戦略的集積による子どもの健康増進を目指し，EU第7次フレームワークプロジェクト(FP7)の助成を受けた，21か国の76コホート研究によるDeveloping a Child Cohort Research Strategy for Europe(CHICOS)が組織され，連携したデータ収集と解析を行っている[17]．

1. Helsinki Birth Cohort Study (HBCS)[18]

1951〜1960 年の 10 年間にヘルシンキで生まれた子どもを対象とした出生コホート研究である．Cannon らは，出生コホートサンプルと疾病登録や社会保険などの健康情報データベースを連結させて，統合失調症群と対照群を抽出し，出生コホート内症例対照研究を行い，7〜11 歳の学業成績の比較を行っている．

2. Danish Longitudinal Study (DLS)[19,20]

1953 年にコペンハーゲン周辺で生まれた男児約 12,000 名について，1965 年（12 歳時）に市の登録システムの出生記録を調査し，12〜18 歳時には学校成績や認知機能，社会経済的指標，家族への面接調査などを収集したコホート研究である．2002 年に，精神疾患疾病登録システムから 19〜49 歳の登録状況を調べ，小児期や思春期の認知機能との関連を検討している．

3. Copenhagen Perinatal Cohort (CPC)[21]

1959 年 9 月〜1961 年 12 月にかけて，コペンハーゲン大学病院でリクルートされた妊娠期の女性から生まれた約 9,000 名について，妊娠中のステロイドホルモンやバルビツレート投与の影響を調べたコホート研究であり，妊娠中の様々な症状について評価している．これらの情報と，デンマークの精神疾患疾病登録システムの 1994 年までに登録された ICD-8 による診断情報を連結させて，妊娠高血圧と統合失調症のリスクの関連などを検討している．

4. Danish National Birth Cohort (DNBC)：Better Health for Mother and Child[22]

産科合併症と疾病（循環器疾患，がん，精神疾患，喘息，アレルギーなど）との関連を明らかにすることを目的として，1996〜2002 年にデンマークの 10 万人の妊娠期女性をリクルートして開始されたコホート研究である．服薬データベースを整備している点が特徴的である．2010 年に最初の追跡調査（7 年目）を完了し，現在は 11 年目の第 2 回調査を行っており，現時点では 20 年間追跡を行うことが決まっているが，その後も可能な限り追跡を行い，胎児期や小児期の健康状態がその後の疾病への罹患とどのように関連しているか調査を行うとしている．

5. Copenhagen Child Cohort (CCC2000)[23,24]

乳幼児期のメンタルヘルスの疫学を詳細に検討するために，2000 年にコペンハーゲン周辺で生まれた約 6,000 名の子どもを対象として開始された．5 歳までの追跡を予定し，各種の疾病登録情報の入手とともに，保健師によって産後 1〜14 日，2〜3，4〜6，8〜10 か月，1.5 歳，5 歳時に調査が行われている．

6. Jerusalem Perinatal Study (JPS)[25]

1964 年〜1976 年にエルサレム周辺の妊娠期女性をリクルート，妊娠中の様子と生活環境に関するインタビューを行い，生まれた子ども約 11,000 名について，イスラエルの精神疾患登録システムから 1997 年 12 月末時点（21〜33 歳）の罹患状況を調査している．

7. Northern Finland Birth Cohort (NFBC)[26,27]

北フィンランドで 1966 年と 1986 年に開始された 2 つの出生コホート研究である．1966 年開始のコホートでは，Oulu および Lapland に居住する妊娠期女性をリクルートし，1966 年の 1 年間に生まれた約 12,000 名の子どもを対象としている．また，1986 年開始のコホートでは，1985 年 7 月〜1986 年 6 月に生まれた約 9,000 名の子どもを対象としている．妊娠早期から質問紙調査を開始し，出生後 6〜12 か月，7〜8，14〜16，31 歳時に追跡調査を行っている．

8. Early Developmental Stages of Psychopathology(EDSP) Study[28]

1994年ドイツにおいて，物質使用における生物学的・心理社会的因子を調査する5つのプロジェクトの1つとして行われた，1970年6月1日〜1981年5月31日に出生した，Munich周辺都市在住の14〜24歳3,021名を対象としたコホート調査である．主に構造化診断面接法(M-CIDI；the Munich version of the Composite International Diagnostic Interview)を用いて精神疾患の診断をアウトカム指標とし，10年間で計4回の調査を実施している．継続的な大麻使用は精神病発症のリスクを増加させることなどを明らかにしている[29]．

9. Norwegian Mother and Child Cohort Study(MoBa)[30]

1999〜2008年，様々な疾患の原因と経過を調べ，予防的方策を検討することを目的として，ノルウェーの妊娠女性10万人以上をリクルートし，ほぼ年1回，両親に対する質問紙によって評価を行っている．両親のDNA試料も採取しており，家系的視点からの病気と遺伝に関する研究も行われている．

C オセアニア

1. Dunedin Multidisciplinary Health and Development Study[31-33]

ロンドン大学キングスカレッジ精神医学研究所(IoP)社会精神医学研究ユニット(SPRU)によって，1972〜1973年にニュージーランドのDunedinで生まれた1,037名を対象として開始された．5, 7, 9, 11, 13, 15, 18, 21, 26, 32, 38歳時に調査が実施された(計12回)他，その両親を対象とした家族調査(2003〜2006年)や，その子どもを対象とした次世代調査(the Next Generation Study)も実施されている．対象人数は少ないが，その分，多彩な調査項目を継続的に評価しており，調査年齢での群平均データだけでなく，個人の発達的変化と精神疾患発症との関連について，後述する精神病様症状とその後の統合失調症発症についての検討や，精神疾患の診断に該当する成人の約半数はすでに10代前半までに何らかの精神科診断基準に該当するとの報告(Kim-Cohenら，2003)[34]など，多数の重要な知見が相次いで報告されている．対象者の97％からDNA採取が行われ，統合失調症の関連遺伝子多型別にみた思春期の大麻使用とその後の統合失調症様疾患の発症との関連(Caspiら，2005)[35]など，遺伝と環境の相互作用についても検討されている．

2. Mater-University of Queensland Study of Pregnancy(MUSP)[36,37]

妊娠期の有害事象とその後の発達について検討するため，1981〜1983年にオーストラリアの妊娠期の女性約8,000名をリクルートして産科医によって開始されたコホート研究である．子どもが6か月，5, 14, 21, 27, 30歳時点で調査を行っており，現在も継続して進行中のコホート研究である．母親も追跡対象になっている．

D 米国

1. National Collaborative Perinatal Project(NCPP)[38,39]

1959〜1966年にかけて，米国内の13地域で妊娠期の女性を計約55,000名リクルートし，産科合併症と身体的・精神的発達特徴との関連について，4か月，8か月，1, 3, 4, 7歳まで追跡した，大規模な出生コホート研究である．そのコホートメンバーが成人になってから(New Englandコホートでは18〜27歳，Philadelphiaコホートでは30代)再度コンタクトをとり，精神疾患罹患をアウトカムとした調査を行い，産科合併症と成人期のメンタルヘルスとの関連について検討している．

2. Prenatal Determinants of Schizophrenia Study (PDS)[40, 41]

1959年にカリフォルニアで妊娠期の危険因子を詳細に検討するプロジェクトとして，行動特徴に加えて母体の胎盤や血清などの試料も収集している出生コホートである．The Child Health and Development Studyのコホートサンプルを用いて，成人期の精神病圏罹患の有無を検討した研究である．元のコホートサンプルが，ある健康保険プランに加入している妊娠期の女性を対象としているため，疾病情報が登録されており，生まれた子どもが13～38歳時に，その登録内容から精神病圏の罹患が疑われるケースを抽出し，面接調査を行って確認している．

3. National Children's Study (NCS)[42]

2009年に全米で開始されたこのコホート研究では，子どもの健康と発達，様々な疾病リスク（先天性欠損と妊娠関連の問題，損傷，喘息，肥満，糖尿病，行動障害，学習障害，精神障害など）に影響を与える環境中の要因を特定することを目的として，10万人の子どもたちを胎生期から21歳になるまで追跡する．

E｜日本のコホートの現状

日本では，50年にわたって，40歳以上の全住民を対象として生活習慣病（脳卒中・悪性腫瘍・高血圧症・糖尿病など）の評価を行っている久山町研究[43]など，成人～高齢者を対象としたコホート研究は以前より行われてきたが，精神機能の発達や変化を検討したコホート研究はそれほど多くない．

2004～2009年に，独立行政法人科学技術振興機構社会技術研究開発センター（RISTEX）「脳科学と社会」研究開発領域において，計画型研究開発「日本における子供の認知・行動発達に影響を与える要因の解明」（領域総括：小泉英明，研究統括：山縣然太朗）として，0～3歳，および5～8歳までの社会能力の発達の過程を明らかにするために，コホート研究（すくすくコホート）が実施された[44]．研究サイトの一部で独自に追跡調査を実施している地域もあるが[45]，全体では長期的な追跡研究には移行していない．RISTEXのすくすくコホートでは，長期的なコホート研究を実施するための提言の1つとして，研究デザインの設定や調査地域との連携，参加者への理解促進に数年単位の時間を必要とされるにもかかわらず，日本の研究費が単年度予算で，1つのプロジェクトでも数年～5年程度と長期的な支援の枠組みがないことを指摘している．

それらの指摘をふまえて，2008年，全国で10万人を対象とし，13年間の追跡を行う大規模な出生コホート調査「子どもの健康と環境に関する全国調査（エコチル調査）」が環境省によって開始されている[46]．このコホート研究では，胎児期から小児期にかけての化学物質曝露をはじめとする環境因子が，妊娠・生殖，先天奇形，精神神経発達，免疫・アレルギー，代謝・内分泌系などに影響を与えているのではないかという大きな仮説を明らかにするために，化学物質曝露などの環境影響の他，遺伝要因，社会要因，生活習慣要因など，様々な要因について，幅広い調査を行っている．

その他，2007年に開始された低出生体重児の認知発達の予後や自閉症などの疾患早期発見法の開発を目的とした浜松母と子の出生コホート（HBC）[47]や，2012年に開始された，思春期における精神機能の自己制御性の形成過程を解明することを目的とした，10代の地域標本への調査（青年期の健康・発達調査）がある[48]．

3｜コホート研究で得られた重要なエビデンス

A｜統合失調症の発症に先行する特徴[49]

同じ遺伝子を持つ一卵性双生児において，2人とも統合失調症を発症している率が100%でなく，一方で二卵性双生児の発症一致率よりは高い値を示すこと，また，統合失調症の家族歴を有す

る者では発症リスクが増加するものの，統合失調症発症者の多くが孤発例であることから，統合失調症の発症には，遺伝と環境の両方が複雑に影響すると考えられている．これまでに，一般人口を対象とした大規模な出生コホート研究によって，統合失調症発症までの過程が検討されてきた．

統合失調症や精神病圏の発症をアウトカムとして検討している7か国の大規模出生コホート11研究をまとめたWelhamら(2009)によると，幼児期の運動発達や運動協調性といった神経運動障害とその後の統合失調症罹患との関連が5つのコホート研究で一貫して指摘されている．低IQや発話・言語の問題，学校成績との関連などの認知発達については，軽微であるが発症前から認められるとの指摘がある．しかしながらいずれも結果は一致せず混在しており，追跡調査で繰り返し認められる場合に発症リスクが増大するとの指摘もあれば，幼児期に認められても，後に非罹患群と同じ水準に到達するとの所見もある．また，学校成績については，優秀な成績と後の統合失調症発症に関連が認められるとする指摘もある．幼少期の独特な行動特徴や抑うつ・不安といった精神病理学的症状はわずかに認められるものの，疾患特異性は高くない．また，どの発達段階で認められた所見が予測するのかについても結論が出ていない．

Welhamら(2009)では，これらの研究結果が一致しない理由の1つとして，コホート内での横断的な群比較(後に統合失調症を発症した群と発症していない群について，幼少期のある一時点の特徴を比較)と，個人の発達経過を調べた縦断的な比較による結果の相違があるのではないかとしている[49]．各発達段階に応じたアセスメントは多数開発され使用されているが，生涯発達に対応し，子どもから成人期，高齢期まで連続して検討できる検査バッテリーの開発が必要なのかもしれない．なお，各コホート研究の成果については，西田，岡崎(2004)にまとめられている[50]．

B｜PLEsとその後の精神病性障害の上昇[50-54]

前述のように，大規模な出生コホート研究における発症前の特徴は疾患特異性が低く，また，結果が一貫しないのに対して，ニュージーランドのDunedin出生コホート研究で認められた精神病様症状体験(PLEs；psychotic-like experiences)は，疾患特異性が高く，その後の発症を高く予測しており，また，他の出生コホート研究でも同様の知見が報告されており[37]，統合失調症圏疾患に特異的な予測指標として有望であると期待されている．

PLEsは，成人を対象とした大規模疫学研究によって，成人一般人口中の5〜20%前後程度，一定の割合で体験している者がいることが報告されていた．Dunedin出生コホート研究(前記C-1.)では，11歳時に構造化面接を用いた児童精神科医による臨床評価(DISC-C；Diagnostic Interview SChedule for Children)が行われ，そのなかで，以下のPLEsに関する以下の4項目の評価が行われている．

①あなたは超能力や読心術などによって，自分の心の中を誰かに読み取られたことがありましたか？
②テレビやラジオからあなただけにメッセージや暗号が送られてきたことがありましたか？
③あなたは誰かに後をつけられたり，こっそり話を聞かれたりされていると感じたことがありましたか？
④あなたは他の人には聞こえない「声」を聞いたことがありましたか？

その結果，上記4項目のうち，1つ以上の項目に該当した11歳児の割合はコホート全体の14%に及び，複数の項目を体験している者も2%弱存在していることが報告された[52]．2012年に報告された，様々な地域標本を対象とした19研究のレビューでは，9〜12歳では17%，13〜18歳では7.5%(いずれも中央値)が体験しているとされ

ている[55]。

　Dunedin コホート研究において，これらの PLEs 体験者の転帰を検討したところ，11 歳時点で強めの PLEs を体験していた群（全体の 1.6%）では，非体験群と比べて，統合失調症様障害の発症リスクが 16 倍も高くなること，11 歳時に体験していた子どものうち，26 歳時点でその 90% が就業困難など明らかな社会機能上の問題を抱えていること，70% は発症に至らぬものの引き続き PLEs を体験していること（PLEs 持続群），そして 25% が統合失調症様障害を発症していることも明らかにされた[32,51]。

　また，これらの一連の報告では，11 歳時点の PLEs は 26 歳時点の気分障害や不安障害とは有意に関連しなかったことから，疾患特異的に予測すること，一方で，統合失調症の家族歴や周産期障害といったリスクファクター，運動発達の遅れや言語理解能力の低さなどのこれまでに指摘されてきた病前発達特徴と有意な関連を示す指標であることが示唆されており，思春期の PLEs と統合失調症に連続性があることが示唆されている[51]。

　統合失調症の治療開始の遅延の指標として用いられている，精神病未治療期間（DUP；duration of untreated psychosis）とは，明らかな精神病症状が生じてから，初めて精神科医療機関を受診し，抗精神病薬による適切な治療を開始されるまでの期間のことで，山澤（2009）によると，DUP は約 1〜2 年程度とされている[56]。統合失調症初発エピソード患者の DUP と転帰についてのメタ分析の結果，DUP が長いと，他の予後関連因子とは独立して，初回エピソードからの症状や機能の回復が不良となり，長期予後にも DUP は影響することが報告されている[57]。

　統合失調症の早期介入では，未治療期間の短縮によって予後の改善が期待できることから，DUP 短縮は，集団を対象とした介入効果判定の指標の 1 つとして扱われている。しかしながら，これまでのコホート研究の成果から，実際には，DUP の定義する「明らかな精神病症状」が生じる前に，すでに PLEs を体験し，その体験を苦痛に感じている者がいることがわかってきており，DUP の概念より早期の支援が可能で，また必要とされるようになってきている。一方で，PLEs 体験者のなかにも，一過性で持続しない者や，その後，精神病を発症しない者も多くいる。

　統合失調症の早期の予防的支援を考えるときには，発症リスクの高い者や（前駆症状も含めた）苦痛を感じている者に対する適切かつ迅速な支援とともに，発症リスクの低い者に対しては，誤って介入することのないようにする枠組みが必要となる。今後のコホート研究では，各発達段階に応じたリスク因子と保護因子の双方を検討していくことが，統合失調症のきめ細やかな予防的支援につながると思われる。

【文献】

1) Morgan VA, Valuri GM, Croft ML, et al: Cohort Profile: Pathways of risk from conception to disease: the Western Australian schizophrenia high-risk e-Cohort. Int J Epidemiol 40: 1477-1485, 2011
2) http://www.nshd.mrc.ac.uk
3) http://cls.ioe.ac.uk/
4) Wadsworth M, Kuh D, Richards M, et al: Cohort Profile: The 1946 National Birth Cohort (MRC National Survey of Health and Development). Int J Epidemiol 35: 49-54, 2006
5) Jones P, Rodgers B, Murray R, et al: Child development risk factors for adult schizophrenia in the British 1946 birth cohort. Lancet 344: 1398-1402, 1994
6) Pearson H: Epidemiology: Study of a lifetime. Nature 471: 20-24, 2011
7) Power C, Elliott J: Cohort Profile: 1958 British birth cohort (National Child Development Study). Int J Epidemiol 35: 34-41, 2006
8) Done DJ, Johnstone EC, Frith CD, et al: Complications of pregnancy and delivery in relation to psychosis in adult life: data from the British perinatal mortality survey sample. BMJ 302: 1576-1580, 1991
9) Elliott J, Shepherd P: Cohort profile: 1970 British Birth Cohort (BCS70). Int J Epidemiol 35: 836-843, 2006
10) http://www.cls.ioe.ac.uk/page.aspx?&sitesectionid=851&sitesectiontitle=Welcome+to+the+Millennium+Cohort+Study
11) Leon DA, Lawlor DA, Clark H, et al: Cohort profile: the Aberdeen children of the 1950s study. Int J Epidemiol 35: 549-552, 2006
12) Najman JM, Bor W, O'Callaghan M, et al: Cohort Profile: The Mater-University of Queensland Study of Pregnancy (MUSP). Int J Epidemiol 34: 992-997, 2005
13) Magnus P, Irgens LM, Haug K, et al: Cohort profile: the Norwegian Mother and Child Cohort Study

(MoBa). Int J Epidemiol 35: 1146-1150, 2006
14) http://www.scopic.ac.uk/StudiesERisk.html
15) http://www.esds.ac.uk/doc/5765/mrdoc/UKDA/UKDA_Study_5765_Information.htm
16) https://www.education.gov.uk/ilsype/
17) http://www.chicosproject.eu/
18) Cannon M, Johns P, Huttunen MO, et al: School performance in Finnish children and later development of schizophrenia: a population-based longitudinal study. Arch Gen Psychiatry 56: 457-463, 1999
19) Osler M, Andersen AM, Lund R, et al: Revitalising the Metropolit 1953 Danish male birth cohort: background, aims and design. Paediatr Perinat Epidemiol 18: 385-394, 2004
20) Osler M, Lawlor DA, Nordentoft M: Cognitive function in childhood and early adulthood and hospital admission for schizophrenia and bipolar disorders in Danish men born in 1953. Schizophr Res 92: 132-141, 2007
21) Sorensen HJ, Mortensen EL, Reinisch JM, et al: Do hypertension and diuretic treatment in pregnancy increase the risk of schizophrenia in offspring? Am J Psychiatry 160: 464-468, 2003
22) Olsen J, Melbye M, Olsen SF, et al: The Danish National Birth Cohort--its background, structure and aim. Scand J Public Health 29: 300-307, 2001
23) Skovgaard AM, Olsen EM, Houmann T, et al: The Copenhagen County child cohort: design of a longitudinal study of child mental health. Scand J Public Health 33: 197-202, 2005
24) Skovgaard AM, Olsen EM, Christiansen E, et al: Predictors (0-10 months) of psychopathology at age 11/2 years - a general population study in The Copenhagen Child Cohort CCC 2000. J Child Psychol Psychiatry 49: 553-562, 2008
25) Kimhy D, Harlap S, Fennig S, et al: Maternal household crowding during pregnancy and the offspring's risk of schizophrenia. Schizophr Res 86: 23-29, 2006
26) Isohanni M, Makikyro T, Moring J, et al: A comparison of clinical and research DSM-Ⅲ-R diagnoses of schizophrenia in a Finnish national birth cohort. Clinical and research diagnoses of schizophrenia. Soc Psychiatry Psychiatr Epidemiol 32: 303-308, 1997
27) Khalife N, Glover V, Hartikainen AL, et al: Placental size is associated with mental health in children and adolescents. PLoS One 7: e40534, 2012
28) Wittchen HU, Perkonigg A, Lachner G, et al: Early developmental stages of psychopathology study (EDSP): objectives and design. Eur Addict Res 4: 18-27, 1998
29) Kuepper R, van Os J, Lieb R, et al: Continued cannabis use and risk of incidence and persistence of psychotic symptoms: 10 year follow-up cohort study. BMJ 342: d738, 2011
30) Magnus P, Irgens LM, Haug K, et al: Cohort profile: the Norwegian Mother and Child Cohort Study (MoBa). Int J Epidemiol 35: 1146-1150, 2006
31) Silva P, Stanton W: From Child to Adult: The Dunedin Multidisciplinary Health and Development Study. NY: Oxford University Press, 1996
32) Silva PA, Stanton W(著), 酒井厚(訳)：ダニーディン子どもの健康と発達に関する長期追跡研究―ニュージーランドの1000人・20年にわたる調査から―. 明石書店, 2010
33) http://dunedinstudy.otago.ac.nz/
34) Kim-Cohen J, Caspi A, Moffitt T, et al: Prior juvenile diagnoses in adults with mental disorder: developmental follow-back of a prospective-longitudinal cohort. Arch Gen Psychiatry 60: 709-717, 2003
35) Caspi A, Moffitt TE, Cannon M, et al: Moderation of the effect of adolescent-onset cannabis use on adult psychosis by a functional polymorphism in the catechol-O-methyltransferase gene: longitudinal evidence of a gene X environment interaction. Biol Psychiatry 57: 1117-1127, 2005
36) Najman JM, Bor W, O'Callaghan M, et al: Cohort Profile: The Mater-University of Queensland Study of Pregnancy (MUSP). Int J Epidemiol 34: 992-997, 2005
37) Welham J, Scott J, Williams G, et al: Emotional and behavioural antecedents of young adults who screen positive for non-affective psychosis: a 21-year birth cohort study. Psychol Med 39: 625-634, 2009
38) Cannon TD, Rosso IM, Bearden CE, et al: A prospective cohort study of neurodevelopmental processes in the genesis and epigenesis of schizophrenia. Dev Psychopathol 11: 467-485, 1999
39) Buka SL, Tsuang MT, Lipsitt LP: Pregnancy/delivery complications and psychiatric diagnosis. A prospective study. Arch Gen Psychiatry 50: 151-156, 1993
40) Susser ES, Schaefer CA, Brown AS, et al: The design of the prenatal determinants of schizophrenia study. Schizophr Bull 26: 257-273, 2000
41) Bresnahan MA, Brown AS, Schaefer CA, et al: Incidence and cumulative risk of treated schizophrenia in the prenatal determinants of schizophrenia study. Schizophr Bull 26: 297-308, 2000
42) http://www.nationalchildrensstudy.gov/
43) http://www.med.kyushu-u.ac.jp/envmed/about/index.html
44) 社会技術研究開発事業「脳科学と社会」研究開発領域　計画型研究開発　日本における子供の認知・行動発達に影響を与える要因の解明(平成16年度～平成20年度)研究成果報告書, 2009年3月
45) http://www.sukusukutottori.com/index.html
46) http://www.env.go.jp/chemi/ceh/index.html
47) 土屋賢治, 松本かおり, 武井教使：浜松母と子の出生コホート(HBC)：子どもの発達の新しい理解にむけて. 脳21 13：155-160, 2010
48) http://ttcp.umin.jp/
49) Welham J, Isohanni M, Jones P, et al: The antecedents of schizophrenia: a review of birth cohort studies. Schizophr Bull 35: 603-623, 2009
50) 西田淳志, 岡崎祐士：出生コホート研究からみた統合失調症の病前発達特徴. 臨床精神医学 33：1461-1471, 2004
51) 西田淳志, 岡崎祐士：3. 思春期のPLEs(psychotic-like experiences). Ⅱ病前からの諸問題, 専門医の為の精神科臨床リュミエール5, 統合失調症の早期診断と早期介入. pp33-43, 中山書店, 2009
52) 西田淳志：思春期の精神病様体験と精神病性疾患の予

防的支援. 精神医学 53：1207-1213, 2011
53) 西田淳志, 岡崎祐士：思春期精神病様症状体験（PLEs）と新たな早期支援の可能性. 臨床精神医学 36：383-389, 2007
54) 西田淳志, 山末英典：精神医学研究における出生コホートの必要性－発達, 環境, 個体の相互作用の解明へ. 医学のあゆみ 231：1061-1065, 2009
55) Kelleher I, Connor D, Clarke MC, et al: Prevalence of psychotic symptoms in childhood and adolescence: a systematic review and meta-analysis of population-based studies. Psychol Med 42: 1857-1863, 2012
56) 山澤涼子：1. 精神病未治療期間（DUP）と初回エピソード統合失調症, Ⅳ初回エピソード統合失調症の早期診断と早期介入. 専門医の為の精神科臨床リュミエール 5. 統合失調症の早期診断と早期介入. pp88-95, 中山書店, 2009
57) Perkins DO, Gu H, Boteva K, et al: Relationship between duration of untreated psychosis and outcome in first-episode schizophrenia: a critical review and meta-analysis. Am J Psychiatry 162: 1785-1804, 2005

〔西村　幸香〕

第29章 早期精神病の研究

> **Facts**
> - 統合失調症は遺伝的要因に加え，様々な環境要因が重なって発症に至る（遺伝環境相互作用）．
> - 統合失調症の発症後数年で，脳構造・機能が進行性に変化する領域もあれば，発症前からすでに低下し，発症による影響が小さい領域もある．
> - 発症前の機能低下については，正常発達と比べて幼少期ですでに機能低下がある領域から，思春期で機能低下を認める領域がある．
> - 機能低下によっていじめや社会的孤立など，さらなる環境要因を生み出している．
> - 今後は遺伝環境相互作用に加え，発達と環境の相互作用をとらえる視点が重要．

　精神病は一般人口の2～3%が罹患し，思春期から青年早期に発症するため，その後の人生に大きな影響を及ぼす[1]．近年の研究で，統合失調症は遺伝的要因に加え，様々な環境要因が重なって発症に至る（遺伝環境相互作用）ことがわかった．そして発症前後の縦断研究により，脳構造・機能は発症前から発症後数年で大きく変化することがわかった．ここでは精神病発症前後の心理社会的・生物学的研究の縦断研究を主に記述する．統合失調症研究全般については第2部「統合失調症の基礎と研究」（→173頁）を，精神病発症前後の治療・支援や臨床病期の概念については第4部4-3「早期診断と早期介入」（→627頁）をそれぞれ参照するとよい．また，精神病発症前後を理解するうえで近年トピックとなっている，ヒトの発達や進化からみた統合失調症の位置づけについては序論第3章「統合失調症の多様な側面」を参照にするとより理解が深まる．なお，早期精神病研究は統合失調症を想定したものが多い．あえて「精神病」としているのは，発症前後の期間は診断確定ができないことが多いためである．そのため，本章でもこの流れに沿って記載し，統合失調症に特化した事象のみ「統合失調症」としてある．

1 精神病発症前後の疫学研究

　統合失調症はある日突然幻覚妄想を呈するわけではない．後ろ向き研究によると，統合失調症発症前に微弱な陽性症状，非特異的な精神症状（抑うつ，不眠）や，社会機能障害（不登校，ひきこもり）が平均3年間持続する[2]．出生コホート研究によると，統合失調症患者は発病前の幼少期から，わずかではあるが行動・認知機能に障害を認め，定型発達から徐々に遅れていく領域があることがわかった[3-5]．思春期になると，一過性の精神病様体験（PLEs；psychotic-like experiences）を呈する若者が一般人口中の約15%に認められ

る[6-8]．こうした研究から，遺伝要因を持つものが思春期・青年期までに経験する環境要因によってPLEや抑うつなどの非特異的な精神症状を呈し，さらに思春期・青年期で経験する環境要因によって，精神病発症リスクが大きく上昇すると考えられている[1, 9-12]．以下，発達時期に分けた環境要因を紹介する．

思春期以前の環境要因としては，周産期環境と家庭・周辺環境が挙げられる．周産期の環境要因は，神経発達を直接障害していると考えられており，周産期合併症[13-14]，低体重[15]，冬生まれ・出生地の緯度の高さ[16]，母の飲酒・喫煙[11]などが挙げられる．周産期環境要因は統合失調症の決定的な原因（神経発達障害仮説）として注目されたが[17]，オッズ比がせいぜい2前後にとどまり，現在は要因の1つとして考えられている．幼少期の家庭・周辺環境要因は，養育環境に関係し，本人のパーソナリティ形成に大きな影響を及ぼす．低い社会階層[18-19]，都市化[20-22]，移民[23-24]，いじめ・虐待[25-26]，両親の離婚[10, 27]などが挙げられる．これらが発症の要因となるのは，幼少期のストレスが神経発達に影響を与えるだけでなく，本人のストレス対処や社会関係の構築にも影響を与えるためと考えられる．また，都市化や移民などは，社会関係性の希薄化という視点から注目されてきている．

精神病発症に関係するPLEや抑うつなどは，思春期以降に認められ，それは思春期以前の環境要因によって高められる．PLE自体は精神病発症の予測因子とはならないが，思春期の中で症状が強く，苦痛に感じている若者の精神病移行率は約16倍となる[7-8]．以上をまとめると，環境要因によって年齢に応じた発達課題が達成できず，いじめや社会的孤立などのさらなる環境要因を引き起こし，思春期に経験すべき発達課題が達成できない，といった連鎖を引き起こす．その結果の1つとして思春期にみられる自我形成機構が破綻し，精神病発症につながると考えられている（図29-1）[1, 9-12]．

2 精神病発症前の神経心理学研究

詳細は第4-3部に譲るが，統合失調症の後ろ向き研究により，閾値下の陽性症状・家族歴・社会機能の低下などを検討し，精神病発症リスク状態（ARMS；at risk mental state）もしくは精神病発症超危険群（UHR；ultra high risk）として同定し，発症につながる要因を検討することが近年盛んである[28-30]．臨床症状を経時的に検討した結果では，UHRの中で，陽性症状，陰性症状，社会機能，相談時の年齢などが後の精神病発症を予測しうるが，いまだにどの要因が大きく寄与するかは一定していない[31-35]．

UHRの認知機能障害については，言語流暢性，言語記憶，処理速度といった領域で，健常対照群と比して障害の程度が大きい[36-39]．その一方で，作業記憶や実行機能など統合失調症で明らかな障害領域では，健常対照群と比して障害の程度が小さい[36, 39]．また，その後の発症の有無を検討したところ，言語記憶や注意保持の成績が発症を予測しうる[5, 37-40]．神経心理学検査は比較的簡便に導入できるが，各群で認知機能にばらつきがあり，疾患の有無を判別するには十分ではないこと，障害を認める領域の多くが疾患特異的ではないことが今後の課題である[39]．

3 初回エピソード精神病（FEP）の神経心理学研究

統合失調症の長期転帰については，症例によってかなり差があることがわかっている．概算すると，1/3が症状が寛解し社会機能が回復する群，1/3が症状か社会機能が不十分ではあるが回復する群，そして残り1/3が症状が持続し，社会機能の回復が難しい群に分けられる[41]．重症化因子として，発症年齢，発症時の重症度，精神病未治療期間の長さ，家族歴，潜行性の発症，病前社会機能の低さ，物質乱用，家庭環境などが挙げられる[42]．

統合失調症発症後も認知機能障害は転帰に影響を与える要因の1つである．初回エピソード精神

病（FEP；first episode psychosis）の認知機能障害は，言語記憶，作業記憶，処理速度など多岐にわたるが，治療を継続して行えば，障害の進行は少なく，むしろ成績が改善することが知られている[43,44]．そのなかで，言語記憶，作業記憶の成績が発症後の社会機能障害を予測しうる[43,45-47]．

発症前後を対象とした認知機能をまとめると，言語流暢性，言語記憶，処理速度は発症前より機能障害を認め，かつ言語記憶や注意保持の程度が発症と関係するものの，発症後に悪化は認めないことが示唆される．その一方で，作業記憶や実行機能は発症前後で機能障害が目立つことが示唆される．

近年，これらの神経認知機能に加えて社会認知（感情認知，周辺環境認知，心の理論，原因帰属）が統合失調症で障害されており，社会機能にもかなり影響していることがわかってきた[48-50]．社会認知は神経認知機能より実生活に即した機能評価であり，統合失調症の機能障害を理解するうえで重要である．現在計測している社会認知評価バッテリーが，神経認知機能と独立して存在するものなのか，もしくは神経認知機能と社会機能の中間に位置するものなのかはまだわかっていない[48-50]．また，神経認知機能障害の研究と同様に，発症前後のどの時点で障害されているのかを検討することは非常に重要である．現在のところ，心の理論が統合失調症の予後と関係があるとされている[49]．

4 精神病発症前後の生物学的研究

統合失調症の脳病態を解明するために，脳波などを用いた電気生理学的検討，MRIを用いた脳構造・機能解析が行われてきた．

脳波による事象関連電位は以前から様々な成分について検討が重ねられてきた．そのなかでもmismatch negativity（MMN）成分は，精神疾患の中では比較的統合失調症に特異的な所見である[51]．精神病発症前後の検討では，音の持続時間を逸脱させたduration MMN成分は発症前より進行性に減衰していくという報告が多い[52-55]．周波数を逸脱させたfrequency MMN成分は発症後より減衰を認め，進行性に減衰していくという報告が多い[56,57]．両者を組み合わせて，発症予測や予後予測に使えるのではないかと検討されている．

脳構造MRIでは，発症前後に起きる脳構造の微細な変化をとらえることができる．帯状回，島回，右上側頭回の灰白質は発症前より体積減少を認め[58-60]，左上側頭回は，発症直前より発症後数年にかけて進行性に体積減少を認める[61-63]．そして，慢性期の長期経過では体積減少が健常対照者と同程度である[64,65]．海馬および扁桃体体積もUHRの時点で減少しているが，他の精神疾患でも体積減少が指摘される部位であり疾患特異性は乏しい[66]．逆に発症前では下垂体体積が増大しており，発症時期が近いほど下垂体が大きく，ストレス反応によるステロイドホルモンの過剰分泌などが示唆されている[67]．発症予測については，各部位それぞれの結果は微小な変化であるため，いくつかの脳領域の構造異常を組み合わせることで，発症予測できる可能性が示唆されている[68,69]．

脳機能画像に関しては，時間分解能および空間分解能が比較的優れているfMRIを用いた研究が多い．提示課題は，前述の統合失調症の認知機能障害に基づいて使用されることが多く，FEPでは課題に対応した脳部位の信号変化が減少していることが多い[70]．その一方で，UHRでは信号変化が一定せず，健常対象者より増加することもある[70,71]．同一の認知課題をUHR群，FEP群に行った検討では，臨床病期に沿った信号変化を認めても，課題と部位によっては逆パターンを認めることもあり，発症前後の脆弱性，過活動，代償反応をとらえている可能性がある[70,72]．

5 東京大学における精神病発症前後の包括的縦断研究

統合失調症発症前後の進行性脳病態について，研究段階ではかなり進展し，病態解明に向け着実に進んでいる．その一方で，診断，状態把握，転

帰予測といった臨床応用の点ではいまだ不十分と言える．発症前後に有用な客観的指標が確立できれば，より早期に，個々の必要性に応じた支援・治療が可能となる．東京大学では2008年より，統合失調症発症前後を対象とした包括的な縦断計測を目標として，IN-STEP研究(Integrative Neuroimaging studies for Schizophrenia Targeting Early intervention and Prevention)を立ち上げた[73-74]．また，対象となる患者群は若者で，早期支援により予後が改善することを期待して，附属病院内に「こころのリスク外来」を立ち上げ，十分な時間を持って診療にあたれるようにした[75]．これまで言語領域に関係する脳病態について脳構造MRIおよび近赤外線スペクトロスコピーを用いた横断的な検討を報告した[76-77]．どちらの研究も下前頭回では，UHR群ではFEP群と同等の体積減少・機能低下を認め，過去の研究と一致する結果であった[74,76-77]．今後縦断的に計測し，これらの所見がどう変化するのか，臨床応用可能性を含めて検討する予定である．

6 成長・発達という視点から統合失調症を考える

第3章「統合失調症の多様な側面」(→37頁)も参考にするとよいが，ヒトの脳成熟という視点からみると，シナプスの刈り込みやミエリン化の増加は20代後半まで継続し，最後に遂行機能をはじめとした高次脳機能を司る前頭前皮質が成熟に至る[78]．思春期は，第二次性徴が始まり，社会性の拡大に従って神経認知・社会認知が急速に成長する時期で，他者，特に同胞との関係性の中で自我形成を成熟させる時期にある[1,9]．生理学的にもこの時期は，前頭前皮質の興奮性および抑制性シナプスの最適化が起こり[9]，ドパミン神経分布が急激に増加する[79-80]．統合失調症のあらゆる環境要因がドパミン神経伝達を変化させ，思春期早期における中脳辺縁系のドパミン神経細胞を刺激し，精神病に関連した発現を増加させる，と考えられている[81]．脳構造研究においても同様に，脳の成熟を反映して灰白質がわずかに縮小していくが，縮小が後頭部から前頭部へ向かって起こり，前頭部では10代から始まり20代半ばまで続く[82-84]．統合失調症で認められる進行性灰白質体

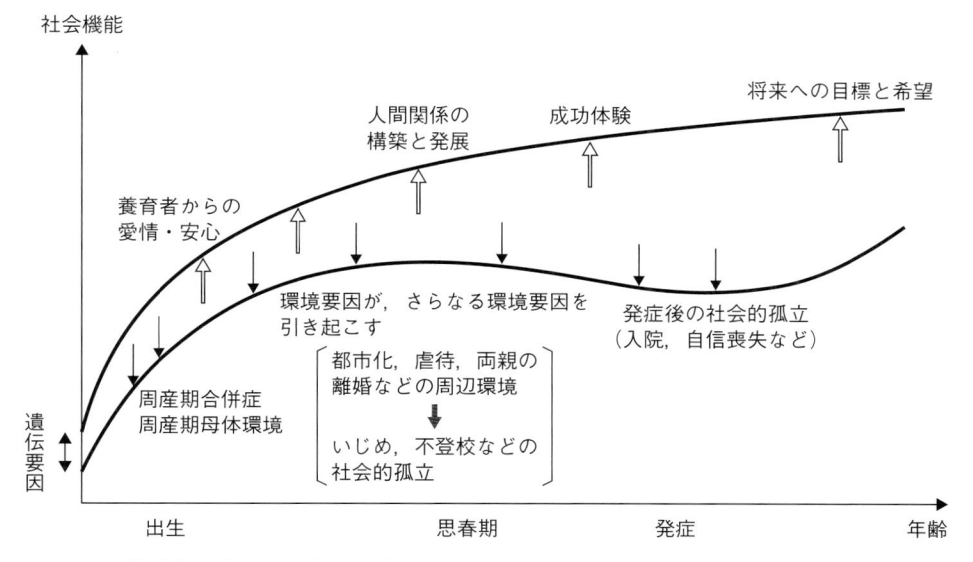

図29-1　精神病発症に至る遺伝環境相互作用
社会機能の低下が，いじめや不登校などの社会的孤立を生み，さらなる環境要因となる．環境要因は負の側面だけではなく正の側面もあり，負の側面を減らすだけでなく，正の側面を強化すれば予後は改善しうる．

積減少も，通常の成熟化の過剰発現という見方もある[82]．

ここまで，精神病発症前後の研究に注目して概説した．これまでは統合失調症の有無によって研究が進められ，統合失調症は遺伝的要因に加え，様々な環境要因が重なって発症に至る（遺伝環境相互作用）ことがわかった．そして発症前後の縦断研究により，脳構造・機能は発症後に進行性に変化する領域もあれば，発症前よりすでに低下しており，発症による影響が小さい領域もあることがわかった．出生コホート研究により，発症前の機能低下については，正常発達と比べて幼少期ですでに機能低下がある領域から，思春期で機能低下を認める領域があることがわかった．さらに，機能低下によっていじめや社会的孤立など，さらなる環境要因を生み出していることが示唆されるため，今後は遺伝環境相互作用に加え，発達と環境の相互作用をとらえる視点が重要となってくる（図 29-1）．そのためには出生コホート研究をはじめとした大規模な縦断研究が必須となってくるであろう．また，幻聴や妄想といった症状は，ヒト特有の言語発達や自己認知と大きく関係し，思春期はこれらの能力を用いた自我形成が備わる時期でもある．そのため，ヒトの発達や進化からみた統合失調症の位置づけを検討することも必要である．

【文献】
1) van Os J, Kenis G, Rutten BP: The environment and schizophrenia. Nature 468: 203-212, 2010
2) Hafner H: Onset and early course as determinants of the further course of schizophrenia. Acta Psychiatr Scand Suppl: 44-48, 2000
3) Cannon TD, Bearden CE, Hollister JM, et al: Childhood cognitive functioning in schizophrenia patients and their unaffected siblings: A prospective cohort study. Schizophrenia Bulletin 26: 379-393, 2000
4) Reichenberg A, Caspi A, Harrington H, et al: Static and dynamic cognitive deficits in childhood preceding adult schizophrenia: a 30-year study. Am J Psychiatry 167: 160-169, 2010
5) Erlenmeyer-Kimling L, Rock D, Roberts SA, et al: Attention, memory, and motor skills as childhood predictors of schizophrenia-related psychoses: The New York high-risk project. Am J Psychiatry 157: 1416-1422, 2000
6) Nishida A, Tanii H, Nishimura Y, et al: Associations between psychotic-like experiences and mental health status and other psychopathologies among Japanese early teens. Schizophr Res 99: 125-133, 2008
7) Welham J, Isohanni M, Jones P, et al: The Antecedents of Schizophrenia: A Review of Birth Cohort Studies. Schizophrenia Bulletin 35: 603-623, 2009
8) Poulton R, Caspi A, Moffitt TE, et al: Children's self-reported psychotic symptoms and adult schizophreniform disorder - A 15-year longitudinal study. Archives of General Psychiatry 57: 1053-1058, 2000
9) Insel TR: Rethinking schizophrenia. Nature 468: 187-193, 2010
10) Wicks S, Hjern A, Dalman C: Social risk or genetic liability for psychosis? A study of children born in Sweden and reared by adoptive parents. Am J Psychiatry 167: 1240-1246, 2010
11) Zammit S, Lewis G, Dalman C, et al: Examining interactions between risk factors for psychosis. Br J Psychiatry 197: 207-11, 2010
12) Dominguez MDG, Wichers M, Lieb R, et al: Evidence That Onset of Clinical Psychosis Is an Outcome of Progressively More Persistent Subclinical Psychotic Experiences: An 8-Year Cohort Study. Schizophrenia Bulletin 37: 84-93, 2011
13) McNeil TF: Perinatal risk factors and schizophrenia: selective review and methodological concerns. Epidemiol Rev 17: 107-112, 1995
14) Done DJ, Johnstone EC, Frith CD, et al: Complications of pregnancy and delivery in relation to psychosis in adult life: data from the British perinatal mortality survey sample. BMJ 302: 1576-1580, 1991
15) Wahlbeck K, Forsen T, Osmond C, et al: Association of schizophrenia with low maternal body mass index, small size at birth, and thinness during childhood. Arch Gen Psychiatry 58: 48-52, 2001
16) Saha S, Chant DC, Welham JL, et al: The incidence and prevalence of schizophrenia varies with latitude. Acta Psychiatr Scand 114: 36-39, 2006
17) Weinberger DR: Implications of normal brain development for the pathogenesis of schizophrenia. Archives of General Psychiatry 44: 660-669, 1987
18) Saha S, Welham J, Chant D, et al: Incidence of schizophrenia does not vary with economic status of the country: evidence from a systematic review. Soc Psychiatry Psychiatr Epidemiol 41: 338-340, 2006
19) Selten JP, Cantor-Graae E: Social defeat: risk factor for schizophrenia? British Journal of Psychiatry 187: 101-102, 2005
20) Krabbendam L, van Os J: Schizophrenia and urbanicity: A major environmental influence - Conditional on genetic risk. Schizophrenia Bulletin 31: 795-799, 2005
21) Kelly BD, O'Callaghan E, Waddington JL, et al: Schizophrenia and the city: A review of literature and prospective study of psychosis and urbanicity in Ireland. Schizophrenia Research 116: 75-89, 2010
22) McGrath J, Saha S, Welham J, et al: A systematic review of the incidence of schizophrenia: the distribution of rates and the influence of sex, urbanicity, mi-

grant status and methodology. BMC Med 2: 13, 2004
23) Bourque F, van der Ven E, Malla A: A meta-analysis of the risk for psychotic disorders among first- and second-generation immigrants. Psychological Medicine 41: 897-910, 2011
24) Morgan C, Charalambides M, Hutchinson G, et al: Migration, Ethnicity, and Psychosis: Toward a Sociodevelopmental Model. Schizophrenia Bulletin 36: 655-664, 2010
25) Bendall S, Jackson HJ, Hulbert CA, et al: Childhood trauma and psychotic disorders: A systematic, critical review of the evidence. Schizophrenia Bulletin 34: 568-579, 2008
26) Morgan C, Fisher H: Environment and schizophrenia: Environmental factors in schizophrenia: Childhood trauma - A critical review. Schizophrenia Bulletin 33: 3-10, 2007
27) Van Os J, Driessen G, Gunther N, et al: Neighbourhood variation in incidence of schizophrenia - Evidence for person-environment interaction. Br J Psychiatry 176: 243-248, 2000
28) Yung AR, Phillips LJ, McGorry PD, et al: Prediction of psychosis. A step towards indicated prevention of schizophrenia. Br J Psychiatry Suppl 172: 14-20, 1998
29) Klosterkotter J, Hellmich M, Steinmeyer EM, et al: Diagnosing schizophrenia in the initial prodromal phase. Arch Gen Psychiatry 58: 158-164, 2001
30) Miller TJ, McGlashan TH, Rosen JL, et al: Prospective diagnosis of the initial prodrome for schizophrenia based on the Structured Interview for Prodromal Syndromes: preliminary evidence of interrater reliability and predictive validity. Am J Psychiatry 159: 863-865, 2002
31) Schlosser DA, Jacobson S, Chen Q, et al: Recovery From an At-Risk State: Clinical and Functional Outcomes of Putatively Prodromal Youth Who Do Not Develop Psychosis. Schizophr Bull 38: 1225-1233, 2011
32) Ruhrmann S, Schultze-Lutter F, Salokangas RK, et al: Prediction of psychosis in adolescents and young adults at high risk: results from the prospective European prediction of psychosis study. Arch Gen Psychiatry 67: 241-251, 2010
33) Lemos-Giraldez S, Vallina-Fernandez O, Fernandez-Iglesias P, et al: Symptomatic and functional outcome in youth at ultra-high risk for psychosis: a longitudinal study. Schizophr Res 115: 121-129, 2009
34) Cannon TD, Cadenhead K, Cornblatt B, et al: Prediction of psychosis in youth at high clinical risk: a multisite longitudinal study in North America. Arch Gen Psychiatry 65: 28-37, 2008
35) Yung AR, Phillips LJ, Yuen HP, et al: Risk factors for psychosis in an ultra high-risk group: psychopathology and clinical features. Schizophr Res 67: 131-142, 2004
36) Carrion RE, Goldberg TE, McLaughlin D, et al: Impact of neurocognition on social and role functioning in individuals at clinical high risk for psychosis. Am J Psychiatry 168: 806-813, 2011
37) Lencz T, Smith CW, McLaughlin D, et al: Generalized and specific neurocognitive deficits in prodromal schizophrenia. Biol Psychiatry 59: 863-871, 2006
38) Brewer WJ, Francey SM, Wood SJ, et al: Memory impairments identified in people at ultra-high risk for psychosis who later develop first-episode psychosis. Am J Psychiatry 162: 71-78, 2005
39) Seidman LJ, Giuliano AJ, Meyer EC, et al: Neuropsychology of the prodrome to psychosis in the NAPLS consortium: relationship to family history and conversion to psychosis. Arch Gen Psychiatry 67: 578-588, 2010
40) Wood SJ, Brewer WJ, Koutsouradis P, et al: Cognitive decline following psychosis onset: data from the PACE clinic. Br J Psychiatry Suppl 51: s52-57, 2007
41) van Os J, Kapur S: Schizophrenia. Lancet 374: 635-645, 2009
42) Bromet EJ, Naz B, Fochtmann LJ, et al: Long-term diagnostic stability and outcome in recent first-episode cohort studies of schizophrenia. Schizophr Bull 31: 639-649, 2005
43) Addington J, Saeedi H, Addington D: The course of cognitive functioning in first episode psychosis: changes over time and impact on outcome. Schizophr Res 78: 35-43, 2005
44) Gold S, Arndt S, Nopoulos P, et al: Longitudinal study of cognitive function in first-episode and recent-onset schizophrenia. Am J Psychiatry 156: 1342-1348, 1999
45) Nuechterlein KH, Subotnik KL, Green MF, et al: Neurocognitive predictors of work outcome in recent-onset schizophrenia. Schizophr Bull 37 Suppl 2: S33-40, 2011
46) Gonzalez-Blanch C, Crespo-Facorro B, Alvarez-Jimenez M, et al: Pretreatment predictors of cognitive deficits in early psychosis. Psychol Med 38: 737-746, 2008
47) Bodnar M, Malla A, Joober R, et al: Cognitive markers of short-term clinical outcome in first-episode psychosis. Br J Psychiatry 193: 297-304, 2008
48) Schmidt SJ, Mueller DR, Roder V: Social cognition as a mediator variable between neurocognition and functional outcome in schizophrenia: empirical review and new results by structural equation modeling. Schizophr Bull 37 Suppl 2: S41-54, 2011
49) Fett AK, Viechtbauer W, Dominguez MD, et al: The relationship between neurocognition and social cognition with functional outcomes in schizophrenia: a meta-analysis. Neurosci Biobehav Rev 35: 573-588, 2011
50) Green MF, Penn DL, Bentall R, et al: Social Cognition in Schizophrenia: An NIMH Workshop on Definitions, Assessment, and Research Opportunities. Schizophr Bull 34: 1211-1220, 2008
51) Umbricht D, Krljes S: Mismatch negativity in schizophrenia: a meta-analysis. Schizophr Res 76: 1-23, 2005
52) Shaikh M, Valmaggia L, Broome MR, et al: Reduced mismatch negativity predates the onset of psychosis. Schizophr Res 134: 42-48, 2012
53) Brockhaus-Dumke A, Tendolkar I, Pukrop R, et al: Impaired mismatch negativity generation in prodro-

54) Atkinson RJ, Michie PT, Schall U: Duration mismatch negativity and P3a in first-episode psychosis and individuals at ultra-high risk of psychosis. Biol Psychiatry 71: 98-104, 2012
55) Bodatsch M, Ruhrmann S, Wagner M, et al: Prediction of Psychosis by Mismatch Negativity. Biol Psychiatry 69: 959-966, 2011
56) Magno E, Yeap S, Thakore JH, et al: Are auditory-evoked frequency and duration mismatch negativity deficits endophenotypic for schizophrenia? High-density electrical mapping in clinically unaffected first-degree relatives and first-episode and chronic schizophrenia. Biol Psychiatry 64: 385-391, 2008
57) Salisbury DF, Kuroki N, Kasai K, et al: Progressive and interrelated functional and structural evidence of post-onset brain reduction in schizophrenia. Arch Gen Psychiatry 64: 521-529, 2007
58) Pantelis C, Velakoulis D, McGorry PD, et al: Neuroanatomical abnormalities before and after onset of psychosis: a cross-sectional and longitudinal MRI comparison. Lancet 361: 281-288, 2003
59) Borgwardt SJ, Riecher-Rossler A, Dazzan P, et al: Regional gray matter volume abnormalities in the at risk mental state. Biol Psychiatry 61: 1148-1156, 2007
60) Takahashi T, Wood SJ, Soulsby B, et al: Follow-up MRI study of the insular cortex in first-episode psychosis and chronic schizophrenia. Schizophr Res 108: 49-56, 2009
61) Kasai K, Shenton ME, Salisbury DF, et al: Progressive decrease of left superior temporal gyrus gray matter volume in patients with first-episode schizophrenia. Am J Psychiatry 160: 156-164, 2003
62) Kasai K, Shenton ME, Salisbury DF, et al: Progressive decrease of left Heschl gyrus and planum temporale gray matter volume in first-episode schizophrenia: a longitudinal magnetic resonance imaging study. Arch Gen Psychiatry 60: 766-775, 2003
63) Takahashi T, Wood SJ, Yung AR, et al: Progressive gray matter reduction of the superior temporal gyrus during transition to psychosis. Arch Gen Psychiatry 66: 366-376, 2009
64) Yoshida T, McCarley RW, Nakamura M, et al: A prospective longitudinal volumetric MRI study of superior temporal gyrus gray matter and amygdala-hippocampal complex in chronic schizophrenia. Schizophr Res 113: 84-94, 2009
65) Borgwardt SJ, Dickey C, Hulshoff Pol H, et al: Workshop on defining the significance of progressive brain change in schizophrenia: December 12, 2008 American College of Neuropsychopharmacology (ACNP) all-day satellite, Scottsdale, Arizona. The rapporteurs'report. Schizophr Res 112: 32-45, 2009
66) Velakoulis D, Wood SJ, Wong MT, et al: Hippocampal and amygdala volumes according to psychosis stage and diagnosis: a magnetic resonance imaging study of chronic schizophrenia, first-episode psychosis, and ultra-high-risk individuals. Arch Gen Psychiatry 63: 139-149, 2006
67) Garner B, Pariante CM, Wood SJ, et al: Pituitary volume predicts future transition to psychosis in individuals at ultra-high risk of developing psychosis. Biol Psychiatry 58: 417-423, 2005
68) Smieskova R, Fusar-Poli P, Allen P, et al: Neuroimaging predictors of transition to psychosis A systematic review and meta-analysis. Neuroscience and Biobehavioral Reviews 34: 1207-1222, 2010
69) 高橋努, 鈴木道雄：【早期精神病研究最前線】 早期精神病における脳形態変化. 日本生物学的精神医学会誌 22：15-20, 2011
70) Fusar-Poli P, Perez J, Broome M, et al: Neurofunctional correlates of vulnerability to psychosis: a systematic review and meta-analysis. Neurosci Biobehav Rev 31: 465-484, 2007
71) Fusar-Poli P: Voxel-wise meta-analysis of fMRI studies in patients at clinical high risk for psychosis. J Psychiatry Neurosci 36: 110021, 2011
72) Broome MR, Matthiasson P, Fusar-Poli P, et al: Neural correlates of executive function and working memory in the'at-risk mental state'. Br J Psychiatry 194: 25-33, 2009
73) 笠井清登, 吉川茜, 夏堀龍暢, 他：統合失調症の生物学的研究. Brain Nerve 64：109-118, 2012
74) 小池進介, 滝沢龍, 西村幸香, 他：国際学会発表奨励賞 Inappropriate hemodynamic response in the individuals with at-risk mental state. 日本生物学的精神医学会誌 23：61-70, 2012
75) 小池進介, 山崎修道, 夏堀龍暢, 他：東京大学医学部附属病院「こころのリスク外来」における支援・治療・人材育成の取り組み. 精神障害とリハビリテーション 16：16-21, 2012
76) Iwashiro N, Suga M, Takano Y, et al: Localized gray matter volume reductions in the pars triangularis of the inferior frontal gyrus in individuals at clinical high-risk for psychosis and first episode for schizophrenia. Schizophr Res 137: 124-131, 2012
77) Koike S, Takizawa R, Nishimura Y, et al: Different hemodynamic response patterns in the prefrontal cortical sub-regions according to the clinical stages of psychosis. Schizophr Res 132: 54-61, 2011
78) Paus T, Keshavan M, Giedd JN: OPINION Why do many psychiatric disorders emerge during adolescence? Nature Reviews Neuroscience 9: 947-957, 2008
79) Lambe EK, Krimer LS, Goldman-Rakic PS: Differential postnatal development of catecholamine and serotonin inputs to identified neurons in prefrontal cortex of rhesus monkey. Journal of Neuroscience 20: 8780-8787, 2000
80) Rosenberg DR, Lewis DA: Postnatal maturation of the dopaminergic innervation of monkey prefrontal and motor cortices - A tyrosine-hydroxylase immunohistochemical analysis. Journal of Comparative Neurology 358: 383-400, 1995
81) Lieberman JA, Sheitman BB, Kinon BJ: Neurochemical sensitization in the pathophysiology of schizophrenia: Deficits and dysfunction in neuronal regulation and plasticity. Neuropsychopharmacology 17: 205-229, 1997
82) Gogtay N, Giedd JN, Lusk L, et al: Dynamic mapping of human cortical development during childhood

through early adulthood. Proc Natl Acad Sci U S A 101: 8174-8179, 2004

83) Giedd JN, Blumenthal J, Jeffries NO, et al: Brain development during childhood and adolescence: a longitudinal MRI study. Nat Neurosci 2: 861-863, 1999

84) Rakic P: Evolution of the neocortex: a perspective from developmental biology. Nat Rev Neurosci 10: 724-735, 2009

〔小池 進介，笠井 清登〕

第30章

統合失調症と病跡学
―創造性との関連

> **Facts**
> - 病跡学では統合失調症と創造性の関係について，様々な議論がなされてきた．
> - Jaspers は，創造が病気にもかかわらずなされるのか，病気によってなされるのかという命題を提起したが，統合失調症には創造性を阻害する要因と促進する要因の両方が含まれている．
> - 統合失調症は創造的な活動によって産み出される作品の形式や内容に様々な影響を与えるが，影響の仕方については，統合失調症の重症度や経過，状態像など，その多様性に応じた議論が必要である．
> - 統合失調症そのものが創造するのではなく，創造するのはあくまでも統合失調症という病いを抱えながら生きる人間であるという視点が重要である．
> - 統合失調症でありながらもすぐれた業績を上げた人物がいるということ自体が，当事者に大きな希望と勇気を与えうる病跡学的な事実である．

天才や傑出人と呼ばれる人物およびその作品を精神医学的な観点から研究する病跡学において，統合失調症は中心的なテーマの1つであり続けてきた．統合失調症に関してはこれまでも数多くの病跡学的な論考が発表されているが，ここでは，統合失調症と創造性の問題に古典的とも言うべき論考を発表している Bleuler，Jaspers，Kretschmer，宮本忠雄の4氏の見解を中心に紹介する．また，それに加えて，病跡学は，病いや障害を抱えた人間の生き方を考えるうえでも有効な学問であるという観点から，病跡学の臨床的な課題にも一部言及する．

なお，本論で引用する論考では，統合失調症ではなく精神分裂病や早発性痴呆という訳語が用いられていることが多いが，原文尊重と無用の混乱を避けるために，これらの論考から引用した部分には，そのまま精神分裂病もしくは早発性痴呆という訳語を使用してある．

1 Bleuler E

Bleuler が 1911 年に統合失調症という概念を提起した記念碑的な著作『早発性痴呆または精神分裂病症候群』[1]には，豊富な臨床事例の記載と並んで，統合失調症にかかわる病跡学的な見解が示されている．

例えば Bleuler は，統合失調症が芸術家に与える否定的な影響を，「造形芸術家は大抵病気によって重い障害をうける．この場合は観念，技法，仕事の遂行における奇矯さがほとんどすぐさま眼に見えたものとなる」と指摘する一方で，軽症例では「主題，把握の仕方，技法の独自性が分裂症の画家を有名にすることがある」と主張している．また，詩的な能力については，「分裂病性

の思考過程，減裂，感情喪失，趣味喪失，生産性と自発性の欠如に強く障害される」として，「その好例はHölderlinの晩年の詩作である．そのなかでもPatmosが最もよく知られており，分裂性の思考過程がこれ程美しく呈示されているものは稀である」と，ヘルダーリン晩年の詩作を統合失調症的な障害が顕著な例として挙げている．

その他，統合失調症では，被暗示性が低下して外部からの影響を受けにくく，独自の判断をしやすくなるために，「知的にすぐれた分裂病者には新しい概念を展開できるという長所がある」として，彼が統合失調症の基本症状と考える連合弛緩の影響と合わせて，次のように指摘している．「連想が弛緩したために，正常人よりも通常から偏ったものが理解しやすく着想しやすいということばかりではない．彼らはまた正常人よりも他人の判断に把われない．そのために正常人には不可解に映る物事を遂行する力を有している」．

Bleulerは，統合失調症が独創性を産み出す要因たりうると考えているのである．

これ以外にもBleulerは，「分裂病者の精神的生産物は大抵洗練不足，思考の空虚さ，内容の平板さに陥っている」としながらも，「これらすべてのことは，医者の治療をうけるような重症例に当てはまる．しかし2,3の非常に著名な芸術家や詩人（たとえばSchumann, Scheffel, Lenz, van Gogh）が分裂病であったことをわれわれは知っている」，「全く軽度な分裂病が芸術家の創造性に対して促進的に働くという事実を除外することはできない」と，軽症例では実際にすぐれた芸術家もいることを認めているほか，統合失調症者が活躍する領域については，次のように述べている．「特定の方向においては活発な情動を持続的に示す分裂病者は相当多いものである」，「世界改革，詩，哲学などは多くの分裂病者によって重視されている活動である」．

Bleulerはこれまで病跡学の歴史ではあまり注目されてこなかった存在であるが，統合失調症の産みの親とも呼ぶべき稀有の臨床家が統合失調症者と創造性の関係に着目していたという事実は，もっと強調されてしかるべきと考える[2]．

2 Jaspers K

Bleulerが『早発性痴呆または精神分裂病群』を発表してから2年後の1913年にJaspersが発表した『精神病理学総論』の初版[3]では，「精神病の歴史的意義があるということには疑いはない」として，「歴史的な個々の出来事でもいずれも問題になるのは，病的な過程はただ破壊的なマイナスのものばかりだったのか，あるいはプラスの創造に協力したのかということである」という観点から，統合失調症が歴史上果たした役割を，次のように述べている．「神話や迷信に出てくる観念は，早発性痴呆の独特な形の体験を知らなかったならばできてこなかったのではあるまいかと思われる」，「早発性痴呆群の患者はその精神病的体験によって宗教的な宗派の開祖となりうることは，今日でも田舎でみられる所である」．

また，Jaspersは，統合失調症が絵画に与える影響について，「同じ線の引き方を意味なくくりかえす，全体としての統一をとることなく同じ物をくりかえして描く，ごたごたのものをきちんと並べて描く」などの特徴を挙げたうえで，「ある程度才能のある患者では，その原始性，明瞭な表現方法，無意味な意味がものすごく人にせまる力のために，健康者にも強い印象を与えることは否定できない」と，その魅力の秘密を語っている．

Jaspersは，1922年に発表した『ストリンドベルグとファン・ゴッホ』[4]でも，ストリンドベルグ，スウェーデンボリ，ヘルダーリン，ゴッホの4人を統合失調症とみる立場から，前二者と後二者を対比的に論じて，ストリンドベルグとスウェーデンボリでは，統合失調症は作品の素材としての意味を持つだけで文学的な手腕は末期でも持続したのに，ヘルダーリンとゴッホでは，創作自体が統合失調症の影響を受けて末期には創造的な能力が止まったと指摘している．

ここでのJaspersは，統合失調症と創作の関係が一様ではなく，いくつかのタイプを想定することができるという比較病跡学的な視点を提示しているが，Jaspersが重視するのは統合失調症の初期もしくは急性期における創造性で，「精神病の

初期において深い体験の見られる例は決して稀でない」，「一時的ではあるが，形而上学的な深淵が啓示されるかの如くに思われることがある」として，次のような見解を述べている．「あたかも彼らの生涯の裡に，ただ一度だけ戦慄と至福に満ちた何ものかが啓示され，やがてその幾分の記憶のみを残して恢復不能の痴呆に陥るかの如くである」，「健康なる人々においては弱められ，秩序正しく，合目的的に，漸次的に形成されて存する魔力的なものが，精神分裂病の初期には最大の激烈さを以て出現するかの如くに思われる」．

Bleulerが統合失調症の軽症例での創造性に着目したのに対して，Jaspersは病初期や急性期の創造性に着目しているのである．

Jaspersはさらに，「この高級な知的文化の時代において，また我々に固有な明晰さへの意志，誠実への義務，それに相当した現実主義の風潮の中にあって，この解体的な深淵及びこの神的なる意識の真実性を信じ得るのはかくの如き病者においてのみではないか」と，現代的な状況における統合失調症者の意義を強調するのみならず，病跡学の臨床的な意義も強調して，「優れた人間の病誌は精神病理学そのものにとっても，甚だ有益なのである」，「分裂病的世界の存在とその生活の本質的なる事実とに関心している人々が，ゴッホの絵画を分析することによって，臨床の病者には明瞭に現われない分裂病的な何ものかをより明確ならしめ得る」と述べている．特に注目されるのはJaspersがヘルダーリンの詩に関して，「彼の詩作の特質こそ却って分裂病的なるものの本質に光を投げ，精神分裂病なる概念をより具体的ならしめることができる」と語っていることで，ここでのJaspersは，病跡学が単なる精神医学の一応用分野ではなく，むしろ病跡学的な知見こそが精神医学に寄与しうるという視点を提示しているのである．

3　Kretschmer E

Kretschmerは，1929年に発表した『天才の心理学』[5]第1部の中の「デモーニッシュなもの」において，重篤な精神病の場合には，「あらゆる価値のある精神能力，ひいてはあらゆる天才的能力が，全然問題にならぬほど強く阻害される」としながらも，「分裂性の精神病の発病等に際しては，ちょうど噴火山が地底の岩石を表面に噴出すると同様な現象，すなわち今までは全く日常の思考様式によって被いかくされていた特殊な才能が，忽然として出現するという場合も，時に見ることができる」，「精神分裂病的中間状態の際の体験は，特にその法悦的な感情の力と特異な思考内容とによって，宗教，絵画，詩歌の方面に大きな成果をあげることがある」と，統合失調症の初期や中間状態の体験は創造的な活動を促進しうるという考えを示している．

Kretschmerもまた，統合失調症が重篤なときには否定的な影響があることは認める一方で，発症時や中間状態では創造促進的に働く場合があると指摘しているのである．「各種の精神病は多くの場合，精神能力の重い欠損を招き，社会学的にも有害なことは確かである．ただ例外的に，特定の状態において，才能のゆたかな人に対してのみ，天才能力促進的に作用する．そしてこの能力促進は，疾病の初期と，軽度の中間状態とに見られることが多い」．

また，『天才の心理学』第2部の中の「霊感と礼讚」では，ヘルダーリンに対する事例的な検討が加えられている．Kretschmerによれば，ヘルダーリンは，若い頃から人生を苛酷と感じる過度に敏感な詩人で，30歳頃に統合失調症を発症したが，ヘルダーリンを襲った感情の冷却と凝固は，統合失調症が顕在化する前から彼の詩に特殊な響きを伝え，彼の詩には，この世と自己の精神が次第に幽界に転変していくような統合失調症特有の戦慄が感じられるという．「かかる慄然とした変化感，あるいはすべての体験に対する痛切な異様感は，多くの精神分裂病の初期に見られるものである．（中略）或る見知らぬ手がふしぎな方法で自分の精神生活の中に取り入っていて，自分の思想は外部から霊感を吹きこまれ，時としては作られ，時としては抜き去られ，自分はただ自分を捕えた偉大な権力者の傀儡となりおわったという

ような感情を抱くのである」．

 Kretschmer はまた，統合失調症で体験される自己の人格が脅かされるという感じは，宇宙的なものに投影されたり世界没落感として感じられて神的なものと結合するため，「精神分裂病者は灰の中から生まれた不死鳥として，救世主または予言者として，さらに進んで神またはキリスト自体として，彼の同胞を世界滅亡から救い出して新しい生活に導こうとする」と指摘する．特に，統合失調症がそれほど進行せずに一風変わった人格を遺す程度にとどまる場合には，心の底まで揺り動かすような霊感と回心の体験や目に見えぬ不可思議な力による威圧感などが世界史的な活動の根源や新宗教創始の出発点になりうると考えている．

 なお，Kretschmer は，1921 年に発表した『体格と性格』を援用した類型論的な観点から，統合失調気質者の特徴として，文学者の場合は「激情家，浪漫主義者，技巧派の作家」を，研究者の場合は「精密な理論家，体系家，形而上主義者」を，指導者の場合は「純粋な理想主義者，専制者と狂熱者，冷やかな打算家」を挙げている．

4 宮本忠雄

 宮本忠雄は，1966 年に発表した『分裂病と創造性』[6]において，統合失調症になると，それまでまったく絵筆をとったこともない青年が次々と絵を描いたり，詩心を持たなかった人がノートに詩や歌のようなものを書きなぐったり，科学的・医学的な新奇な理論を打ち立てたり，宗教的な異常体験を契機として新しい宗派を産み出すなどの事例を挙げながら，平均的な統合失調症者が描く絵画の特徴として，Prinzhorn が分類した次の 5 群を紹介している．①対象から離れた無秩序な乱画，②全体的な形成の法則に従った装飾的な描画，③模倣傾向をもった遊戯的な描画，④具象的・幻想的な光景，⑤意味性と象徴性の強い構図．

 宮本はそれ以外にも，統合失調症者の描画の特徴として，Morgenthaler が指摘した充満と呼ばれる形式上の特徴や描写の象徴的内容，装飾的・音楽的な粉飾，現実的遠近法の欠如，基本的主題の変形的反復などを挙げるほか，Ferdière が指摘した常同性と反復，充満と稀薄，均衡と対称，幾何学主義と枠づけなどの特徴を，紹介している．

 宮本はこのように海外の精神医学者の見解をまとめながら，統合失調症者の創造活動の特徴として，形式面では形式的・抽象的・合理的・幾何学的な傾向，内容面では幻想的・夢幻的な傾向，両者の延長線上にあるものとしては装飾的・常同的な傾向などが抽出できるとしたうえで，統合失調症が産出する特異な相貌は，「共同世界からの離脱による個人的存在（実存性）の深化」にあると指摘する．宮本は，創造的な活動には日常世界からの脱却が必要であるため，統合失調症による社会的な現実からの離脱が創造に寄与しうると考えているのである．

 さらに宮本は，単に社会から退いて自分の中に閉じこもる自閉的な態度だけでは創造の生産的な性格は出てこないが，多くの統合失調症者は，共同社会から孤立したようにみえながら，それに対する生々しい人間的な関心を抱いており，こうした共同社会への眼差しこそが，彼らの作品を普遍的で価値あるものにすると述べている．すなわち，宮本は，共同社会からの離脱と共同社会への眼差しという，共同社会とのアンビヴァレント（両価的）な関係こそが統合失調症者の創造性の起源と考えているのである．

5 考察

 以上が，統合失調症と創造性の問題にかかわる古典的な見解の概要である．これら代表的な精神科医の見解をみると，そこには多少のニュアンスの違いこそあれ，初期や軽症の統合失調症が創造促進的に働きうることや，統合失調症者の作品には独特の特徴がみられることなど，一定の傾向がうかがえるが，これ以外にも，例えば Bleuler が統合失調症という概念を提起する 2 年前の 1909 年に発表された Lange-Eichbaum の『ヘルダーリン』[7]では，ヘルダーリンの統合失調症と創造性の関係に否定的な立場から，「精神病はむしろ彼

の能力を単に低下させ，彼の天才的な生産性を破壊した」と述べている．Lange-Eichbaum は，「時として病的な大脳活動は何かの領域の才能をいっそう高度に展開させるきっかけを与えることがある」と認めつつも，ヘルダーリンの場合は，「詩人としての彼の業績と狂気は何の関係もない」と，断案するのである．また，Binswanger も 1957 年に発表した『精神分裂病』[8]の中で，天才と統合失調症者の違いを強調して，次のように語っている．「天才が『根源的なもの』を最高度に客観的なものとして感じとり，客観性を達成することにおいて自己自身およびわれわれを『育成する』」のに対して，分裂病者はこの根源的なものを最高度に主観的なものとして感じとり，それの孤立化と暗黒化のうちで硬化してしまう」．

その他，Horrobin は近年[9]，「分裂病とそれに関連した深刻な精神病，双極性障害(躁うつ病)などは，多くの分野で高度な創造的偉業を達成した家系に，きわめて高い頻度でみつかる」，「芸術，科学，音楽，実業，政治におけるきわめて創造的な業績がしばしば，分裂病の遺伝子の一部をうけついだ人々によって成し遂げられてきた」という家系的な特徴に着目して，「創造性の極限と分裂病とのあいだには遺伝子的つながりがあるのかもしれない」，「分裂病患者あるいは双極性障害者の近親であることは高度な能力，創造性をうみだすのかもしれない」という推測をしている．

Horrobin は，かつて Kretschmer が「天才的統治者とか芸術家などの子孫には，往々にして厄介な精神病質者や変質者や，重篤な退化型や精神的萎縮などが輩出する」と，悲観的な観点から言及した家系上の問題を，逆の視点からむしろ肯定的にとらえて，統合失調症者の家族には励みとなるような推論を述べているのである．特に，Horrobin の「分裂病患者から生まれた子供たちのうち，病気でも犯罪者でもない者のほとんどは，正常な両親の子供たちより多様で興味ぶかい人生，成功した人生を送るように思われる．彼らはより創造的で想像力がある」という言葉などは，母親と同じ統合失調症の発症を恐れるかのように自死の道を選んだ芥川龍之介が聞いていたらどれほど心慰められたであろうと推察される．

さらに，わが国の飯田，中井は[10]，晩発性の統合失調症の発症も想定されているニュートンの知性の特徴を，「世界の本質つまり原理を，無媒介的に，直感的に捉えたことにある」として，統合失調症圏の病者に固有な世界のとらえ方との類似性を語るなど，統合失調症と創造性の問題については，これまで主に事例的な検討に基づいて様々な説が唱えられており，今後も脳科学の進歩とともに，より実証的な研究が期待されるところである．

筆者としては，幻覚や妄想にはそれ自体創造性を促進する要素が含まれていると同時に[11]，創造的な活動を行うのは統合失調症そのものではなく，あくまでも統合失調症という病いを抱えながら生きている人間であり，統合失調症を発症することで身体的・心理的・社会的に一種の極限状態に追い込まれるという状況も創造促進的に作用するのではないかと考えているが，統合失調症と創造性の関係を考えるうえでもう1つ興味深いのは，世界文学史上の名作と呼ばれる作品には統合失調症的な人物が数多く登場することである．高橋は，統合失調症を思わせる人物や統合失調症者をモデルにしたと思われる言動や治療的な対応が描かれている一連の作品を統合失調文学と呼んで，内外の文学作品に病跡学的な検討を加えている[12]．高橋が統合失調文学と呼ぶ作品には，セルバンテスの『ドン・キホーテ』をはじめ，シェイクスピアの『ハムレット』やゲーテの『タッソー』，カフカの『変身』や『審判』，ヘッセの『車輪の下』やヴァージニア・ウルフの『ダロウェイ夫人』，サルトルの『部屋』やマルケスの『落葉』，わが国では芥川龍之介の『忠義』や『歯車』，島崎藤村の『夜明け前』や高村光太郎の『智恵子抄』，中島敦の『山月記』や三島由紀夫の『金閣寺』などが挙げられる．

このうち，セルバンテスが1615年に完成した『ドン・キホーテ』には，統合失調症を思わせる若者の不可解な言動の背後に深い悲しみを察して，あくまでも対等な人間としての敬意を払いながら接しようとするドン・キホーテの治療者的な

態度が描かれているし[13]．カフカが1915年に発表した『変身』には，主人公の青年の不可解な孤立と疎通性の障害，患者の言動に対する周囲の誤解や恐怖，人間的な接触を絶たれた生活の中で進行する情意鈍麻とそれにもかかわらず保たれる正常性など，自室に閉じ籠った統合失調症者に酷似した状況が臨床的な正確さで描かれている[14]．また，ヘッセが1906年に発表した『車輪の下』には，統合失調症を思わせる病いを発症した少年が神学校を退学して故郷に帰るものの，周囲の心ない対応によって傷つき，遂には死んでいく過程が描かれているほか[15]，芥川が1917年に発表した『忠義』には，統合失調症の主君に対する家臣の対照的な対応と，それによってもたらされる主君の病状の悪化と改善が描き分けられている[16]．

あるいは，統合失調症者が日々体験している孤独や疎外，現実に対する非適応的で異議申し立て的な態度，とりわけ被害妄想にみられる匿名性を帯びた謎の集団から不当な迫害を受けるという孤立無援の状況などは，人間の理不尽かつ悲劇的な運命の象徴たりうるだけに，文学の好個の素材たりうるのかもしれない．いわゆる実存主義文学では，人間の疎外や不条理などの状況が盛んに論じられるが，考えてみれば，統合失調症的な幻覚妄想状態にある人間ほど，この世の疎外や不条理を実感している人間も少ないのである．

さらに，カフカの日記[17]やニジンスキーの妻の回想録[18]，南方熊楠の書簡[19]には，それぞれ，本人からみた統合失調症や妻からみた統合失調症，父親からみた統合失調症が記されているため，当事者が何を考え，何を感じ，どのように対処しているかを知るうえでも貴重な資料となっている．特にカフカの日記には，統合失調症が顕在化する前から何年にもわたって幻覚や妄想の萌芽のような症状が記されていることを考えると，顕在発症前に当事者の変化や苦悩を察知して発症予防的にかかわることの重要性が痛感されるのである．

すなわち，古今の文学には，統合失調症という病いを抱えながら生きている人々に対する洞察と治療的な示唆に満ちた作品や資料が稀ならずみられるのであって，このことは，文学という創造的な営みと統合失調症との深いかかわりを感じさせる事実でもある．そして，こうした病跡学な検討を通じて，当事者の思いや苦悩しながら生きる人々への対応，病いを抱えながら傑出した業績を挙げた先人たちの生き方などを学ぶことは，統合失調症に対する世間の誤解や偏見を改めるとともに，当事者の自信や自尊心の回復にもつながるのではないかと思われるのである．

【文献】
1) オイゲン・ブロイラー（著），飯田真，下坂幸三，保崎秀夫，他（訳）：早発性痴呆または精神分裂病群．医学書院，1974
2) 高橋正雄：ブロイラーの『早発性痴呆または精神分裂病群』．日本病跡学雑誌 83：58-61，2012
3) カール・ヤスパース（著），西丸四方（訳）：精神病理学原論．みすず書房，1971
4) カール・ヤスパース（著），村上仁（訳）：ストリンドベルクとファン・ゴッホ．みすず書房，1959
5) エルンスト・クレッチマー（著），内村祐之（訳）：天才の心理学．岩波書店，1982
6) 宮本忠雄：言語と妄想．平凡社，1974
7) W・ランゲ-アイヒバウム（著），西丸四方（訳）：ヘルダリン．みすず書房，1989
8) ルートウィヒ・ビンスワンガー（著），新海安彦，宮本忠雄，木村敏（訳）：精神分裂病Ⅱ．みすず書房，1961
9) デイヴィッド・ホロビン（著），金沢泰子（訳）：天才と分裂病の進化論．新潮社，2002
10) 飯田真，中井久夫：天才の精神病理．中央公論社，1972
11) 高橋正雄：病跡学的にみた妄想性障害．臨床精神医学 42：97-100，2013
12) 高橋正雄：文学にみる精神療法．統合失調症の診療．pp300-312，中山書店，2002
13) 高橋正雄：精神療法家としてのドン・キホーテ．心と社会 74：106-111，1993
14) 高橋正雄：「変身」について．日本医事新報 3466：49-51，1990
15) 高橋正雄：「車輪の下」について．日本病跡学雑誌 41：2-8，1991
16) 高橋正雄：芥川龍之介の「忠義」．日本医事新報 3657：63-66，1994
17) 高橋正雄：カフカの日記．日本病跡学雑誌 77：39-46，2009
18) 高橋正雄：統合失調症者としてのニジンスキー．日本病跡学雑誌 79：70-80，2010
19) 高橋正雄：病跡学の意義．臨床精神医学講座 S8．pp55-84，中山書店，2000

（高橋 正雄）

第31章

障害論
— 障害概念と地域福祉システム

> **Facts**
> - 統合失調症に罹患した人は，いまだ十分解明されていない脳機能障害のために日常生活上多彩な困難を有する．それが長期にわたり，日常生活または社会生活に相当な制限を受ける場合には，障害者として福祉などの施策の対象となる．
> - 統合失調症では一般に，意志的制御過程(controlled process)で機能低下が認められ，自動的過程(automatic process)では機能は正常か亢進(抑制障害)が認められる．これを反映して，認知機能，精神症状，日常生活の各レベルにおいて認められる種々の程度の抑制困難(逸脱)と機能低下が統合失調症の能力障害(disability)を構成する．
> - 統合失調症では，「やればできるかもしれないが現実に行えていない」という形の社会参加(participation)の障害が多く認められるが，それも統合失調症の脳機能障害(impairment)が支援の欠如によって露呈した状態とみるべきものである．
> - 統合失調症においては，個人因子としての病識・現実検討力，障害受容，「リカバリー」と称される心的態度の醸成が生活機能に及ぼす影響が大きく，こうした心的態度を醸成する支援者の支援のあり方が重要な環境因子となる．
> - 統合失調症に対する支援は，医学的治療を前提としつつ，心理社会リハビリテーションの原則に則り，地域で展開される「社会モデル」によることが求められている．日本ではすでにモデルとなる活動が知られているが，均てん化が今後の課題である．

1 障害概念と障害論

A WHOによる障害の国際分類

WHOは，1980年に疾病の帰結(consequence of disease)，すなわち障害に関する国際的な基準として，国際障害分類(正式には「機能障害，能力障害および社会的不利の国際分類」，以下ICIDH)を制定した．ICIDHは，障害分野の臨床や統計に資する世界レベルの「共通言語」を提供することを目標とし，障害の構造をimpairment(機能・形態障害)，disability(能力障害)，handicap(社会的不利)の3次元において規定した．ICIDHは学術的にも施策推進のうえでも大きな影響を与えたが，①医学モデルである，②環境の役割が軽視されている，③児童や精神障害分野で使いにくい，などの批判も提起され，現在は2001年にWHOの総会で採択されたその改訂版である国際生活機能分類(正式には「生活機能と障害および健康に関する国際分類」，以下ICF)が用いられている．ICFでは，障害の構造に関する旧分類の3次元を維持しつつ，各項目の名称をよ

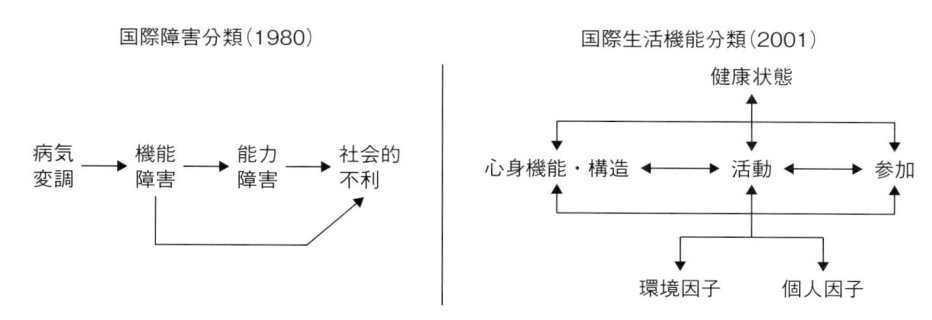

図31-1 国際障害分類(1980)と国際生活機能分類(2001)の諸概念の関連
〔佐藤久夫：第2章障害の構造，第1節歴史．蜂谷英彦，岡上和雄(監)：精神障害リハビリテーション学．pp40-45，金剛出版，2000より一部改変〕

り中立的なものに改め，その相互が関連していることを示すとともに，環境因子と個人因子の影響が付加される形となった．両分類が基礎とする障害構造の相違を**図31-1**[1]に示した．

ICFでは，障害と生活機能を理解する枠組みを，「医学モデル」対「社会モデル」の弁証法と表現している．ここに，「医学モデル」は障害を疾病や外傷などから生じた個人の問題として捉え，治療や訓練などで対処するのに対し，「社会モデル」では，障害を主として社会によって作られた問題とみなす立場から，社会への統合を妨げる状況を人権問題ととらえ，社会環境の変更をめざすことが重視される．最近では，2006年に国連総会で採択された障害者の権利条約において，障害者のおかれた人権上の問題状況を改善するため人々が「合理的配慮」を行う義務を負うとの規定が盛り込まれたことなど，「社会モデル」的な視点を重視する傾向が強くなっている．統合失調症の支援も，以下に述べるように，医学的治療を前提としつつ，その障害特性を踏まえ「社会モデル」によって行われることが大切である．

B｜統合失調症と社会機能低下

統合失調症などの精神疾患に罹患すると社会生活を送るうえで多かれ少なかれ支障が生じる．DSM-Ⅳ-TR分類では統合失調症の診断基準に「社会的または職業的機能の低下」が含まれている．診断時にみられるこうした機能低下には，幻覚や妄想などの陽性症状の存在が影響を与えていることが想定される．陽性症状は治療によって改善するが，「社会的または職業的機能の低下」は必ずしも十分に改善しない．むしろ，機能低下が問題となるのは発病後一定の期間を経たあとであることが一般的である．慢性期の統合失調症患者の社会機能について，独自に作成した社会適応度判定基準を用いて調査した宇内[2]によると，その分布はⅠ完全寛解群13.9％，Ⅱ準寛解群6.0％，Ⅲ軽度欠陥傾斜群19.4％，Ⅳ軽度ないし中等度欠陥群28.4％，Ⅴ重度欠陥傾斜群8.4％，Ⅵ重度欠陥群12.4％，Ⅶ最重度欠陥傾斜群9.0％，Ⅷ最重度欠陥群2.5％となったという．こうした結果をみるまでもなく，程度の差はあれ，社会的機能の低下が持続することが統合失調症の特徴の1つと考えられる[3]．ちなみに，1993年に改定された障害者基本法の中で精神疾患患者の中に「障害者」として位置づけられる人が存在することが初めて法律に明示された．「障害者」とは「長期にわたり日常生活又は社会生活に相当な制限を受ける者」を指す(障害者基本法第2条)．この視点でみると，統合失調症に罹患した者のうち社会機能低下の著しい者が福祉の対象となる「障害者」として処遇されることとなる．

統合失調症罹患者に様々な程度の機能低下が認められることは，ストレス脆弱性モデル[4]によって説明されるのが一般的となっている．脆弱性とは，症状や障害の有無とは別に想定される脳の機能の「弱さ」であって，陽性症状および陰性症状産出の背景をなすものと考えられる．さらに，履歴現象，逆耐性現象などは，ストレス耐性の低

さ，再発準備性，感受性など発病の結果新たに獲得された脳病理の存在も示唆する[5]．統合失調症患者は，自らの脳機能の脆弱性と機能低下の存在を自覚し，症状と機能障害を悪化させぬように注意して生活上のストレスに対処することを求められる．統合失調症が疾病と障害の側面を併せ持つ病態であると称される所以であり，統合失調症では，他の障害で認められる以上に，本人の病気に対する態度や環境のストレスが経過の多様性を規定する部分が大きい．

C｜統合失調症の障害特性とICF

以上に素描した特性を踏まえ，ICFの提唱する障害構造を統合失調症患者が呈する障害に適用することについてみてみると，以下のような論点が浮上する．

① ICFでは精神機能を意識機能などの全般的機能と注意機能などの個別的精神機能に分けているが，統合失調症ではその名の通り統合が失調していることにその本質があると考えるとICFのように精神機能ごとにimpairmentを規定するのは操作的に過ぎる．

② 統合失調症の障害を全体的にとらえるためには，機能の低下に加えて，現実の歪曲や逸脱，抑制の欠如といった問題が日常生活に影響を与えうることを直視し，障害構造に反映させる必要がある．

③ 統合失調症患者のparticipationの困難さについては，「できるかもしれないが現実には行えていない」ことが障害特性の現れであることを障害構造にも位置づける必要がある．

実際にICIDHが公表された後，「病（体験としての障害）」という概念を加えた上田による修正モデルや蜂矢が1981年に発表した「精神障害構造論試論」が注目され，その後の法律改正などに一定の役割を果たしたものの，今日に至るまで，日常臨床の場で広く活用されるモデルは確立されていないというべきである[6]．

以下，統合失調症にみられる障害の諸相とその背後に潜むimpairmentについて，改めてこれまでの知見を整理し，臨床的視点も加味した統合失調症の障害構造モデルについて試案を提示してみたい．

2 統合失調症の脳機能障害

A｜統合失調症におけるimpairmentをめぐる議論

何を統合失調症のimpairmentとみなすかについて，いまだ結論が出ているとは言えない．前述したように，ICFではimpairmentについて，精神機能を注意，記憶，精神運動機能，情動機能，知覚機能，思考機能，高次認知機能，言語に関する精神機能，計算機能，複雑な運動を順序立てて行う機能，自己と時間の経験の機能という要素的精神機能に細分類している．また，情動の平板化・情意鈍麻，思考の貧困，意欲発動性欠如，快感消失・非社交性，注意の障害からなる陰性症状を総体として基本障害とみなす立場や，言語性記憶／ワーキングメモリー／運動速度／言語流暢性／注意／情報処理速度／実行機能，あるいはワーキングメモリー／注意／ビジランス／言語性の記憶・学習／視覚性の記憶・学習／推論／問題解決，などの領域で認められる認知機能障害を基本障害とみなす立場がある[7]．しかし，丹羽は臺に従い，impairmentを「疾患そのものによる機能障害」，disabilityを「impairmentに基づく生活機能の低下，それに失敗や経験不足などの加わった生活障害」と規定し，統合失調症におけるimpairmentはその病因をなす生物学的な次元における，素因に依存する，何らかの単一機能の障害であって，働きかけや治療により短期的に変化しないものとするべきとの考えを示している[8]．すなわち，統合失調症患者において観察される様々な現象は，未知の脳のimpairmentによって産出された現象であるとみるべきである．例えば，同じ眼球運動について，小島ら[9]は，アイカメラにより意図的な作業を喚起する機能が低下していること（眼球運動数の低下）を示したが，白石[10]は別の意図的な作業をしている際，眼球運動の抑制の障害（余分な

眼球運動数の増加)が生じることを示した．これは現象と関連する各機能自体が直ちに統合失調症の impairment と考えることはできないことを示唆している．

B | Impairment の発露としての意志的制御過程と自動的過程の障害

こうした一見矛盾する現象が発生することを説明する1つの考え方として，統合失調症では一般的に意志的制御を必要とする意志的制御過程 (controlled process)で機能低下が認められ，自動的ないし受動的な過程(automatic process)では機能は正常か亢進(抑制障害)するという仮説がある[11]．これについては丹羽も Frith の統合失調症の障害が「自発的意図の貧困」と「不適切な反応の抑制障害」からなるという見解[12]を紹介しつつ，その根拠となるべき精神生理学的，神経心理学的知見を多数挙げて整理している[7]．白石[9]は眼球運動による作業において controlled process に負荷がかかる課題を遂行すると，その機能低下と同時に automatic process の機能亢進が認められたことから，統合失調症では，同時に処理可能な情報処理能力が低下し，その際の負荷がより意志的ではない機能を亢進させるように働くことが示唆され，機能低下と抑制の障害は不即不離の両面を形成していると推定した．こうしたことの背景には，同時に処理できる「心的容量」の減少が想定される．

以上，統合失調症における impairment は，個々の精神機能を支えるべき脳のあり方の障害にあると考えられる．その機序については，中脳辺縁系のドパミンニューロンの機能障害に関連し，課題遂行に動員される脳組織の量の減少や健常者とは異なった部位の賦活など，「課題遂行への脳組織動員の制御機構が障害されていることが推測される」[7]．このような統合失調症の impairment がより詳細に実証されることが期待される．

3 統合失調症の生活障害と障害構造モデル(試案)

統合失調症患者の日々の生活には，様々な困難が認められる．それらは生活障害(岩本)，生活のしづらさ(谷中)などと総称される[13]．昼田は，その内容を①認知の仕方について，②作業の仕方について，③対人関係の取り方について，④その他生活を送るうえでの支障に分けて，表31-1のように列挙した[14]．

それらは，前述した impairment の日常生活上での表出とみるべきものである．ここで，現実の支援を立場から意識しておくべきことが2つある．第一は，日常生活における障害としてとらえるべきものは，機能低下だけではなく，「急に思いがけない反応をすることがある」，「金銭管理ができない」など抑制の障害を反映するものもあることを直視する必要があることである．昼田が挙げていないものの中では，過剰な喫煙，多飲水，昼夜逆転などの行動がそれに該当する．

第二として，統合失調症患者の社会参加の課題も不十分な社会参加と逸脱行動(抑制の障害)から

表 31-1　統合失調症患者の日常生活にみられる言動

(1) **認知の仕方について**
一度に多くの課題に直面すると混乱する，受け身的で注意や関心の幅が狭い，全体の把握が苦手で自分で段取りが付けられない，あいまいな状況が苦手，場にふさわしい態度をとれない，融通が利かない，杓子定規，状況の変化にもろい，冗談が通じにくい，常に緊張している

(2) **作業の仕方について**
長い時間作業を続けられない，疲れやすく，回復に時間がかかる，作業に慣れるまでに時間がかかる，判断を要する作業が苦手，作業のスピードが遅い，作業が不正確，同じミスを繰り返す

(3) **対人関係の取り方について**
挨拶ができない，言いたいことが言えない，周囲の言いなりになる，急に思いがけない反応をすることがある，秘密を持てない

(4) **その他生活を送るうえでの支障**
身繕い，身辺整理，買い物，掃除などの家事がおろそかになりがち，振込など社会的な手段の利用ができない，財産管理，金銭管理ができない

(昼田源四郎：分裂病者の行動特性．pp11-68，金剛出版，1989より一部改変)

成り立っているが，特に社会的入院やひきこもりをはじめ様々な消極的，受動的な行動が問題となる不十分な社会参加については，「できる」か「できないか」ではなく現にできていないという点が重要である．不十分な社会参加は社会の偏見など複合的な要因が影響を与えた結果であることは言うまでもないが，統合失調症のimpairmentの反映という部分があることも忘れてはならない．先行研究では，統合失調症では特別に強い指示を与えないと課題の要求を満たすパフォーマンスを行うことが困難である場合があることが示されている．例えば，特別に強く注意を喚起した場合に追跡眼球運動の波形が改善するという結果がその例である[15]．すなわち，「やればできる」かもしれないが「やろうとしない」状況は意志的制御過程の機能低下という統合失調症のimpairmentが支援の欠如によって露呈した状態とみるべきものである．

これまでの議論をもとに，図31-2に統合失調症の障害構造モデルの試案を示した．このモデルでは，①統合失調症の本質を脳の組織的な制御障害ととらえ，②そのimpairmentは，個々の認知機能，症状，生活の各レベルに機能低下ないし制御困難(逸脱)として表れ，③個々の生活機能や社会的な活動において「やればできるかもしれないが現にできていない」ことが統合失調症の本質的な障害を反映している，といった障害特性を表現することを試みた．また，臨床的観点から，障害の程度や経過に影響を与える個人因子として，「病識」と「現実検討力」，「障害の受容」，「リカバリー」といった心的態度を取り上げた．さらに，環境因子として，「保護」，「直面化」，「動機付けを踏まえたエンパワーメント的支援」，「エンパワーメント的支援」という支援者の態度を区別した．ここに「保護」は本人の意思に反する自由の制限を伴うもの，「直面化」は支援者の支援内容への同調を迫るもの，「動機付けを踏まえたエンパワーメント的支援」とは本人の意思を引き出し，そのうえでその意思に沿った支援を行うもの，「エンパワーメント的支援」は本人の意思に

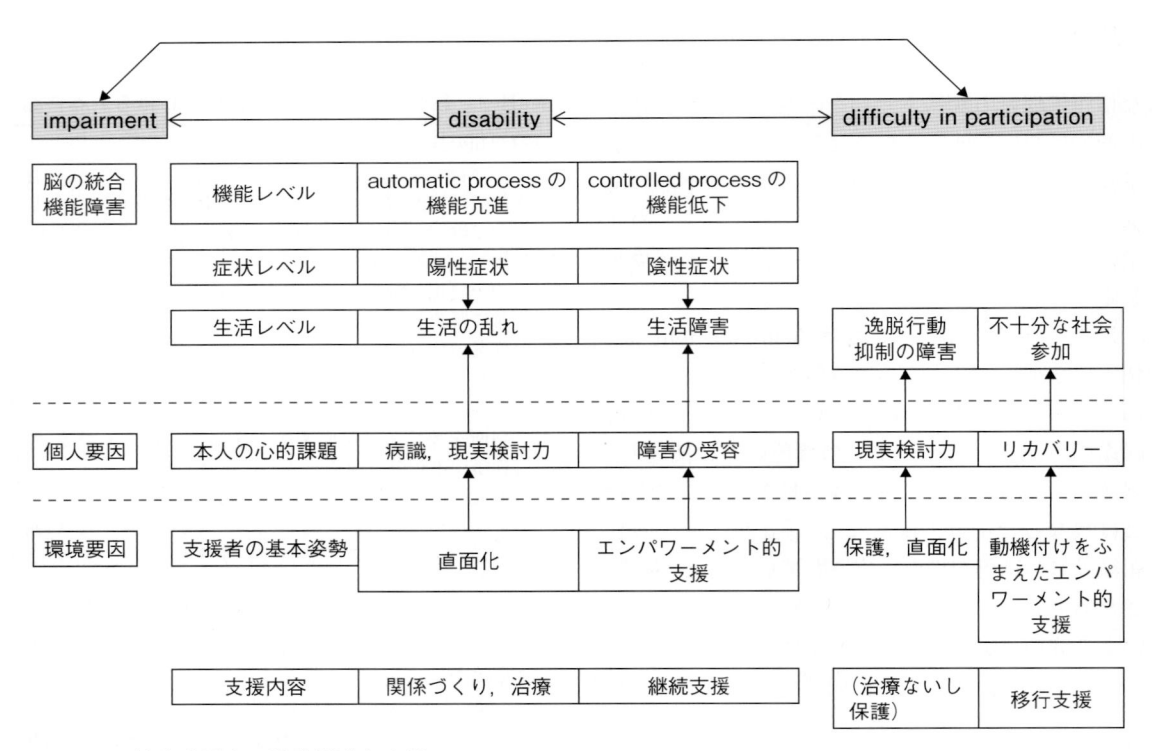

図31-2 統合失調症の障害構造と支援

沿った支援である．具体的な支援としては，医学的治療の他，現状の生活を維持するための支援（継続支援）と，現在行っていないことを実現するための支援（移行支援）を区別した．統合失調症患者は新しい環境に慣れにくいので，移行支援には十分な配慮が必要となる．統合失調症患者が充実した地域生活を継続するためには，本人の意思を尊重する「エンパワーメント的支援」を支援の基本とすべきであるが，ここに挙げた他の支援をときに応じて使っていくことも排除してはならないと考える．

4 統合失調症患者のための地域福祉システム

昨今，統合失調症の地域ケアを主導するのは心理社会的リハビリテーションの考え方である．心理社会的リハビリテーションとは，慢性・重篤な人も含め，精神障害を持つ人が，人として尊重され，自らの望む自立した地域生活を営めるようにすることを目標とする支援で，当事者のリカバリーやエンパワーメント的支援を重視するものである．その原則を表31-2に示した[16]．前述したように，統合失調症では新しい環境に慣れることが困難で，非社会的となり環境的支援を有効に享受するのが困難であるという障害特性を持っており，心理社会的リハビリテーションの原則によって行われる支援，すなわち「社会モデル」による支援が継続的な地域での生活を実現するための有効な支援方法となることは明らかである．

心理社会的リハビリテーションの原則を生かした支援は，欧米において職業リハビリテーションモデル，クラブハウスモデル，再発予防モデル，ケアマネジメントモデルなどの形で展開された[17]．最近日本でも実践例が増えているACT（包括的地域ケア）は集中的，包括的ケアマネジメントモデルの1つとして発展してきたものである．日本においても，「麦の郷」，「群馬県境町の地域精神保健活動」，「やどかりの里」，「JHC板橋」，「帯広ケア・センター」の5か所が，良質の精神障害リハビリテーションを展開しているとしてベストプラクティスに選定[18]されるなど，先人の実践が高く評価されている．

しかし，これら実践で培われた援助姿勢や援助技術はいまだ標準化されているとは言いがたい．今後は人材育成に力を入れ，事業量の拡大とともに，その質の均てん化を図っていく必要がある．

表31-2　心理社会的リハビリテーションの原則

1. 成長と変化を信じること
2. 技能の獲得に向けた教育的アプローチをとる
3. 自己決定の原則の尊重
4. ノーマライゼーションを目標とする
5. 個別的ニーズとケアを重視する
6. スタッフのメンバーに対する人間的な配慮とパートナーシップを重視する
7. 早期介入
8. 環境に積極的に働きかけ，人々の偏見などをも変えていく
9. 無期限の参加を保障する
10. 就労を重視する援助
11. 医学的な援助より社会的な援助に重点を置く

(Levin S, Brekke JS: Factors related to integrating persons with chronic mental illness into a peer social milieu. Community Ment Health J 29: 25-34, 1993より，拙訳)

【文献】

1) 佐藤久夫：第2章障害の構造，第1節歴史．蜂谷英彦，岡上和雄（監）：精神障害リハビリテーション学．pp40-45，金剛出版，2000
2) 宇内康郎：精神分裂病の臨床と本質—予後・再発・慢性化—．金剛出版，1988
3) 川上憲人，木村美枝子：経過と転帰．佐藤光源，他（編）：統合失調症治療ガイドライン．pp33-46，医学書院，2008
4) 仮屋暢聡，江畑敬介：ストレス・脆弱性モデル．石郷岡純（編）：こころの臨床à・la・carte 第17巻増刊号 精神疾患100の仮説．pp56-58，星和書店，1998
5) 岡崎祐士：臨床症状．佐藤光源，他（編）：統合失調症治療ガイドライン．pp17-32，医学書院，2008
6) 中川正俊：第2章障害の構造第1節モデル．蜂谷英彦，岡上和雄（監）：精神障害リハビリテーション学．pp45-51，金剛出版，2000
7) 福田正人，安藤直也，間島竹彦：認知機能障害としての統合失調症．こころの科学 120：20-28，2005
8) 丹羽真一：神経生理学．松下正明，他（編）：精神分裂病II．pp169-199，中山書店，1999
9) Kojima T, Matsushima E, Nakajima K, et al: Eye movement in acute, chronic and remitted schizophrenics. Biological Psychiatry 27: 975-989, 1990
10) 白石弘巳：精神分裂病における注意障害の研究：連続注視作業時にみられるテンポの維持，再生の障害．精神経誌 91：379-400，1989
11) Callaway E, Naghdi S: An information processing

model for schizophrenia. Arch Gen Psychiatry 39: 339-347, 1982
12) Frith CD, Leary J, Cahill C, et al: Performance on psychological tests; demographic and clinical correlates of the results of these tests. Br J Psychiatry 159(suppl 13): 26-29, 1991
13) 谷中輝雄:生活障害. 社団法人日本精神保健福祉士協会, 他(監修):精神保健福祉用語辞典. pp301-302, 中央法規出版, 2004
14) 昼田源四郎:分裂病者の行動特性. pp11-68, 金剛出版, 1989
15) 中安信夫, 平松謙一, 岡崎祐士, 他:精神分裂病における追跡眼球運動. 精神経誌 82:69-87, 1980
16) Levin S, Brekke JS: Factors related to integrating persons with chronic mental illness into a peer social milieu. Community Ment Health J 29: 25-34, 1993
17) Anthony W, Cohen M, Farkas M, et al: Psychiatric rehabilitation. pp19-48, Boston University Center, 2002
18) 東雄司, 江畑敬介(監修):みんなで進める精神障害リハビリテーション. 星和書店, 2002

〔白石 弘巳〕

第 32 章

統合失調症の臨床研究のあり方

> **Facts**
> - 医学研究を医療に応用するためには，最終的には人間を対象とした試験を行う必要があるが，研究に協力する被験者（当事者）の福祉が最優先される
> - 精神医学分野においては，自発的入院下にある患者が被験者として優先され，非自発入院や行動に制限のある患者に対する研究協力については，その正当性が確保された場合のみ依頼する
> - 臨床研究は，研究計画について倫理委員会の承認を得た後に，被験者に対して十分な説明を行い，協力同意を得てから実施する

　研究は，ある小さな1つの問いについて，様々な立場の研究者や医療者がそれぞれに異なる方面から検討して初めて，答えがどうやら確からしいとわかるという，気の遠くなるような行いである．医療は，それらの研究で得られた，1つひとつの確からしいとわかった小さな答えを結集させ，医療者の経験知と照らし合わせながら，さらに検証を繰り返して形作られたものである．

　臨床研究は，医学分野において患者を含む人を対象とした研究を指し，基礎研究で明らかにされた知見を医療に応用する前には欠かせない研究である．臨床研究を行うときには，その成果が最終的に医療に応用され，当事者の生命や人生に直結することを常に意識し，慎重に注意深く検討を重ねる必要がある．

1 臨床研究の倫理

A 医学研究における倫理指針

　現在の臨床研究の各種倫理指針は，1964年に世界医師会総会で採択された「人間を対象とする医学研究の倫理的原則（ヘルシンキ宣言）」に基づいて作成されている．ヘルシンキ宣言では，医学の進歩には，最終的には人間を対象とした試験を行うことが必要とを認めたうえで，研究に協力する被験者（当事者）の福祉が最優先されること，被験者（当事者）の健康に有害な影響を及ぼさないことを様々な先行研究から確信する場合のみ，治療に結びつく医学研究を行うこと，そして，科学的・倫理的に配慮することを具体的に明記した研究計画書の作成から，倫理委員会による審査と承認，インフォームド・コンセントと同意の取得，研究結果の公表の責務に至るまで，指針を表している．

表 32-1　日本精神神経学会「臨床研究における倫理綱領」Ⅲ. 精神障害者における臨床研究の原則

　社会的に弱い立場にある精神障害者の臨床研究においては，患者の人権を擁護するために，特別に慎重な配慮が必要とされる．また，インフォームド・コンセント（informed consent）についての関心が高まるなかで，精神障害者における自発的同意の要件が問題とされ，臨床研究を行うことが困難になる場合もありうる．しかし，そのために精神疾患の研究が遅れ，かえって精神障害者の利益が損なわれることにもなりかねない．そこで，研究の同意については，被験者となる精神障害者の利益を代表している保護者など（以下「保護者等」という）によって代理ないし補足される必要がある．

　したがって，精神障害者の臨床研究においては，Ⅱで述べた臨床研究の諸原則を次のように補足する．

1. 研究の正当性
（研究範囲の限定）
　1) 臨床研究が非精神障害者でも可能な場合は，精神障害者保護の観点から，その研究はまず非精神障害者（精神障害から回復した者を含む）において優先して行われなければならない．したがって，精神障害者における臨床研究は，被験者が精神障害に罹患していることに関連するものに限られる．
（医療機関の必要条件）
　2) 精神病床に入院中の患者を被験者とした臨床研究を行う場合には，その医療機関は次の条件を満たしていなければならない．
　　イ．常勤医師・看護スタッフ等が臨床研究を十分実行できる程度に充足されており，不測の事態にも随時対応できる医療水準を有していること．
　　ロ．被験者の同意の任意性を確保する観点から開放病棟があるなどの開放的環境を有していること．ただし，臨床研究の目的が閉鎖的環境における実態等を研究することにある場合を除く．
（入院形態等への配慮）
　3) 強制入院下にある患者または行動の制限を受けている患者の場合には，被験者として同意を得る上で，同意の任意性に疑義を生じる可能性がある．したがって，精神病床に入院中の患者を被験者とした臨床研究においては，次のような配慮がなされるべきである．
　　イ．臨床研究においては，自発的入院下にある患者が被験者として優先される．
　　ロ．閉鎖的環境にある患者よりも開放的環境にある患者が被験者として優先される．
　　ハ．行動の制限のうち，現に保護室への隔離または身体的拘束を受けている患者を被験者とする場合は，治療的臨床研究に限られるべきである．例外的に非治療的臨床研究を行う場合には，研究者はその理由を研究計画書に明記しなければならない．
　　ニ．措置入院中の患者および市町村長同意による医療保護入院中の患者を被験者とする場合は，入院形態の特殊性に照らして正当と考えられる臨床研究に限られる．
（意思表示が困難な精神障害者）
　4) 臨床研究に関する同意・拒否の意思表示が困難な精神障害者を被験者とする場合は，原則として治療的臨床研究に限られる．しかし，以下の要件を満たす場合には，例外的に非治療的臨床研究を行うことができる[注1]．
　　イ．意思表示が困難な精神障害者を被験者とすることが，研究の性質上不可欠であること．
　　ロ．事前に倫理委員会での承認を得ていること．
　　ハ．事前に保護者等から文書による同意を得ていること．
（適用除外規定）
　5) Ⅱの2.の9)に該当する臨床研究においては，Ⅲの1.の2)3)4)の規定を原則として適用しない[注2]．

2. 説明と同意
（同意）
　1) 精神障害者に対する臨床研究においても，原則的に被験者の自発的同意が必要である．さらに，精神障害者個人の人権擁護の観点から，保護者等の同意も必要である．
（代理承諾）
　2) 被験者本人が説明を理解し，または同意の意思を示すことができない場合は，研究者は被験者の保護者等に対して説明を行い，その同意を得ることが必要である．なお，被験者本人が説明を理解し，同意の意思を示すことができないことは，研究に関与していない医師によって確認されなければならない．

（次ページへ続く）

表32-1(続き)　日本精神神経学会「臨床研究における倫理綱領」Ⅲ. 精神障害者における臨床研究の原則

(拒否・撤回・中止の権利)
　3) 被験者は，臨床研究への参加を拒否したり，また一度参加に同意した場合でも随時同意を撤回できる自由と権利を持っている．また，被験者が拒否・撤回によって不利な扱いを受けたり，本来受けるべき利益を失うことがないよう保証されなければならない．なお，代理承諾に基づく臨床研究の場合であっても，被験者本人が個々の事柄について意思表示ができないわけではない．したがって，被験者本人から研究の中止を求められた場合には，安易に精神症状に起因するものとして退けられるべきではなく，被験者本人の意向が尊重される必要がある．
(適用除外規定)
　4) Ⅱの2. の9)に該当する臨床研究においては，Ⅲの2. の1)2)3)の規定を原則として適用しない(注2)．

3. 被験者への配慮
(心理的負担への配慮)
　1) 精神障害者の臨床研究においては，疾患の性質上，被験者の心理的負担に対して特に十分な配慮を要する．
(秘密の保持)
　2) 精神医学に関する臨床研究においても，Ⅱの5. の1)で述べた公開性が原則であるが(注3)，社会に残る精神障害者への差別や偏見を考慮して，被験者は必ず匿名で扱われ，個人並びに家族の身元に関する情報が決して漏れることのないように配慮されなければならない．

(注1) この倫理綱領の一般的な原則からすれば，Ⅱの3. の6)に規定したように，意思表示が困難な被験者を対象とする場合には，非治療的臨床研究を行うことはできない．しかし，精神科領域においては，意思表示が困難となる原因について十分に究明されているとは言いがたい．したがって，意思表示が可能な精神障害者を被験者とした非治療的臨床研究の積み重ねによって，意思表示が困難な精神障害者の利益に資する研究成果が得られるとは限らない．これらの事情を勘案した結果，一定の要件を満たした場合には，意思表示が困難な精神障害者を被験者とする場合でも，非治療的臨床研究を行い得るものとした．

(注2) Ⅱの2. の9)(適用除外規定)
以下に該当する臨床研究においては，事前の準備・事前の計画・事前の検討・倫理委員会の承認に関する規定を原則として適用しない．
　イ．臨床研究に用いられる情報が，研究が発意された時点からみて過去の事象に関する事柄に限定されている場合．
　ロ．症例報告のように，臨床研究に用いられる情報が，通常の診療行為の範囲内で得られる事柄に限定されている場合．

(注3) Ⅱの5. の1)(公開性)
1) 臨床研究の結果は，その正当性の検証を受けるため，また，その結果をひろく社会の財産とし，同じ研究の不必要な繰り返しを避けるために，被験者の人権を損なわない範囲において，公表されるべきである．そのために，研究者は，研究結果を何らかの形で公表するように努力する義務がある．

〔日本精神神経学会：臨床研究における倫理綱領．精神神経学雑誌99別刷：525-531，1997(https://www.jspn.or.jp/activity/opinion/2010/files/code_r_h19.pdf)より〕

B 精神医学分野における倫理指針

精神医学分野では，1977年の世界精神医学会(WPA)総会において「ハワイ宣言」が採択されている．日本では，1997年に日本精神神経学会が，「臨床研究における倫理綱領」[1]を作成，公表している．この綱領では，臨床研究全体の原則だけでなく，精神障害者における臨床研究の原則について，特に，被験者の同意の任意性が確保されない，非自発入院の患者や，意思表示が困難な患者を対象とした研究を行う際の配慮について，詳細に指針が示されている(表32-1)．

その後，臨床疫学，脳科学，ゲノム医学など研究手技や技術の進歩に対応して，政府から種々の臨床研究に関連する指針が発表されたため，2010年7月に，「臨床研究における倫理綱領の補遺」[2]が承認された．生きた人を直接対象とする研究，人由来の試料および人にかかわる情報を用いた研究，そして死者由来の試料および死者にかかわる情報を用いた研究を含む，あらゆる人を対象とした研究について，政府が策定した諸指針(表32-2)に則って研究を行うことを求めている．

表32-2 臨床研究に関する各種倫理指針

1. ヒトゲノム・遺伝子解析研究に関する倫理指針
2. 疫学研究に関する臨床指針
3. 臨床研究に関する倫理指針
4. 遺伝子治療臨床研究に関する指針
5. ヒト幹細胞を用いる臨床研究に関する指針
6. ヒトES細胞の樹立及び使用に関する指針

〔日本精神神経学会：臨床研究における倫理綱領の補遺(2010年7月17日理事会承認案)(https://www.jspn.or.jp/activity/opinion/2010/20100717_rinshoukenkyuu.html)より〕

表32-3 臨床研究を進めるときのポイント

1. 緻密な計画：被験者（当事者や家族）に説明できないことはしない
2. 実行力：とにかく手を動かす
3. 継続性：あるテーマのスペシャリストになる
4. 収束と発信：必ず論文化する
5. 協働性：1～4を満たす研究者はいない．お互いに補い合ってより良い成果を
6. その他：情熱と覚悟と決断する勇気

2 研究の進め方

精神医学分野における臨床研究の一般的な進め方については，成書を参照するとよい[3]．本章では，研究を着実に進めるためのポイントをいくつか述べる（表32-3）．

A 緻密な計画

患者を対象とした研究については，すでに行われた研究がある場合，その結果に疑義がない限り，先にその結果を参照することが推奨される．さらに臨床研究の場合，一般的な研究と異なり，研究者の興味・関心に基づく研究よりも，患者の利益につながる研究が優先される．

統合失調症は，その全体像が解明されたとは到底言い難いが，本書にも著されているように，精神疾患の中で最も研究が行われ，その成果が発表されてきた疾病である．新しく研究を始めようとするときには，関連する先行研究をレビューし，今までにわかっていないことを把握したうえで研究計画を立てる．端的に言えば，行う実験や調査，質問項目，解析方法の1つひとつについて，何のために行うのか，先行研究とともに説明できなくてはならない．

臨床研究では，研究に協力した患者層を明記する必要がある．統合失調症の場合，臨床病期や経過によって症状や生物学的背景が異なる可能性が報告されており，客観的・自覚的な症状の評価および病歴の聴取が必須となる．

同時に，研究に参加する患者の負担について必ず考慮しなくてはならない．研究参加は任意であり，撤回はもちろん可能であるが，途中でやめるとは（誰でも）言い出しづらいものである．先行研究を熟読し，患者の負担が必要最低限で済むようにデザインを組む．

B 実行力

緻密な計画を立てたら，次はそれを確実に実行する．対象患者への研究協力依頼，担当医師や外来・病棟スタッフからの情報提供，調査環境のセッティング，治療にかかわっていない評価者や研究スタッフの雇用と日程調整，調査協力にかかわる費用（交通費や謝礼）の手続きなど，こまごまとした作業が多く，また多数のスタッフがかかわる場面である．理想的な研究計画でも，実際に手を動かしてみると実現困難なことも多く，予備調査を行って，シンプルなフローやチェックリストを作成するなど，研究担当者は，研究計画をスムーズに，漏れなく遂行するための工夫を常に取り入れながら，現実に沿った対応をしていかなくてはならない．

C 継続性

研究は，地道に続けることが何よりも重要である．ここでの継続性には，いくつかの意味がある．1つは，いったん始めた研究は必ず論文化することである．また，自分が興味を持ったテーマはずっと追い続けることで，1つの軸から展開して様々な現象を理解できるようになる．さらには，統合失調症を含む精神疾患は，緩徐に始まり，慢性の経過をたどることから，縦断的な検討が欠かせないという意味もある．

D 収束と発信

　多数のスタッフと仮説に基づく大規模コホート調査や多施設共同研究は別として，一般的な臨床研究において，1つの調査で明らかにできることは原則1つ，多くても2〜3つである．その1つが明らかにできたかどうかが着地点であり，後から思いついたことを調査や解析に途中から加えても，データ収集が長引くばかりで，うまくいかないことのほうが多い．後から思いついたことは，新たに別の研究として行う．また，研究計画に無理があると判断されるときには，すみやかに終了させ，デザインを再考する．

　こうして自らが明らかにした成果は，国内外の学会で発表し，最終的には論文化して公表し，他の研究者や医療者から学術的評価を受けて初めて，医学に貢献したことになる．

E 協働性

　実際には，前述のA〜Dのすべてを兼ね備えた研究者はいない．誰もがそれぞれに得意・不得意があり，研究に携わる者はみな，日々もがき格闘している．特に医療者の場合，診療が最優先されるために，時間的制約がある．そこで，臨床研究は様々な立場の者がそれぞれに得意な部分を担当することで成り立っている側面がある．研究代表者や成果発表者は華やかな役割で目立つが，日々患者にかかわり，データ収集・解析や事務手続きを進めるスタッフこそが臨床研究の中心である．

F その他

1. 情熱

　「苦しむ人のために少しでも貢献できれば」誰もがそう思って臨床研究を始めることと思う．この情熱を冷まさせない研究環境が望まれる．

2. 覚悟

　臨床研究を行うからには，（内容の大小にかかわらず）必ず成果を公表し，医学に貢献するなんらかの答えを出さなくてはいけない．臨床研究は趣味の延長ではない．病に苦しむ人を対象としているのであるから，「なんとなくやってみる」くらいなら，やらないほうがましである．

3. 決断する勇気

　研究では，調査する内容や結果の解釈といった大きなものから，明日実験を行うかどうかといった現実的なことまで，自ら決断，決定しないと進まない場面が無数にある．日常臨床と違って明確な答えもないため，その判断を遅らせがちになるが，それではいつまでも研究は進まない．そこで，勇気を振り絞って決断することになる．研究を実際に動かし，論文化まで進められるかどうかは，この勇気にかかっているようにも思う．

3 今後の重要なテーマ

A 当事者・家族のニーズを主軸にすえた研究

　2010年5月に，精神保健医療改革の実現のため，当事者とその家族，医療者らが集い，具体的な政策ビジョンをまとめた「こころの健康政策構想会議」による提言書には，精神疾患を持つ当事者や家族の声が紹介されている[4,5]．これらの本質的なニーズに対して，現在の精神医学が答えられる部分は少ない．特に，治療に関するニーズについては，真に有効であるかどうかを常に検証し，評価していく必要がある．

B 大規模バイオバンクと個人の生涯発達を考慮した検討[6-8]

　統合失調症に限らず，精神疾患の診断は，臨床症状や経過の観察と記述に基づいて進められており，現在のところ，生物学的病因・病態に基づく診断基準は存在しない．このため，生物学的異種性が高いとわかっていながら，同一疾患群とみなして研究するために，病因となるバイオマーカー

が発見されない，という本質的な困難を抱えてきた．そこで，多施設共同で，統合失調症の脳画像，血液（オミックス），ゲノム，および死後脳の大規模データベースを構築し，バイオインフォマティクスを駆使することにより，客観的なバイオマーカーに基づく統合失調症の再分類を行う作業が可能となる．

さらには，そのような生物学的分類に症候学的評価や治療経過，個人の生涯発達（ライフコース）が結びついた大規模なバンクの構築によって，様々な切り口からの研究が実現する．大学や病院において，普段は臨床業務の傍らでバンクに提供するデータ収集を行い，自らの仮説を検証する際には，バイオバンクに申請し，大量のデータを受け取って解析を行うようなシステムが作られるとよいのかもしれない．

C┃研究周辺の枠組みづくり

精神疾患の臨床研究を行うためには，当事者や家族からの協力が欠かせない．しかしながら，現在は診療時間も十分にとれないなかで担当医師が研究内容の説明を行うなど，被験者に対する理解や説明が不足しているように思う．研究成果についても，被験者に対する十分な説明がなされているとは言い難い．国立がんセンターにおけるリサーチ・コンシェルジェ[9]など，先行する他の臨床医学研究の取り組みが参考になるかもしれない．

自然科学研究を幅広く扱い，最も権威のある学術雑誌の1つとされるNature誌の2010年新年号において，「A decade for psychiatric disorders（精神疾患のための10年）」と題した巻頭言が掲載された[10,11]．この巻頭言では，精神疾患を取り巻く現状と今後の展望が簡潔にまとめられ，精神疾患を明らかにするための研究技術基盤がやっと整ってきたと述べられており，まさに，当事者や家族の本質的な問いに対して，研究による検証が可能になってきたと言えるのではないだろうか．

【文献】

1) 日本精神神経学会：臨床研究における倫理綱領．精神神経学雑誌 99 別刷：525-531, 1997（https://www.jspn.or.jp/activity/opinion/2010/files/code_r_h19.pdf）
2) 日本精神神経学会：臨床研究における倫理綱領の補遺（2010年7月17日理事会承認案）（https://www.jspn.or.jp/activity/opinion/2010/20100717_rinshoukenkyuu.html）
3) 精神医学臨床研究ガイドブック．臨床精神医学 38 増刊号；アークメディア，2009
4) こころの健康政策構想会議・提言書（http://www.cocoroseisaku.org）
5) 福田正人：もう少し知りたい統合失調症の薬と脳．第2版．日本評論社，2012
6) 笠井清登，加藤忠史，樋口輝彦：日本における精神疾患研究の現状と展望．医学のあゆみ 231：943-947, 2009
7) 笠井清登：統合失調症研究の将来展望．ひとりひとりのこころの健康，そして社会の精神的幸福へ．学術の動向 16：26-31, 2011
8) 笠井清登，松本英夫：【臨床医学の展望 2012】精神医学 Psychiatry．日本医事新報別刷 4587：100-107, 2012
9) NCC創薬並びに個別化医療を目的とした研究の基盤となるバイオバンクを支える「包括同意」について（記者会見）（http://www.ncc.go.jp/jp/information/press/20110922_02.html）
10) Editorial：A Decade for Psychiatric Disorders. Nature 463：9, 2010
11) 小池進介，西田淳志，山﨑修道，他：Nature誌編集長 Philip Campbell氏に聞く「精神疾患のための10年（A Decade for Psychiatric Disorders）」．精神神経学雑誌 114：508-516, 2012

（西村　幸香）

第3部
統合失調症の診断と評価

第33章

診断と症状評価

1 精神医学的診断の特徴

a 臨床判断の根拠

Feinstein AR[1]は内科医でありかつ公衆衛生医でもある立場から，医師の臨床判断(clinical judgment)の根拠について次のように述べている．医師は治療を行う個々の患者に対して次の三種の資料から臨床判断を行う．第一種の資料は，疾患(disease)に関する資料である．それは，形態学，生化学，微生物学，生理学などで表される資料である．第二種の資料は，その疾患が生起している宿主(host)に関する資料である．それは，宿主となっている人の年齢，性別，人種，教育，居住地，職業，経済状況，社会的地位などで表される資料である．第三種の資料は，疾患とそれを持つ宿主との相互作用によってもたらされる患い(illness)を表している資料である．その患いには二種の現象がある．1つは疾患の宿主である人が主観的感覚で訴える症状(symptoms)であり，もう1つは患っている人の診察によって得られる客観的徴候(signs)である．

b 精神医学における臨床判断の根拠

精神医学においても，医師は上記の三種の資料から臨床判断を行っている．精神医学における臨床判断が内科学における臨床診断と異なる点は，上記の第二種の資料で表される患者の属性の他に，生育歴，性格，家族環境，生活歴がより大きな意味を持っていることである．また第三種の資料における客観的徴候(signs)は精神科医が患者の主観的世界をどれだけ明らかにできるかにかかわっている．それだけに，精神科においては患者の主観的世界を明らかにするために問診がことさら重要なことは言うまでもない．

c 精神的苦悩と精神医学的診断

精神疾患は，患者にとって身体的不調としてよりも精神的苦悩として現れてくることが多い．精神医学的診断は，患者がその人生において遭遇した苦悩に対して精神医学の立場から援助する手段として必要なのである．患者が人生経路において体験している苦悩は，精神医学の立場からみるといかなるものであるか．あるいは，その苦悩に精神疾患が関与しているか否かを判断するものである．すなわち精神医学的診断とは，患者の体験している苦悩を精神医学的に臨床判断し分類し，それに基づいて最も適切な精神医療へと導くための方法である．

d 統合失調症の診断における生物学的指標

精神医学的診断では，その根拠となる Feinstein の第一種の資料は乏しい．統合失調症の患者には，協調運動の拙劣，左右の混同，ミラー行為などの軽微な神経学的所見("soft neurological signs")がみられることがある．また，高アーチ型口蓋，耳介の微かな形成不全，眼間解離あるいは狭小などの軽微な身体奇形を伴うことがある[2]．しかしそれらの臨床所見は，統合失調症に

特有なわけではなく，また統合失調症に必発するわけでもない．近年の脳科学の発達によって，第2部「統合失調症の基礎と研究」（→173頁）において詳述されたように，統合失調症に様々な脳科学的な異常があることが明らかになってきた．しかし現在においてもなお，診断基準となる生物学的指標は明らかにされてはいない．そのことは，ICD-10[3]およびDSM-Ⅳ-TR[4]における診断基準を見れば明らかである．

e 統合失調症の診断基準

そこで示されている診断基準は，2つの構成要素からなる．1つは，幻覚，妄想，思考化声，考想吹入など患者にとっての主観的な精神病理現象，すなわち記述現象学的症状である．もう1つは，滅裂思考，思考途絶，言語新作，興奮，常同姿勢，蠟屈症，昏迷，会話の貧困，感情鈍麻，無気力，関心喪失，無為など診察者からの観察によって得られる客観的症状である．それら統合失調症の個々の症状については，第36章「精神症状の層的評価―人間学的精神病理学の立場から」（→388頁）において詳述されている．

f 精神医学における面接の重要性

ここに述べたように，統合失調症の診断は，患者にとっての主観的な精神病理現象と診察者からの観察によって得られる客観的症状によって得られるのであるから，その両者を得る手段として面接という診断手技は格段に重要である．面接が最も重要な診断手技であるという意味において，精神医学は他の医学領域と大きく異なっている．さらに，精神科における面接は単なる診断手技であるだけではなく，それ自身が治療と一体化している．精神科面接は，単に診断に必要な情報を収集するためだけではなく，そこで医師-患者関係を構築し，治療への患者の協力を得るための方法である．Sullivan HS[5,6]は，精神医学は対人関係理論に基づいているとする立場から，面接の意義を次のように述べている．精神医学の臨床データは，関与しながらの観察（participant observation）によってのみ得られるとしている．科学的研究に供されるデータを獲得する過程で起こる経過と変化は，患者に起こるのではなく，観察者に起こるのでもない．それらは，患者と観察者の両者によって作られた状況の中に起こるのであるとしている．すなわち，精神科医は面接過程で生起していることに，意識的あるいは無意識的にかかわっているのであり，それから逃れることはできない．したがって，面接者は自らのうちに生じる逆転移感情を絶えず自覚しながら面接を進めなければならない．それがなければ，面接は医学的目的を離れ，冷静に臨床情報を得ることができなくなり，いたずらに愁嘆の場になったり，詰問の場になったりするであろう．それでは，診断ができなくなるばかりではなく，患者との間に治療関係を築くこともできなくなるであろう．

次に，精神医学において最も重要な診断手技である面接の方法について述べる．

2 診断面接の進め方

A 精神科面接のあり方

a コミュニケーション論からみた精神科面接

面接は語義的には，「面とむかってじかにあうこと」（辞海）であり，英語表現でも"inter-"相互に，"view"見る，とあるようにお互いに見合う場である．医師は患者を見るだけではなく，患者からも見られている．医師は患者に視線を合わせて，患者の話に十分な関心をもって傾聴する．

精神科における診断面接を2人の人間のコミュニケーションの場として考えてみると，1人は何らかの精神的苦境に陥り，さらに身体的不調をきたし，自分1人ではどうしようもなくなり，面接者の前に現われたのである．彼らのなかには，恥を忍んで藁をもつかむ気持ちで現われた者もあるであろう．時には，自らの不調や苦境も自覚できなくなるほど深く病み，家族などから嫌々ながら連れてこられた者もあるであろう．そのような患者に対して，面接者はいかなるコミュニケーションをなしうるのであろうか．竹内は[7]，演劇家の立場から「ことばは単なる記号ではない．こえは

からだの動きであり，ことばもからだの一部である」としている．この立場から見ると，面接も単に言葉の応答が行われる場ではない．そこでは面接者は，患者の苦境と不調をからだで受け止め，からだで問い返している．そのような場では，コミュニケーション手段として言語的コミュニケーションと非言語的コミュニケーションに分けることは無意味である．あえて分けて考えるならば，面接の場においても非言語的コミュニケーションは言語的コミュニケーションと同等に患者との間に応答が繰り返されている．すなわち，面接者は患者に対して声を含めて全身で応答している．したがって，面接者にとって，患者の苦境や不調に対して，いかなる態度や姿勢で傾聴し，問いかけるかなどのいわゆる非言語的コミュニケーションも極めて重要である．

b 聴くことの意義

さらにここで，聴くという行為が相手にとってどのような意味を持つかについても考えておかなければならない．聴くという行為は話すという行為と対比すると，話すという行為は能動的行為であり，聴くという行為は受動的行為であるとみなされがちである．しかし果たしてそうであろうか．患者は，面接者が患者の苦境ないし不調を理解しようとして真摯に聴こうとしているとみなした時，面接者を信頼しても大丈夫そうだと思った時，あるいは面接者が自分に対して害をなすことはなさそうだと警戒心が薄れた時に，その内的体験を話しているように思われる．このことについて鷲田[8]は，臨床哲学の立場から次のように述べている．「＜聴く＞というのは，何もしないで耳を傾けるという単純に受動的な行為なのではない．それは語る側からすれば，ことばを受けとめてもらったという，たしかな出来事である．・・・聴くことが，ことばを受けとめることが，他者の自己理解の場を劈（ひら）くということであろう」としている．このように聴くという行為は，他者の自己理解の場を劈（ひら）くという能動的行為であると考えられる．そのうえに，医療面接の場における聴くという行為は，患者の思いを受けとめて，臨床判断を下し，さらにそれに基づいて治療を行うための極めて能動的な行為なのである．

c 観察と共感

また Jaspers K[9]は次のように精神科医の態度を述べている．「精神病理学者を左右するものは，彼の体験能力と観察能力，広さ，不偏な感受性，人間性の豊富さなどである．眼を開いていても何も見えずに病者の世界を過ぎてゆく人と，関与の感受性をもつことによって的確に知覚できる人との間には大きな差異がある．まず他人の心の出来事と一緒に自分の心を共振動させるということ，それに次いでこうした体験を思考によって対象化することが探究者には必要である．心を動かされるだけでは認識ではない．それは直観の源であり，この直観が認識に対して測りしれぬ材料を与えるのである．心を動かされることと冷静とは手を取りあうもので，相反目すべきものではない．冷静な観察だけでは本質的なものは何も知りえない．両者の交互作用が初めて認識に至らしめるのである．体験したものを合理的に把握することによって絶えず直接体験を克服するところの『振動する魂』，これこそ真の洞察力をもった精神病理学者である」としている．さらに Jaspers K[10]は，「我々は他者の心的なものを，肉体的なもののように直接的に知覚することは決してできないので，単に心に描き出し，感情移入し，了解するしか取り扱えない．・・・そのためには殊に患者の自己描写が役立ち，我々は親しく談話を交わすことにおいてこれを引き出し，探り，最も完全に最も明瞭に形づくることができる」と述べている．このように診断面接において，患者のこころの動きに感情移入（共感）しながら聴くことは基本的に重要なことである．感情移入しながら聴くことは，医師に理性を超えた魔術的能力を求めるものではない．

d 共感能力の認知神経科学的根拠

認知神経科学によれば，共感の基礎的な神経基盤の1つとしてミラーニューロンシステム，または「自己と他者の共通神経表象」と表現されてい

る脳の活動パターンがある[2]．サルおよびヒトには，他者の運動を観察するときに自己の運動野にその運動に合わせて活動するミラーニューロンシステムがあることが知られている．またヒトには，知覚や情動などの運動以外の脳活動領域においてもミラーニューロンシステムのような性質が存在していることが示されている[5]．すなわち，われわれは，悲しみに暮れている人を見れば悲しみを感じ，喜びに満ち溢れた人を見れば喜びを感じる．そのことは，上記のような脳神経活動に基づいている．医師は，患者との面接の際に自らのうちに生じる情動の動きを自覚し，かつそれを制御しながら患者のこころの動きを理解して面接を進めなければならない．認知神経科学では，比較的自動的な感情の共有を「情動的共感」と呼び，ある程度の内省的思考を伴うような意図的な感情理解を「認知的共感」と呼んで区別している[2]．面接者に求められる共感は，認知神経科学でいうところの「認知的共感」である．

e 共感することの意義

Jaspers Kの述べる感情移入は共感と同義であるが，それによって患者の心的世界を描出し主観的症状を把握することができる．しかし共感は単なる医学技術的概念と理解すべきではない．Cassel EJ[11]によれば，疾患（disease）と患い（illness）は分けて考えるべきであり，いかなる疾患を持つ人も不安，恐怖，無力感，絶望感，抑うつ気分などとともに自分がその疾患を持ったことへの怒りを持ったり，疾患を持ったことを否認したりするなど類似の反応を示す患いを持つ者すなわち患者として医師の前に立ち現われる．しかも疾患と患いとは相互に分かち難く影響し合っている．したがって，医師に求められるのは医療技術者として疾患を診断して適切に治療（cure）するという側面とともに，患いを持つ者へ働きかける癒し（healing）の側面があるとしている．

B 面接場面の構成

面接室としては患者の秘密保持ができて，かつ患者が自由に安心して話せる雰囲気が必要である．面接者の態度としては患者に対して1人の人間として敬意を持ち，かつ共感的態度で接することが基本である．それに伴って，面接者の服装，身だしなみは自ずから礼を失せざるようにしなければならない．面接者と患者の座り位置は，机の側面に対面して座るか，もしくは机の角を挟んで座るのも良いように思われる．両者が緊張感を感じない距離が必要である．机を面接者と患者の間に挟んで対面する方式は尋問的面接になりがちであり避けることが望ましい．面接者と患者の椅子は同じ高さとして，お互いに視線を共有できる必要がある．視線を共有すること，すなわちeye contactを持つことは，比較認知発達神経科学によれば，「目はこころの窓」と呼ばれるように注意を共有することであり，それは共感および他者理解の基礎である[12]．このように視線を合わせて面接をすることは，共感ないし感情移入をして患者の主観的体験を理解するために重要な手段である．近年，診察室にパソコンが導入される機会が多くなった．しかしながら，ここに述べたように視線を合わせることの重要性を考えれば，パソコンの画面に視線を向けながら面接することは避けなければならない．

初診面接の時間経過はおおよそ45～50分を目途とするのが適切ではないかと思われる．初診面接の時間が短いと，必要にして十分な臨床情報が得られないばかりではなく，十分に話すことができなかった患者の不満が残り，その後に続く治療の橋頭堡を築くことができない．しかし面接時間が長ければ良いわけではない．60分を過ぎると，患者は面接による緊張から疲労し，医師の注意力も低下してくる．したがって，一回の面接で完全な病歴を得ようと目指すべきではない．

面接の記録は，面接中に記録を取ることによって対話が阻害される恐れがあるが，正確な臨床情報を記録することは診断とその後の治療には欠かせないことである．したがって，面接者は対話することと記録を取ることの均衡を図りながら面接を続けなければならない．

患者は面接者が十分な関心を彼に持っていると

感じている限りは，記録を取ることは面接の障害にはならないのではないかと思われる．また面接者が記録を取るために患者から視線を外しているときには，患者は面接者を観察して目利きしているように思われる．患者が真摯に記録を取る面接者の姿を見ることは，必ずしもコミュニケーションの阻害になっているとは言えないのではないかと思われる．

患者以外の者が面接に同席することは，原則として避けることが望ましい．例外としては，患者が同席を望む場合，思春期前の患児の場合，自傷・他害の恐れのある緊急の場合である．その他に，診断面接の場ではなく，治療面接の場では関係者が同席して治療ないし処遇のあり方を協議することはある．

C 診断面接の3つの役割

面接状況は，単に患者だけがつくり出しているのではない．患者と医師の双方のかかわりによってつくり出されている．そこには，患者側だけではなく面接者側の感情，生活体験，価値観，文化的背景が双方かかわり合いながら現われる．それは，あたかも舞台の上で患者と医師が演じているが如きである．しかも面接者はその舞台の演出者でもある．その舞台に不承不承上げられた患者もいれば，何故その舞台に上げられたのかわからない患者もいる．しかも，その状況で面接者は，限られた時間の中で，患者の感情の流れに対処しながら医師-患者関係を構築し，診断と治療のために臨床情報を収集し，患者にその診断面接の結果を知らせるとともにその後の治療への協力を求めるための説明もしなければならない．Cohen-Cole SA[13]は，このような医療面接者の役割を次の3つに分類している．第一の役割は患者理解のための情報収集である．第二の役割軸はラポールの確立と患者の感情への対応である．第三の役割は患者教育と動機づけである．このように精神科医は単なる異常心理の検出官なのではない．患者をして疾患をともに治療する共同作業者となるように努めなければならない．

3 精神科面接によって収集する臨床情報

診断面接を行う際には，以下に述べるような受診理由・受診目的，病歴，精神的現在症，全身状態，身体診察の臨床情報をどのように得ることができるかを考慮しながら進める．

A 受診理由・受診目的

精神科患者の場合には，自覚症状が全くないか，もしくはそれを否定する者も稀ではない．したがって，初診面接では主訴よりも受診理由ないし受診目的が大切である．精神科患者の場合には，病識が十分ではなく，自らの精神的困難を適切に表現できない場合が多いので，身体疾患をモデルとしてできた主訴という言葉では表現し難い．主訴よりも受診理由ないし受診目的を尋ねた方が適切である．

特に，精神病状態にある患者の場合には，自らが患っているという疾病認識に乏しいので，主訴に合わせて問診を始めることが適切ではない場合が多い．その場合には，受診に至った経緯を主題として問診を始める．時には，受診したことに不満感や拒絶感が強く，受診に至った経緯さえ話したがらない患者もいる．そのような場合には，まず受診の発動者から受診理由・受診目的を聴く必要が生じる．

面接者は，受診理由ないし受診目的から出発して，問題となっている事態が一体どのような性質のものなのか，それがどのように生起したのかを明らかにしてゆく．そのなかで，現病歴から生活歴，家族関係，精神的現在にも拡がってゆき，それらの間を行きつ戻りつしながら，患者の受診理由および全体像が理解できるようになる．このことを土居[14]は効果的な見立てとして次のように指摘している．「効果的な見立てとなるためには，患者の受診理由に出発しながら，それを生起せしめた背後の心理を，あたかも扇の要のごとく，というのは更にそこから遡って患者の全貌を探るための問題点として，把握するのでなければならな

いからである．しかもそこで問題として把握されたものが患者にとっても問題として理解されるのでなければならないのである」．すなわち，受診理由・受診目的は問診における「扇の要(かなめ)」なのである．

B 病歴

a 現病歴
発病状況，発病の時期，発病の誘発要因，疾病の時間経過，増悪因子，改善因子．

b 現在の生活状況
職業ないし学業，主な収入源，同居者の有無，婚姻状況，家族との関係，友人関係，休日の過ごし方，生活上の大きな出来事の有無．

c 精神的既往歴
治療歴，入院歴，自傷行為歴，アルコールないし薬物乱用歴．

d 身体的既往歴
身体疾患（糖尿病，高脂血症，痙攣発作，甲状腺機能障害その他の内分泌疾患，アレルギー性疾患，心疾患など），薬物アレルギーの既往．

e 生活歴
出生地（文化的背景），職歴（転職の理由），学歴（学生時代の友人関係），婚姻歴（離婚の理由），転居，転校．

f 生育歴
生下時体重，仮死など出生時の出来事の有無，始語，始歩，おむつ離れ，離乳の時期，保育園・幼稚園時代に登園するのが困難ではなかったか，他の子どもと遊ぶことができたか，学童期に登校し他の子どもと遊ぶことができたか，養育環境，主な養育者，養育者との関係，養育者への愛着関係，幼少期の離別体験．

g 家族歴
精神疾患の負因，糖尿病や高脂血症の負因も抗精神病薬の選択の場合に考慮．

h 性格
性格類型，対人関係の特徴，適応パターン．

i 想定される発病促進因子
発病状況ないし繰り返される再発状況の中には個々の患者にとって共通の課題がある場合が多い．それらの課題には，身体的要因，心理的要因，社会的要因がある．身体的要因としては過労，睡眠不足あるいは睡眠覚醒リズムの崩れなどなどである．心理的要因としては，挫折体験，失恋，他からの叱責，喪失体験，対人葛藤などである．要するに，自信を喪失して，自己の存在意義，役割，居場所を失ってしまう心理状況に置かれることである．それは，Sullivan HS[5]のいう安全保障感（security）の危機と言える心理状況である．社会的要因としては，孤立した生活環境，職場ないし家庭における葛藤などである．

j 想定される回復阻害因子
回復阻害因子には，身体的要因，心理的要因，社会的要因の3つがある．身体的要因としては，慢性身体疾患がある場合，睡眠覚醒リズムが崩れている場合などである．心理的要因としては，安全保障感（Sullivan HS[5]）を脅かす心理状況が持続している場合である．社会的要因としては，孤立した状況，疎外された状況，持続葛藤状況にある場合などである．

k 想定される回復促進因子
回復促進因子には，身体的要因，心理的要因，社会的要因の3つがある．身体的要因としては，慢性身体疾患がなく，睡眠覚醒リズムが維持されていることである．心理的には，安全保障感があり，将来への希望を失っていないことである．社会的要因としては，偏見や差別のない支持的環境にあることである．

C ▎精神的現在症

統合失調症の症状については第36章「精神症状の層的評価―人間学的精神病理学の立場から」(→388頁)において詳述されているので,ここではその診断面接を進める際に考慮すべき精神機能と症状の概要を羅列的に例示するに留める.

ⓐ 外観・表情の特徴
緊張感,表情の乏しさ,空笑,しかめ眉,カタレプシー,蠟屈症.

ⓑ 見当識
時,場所,人,状況についての見当識.

ⓒ 意識
意識には清明から様々な意識混濁の深化段階を経て意識喪失する昏睡まである.統合失調症にみられる真正の妄想や幻覚などは意識が清明なときに現われる精神病理現象である.したがって,統合失調症の症状を問診するときには意識が清明であることを確認しておかなければならない.その意識とは,Jaspers K[9]によれば,第一に体験を現実に内的に持つことであり,第二に主観が志向しながら,知覚し,表象し,思考する対象に向けられていることであり,第三に自己自身に関する意識を持っていることである.患者が深い意識混濁に陥っている場合には,質問を理解できているか否か,自分の置かれている状況がわかっているか否か,周囲へ注意が向けられているか否かによって比較的容易に判断できる.しかし軽い意識混濁と意識清明との鑑別は容易ではない.原田[15]は,「軽い意識混濁」の症状として次の4つを指摘している.①注意集中の困難.それは100−7=?の連続引算によって現われやすい,②会話における単語の言い間違い,③思考のまとまり,思考経過にみられる異常,④感情面の異常がある.軽躁状態となったり抑うつ的となったりする.繊細な,やわらかい感情の表出がみられなくなる.

ⓓ 疎通性:拒絶的,プレコックス感
このプレコックス感について若干付言する.Rümke HC[16]は,統合失調症の患者と面接したときに面接者の心の中に,患者の心に感情移入しようとしてもできず,どうしても患者と相互交流できないという不全感が面接者の心の中に起こることを指摘している.これを「プレコックス感」と呼んでいる.それは,統合失調症の患者には対人接近本能の障害があるため,面接者自身の本能的対人接触が確かな手ごたえを失い,あやふやになることであるとしている.彼によれば,面接者の心の中に生起するこの「プレコックス感」こそ,思考障害,妄覚,自我障害などの背景にある核心的症状であるという.しかしこの「プレコックス感」は,妄想型統合失調症では現われないことがあるとしている.実際に,われわれは統合失調症の患者に接したときに,感情移入および感情交流が困難でわれわれの心の中に違和感が生起し,どうしても疎通がとれないことに挫折感を覚えることが稀ならずある.

ⓔ 行動
緩慢,昏迷,無為,常同行為,目的不明な行動,精神運動不穏,精神運動興奮.

ⓕ 言語
寡黙,冗舌.

ⓖ 思考過程(思路)
渋滞,弛緩,支離滅裂,言葉のサラダ.

ⓗ 思考内容
貧困化,常同化,抽象化の困難,関係妄想,被害妄想,追跡妄想,妄想着想.

ⓘ 情動
不安,恐怖,易刺激性,焦燥感,喜怒哀楽の表出の貧困ないし不安定,平板化,鈍麻.

ⓙ 気分
空虚感,虚無感,抑うつ気分,悲哀感,発揚

感, 妄想気分.

k 意欲
減退, 亢進.

l 妄覚
知覚過敏, 錯覚, 話しかけと応答の形の幻聴[17], 自分の行為を絶えず批評する声の幻聴[17], 幻視, 体感幻覚, 思考化声, 妄想知覚.

m 自我障害
離人症, させられ体験, 思考察知, 思考奪取, 思考伝播, 思考吹入, 憑依体験, 自我分裂, 影響体験.

n 物質乱用・依存
精神病理現象との関連の検証が必要である. 物質乱用・依存が一時的疾患で他の精神病理現象は二次的に発症している場合と統合失調症が発病し二次的に物質乱用・依存に至っている場合との鑑別が必要である.

o 疾病認識（病識）
個々の症状ないし疾患全体に対する認識のあり方.

p 自殺念慮・他害念慮
自殺念慮・他害念慮の有無と軽重.

D｜全身状態

睡眠, 生活リズム, 過労, 食欲, 栄養状態, 体重（肥満ないし羸痩）, 月経周期, 妊娠, 服薬の有無.

E｜身体所見

Schneider K[17]は, 身体所見の重要性について次のように述べている.「とにかく身体所見は診断上優先するもので, 絶えずさらに多くの明確な身体所見へ到達しようというのが, 医学としての精神医学の目標でなければならない」としている. 身体診察は, それによって症状精神病, 器質精神病, 中毒性精神病を除外するためだけではなく, それによって医師-患者関係が成立することの一助となる. 身体合併症の有無を確認する. それによって, 患者は医師が彼の心と体の全体に関心を持って治療にあたるであろうことを評価する. それは, 医師-患者関係の構築の基礎となる.

4 面接過程

初診時の限られた時間の中で, 診断し, 治療の見通しを立てて, 治療の橋頭堡を築くという目的が果たされるように面接は構成されなければならない. その目的に沿って, 初診面接は, 前期, 中期, 終結期の3期に分けることができる. しかしそれが単に機械的に進められるのではなく, 患者の関心のあるところ, あるいは話したいところを中心にして, 前後を行きつ戻りつしながら進行するのでなければならない. 土居[14]は精神科面接の進め方について次のように述べている.「現病歴・生活歴・家族歴・精神的現在症とそれぞれ別個に問診を進めていくやり方は, やる側にとっては楽であるが, 患者の側からすれば極めて不自然で過重な負担を課すことになる. …真の精神科面接は患者を細切れにすることなく, 最も自然な形で全体的に理解することをもって目的とする」としている.

A｜前期

a 求められる医師の態度

初診面接は, 患者と医師にとって初対面の場であり, その初対面の印象はその後の治療関係に大きく影響する. 患者は精神科医を受診することに, 戸惑い, 恥辱感, 屈辱感などを持ちながら, それを乗り越えて藁をも掴む気持ちで受診に辿り着いている. そのことを医師は十分に理解していることが, 医師の態度にも言葉にも示されていなければならない. 何とか受診にまで辿り着いた勇気と賢明さに賞賛の言葉を掛けることが必要な場

合もある．その意味からも，開始時には，医師は立って患者を招き入れて，自己紹介し，患者に着席を指示すると同時に，自らも着席する．医師の態度は，冷静さを保ちつつ，共感的かつ受容的で相手に対して十分な関心を示さなければならない．決して，詰問的，批判的，価値判断的になってはならない．

b 患者との距離

医師と患者が対峙して座る距離をどのように調節するかも大切である．統合失調症の患者では，医師との距離が近いと緊張感や恐怖心が募るので，やや遠い距離になることが多い．一方，うつ病や神経症の患者の場合には，医師の側がやや不安ないし不快に感じるほど近い距離を求めてくる場合がある．したがって，医師と患者の距離は，双方が疎遠を感じるほど遠くなく，不安ないし不快を感じるほど近くない距離を保つことが必要である．医師と患者の視線の高さをどうするかも大切である．医師が高い視点から患者を見下ろすことは，ようやく受診に辿り着いた患者の屈辱感や恥辱感を大きくするであろう．したがって，医師と患者の視線の高さは同じ程度にするように椅子の高さを調節するのが良いであろう．また，医師が患者を凝視すると恐怖心を持つ患者が少なくない．したがって，医師は患者の目を凝視するのではなく，その視線を患者の眉間に静かに当てながら話を聴くのが良い．入室から着席までの患者の表情，身嗜み，身体的特徴，行動も十分に観察しなければならない．

c 随伴者への対応

初診面接時には，患者に同道してきた家族，職場の上司，友人などが同席を希望する場合が少なくない．しかし，患者が単独で面接できない事情のない限り，それら関係者の同席は原則として避ける．同席面接が必要な場合には，患者本人の同意の下に行う．一方，患者自身に受診動因がない場合には，その動因を発した人に同席して貰う必要がある．患者との面接の前に，面接者に話を申し込む家族や職場の人がいるが，それは避けなければならない．

d 受診目的の重要性

以上のように面接場面を設定したうえで，患者にとっての「今，ここ」の問題に焦点を当てて面接を進める．そのためまず受診理由・受診目的を明らかにする．このことが極めて大切なのは，患者にとって「今，ここ」の問題として苦しんでいることを明らかにすることによって，医師として患者とともに取り組んでいく主題が明確になる．つまり，医師は患者の「今，ここ」の問題をその後に続く問診を含む診察によって，診断し治療方針を立てるという精神医療の概念の中に再構成していくことになる．その第1歩が受診目的を明確にすることである．また，患者が求めている精神科的援助の概念は個々様々である．したがって，受診目的を明確にすることは，患者が受診行動をとってはいても，その求める援助が医師の提供できる援助でない場合もあるからである．精神科以外の医療科では，患者の主訴を中心として問診が行われている．しかし精神科では主訴よりも受診理由ないし受診目的を中心に問診が行われる必要がある．

精神病状態にある患者の場合には，自らが患っているという疾病認識に乏しいので，主訴に合わせて問診を始めることが適切ではない場合が多い．その場合には，受診の目的あるいは受診に至った経緯を主題として問診を始める．時には，受診したことに不満感や拒絶感が強く，受診に至った経緯さえ話したがらない患者もいる．そのような場合には，「ここにいらっしゃったのには，だいぶご不満がお有りのようですが，どんな事情だったのですか」と患者の心情に感情移入し，患者にとっての「今，ここ」の問題をまず取り上げることで患者との疎通が始められることがある．

しかし，患者本人から受診理由・受診目的を明らかにできない場合には，患者の同席の下で家族などから受診目的を聴取する．患者不在の場で，家族などから受診目的などを先に聴くことは，原則として避けなければならない．そのことは，患者の面接者に対する不信感を強め，医師-患者関

係の構築を困難にする．

e まず現病歴を

受診目的が明らかになった後は，①受診目的となっている「今，ここ」の問題がいつから始まり，②どのような状況で起こり，③それがどのような徴候をもたらし，④それらの徴候がどのような要因の影響を受けて，⑤どのように経過して現在に至っているかを明らかにしていかなければならない．どのような状況で発病に至ったか，すなわち発病状況こそ，患者の不安・苦悩と医学的診断としての疾患との接点である．発病状況を明らかにしようとすることは，患者の不安・苦悩に耳を傾けることに連なっている．そのことは，患者との治療関係に良好な結果をもたらすだけではなく，そこから発病過程は発生的了解が可能なものなのか，あるいは統合失調症のように発生的了解が不可能(Jaspers K[18])なものであるかが明らかになるであろう．換言すれば，統合失調症の場合にはその発病によって患者の人生における生命発展のまとまり，意味法則性，意味連続性が断裂する(Schneider K[17])．

つまり，まず現病歴を詳らかにしていく．それは，患者の話に価値判断を停止して共感的に聴き入るようにしながら，感情状態を患者のそれに合わせて浮遊させながら，一方では医師の理性には，それらの話を精神医学と精神医療の概念の中で再構成していくことが求められる．そのためには，患者の話の流れを妨げないようにしながらも，医師はその流れの方向づけをしていかなければならない．また質問形式は，できるだけ閉ざされた質問を避け，開かれた質問(open-ended question)を用いるようにする．閉ざされた質問とは，「はい」ないし「いいえ」と答えることを予測される質問である．それに対して，開かれた質問とは，いろいろな答え方ができる質問である．例えば，「最近，あなたは憂うつに感じますか」というのは閉ざされた質問である．それに対して，「最近，あなたのご気分はいかがですか」というのは開かれた質問である．すなわち，決して，スクリーニングテストのように質問に対して回答するQ&A形式の面接に陥ってはならない．一般に，開かれた質問の方が閉ざされた質問よりも，得られる臨床情報の量が多くかつ質も高い．

f 関心と共感をいかに伝えるか

医師が患者への関心と共感を持っていることを言葉で伝えるために3つの方法がある．第一は，患者の語る感情体験を追確認することである．例えば，「それは大変でしたね」，「それは，辛かったでしょうね」，「それは，困ったでしょうね」，「それは，ショックだったでしょうね」あるいは「それは，残念だったでしょうね」などと表現することである．第二の方法は，患者が語る出来事あるいは感情体験の最後の言葉を繰り返すことである．例えば，「会社へ行けなくなったのですね」，「辛くなったのですね」などと表現することである．第三は，「その状況ではいらいらするのは当然でしょうね」，「その状況ではそうするより仕方がなかったのでしょうね」などと患者の感情的反応や行動を是認することである．このような患者と医師の相互作用によって，医師は患者の感情状態，人格特徴，外界への反応様式を認識できるようになる．

g 沈黙する患者

また患者が沈黙したときには，一般に面接者は安易に沈黙を破らず，しばらく沈黙を守り患者の言葉を待つほうが良い．面接者は沈黙の緊張に耐えられなければならない．特に患者の感情が高まり言葉が出なくなったときには，その患者が再び冷静さと自分の言葉を取り戻すまで面接者は沈黙を守らなければならない．患者が感情を表出できることは治療上有益であり，さらに感情を表出した後は自分のことを表現しやすくなる．

h 「なぜ」，「どうして」を避ける

患者の「今，ここ」の問題を精神医学と精神医療の中に再構成していくためには，「なぜ」，「どうして」という疑問が生じてくる．それについて，土居[14]は次のように述べている．「精神科面接の勘所は，『わからない』という感覚を獲得で

きるかどうかにかかっているとしている」．患者は，「なぜ，そのときにそのように感じたのだろうか」，「どうしてそのときにそのような行動をとったのだろうか」など，医師にとって「わからない」感覚が次々に生じてくる．医師は，その「わからない」ことをわかろうとすると，「なぜ」，「どうして」と疑問が生じてくる．しかし，「なぜ」，「どうして」という言葉には，詰問的な響きが含まれているばかりではなく，患者にとっては，なぜそのような質問をされるのか分からない場合が少なくない．しかも患者自身もそれがなぜなのかわからない場合が多い．「なぜ」，「どうして」は，あくまでも医師の側の精神医学的ないし精神医療的再構成の課題である．したがって，患者の感情状態に合わせて面接をするために，「なぜ」，「どうして」という言葉はできるだけ避けなければならない．筆者の場合には，「なぜ」あるいは「どうして」と尋ねたくなるような場合には，次のような言葉で尋ねている．「何かそのきっかけになることはありましたか」，「そのようになった経緯（いきさつ）をお話いただけますか」，「そのときの気持ちをもう少し詳しくお話頂けますか」，「それはどんな事情だったのですか」などと「きっかけ」，「経緯（いきさつ）」，「気持ち」，「事情」などとやや迂遠で抽象的な質問を行っている．それらは閉ざされた質問ではなく開かれた質問である．しかし，このようなやや迂遠で抽象的な設問は，相手が困惑状態にあったり，認知症があったり，軽い意識混濁を呈するような場合には，患者に理解されないことがあったり，またかえって患者を困惑させることがある．そういう場合には，もっと直截な質問すなわち閉ざされた質問をせざるをえない．

ⅰ 面接前期の終わり方

　患者が受診目的となった問題を話し終わった後に，その他に患者が困っていること，あるいは辛いことがないかを確かめる必要がある．そのことによって，患者への共感と関心を示すのみではなく，それまで語られなかった精神症状が現れたり，それらの現れる状況がより明らかになることがある．筆者の場合には，患者が一通り受診目的とした心の問題を話し終った後で，「他に，辛いことはありませんか」，「他に，普段の自分と違うと思うことがありませんか」，「他に，困っていることはありませんか」と尋ねている．Morgan WL Jr.ら[19]は，患者に尋ねるべき質問のなかで最も重要なものは「他に何かお困りですか」であるとさえ述べている．この質問によって，真の受診目的が明らかになることもあり，あるいはそれまで話してきた受診目的の背後にある問題が明らかになることもある．

　この前期は，初診面接の経過の中で最も長い時間を要し，おおよそ 15～25 分と面接時間の約半分を占める．それによって現病歴がほぼ明らかとなる．現病歴は，患者の側から見れば 1 つの心の物語である．医師は，その物語を要約して，患者とそれを確認した後で，次の中期に面接を進める．この診断面接における確認という行為は，医師にとって臨床情報を明確化するという意味を持つだけではなく，患者にとっても彼の問題を明確化できるばかりではなく，それを訂正ないし補足する機会を与えられることになる．

B 中期

a 中期面接の進め方

　中期には，精神医学的診断の過程を進めて，それまでに得た仮説診断を検証し，治療方針と療養方針を立てるために，精神的現在症，生活状況，生活歴，生育歴，病前性格，既往歴，家族歴，職歴，婚姻状況などを聴取する．このなかで，精神的現在症は前期の面接で多くは明らかになっていると思われるが，追加ないし補正しながら鑑別診断を進めていく．中期におけるこれらの質問内容は，医師として面接を精神医学的ないし精神医療的に再構成するために必要ではあっても，患者側からみると，なぜ質問されるのかわからない．したがって，それらの質問が患者の問題をより深く理解するために必要であること，診断のために必要であること，検査として必要であること，あるいは治療のために必要であることなど，その目的をあらかじめ話して協力を得なければならない．

そうしなければ，患者が警戒心や猜疑心を増長させる危険がある．また質問の主題が変わる場合には，「少し別のことをお聞きしますが，・・・」，「話は変わりますが，・・・」などと事前に予告してから質問しなければならない．そうしなければ，患者はなぜ聞かれるかわからないことについて，目まぐるしく次々と質問を受けて混乱することになる．例えば認知症を疑われる患者に対して，事前説明なしに「100から7を引いて下さい」，「今日は何月何日ですか」と質問するのは失礼であるばかりではなく，その質問をされる意味がわからない患者には困惑ないし侮辱感が起こるであろう．そのような場合には，事前に「これから検査のための質問をします．その中には，少し失礼に感じるものもあるかもしれませんが，ご協力をお願いします」と了解を求めることが必要である．

b 身体的・神経学的診察はいつ行うか

身体的診察および神経学的診察は原則として中期の終わりに行い，受診という行動をもたらした精神症状が身体的要因に基づくかどうかを検証する．また，身体的合併症あるいはリストカットなどの自傷行為の有無を確認する．しかし，心気症状ないし身体表現性症状を訴える患者の場合には，患者の主要な関心は自己の身体状態にあるので，まずそれに応えるべく，身体的および神経学的診察は，中期の問診の後ではなく初めに行う．それによって，患者の主要な関心を医師も十分に理解していることを示す．

C 終結期

a 診断結果の伝え方

面接によって亢進した患者の感情的緊張状態を鎮めるように努めながら，診断の結果，疾患の概要，治療の方法，療養の仕方ないし生活上の注意，疾患の経過の見通しについて述べる．診断の結果を伝える場合には，病名告知をどのように行うかという問題が含まれる．初診面接の目的は，治療の橋頭堡を築くことであるから，病名告知をしたことによって治療の橋頭堡が築かれない事態はさけなければならない．病名告知は，インフォームド・コンセントの原則にしたがって行わなければならないが，告知した後に患者に対して，告知された病名にまつわる誤解や偏見を取り除かなければならない．疾患について悲観的にならないように説明するとともに，治療の方法，療養の仕方ないし生活上の注意，病気の見通しについて十分な説明をする．屈辱感や恥辱感を持ちながら，勇気を奮い起こして初診した患者に対して，初診面接の最後に「統合失調症だね」，「人格障害だね」などと最後の痛打を浴びせる言い方は，患者をその最後につかんだ藁とともに，水の流れに捨て去るような行為である．最後の藁をつかんでいる患者の手を筏に移し変えてやらねばならない．それは，治療の橋頭堡を築くことができるように，十分な説明を行い治療計画をともに話し合うことである．病名告知によって，患者に不安を与えたり，病状の悪化が予想されるときには，インフォームド・コンセントの例外規定から，病名告知を避けることができる．その場合にも，これから治療の対象とする症状ないし状態像について説明することは，治療の橋頭堡を築くうえで重要である．つまり，医師は患者とともに治療目的を確認し合うことである．また，患者は病気の原因についてあるいは病気自身について不安や特別の思いを持っていることが多いので，医師の説明について患者がどのように感じたかを尋ねる．

b 説明の仕方

患者への説明の仕方について岡崎[20]は次に示すように極めて具体的な言葉で例示している．例えば，疾患の原因と病名については次のような説明を例示している．「今回あなたが巻き込まれた『事態』は，その前にあったストレスが絡んで神経過敏状態が引き起こされたものと思います．そのような状態を統合失調症と呼んでいます」．また服薬の説明については，次のような説明を例示している．「神経をそのままに放っておくと過敏な状態が癖になってしまいます．神経遮断薬で感

度を調整しましょう．薬が体に合わないこともあります．飲んでかえって具合が悪いことがあったらすぐに連絡してください」．このように統合失調症の脆弱性-ストレス理論に基づいて具体的に説明している．患者の理解度に合わせて，その表現を工夫していかなければならない．

ⓒ 診断面接の終わり方

面接は突然終わるのではなく，「そろそろ面接を終わりますが，何かわからないことや確かめたいことがありますか」と患者に対して最後に発言する機会を与えて，患者にとっても面接の終了を納得できるものとする．そのときに患者がそれまでの面接で話さなかった別の大きな主題について話し始めたならば，「それは次回にお聞きしたいと思います」と断って終了とする．さらに終了にあたっては，患者が今後医師と一緒に病気の治療を共同作業としてやって行こうとする協力関係が樹立される必要がある．そのためには療養のためにするべきこととするべきではないことを十分に説明するとともに，医師がこれから行う治療方法についてその作用と副作用についても患者が納得できるように説明しなければならない．

最後に，患者が話し足りなかったこと，あるいは尋ねたいことがないかを確認して終結する．

診断面接の終了後に，医師はどのような臨床情報から特定の診断に至ったかの要点を記録し，さらに鑑別診断を進める必要があればその鑑別点を記録しておくことも重要である．

5 精神科救急場面での診断面接

精神科救急診療では，患者ならびにその同行者の感情的緊張が高いために，面接の場における感情的緊張も高くなりがちである．そのような場に連れて来られた患者は，しばしば不安と恐れを抱いていることがある．そのような面接の場は，まず患者も同行者も安らぎを感じるものでなければならない．それは，面接者自身の感情的緊張が高まらないためにも必要である．さらに，患者が圧迫感ないし疎遠感を感じない適切な距離が患者と面接者の間に保たれていることが必要である．

面接者の態度としては，通常診療の場合と同じように，冷静さを保ちつつ患者に対して十分な関心を示しながら受容的に接することが必要である．さらに救急事例は，価値判断的には問題のある行動を起こした結果として受診したのであり，そのような患者に対して，詰問的，批判的，価値判断的にならないよう十分な配慮が必要である．「なぜ」，「どうして」という言葉は，詰問の響きを帯びやすいので，できうる限り避け，詰問の響きを帯びない表現で尋ねるのが良いように思われる．筆者は，「そのへんの事情をもう少し詳しく聞かせて頂けませんか」とか「その経緯はどうだったのですか」などと「事情」，「経緯」という言葉を用いてやや迂遠な聞き方，つまり開かれた質問をしている．一般に，開かれた質問の方がそれによって得られる臨床情報の量が多く質も高い．さらに了解が困難な患者の言葉ないし話に対して，われわれの頭の中には反射的に「なぜ」，「どうして」という言葉が浮かんでくる．その反射的に浮かんでくる言葉を面接者がそのまま患者に投げ返してはならない．その言葉が患者にどのように受け取られるかを十分に考慮しなければならない．多くの患者は彼ら自身も，自分の言動がなぜなのか，どうしてなのかわかっていない場合が多い．そこへ面接者が「なぜ」，「どうして」とたたみ掛けるように反射的質問をすることは，患者を困惑させたり，追い詰めたりすることになる．しかし，知的障害，認知症，昏迷ないし意識混濁があって領識が低下している患者の場合には，「なぜ」あるいは「どうして」と直截に閉ざされた質問で尋ねざるをえない場合がある．

A 面接過程

面接過程は，前期，中期，終結期の3期に分けられる．前期には，挨拶と自己紹介と患者の名前の確認から始まり，救急受診した経緯あるいは警官に保護された経緯など，患者にとって「今，ここ」で問題になっていると思われることを端緒として，現病歴を明らかにする．中期には，できる

だけ話の流れを妨げないようにしながら，精神的現在症，生活状況，既往症，生活歴，家族歴などを明らかにする．話の流れに合わないが診断，治療計画，予後の判定に必要な質問はできるだけ後回しにする．臨床情報として是非とも必要であるが，患者にとってはなぜ質問されるのかわからないであろうと思われる質問をするときには，話題が変わること，あるいは次の質問は診断あるいは検査のために必要であることをあらかじめ述べる．それによって，患者に混乱や猜疑心が起こらないように留意する．終結期には，面接によって亢進した感情的緊張状態を鎮めるように努めながら，診断の結果と治療の見通しについて述べる．最後に，患者が話し足りなかったこと，あるいは尋ねたいことがないかを確認して終結する．

B｜救急受診の発動者の面接を先行する場合

　精神科救急面接では，意識混濁，錯乱，激しい精神運動興奮，言葉のサラダに至るほどの思路障害，あるいは拒絶症などのために，コミュニケーションが極めて困難な事例が多いために，患者から直接の病歴を聴取することが困難な場合が多い．したがって一般に，患者から直接に得られる臨床情報は少ない．時には，姓名や年齢さえも明らかでない事例が稀ならずある．そのうえに，生命の危機を孕んだ病態も稀ではないので早急な対応が迫られる．したがって，救急診療場面での面接では，通常診療場面での面接とは異なり，家族なり警官なり患者に同行した人の中で最も情報量の多い人から先に病歴を聴取するのが適切である．同行者から病歴を聴取する場合には，患者もそこに同席したほうが良いように思われる．それによって，患者は自らが救急診療にもたらされた事由を理解する契機となることが期待される．さらに，患者の同行者は，患者を救急受診させて動因について，患者の居ない所であるいはひそひそ声で話そうとすることがしばしばみられるが，それによって被害妄想のある患者では，面接者も救急受診の発動者と同一視され患者への迫害者の一人とみなされがちなように思われる．患者が同席した所で同行者から病歴を聴取することによって，面接者は患者から家族や警官など救急受診を発動した者と同一視されることを避け，患者にとって当初から治療者として認識されるようになることが期待できる．それは，患者とのコミュニケーションの樹立に大切である．また同行者の述べる病歴に対する患者の反応の仕方を観察することによって，より多くの精神所見を得ることもできる．

C｜必要最小限の原則

　救急場面での診断面接では必要最小限の原則を守ることが大切であるように思われる．すなわち，危機介入として診断し治療するために必要最小限の病歴聴取と精神症状の把握にとどめ，詳細な病歴聴取と精神症状の把握は求めない方が適切である．救急受診は，精神症状を行動上の問題として現した結果であり，このように衝動抑制が取り難くなっている患者では，詳細な病歴聴取は患者の感情葛藤領域に触れて患者を不安に陥れ，さらに衝動抑制が取り難くなる可能性が増大する．また精神科へ通院中の患者が治療者への感情を言語化できずに行動化し，自殺企図，家庭内暴力などを起こして救急受診となった事例も少なくない．このように行動化しやすい患者の場合にはやはり，感情葛藤領域に触れる可能性のある詳細な病歴聴取は，新たなる行動化を誘う危険があり避けるべきである．しかし，自殺の恐れのある患者に対しては，希死念慮ないし自殺念慮の程度，自殺行為をどこまで具体的に考えているか，過去に自殺歴があるか否かは是非確認しておかなければならない．患者と死を語ることを避けてはならない．死を望む患者も一方では生を望んでいる．死を語ることによって，生の苦悩を語ることができる．それこそ死を望む患者が語りたいことではないであろうか．

D｜仮説検証的診断過程

　精神科救急における診断過程の特徴について述べる．精神科救急では，病歴を十分に取れることは稀である．身体疾患および精神疾患の既往歴，生活歴や家族歴も不詳であるばかりではなく，姓名や年齢さえも不詳の場合がある．したがって，器質性精神障害と機能性精神障害の鑑別は，治療上重要であるにもかかわらず，このように限られた情報量のなかでは，それがはなはだ困難な事例も稀ならずみられる．このような救急事例では，精神的現在症と身体的現在症を含めて，得られた情報から仮説検証的に診断を進めて行くのが適切である．このことは，通常診療の場合も同様であるが，救急診療では特に限られた時間と情報量のなかで緊急に治療的対応をしなければならないために，仮説検証的診断過程が自覚的かつ意図的に進められなければならない．救急診療であるから，特に生命的危険度に第一の優先順位が与えられるが，第二に高い優先順位としては治療による回復可能性である．この２つに優先順位を置きながら仮説的診断を立て，それを検証するために必要な情報を収集しながら仮説的診断に基づく治療を行う．その治療に対する治療効果も当然ながら，次の仮説的診断を立てるための有力な臨床情報となる．例えば，意識混濁を疑わせるほど激しい精神運動興奮ないし錯乱のために救急受診した事例で，その精神症状と現病歴から，急性器質性脳障害，躁病性興奮ないし緊張病性興奮の３つが考えられるとすれば，次のように仮説検証的な診断過程が進められることになる．第一優先順位の生命的危険度から急性器質性脳障害を第一段階の仮説的診断とし，それに対する治療と検証を行うことになる．もし急性器質性脳障害が否定されたならば，第二の優先順位の治療による回復可能性に基づき，より回復可能性が高い躁病性興奮を第二段階の仮説的診断とし，それに対する治療と検証を行う．もし躁病性興奮が否定されたならば，緊張病性興奮を第三段階の仮説的診断として治療を行うことになる．この第一から第三段階への仮説的診断過程の途中で，第四ないし第五の精神疾患の可能性が現われたならば，やはり生命的危険度と治療による回復可能性の優先順位に基づいて仮説検証を続けて最終診断に至る．また状態像診断として，昏迷状態と意識混濁の鑑別が困難な事例に遭遇するときがある．その場合には，前記の仮説検証的診断過程の優先順位に基づいて，当然のことながら，生命的危険度の高い意識混濁を第一段階の仮説的診断として，それに対する治療と検証を行うことになる．しかし，仮説検証的診断に基づくある種の治療がいかに有効と考えられても，その疾患ではなかった場合に想定される疾患を増悪させる可能性がある場合には差し控えねばならない．

E｜身体診察の重要性

　次に，精神科救急における身体所見の取り方について述べる．身体所見は，精神科救急においては通常診療の場合以上に重要である．精神科救急では，外傷性精神病や覚醒剤精神病あるいは自殺企図の事例が稀ならず受診するので，以下のことに特に留意することが必要である．意識状態や呼吸，血圧，脈拍などの生命徴候および外傷の有無は外傷精神病の診断に重要であり，注射痕の有無も覚醒剤中毒の診断に重要であり，刺青の有無もその参考となる．手首カッティング痕や縊首痕は，患者の自殺企図を知る手掛かりとなり，自殺防止のために重要である．

【文献】
1) Feinstein AR: Clinical Judgment. Robert E. Krieger Publishing Company, 1967
2) 福島宏器：他人の損失は自分の損失？―共感の神経基盤を探る．開一夫，長谷川寿一（編）：ソーシャルブレインズ―自己と他者を認知する脳．東京大学出版会，2009
3) World Health Organization: the ICD-10 Classification of Mental and Behavioural Disorders; Clinical descriptions and diagnostic guidelines. WHO, 1992〔融道男，中根允文，小見山実，他（訳）：ICD-10 精神および行動の障害（臨床記述と診断ガイドライン）新訂版．医学書院，2005〕
4) American Psychiatric Association: Diagnostic and Statistical Manual of Mental Disorders, 4th ed Text Revision（DSM-Ⅳ-TR）. APA, 2000〔高橋三郎，大野裕，染矢俊幸（訳）：DSM-Ⅳ-TR 精神疾患の診断・統

5) Sullivan HS: Conceptions of Modern Psychiatry. pp12-13, W. W. Norton & Company, INC, 1940
6) Sullivan HS: The Psychiatric Interview. W. W. Norton & Company, Inc, 1970
7) 竹内敏晴：ことばが劈かれるとき．思想の科学社，1975
8) 鷲田清一：「聴く」ことの力―臨床哲学試論．阪急コミュニケーションズ，1999
9) Jaspers K: Allgemeine Psychopathologie. Fünfte Auflage. Springer-Verlag, 1948〔内村祐之，西丸四方，島崎敏樹，他（訳）：精神病理学総論　上巻．pp32-33, 岩波書店，1953〕
10) Jaspers K: Allgemeine Psychopathologie. Fünfte Auflage. Springer-Verlag, 1948〔内村祐之，西丸四方，島崎敏樹，他（訳）：精神病理学総論　上巻．p82 岩波書店，1953〕
11) Cassel EJ: The Healer's Art. A New Approach to the Doctor-Patient Relationship. J. B. Lippincott Company, 1976〔大橋秀夫（訳）：医者と患者新しい治療学のために．新曜社，1981〕
12) 友永雅巳：目はこころの窓―視線認知の比較認知発達．開一夫，長谷川寿一（編）：ソーシャルブレインズ―自己と他者を認知する脳．東京大学出版会，2009
13) Cohen-Cole SA: The Medical Interview: The Three-function Approach. Mosby-Year Book, 1991〔飯島克己，佐々木将人（監訳）：メディカル　インタビュー：三つの役割軸モデルによるアプローチ．メディカル・サイエンス・インターナショナル，1994〕
14) 土居健郎：新訂　方法としての面接　臨床家のために．医学書院，1992
15) 原田憲一：症状精神病の症候学への一寄与―「軽い意識混濁について」―．精神経誌 69：309-322, 1967
16) Rümke HC: Het kernsymptoom der schizophrenie en het "paecoxgevoel". Nederlandsch Tijdschift voor Geneeskunde, 81ste Jaargang, pp4516-4521, 1941〔中井久夫（訳）：リュムケとプレコックス感．季刊精神療法 3：81-92, 1977〕
17) Schneider K: Klinische Psychopathologie. Sechste, Verbesserte Auflage. Georg Thieme Verlag, 1950〔平井静也，鹿子木敏範（訳）：臨床精神病理学．文光堂，1957〕
18) Jaspers K: Allgemeine Psychopathologie. Verlag von Julius Springer, 1913〔西丸四方（訳）：精神病理学原論．p27，みすず書房，1971〕
19) Morgan WL Jr., Engel GL: The Clinical Approach to the Patient. W. B. Saunders Co., 1969
20) 岡崎祐士：初めて受診した患者．岡崎祐士（編）：統合失調症の診療学．p189, 中山書店，2002

〔江畑　敬介〕

第 34 章

鑑別診断の進め方

　鑑別診断は，通常の場合，置かれた状況でできる限り情報を集めて行うある種の分類作業であり，診療の基本となる過程である．

　しかし，現実の臨床では，すぐに対処が必要な状態でありながら十分な情報が得られていないため分類作業が完了しないことはありうる．こうした状況での対処は，対症療法が基本になるのであるが，ただ症状を治療するだけでは効率は悪い．症状の先にあるもの，すなわち今後判明する可能性のある疾患・障害を念頭におかなければ，きめ細かな対処はできない．こういう場合，通常の「分類問題の枠組み」よりも「意思決定問題の枠組み」で考える方が効率的である[1]．

　本章の目的は，臨床的状況での鑑別に役立つ資料・材料を提供することにある．まず鑑別診断の枠組みについて論じる．そのうえで，鑑別を要する諸疾患・障害を挙げ，さらに症状・状態像から疾患・障害に至る鑑別の実際について述べる．各疾患・障害の精神病理学的特徴の議論は鑑別に必要な最小限とするので，詳細は他の章や引用文献を参照されたい．

1 診断単位の定義の問題 —Bleuler E の卓見

　鑑別診断の枠組を論じる前提として診断単位の定義の問題が重要となってくるので，まずその点に触れておきたい．

A 「概念的定義」，「操作的定義」とは？

　「定義」には，使う状況や目的によっていろいろな用語がある．これらのうち，自然科学や心理学分野で重要なのは概念的定義と操作的定義である．概念的定義は，ひとまとまりと認識される現象を自然言語に転写したもので，研究や考察の出発点となる重要なものである．ただし，境界曖昧で運用しにくいという欠点を持つことがある．そこで，概念的定義を元にしたモデルとして，運用・操作しやすい操作的定義が作成される．例えば，「重力」の概念的定義は a measurement of gravitational force acting on an object と言ってよい（出典：http://en.wikipedia.org/wiki/Operational）．これで内容はわかるが，このままでは実験はできない．操作的定義は a result of measurement of an object on a Newton spring scale となる．これなら実験に使える．

B 「早発性痴呆または精神分裂病症候群」[2] にみる概念的定義のあり方

　さて，統合失調症において概念的定義と操作的定義の関係はどうあるべきか．それを考えるうえで非常に示唆に富むのは，Bleuler の 1911 年の名著「早発性痴呆または精神分裂病症候群」[2] の構成である．周知のように，Kraepelin が統合失調症の概念をまとめる際，長期経過を重要な要素と

した．Bleulerはこの著書で，統合失調症の症候を，＜常時あるが把握がやや難しい基本症状＞と＜悪化時のみ存在するが把握しやすい副次症状＞に分け，特に基本症状を強調し，統合失調症の診断法の整理に貢献した．しかし，残念ながら，岡崎[3]が指摘するように，Bleulerの本来の意図は後世の人たちに誤解されがちであった．すなわち，

・Kraepelinが経過を含めて統合失調症概念をまとめた，
・Bleulerは，それを受け継ぎつつも，横断面の症候である基本症状（いわゆる4A's）で定義し直し，疾患概念の範囲を広げた，
・これに対してSchneider Kがいわゆる一級症状というより特異度の高い症状で定義し，診断を明確にした，

という紹介がしばしばなされる．しかし，事実はそうではない．Bleulerは，統合失調症を基本症状で定義はしていない．彼は冒頭の序論にわざわざ「定義」という1章を設けている．形式的には概念的定義である．そして，その内容は，基本的にKraepelinの概念を受け継いでいるのである．当然，概念記述の中には経過が含まれている．この「定義」の章に続くのが「第1部：症候学」の部分であり，基本症状（4A's）と副次症状（幻覚・妄想など）はそこで語られている．似た用語である一次症状と二次症状は，「第10部：理論」で述べられるものである．いわば，基本・副次症状は時間世界の話であり，一次・二次症状は因果関係世界の話である．

C 「指し示される」ものとしての概念的定義と「指し示す」ものとしての操作的定義

重要なのは，定義がほとんど生涯にわたる長期経過を含む形で語られていることである．彼は，Kraepelin同様，そうしないとこの診断単位を他と区別できないと考えたのである．しかし，この定義そのもので診療を行うことは困難である．生涯を終えないとわからないような診断は臨床的には無意味だからである．臨床場面では，その時点までに判明した情報で将来にわたる診断単位に迫らなければならない．ある意味で，Bleulerはこの本において，診断単位の定義は所与のものとして述べてしまったうえで，どうやって症候から診断単位に至るかという点に力を注いでいたようにみえる．彼は，診断基準というものを明示的に示しているわけではないが，概念的定義という「指し示されるもの」（"pointee"）と特徴的症候という「指し示すもの」（"pointer"）を，見事に書き分けている．

D 近年の診断システムにみる「概念的」および「操作的」定義

"pointee"と"pointer"の区別は，Wingら[4]も繰り返し強調している．彼らは，構成的面接で症状を評価し，一定のルールで診断単位に至るコンピュータ的ロジックの仕事の先駆者であった．しかし，彼らは，こうして得られた結果は「カテゴクラス」であり「診断」ではないと述べている．診断は臨床医が診察により総合判断して下すものであり，カテゴクラスはそのモデルにすぎないとし，両者間の一致度をBayes定理[4-6]で確率的に検討している．

その後発表された米国のDSM-III[7]では，概念的定義と操作的定義の関係は明確には語られていない．ただ，あえて深読みすれば，各disorderの説明の冒頭にある"The essential feature is …"という形式の要約やそのあとに続くAssociated features，Age at onset，Course，…，Sex ratio，…などの散文的な部分が概念的定義すなわちpointeeであり，最後に付せられたDiagnostic criteriaがそれを指し示すpointerであるとも読める．以前，本版作成に関与したAndreasen Nの来日時に直接質問したことがあったが，そのときの返答でも「そのとおりだ」とのことであった．

ICD-10のブルーブック[8]では，各障害ごとに「臨床記述」と「診断ガイドライン」（診断基準的なもの）が付されており，わかりやすい形になっている．おおよそ前者が概念的定義に，後者が操

作的定義に対応すると考えてよい.

ただし，国際的診断分類体系の診断単位（障害）は，基本的に時点規定的にデザインされているため，たとえ概念的定義を読み取ったとしても，それは Bleuler の定義のような意味合いでの「長期経過」を含む内容にはならない．国際的診断分類体系の"障害"を pointee たりうるものとするためには，時間的に十分経過を追ったと想定したときの内容（以下，「長期経過版」と呼ぶことにする）を念頭におくべきである．例えば，急性一過性精神病性障害は，「a. 期間が足りないので診断基準に達しなかった統合失調症」と「b. 本当に一過性で短期間に治癒するもの」とを含む．しかし，長期経過版では b. だけが残ることになる．統合失調症の場合，時間経過とともに他の診断（例えば急性一過性精神病性障害の a.）が繰り込まれてくる．したがって，長期経過版の統合失調症は通常版のそれよりも若干膨らむことになる．

E┃診療現場における概念的定義の意義

筆者は，診療経験，特に急性期病棟（一部救急治療病棟，身体合併症も多い）を有する診療科での経験から，「概念的定義の方が基本的定義であって操作的定義はその便利なモデルである」と認識しておくことは，鑑別診断の作業にとって非常に有益だと信じる者である[9,10]．詳細は次節以降で述べる．

なお，症候とその経過による診断単位の定義は病因が不明な段階でやむをえず行われることであって，病因・病態生理が明確になった段階で病因に基づく定義に進化すべきであることは，言うまでもない．

2┃鑑別診断の枠組み

A┃分類問題的枠組み

分類問題的枠組みで行う鑑別診断は，昨今，国際的診断分類体系[8,11]に準拠して行われる．そこでは診断は基本的に時点規定的，すなわちある特定の時点までのデータに基づき，その時点での診断として下される．その診断は原則として確定的である．すなわちその時点でできるだけの情報を集め，診断基準やガイドラインに基づき，診断を決定する．

しかし，各疾患・障害をあえて概念的定義という見地からみるならば，「確定」の意味合いが違ってくる．上記の「確定」は，その時点において「診断基準」に合致するという意味の確定であって，より長期的な広がりを持つ「概念的定義」に対して確定しているわけではない．今後の情報追加や症状展開によっては，診断は変わりうる．いわば「仮の確定診断」だとも言えよう．

国際的診断分類体系でも，情報不十分な場合についての考慮はなされている．ICD-10 では情報不十分な場合，暫定診断や仮診断を使えることになっている．

B┃意思決定問題的枠組み

前節の最後において，情報が不十分な場合の診断は分類問題的枠組みでも可能なことに言及した．しかし，こうした不完全情報下の鑑別診断には，やはり「意思決定問題的枠組み」[1]のほうが適していると思われる．

そもそも意思決定問題には 3 つの要素が必須である[1,9]．3 つとは，①とりうる複数の行動，②起こりうる複数の場合（「自然の状態」という），そして，③決定の基準となる価値である．診療の場合，①は診療的対処行動（治療，観察，追加検査などのセット）に，②は疾患・障害やその下位群などに，③は治療効果や有害事象などに該当する．

「①行動」は必ず複数である．これが単数では意思決定問題は発生しない．

「②自然の状態」も，鑑別問題を考える際は複数である．主訴からリストアップされた複数の疾患・障害が該当する．リストアップされた疾患・障害は「今後の経過」を含む概念的定義であるべきである．各選択肢には可能性の高低に応じて確

率が想定される[9]．確率については，データがあればそれを使うべきだが，出発点として臨床経験に基づく主観的確率を使わざるをえないことが多い．確率は，その後の追加情報（問診，観察，検査）を統合してBayes定理を使って事後確率に修正することができる[6,12,13]．

「③価値」も重要な要素である．診療は成果を出すべき活動だからである．成果の物差しは，主観的幸せ度，生命予後，社会適応などでもよいが，ともかく何らかの意味で実利であることが重要である．この見地からは，場合によっては，確率の低い方の診断を想定した治療を採用することもありうる（例えば発熱のある錯乱状態患者に対して抗ウイルス薬を使用する場合）．昨今EBM[12]では②の確率更新を行う方法論が強調されるが，むしろ③の重要性がもっと強調されてよい．

①②③の主観的評価については，医師同士で意見交換を行うことができよう．こうした意見交換は，エキスパート・コンセンサス・ガイドライン作成時のエキスパート間の意見交換と基本的に同様なものである．このような意見交換を円滑に行うため，①②③を1枚の用紙に書き出して視覚化する方法を工夫し，発表したことがある[10]ので，参照されたい．

3 鑑別すべき疾患・障害

冒頭で述べたように，鑑別作業を行う際には，情報が十分なときはもちろん，たとえ不完全情報下であっても，症候から適切な診断単位，すなわち疾患・障害をリストアップするプロセスが重要である．プロセスについては後述することにし，ここではまず要鑑別疾患を列挙してみる．統合失調症診断は，概念の成り立ちからして除外診断という側面を持つ[14]ため，要鑑別疾患は非常に多岐にわたる．病名は，原則としてICD-10の障害名とコードを挙げることにし，従来病名を使う場合でもコードを付す．各障害の詳細はコードにより文献[8]を参照していただくこととし，ここでは鑑別診断にとって重要と思われる特徴を略述する．

A｜症状性を含む器質性精神障害（F0）

症状性・器質性の場合，全身性紅斑性狼瘡といった原疾患を特定することが鑑別診断の重要な作業である．しかし，Bonhoefferの提唱した外因反応型や外因好発型の概念[15]が示すように，原疾患は必ずしも特異的な精神症状を呈するわけではない．したがって，原疾患がどういう精神症状を呈しているかを把握する必要がある．つまり，原疾患とそれによる精神症状群との「組」が1つの精神科診断だと言えよう．

この分野で統合失調症との鑑別が最も問題になる精神症状群は「（脳の損傷及び機能不全並びに身体疾患による）その他の精神障害（F06）」および「（同）人格及び行動の障害（F07）」である．例えば，脳炎や一酸化炭素中毒による器質性脳症候群は，異常言動や知覚変容を主徴とする段階では，「器質性緊張病性障害（F06.1）」や「器質性妄想性（統合失調症様）障害（F06.2）」の形をとることがある．器質性幻覚症（F06.0），器質性解離性障害（F06.5）なども鑑別対象となる．F07に分類されるものとしては，脳炎や脳震盪の後遺症などがある（F07.1，F07.2）．

ただし，後述のように，「認知症（F00〜F03）」や「せん妄（F5）」も場合により統合失調症との鑑別対象となる．例えば，F02.0 ピック病の認知症は，人格面の障害が先行するため，遅発性の統合失調症と誤診される場合のあることが知られている．

実は，この分野における鑑別問題は医学的本質論とでも言うべき難しい問題を含んでいる．それは，器質要因があった場合，はたしてそれと症状群との間に因果関係があるかどうかという判定である[14]．これは次項の物質使用によるものとも共通の問題なので，あとでまとめて述べることにする．

B｜精神作用物質使用による精神及び行動の障害（F1）

この分野でも，原因となる物質と精神症状群と

の組を1つの診断単位と考えるべきである．ICD-10ではこの点を考慮してコードが作成されており，F1x.n（"x"が原因となる物質や薬物の種類，"n"が症候群の種類を示す）というふうに記述される．

鑑別の対象は主に「中毒（F1x.0）」と「精神病性障害（F1x.5）」である．「残遺性及び遅発性の精神病性障害（F1x.7）」「他の精神及び行動の障害（F1x.8）」も鑑別対象となる．これらのうち，特に病像が統合失調症と類似し，症例数も多く，社会的にも重要なものとして，覚醒剤によるもの（F15.0，F15.5）が挙げられる．覚醒剤精神病の特徴については，わが国で戦後盛んに研究が行われた．詳細は文献を参照されたいが（例えば立津[16,17]），強調されるのは，覚醒剤精神病では，ある種の感情反応（「対人反応」[17]）が保たれること，興奮が著しくしばしば激しい行動化を起こすこと，急激な発症であること，などの点である．アルコール幻覚症（F10.5）も，例数は比較的多い．原因となる物質の特定は，アルコールについては周囲からの病歴情報や診察時の臭いなどから容易であるが，覚醒剤や幻覚剤などについては，本人が隠すこともあるので，困難なことがある．症状からこのグループであることを疑ったらスクリーニングの尿検査を行う．

C｜統合失調型障害及び妄想性障害（F2）

これについては，すでに鑑別診断状況の構造の項で「長期経過版」の例として述べたので（表34-1），詳細は省略する．表に挙げたものの他に，従来診断の病名として，心因性精神病（F23.3），醜形恐怖（妄想性のもの）（F22.8），境界型統合失調症（F21），潜伏性統合失調症（F21），退行期精神病（F22.8など），初老期精神病（F03），老年期精神病（F03），非定型精神病などがある（ICD-10の文献[8]に基づき一応コードを付した）．

D｜気分障害（F3）

うつ病エピソード（F32）も躁病エピソード（F30）も，精神病症状を伴うものでは，一応統合失調症をも念頭において鑑別作業をする必要がある．うつ状態で抑制が強いと表情や言動が統合失調症慢性期に似ていることもあるし，関係念慮を有することもある．躁状態でも，まとまりが欠けていたり幻覚・妄想があったりすると，鑑別が簡単ではない場合がある．通常は精神病症状出現前に定型的なうつ状態や躁状態が先行するので，そのつもりで本人や周囲から十分病歴聴取することが重要である．若いときの双極性障害（F31）は時に病像が非典型的な形をとり，統合失調症やパーソナリティ障害や反応性精神障害との鑑別が困難なことがあるので注意を要する．

E｜神経症的症状（F4）

自己視線恐怖・妄想（F40.1，F22.0），自己臭恐怖（F40.1または8，F22.0），強迫様症状（F42）（特に不合理性の自覚が不明確なもの），セネストパチー的訴え（F45.2またはF22.0），離人感（F48.1），解離症状（F44）などの神経症的症状は，統合失調症の初期症状であったり，前景を占めて背後にある統合失調症性基本症状を隠蔽する結果となったりすることがある．これらの一部はHoch & Polatinの偽神経症性統合失調症[18]（ICD-10ではコードF21「統合失調型障害」に含まれる）に相当するものである．上記のような症状を呈し，社会的機能（職業，学業，社交）や個人衛生などに長期にわたる明確な低下が認められる場合，統合失調症の陽性症状や陰性症状が隠れていないかどうか，一過性陽性症状が既往にないかなどに注意しつつ，慎重に診察と病歴聴取を行う．

F｜産褥精神病（F53）

広い意味で生殖精神病に属し，特に産褥期に起こる精神病状態を言うが，概念として曖昧な面がある[14]．ICD-10ではF53が該当するが，ここで

表34-1　F2の主な障害の長期経過後に起こりうる変化

F20　統合失調症
　　←・F21　　統合失調型障害
　　←・F22　　持続性妄想性障害
　　←・F23.1　統合失調症症状を伴う急性多形性精神病性障害
　　←・F23.2　急性統合失調症様精神病性障害
　　←・F28　　他の非器質性精神病性障害
F21　統合失調型障害
　　【統合失調症様症状を示すが，進行と経過は人格障害のそれに類似する】
　　・→F20　　統合失調症
F22　持続性妄想性障害
　　【妄想持続．妄想関連の行動や態度を除くと，感情，会話および行動は正常】
　　・→F20　　統合失調症
　　←・F23.0　統合失調症症状を伴わない急性多形性精神病性障害
　　←・F23.3　妄想を主とする他の急性精神病性障害
F23　急性一過性精神病性障害
　　【①急性発症（2週間未満），②典型的症候群，③関連する急性ストレス，の3つが条件．雑多なものを含む．数日から2，3か月以内に回復する】
　F23.0　統合失調症症状を伴わない急性多形性精神病性障害
　　　【多彩で変化の激しい精神病状態．統合失調症の特徴を持たない】
　　　・→F22　持続性妄想性障害
　　　　（3か月以上持続する場合は，持続性妄想性障害に変更される）
　F23.1　統合失調症症状を伴う急性多形性精神病性障害
　　　【23.0と23.2の両方の特徴のあるもの．統合失調症症状は1か月未満】
　　　・→F20　統合失調症
　　　　（1か月以上持続する場合は，統合失調症に変更される）
　F23.2　急性統合失調症様精神病性障害
　　　【統合失調症症状（1か月未満）があり多型性の特徴がない】
　　　・→F20　統合失調症
　　　　（1か月以上持続する場合は，統合失調症に変更される）
　F23.3　妄想を主とする他の急性精神病性障害
　　　・→F22　持続性妄想性障害
　　　　（妄想が3か月以上持続するならば持続性妄想性障害と変更される）
　　　・→F28　他の非器質性精神病性障害
　　　　（幻覚だけが3か月以上持続するならば他の非器質性妄想性精神病性障害に変更される）
※以上のすべての障害において稀ながら症候性・器質性疾患の判明する可能性あり．

は「他の障害の基準を満たさない」という除外基準が付いている．それにしても実際には，症状性と考えるべきか産褥期に偶発的に起こった精神病状態かという点で，医学的本質問題が生じることがある．

G｜パーソナリティ障害（F6）

多くのパーソナリティ障害が統合失調症性の陰性症状との鑑別という点で問題となりうる．特に妄想性（F60.0），統合失調症質性（F60.1），情緒不安定性（F60.3），不安性［回避性］（F60.6）などが該当するだろう．

H｜知的障害（F7）

知的障害は，感情的反応の乏しさや退行的印象などの点で陰性症状との鑑別問題を，また言動の激しさ・異様さなどの点で陽性症状との鑑別問題を提起する．しかし，逆に知的障害患者に統合失調症があった場合，その言語的表現が貧困なために統合失調症症状が見えにくくなる面もあることを認識しておく必要がある．

I 広汎性発達障害(F84)

昨今，高機能タイプの広汎性発達障害(F84)が注目されるようになっているが，それに伴って，統合失調症との鑑別診断が問題になることが増えている．多くは，先に統合失調症の破瓜型や残遺型として診療されていて，最近になって広汎性発達障害が疑われ，改めて生活行動や心理検査の特徴を調べて診断変更が考慮されたケースである．統合失調型障害(F21)との鑑別も問題となる．

J てんかん精神病(F06.8 および G40)

局在関連てんかんの一部，いわゆる側頭葉てんかんが，非常に統合失調症の症状と類似した症状(F06.8 および G40)を呈することは昔からよく知られている．発作と脳波異常を確認することが重要であるが，発作を目撃されないことも多いし，脳波所見があってもそれのみでてんかんと言えるわけでもないので，実際には鑑別は容易でないことが多い．病前性格の違い，直前まで社会適応に顕著な問題なく急激な発症であること，意識変容様の症状などの特徴を念頭において臨床観察を行う．脳波検査は繰り返し施行すれば，病像と平行する変化が証明できることがある．

4 鑑別診断の実際

A 要鑑別症候・状態の整理

診療活動のなかで統合失調症との鑑別が問題となるのはどのような場合かを見るため，最近2年間に筆者の勤務する病院の救急治療病棟と急性期病棟とで統合失調症に関連して鑑別が問題になったケースを集め，問題を箇条書きし，分類・整理してみた．なお，コントロールされた研究ではないので，数値を挙げることは控え，質的な分類の提示にとどめる．

まず，入院直後1～3日目程度のごく早期の段階で，病像や症状よりも情報不足自体が決定的要因というケースがあった．例えば，①応急入院や緊急措置入院で情報提供者がいない，②言動から統合失調症が強く疑われるが本人が喋らないため病的体験や感情・思考などの主観的症状が聞き出せない，③鑑別のための検査が必要だがまだ実施ができていないものがある，④特徴的陽性症状が過去にあった可能性があるがまだ確認できていない，といったケースであった．

ところで，診療情報の種類と経路は，便宜上**表34-2**のように分類することができる．前段の①～④で，不足している情報は，①では(1)b，(2)b，②では(1)a，③では(3)である．④は(1)，(2)の両方が質的に不十分な場合と言える．概して，初期においては(1)は不十分となるので，(2)と(3)を迅速に集中して行い，診断の仮説を立て，見込み治療を行いつつ，診察・観察・検査を継続する．この段階では，意思決定問題の枠組み[1]が有用である．

鑑別を要した症候・状態のパターン分類は，**表34-3**のようになった．これらのうち，1～5は特に入院直後のような診療初期段階に鑑別問題を提起することの多かったものである．

B 症候から病名へ

ここまで，まず鑑別すべき疾患・障害を挙げ，次に要鑑別症候・状態を整理した．以後，実際的鑑別作業，すなわち症候・状態から疾患・障害へというプロセスを述べる．このプロセスについては，内科診断学では詳しく述べられているが，残念ながら精神科領域では，2，3の文献[8,14,19]は散見されるものの，情報は乏しい．この情報は実用上非常に重要なので，本項では，これらの文献を

表34-2 診療情報の種類と経路

(1)言語内容
a．直接(本人)
b．間接(家族，周囲)
(2)行動観察
a．直接(医師，看護師)
b．間接(家族，周囲)
(3)検査

表 34-3 鑑別を要する症候・状態の分類

1 錯乱様状態：幻覚や妄想の有無にかかわらず，言動の錯乱や不穏が前景にある場合．緊張病状態も含む．
2 昏迷様状態：亜昏迷も含め，体動や発語の減少が目立つ場合．
3 夢幻様状態：興奮でも昏迷でもない意識障害様状態や夢幻状態に似た状態．
4 身体疾患に併発した精神病状態：意識障害的特徴の有無にかかわらず，精神症状の基礎疾患となりうる身体疾患の存在がすでに明らかな場合．他科からの紹介のケースがこれにあたる．
5 心因様の出来事で急性に出現した精神病状態．
6 妄想：人格水準低下が目立たず比較的体系的な妄想が前景にある場合．
7 神経症的症状：自己視線恐怖，強迫症状，ヒステリー症状などの神経症様症状が前景にある場合．
8 広汎性発達障害的特徴：病前から広汎性発達障害的な言動の特徴が目立っていた場合．
9 知的障害：知的障害により症状の修飾が考えられる場合．
10 いわゆる「初期的特徴」：統合失調症の診断基準に合致するほどの症状は出そろってはいないが，発症初期の特徴としてしばしば指摘されている知覚変容，自明性喪失，離人症状，自閉傾向などがみられる場合．
11 高齢発症：高齢発症の幻覚妄想状態

参考にしつつ，症候・状態ごとに，できるだけ網羅的に要鑑別疾患・障害を挙げることを試みる．

鑑別の起点となる症候・状態は，挙げればきりがないが，ここでは，表 34-3 の 1〜11 を採用する．これらは鑑別の出発点として厳密な手順で抽出したものではなく，重複する部分も多いが，多彩なケースを広くカバーできることを重視して，そのまま取り上げることとした．

なお，要鑑別疾患・障害の名称は，原則として ICD-10 に準拠するが，「従来病名＋コード番号」の形で記載したりコード番号だけ示したりすることもある．適宜既述の「鑑別すべき疾患・障害」の項や ICD-10 の文献[8]を参照されたい．

C 診療初期段階の要鑑別症候・状態

1. 錯乱様状態

統合失調症の緊張病性興奮や幻覚妄想による激しい興奮は，非統合失調症性の錯乱との鑑別が問題となる．錯乱様状態の鑑別に関する知識は，入院初期において特に重要である．

統合失調症の緊張病状態は典型的には常同症，従命自動症，拒絶症，了解不能の興奮など，姿勢や体動の症状が前景にあり，また頻脈や瞳孔散大といった自律神経症状（交感神経の緊張）も目立つなど，かなり特徴的な状態である．しかし，常に典型的な病像を呈するわけではなく，錯乱様状態としか言いようがないような場合もある．

非統合失調症性の錯乱として，まずは症状性・器質性精神障害を念頭におく（薬剤性を含む）．ICD-10 では，病像の多少の違いにより，症状性・器質性のせん妄（F05）や他の精神障害（F06），精神作用物質による中毒（F1x.0），離脱（F1x.3-4），精神病性障害（F1x.5）などに該当することが多い．脳炎など，重篤な身体疾患の表れである可能性もあり，その場合は見逃すと死に至ることもあるので不利益は大きい．急性・救急病棟では，少なくとも年に 1，2 例程度は脳炎を疑わせるケースがあり，実際にウイルス性や辺縁系脳炎だったケースも稀ではない．急性錯乱状態をきたす身体的諸疾患を表 34-4（Petit JR[19]による）に列挙する．基礎疾患については，紹介されてきた段階ですでに明らかなこともある．しかし，逆に症状の特徴のほうから器質性や症状性を疑い，病歴聴取や検査を行ってみたところ基礎疾患がみつかり，やはりそうだったかという結論となることもある[14]．症状性・器質性を疑わせる病像の特徴として，直前まで何の徴候もなくきわめて急性の発症であること，意識障害様の特徴（想起が不十分，変動が目立つ，等々）のあることなどがしばしば挙げられる．感情反応や対人反応が保たれていること，症状に対して客観的な態度がとれること，などもよく指摘される特徴である[14]．こうした特徴や検査所見（血液，脳波，画像）などから，可能性の高いものや見逃してはいけないものをリストアップし，念頭におき，それぞれの疾患・障害の今後の経過・転帰を見据えながら最適な治療を行い，さらなる診断作業を進める．この時期の診断作業は日々仮説を変えるくらいのスピードが必要である．なお，脳波検査は鑑別に有効である．興

表34-4 急性錯乱状態の一般的な原因

感染および炎症性	膿瘍，脳炎，髄膜炎，血管炎，SLE，発熱性の病気，および一般的な感染症
代謝性	低または高ナトリウム血症，高カルシウム血症，高炭酸血症，肝性脳症，低または高血糖症，低酸素症，サイアミン欠乏症（ウェルニッケ脳症），甲状腺機能低下症または亢進症，尿毒症
新生物性	深部正中部腫瘍，CNS原発性または転移性腫瘍，頭蓋内圧亢進
神経学的	欠神発作，複雑部分発作，発作後状態，硬膜下または硬膜外血腫，正常圧水頭症
手術後	鎮痛剤，電解質不均衡，発熱，低酸素症，術前のアトロピン投与
循環器性	うっ血性心不全，不整脈，肺塞栓，心筋梗塞，高血圧
全身性	肺炎，尿管感染症，貧血，急性虚血性腸炎，虫垂炎，腸捻転
中毒性	薬物中毒または離脱，非処方箋薬，ステロイドなどの処方薬，抗コリンエステラーゼ薬治療，循環器薬治療，降圧薬，抗けいれん薬，シメチジン，非麻酔性または麻酔性鎮痛薬
外傷性	脳震盪，重症外傷性脳損傷
血管性	卒中，クモ膜下出血

SLE：全身性エリテマトーデス，CNS：中枢神経系
[Petit JR: Handbook of Emergency Psychiatry. Lippincott Williams & Wilkins, 2004〔山内俊雄（監修）：精神科救急のすべて．p70，新興医学出版社，2011〕より一部改変]

奮のために実施不能と諦めることも多いが，20分頑張って1分間閉眼時記録が得られただけでも時には決定的所見となるので，急性期の最中にこそ，なんとか実施したいものである．

問題は，症状と基礎疾患との因果関係の決定が必ずしも簡単ではないことである．この点については後で項を改めて論じる．

症状性・器質性のものが除外されると，狭義の精神疾患・障害を考慮することになる．すなわち，急性一過性精神病性障害（F23），急性ストレス反応（F43.0），解離性興奮（F44.88），双極性障害の躁状態（F30，F31），うつ病（F32，F33）の激越性タイプなどである．これらの鑑別は，丁寧に病歴聴取と観察をしつつ少し経過を追えば，通常は可能なものである．心因性障害と比べると，統合失調症では，何らかの点で潜行性で，対人反応が悪く，中核症状が自我親和的で病識を欠く傾向がある．

2．昏迷様状態

統合失調症性の昏迷状態も他疾患による類似状態との鑑別が必要である．

まず除外しなければならないのはやはり症状性・器質性のものである．脳炎と一酸化炭素中毒は時に昏迷状態によく似た状態を呈する[8]．せん妄（F05）の興奮を伴わないタイプ，昏蒙・嗜眠程度の意識水準低下，なども重要である．これらは，ICD-10では，「他の精神病性障害F06」のうちF06.1（緊張病性障害），F06.5（解離性障害），「精神作用物質使用による精神及び行動の障害F1x」のうちのF1x.0（中毒），F1x.5（解離性障害），などに属することが多い．意識水準低下の参考とするため，意識消失・昏睡を来し得る身体疾患を表34-5[19]に列挙する．

他方では，解離性昏迷（F44.2）（ヒステリー性昏迷とも言う）と言われる心因性の状態も鑑別する必要がある．

統合失調症性の昏迷に特徴的なのは，異常な固さ，奇妙さ，不自然さ，拒絶症などである．瞳孔で対光反射の検査をしようとすると逆に眼を閉じようとしたり，筋強剛の検査のために手を動かそうとすると反抗して固く動かさなかったりする．また，頻拍（1分間に100，しばしば120を超える）や瞳孔の散大傾向などの自律神経系の緊張も特徴的である．

意識障害の場合は，どこかボーッとした感じがあり，統合失調症のような緊張感は目立たない[14]．ただし，こうした観察や診察による鑑別には限界がある．脳波検査は意識障害とその他との鑑別に有効である．もちろん，血液検査，血中ガ

表 34-5　意識消失または昏睡の原因

代謝性	低または高ナトリウム血症，低または高血糖，高マグネシウム血症，糖尿病性ケトアシドーシス，高浸透圧血症，甲状腺機能低下症，甲状腺中毒症，副腎皮質機能不全症，尿毒症，チアミン欠乏症（ウェルニッケ脳症）
血管性	低血圧または高血圧，血管炎，脳血管障害（血栓性または出血性），クモ膜下出血（動脈瘤または動静脈奇形）
神経学的	腫瘍，水頭症，けいれん重積
外傷性	硬膜下血腫，硬膜外血腫，脳挫傷，びまん性脳浮腫
感染性	髄膜炎，脳炎，頭蓋内膿瘍，敗血症
中毒性	一酸化炭素，エタノール，メタノール，薬物乱用，過量服薬
環境因	熱中症，低体温，高山性脳浮腫，溺水（溺死の危機），減圧症
精神医学的	（通常，一過性の意識消失または刺激に対する反応性低下）転換性障害，解離性健忘，解離性遁走，詐病，カタトニア

[Petit JR: Handbook of Emergency Psychiatry. Lippincott Williams & Wilkins, 2004〔山内俊雄（監修）：精神科救急のすべて．p212, 新興医学出版社，2011〕より一部改変]

ス分析，画像診断なども積極的に行う．解離性昏迷でも，自律神経系の緊張は欠けており，さらに，慎重に観察すれば，どこか周囲を把握して「わかっている」感じがするものである．いわゆるドロップテスト（上肢を顔面の上で放すと解離性の場合は回避行動をとる）も鑑別に役立つ．その他，記銘，見当識，注意，演技的傾向，拒絶傾向，状況依存性，等々の諸点について所見をとり，鑑別を進める．

3．夢幻様状態

統合失調症では，比較的稀ではあるが，興奮・錯乱でもなく，昏迷様でもない，夢幻状態を呈することがある．同様な状態は他のある種の意識障害などでも出現するので注意しなければならない．

鑑別すべき状態として，脳炎初期などの脳器質疾患の意識変容状態が挙げられる．ICD-10では多くの場合 F06 の各障害（F06.0-7）に該当する．せん妄（F05）やもうろう状態などのうち活動水準が特に高くないようなものも，似た状態を呈することがある．**表 34-6**[19)]にせん妄をきたし得る身体的諸疾患を列挙する．

せん妄は，夜間に悪化するという日内変動を有し，幻視，錯覚などが多く，内容も一貫性を持った被害的テーマではないことが多い．もうろう状態（F05，F06.88 など）はせん妄ほど日内変動がはっきりしないこともあるので，鑑別は難しいことがある．ここでも脳波検査は鑑別に非常に有用である．その他，画像検査（機能的画像も含む），髄液検査，血液検査などもできる限り行う．薬物の急性中毒や心因性障害でも類似状態をきたすことがある．

4．身体疾患に併発した精神病状態

精神病状態発症以前に身体疾患があり，精神症状がせん妄や認知症症状でない場合（F06.x とコードされるもの）に，困難な鑑別問題が発生することがある．

これについては，錯乱様状態や昏迷様状態の項で若干言及した．例えば，甲状腺機能亢進症で亢進の程度と病状とが時間的にも重症度的にも平行するような場合は，判断には困らない．問題は，膠原病や内分泌疾患があってそれが重症でない場合や，ステロイドを使用しているが量が中等量以下で，しかも病像が統合失調症のそれに類似しているような場合である．総合病院の急性期病棟ではこういうケースにしばしば遭遇する．こうしたときには，はたして症状が身体疾患の部分症状なのか，偶発的併存なのか，身体疾患により誘発された精神疾患・障害の症状なのか，判断に迷うことになる．統合失調症の遺伝負因があると統合失調症様症状が出現しやすいという意見もあるので，さらにに問題が難しくなる．

表34-6　せん妄の原因

中枢神経系障害	退行性疾患，頭部外傷（特に脳震盪），髄膜炎または脳炎，新生物，てんかんと発作後状態，側頭葉てんかん，血管疾患（例：高血圧性脳症）
代謝性障害	酸塩基不均衡，貧血，内分泌障害（甲状腺，副甲状腺，下垂体，膵臓，副腎），水分または電解質不均衡，肝不全，低血糖，低酸素症，腎不全（例：尿毒症），サイアミン欠乏症
循環器呼吸器障害	二酸化炭素昏睡，心不整脈，うっ血性心不全，低血圧，心筋梗塞，呼吸不全，ショック
全身性疾患	発熱を伴う感染症および敗血症，新生物（＝腫瘍），術後状態，感覚欠損，重度外傷，物質中毒または離脱，体温調節異常
乱用薬物	アルコール，アンフェタミン，大麻，コカイン，幻覚薬，催眠薬，吸入薬，キノコ（ムッシモールおよびイボテン酸を含む），アヘン，フェンシクリジン，鎮静薬
治療薬	鎮痛薬，麻酔薬，抗喘息薬，抗けいれん薬，抗ヒスタミン薬，降圧薬および心血管治療薬，抗菌薬，抗パーキンソン薬，シメチジン，副腎皮質ステロイド，ジスルフィラム，胃腸薬，免疫抑制薬，インスリン，リチウムおよび抗コリン性を伴う向精神薬，MAO阻害薬，筋弛緩薬，サリチル酸
毒物	抗コリンエステラーゼ，二酸化炭素，一酸化炭素，重金属およびその他の産業毒物，有機リン酸系殺虫剤，燃料または有機溶剤などの揮発性物質

[Petit JR: Handbook of Emergency Psychiatry. Lippincott Williams & Wilkins, 2004〔山内俊雄（監修）：精神科救急のすべて．p71, 新興医学出版社，2011〕より一部改変]

ICD-10[8]では，精神症候群（F06）と身体因の因果関係について，ガイドラインが記述されている．若干表現を要約して紹介する．

(a) 身体疾患の存在の証拠があり，精神症候群のいずれかと何らかの関連を有している．
(b) 身体疾患と精神症候群の間に（数週～2, 3か月の）時間的関連がある．
(c) 身体疾患の除去・改善に伴い，精神障害も回復する．
(d) 精神症候群の原因として他のもの（重い家族歴やストレッサーなど）を示唆する証拠がない．

これらのうち，(a)と(b)が揃えば暫定的にF06と診断してよく，4つ揃えばかなり確実となるとされている．

しかし，ケースによっては，(a)～(d)の判断自体が困難なことも稀ではない．こうしたケースはもはや，鑑別問題というよりも医学的本質問題であり，疑いのない結論に至ることは不可能である．一応の目安として，上記(b)に挙げた発症・再発・経過と原病との時間的関係（符合する→身体因性）の他，病像における統合失調症的特徴の程度（高度→統合失調症），意識障害的特徴の程度（高度→身体因性），対人反応や感情反応の程度（ある→身体因性），症状に対する態度や距離感（客観的，距離感あり→身体因性），などをも参考にする[14]．しかし，結局のところは，立場を明示的に示したうえでその立場に基づいた診断を採用しておき，経過を追いながらさらに絞っていくしかない．

表34-7[8]に，このタイプの精神症状（F06.x）を誘発しやすい疾患を挙げておく．

5. 心因様の出来事で急性に出現した精神病状態

統合失調症でも，一見非常に急性に発症（顕在化）し，明確な心因があるように見えることがある．この場合，統合失調症かどうかが疑われ，他の疾患・障害との鑑別が問題となる．これらのうち，病像が錯乱様，昏迷様，意識障害様状態のときについてはすでに述べたが，他の病像を呈する場合もある．例えば何らかの事件をきっかけに被害的言動が出現したような場合が該当する．

これらの多くはICD-10[8]では急性一過性精神病性障害（F23）に分類される．ただし，前述のように，今後を予測し，診療計画をたて，説明するためには，長期経過版を念頭においた診断（＝経過を含む概念的定義に準拠した診断）も考えるべ

表34-7 精神症候群（F06）の各障害の原因となる身体疾患・要因

てんかん
辺縁系領域の脳炎
ハンチントン病
頭部外傷
脳腫瘍
中枢神経系に遠隔的影響を与える頭蓋外の悪性新生物
　（特に膵臓癌）
脳血管障害
脳血管損傷あるいは奇形
SLE あるいは他の膠原病
内分泌疾患
　（特に甲状腺機能低下症，－亢進症，クッシング病）
代謝性疾患
　（低血糖症，ポルフィリア，低酸素症など）
熱帯性伝染性寄生虫疾患
　（トリパノソーマ症など）
非向精神薬による中毒作用
　（プロプラノロール，L-ドーパ，メチルドーパ，ステロイド，降圧剤，抗マラリア剤）

〔World Health Organization: the ICD-10 Classification of Mental and Behavioural Disorders; Clinical descriptions and diagnostic guidelines. WHO, 1992〔融道男，中根允文，小見山実，他（訳）：ICD-10 精神および行動の障害（臨床記述と診断ガイドライン）新訂版．医学書院，2005〕より一部改変〕

きである．例えば，通常の操作的診断で「F23.2 急性統合失調症様精神病性障害」と診断された場合，ただこの名称を伝えるだけでは不十分であろう．「1か月以内に良くなる可能性もありますが，症状が残ったり他の症状が加わったりする可能性もあります．その場合，統合失調症と診断変更になることがあります」と伝えるほうが適切である．これを長期経過版の診断に基づいて言い換えれば，診断は「（統合失調症に発展しないで治癒する純粋型の）急性統合失調症様精神病性障害または統合失調症初期の疑い」ということになる．

適応障害，不安障害，パーソナリティ障害，広汎性発達障害なども鑑別すべき診断ではあるが，これらについては後述する．

D その他の要鑑別症候・状態

1. 人格水準低下が目立たず比較的体系的な妄想が前景にある場合

妄想型統合失調症は妄想を主とし，人格水準低下が比較的目立たないのを特徴とするが，それと鑑別を要する類似状態を呈する疾患・障害がある．

持続性妄想性障害（F22）が最も重要な鑑別診断である．鑑別は，理論的には陰性症状の有無で行うことになっているが，実際には，診察室での印象ぐらいでは鑑別困難なこともある．ただし，こうした場合でも家族や職場などの周囲の人から情報を得て，社会の編み目の中での言動を把握すれば，なんとか鑑別できるものである．

妄想を主とする診断は，器質性・症状性のものの中にもある．いわゆる皮膚寄生虫妄想（F06.0），てんかん性精神病（F06.2）の一部，その他の器質性の幻覚・妄想状態（F06.0，F06.2）の一部などはこれに属する．

2. 自己視線恐怖，強迫様症状，ヒステリー症状などの神経症様症状が前景にある場合

自己視線恐怖，自己臭恐怖，強迫様症状（特に不合理性の自覚が不明確なもの），セネストパチー的訴え，離人感，解離症状などの神経症的症状は，統合失調症の初期症状であったり，前景にあって背後の基本症状を隠蔽する結果となったりすることがある．その結果，そうした症状を特徴とするような神経症性の障害（F4の各種障害，重症な場合は一部F23）と誤診されてしまうことがありうる．

この分野に関しては，笠原（視線恐怖，自己臭恐怖）[20]，植元（自己臭恐怖）[21]，吉松（セネストパチー）[22]，Hoch & Polatin ら（神経症様症状全般）[18]による優れた研究があるので，参照されたい．鑑別の要点は，いずれの場合も，統合失調症の可能性を「念頭におく」ことにある．そのうえで，慎重に病歴調査や様々な場面（診察，病棟，家庭，集団，作業など）で言動を観察し，それらを総合して背後にある思考，感情，意欲，社会性，人格面などの統合失調症の特徴を確認する．なお，強迫様症状や解離症状は脳器質性・症状性の精神疾患・障害でもしばしば出現するので注意が必要である．もしそれらを疑わせる何らかの症

表 34-8　離人感の原因

代謝性	低血糖，甲状腺機能低下症，副甲状腺機能低下症，過換気症候群
脳神経性	けいれん性障害，片頭痛，脳腫瘍，脳血管性障害，外傷，脳炎，全身麻痺，認知症（アルツハイマー病），ハンチントン病，脊髄小脳変性症
精神病性	統合失調症，うつ病，躁病，転換性障害，不安障害（特に PTSD），強迫性障害，パーソナリティ障害
中毒性	一酸化炭素中毒，メスカリン中毒，ボツリヌス中毒，コカイン，幻覚剤および大麻中毒，アルコールおよび鎮静-睡眠薬離脱，βブロッカーおよび抗コリン性治療薬，ステロイド

[Petit JR: Handbook of Emergency Psychiatry. Lippincott Williams & Wilkins, 2004〔山内俊雄（監修）：精神科救急のすべて．p80，新興医学出版社，2011〕より一部改変]

候や病歴情報があったら，画像，脳波，血液検査など，積極的に実施するべきである．離人症状については，離人・現実感喪失症候群，統合失調症などの狭義の精神疾患以外に，器質性・症状性疾患で出現することもある（表 34-8[19]にリストアップしておく）．

3．広汎性発達障害的な言動特徴が目立つ場合

近年，統合失調症として治療されていたが実は広汎性発達障害（F84）を有していたことが判明するケースがしばしばみられる．

鑑別のポイントはここでも「念頭におく」こと，すなわち一見統合失調症の残遺症状のような状態であっても，もしかして広汎性発達障害かもしれないと疑うことである．能力の極端なアンバランスさ，強いこだわり，"コモン・センス"の欠如，統合失調症ほどの自閉や発動性減退や感情鈍麻のないこと，といった点に気づいたら，十分に周囲の者から話を聞く．心理検査も役立つ．幼少期の社会適応に関する情報は決定的に重要である．わが国では，母子手帳や小学校の通信簿の自由記載欄などで幼少時の社会的行動特徴がわかることもあるので，活用するとよい．経過中，いわゆる屈曲（学業や職業機能の極端で急激な低下）がある場合は統合失調症の可能性が高くなる．

4．知的障害による症状の修飾が考えられる場合

知的障害（F70-79）がある場合，統合失調症が併存しているのか，あるいは知的障害の人の心因反応〔ICD-10 では急性ストレス反応（F43.0），適応障害（F43.2），急性一過性精神病性障害（F23），など〕なのか，判断困難なことがある．

鑑別は，やはり生活上の出来事と関連した症状変化や治療反応性などを詳細に聞き，あるいは観察することが基本である．しかし，統合失調症であっても知的障害のある人は病的体験を適切に表現できないこともあるので，症状の把握が難しい．知的障害のある人の心因反応は，通常の反応と比べて症状が重篤なことも多く，激しい興奮，昏迷様症状，妄想的訴え，などを呈することもある．かくして，入院環境で数週間以上観察しても結論が出ないことすらある．そうしたケースでは，両者を念頭においた最適な対処をしつつ，経過を追って診断を狭めて行くという「意思決定問題的枠組み」で考えるのが妥当だろう．時にはやはり鑑別問題を超えた，医学的「見解」問題になることもある．

5．いわゆる「初期的特徴」

幻聴や自我意識障害などの診断基準を構成する症状を欠いているにもかかわらず，統合失調症の発症初期の特徴としてしばしば指摘されている知覚変容，感覚過敏，自明性喪失，離人症状，対人緊張，自閉傾向（単なる行動的閉じ籠もりでない真正のもの）などの一連の症状がみられる場合，現時点で統合失調症の診断は下せないにしても，今後の展開をどう見通しておくべきかが問題となる．

発症初期の特徴については，わが国では中安[23]，欧米では Conrad K[24]，Chapman LJ[25]，Freedman BJ[26]らによる詳しい記述があるので参照されたい．鑑別診断として念頭におくべき

は，器質性・症状性疾患(F06)，強迫性障害(F42)，解離性障害(F44)，離人・現実感喪失症候群(F48.1)，気分障害のうつ状態(F32, F33)，パーソナリティ障害，てんかん，などである．疾患・障害を意識した対症療法を行うことと，診断を早々に決めつけず慎重な観察を継続することが大切である．

6. 高齢発症の幻覚妄想状態

幻覚妄想が高齢で発症すると，しばしば鑑別に苦労する．

認知症には妄想や幻覚がしばしばみられる．Alzheimer型認知症(F00)初期の物盗られ妄想やLewy小体病(F02.8)の幻視は周知のとおりである．これらの場合，認知症が明らかであれば，統合失調症との鑑別診断は容易である．しかし，認知症が非常に軽度の場合，鑑別は困難となる．軽度認知症症状が統合失調症の残遺症状と似ている場合があるからである．

認知症を伴わない妄想状態(F22)も鑑別の対象となる．この場合についてはすでに一部述べたが，高齢発症という点について，若干追加しておく．論理的可能性として，3つの場合がありうる[14]．第一は，「若い頃に統合失調症が発症したことがあったが，本人は勿論周囲の者も気がつかず，外観的には高齢になって初発したかにみえる場合」，第二は，「高齢になって統合失調症が初発した場合」，第三は，「高齢になって統合失調症とは別な病気が発病した場合」である．第一と第二はいずれも統合失調症と診断されるわけであり，発症年齢の差だけだから，治療にとって大きな影響はない．詳細に病歴聴取すると案外第一の場合が多いものである．明確な基礎疾患や認知症症状がない場合に第三を認めるかどうかは，要するに初老期-，退行期精神病を認めるかどうかという学問的立場の話と言ってよく，鑑別問題を超えた問題とも言える．立場を明確にして結論を言うしかない．ただ，最初は第三のタイプだと思っていて診療するうちに数年で認知症がはっきりしてきたというような例が案外多いので，第三のタイプと診断するのは慎重にするべきだと思われる．

本章では，方法論に重点を置き，鑑別困難例を主要な対象として想定しながら，鑑別診断の進め方について述べた．実際の診療では，比較的典型的な症状を呈し，鑑別診断にもそれほど苦労しないケースのほうが多いかもしれない．本章では，「鑑別診断」という分担テーマを考慮し，そのような比較的典型的なケースについての記述はあえて割愛した．統合失調症の鑑別診断で重要なことは，現時点において，統合失調症の診断について確定的な指標はないという現実を認識することである．もちろん，あまり慎重になりすぎても診療が進まないので，ある程度の段階で診断は決定しなければならないが，常にどこかに診断保留の気持ちを保ち，「自然科学的な姿勢を基盤にした謙虚な目」をケースに向け続けることが重要であろう．

【文献】

1) 太田敏男：精神科における「意思決定問題の枠組み」の重要性について．精神経誌 102：1015-1029, 2000
2) Bleuler E: Dementia praecox oder Gruppe der Schizophrenien. Franz Deuticke, 1911〔飯田真，他(訳)：早発性痴呆または精神分裂病群．医学書院，1975〕
3) 岡崎祐士：その他の統合失調症(分裂病)圏障害．精神医学講座担当者会議編：専門医をめざす人の精神医学 第2版．pp380-388, 医学書院，2004
4) Wing JK, Cooper JE, Sartorius N: Measurement and classification of psychiatric symptoms, An instruction manual for the PSE and Catego program. Cambridge University Press, 1974〔高橋良，中根允文(訳)：精神症状の測定と分類，現在症診察表とカテゴプログラムのための指導手引き．医学書院，1981〕
5) Birnbaum A, Maxwell AE: Classification procedures based on Bayes's formula. Applied Statistics 9: 152-169, 1961
6) 森田優三：意思決定の統計学(講談社現代新書)．講談社，1971
7) American Psychiatric Association: Diagnostic and Statistical Manual of Mental Disorders, 3rd Edition. American Psychiatric Association, 1980
8) World Health Organization: the ICD-10 Classification of Mental and Behavioural Disorders; Clinical descriptions and diagnostic guidelines. WHO, 1992〔融道男，中根允文，小見山実，他(訳)：ICD-10 精神および行動の障害(臨床記述と診断ガイドライン)新訂版．医学書院，2005〕
9) 太田敏男：「ベクトル診断」の紹介―伝統的診断方式の定式化の観点から―．精神医学 48：529-537, 2006
10) 太田敏男，吉田寿美子，綱島宗介，他：「診療選択肢評価図」を用いた精神科臨床意思決定の可視化の試み．精神経誌 113：662-671, 2011

11) American Psychiatric Association: Diagnostic and Statistical Manual of Mental Disorders, 4th ed Text Revision (DSM-Ⅳ-TR). APA, 2000〔髙橋三郎, 大野裕, 染矢俊幸(訳)：DSM-Ⅳ-TR 精神疾患の診断・統計マニュアル, 新訂版. 医学書院, 2004〕
12) Fletcher RH, Fletcher SW, Wagner EH: Clinical epidemiology: The essentials, 3rd edition. Williams & Wilkins, 1996〔福井次矢(監訳)：臨床疫学―EBM 実践のための必須知識. メディカル・サイエンス・インターナショナル, 1999〕
13) 福井次矢：臨床医の決断と心理. 医学書院, 1988
14) 吉益脩夫, 菅又淳：精神病の鑑別診断. 金原出版, 1964
15) 加藤正明, 保崎秀夫, 笠原嘉他(編)：新版精神医学事典. pp64-65, 弘文堂, 1993
16) 立津政順, 後藤彰夫, 藤原豪：覚醒剤中毒. 医学書院, 1956
17) 立津政順：器質性脳疾患における分裂病様状態―分裂病の診断についての考察. 精神経誌 63：13-30, 1961
18) Hoch PH, Polatin P: Pseudoneurotic forms of schizophrenia. Psychiat Quart 28: 248-276, 1949
19) Petit JR: Handbook of Emergency Psychiatry. Lippincott Williams & Wilkins, 2004〔山内俊雄(監修)：精神科救急のすべて. 新興医学出版社, 2011〕
20) 笠原嘉, 藤縄昭, 関口英雄, 他：正視恐怖・対臭恐怖―主として精神分裂病との境界例について. 医学書院, 1972
21) 植元行男, 村上靖彦, 藤田早苗, 他：思春期における異常な確信的体験について(そのⅠ)：いわゆる思春期妄想症について. 児童精神医学とその近接領域 8：155-167, 1967
22) 吉松和哉：セネストパチーの精神病理. 精神経誌 68：872-890, 1966
23) 中安信夫：初期分裂病. 星和書店, 1990
24) Conrad K: Die beginnende Schizophrenie. Versuch einer Gestaltanalyse des Wahns. Thieme, 1958〔吉永五郎(訳)：精神分裂病―その発動過程 妄想のゲシュタルト分析試論. 医学書院, 1973〕
25) Chapman LJ: The early symptoms of schizophrenia. Br J Psychiatry 112: 225-251, 1966
26) Freedman BJ, Chapman LJ: Early subjective experience in schizophrenic episodes. J Abn Psychology 82: 46-54, 1996

〔太田 敏男〕

第35章 構造化面接

1 診断用構造化面接とは

　構造化面接(structured interview)とは，その手法が事前に設定された面接手順を指す．このなかでもその目的が一定の診断基準(diagnostic criteria)に基づく診断を行うためのものを診断用構造化面接(diagnostic structured interview)という．診断用構造化面接では，診断基準に沿って質問が構成され，それに伴う回答に対する採点方法とアンカーポイント，診断に至る手順が定められている．

　診断用構造化面接を用いる利点として，構造化された質問を用いることにより，面接の質の標準化(信頼性の向上)を図ることができることが挙げられる．構造化面接を用いれば，よく訓練された面接者であれば，臨床的な熟練度にかかわらず一定の質の面接を行うことが可能となる．

　臨床家が異なった精神医学的診断を下すにはいくつかの要因が考えられ，それらは被験者分散，状況分散，基準分散，情報分散，観察分散と呼ばれる(表35-1)．そのなかでも基準分散と情報分散が問題となる．基準分散とは患者の診断を下す際に，臨床医がどの基準を有効とし，どれを排除するかということを指している．過去において統合失調症として診断される範囲が国や学派によって大きく異なることが知られていた．例えば1980年代前半の日本における統合失調症(当時は「精神分裂病」)として診断される事例は当時の米国においてはそれ以外の診断名が下されるものが多数含まれていた[1]．こうした事実は臨床においても研究においても大きな隘路となっていた．こうした基準分散はDSMのような実践診断基準を用いることで打開することができる．明文の規定を与えた診断基準を操作的診断基準(operational diagnostic criteria)と呼ぶことも多い．

　情報分散とは，それぞれの臨床医が患者に関して持っている情報の量や種類が異なるということを指し，これは診断用構造化面接をすることにより打開することができる．その結果として，診断の一致率の向上が期待される．Lobbestaelら[2]に

表35-1　診断不一致の要因とその対策

不一致の要因	内容	対策
被験者分散	症状について異なる情報が出現	なし(真の変化のことあり)
状況分散	異なる面接時点で異なる情報が出現	同一場面で評価する
基準分散	同一の情報だがそれを統合する方法が異なる	基準を明文化する
情報分散	異なる質問をするため異なる情報が出現	標準化された面接手順を使用する
観察分散	同一の情報だが重症度や閾値の判断が異なる	明文化されたアンカーポイントによる評価尺度，共同訓練

よれば，構造化面接の1つである Structured Clinical Interview for DSM-IV を用いた場合，I 軸診断の評価者間信頼性は $\kappa=0.60\sim0.83$ と報告されている．これは Kitamura ら[3]によって，従来診断の一致率が ICC＝0.6 を超えたものが統合失調症，うつ病，神経症のみと報告されているのと比較して高い評価間者信頼性を有していると言える．

さらに，あらゆる精神疾患の可能性について網羅的に情報を収集できることにより，情報の取りこぼしや誤診，併存疾患の見落としを避けることができることも利点として挙げられる．臨床場面で非構造化面接を行うと，1つの診断（例えば大うつ病性障害）が確認できると併存する可能性のある他の診断（例えば社交恐怖）に注意が向かなくなることがある．構造化面接はこうした見落としを回避する力を持っている．

これらの利点によって，構造化面接を用いることは臨床診断を行う場面で有用なだけでなく，臨床研究において一定の水準を満たした対象者を選定する際や疫学研究においても有用であると言える．

一方，構造化面接に熟練していない面接者がこれを利用すると，患者からの情報（特に非言語的情報）を聞き逃し，さらには良好な医療者・患者関係を持つという，本来の臨床目的を見失うこともある．構造化面接は十分な訓練を経てから使用すべきものである．

2 主な診断用構造化面接

診断用構造化面接は精神科診断の操作化の歴史と軌を一にしている．1970年代には研究用診断基準（Research Diagnostic Criteria）[4]に対応した感情病および精神分裂病用面接基準（Schedule for Affective Disorders and Schizophrenia）[5]が作られていた．現在，統合失調症の診断において主に用いられる構造化面接には，ICD-10 および DSM-IV に準拠したものとして精神科診断面接マニュアル（SCID；Structured Clinical Interview for DSM-IV-TR），精神疾患簡易構造化面接法（MINI；Mini-International Neuropsychiatric Interview），Composite International Diagnostic Interview（CIDI）があり，ここではこれらについて解説する．

A 精神科診断面接マニュアル

DSM-IV-TR に準拠した構造化面接であり，I 軸診断のための SCID-I と II 軸診断のための SCID-II がある．DSM-IV の分類と診断基準に習熟している臨床家や訓練を受けた精神医療従事者によって施行されるものであり，被検者は精神科や一般内科の患者でも，精神障害に関する地域調査の対象や精神科患者の家族のような，自らは患者とされない個人でもよい[6]．SCID には研究用のものと臨床用のもの（SCID-CV）があり，さらに研究用 SCID は患者用版の SCID-I/P と非患者用版 SCID-I/NP に分けられている．SCID の評価者間信頼性は先述した通りである．多くの臨床研究の標準的構造化面接として用いられている．SCID については本章後半で詳述する．

B 精神疾患簡易構造化面接法

ICD-10 および DSM-IV にある精神疾患を診断するために作成された構造化面接であり，他の構造化面接と比較して約15分と短時間で施行可能であるという特徴がある[7]．MINI で扱う疾患は，疫学調査のデータを基準として12か月有病率が0.5％以上の19疾患が優先的に取り上げられる形となっている．また，MINI ファミリーとして，詳細な学術的研究のために作成され，23疾患を含む MINI-Plus，簡潔なスクリーニングを可能とする MINI-Screen，小児・思春期対象の MINI-Kid があり，それぞれの目的によって選択される[8]．MINI は16モジュールからなり，このうち精神病性障害（精神病症候群）は L モジュールによって検討される．MINI の実施においては，臨床家が使用する場合は短時間のトレーニングで使用可能である[8]．

医師版の MINI である MINI-CR と SCID-P と

の診断一致度はκ=0.43〜0.90，MINI-CR と CIDI の診断一致度はκ=0.36〜0.82 と報告されている[7]．また，日本においては Otsubo ら[9]により，MINI と DSM-Ⅲ-R(SCID-P)の一致度はκ=0.49〜0.93 と報告され，MINI の評価者間信頼性はκ=0.72〜0.94，再テスト信頼性はκ=0.32〜0.88 と報告されている．

C | Composite International Diagnostic Interview(CIDI)

WHO によって作成された診断面接で，ICD-10 および DSM-Ⅳに準拠しており，臨床利用での他，疫学研究や多文化間の研究に用いられることが想定されている．CIDI を用いることにより，精神障害の重症度の測定，精神障害の負荷の決定，サービス利用のアセスメント，治療における薬物療法の利用のアセスメント，既治療未治療者の判定や治療へのバリアのアセスメントが可能となる[10]．CIDI には，paper and pencil の形式のものと，コンピューターを用いる形式のものが用意されている．統合失調症の診断について，CIDI2.1 による診断とチェックリストを用いた DSM-Ⅳおよび ICD-10 による診断の一致度を検討した研究では，DSM-Ⅳによる診断との一致率は 50.7％，敏感度 0.15，特異度 0.97，ICD-10 による診断との一致率は 57.8％，敏感度 0.26，特異度 0.86 と報告されている[11]．CIDI の使用にあたっては，CIDI の公式トレーナーからトレーニングを受けることが必要である．CIDI は多くの疫学研究で用いられている．また，CIDI は次のサイトからダウンロード可能である．

http://www.hcp.med.harvard.edu/wmhcidi/instruments.php

3 | SCID の構成

SCID は，SCID 概観および各精神障害カテゴリーに対応した各モジュールからなる．SCID の各モジュールに含まれる診断は表 35-2 の通りである．このうち，精神病性症状を B モジュールで評価したうえで，統合失調症を含む精神病性障害の診断を C モジュールで査定する．B モジュールは陽性症状(妄想，幻覚，緊張病性症状，まとまりのない会話)に続き陰性症状(意欲の喪失，思考の貧困，感情の平板化)を評価する構成になっている．C モジュールに進む前に A モジュール(感情障害の評価)を済ませておかなければならない．A モジュールと B モジュールの情報を基礎に C モジュール(精神病性障害の診断)と D モジュール(気分障害の診断)が実行されるからである．

SCID 概観においては，現病と精神症状を呈した過去のエピソードについての概観を得ることを目的としており，被験者は症状を自分の言葉で表現する．ここでは同時に，人口統計学的データ，教育歴と職業歴についての情報も収集される．各モジュールでは，DSM-Ⅳの基準に対応した質問が用意されており，面接者は対象者の回答に基づいて「1＝なし，または否定」，「2＝閾値未満」，「3＝閾値以上，または肯定」もしくは「？＝情報不確実」の評点を下す．各モジュールの途中または最後には特定の診断または他モジュールへの誘導があり，面接者はその指示に従って面接を進めていく．通常，SCID の実施には 60〜90 分を要する．SCID はその目的に応じ，必要なモジュールのみを用いることも可能である．

また SCID はその前半で大変詳細で具体的な解説がついている．初心者が誤解しやすいポイントなどを含めわかりやすく説明している．SCID を使用するに当たっては，まずこの解説を注意深く読むことが薦められる．

4 | SCID を用いるうえでの留意点

精神病性症状を評価するのが B モジュールである．患者の現時点での状態を含めたこれまでの人生で 1 回でも経験したことのある精神病性症状を確認する作業がここで行われる．ただし，SCID は非構造化部分である概観で多くの情報をすでに聴取していることから，精神病性障害の患者を面接する際のこのモジュールは，面接の指針

表35-2 SCIDの各モジュールで診断可能なカテゴリー

モジュール	分類	診断できるカテゴリー
A	気分エピソード	大うつ病エピソード(現在/過去) 躁病エピソード(現在/過去) 軽躁病エピソード(現在/過去) 気分変調性障害(現在のみ) 一般身体疾患を示すことによる気分障害　物質誘発性気分障害
B	精神病性症状	妄想 幻覚 解体した会話や行動 緊張型行動 陰性症状
C	精神病性障害	統合失調症およびそのサブカテゴリー 統合失調症障害 統合失調感情障害 妄想性障害 短期精神病性障害 一般身体疾患を示すことによる精神病性障害　物質誘発性精神病性障害 特定不能の精神病性障害
D	気分障害	双極Ⅰ型障害 双極Ⅱ型障害 他の双極性障害 大うつ病性障害 特定不能のうつ病性障害
E	物質使用障害	アルコール依存/乱用 アンフェタミン依存/乱用 大麻依存/乱用 コカイン依存/乱用 幻覚剤依存/乱用 アヘン類依存/乱用 フェンシクリジン依存/乱用鎮静剤，催眠剤または抗不安薬依存/乱用 多物質依存 他の(または不明の)物質依存/乱用
F	不安障害	広場恐怖を伴うパニック障害 広場恐怖を伴わないパニック障害 パニック障害の既往症のないパニック障害 社会恐怖 特定の恐怖症 強迫性障害 外傷後ストレス障害 全般性不安障害(現在のみ) 一般身体疾患を示すことによる不安障害　物質誘発性不安障害 特定不能の不安障害
G	身体表現性障害 (現在のみ)	身体化障害 鑑別不能型身体表現性障害 疼痛性障害 心気症 身体醜形障害
H	摂食障害	神経性無食欲症 神経性大食症 むちゃ食い障害
I	適応障害	適応障害(現在のみ)
J	付加モジュール	急性ストレス障害 小うつ病性障害 混合性不安-抑うつ障害 過去の大うつ病/躁病エピソードの症状の評価

〔髙橋三郎(監修)，北村俊則，岡野禎治(訳)：精神科診断面接マニュアル第2版．日本評論社，2010より一部改変〕

というよりはむしろ症状チェックリストという機能が強くなることが多い．

SCIDには標準的設問が各症状に設定されている．しかし，Bモジュールの設問は，精神病性障害以外の診断が考えられている患者について精神病性障害を除外するためにSCIDを用いる場合には有用であるが，すでに何らかの精神病性障害が存在することがわかっている場合には，こうした標準的設問が意味をなさないことも多い．例えば，「会社と警察が結託して1日中自分を見張っている」と言っている患者に，「周りの人々が自分のことを話しているように見えたり，自分に特別に注意を払っているように見えたりしたことがありましたか」と聞くのは無意味である．こうした場合に，設問の変更は必要になる．

5 SCIDの訓練

SCIDを使用する場合の訓練は，まずDSM-Ⅳの診断基準を熟知することから始まる．ケースブックなどを利用して，診断名のイメージを把握するべきである．この段階で症例要旨法による評価の一致率をみておくことが望ましい．

SCIDは極力，日常的な診断面接に近いように面接が行えるように工夫されている．しかし，SCID面接の初心者が最初に戸惑うのはスキップ項目である．SCIDは極力短時間の間に確度の高い診断を提供することを目的としている．SCIDの診断カテゴリーが存在するかは，そのカテゴリーの中核症状が存在することが大前提である．したがって，中核症状がないときは，いくら副次症状が多くそろっていても診断には至らない．そこで「中核症状が存在しないことを確認したら，副次症状について質問する必要はない」とSCIDでは考える．中核症状を聞き終ったところで大抵は別の部分に「飛ぶ」かどうかを確認する部分がある（スキップ項目）．そこでSCID全体の内容を覚える前に，むしろスキップする場所を確認することが上達の秘訣である．SCIDの中でいずれの診断名に至らず，結局は適応障害としか言えない事例の場合，スキップが最も多く使用される．ま

ず，目の前に適応障害の患者がいると想像したシャドーインタビューを1人で行ってみる．複雑なSCIDも実は意外と単純な構造でできていることに気がつくはずである．このとき，1つの診断カテゴリーから次のカテゴリーに移行する部分で一息入れないのがコツである．次のカテゴリーに移動する部分がスムーズになるまで練習を繰り返す．

適応障害の事例について面接ができるようになったら，次に診断名を決めてシャドーインタビューを1人で行ってみる．自分の臨床現場で多く遭遇しそうな診断名から行うのがよい．またSCID面接にはビデオ教材もあるのでそれも利用しよう[12]．

患者役をとってくれる同僚とグループを作り，ともに練習することは有効な方法である．特に，3人目のメンバーに観察者になってもらい，面接後に批評をしてもらうのがよい．自分では気がつかないクセがある．例えば各設問の前に「では次に・・・」と繰り返す．クライエントが「ありません」と言うと，おうむ返しに「ありませんか」，「はい」などと納得とも疑問ともつかない言葉を入れるなどがそれである．こうしたクセは第3者に指摘してもらおう．ビデオに録画して後で振り返ることも有効な手段である．

最後に評定者間信頼度の検定を行い，評価の安定性を確認する作業は重要であろう．特に陰性症状はその評価が変動しやすく，言語的症状の情報に左右されやすい[13]．信頼度検定は臨床においても研究においても重要な作業である．

6 SCIDの診断一致率

診断の評定者間信頼度は診断一致率とも言われる．研究場面では評価の信頼性が低ければ研究結果の解釈が困難になる．確度の低い評価法は，その確度を高めるかあるいは概念の再検討・再構築が求められる[14]．では臨床場面ではなぜ高い診断一致率が求められるのであろうか．すべての治療的かかわりの基礎には正確な診断が必要である．さらに，精神科医療において患者の自由を拘束す

る行為(強制入院制度や隔離・身体拘束など)が日常的に行われていることから，特にその評価方法の正確さが患者の人権保護の観点から要請される。例えば措置入院の際，患者が精神障害者であり[15]，加えて患者に「自傷他害の虞」があることが条件であればその評価はどの指定医が行っても同じ結果が出ることが求められよう[16-18]．この際，診断そのものが面接者によって一致しないことは社会的要請に応えられないことを意味する．SCIDなどの構造化面接を臨床・研究で用いることの重要性はここに存在している．

【文献】

1) Kitamura T, Shima S, Sakio E, et al: Psychiatric diagnosis in Japan. I. A study on diagnostic labels used by practitioners. Psychopathology 22: 239-249, 1989
2) Lobbestael J, Leurgans M, Arntz A: Inter-rater reliability of the structured clinical interview for DSM-Ⅳ axis I disorders (SCID I) and Axis II disorders (SCID II). Clinical Psychology and Psychotherapy 18: 75-79, 2011
3) Kitamura T, Shima S, Sakio E, et al: Psychiatric diagnosis in Japan. II. Reliability of conventional diagnosis and discrepancies with RDC diagnosis. Psychopathology 22: 250-259, 1989
4) Spitzer RL, Endicott J, Robins E: Research Diagnostic Criteria (RDC) for a Selected Group of Functional Disorders, 3rd ed. New York State Psychiatric Institute, 1978〔本多裕，岡崎祐士(監訳)，安西信雄，平松謙一，他(共訳)：精神医学研究用診断マニュアル．国際医書出版，1981〕
5) Spitzer RL, Endicott J: Schedule for Affective Disorders and Schizophrenia (SADS). New York State Psychiatric Institute, 1978〔保崎秀夫(監訳)，北村俊則，加藤元一郎，崎尾英子，他(訳)：感情病および精神分裂病用面接基準．星和書店，1983〕
6) 髙橋三郎(監修)，北村俊則，岡野禎治(訳)：精神科診断面接マニュアル第2版．日本評論社，2010
7) Sheehan DV, Lecrubier Y, Sheehan KH, et al: The Mini-International Neuropsychiatric Interview (M.I.N.I.): The development and validation of a structured diagnostic psychiatric interview for DSM-Ⅳ and ICD-10. Journal of Clinical Psychiatry 59: 22-33, 1998
8) 大坪天平，宮岡等，上島国利(訳)：M.I.N.I. 精神疾患簡易構造化面接法．星和書店，2000
9) Otsubo T, Tanaka K, Koda R, et al: Reliability and validity of Japanese version of the Mini-International Neuropsychiatric Interview. Psychiatry and Clinical Neurosciences 59: 517-526, 2005
10) The world mental health Composite International Diagnostic Interview (http://www.hcp.med.harvard.edu/wmhcidi/index.php)
11) Cooper L, Peters L, Andrews G: Validity of the Composite International Diagnostic Interview (CIDI) psychosis module in a psychiatric setting. Journal of Psychiatric Research 32: 631-638, 1998
12) 精神科構造化診断面接技術SCIDの理解と実践全6巻．メディアパーク，2002
13) Kitamura T, Kahn A, Kumar R: Reliability of clinical assessment of blunted affect. Acta Psychiatrica Scandinavica 69: 242-249, 1984
14) 北村俊則：精神疾患診断の問題点と操作診断の必要性．精神科診断学 11：191-218，2000
15) 藤縄昭，笠原嘉，加藤伸勝，他：精神保健法における精神障害の定義．精神科診断学 3：275-288，1992
16) 北村俊則，北村總子：精神医療における告知同意と判断能力について．精神神経学雑誌 95：343-349，1993
17) 北村俊則，北村總子：精神科医療における第三者警告義務—タラソフ判決とその影響について—．こころの臨床ア・ラ・カルト 13：151-155，1994
18) 北村俊則，北村總子：治療拒否における正常と異常．精神科診断学 6：183-193，1995

（松長 麻美，北村 俊則）

第 36 章

精神症状の層的評価
―人間学的精神病理学の立場から

　統合失調症の精神症状は多彩である．しかし症状相互の関連，出現順序，経過などには共通する部分があり，そのなかに一定の秩序を見出すことが可能である．
　フランス精神医学には，古くから精神病を急性相と慢性相に分けてきた伝統がある．Magnan V は 1890 年代に変質理論をもとに急性と慢性の異なる病像を記載している．体系・進行的経過をとる慢性妄想病（délire chronique à évolution systématique et progressive）は，変質のない人に潜伏期，被害期，誇大観念期，認知症期の 4 病期をゆっくり規則的に経過する妄想精神病である[1]．一方，急性錯乱（bouffée délirante）は，妄想が変質の影響で規則性を失い，多形で変化しやすく，系統・体系化せず，突然に治癒する点で慢性妄想病への移行はないとされる[2]．これが統合失調症における急性相と慢性相の起源の 1 つになった．
　1970 年代以降に顕著になった精神医学の再医学化は，エビデンスを求めて様々な試みを展開した．DSM-Ⅲ（1980）は患者を多面的に把握するために，臨床像，パーソナリティ障害，身体疾患，社会・環境問題，全体機能評価の 5 軸からなる多軸システムを採用し，操作主義診断は複数疾患を羅列する併存（co-morbidity）を推進した．
　今日，統合失調症の急性相にみられる幻覚，妄想，思考障害など多彩で豊富な症状は陽性症状，慢性相に生じる感情の平板化，思考の貧困，意欲減退など貧困な症状は陰性症状と呼ばれている．この考えは Wing JK（1978）に端を発し，Crow TJ（1980）の 2 病型説，Andreasen NC（1982）の陰性症状評価尺度（SANS）などアングロ・サクソンを中心に発展し，DSM-Ⅳ（1994）にも採用された．
　しかしこうした傾向は生物学に偏りすぎ，症状相互の関連を十分にとらえることができないばかりか，人間にとって精神病がどのような意味を持つのかについて，より深く私たち精神科医に考えさせる機会をも失わせた．そこで，これに先立つ層理論であるジャクソン学説と新ジャクソン学説を述べ，次にこれらを発展させた著者の考えを紹介したい．人間存在と不可分な精神病を理解するために，人間学的精神病理学の立場から 1 つの寄与をもたらすことが本章の目的である．

1 ジャクソン学説と新ジャクソン学説

　イギリスの神経病学者 Jackson JH は，Darwin C の『種の起源』（1859）や Spencer H の『心理学原論』（1854）をもとに，神経系の進化と解体（あるいは退行）からなる層理論を展開した．彼によると神経系は，反射的なものから自由度の高いものへ移行する進化に応じて，上位の機能が下位の機能を統合する層構造をなしている．進化度の高い複雑な上位機能ほど壊れやすいので損傷はまず上層から起こり，上位機能が脱落して生じる陰性症状と，組織だった下位機能が上の支配を離れて解放される陽性症状が生じる[3]．

神経系の進化と解体の理論をジャクソン学説(Jacksonism)と呼んでいるが、フランスではさらに、これをRibot T，Mourgue Rらが心理学や精神医学に取り入れて新ジャクソン学説(néo-Jacksonisme)へと発展させた．その最大で最も成功した例は，Ey Hが1930年代前半に提唱した器質力動説(organo-dynamisme)である．

彼によると精神機能も同じく層をなしており、下層部は神経装置により空間的に表現されるのに対して，上層部は解剖学構造と結びつかない時間的な展開を持つエネルギー体系である．病的状態とは機能の解体運動を表しており，まず器質的な原因を直接表現する脱落症状(陰性症状)が生じ，直後ではなくしばらく時間〔器質臨床懸隔(écart organo-clinique)〕をおいてから，健全な部分が反応し、これを再建，再統合しようとする力動的な症状(陽性症状)が現れる．さらに神経系の解体と異なり，精神機能は再統合されたレベルで，自律的に展開することもできるとされている[4]．

この考え方は，Bleuler Eによる統合失調症の症状形成論に近い[5]．彼は病因から直接に生じた一次症状は連合障害のみで，幻覚や妄想など他のすべては患者の心理反応による二次症状と考えたが，一次症状が陰性症状に，二次症状は陽性症状に相当する．

Ey Hはまた、精神障害と神経障害の区別を解体の広がりに求めた．神経病は解体が局所的，部分的であるのに対して，精神障害のそれは均一的，全体的であるとしている．人間の精神活動は，感覚・運動からなる反射や、様々な道具的機能から成り立っているが、これらを統合している上位の自我，人格を必要とする．神経病はどんなに重くても、局在する部分的な機能の解体症状に、解放された機能を加算することで説明できる．しかし精神障害は，すべてを統合している人格の解体なので，どんなに軽くても全体的にならざるをえない．こうしてEy Hは，彼の器質力動説あるいは新ジャクソン学説によって，物と心，生物学と心理学，自然と文化の二元論を解消できると考えた．

Ey Hによると，臨床にみられる様々な病態は，

表36-1 意識野と人格の病態

意識野の病態 急性精神病	人格の病態 慢性精神病と神経症
躁うつ病発作	人格異常(精神不均衡者)，神経症
急性幻覚妄想状態	慢性妄想病，統合失調症
錯乱・夢幻精神病	認知症

個別の独立疾患ではなく，異なる原因から生じた解体レベルを示すにすぎない．この考えを押し進めると、やがて疾患分類そのものを否定する立場に行き着くことになる．そこで彼はフランス精神医学の伝統のうえに、表36-1のように意識野の解体による急性精神病と、人格の解体による慢性精神病を区別している．

Ey Hの提唱した器質力動説あるいは新ジャクソン学説は，侵襲と修復，陰性症状と陽性症状からなる心身の卓抜な層理論である．しかし病初期の微細な感情変化には言及されず，下層にある身体の損傷が先行して，上層の精神が脱落する機序は十分に説明されていない．その理由はおそらく、動物の進化論を基盤におく神経系の層理論をそのまま人間精神に適用したためであり，人間存在の理解にも心身二元論の克服にも疑問を残すことになった．

2 霊性と人間学

ギリシャ哲学では，心の作用を感性，理性の2つに分けて考えてきた．感性は感覚的対象を把握し印象を形成する作用であり、理性は感性から得られたデータを判断し推理する作用である．プラトンは『パイドン』において，魂の先在説をもとに、本来は天上にある不滅の魂が肉体に堕ちてイデアを忘却したとする心身二元論を唱えた．アリストテレスは魂を身体の生命原理とみて，両者を合成実体とする一元論を展開した．

一方，ユダヤ・キリスト教は，ギリシャ哲学に知られていなかった霊という新しい概念を導入した．霊はヘブライ語でルーアッハ(ruah)，ギリシャ語でプネウマ(pneuma)，ラテン語でスピリトゥス(spiritus)という．この世に生きるすべて

のものに命を与える息吹，風を意味し，人間は神から与えられる命の霊により生かされる存在と考えられている．フランス語ではエスプリ(esprit)，ドイツ語ではガイスト(Geist)，英語ではスピリチュアリティ(spirituality)に相当する．

肉はヘブライ語でバザール(basar)，ギリシャ語でサルクス(sarx)，ラテン語でカロ(caro)と言い，骨とともに人間や動物の身体を構成する要素である．霊と肉はともに神とかかわる人間の特定の精神状態を示している．肉は動物と共有する有限な生存であり，霊は神に由来する生命力である．

こうして人間とは，弱い肉にすぎない被造物ではあるが，神の霊により強く生きることができる霊的な存在でもある．したがってキリスト教の神学的二元論では，霊と肉は対立する位置にはなく，両者からなる人間がどのように神にかかわるか，神への応答性が問われている．肉に従って生きる人間と，霊に従って生きる人間との間には断絶があり，古い人から新しい人への信仰的な変革が求められている．

ギリシャ由来のヘレニズムとキリスト教由来のヘブライズムは，古代から中世にかけて融合し，スコラ哲学の中で宗教哲学として体系化されてゆく．しかし近代において啓蒙思想と自然科学が発展し，人間が合理的に把握されるようになると，霊は後退を余儀なくされた．デカルトは物心二元論に基づいて心身二元論を説き，人間の生理現象を自然科学的に説明できると考えた．以後の心身論は，この二元論の中にあるとともに，それをどのように克服するかの流れであるとも言える．

現代の哲学的人間学は1920年代のドイツに，現象学を基盤として成立した．その端緒をひらいたのがScheler M(1874～1928)である．彼はフッサールから大きな影響を受け，カントの形式主義倫理学と，ニーチェ，ベルクソンら生の哲学を統合し，感情が理性に先行する実質的かつアプリオリな情緒的価値倫理学を構想した[6]．

Scheler Mによると，人間が世界と最初にかかわるのは，合理的な知的認識ではなく何かしらの価値を非合理的に感受することによる．価値には普遍的な序列があり，基礎に置かれるほど高く，満足が深くなり，相対的なものから絶対的なものへ向かう．より高い価値を実現する意志が善，より低い価値を選ぶ意志が悪である．最上位に位置する聖価値は，超越的なもの，聖なるもの，絶対的なものに対する価値のことで，単なる幸福や不幸とは異なり，至福，絶望などの形で霊的に感受される．

彼の人間学は，ヘレニズム，ヘブライズム，近代自然科学の3つに分裂した思想圏を克服し，人間に関する統一した理念を回復することを目的としている．すなわち人間を単なる進化した動物とみるのではなく，むしろ両者の本質的な差異を強調し，キリスト教の霊性や現象学の間主観性などの概念をもとに人間存在を探求しようとするところに特徴がある．

医療に霊を再び取り上げたのは，米国の内科医Osler W(1849～1919)である．彼は1910年「癒す信仰」という論文において，患者の霊性や信仰が健康，治療に与える可能性を喚起した．この動きは物質を優先する近代医学の偏りを批判するとともに，人間の尊厳を復活させて1980年代から高まりをみせた．1998年WHOは健康の定義に霊を加える以下の提案を行った．

「健康とは，肉体的(physical)，精神的(mental)，霊的(spiritual)，社会的(social)に完全に満ち足りた動的状態(dynamic state)のことで，単に病気にかかっていないとか，病弱でないということを指すのではない」

最終的に改討案は採択には至らなかったが，不可視な永遠を心情において把握する霊性は，人間が存在する根源的条件に深くかかわっている．すなわち個人においては人生の意味や生きる価値，社会においては自己と他者とのつながりであり，それを失う病的状態こそ精神病に他ならない．

3 霊的精神力動論と精神症状の層的評価

霊的精神力動論(psychodynamisme spirituel)あるいは新エー学説(néo-Eyisme)は，Ey Hの新

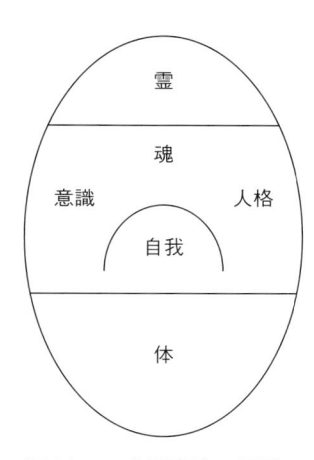

図36-1　人間学的三元論

ジャクソン学説を発展させ，人間学的三元論によって心身二元論を乗り越えようとする著者の精神病理学である．

動物とは本質的に異なる人間精神は，霊（精神：spirit），魂（心理：soul），体（身体：body）の3つが層構造をなしている（図36-1）．体精神層は脳（brain）を基盤として，道具的機能と感覚が生物学的な法則に従って働いている．魂精神層は，人間に特有な時間と空間を持ち，理性と感性が働く場である．道具的機能を統合する自我を中心に，一方では対象と能動的，間主観的にかかわる意識へ，他方では価値と意味を求める人格へと展開している．霊精神層とは脳を離れ自己を超越して，神との応答にかかわる場，すなわち神からの呼びかけ（calling, Beruf）に応える答責性（responsibility, Verantwortlichkeit）に相当する．

私たち人間は，体を有するにもかかわらず絶えず体から離れようと欲し，崇高さに向かいながら体の束縛を決して逃れられない．3つの精神層は，層的な感得作用とエネルギーをもとに人間に初めから具わるもので，脳の構造のように進化論に対応しているわけではない．むしろ垂直と水平の異なる方向に広がる，3つの精神層を合わせ持つ存在を人間と呼ぶのである．

統合失調症を中核とする精神病は，3層構造をなす人間精神の全体的解体である．おそらく非特異的な侵襲が加わると，上層から先に脱落して陰性症状を生じ，次にこれを下層が修復しようとする陽性症状が現れる．したがって精神病とは病勢の進行と停止，破壊と再建の時間・階層的表現であり，精神症状とは，各段階における陰性症状と陽性症状の混在である．

陰性症状とは，本来そこにあるべきものが失われた欠損である．最初の陰性症状は，高みへ向かって自己を超越させる霊精神層が脱落した人間的自由の制限で，パスカル[7]が述べたように，かつて栄光の座にあったものだけが頽落を知る「廃王（王位を失った王：roi dépossédé）の悲惨」の形で出現する．これが精神病の基本障害であり，ここから逆に人間のあるべき姿を知ることができる．

陽性症状には2種類ある．1つは下層の露呈ないし過活動で，ジャクソン学説で説明することができる．もう1つは不安を軽減し低いレベルで心的内界の安定をめざす力動的なもので，この説明には志向過剰，価値の転倒などの自助努力を含む新ジャクソン学説が有用である．

人間は垂直方向の軸を失うと，存在の絶対・無制約的な根拠が脅かされるために自らの責任で人生を引き受けることができず，水平方向に自我を肥大（hypertrophie du moi）させる．すると地上の価値，他人との関係性，身体感覚の中にしか自己を見出すことができない．ここに生体の恒常性（ホメオスタシス）を保ち内部環境の安定を目指す生物反応，すなわち自律神経反射，免疫反応，ドパミンなど神経伝達物質の動員が加わる．こうした作業を繰り返し，長期間続けるうちに，主体は疲弊し，生物・心的エネルギーは消耗し，感得作用は鈍化する．

Ey H は4病期を体系的に経過する慢性妄想病をもとに，「古典悲劇は4幕で繰り広げられる（la tragédie classique se déroule en quatre actes）」と述べた．筆者もかつて同じく，精神病に4つの層的な病期を区切って，その経過を論じたことがある[8]．ここではそれぞれの段階に，さらに急性相と慢性相を分けて互いの関連をみることにしたい．

A 異常人格期

Schneider K は，「精神病は人格を素材として症状を現わす」と述べている．精神病の最初期は異常人格であり，魂精神層の意識と人格に無力性人格変化の形で出現する．急性相は不安，うつを中心とする気分変調症，慢性相はパーソナリティ障害である．

1. 急性相

無力性人格変化は，多くは10歳代後半の青年期，早ければ7歳ころから，Hecker E が破瓜病に「悲哀に満ちた気分変調（Dysthymie）」[9]と記したような，生きることの苦しさ，理由のわからない漠然とした束縛感，生命エネルギーの低下，痛切な自責に始まる．

陰性症状は，存在意識の消失，離人症，アンヘドニアなどの形で表現される人間的自由の制限である．存在意識（Existenzbewußtsein）とは，自分が今ここに，確かに存在するという実感である．これを失った患者は，Conrad K の言う乗り越え不能になり，時間・空間の中で視点を自在に変えて自分の立つべき位置を定位できない[10]．

時間においてはハイデッガーの言う自己を時間化（sich Zeitigen）し，自らの過去を凝縮し未来をひらくことができなくなる[11]．現在の行動を導く糸が未来から伸びてこず，「自分を呼ぶ声が聞こえない」ので，未来に視点を移していま何をなすべきかが判断できず，同時に複数のことがこなせない．「周囲の流れに取り残される」，「つい最近の出来事が遠ざかる」，「どこにも自分の居場所がない」，「何をしていいのかわからない」，「人生の台本が書けない」などの訴えになる．

空間においては間主観性に混乱を生じ，対人場面で他人との適切な心的距離がとれず，不自然に離れすぎたり，馴れなれしく近づきすぎたりする．Blankenburg W が統合失調症の基本障害とした自然な自明性（natürliche Selbstverständlichkeit）の喪失も，一種の間主観性障害とみることができる[12]．自然な自明性は，状況の判断や他人との相互理解を可能にする経験以前のアプリオリな共通感覚あるいは価値秩序とされており，その喪失は「皆が持っているものが自分だけにない」，「世間の常識がわからない」，「空気が読めない」という訴えになる．

離人症には Wernicke C の意識区分に基づいて，内界意識離人症，身体意識離人症，外界意識離人症の3つの類型がある．軽い自我障害でもあり，それぞれ志向性の向かう意識野の対象が異なる．

内界意識離人症は，自己のすべての体験から，確かに自分が行なっているという能動感，実行意識が希薄になる．外界意識離人症は，外の対象が生き生きと感じられず，ヴェールを通して対象をみているような疎隔感を訴える．実在感（sentiment du réel）の希薄あるいは不完全知覚感（sentiment de perception incomplète）（Janet P），現実感消失（Derealisation）（Mayer-Gross W）などとも呼ばれる．身体意識離人症は，身体感覚の疎隔を生じ，「充実感がない」，「自分の体が自分らしくない」などの訴えになる．摂食障害の中には，空腹感や満腹感がわかりにくい身体意識離人症を伴う例が少なくない．リストカットを繰り返す患者には，自ら痛みを感じ血を見ることで安堵し，身体意識離人症を脱却しようとする側面がある．

「生きる意味がわからない」，「すべてが虚しい」などと訴えられるアンヘドニア（anhedonia）は，単純な不安，抑うつ気分ではなく，「何かが失われて自分に価値がなくなった」という人格にかかわる価値の喪失感である．対象が外界や身体などの水平方向の意識野へ広がるのではなく，超越的な垂直方向に向かう点が離人症とは異なる．失ったものは金銭，地位，容姿などこの世の価値ではなく，目に見えない霊的価値である．感情の離人症は存在しないことになっているが，アンヘドニアを状態感情ではなく，超越領域への志向性を持つ感受ないし感得作用の脱落とみることもできる．

Janet P は精神衰弱における離人症に，人間の持つ高級な心的機能である現実機能（実在機能）の減退が自我により自覚された空虚感（sentiment du vide）を記載した[13]．これも離人症よりむしろ

アンヘドニアに近い．アンヘドニアは，肯定的な自己像が描けない低い自己評価(low self-esteem)を伴うので，「自信がなくめげやすい」，「自分らしさがうまく出せない」，「くじけやすく，つい退いてしまう」などの訴えになりやすい．

離人症が進展すると，自我のコントロールが弱まるために，各領域に自動症を生じる．これがこの段階の主な陽性症状であり，ジャクソン学説で考えると理解しやすい．内界には「とりとめなく考えが出てくる」，「昔の記憶が生々しくよみがえる」などの自生思考，音楽幻聴(馬場存)[14]，視覚表象(森本陽子)[15]，記憶の不随意な甦り(Gatian de Clérambault G)[16]などを生じる．外界には「歩くたびに周囲の石が飛び上がる」，身体には「手が勝手に動く」などの訴えになる．さらに進行すると被影響体験，させられ体験に移行する．感受と意欲のコントロールがききにくく，怒りがこみあげる，ものごとにのめりこむ，飲酒や過食に走るなどが生じるが，これらを抑制消失とも一種の自動症ともみることもできる．

「すべて自分に非がある」と訴える独特な自責(auto-accusation)は，霊精神層が脱落したアンヘドニアに，「自分がすべてを引き受けざるをえない」という自我の肥大が加わったもので，陰性・陽性症状の混合形である．新ジャクソン学説で説明できるが，他人からなにげなく注意されたことを「自分の全人格を否定された」と取り違え，さらに「自分のせいで他人に迷惑をかけている」との加害的関与やルサンチマンを育む母体となる．

患者は視点を自分の内部で柔軟に変えて未来方向に移せないために，自分自身のあるべき将来像や目標が描けず，何をしても失敗しそうな予期不安の中に置かれる．したがってこの時期の前景にたつ感情は対象のない全般性不安，理由のない抑うつである．不安はしばしばパニック発作に，抑うつの大半は些細な原因から急に落ち込む気分変調(dysthymia)ないし気分易変性(Stimmungslabilität)になりやすい．これを繰り返すと周期性気分変調(periodische Verstimmung)になる．

2．慢性相

慢性相の代表的な類型は境界性パーソナリティ障害と自己愛性パーソナリティ障害である．いずれの患者も，未来に肯定的な自己像を描けず，価値のない自分を責め，生きる意味を見失う．患者は世間からどう見られるか気になり，他人と比較して自分が劣っているとの負い目から，前者は自分が見捨てられる空想的な被害感を，後者は自分が賞賛される願望充足的な誇大感を抱くのである．

こうしたパーソナリティ障害の患者は，視点が自分に固定し，相手の人格に働きかけて目に見えない高い価値を生み出す霊的な愛(geistige Liebe)を感じることができない．高い霊的価値をより低い価値にすり替え，この世における世俗愛を確認するために，過剰な自己保身，性的放縦，家族への過干渉，逸脱した愛他主義に陥りやすい．自分の存在と失われたものを取り戻し，安住できる場所を求めて，昼夜を問わず忙しくたち働き，バランスを欠いた肉体改造，周囲を納得させやすい成績，目に見える資格や地位，記念日などにこだわり，予定表を埋めつくして外出し，しばしば空想にふけって他人を操作するなどの力動的な陽性症状を伴う．

B 神経症期

神経症とは，魂精神層の軽い自我障害である．すなわち自己を超越できない，あるいは超越的なものから離反した人間が，地上で自我を肥大させ，自力で解決を試みる表現である．急性相は解離性障害ないしヒステリー，慢性相は恐怖・強迫性障害である．いずれも新ジャクソン学説で考えると理解しやすい．

1．急性相

解離とは，意識から別の意識状態が分離して自分に知らない活動を生じる現象である．能動的な志向性が減退し対象との関係が不確かになった患者は，自ら意識野を狭め，意識の一部を切り離し，周囲と無縁になることで安定を図ろうとす

る．意識・自我の一部が主体を離れ，無縁，疎隔化された意識が，主体の意志とは別に勝手に動き出す一種の急性自閉とも言いうる状態で，自動症に比べると一定のまとまりを持ち，無意識による自己充足的な関与がある．てんかんに似たもうろう状態，遁走，全生活史健忘，緘黙，失声，退行，昏迷などが，これに相当する．

全生活史健忘（allgemeine Amnesie）は，過去の生活史や自身に関するすべてを想起できず，自分が誰でどのような生い立ちであるかもわからない選択健忘である．自宅や職場から唐突に遠方まで出奔することがあり，DSM-Ⅳ-TR に当てはめると全般健忘に解離性遁走が加わった病態に相当する．

四肢麻痺，感覚脱失など転換ヒステリーの多くには身体意識離人症が先行する．時には患者自ら感覚を鈍くし，感情を殺して，無感動，無関心に陥らせる自助努力が加わることがある．不注意，無視，一過性の感覚鈍麻，音が聞きとりにくい機能性難聴，味がわかりにくい味覚脱失などである．

同一の人間に異なる2つの人格が現れることを二重人格あるいは交代人格という．典型的にはある時点で第一人格から第二人格に移行し，一定期間継続してもとの人格に戻ったときに第二人格における言動の記憶を欠く継時的二重人格をさすが，第二人格が第一人格に寄生（憑依）する形である程度追想可能な同時的二重人格もある．実際には，生活史を持つ人格ではなく一種の意識変容であるから，二重意識（doppeltes Bewußtsein）あるいは交代意識（alternierendes Bewußtsein）と呼ぶほうがふさわしい．北米でしばしば幼児虐待に関連して取り上げられる多重人格障害もDSM-Ⅳ，DSM-Ⅳ-TRでは解離性同一性障害になった．

患者はしばしば「親から愛されてこなかった」，「無視された」，「家庭に自分の居場所がなかった」などと訴えるが，必ずしもこれらすべてが家族による児童虐待とは限らない．むしろ患者のほうにすでに病気が始まっており，家族の愛そのものを実感できない感情面の間主観性あるいは共同感情の希薄を持つ場合が少なくないからである．

Ganser のもうろう状態あるいは Ganser 症候群は，Ganser S が拘禁者に記載した解離である．変化しやすい種々の意識障害（昏蒙，錯乱など）の上に，的はずし応答（Vorbeireden），退行した幼稚症，妄想，痛覚脱失などを伴う．様々な解離の集合体とみることもできる．

2．慢性相

対人恐怖は，他人の同席する場面で緊張が強まり，不快な感じを与えるのではないかと恐れ，対人関係を避ける神経症である．自分に何かしら落ち度（容姿，表情，発言など）があると確信し他人からの評価に一喜一憂する．価値秩序が頽落し，予期不安を伴うが，他人に触れて欲しくない負い目の部分を指摘される，あるいはそうされたと一方的に感じると，落ち込んで自傷に走る，周囲に当たりちらすなどの行動に走りやすい．

対人恐怖の一部に妄想的確信に達する例があり，思春期妄想症，重症対人恐怖などと呼ばれる．主題は本質的に微小・罪業妄想で，内から外へ，自分から周囲へ拡散する漏洩性，他人に不快を与える加害性，負い目を感じる自責性が共通する無力妄想である．

強迫とは，知覚，記憶が不確かになった主体が，他の感覚モダリティを動員し，思考を働かせて修正を試みる行為で，自己所属性を確認し，自己評価を回復させる自助努力である．強迫は思考（obsession）と行為（compulsion）からなる．強迫思考は侵入性が強まる点で，自生思考より自我障害が進行している．強迫行為は他からの強制が強まる点で，患者の意志が弱まり，させられ体験に近くなっている．

観念と行為がはっきりと分化せず，ある行為を起こしそうな衝動に繰り返し襲われることを強迫欲動（obsessional impulse）という．一般に破壊的（電車に飛び込む，人をあやめる），反道徳的（神聖な場所で卑猥な言葉を発する）な内容になりやすい．「するはずはないと自分でわかっていながら」不安，恐怖を伴うことが多く，恐怖がたえず現われる場合は恐怖症（強迫的恐怖）に近くなる．

強迫観念が表象化すると強迫表象になる．一種の仮性幻覚で，聴きたくもないメロディが頭にこびりついて離れない，あるいは思い出したくない不快な場面，出てきては困る性的なイメージなどが意識に侵入し迫ってくる．

C 精神病期

精神病とは，魂精神層の自我障害が一段と進行し，自己の内面を越えて，外界や他人の領域に及んだ病的状態である．急性相は錯乱精神病，慢性相は妄想性障害で，統合失調症の診断が討論の場に登場するのは，この段階からである．

1. 急性相

錯乱は，ある程度の意識混濁を背景に，見当識，記憶，思路が障害され，話にまとまりを欠いた状態である．内外の境界が消失した意識野の変容，内面の混乱が外部へ症状転嫁された現象である．

妄想気分は不安と緊迫感を伴う外界の変容で，周囲の雰囲気がこれまでとは異なる意味を帯びる．トレマ（Conrad K）は，背景と前景が均等になり，偶然と中立が失われて，患者は場の中を自由に動くことができなくなる．

主体は自ら知覚閾値を下げ，一方で志向性を過剰に働かせるために，意識野の中央ではなくむしろ周辺に，感覚過敏，実体（的）意識性，知覚変容，異常体感，要素幻覚などが出現する．感覚過敏（hyperesthesia）は，刺激が本来より強まって感じられる現象で，いつもは気にならない遠くの音がうるさく感じる聴覚過敏（hyperacousis）の形をとることが多い．

実体（的）意識性（leibhaftige Bewußtheit）（Jaspers K）[17]は，「自分の後ろに誰かが居る」，「横に何かある」など，感覚要素なしにある存在を知覚する意識性の錯誤あるいは一種の仮性幻覚である．人物が多いが物体のこともあり，具体的な質量感，圧倒的な存在感で迫真性をもって現れる．患者は，つい引き寄せられるように見てしまい，注意を奪われずにいられない．

知覚変容（sensory distortion）は，対象がいつもとは違って感じられる主観的体験で，一部が強調，変形することも，全体がどことなく無縁，異質に感じられることもある．断片的で特定の意味づけはなく，高機能自閉症，側頭葉てんかん（精神発作）にもみられ，反復する場合もある．

本質属性（Wesenseigenschaft）は「雄大な山並み」，「陰気な部屋」など，知覚対象に本来そなわった相貌的な属性である．Matussek P（1952）は，統合失調症の妄想知覚において本質属性の広範な優勢（相貌化過剰：Hyperphysiognomisierung）が認められるとした[18]．

急性の体感異常は，意識野のやはり中央ではなく周辺，すなわち口腔，肛門など外界との接点に，不安を伴って生じる一種の知覚変容である．知覚を強調することで身体意識離人症を克服し，自らの存在不安を解消しようとする努力とみることもできる．

これが慢性化する体感症，セネストパチー（cénestopathie）（Dupré E）は，身体病変がないのに奇妙で具体的な体感異常を執拗に訴える病態である[19]．痛み，しびれなどの単純なものに留まらず，「引っぱられる」，「流れる」，「うごめく」といった運動感，「一杯につまっている」，「ぽっかり空いている」などの充満ないし空虚感を訴え，擬音を伴うグロテスクな表現になりやすい．不安はむしろ低減し訴えだけが強まる．

言語幻聴は，Schneider K が一級症状に挙げた考想化声，会話，行為批評の3種が知られている[20]．考想化声は本来，自問自答が感覚性を帯びる仮性幻覚である．問いかけ部分が自己を離れて無縁化し，他人からの行為批評に自分が答え，やがてどちらも無縁化し他人同士の会話へと段階的に進展する．不確かな自分を，外から他人の声で支える確認強迫としての側面もある．内言語が独語に至る精神運動幻覚（hallucination psychomotrice）（Séglas J）は，内から外へ向かう運動・漏洩性が強い[21]．

2. 慢性相

妄想はすべて，主体を周囲，特に他人と特別な

意味で結びつける関係妄想である．対象が主体に関連した特定の意味を帯びるという特有の構造をConrad Kはアポフェニーと名付けたが，知覚した出来事に特定の意味づけをする妄想知覚，周囲の出来事に誤った解釈を加える解釈妄想病（délire d'interprétation）も同じ構造を持っている[22]．

意味づけ，解釈とは，過去から未来に向かう時間の中にたつ人格全体の働きである．したがって妄想は本質的に通時的な障害であり，価値と感受を包括した間主観性の脱落を病的な形で修復しようとする試みに他ならない．妄想の最初期は微小・罪業主題をとる無力妄想である．それが経過とともに被害妄想へ，さらに誇大妄想へと変化する．ここに主要な役割を果たすのはルサンチマンによる価値の転倒である[23]．

ルサンチマン（ressentiment）とは弱者が強者に抱く感情のことで，怨恨，反感，逆恨みなどと訳される．Scheler Mはルサンチマンを「魂の自家中毒」あるいは「愛の秩序の惑乱現象」と呼んでいる[24]．主体が直ちに反撃できない状況にあるために，反感を心の内面に押し込め，どうしても変えられない外界を，内面において価値を転倒させることで錯覚し，倒錯した復讐をとげる自助努力である．主体は被害妄想を抱くことで，責任を他人に転嫁し，自責を軽くすることができる．妄想患者が病識を欠くのは，主体が価値の転倒を自分に気づかせないために，自らを欺いた結果と考えることもできる．

無力性の侵害妄想が強力性に転じ，他罰性が増すと復権妄想病（délire de revendication）になる．復権妄想病は，自分が不当な扱いを受けているとの確信から一方的に補償を求めて生涯にわたって興奮，闘争を繰り返す妄想性障害である[21]．フランスでは解釈妄想病と復権妄想病を，互いに移行のあるパラノイアの2類型としている．パラノイアは，崇高と悲惨の矛盾する両面を併せ持つ人間が，内面において自我を肥大させ，ルサンチマンにより価値を転倒させた表現と考えると理解しやすい．

D 認知症化期

認知症化とは，侵襲が体精神層まで到達した段階で，急性相は緊張病，慢性相は破瓜病である．

1．急性相

緊張病では共時的な身体性が前景を占め，秩序のない興奮，昏迷，拒絶，常同，緘黙，カタレプシーなどの表現になる．幻覚・妄想は断片的で，食事，入浴，着替えなどの日常生活動作の多くが妨げられるが，特定の行動はできることがある．意識が断片化するために経過中に疎通性が変化しやすく，発熱，発汗，血圧変動，頻脈などの自律神経症状がみられる．内的緊張が高く不安・焦燥を伴い，斜頸，書痙，歯の噛み合わせなど部分的なものから，衒奇姿勢あるいは全身の筋弛緩に至るまで，様々な程度の異常な筋緊張（Krampf）がある[25]．

2．慢性相

破瓜病の主症状は通時的な身体性が前景を占める前向認知症（anterograde dementia）である．もの忘れはなく，道具的な知能低下はないが，未来方向の視界が開けない．価値を求めて創造的に生きる意味は消滅し，患者は与えられた「いま・ここ」だけを生きる．生物・心的エネルギーが枯渇すると，不安は低減し，妄想は表面化しなくなり，無為，自閉，感情鈍麻を伴う様々な程度の残遺状態に達する[9]．

統合失調症を中核とする精神病とは，人間存在の絶対・無制約的な根拠が失われるために，霊，魂，体の3層からなる精神構造に破綻と修復とがせめぎあう動的状態である．表36-2は，これまで述べてきた霊的精神力動論からみた精神症状の層的評価をまとめたものである．

精神病はシュープを繰り返して一方向性に進行するとは限らない．急性相と慢性相は互いに移行があり，急性症状を繰り返すうちに慢性に固定する，あるいは慢性期に急性症状が一過性に出現することがある．上下の階層も流動的で，上層から

表36-2　精神症状の層的評価

	急性相	慢性相
異常人格期	気分変調症	パーソナリティ障害
神経症期	解離性障害	恐怖・強迫性障害
精神病期	錯乱精神病	妄想性障害
認知症化期	緊張病	破瓜病

下層へ急速に進展する場合もあるが，一方で各段階に病勢の停止があり，下層から上層へ症状変遷を伴って回復することがある．妄想性障害の回復期に出現するアンヘドニア，あるいはパーソナリティ障害に筋緊張，自律神経症状などの断片的な緊張病症状をみることがあるのは，各層が動的な関連を持つからである．

空間的な階層と時間経過を組み合わせることで，人格変化から認知症に至る精神病の全体像をとらえることができるだろう．さらに霊性を含む人間学のみかたを取り入れることは，これまで薬物を中心とする生物学に偏ってきた精神病の治療に，スピリチュアル・ケアへの道を拓くことをも可能にする．

【文献】

1) Magnan V, Sérieux P: Le délire chronique à évolution systématique. Masson, 1892
2) Magnan V, Legrain M: Les dégénérés. Rueff, 1895
3) Jackson JH(著), 越賀一雄, 船津登, 清水鴻一郎, 他(訳)：神経系の進化と解体. 松下正明, 影山任佐(編)：現代精神医学の礎Ⅰ, 精神医学総論. pp42-111, 時空出版, 2012
4) Ey H(著), 大橋博司, 三好暁光, 浜中淑彦, 他(訳)：ジャクソンと精神医学. みすず書房, 1979
5) Bleuler E(著), 飯田真, 下坂幸三, 保崎秀夫, 他(訳)：早発性痴呆または精神分裂病群. 医学書院, 1974
6) 濱田秀伯：人間学的精神病理学の基本思想―シェーラーを中心に―. ぐんま人間学・精神病理アカデミー. 2011年11月26日, 群馬病院
7) Pascal B(著), 津田穣(訳)：パンセ. 新潮文庫, 1952
8) 濱田秀伯：精神病理学臨床講義. 弘文堂, 2002
9) Hecker E(著), 渡辺哲夫(訳)：破瓜病. 星和書店, 1978
10) Conrad K(著), 山口直彦, 安克昌, 中井久夫(訳)：分裂病のはじまり. 岩崎学術出版社, 1994
11) Heidegger M(著), 細谷忠貞雄(訳)：存在と時間. ちくま学芸文庫, 1994
12) Blankenburg W(著), 木村敏, 岡本進, 島弘嗣(訳)：自明性の喪失. みすず書房, 1978
13) Janet P: Les obsessions et la psychasthénie. Alcan, 1903
14) 馬場存：精神分裂病の音楽幻聴に関する精神病理学的研究. 慶應医学 75：285-299, 1998
15) 森本陽子：統合失調症における視覚表象の形成と経過に関する精神病理学的研究. 慶應医学 81：31-47, 2004
16) Gatian de Clérambault G: Œuvre psychiatrique. Presses Universitaires de France, 1942
17) Jaspers K(著), 内村祐之, 西丸四方, 島崎敏樹, 他(訳)：精神病理学総論(全3巻). 岩波書店, 1953
18) Matussek P(著), 伊東昇太, 河合真, 仲谷誠(訳)：妄想知覚論とその周辺. 金剛出版, 1983
19) Dupré E: Pathologie de l'imagination et de l'émotivité. Payot, 1925
20) Schneider K: Primäre und sekundäre Symptome bei der Schizophrenie. Fortschr Neurol Psychiatr 9: 487-490, 1957
21) Séglas J(著), 田中寛郷, 濱田秀伯(訳)：幻覚. 松下正明, 影山任佐(編)：現代精神医学の礎Ⅰ, 精神医学総論. pp153-177, 時空出版, 2012
22) Sérieux P, Capgras J: Les folies raisonnantes: le délire d'interprétation. Alcan, 1909
23) 濱田秀伯：ルサンチマンと妄想形成. 鹿島晴雄, 古茶大樹(編)：妄想の臨床. 新興医学出版社(近刊)
24) Scheler M(著), 津田淳(訳)：ルサンティマン―愛憎の現象学と文化病理学―. 北望社, 1972
25) Kahlbaum KL(著), 渡辺哲夫(訳)：緊張病. 星和書店, 1979

（濱田　秀伯）

第37章 症状評価尺度

統合失調症の症状評価のために今日最もよく用いられている評価尺度と言えば，Kay らによって作成された「陽性・陰性症状評価尺度（PANSS；positive and negative syndrome scale）」であろう．90年代以降，統合失調症の症状評価尺度のスタンダードとしてPANSS以外の尺度を挙げることは難しいというほど統合失調症のあらゆる研究領域においてPANSSは頻用されるようになっている[1]．

一方「簡易精神症状評価尺度（BPRS；brief psychiatric rating scale）」は，1962年に成立したPANSS登場以前の標準的症状評価尺度であり，70年代以降，約20年間以上にわたって広く用いられていた．BPRSは，今日では使用機会は以前ほど多くないが，原著に改訂が試みられたり改訂版も複数作成されており使用機会が失われたわけではない．統合失調症の症状評価尺度にはPANSSやBPRSのように統合失調症の症状を幅広くとらえるための包括的症状評価尺度のほかにも，陰性症状や抑うつ気分など統合失調症の特定の症状に注目して作成された評価尺度がある．

本章では，したがって，すでに日本語版があり読者にとって利用可能性が高いと思われる統合失調症の包括的症状評価尺度（PANSS，BPRS，BPRSの改訂版），および，特定の症状を評価するための評価尺度についてその概略を紹介することにしたい．また，PANSSに関しては最新の日本語版使用の際の注意点にも詳しく言及したので評価の際にはこれらも参照していただければ幸いである．

1 統合失調症のおもな症状評価尺度

A 包括的症状評価尺度

1. PANSS

a PANSSとは

陽性・陰性症状評価尺度（PANSS；positive and negative syndrome scale）は，すでに述べたように統合失調症の症状評価に際して今日最も広く用いられている標準的症状評価尺度である[2]．PANSSは，7項目の陽性症状尺度，7項目の陰性症状尺度，14項目の全般的精神症状尺度の3つの下位尺度があり評価項目数は合計30項目ある．また，そのうちの18項目はPANSSに先行するBPRSと共通の項目であり両者の関係は表37-1のごとくとなる（表37-1中，影付きの評価項目はBPRSから引き継がれた項目である）．また，30ある評価項目は，項目名と定義，評価方法，評価の基準（アンカーポイント）により構成されている（表37-2）．PANSSには，あまり用いられていないものの攻撃性リスク評価のための3項目の補足項目（S1. 怒り，S2. 充足延期の困難性，S3. 情動不安定性）もある．

b PANSSの特徴

PANSSの成立過程においてはBPRSとPsy-

1. 統合失調症のおもな症状評価尺度

表37-1 PANSSの下位尺度と評価項目

陽性症状尺度(P)		陰性症状尺度(N)		全般的精神症状尺度(G)			
P1	妄想	N1	感情の平板化	G1	身体についての懸念	G9	異常な思考内容
P2	概念の統合障害	N2	情緒的ひきこもり	G2	不安	G10	失見当識
P3	幻覚による行動	N3	疎通性/ラポールの貧困さ	G3	罪責感	G11	注意の障害
P4	興奮	N4	受動性/意欲低下による社会的ひきこもり	G4	緊張	G12	判断力と病識の欠如
P5	誇大性	N5	抽象思考の困難さ	G5	反復・常同的な動作と姿勢	G13	意志の障害
P6	猜疑心/迫害感	N6	会話の自発性と流暢さの欠如	G6	抑うつ	G14	衝動制御の障害
P7	敵意	N7	常同的思考	G7	運動減退	G15	没入性
				G8	非協調性	G16	自主的な社会回避

影付きの項目は18項目版のBPRSに含まれる評価項目である.

表37-2 PANSS評価項目の構成

> P1. 妄想(Delusions) 妄想とは,根拠がなく,非現実的で,風変わりな信念である.評価の根拠:面接中に表出された思考内容と,それが患者の社会関係や患者の行動に及ぼしている影響を,プライマリケアワーカーまたは家族からの報告に基づいて評価する.

	評点	基準
1	なし	定義に当てはまる症状はみられない.
2	ごく軽度	病理的か疑わしい.もしくは正常上限.
3	軽度	曖昧ではっきりせず,強固でない1,2の妄想の存在が認められる.妄想は患者の思考・社会関係・行動には影響しない.
4	中等度	組織化されず不安定で変わりやすい妄想か,少数の確固とした妄想が存在し,時に患者の思考・社会関係・行動に影響する.
5	やや重度	多くの確固とした強固に保持される妄想が存在し,時に患者の思考・社会関係・行動に影響する.
6	重度	明瞭な,場合によっては体系化された確固とした一連の妄想が存在し,明らかに患者の思考・社会関係・行動に影響する.
7	最重度	高度に体系化されているか,あるいは多くの確固とした妄想があり,患者の生活の主要な面を支配している.この場合,妄想は不穏当で無責任な行為を頻繁に生み,患者や他人の安全を脅かすこともある.

chopathology Rating Scaleの2つの評価尺度が参照されており,PANSSはBPRSの18項目を漏らさず含んだうえ新たに14項目が追加されたものと言うことができる.追加項目としては,BPRSにおいて「3.情動的ひきこもり」「16.情動の平板化」の2つしか含まれていなかった陰性症状項目が7項目に拡充され陽性症状項目と同数となっていることが大きな特徴である.つまり,PANSSの陰性症状尺度には「N1.感情の平板化」「N2.情緒的ひきこもり」に加えて「N3.疎通性の障害」以下の5項目が新たに追加された一方,PANSS陽性症状尺度に「P1.妄想」の1項目のみ(残りの6項目はBPRSから引き継がれた項目である)追加されたことと対照的である.

PANSSにおいて陰性症状評価項目が大幅に拡充されたのはCrowやAndreasenによって80年代に成立した統合失調症の二症候群仮説による影響と考えられる．この仮説以降，まだPANSSが今日のようによく用いられるようになる以前には，統合失調症の陰性症状評価にはAndreasenの陰性症状評価尺度（SANS）が用いられていた．SANSは今日でも用いられるが，陰性症状の定義方法，統合失調症の症状をSANSのみで包括評価できないなどの問題点があり（PANSS日本語版への「加藤による推薦のことば」）[2]，PANSSになって初めてバランスのとれた洗練された統合失調症の症状評価が行えるようになったと言えよう．

PANSSにBPRSの18項目がすべて引き継がれたことによりPANSS評価を行うとBPRS点数を自動的に計算することも可能となる．ただし，PANSSとBPRSとは評価項目名が同じでも評価される内容は微妙に異なっており，PANSS点数から算出されたBPRS点数はBPRSによる評価点数と同等ではない．

c PANSSの評価方法

PANSSはBPRSのおよそ25年後に成立した評価尺度であり，2つの尺度はライバルというような関係でなく世代交代とでもいうべき劇的な相違があるというべきである．PANSSにおいて特に優れている点としては症状評価の信頼性が確保されるようにPANSSには評価者の臨床経験によらない明確な7段階の評価基準（アンカーポイント）が項目ごとに規定されていることであり，面接手順も比較的詳細に規定されている．また，2000年以降，PANSS評価においては面接と情報収集による従来の評価方法とは別に陽性・陰性症状評価尺度に対する構造化面接（SCI-PANSS；Structured Clinical Interview for the Positive and Negative Syndrome Scale）と陽性・陰性症状評価尺度のための情報提供者用質問紙（IQ-PANSS；Informant Questionnaire for the Positive and Negative Syndrome Scale）を用いた評価法が提案され[3]，結果，PANSS評価者はこれらの使用によって評価バイアスの少ない信頼性の高いPANSS評価が行えるようになった（SCI-PANSSとIQ-PANSSはMHS社により頒布．これらの評価要領については後述）．

PANSS評価では，30の評価項目についての最近1週間の状態について30～50分程度かけて評価面接を行い事前に収集された看護職員・精神保健職員・家族などの関係者からの報告内容も参照して「症状なし：1点」から「最重度：7点」の7段階で採点する．評価面接は3期に分けられており面接者は面接手順にしたがって面接を行うように規定されている．

d PANSSを用いた研究

PANSS評価を行うとPANSSの総得点，および陽性症状，陰性症状，全般的精神症状の3つの下位尺度得点が得られるだけでなく，多変量解析結果に基づくクラスタ点数を計算することができる．因子分析や主成分分析によるPANSSのデータ解析結果については90年代以降，多くの報告が行われており，PANSSの30項目から5因子が抽出されることが多い．比較的報告時期の早い研究ではMarderらの5因子モデル（陽性症状，陰性症状，思考解体，コントロールできない敵意／興奮，不安/抑うつの5つを含む）がある[4]．一方，Lindenmayerらの報告[5]では，陽性，陰性，認知機能，興奮，不安/抑うつの5因子が抽出されている．統合失調症による認知機能障害への関心が高まるにつれて，PANSSで抽出される因子に「認知機能障害」と命名できる因子があるということはPANSSが研究者にとって非常に手堅い評価尺度であるということを示唆するものである．また，Currierらの急性期治療研究においてはPANSS項目の一部を「激越コンポーネント」として規定し，短時間の精神症状変化をとらえるために2時間に4回ものPANSS評価を繰り返す研究デザインが報告されている[6]．これは評価期間を過去1週間の情報に基づくとしたPANSSの使用方法を逸脱したものであるが，このような応用に耐えられるのもPANSSが統合失調症の評価尺度としてスタンダードとなっているゆえんであ

e PANSS日本語版新版（新版 PANSS）の成立

PANSS日本語版は，山田らにより翻訳・標準化された日本語版[7]が国内ではよく普及し，星和書店から書籍として出版されていた[2]が，PANSS評価法が見直された際，PANSS日本語版の版権が星和書店から Multi-Health Systems Inc (MHS社)に移譲され，山田らの訳による PANSS日本語版（本章ではこれを便宜上，旧版 PANSS と言う）は今や絶版となっている．一方，MHS社により 2006 年頃から JYPO（日本若手精神科医の会）と Ramirez による新たな日本語版が頒布開始されており，PANSSを公的に使用する場合には MHS社の PANSS日本語版（同様に新版 PANSS と言う）を用いることが一般的となっている．なお，JYPO と Ramirez による新版 PANSS の日本語訳は，山田らによる旧版にこだわらず翻訳されたものとされており，本文の記載内容だけでなく PANSS の下位尺度や項目の命名法についても変更が加えられているため注意が必要である（表 37-3 を参照）．

f 新版 PANSS における下位尺度名および評価項目名

新版 PANSS では，PANSS の 3 つの下位尺度名については，旧版 PANSS で「陽性尺度」，「陰性尺度」，「総合精神病理尺度」と呼称されていたものがそれぞれ「陽性症状尺度」，「陰性症状尺度」，「全般的精神症状尺度」に変更されたほか，表 37-3 に示したように 9 つの PANSS 項目名にも変更が加えられている．このうち下線を付した「猜疑心」，「情動の平板化」，「情動的引きこもり」，「心気症」，「衒奇症と不自然な姿勢」，「不自然な思考内容」の 6 項目については BPRS から PANSS に引き継がれた歴史的訳語であったが，新版になり表 37-3 のように改訳された．この改訳については，「G1 身体についての懸念」のように改訳に意義があったと思われる項目（つまり，「somatic concern」は，BPRSにおいて「心気症」と翻訳され，旧版 PANSS においてもこの訳語が引き継がれていた．BPRSのこの項目はもともと身体の健康状態についての関心が対象者にどれくらいあるかを評価する項目で，心気的傾向や心気妄想のみを評価する項目ではなかったが，心気症という訳語が用いられたことにより評価者が心気的傾向ないし心気妄想のみを評価する項目であると誤解する余地を与えていたと考えられる）がある一方，英語の原語が変わっていないのに新版においてあえて改訳する意義があったかどうか疑わしい変更も含まれている．

2. BPRS

a BPRSとは

簡易精神症状評価尺度（BPRS；brief psychiatric rating scale）[8]は，Overall と Gorham によっ

表 37-3 新版 PANSS における評価項目名の変更

	新版（JYPO と Ramirez）	旧版（山田ら，1991）	英語原語
P6	猜疑心/迫害感	猜疑心	Suspiciousness/persecution
N1	感情の平板化	情動の平板化	Blunted affect
N2	情緒的ひきこもり	情動的引きこもり	Emotional withdrawal
N3	疎通性/ラポールの貧困さ	疎通性の障害	Poor rapport
N5	抽象思考の困難さ	抽象的思考の困難	Difficulty in abstract thinking
G1	身体についての懸念	心気症	Somatic concern
G5	反復・常同的な動作と姿勢	衒奇症と不自然な姿勢	Mannerism and posturing
G9	異常な思考内容	不自然な思考内容	Unusual thought content
G14	衝動制御の障害	衝動性の調節障害	Poor impulse control

て1962年に16項目の症状評価尺度として発表され，その4年後に「興奮」と「失見当識」の2項目が追加されて18項目となり，70年代にNIMHの研究に採用されて以降PANSS登場までの約20年間以上にわたって統合失調症の標準的な包括的症状評価尺度として広く用いられていた．BPRSは，およそ半世紀前という古い時代に成立したにもかかわらず目的にかなった使用場面ではなお有用性があると考えられている．BPRSが用いられる理由としては，PANSSに比較して症状評価が比較的簡便に行えること，また，オリジナルにある欠点（例えば，評価基準が項目ごとに規定されておらず評価の信頼性が不十分とされる点）に改良が加えられた複数のBPRS改訂版があり，それらについての根強い愛用者がいるためでもあろう．

ⓑ BPRS日本語版

BPRSは，今日，16項目のオリジナル版が用いられることはなく，日本で比較的よく用いられているのは18項目のECDEU版BPRSである．ECDEU版は，BPRSにNIMHの研究グループが評価者用マニュアルを添付したもので日本国内では伊藤らによる翻訳[9]が行われている．このマニュアルでは評価判断に迷った場合の指針が評価者に対して与えられている点が大きな特徴である．

ECDEU版は，70年代に慶應義塾大学医学部精神科薬理グループを中心にして翻訳が行われ抗精神病薬の治験における標準的評価尺度として長らく使用されていた．しかしこのBPRSは日本語版という位置づけではなく英語版として用いられたものであり，翻訳された日本語は英語原文の理解を深めるための参考として英文に併記されたものに過ぎなかった．ECDEU版BPRSは1995年になってようやく日本語へ再翻訳・標準化され，BPRS日本語版として成立した[10]．本章の末尾には付録として（現在入手困難となっている）BPRS日本語版が添付されている（→407頁）．また，この日本語版には，伊藤らの訳によるBPRSの「評価の指針」の解説の一部（ただし日本語表現の不適切な箇所などが一部改訂），および，Overallらにより1988年に提案されたBPRSの評価に用いるべき標準的質問例を付し利用者の便宜を図った．

ⓒ BPRS改訂版

BPRS改訂版としてはこの他にもオックスフォード大学版BPRS[11]，Bech版BPRSサブスケール[12]などの日本語版が作成されておりこれらについては後述したい．BPRS改訂版には他にもUCLA版，Woerner版などユニークかつ魅力的な複数の改訂版があるが，これらについては公式には日本語版が作成されていないようである．

このように1つの尺度から多数の改訂版が出てくるというのは全世界を席巻してきたBPRSが強烈なインパクトとともに改訂の余地を後進の研究者に与え続けてきたからであろう．BPRSについては熊谷らの総説[13]に詳しいので必要な方は参照されたい．

ⓓ BPRSの評価方法

BPRS日本語版（章末の付録を参照）は18項目から構成されており，3期，18分程度の臨床面接から得られた情報をもとに「症状なし：1点」から「最重度：7点」の7段階で採点を行う．評価の際参考とする情報源はもっぱら面接であり，PANSSのように看護師や家族などの関係者から積極的に情報を集めることはしない．採点法は，評価しようとする項目ごとにその症状をもつ患者グループを想定し，最も顕著な症状をもつグループを最重度：7点，平均的と思われるグループを中等度：4点，症状のないグループを症状なし：1点として，それ以外の点数（6点，5点，および，3点，2点）については評価者が対象者の症状重症度から適宜配分するという採点方法となっている．つまり採点基準が細かく明文化されておらず評価者によって評価基準が異なりうるという評価方法論上の本質的問題を有している．しかし，BPRSには成立当初から「評価の指針」が項目ごとに用意されており，評価者はこれらを参照することも必要である（伊藤らの翻訳による「評価の

指針」は入手困難となっているが，その一部については章末のBPRS日本語版に併記）．BPRSを評価するとBPRS総得点の他，因子得点を得ることもできる．Overallによる16項目のBPRSデータ解析によると，抽出された因子数は，思考障害，ひきこもり/減退，敵意/猜疑心，不安/抑うつの4因子であった[9]．

3. その他のBPRS改訂版

その他のBPRS改訂版としては，オックスフォード大学版BPRS[11]，Bech版BPRSサブスケール[12]がよく知られている．オックスフォード大学版は評価の信頼性が高く一時はよく用いられた[12]が最近はあまり目立たない存在となっている．オックスフォード大学版は，18項目のうち「情動鈍麻もしくは不適切な情動」と「高揚気分」の2項目がオリジナルのBPRSにはない評価項目として追加され，「情動の平板化」と「失見当識」が除外された．この版の特徴は，7段階評価のための採点基準（アンカーポイント）が明確化され評価面接が構成化されている（3期に分かれ各項目には質問例が掲載されている）点である．

Bech版BPRSは18項目の評価尺度であるが，そこから抽出された10項目のサブスケールは統合失調症の症状プロフィールや全般的重症度指標としての妥当性が高く，また，評価も比較的簡便に行えることから臨床的に有用と考えられている．

4. その他の包括的症状評価尺度

統合失調症に用いることのできるその他の包括的症状評価尺度としては，WingのSymptom Rating Scale[14]，Manchester Scale日本語版[15]，包括的精神病理学評価尺度（CPRS；Comprehensive Psychopathological Rating Scale）[16]などがある．Wingの尺度はわずか4項目しかない点で評価の簡便さには優れているが単純化されすぎている[15]との指摘もある．Manchester Scale日本語版はBPRSの使用に向かないとされる慢性期の統合失調症の症状評価に特に有用な8項目の症状評価に加えて抗精神病薬による副作用（振戦，筋強剛，ジストニア，アカシジア，視覚障害など）評価のための6項目が含まれる．CPRSは北欧で開発された65項目にも及ぶ精神症状の包括的記録のための尺度であるが，そこから抽出された11項目により統合失調症の症状評価が行える[16]．

B 特定症状の症状評価尺度

1. 陰性症状評価尺度

陰性症状評価尺度（SANS；Schedule for the Assessment of Negative Symptoms）は，統合失調症の陰性症状評価を目的としてAndreasenにより開発された5項目（30の下位項目を含む）の尺度で，統合失調症の陰性症状評価尺度として長らく用いられてきた．SANS評価は20〜30分程度の面接（日本語版には準構成化面接が要領よく気さくな感じで行えるよう工夫された手順書が添付）に基づいて行い，下位項目得点のほか，要約得点，総合得点を得ることができる[17]．

クオリティ・オブ・ライフ評価尺度（QLS）[18]は，統合失調症の中核には情動活動の低下があり，その存在によって日常生活機能が蝕まれるとのKraepelinによる仮説に基づく評価尺度であり，4つの生活領域（21項目を含む）についての機能レベルを30分程度の面接により評価する．この評価尺度では，結果的に統合失調症の陰性症状評価をSANSとは異なったアプローチにより行うものとなっている．

2. 病識評価尺度

統合失調症の病識評価については酒井と金による精力的な仕事[19]があり，Davidらによる The Schedule for Assessment of Insight 日本語版（SAI-J）[20]は金らのグループにより標準化された尺度の1つである．Davidらは統合失調症者の病識を単にある・ないの二元論ではなく，精神疾患だと気づいているか，病的体験を精神症状として客観視できているか，治療の必要性を理解しているかの3つの要素による構成される概念としてとらえており，SAI-Jには，したがって，3つの下

位尺度があり各尺度には2ないし3の評価項目が含まれている．SAI-Jの評価は比較的短い面接により行われる．

3. 抑うつ症状評価尺度

　The Calgary Depression Scale for Schizo-phrenics 日本語版（JCDSS）は兼田により標準化された統合失調症の抑うつ症状評価尺度である．錐体外路症状の影響による見かけ上の抑うつを除外し，統合失調症例の比較的純粋な抑うつ症状を評価ターゲットとしている[21]．この尺度には，HamiltonのDepression Rating ScaleとPresent State Examinationから因子分析により抽出された9項目（抑うつ，絶望感，自己軽視，罪責的関係念慮など）が含まれている．

2 PANSS評価に際して注意すべき点

A ▎新版PANSSの概要

　本章では最後にPANSSを実際に使用する際の注意点についてまとめたい．PANSSは，現在では当初のPANSS評価法をより発展させたものとして評価法が確立されており，①PANSSマニュアル，②PANSS評価基準，③PANSS QuickScore Form回答票，および，Profile Form記入票，④SCI-PANSS，⑤IQ-PANSSの5つからなっている．このうち，①PANSSマニュアルは7章からなるマニュアルであり，PANSS面接の行い方や採点法，結果の解釈，信頼性と妥当性，IQ-PANSSの利用法について解説されている．また，②PANSS評価基準は，PANSS評価項目の定義や評価基準（アンカーポイント）が記載されたものである．③PANSS QuickScore Form回答票は，PANSS評点を記入する回答用紙であり，この用紙によりPANSS下位尺度得点，構成尺度得点，5つのクラスタ得点（標準モデルでは，エネルギーの欠如，思考障害，活動性亢進，被害・好戦性，抑うつの5つのクラスタが得られる）が容易に算出できる．また，PANSSのProfile Form記入票に点数を転記すると対象者のPANSS得点を標準分布から位置づけることができる．④SCI-PANSSは，3段階のPANSS評価面接のうち第二段階で用いられる構造化面接基準であり，対象者への179の定型的質問が含まれている．⑤IQ-PANSSは，家族や精神保健スタッフなどの情報提供者から面接場面以外の対象者の様子を報告してもらうための質問票で，評価の際報告を参照すべき14項目について情報を記載するためのものである．これらを当初のPANSSと比較すると，③PANSS QuickScore Form回答票，および，Profile Form記入票，④SCI-PANSS，⑤IQ-PANSSの3つが，新たに追加されたと言え，特に，④SCI-PANSSと⑤IQ-PANSSによってより信頼性の高い評価が行えるようになったと考えられる．

B ▎SCI-PANSS日本語版使用時の注意点

　SCI-PANSSは179項目の質問例を含む面接基準であり，最初の質問から順に面接を進行させることでPANSS評価に必要な臨床情報を対象者からもれなく効率的に引きだすことができると言われている．PANSS面接に慣れた者にとってはこのような面接基準による面接は非効率的と感じられるかもしれないがSCI-PANSSを使用する場合には規定通りに使用することが基本になることは言うまでもない．しかし，この面接基準は米国圏の文化に基づく面接基準と言え，日本人の対象者に実際に使用してみると違和感を感じるところも少なくない．面接基準に沿った面接を行う場合においても以下のような柔軟性のある使用法が一般的に許容されるということを確認しておきたい．

ⓐ SCI-PANSSの質問は普段使っている言葉に置き換えてもよい

　日本語訳された英語の質問は日本語としてはぎこちなく，面接を自然な雰囲気の中で行うには面接者が普段使っている言葉を相手のレベルにあわせて使ったほうがよい．その際，質問の意味合い

を変えないことに注意する.

ⓑ 面接基準の順番にこだわらず対象者の回答内容を優先して面接を行う

　面接を手順通りに進行させようとするあまり,せっかくの対象者の回答を面接者が遮ったり後回しにする必要はない. 一方, 質問に対して対象者の回答が拡散していくようなら同じ質問を繰り返すなどして面接がスムーズに進行していけるように面接者が配慮することも必要である.

ⓒ 文化的な差異を考慮して質問を補うことも必要である

　SCI-PANSS は北米の文化をベースとして作成されているため日本人にとっては的を射ていないような質問例が含まれている. 例えば「猜疑心/迫害感」の評価においては SCI-PANSS からやや離れたとしても,「周りのひとから嫌われていると思いますか」,「ひとから馬鹿にされていると感じますか」,「仲間はずれにされているとか, そういうことはありますか?」などの質問が日本の対象者には有効であろう. つまり, 元来, 沢山ある SCI-PANSS の質問をさらに補うこともときには検討すべきである. この際には, 結局, この面接によってどんな情報が欲しいのかを PANSS 評価基準の記載内容をもとに面接者が事前によく理解しておく必要がある.

ⓓ 評価に十分な情報が集まれば質問を省略することは可能である

　PANSS 評価に十分な情報が得られた場合, その後の SCI-PANSS の質問例を省略できることも可能である. どの質問がもはや不要かということは面接に慣れてくると自然にわかるようになる.

C ▎ IQ-PANSS 使用時の注意点

　IQ-PANSS は Questionnaire(質問紙)であるものの記載には精神病理学の専門知識が必要であり, PANSS 評価に習熟しているような看護師や精神保健スタッフでない限りはこの質問紙をスムーズに記入することは困難と考えられる. したがって IQ-PANSS は, 配付して記入してもらうものというより, 聞き取りが必要であり, 面接者, ないし, PANSS のことをよく理解している研究協力スタッフがこの任に最適と考えられる.

D ▎ PANSS 評価方法の選択

　PANSS については新しい評価方法が推奨されている一方, 開発当初のような評価方法, つまり, SCI-PANSS と IQ-PANSS を使用せず臨床面接と報告によって採点することもなお許容されている. どちらの評価方法を選択するかは研究者の判断であり, 研究の位置づけ, 評価スタッフの PANSS 習熟度, 面接者と対象者の関係性(初対面の面接者が評価するような設定か, 担当医が面接者をつとめる設定か)などにより評価方法を選択すべきと考えられる.

【文献】

1) 宮田量治:統合失調症の症状評価尺度. 精神科 8:13-21, 2006
2) Kay SR, Opler LA, Fiszbein A(著), 山田寛, 増井寛治, 菊本弘次(翻訳):陽性・陰性症状評価尺度(PANSS)マニュアル. 星和書店, 1991
3) Kay SR, Opler LA, Fiszbein A, et al: Positive and Negative Syndrome Scale (PANSS) Technical Manual. Multi-Health Systems, Inc., 2006
4) Marder SR, Davis JM, Chouinard G: The Effects of Risperidone on the Five Dimension of Schizophrenia Derived by Factor Analysis: Combined Results of the North American Trials. J Clin Psychiatry 58: 538-546, 1997
5) Lindenmayer JP, Czobor P, Volavka J, et al: Effects of Atypical Antipsychotics on the Syndromal Profile in Treatment-Resistant Schizophrenia. J Clin Psychiatry 65: 551-556, 2004
6) Currier GW, Chou JCY, Feifel D, et al: Acute Treatment of Psychotic Agitation: A Randomized Comparison of Oral Treatment With Risperidone and Lorazepam Versus Intramuscular Treatment With Haloperidol and Lorazepam. J Clin Psychiatry 65: 386-394, 2004
7) 山田寛, 菊本弘次, 増井寛治, 他:陽性・陰性症状評価尺度(PANSS)日本語版の信頼性の検討. 臨床精神医学 22:609-614, 1993
8) Overall JE, Gorham DR: The Brief Psychiatric Rating Scale. Psychological Reports 10: 799-812, 1962
9) 伊藤斉, 高橋良, 吉本静志:883-S 臨床試験における Brief Psychiatric Rating Scale(BPRS)症状評価実施の手引. CLN 研究会, 1982

10) 宮田量治, 藤井康男, 稲垣中, 他：Brief Psychiatric Rating Scale (BPRS) 日本語版の信頼性の検討. 臨床評価 23：357-367, 1995
11) 北村俊則, 町澤静夫, 丸山晋, 他：オックスフォード大学版 BPRS の再試験信頼度；国立精神衛生研究所主催多施設共同研究の予備調査. 精神衛生研究 32：1-15, 1985
12) 熊谷直樹, 宮内勝, 本田真, 他：10 項目 BPRS (Bech 版) サブスケールの信頼性の検討；慢性精神分裂病の重症度評価のために. 臨床精神医学 23：1195-1202, 1994
13) 熊谷直樹, 丹羽真一, 長久保昇治, 他：簡易精神症状評価尺度 (BPRS). 精神科診断学 1：547-566, 1990
14) 北村俊則, Kahn A, Kumar R：慢性精神分裂病の評価尺度；I. Wing の Symptom Rating Scale と Ward Behaviour Rating Scale について. 慶應医学 59：385-400, 1982
15) 武川吉和, 堀彰, 綱島浩一, 他：Manchester Scale 日本語版の信頼度と妥当性の検討. 精神医学 36：389-394, 1994
16) 笠正明, 人見一彦：包括的精神病理学評価尺度 (日本語版) の紹介. 臨床精神医学 16：83-94, 1987
17) 太田敏男, 岡崎祐士, 安西信雄：陰性症状評価尺度 (SANS) 日本語版の信頼性の検討. 臨床精神医学 13：1123-1131, 1984
18) Heinrichs DW, Hanlon T, Carpenter WT, Jr. (著), 宮田量治, 藤井康男 (翻訳と解説)：増補改訂クオリティ・オブ・ライフ評価尺度；解説と利用の手引き. 星和書店, 2001
19) 酒井佳永, 金吉晴：精神分裂病および他の精神病性障害；精神病の症状；病識. 臨床精神医学 (増刊号). 102-109, 1999
20) 酒井佳永, 金吉晴, 秋山剛, 他：病識評価尺度 (The Schedule for Assessment of Insight) 日本語版 (SAI-J) の信頼性と妥当性の検討. 臨床精神医学 29：177-183, 2000
21) 兼田康宏, 大森哲郎, Addington D：The Calgary Depression Scale for Schizophrenia 日本語版 (JCDSS). 脳神経 52：163-166, 2000

〔宮田 量治〕

付録　BPRS 日本語版

BRIEF PSYCHIATRIC RATING SCALE (BPRS) 日本語版

重症度を表す数字の中で患者の現在の状況を最もよく示す番号に○をつけて下さい。

なし＝0　ごく軽度＝1　軽度＝2　中等度＝3　やや重度＝4　重度＝5　最重度＝6

※ 実際の尺度は 1（なし）〜 7（最重度）の 7段階

№	項目	評価尺度	評価の指針 Overall, JE & Gorham, DR (1962) 伊藤, 高橋, 高橋, 吉本による訳 (1982) を一部改変	質問例 Rhoades, HM & Overall, JE (1988)
1	心気症	1　2　3　4　5　6　7	現在の身体の健康状態についての関心の程度。患者が自分の健康についてどのくらい問題と受けとめているかの程度を患者の訴えのみに相当する所見の有無にかかわらず評価せよ。	身体的訴えの重症度は、面接時に述べられる身体的病気、機能異常ないしはその疑いに関する訴えの数や性質にもとづいて評価する。ここでは、身体的病気によって自らの健康感がどれくらい損なわれていると感じているのか、あるいは、疑っているかを評価する。訴えに実際に器質的基礎があるかどうかは問題ではない。ただ訴えの頻度や重さのみを評価する。	どうしてここにいらっしゃるのですか。そういうことは全部、いつ頃から始まりましたか。それでどうなりましたか。（初回面接のみ） あなたがいちばん困っているのは、なんですか。ほかにも何かありますか。
2	不安	1　2　3　4　5　6　7	現在又は未来に対する心配、恐れあるいは過剰なこだわり。患者自身の主観的体験についての言語的訴えのみに基づいて評価せよ。身体徴候や神経症的防衛機制から不安を推測してはならない。	不安、心配、過度のとらわれ、憂鬱あるいは主観的体験に限定された用語である。不安の程度評価は、患者の側からこのような主観的体験が報告される際の言語的反応にもとづくべきである。不安の評価に際して（この尺度に定義されているように）「緊張」の概念に含まれる身体的徴候は考慮しないことに注意する。不安の程度評価には、患者の関与から発せられるような表出の切迫さや体験の強さが重要である。	なにかが気になることがありますか。長いこと、不安を感じるようなことは？　理由も分からず、不安を感じることは？
3	情動的引きこもり	1　2　3　4　5　6　7	面接者と面接状況に対する交流の減少。面接状況において患者が他者との感情的接触に障害があるという印象を与える程度のみを評価せよ。	この概念は、面接場面における患者の疎通性能力のことを（限定的に）定義したものであり、引きこもりのもつ運動的側面（こちらは「運動減退」において評価する）と精神・感情的側面とを（二つのものを）区別しようとは予測されるものの）区別しようとしたものである。精神医学的評点がいくつかの変化を因子分析すると、「一般的抑制」という因子がいくつかの異なる分析において抽出されたが、そこには感情的抑制と身体的抑制の両方が含まれていた。	

	項目名	定義								評価の手引き	質問例
4	概念の統合障害	思考過程の混乱、弛緩あるいは解体の言語表出の統合の程度。思考機能レベルに対する患者の自覚的印象に基づいて評価してはならない。	1	2	3	4	5	6	7	「疎通性能力」の評価の基本をこの特質について簡略に述べることは難しい。しかし、初期の研究ではこの特質の評価についてはかなり高い一致を得ることができた。情動的引きこもりは、診察場面で患者と他の人との間に目に見えない障壁が存在するという評価者の側の感情を反映するものである。目や表情、声の調子や表わりやすさ、表出された動きのすべてを、患者のこの重要で、しかもあいまいな特質についての評価に際して考慮するべきである。正常な思考過程の破壊を含んでおり、混乱、支離滅裂、阻害、作話、無関係、矛盾、まとまりのなさ、異常な脈絡等によって示される。評価は、患者の自発的言語表現、特に（面接初期の非指示的な部分に認められることの多い）比較的長い一連の自発的反応にもとづくべきである。混乱や阻害の程度を評価する際、陳述中の患者の表情に注意することは有益である。	
5	罪責感	過去の言動についての過剰なこだわり又は自責感。相応する体験を伴って語られる患者の主観的体験に基づいて評価せよ。抑うつ、不安あるいは神経症的防衛機制から罪責感を推測してはならない。	1	2	3	4	5	6	7	罪責感の強さである。表出された過去の行動を後悔する表出体験の頻度や強さから判断するべきである。罪責感の強さは、このような体験を述べる際、患者が明らかにした関与の度合いを加味しなければならない。抑うつ状態や全般化した不安の徴候から罪責感を推察しないように注意すべきである。罪責感は、特定の過去の行動に関わって思者が現在でも悪かったと思い、そのときの記憶が明らかに心配の元になっているものである。	過去のことで、罪の意識を持ったり、恥ずかしく思っていることがありますか。そのことで、どれくらい悩んでいますか。
6	緊張	緊張、神経過敏あるいは活動レベルの高まりによる身体と運動機能における徴候。身体徴候や行動、態度に基づいて評価すべきであり、患者の訴える緊張についての主観的体験に基づいて評価してはならない。	1	2	3	4	5	6	7	BPRSにおいては、「緊張」という概念は、身体的徴候と運動面の徴候（不安に一般に伴われる）に限定されていることに注意するべきである。緊張には、患者の主観的体験や精神状態は含まれない。心理学研究者は高い客観性を得るために身体的徴候にもとづいて不安を定義することが多いが、BPRSでは身体的徴候を「緊張」として、「不安」と別々に評価する。不安と緊張は同時に変化しやすいが、BPRSの初期の重症度はある患者群では全く異なると、この2つの症状の徴候はある患者群では研究によらしいということが示されている。ある患者、特に薬物の影響下にある患者では、強い不安を訴えるものの、外見からは何らかの緊張も認めることができなかった。この逆もまたしかりである。評価者は、緊張の程度を評価する。	

付録　BPRS 日本語版

No.	項目	説明	評価	評価基準	質問例
7	衒奇症と不自然な姿勢	奇妙で不自然な行動と態度。健常人の中では目立つような、ある種の精神病者の行動と態度の類型。動作の異常や異常性亢進は、この項目では評価しない。	1 2 3 4 5 6 7	この症状項目は、健常者の間にいると精神病者であることが分かってしまうこと、奇妙な動作を含んでいる、衒奇的行動は異常な性質によって評価する。しかし評価するのは動作の「異常さ」であり、単なる量ではない。遠回しの、反復的な動作、あるいは正常な協調や統合を欠いた動作などがこの尺度では評価される。長時間保持されるわざとらしい歪曲された異常な姿勢が評価される。ひそめ眉、口唇、舌、目の不自然な運動もこの項目で考慮される。チックやひきつりなどは緊張の徴候であり、衒奇的行動としては評価しない。	神経質、落ち着きなさ、振戦、（筋肉の）ひきつり、発汗、頻繁に変わる姿勢、（運動時の）過度の緊張、筋緊張亢進のような、活動レベルの高まりの徴候の数々や性質に注意しなければならない。
8	誇大性	過大な自己評価と並はずれた才能や能力をもっているとの確信。自分自身についての。又は他者との関係における自己の立場についての患者の陳述のみに基づいて評価せよ。面接状況における患者の態度を推測して評価してはならない。	1 2 3 4 5 6 7	誇大性は、並みはずれた能力、力、富、重要性、あるいは病を含んでいる。その病的程度は、自己評価と現実のかい離の度合いによって評価する。誇大性は、面接状況における患者の言語表出によりとらえ、評価するもので、患者の態度から誇大性への言及がみられないよう評価するものでない。患者の優越感の基礎に自身の優越性への言及がみられないよう注意すべきである。評価は、たとえ根拠のない確信から誇大性を推察しないように注意すべきである。評価は、たとえ主張されたとしても、現在患者がもつ意見にもとづくべきである。	あなたには、ひとにうらやましがられるような特別の才能や力がありますか。あなたには、世界のためになにか重要なことをしようとしていることがありますか。あなたの考え方や行動をコントロールできるひとがいると思いますか。
9	抑うつ気分	意気消沈と悲哀、落胆の程度のみを評価せよ。いわゆる抑止や身体的愁訴に基づいて抑うつの存在を推測して評価してはならない。	1 2 3 4 5 6 7	抑うつ気分は、うつ病の感情面だけを含めるようにする。この項目では、落胆、悲観、悲哀感、無力感、絶望、そして陰気な主題などの言い回しについて評価するまでである。表情、嘆きやその他の気分伝達手段を考慮してもかまわないが、その他の精神的症状と関連するものについては、抑うつ気分を評価する際、考慮してはならない。	最近の気分は全体としてはどうでしたか、気分がふさいだりはしませんでしたか、そのようなことが、どれくらいありましたか。
10	敵意	面接状況ではないところでの、他者に対する憎悪、侮辱軽蔑、好戦性あるいは尊大。他者に対する患者の感情や行動の言語的	1 2 3 4 5 6 7	敵意は、面接状況ではないところで他者に向けて表出された憎悪、軽蔑、好戦性、増しみ等の感情のための用語である。この症状の重症度を評価するには、評価者は、このような体験が発せられるときの切実さや感情に注意し、面	

No.	項目	説明	スコア	面接質問例
11	猜疑心	現在又は以前に患者に対して他者から悪意や差別があったという（妄想的あるいは非妄想的な）確信。言語的訴えに基づいて、それが存在した時期にかかわらず、現在認められる猜疑心のみを評価せよ。	1 2 3 4 5 6 7	猜疑心は、患者が他人から不当な扱いを受けていると確信していたり、他人が（自分に対して）不当な扱いをしようとしていた、あるいは不当な扱いをしようとしていると確信している、等の、広い範囲の精神的体験を言い表すために用いられる用語である。猜疑心より確信の強い「疑念」の答えが存在する時期にかかわらず、現在認められる猜疑心のみを評価せよ。意訳：疑念が現実に裏打ちされた根拠として（意訳）通例はなんらかの項目の特徴をよく言い表しているのかもしれないが、評価では、患者が悪意や差別意識を持つ他人や努力をどれくらい責めたり非難したりするか考慮すべきである。この症状項目の病歴に基づいて、穏やかな猜疑心から被害妄想あるいは関係念慮にまで、いたるであろう。	ほかのひとと過ごすことが、どれくらいありましたか。最近、誰かに嫌がらせをされたりしませんでしたか。信頼していることと、信頼つけられるようなことが、ありましたか。
12	幻覚による行動	通常の外界の刺激に対応のない知覚。過去1週間以内に起こった患者が訴える体験のみを評価せよ。それらの体験は健常人の思考や表象過程と明らかに区別できるものである。	1 2 3 4 5 6 7	幻覚体験の評価は、表出された体験が幻覚なのか、生き生きとしたイメージに過ぎないのか、判断が必要になる。一般に、評価者は、表出された体験が正常な思考・表象過程から本当に逸脱していると確信しない限りは「幻覚による行動」の項を「なし」と評価することができる。	何か見えたり、声が聞こえたりするようなことがありますか。それは、どれくらいありますか。最近では、いつ頃ありましたか。
13	運動減退	緩徐な動きによって示されるエネルギー水準の低下。患者の行動観察のみに基づいて評価せよ。自己のエネルギー水準についての患者自身の自覚的印象に基づいて評価してはならない。	1 2 3 4 5 6 7	運動減退は、自発的な運動性の反応が全般的に遅くなり気力・エネルギー・エネルギーレベルの不足した行動としてあらわれる。運動減退を正常に行うのに必要である。大きな筋肉の動きと会話に関係した受ける自発的運動は、大きな筋肉の動きと会話に関係したものであるから「運動減退」が強まると、自発的運動は、遅く、弱くなり、量も少なくなる。会話は遅く、弱く、そしてすくなくなる。	
14	非協調性	面接者に対する抵抗。非友好性、易怒性の徴候あるいは協調性の欠如。面接者と面接状況	1 2 3 4 5 6 7	この項目は、面接者と面接状況に対して採用される患者の反応の徴候を表すためのものである。「非協調性」は面接状況における患者の反応にもとづいて判定するが、「敵意」	
		接場面で面接者に向けられた敵意があれば「非協調性」で評価し、ここで定義したような「敵意」の評価には考慮しない。（面接者に対する態度は「非協調性」の項目で評価せよ。）		は身体症状的防衛機制、不安あるいは身体的愁訴から推測してはならない。（面接者に対する態度は「非協調性」の項目で評価せよ。）

付録　BPRS 日本語版

15	不自然な思考内容	普通ではない、風変わりな、異様なあるいは奇怪な思考内容。ここでは不自然さその解体の程度を評価し、思考過程の解体の程度を評価してはならない。	1	2	3	4	5	6	7	この症状項目は、患者の言語的表現の「内容」にのみ関係するものである。すなわち、それがどれくらい普通でない奇妙な風変わりな奇怪なものであるか、ということである。安想やパラノイアの患者は、非常に率直に明瞭に整然と、奇怪で信じられないような考えを表出することもあるので注意すること。この項目では、単に内容の異常性のみを評価し、思考の統合の程度や解体の程度は評価しない。	何か不自然なことが続いているとか、起こりそう、ということはないですか。頭やからだに何か変わったことが続いているようなことは。
16	情動の平板化	感情的緊張度の低下、正常の感受性や興味・関心の明らかな欠如。	1	2	3	4	5	6	7	この症状項目は、感情的緊張度の低下やノーマルな感情・関心の明らかな欠如から判断されるものである。感情表現は、欠如していたり、無関心・無感動が著しく、感情表現を試みても、見かけだけであったり、誠実さを欠いている。	
17	興奮	感情的緊張度の高揚、焦燥感あるいは反応性亢進。	1	2	3	4	5	6	7		
18	失見当識	人、場所あるいは時についての適切な関連性の混乱又は欠如。	1	2	3	4	5	6	7		以前と同じくらいはっきりと物事を考えることができますか、集中できますか。記憶については。(以下、必要に応じて、精神状態に関する質問を行う)

不許複製　慶大精神神経科臨床精神薬理研究班訳

第38章 身体所見の評価

統合失調症は慢性疾患であることから，精神科医と患者との関係は長期に渡る可能性がある．しかし，重篤な身体疾患を合併すると身体科へ転科・転院することが多く，精神科医が1人の患者を一生涯にわたって受け持ち，看取り，死亡診断書まで作成することは稀である．このため，統合失調症患者が死亡するまでの全経過をふまえたうえで，どのように身体的側面に配慮して治療を行うべきかを後方視的に問い直す機会は少ない．一方，重篤な身体疾患を発症しても，統合失調症であることが原因で，高度の医療行為や精査を受けるに至らないことも日常的に経験される．例えば，統合失調症患者が急性心筋梗塞を発症した場合，経皮的冠動脈再建術や冠動脈バイパス術などの血行再建術が行われるのは，非精神疾患患者の31〜41％にすぎず[1,2]，手術を受けても術後合併症を生じやすく，術後死亡リスクも高い．患者の社会経済的環境，治療選択に関する理解力や自己決定能力の不足，医療者側の持つスティグマなど，多くの問題がその原因とされている．これらのことから，統合失調症患者の身体的側面への対応を適切に行うためには，まず精神科医療関係者が意識を変え，早期発見のための日常的なモニタリングを行う中心的役割を果たすべきであるという提言がなされている[3,4]．

1 統合失調症患者の死亡年齢および死因

統合失調症患者の身体的評価を行う目的は，最終的には死亡に関連する合併症を予防・管理することにある．そのためには，まず統合失調症患者がどのように亡くなるのかを知る必要がある．統合失調症の平均寿命は一般人口よりも20〜30％程度短く，総死亡リスクも2.58〜4.45倍ときわめて高い[5,6]．死因は自殺や事故などの外因死が約40％，身体疾患に伴う病死が約60％であり，身体疾患の影響のほうが大きい[7]．われわれの施設での過去4回の調査でも，入院統合失調症患者（入院患者）の平均死亡年齢は57.1〜62.3歳で，常に60歳前後であった．2009〜2011年までの3年間でも，平均死亡年齢は，入院患者では61.2±13.6歳，外来統合失調症患者（外来患者）では54.1±17.2歳であり，外来患者でさらに短命であった（図38-1）．外来患者では若年での自殺が多いことが影響しているが，統合失調症全体の死因は外因死34％，病死66％であり，このような結果は，近年の諸外国からの報告と[7-9]同様であった．

では，統合失調症患者に適切な医学管理を提供するためには，どのように身体評価を行うべきであろうか．この点を検討するためには，まず統合失調症の死因を分析する必要がある．37の研究をメタ解析したSahaら[5]は，標準化死亡比（SMR；standardized mortality ratio）は，心血管疾患1.79（10％〜90％ quantile，1.11〜3.60），呼

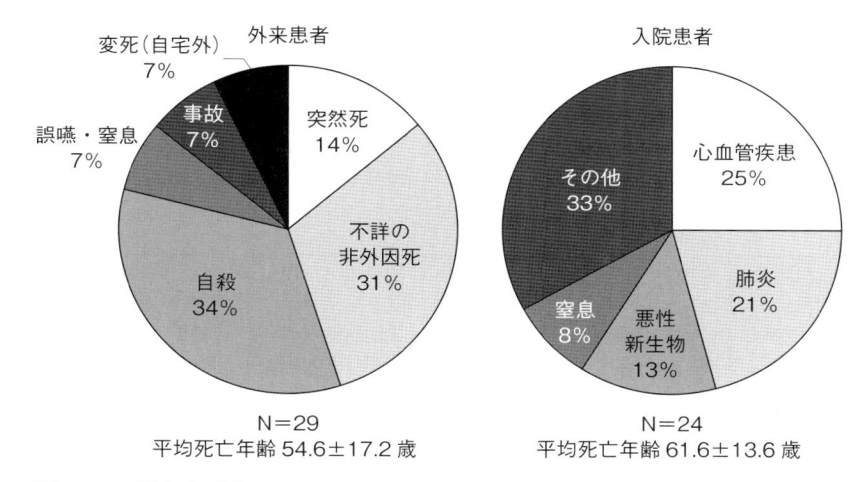

図 38-1　統合失調症の死因
（浅井病院データ　2009〜2011 年より）

吸器疾患 3.19（10%〜90% quantile，2.20〜9.30），悪性腫瘍 1.37（10%〜90% quantile，0.71〜2.40）であったと報告している．われわれの施設においても，入院患者では心血管疾患（25%），肺炎（21%），悪性腫瘍（13%）が主な死因であり，肺炎はすべて嚥下性肺炎であった．外来患者においては，突然死例（19%）の全例が搬送先の病院で心血管疾患と判定されたが，誤嚥・窒息を含めた事故や自殺以外の死因を確定することは困難であった．自宅内で亡くなっていた原因不詳の非外因死例（31%）の多くは心血管疾患が疑われたものの，原因は特定できなかった．以上のことから，入院・外来共通した問題として心血管疾患に関連する評価が，入院患者ではさらに嚥下性肺炎に関連する評価が重要であり，基本的問題として悪性腫瘍に関する評価も行うことが望ましいと考えられる．

2 個別評価と包括的評価

統合失調症の身体評価は，予防医学的見地に立って行うことが重要であり（**表 38-1**），濃厚な身体的治療に乗りにくい統合失調症に対しては，一次予防対策の実践が鍵となる．したがって，治療開始時にスクリーニング検査を行って基礎データを得ておくことが不可欠である．治療開始後は，精神科薬物療法に関連した身体的問題，加齢に伴って生じる身体的問題などを早期に発見し，二次予防対策に結びつけるためのモニタリング検査が必要となる．統合失調症においては，死因の分析の結果などから，

①嚥下機能障害や感染抵抗力低下などの虚弱性
②脂質代謝異常，糖代謝異常，高血圧，メタボリック・シンドロームなどの動脈硬化危険因子
③心臓突然死との関連が注目される QTc 延長
④悪性腫瘍
⑤骨折の原因としての骨粗鬆症に関連する高プロラクチン血症

などが主な身体評価のポイントとなると想定される．

統合失調症では，これらは複数同時に存在することが多く，さらに精神症状が加わることで複雑化している．このような病態では，細かな問題よりも，まず全体がどうであるかを評価することが重要である．全体を端的に評価することの重要性については，NIMH-CATIE Schizophrenia Study（The National Institute of Mental Health NIMH Clinical Antipsychotic Trials of Intervention Effectiveness study）を総括して，Lieberman も「有効性試験においては簡便かつ包括的な評価方法が有用である[10]」と述べているとおりである．統合失調症の身体的評価においては，全

表38-1　予防医学的観点から見た統合失調症治療

分類	手法	目的	精神科医療	精神科医療における対策
第一次予防	健康増進 疾病予防 特殊予防	生活習慣の改善，生活環境の改善，健康教育による健康増進を図り，予防接種による疾病の発生予防，事故防止による傷害の発生を予防する	・身体への悪影響を最小限にする薬物療法	・治療開始前の身体的評価 ・家族歴などの背景因子の評価 ・副作用特性を考慮した適切な治療薬選択
第二次予防	早期発見 早期対処 適切な医療と合併症対策	発生した疾病や障害を検診などにより早期に発見し，早期に治療や保健指導などの対策を行ない，疾病や傷害の重症化を予防する	・副作用の早期発見と早期対処 ・生活習慣病の早期発見と介入 ・悪性腫瘍の早期発見・早期治療	・モニタリング 　(体重・血液検査・心電図・DIEPSSなど) ・精神科薬物療法の見直し・修正 ・生活習慣改善 ・身体科と共同した疾病治療的介入による重症化防止 ・検診受診勧奨 ・Nutrition Support Team (NST)
第三次予防	リハビリテーション	治療の過程において保健指導やリハビリテーションなどによる機能回復を図るなど，社会復帰を支援し，再発を予防する	・固定化した機能障害への対処 ・危機的合併症発生時の対処	・慎重で精緻な総合的薬物療法 ・Nutrition Support Team (NST) ・リハビリテーション 　(身体機能リハ・嚥下機能リハなど) ・強力な身体的治療介入 　(身体科への転科・精神科リエゾン)

体を包括する評価を行ったうえで，個別の問題の評価に切り込んでいくことが臨床的対応と言えよう．

A 体重

1. 体重増加

統合失調症における体重増加は，メタボリックシンドロームを介して心血管疾患の発症に関連する重要な問題とされている．メタボリック・シンドロームの診断基準は，現在なお混沌としており，表38-2のように，肥満を根源的な問題としてメタボリックドミノが進行していくことを重視するわが国の基準と，肥満を脂質異常や耐糖能異常などと同列の危険因子の1つととらえるIDF・AHA/NHLBI(表38-2)の基準の2つに大きく分かれている．両者の相違は心血管疾患発症に対する感度・特異度の違いに過ぎないが，わが国の基準は一次予防重視の基準であり，IDF・AHA/NHLBIの基準は二次・三次予防重視の基準と考えることができる．統合失調症では，抗精神病薬開始後は二次予防となることを考慮すると，メタボリック・シンドロームの診断にはIDF・AHA/NHLBI基準を用いることが望ましい．

2. 体重減少

一方，体重減少も体重増加以上に重要である．特に中高年で体重減少が進んだ症例では誤嚥・窒息事故や嚥下性肺炎，転倒・転落事故が多く，死亡リスクが高い(図38-2)[11]．誤嚥窒息事故は外来患者でもみられるが，嚥下性肺炎は長期入院中で50歳を過ぎた痩せた統合失調症患者にみられることが多い．また，生命予後に大きく影響する骨折の原因となる骨粗鬆症に関しても，抗精神病薬による高プロラクチン血症[12]だけでなく，痩せが重要な要因となる．

嚥下性肺炎の発症には，嚥下機能と感染防御機能という2つの要因が関与している．嚥下にかかわる嚥下反射や咳反射は，大脳基底核のドパミン神経を高位中枢として，迷走神経知覚枝頸部結節で合成されるサブスタンスPが咽頭・喉頭，気管に放出されることによって発生する．ハロペリ

表38-2 メタボリック・シンドロームの診断基準

基準	WHO 1998	NCEP-ATP Ⅲ 2001	日本 2005	IDF 2005	IDF・AHA/NHLBI 2009
組み合せ	インスリン抵抗性 +≧2/4	≧3/5	肥満+≧2/3	肥満+≧2/4	≧3/5
肥満	W/H比≧0.9(男), 0.85(女) BMI>30	腹囲>102 cm(男) >88 cm(女)	腹囲≧85 cm(男) ≧90 cm(女)	腹囲 各国基準	腹囲 各国基準
空腹時血糖	≧110 mg/dL 【インスリン抵抗性】	≧110 mg/dL →≧100 mg/dL	≧110 mg/dL	≧100 mg/dL	≧100 mg/dL
血圧	≧160/90 →≧140/90	≧135/85	≧130/85	≧130/85	≧130/85
脂質 TG	TG≧150 mg/dL または HDLC<35 mg/dL(男) <39 mg/dL(女)	≧150 mg/dL	TG≧150 mg/dL または HDLC<40 mg/dL	TG≧150 mg/dL	TG≧150 mg/dL
脂質 HDLC		<40 mg/dL(男) <50 mg/dL(女)		<40 mg/dL(男) <50 mg/dL(女)	<40 mg/dL(男) <50 mg/dL(女)
その他	微量アルブミン尿 >30 μg/g.Cr				

組み合せ:必須項目+必要項目/項目数,W/H比:waist/Hip比,NCEP-ATPⅢ:National Cholesterol Education Program -Adult Treatment Panel Ⅲ,IDF:International Diabetes Federation,AHA:American Heart Association,NHLBI:National Heart, Lung, and Blood Institute

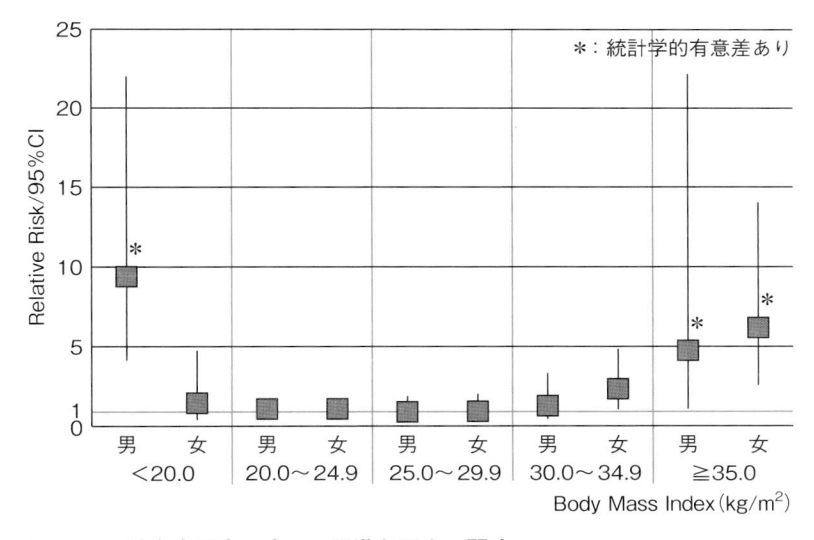

図38-2 統合失調症の瘦せ・肥満と死亡の関連
20.0≦BMI<25.0を基準とした相対死亡リスク

(Joukamaa M, Heliövaara M, Knekt P, et al: Schizophrenia, neuroleptics medication and mortality. Br J Psychiatry 188: 122-127, 2006より一部改変)

ドールに代表されるようなドパミン D_2 受容体を強く遮断する抗精神病薬は,最終的に末梢レベルのサブスタンスP濃度を低下させ[13],嚥下反射や咳反射を抑制し,誤嚥やその不顕性化を生じる.感染防御の点からみると,60歳前後に肺炎を繰り返して死亡する統合失調症の多くが,数年以上前から潜在的に体重減少が進み,虚弱化によって免疫力も低下し,認知症同様の複合的全身

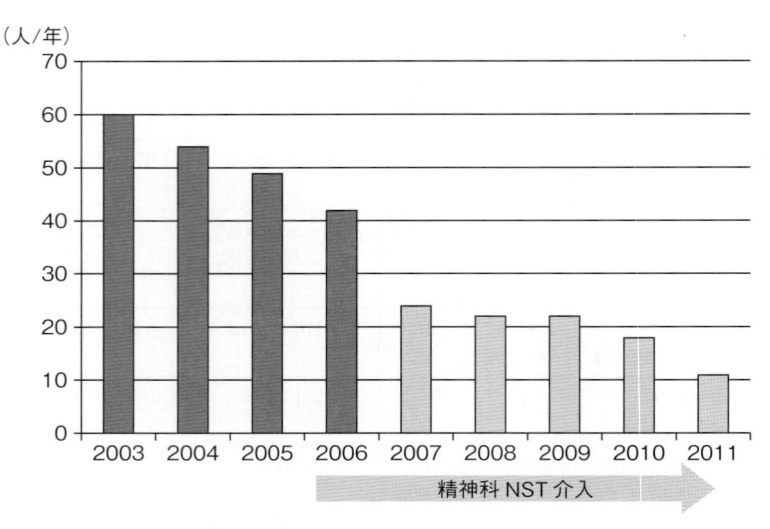

図 38-3 体重減少への NST 介入効果
精神科慢性期病棟からの年間内科転科者数の推移
NST：Nutrition Support Team
(秀野武彦：入院患者の「やせ」についての現状と警告—統合失調症に今おきていること—. 精神科 15：209-217, 2009 より一部改変)

機能障害(著者造語)といえる状態に至っている．実際，長期入院中の統合失調症患者の死因と認知症患者の死因はきわめて類似しており，2つの問題が同時に存在することで，容易に嚥下性肺炎を生じる．このような中年期以降の統合失調症にみられる体重減少に対して栄養サポートチーム(NST；nutrition support team)が積極的に介入すると，**図 38-3** のように合併症発生リスクを著明に低下させうる[14]ことからも，体重減少は統合失調症の身体状況の悪化を総合的に表す重要な指標と考えられる．

一般人口を対象とした多目的コホート研究である Japan Public Health Center-based Prospective Research(JPHC)study においても，中年期の 5 kg を超える大幅な体重増加や体重減少は，いずれもその後の死亡リスク増大に結びつく[15]ことが明らかにされている．特に，総死亡および癌死亡において，体重増加よりも体重減少に伴うリスク上昇が顕著であり，体重をある範囲内に維持していることが生命予後にとって好ましい状態であることが示唆されている．

以上のことから，統合失調症治療中に生じる体重変化は，体重増加・体重減少のいずれもが全体的な身体的状況を包括的に反映するものであり，大幅な体重変化は重大な身体合併症が起きる可能性の高まりを示す指標として有用である．

B｜QTc

QTc は心電図上の QT 時間を心拍数で補正したものである．正常範囲は報告により多少の違いはあるが，およそ 450 msec 以内(男性<430 msec，女性<460 msec)とされており，QTc≧500 msec あるいは 60 msec 以上の延長によって，Torsade de pointes(TdP)の発生リスクが高まるとされている．抗精神病薬は薬剤性 QTc 延長をきたし，TdP 誘発リスクを有する薬剤として位置づけられている．**表 38-3** に Arizona Center for Education and Research on Therapeutics(Arizona CERT)[16]によって層別化された精神科治療薬の TdP リスクを示した．一部例外的な抗うつ薬が存在するが，大まかには，TdP リスクが高い List 1 には第一世代抗精神病薬が，QTc 延長はきたすが TdP 発症のエビデンスは低い List 2 に第二世代抗精神病薬が，先天性 QT 延長症候群や過量服薬などの特殊な状況下でなければ

表38-3 精神科治療薬とQTc延長・Torsade de pointesリスク

	Arizona CERT List	解説
Thioridazine	1	1：Torsades List
Haloperidol	1	TdP発症リスクあり
Pimozide	1	
Chlorpromazine	1	主：第一世代抗精神病薬
★Citalopram	1	
Ziprasidone	2	2：Possible Torsades List
Sertindole	2	QTc延長はきたすがTdP発症のエビデンスは不十分
Clozapine	2	
Quetiapine	2	
Risperidone	2	主：第二世代抗精神病薬
Clozapine	2	
Palliperidone	2	
★Escitalopram	2	
★Venlafaxine	2	
Amytriptyline	3	3：Conditional Torsades List
Doxepine	3	先天性LQTS・過量服薬以外ではほぼなし
Imipramine	3	
Clomipramine	3	主：抗うつ薬
Desipramine	3	
Nortriptyline	3	
Trimipramine	3	
Fluoxetine	3	
Paroxetine	3	
Sertraline	3	

★：例外的抗うつ薬，TdP：Torsades de Pointes，LQTS：Long QT Syndrome
(http://www.azcert.org/ より一部改変)

TdPがほとんど発生しないList 3に抗うつ薬が分類されている．第二世代抗精神病薬は比較的安全とされるが，第一世代，第二世代を問わず，用量依存的に心臓突然死発症リスクが高まる[17]点には十分な配慮が必要である．Honkolaら[18]も，抗精神病薬の使用が急性冠血管イベント発生時の致死性不整脈による心臓突然死リスクを著しく高める（オッズ比：4.4，95％CI：2.9〜6.6，p＜0.001）と報告しており，虚血性心疾患リスクのある統合失調症患者ではQTcへの配慮が特に重要である．したがって，抗精神病薬を投与前に，先天性QT延長症候群，失神歴，両親の若年（40歳以下）突然死などの有無を確認するだけではなく，必ず心電図検査を行ってQTcを含めた基礎的な心電図所見を確認しておくことが，以後の安全な治療のためには不可欠である．薬剤投与前に心電図検査を行っておきさえすれば，薬物療法導入後のQTcの変化は容易に判定できる．

このようにQTcは，精神科領域では薬剤誘発性TdPの代理指標(surrogate marker)として注目されているが，一般人口においてはQTcや心筋の不均一性の存在を示すQT dispersion（QTD：心電図12誘導のQTcの最大値と最小値の差）は，将来の心血管疾患発生や心血管死，総死亡の予測因子としての意義が認められている．American Indianを対象としたStrong Heart StudyではQTcは総死亡および心血管死と，QTDは心血管死と有意に関連しており，QTcは心血管死のみならず，将来の総死亡の予測因子としての意義を持つと報告された[19]．わが国を代表するコホート研究である久山町研究でも，男性ではQTcが延長するほど心血管疾患発症リスクが高くなることから（図38-4），QTcが心血管疾患予測因子となりうることが示された[20]．この報告では，様々な因子を調整しても，QTcが正常範囲にあるうちから，延長するほど心血管疾患発症リスクが増大するという点が重要である．

以上のことから，統合失調症におけるQTc延長は，単に抗精神病薬によるTdPの直接的なリスクを個別に示すだけではなく，将来の死亡リスク（総死亡リスクおよび心血管死リスク），心血管疾患発症リスク，心臓突然死リスクなどが増大してきていることを包括的に示す指標として有用である．

C 悪性腫瘍

統合失調症における悪性腫瘍発症率と一般人口との比較に関する報告は様々であるが，癌死亡は

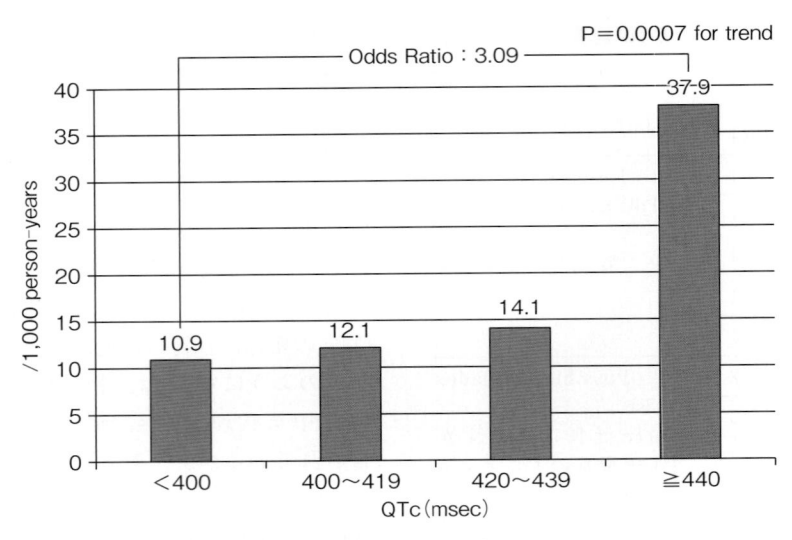

図38-4 日本人男性のQTcと心血管疾患発症リスク
(Maebuchi D, Arima H, Doi Y, et al: QT interval prolongation and the risks of stroke and coronary heart disease in a general Japanese population: the Hisayama study. Hypertens Res 33: 916-921, 2010 より一部改変)

男性では少なく，女性では多いという報告が多い．Cohenら[21]は，多数の交絡因子を調整すると，統合失調症の悪性腫瘍発症オッズ比は0.59（95%CI：0.38～0.98）であり，一般人口よりも低かったと報告した．Cattsら[22]は，メタ解析の結果，統合失調症の悪性腫瘍の標準化罹患比（SIR；standard incident ratio）は1.05（95%CI：0.95～1.15）で一般人口と差がないが，乳癌は統合失調症で有意に多いと報告した．肺癌に関しては，SIRは一般人口よりも高いものの，喫煙を調整すると他の非喫煙関連癌同様，統合失調症で少ないという結果であった．このことは，統合失調症で肺癌が多い理由として，喫煙の影響が大きいことを示している．

近年，統合失調症の癌死亡に関して，Tranら[23]（3,470例を11年間追跡），Brownら[24]（300例を25年間追跡）によって，ほぼ同様の前向きコホート研究の結果が報告された．Tranら[23]の結果では，統合失調症の全癌死亡のSMRは全体1.5（95%CI：1.2～1.9），男性1.4（有意差なし），女性1.9（95%CI：1.4～2.8）であり，男性では肺癌死SMR 2.2（95%CI：1.6～3.3）が，女性では乳癌死SMR 2.8（95%CI：1.6～4.9）が有意に多かった．

危険因子では，全癌死亡，肺癌死亡，乳癌死亡のいずれも年齢との関連が有意であった他は，全癌死亡では喫煙の有無が，肺癌死亡では喫煙年数が有意に関連していた．これらのことは，癌死亡に関する危険因子は一般人口と変わらないということを示している．しかし，女性の統合失調症で癌死亡が多いのは，肥満や不確実ではあるが抗精神病薬による高プロラクチン血症など，いくつかの要因によって女性で最も多い癌である乳癌発症リスクが高いにもかかわらず，早期発見されることが少ないことや，治療コンプライアンスが悪いことが原因と推測されている．

したがって，統合失調症においても悪性腫瘍に関する評価は必要であり，一次予防としての禁煙や肥満対策を勧めるのと同時に，少なくとも自治体が行っている二次予防を目的とした癌検診を積極的に受診させることが重要と考えられる．現在，公的な検診として利用可能なのは，特定検診（いわゆるメタボ検診）と，胃癌・大腸癌・肺癌・乳・子宮頸癌などを対象とした癌検診である．癌検診に関しては，比較的安価な値段設定となっているが，自治体により年間の実施期間が定められ，事前に受診予約を必要とするなど，一般人口

表 38-4　統合失調症患者の身体評価とモニタリング

	リスク	検査項目	実施時期と頻度	推奨される対応
体重増加	総死亡 心血管疾患 メタボリック・シンドローム ロコモティブシンドローム	Body Mass Index (BMI) 体重 腹囲	外来：抗精神病薬開始・変更後6か月は受診ごと 薬剤変更がない場合には以後3か月ごと 入院：1/月	BMI≧25 では治療開始時から抗精神病薬選択に注意 BMI≧22 では1 unit 増加で体重増加への介入開始 5 kg 以上の体重増加防止
体重減少	総死亡 癌死亡 嚥下性肺炎 虚弱化（転倒・転落） 骨粗鬆症・骨折	Body Mass Index (BMI) 体重 下腿最大周囲径	外来：抗精神病薬開始・変更後6か月は受診ごと 薬剤変更がない場合には以後3か月ごと 入院：1/月	体重減少の原因評価 6か月間で10%以上の体重減少に対するNST介入 5 kg 以上の体重減少防止 骨密度測定・骨粗鬆症治療 嚥下機能評価
QTc 延長	総死亡 心血管疾患（含む心臓突然死） Torsade de pointes	12誘導心電図	薬物療法開始前 薬物変更2週間〜1か月後 薬剤変更がない場合は1/6か月〜1/年 失神・過量服薬時は随時	QTcの経時的変化の評価 QTc延長リスクの少ない抗精神病薬単剤化 クロルプロマジン換算1,000 mg以下 専門医紹介
糖尿病	心血管疾患 糖尿病合併症 ケトアシドーシス	血糖値 HbA1c	抗精神病薬開始前 開始後1か月後および3か月後 以後体重増加がなければ1/6か月〜1/年 口渇・頻尿・体重減少があれば随時	空腹時血糖≧110 mg/dl あるいは随時血糖≧200 mg/dl または HbA1c高値（JDS* 6.1 以上，NGSP** 6.5 以上）で専門医紹介 代謝への影響が少ない抗精神病薬の選択・変更
脂質異常症	心血管疾患	総/LDL/HDLコレステロール 中性脂肪	抗精神病薬開始前 開始後1か月後および3か月後 以後体重増加がなければ1/6か月〜1/年	代謝への影響が少ない抗精神病薬の選択・変更 生活習慣指導で改善がなければ薬物療法併用
高血圧	心血管疾患 慢性腎臓病	血圧	抗精神病薬開始前 開始後1か月後および3か月後 以後体重増加がなければ1/6か月〜1/年 入院：最低でも1/月	収縮期≧140 mmHg または拡張期≧90 mmHg が異なる日時に2回以上連続すれば専門医紹介 収縮期≧135 mmHg または拡張期≧85 mmHg で減塩指導
高プロラクチン血症	乳汁漏出・女性化乳房 月経異常・性機能障害 骨粗鬆症・骨折	プロラクチン（非妊娠時）	抗精神病薬開始前 開始後3か月 リスクに記載された症状や訴えがあれば随時	高プロラクチン血症があればプロラクチンに影響しない抗精神病薬に変更 薬剤変更後も200 ng/ml 以上が続くときは頭部MRIなどプロラクチン産生腫瘍の評価
悪性腫瘍	がん死亡	各種がん検診（特に乳がん・肺がん検診）	検診対象年齢となったら1/年（がん種により対象年齢が異なる）	自治体などが行うがん検診受診を強力に勧奨 （予約を取るところまで協力または確認する）

JDS*：Japan Diabetic Society，NGSP**：National Glycohemoglobin Standardization Program

においてさえも受診率が低いことが問題視されている．統合失調症患者がこのような癌検診を積極的に受診することは極めて少なく，精神科医療関係者自身も地域の癌検診の受診方法や受診時期を知っていることはほとんどないといってよい．今後，精神科医療関係者も，地域の検診の状況を理

解したうえで，口頭での受診勧奨だけではなく，検診予約までを含めて積極的に，漏れのない癌検診受診を勧める努力をするべきであろう．

D 個別的評価項目

単独でも心血管疾患リスクとなりうる糖尿病，脂質異常などの代謝異常，高血圧に関する評価が必須であるのは言うまでもないが，血液-脳関門を通過しにくく脳内移行性が悪い抗精神病薬によって生じる高プロラクチン血症にも十分な配慮が必要である．高プロラクチン血症は，乳汁漏出や女性化乳房，月経異常や様々な性機能障害によるアドヒアランス悪化をもたらすだけではなく，骨粗鬆症を惹起する[12]．転倒・転落事故の多い統合失調症では，寝たきりにつながる脊椎や大腿骨の骨折の重要な危険因子であり，その評価・対応は重要である．統合失調症の身体的評価は，これら様々な項目を組み合わせて，バランスよく行うことが望ましい．具体的な身体評価のあり方を表38-4にまとめた．ここに示された頻度は標準的と思われるものであり，実際には個々の症例に合わせて適宜変更する必要があるのは言うまでもない．各評価項目の詳細に関しては，糖尿病治療ガイド2010（日本糖尿病学会），動脈硬化性疾患ガイドライン2007（日本動脈硬化学会），高血圧治療ガイドライン2009（日本高血圧学会）などを参照されたい．

副作用の少ない治療薬として第二世代抗精神病薬が登場したあとも，統合失調症と一般人口の平均寿命の差は未だに大きく開いたままである．実際に多数の統合失調症患者の身体的治療に携わり，200名近い死亡症例を経験した今でも，統合失調症患者の身体的治療の困難さは変わらない．精神症状の改善なくして身体的問題の発生や悪化を抑えることが困難であることは言うまでもないが，結局のところ統合失調症の身体的問題は第一次予防が絶対的に重要であり，それに即した治療方針の選択こそが王道であるといえる．そうすると，統合失調症の身体的問題を可能な限り予防し，それでも発生する異常をモニタリングによって発見するのは，主治医として薬物療法を構築する精神科医しかないということも，当然のこととして受け入れられるであろう．統合失調症の短命改善のためには，精神科医が常に身体への配慮を忘れないで精神科治療に当たるという基本姿勢を，いかに愚直に実践できるかにかかっていると言えよう．

【文献】
1) Druss BG, Bradford DW, Rosenheck RA, et al: Mental disorders and use of cardiovascular procedures after myocardial infarction. JAMA 283: 506-511, 2000
2) Lawrence DM, Holman CD, Jablenskiy AV, et al: Death rate from ischaemic heart disease in Western Australian psychiatric patients 1980-1998. Br J Psychiatry 182: 31-16, 2003
3) Essock SM, Miller AL, Buchanan RW: Physical health monitoring of patients with schizophrenia. Am J Psychiatry 161: 1334-1349, 2004
4) Fleischhacker WW, Cetkovich-Bakmas M, De Hert M, et al: Comorbid somatic illnesses in patients with severe mental disorders: clinical, policy, and research challenges. J Clin Psychiatry 69: 514-519, 2008
5) Saha S, Chant D, McGrath J: A systematic review of mortality in schizophrenia: is the differential mortality gap worsening over time?. Arch Gen Psychiatry 64: 1123-1131, 2007
6) Kiviniemi M, Suvisaari J, Pirkola S, et al: Regional differences in five-year mortality after a first episode of schizophrenia in Finland. Psychiatr Serv 61: 272-279, 2010
7) Parks J, Svendsen D, Singer P, et al: Morbidity and mortality in people with serious mental illness. National Association of State Mental Health Program Directors (NASMHPD) Medical Directors Council 〔http://www.nasmhpd.org/general_files/publications/med_directors_pubs/Technical%20Report%20on%20Morbidity%20and%20Mortaility%20-%20Final%2011-06.pdf．(accessed Sept 1, 2008)〕
8) Colton CW, Manderscheid RW: Congruencies in increased mortality rates, years of potential life lost, and causes of death among public mental health clients in eight states. Prev Chronic Dis 3: A42, 2006
9) Tiihonen J, Lönnqvist J, Wahlbeck K, et al: 11-year follow-up of mortality in patients with schizophrenia: a population-based cohort study (FIN11 study). Lancet 374: 620-627, 2009
10) Lieberman JA, Stroup TS: the NIMH-CATIE Schizophrenia Study: What did we learn?. Am J Psychiatry 168: 770-775, 2011
11) Joukamaa M, Heliövaara M, Knekt P, et al: Schizophrenia, neuroleptics medication and mortality. Br J Psychiatry 188: 122-127, 2006

12) Meaney AM, Smith S, Howes OD, et al: Effects of long-term prolactin-raising antipsychotic medication on bone mineral density in patients with schizophrenia. Br J Psychiatry 184: 503-508, 2004
13) Nagamine T: Serum substance P levels in patients with chronic schizophrenia treated with typical or atypical antipsychotics. Neuropsychiatr Dis Treat 4: 289-294, 2008
14) 秀野武彦：入院患者の「やせ」についての現状と警告―統合失調症に今おきていること―. 精神科 15: 209-217, 2009
15) Nanri A, Mizoue T, Takahashi Y, et al: Weight change and all-cause, cancer and cardiovascular disease mortality in Japanese men and women: the Japan Public Health Center-based prospective study. Int J Obes (Lond) 34: 348-356, 2010
16) http://www.azcert.og/
17) Ray WA, Chung CP, Murray KT, et al: Atypical antipsychotic drugs and the risk of sudden cardiac death. N Engl J Med 360: 225-235, 2009
18) Honkola J, Hookana E, Malinen S, et al: Psychotropic medications and the risk of sudden cardiac death during acute coronary event. Eur Heart J 33: 745-751, 2012
19) Okin PM, Devereux RB, Howard BV, et al: Assessment of QT interval and QT dispersion for prediction of all-cause and cardiovascular mortality. The strong heart study. Circulation 101: 61-66, 2000
20) Maebuchi D, Arima H, Doi Y, et al: QT interval prolongation and the risks of stroke and coronary heart disease in a general Japanese population: the Hisayama study. Hypertens Res 33: 916-921, 2010
21) Cohen ME, Dembling B, Schorling JB: The association between schizophrenia and cancer: a population-based mortality study. Schizophr Res 57: 139-146, 2002
22) Catts VS, Catt SV, O'Toole BI, et al: Cancer incidence in patients with schizophrenia and their first-degree relatives-a meta-analysis. Acta Psychiatr Scand 117: 323-336, 2008
23) Tran E, Rouillon F, Loze JY, et al: Cancer mortality in patients with schizophrenia. An 11-year prospective cohort study. Cancer 115: 3555-3562, 2009
24) Brown S, Miranda K, Clemence M, et al: Twenty-five year mortality of a community cohort with schizophrenia. Br J Psychiatry 196: 116-121, 2010

〔秀野 武彦〕

第39章 脳画像評価

　統合失調症の脳病態に関する知見は非常に多岐にわたるが，現時点では疾患に特異的な画像所見は同定されていない．したがって，脳画像評価は確定診断のためではなく，神経疾患の除外目的や，鑑別診断の補助的手段として使用すべきであるのが現状である．

　これまでに，核磁気共鳴画像法（MRI；magnetic resonance imaging），近赤外線スペクトロスコピー（NIRS；near-infrared spectroscopy），脳磁図（MEG；magnetoencephalography），脳波（EEG；electroencephalography），陽電子放射断層撮像法（PET；positron emission tomography）などの非侵襲的な脳画像検査法が統合失調症の画像評価に用いられている．これらの脳画像検査法は，解剖的構造，脳機能あるいは受容体機能などの脳の異なる特性を可視化することができ，それぞれ異なる空間分解能と時間分解能を持つことから，用途や目的に合わせて適宜選択される（図39-1）．脳画像検査法を用いた臨床研究や報告は精力的になされており，将来，脳画像検査が統合失調症の補助的診断法および発症予測のための生物学的マーカーとなりうることが期待されている．すでに，NIRSなどの一部の検査はすでに精神科の臨床の場面で使用され始めており，注目に値する．本章では，脳画像検査を用いた研究や報告の中から，特に統合失調症の診断や治療効果の判定に有用と考えられる脳画像所見について概説する．

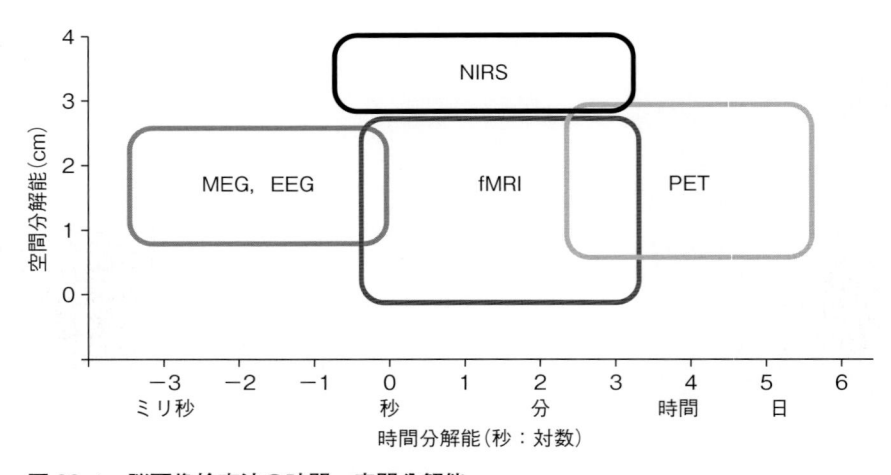

図39-1　脳画像検査法の時間・空間分解能

1 構造 MRI による脳の形態学的異常

統合失調症においては古くから脳容積の減少，全灰白質容積の減少，全白質容積の減少とともに脳室の拡大などの脳の形態学的異常が知られている．近年は，高い空間分解能を有する MRI が使用されるようになり，脳領域の容積に関する定量的評価が可能となった．脳領域の容積の定量的評価には，①関心領域を設定し，用手的にその脳領域の容積を測定する方法（manual tracing）と，②個々の脳画像を標準脳座標に合わせたうえで全脳を対象として解析する（VBM；voxel-based morphometry）方法があり，どちらの方法を用いても統合失調症の脳の形態学的異常が繰り返し報告されている．過去に行われた 27 件の VBM 研究を対象としたメタ解析によると，統合失調症の病初期には，海馬，視床，扁桃体，両側島皮質，両側前部帯状回皮質などの領域で容積が減少する．慢性期においては，脳容積の減少はさらに進行し，内側前頭前皮質や背外側前頭前皮質，左上側頭回などで顕著な脳容積減少がみられることが報告されており（図 39-2）[1]，統合失調症の脳の形態学的異常が，少なくとも部分的には進行性脳病態によるものであることが示唆されている．さらに，脳の形態学的異常は，初回エピソードの時点ですでに出現しており，対象者を経時的にフォローアップした縦断研究においては，初回エピソード患者において左上側頭回を中心とした進行性の脳容積減少がみられることが明らかにされている[2]．このような進行性の形態学的異常は，統合失調症の臨床症状とも関連することから，未治療期間をできる限り短縮し，早期介入を行うことに対する有力な科学的根拠とされている．統合失調症における脳の形態学的異常は，疾患の脳病態のみならず薬物療法とも関連する．例えば，ハロペリドールなどの第一世代抗精神病薬は，オランザピンなどの第二世代抗精神病薬に比較して，薬物療法の過程でより大きな灰白質の容積減少をもたらすことが報告されている．これは，第二世代抗精神病薬の神経毒性が第一世代抗精神病薬よりも小さいためであろうと推測されている[3]．

統合失調症における脳の形態学的異常は，発症後のみならず，発症前から出現することが次第に

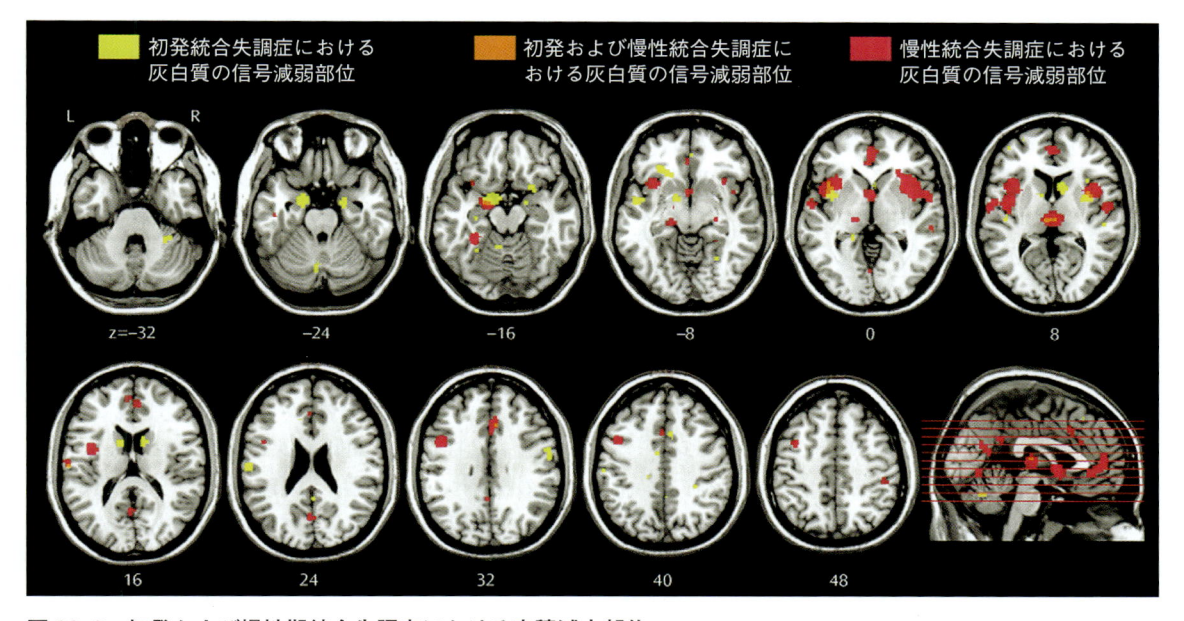

図 39-2　初発および慢性期統合失調症における容積減少部位
(Ellison-Wright I, Glahn, DC, Laird AR, et al: The anatomy of first-episode and chronic schizophrenia: an anatomical likelihood estimation meta-analysis. The American journal of psychiatry 165: 1015, 2008 より)

明らかにされ始めている．メルボルン大学にて行われた精神病発症リスク状態（ARMS；at risk mental state）を対象としたVBM研究では，2年以内に精神病を発症した例は，発症しなかった例と比較して，ベースライン時点で，すなわち，発症前の時点で海馬・海馬傍回，上側頭回，下前頭回および帯状回の灰白質の容積が減少していたことが報告されている[4]．同様に，前部帯状回や島回，下垂体を関心領域としたmanual tracingでも，ベースライン時点での形態学的異常が示され，これらの脳領域の形態学的異常がその後の精神病発症の予測因子となりうることが示唆されている．

2 fMRIによる脳機能マッピングと統合失調症における異常な賦活パターン

A 原理

統合失調症では，大脳皮質および白質における脳内の情報処理過程に様々な異常がみられる．脳内の情報処理過程においては，各領域における神経活動によって担われる情報伝達系と，そうした神経活動を支えるエネルギー供給系の2つの系が密接に関係している．後者は，種々の脳画像検査法によって非侵襲的にモニターすることが可能であり，統合失調症における情報処理過程の異常の間接的な指標として応用することが可能である．functional MRI（fMRI）が脳血流量の変化をとらえる原理は，1989年に小川によって発見されたBOLD（blood oxygen level dependent）効果と呼ばれる現象に基づく（図39-3）．安静時では，脳内の血管内には酸素を運搬するオキシヘモグロビンと，酸素を持たないデオキシヘモグロビンが一定の比率で存在する．何らかの認知的負荷によって局所の神経活動が活発になると，周囲の酸素が消費されてオキシヘモグロビンが一時的に減少する．しばらくすると，消費された酸素を補うため，血流供給量が大幅に増加し，オキシヘモグロビンが大幅に増加し，デオキシヘモグロビンの濃

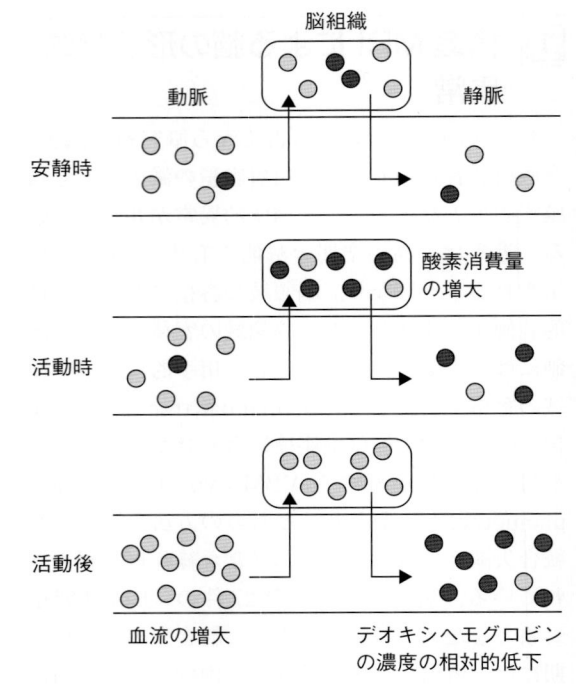

図39-3 fMRIの原理（BOLD現象）

度が相対的に減少する．このように，認知的負荷によって惹起される脳循環反応は，通常6〜10秒で最大となる．デオキシヘモグロビンは常磁性体であり，MRI装置の静磁場の中では磁界を形成し，MRI装置の静磁場を撹乱するため，NMR信号が減弱し，MRI画像の輝度が低下する要因となる．したがって，脳の神経活動が活発になると，その部位のNMR信号を減弱させるデオキシヘモグロビンがBOLD効果によって相対的に減少するため，結果的にT2*が延長し，これが，T2強調画像において賦活部位で増加するBOLD信号として検出される．実際のfMRI検査では，撮像中に特定の認知賦活課題を行わせながら，一定の間隔で連続的にMRI撮像を行う．課題によって賦活された脳領域で，課題の内容と関連したBOLD信号の変化が認められるのである．

B 認知機能画像研究

精神症状の神経基盤は，認知賦活課題を fMRI 撮像下で施行し，脳領域の賦活パターンを健常者または症状を持たない患者などと比較することによって検証することが可能である．1990 年代から fMRI を用いた多数の報告がなされており，統合失調症の多彩な症状に応じて，脳内の様々な領域で異常な賦活パターンがみられることが報告されている．

1. 精神病症状

幻聴は統合失調症の主要な症状の 1 つであるが，幻聴の出現時には Heschl 回の信号が増強することが報告されている[5]．また，統合失調症では，本来は関係のない出来事を自己に過大に帰属させる傾向がみられ，これが妄想の形成にかかわっているとされる．健常人では自他帰属の判別課題において，右角回，島皮質，側頭・頭頂移行部，小脳などが賦活されるのに対して，統合失調症患者ではこれらの領域の賦活強度が減弱するか，異常な賦活パターンがみられることが繰り返し報告されている．

2. 情動機能の障害

統合失調症においては，情動平板化や奇異な情動反応など，情動機能の障害が報告されているが，こうした障害に対する脳画像所見が fMRI によって報告されている．情動視覚刺激に対する応答を健常人と比較すると，右扁桃体，両側海馬，内側前頭前皮質などの領域で賦活強度が減少することが明らかにされている[6]．

3. 遂行機能障害

統合失調症では，ワーキングメモリーや選択的注意を含む遂行機能の障害が出現するが，これに関連して背外側前頭前皮質，前部帯状回皮質，下部頭頂葉などの領域で活動の低下がみられる．

4. 社会認知の障害

心の理論（TOM；theory of mind）課題や，共感性課題などの社会認知課題を行うと，統合失調症患者では内側前頭前皮質，側頭・頭頂移行部，扁桃体などの領域で異常な賦活パターンがみられる．

C 脳領域間の機能的連結の異常

fMRI 研究は，認知機能や精神症状の脳内局在の同定に貢献してきた．しかし，統合失調症では多種多様な脳領域で異常な賦活パターンが報告されていることから，統合失調症の病因や基本障害を単一の脳部位に局在化することは困難である．むしろ，統合失調症においては脳局所における構造的・機能的異常だけでなく，各領域間の機能的な連結の障害，つまり機能的結合不全（functional disconnectivity）が存在すると想定されている．機能的結合不全は，各脳領域間の協調不全や，局所の活動の低下や異常な亢進をもたらすために，注意やワーキングメモリー，遂行機能や諸機能の連携・統合など，多様な認知障害を発現させるものと考えられる．fMRI を用いた脳領域の機能的結合の強さは，各領域における BOLD 信号の時間的相関の強さを算出することによって定量的に評価することが可能である．近年は，fMRI によって得られた画像データに計算論的手法を応用することによって，脳の機能的ネットワーク構造を定性的に評価することが可能となっており，統合失調症においては情報処理を担うネットワークにおける異常な連結構造が指摘されている．

3 NIRS

A 原理

NIRS は近年，わが国で発展・普及してきた新しい脳機能計測法である．NIRS で使用される近赤外光（波長 700〜900 nm）は，皮膚や頭蓋骨を透過するがヘモグロビンに吸収されやすいという特徴を持つ．前述のように，神経活動が活発となる近傍の組織では，血流量が増大し，オキシヘモグロビン濃度とデオキシヘモグロビン濃度の比率が

変化する．NIRSは，血液中のオキシヘモグロビンとデオキシヘモグロビンが異なる光吸収特性を持つことを利用して，脳内の局所ヘモグロビン濃度を測定する画像検査である．認知課題による賦活パターンを見る点はfMRIと同様であるが，fMRIのBOLD信号が主に「小血管静脈におけるデオキシヘモグロビンの減少」を反映していることに対して，NIRSは主に毛細血管の酸素飽和度，つまり「毛細血管におけるオキシヘモグロビンの増加」を反映しているとされ，fMRIとNIRSは必ずしも同一の生理現象をみているわけではない[7]．NIRSは，空間分解能が高くはないという欠点を持つが，非侵襲的である点に加えて，fMRIやPETと異なり，①拘束性が少なく，被験者の負担が少ないこと，②装置が小型であり運搬性に優れていること，③装置が安価であり，維持費用も少なくて済むこと，④時間分解能に優れていること（0.1秒）などの複数の利点を持ち，臨床応用に適した利点を多数合わせ持った脳画像検査法である．

B 検査手法

NIRSでは，認知賦活課題として言語流暢性課題がよく用いられる．言語流暢性課題は，指定する頭文字から始まる言葉をできるだけ多く発語するよう求める課題であり，これを60秒間行う．言語流暢性課題は，fMRIやPETなどで前頭葉の活動を賦活することが知られており，非常に簡便な課題であるため，深刻な認知機能障害を持つ患者においても負荷が少なく，比較的無理なく完遂することができる．検査時間は，準備を含めて約15分であり，他の脳画像検査に比べて短時間で済む．言語流暢性課題を施行している最中の前頭葉におけるNIRS信号の波形パターンには精神疾患ごとに異なる傾向がみられることが報告され

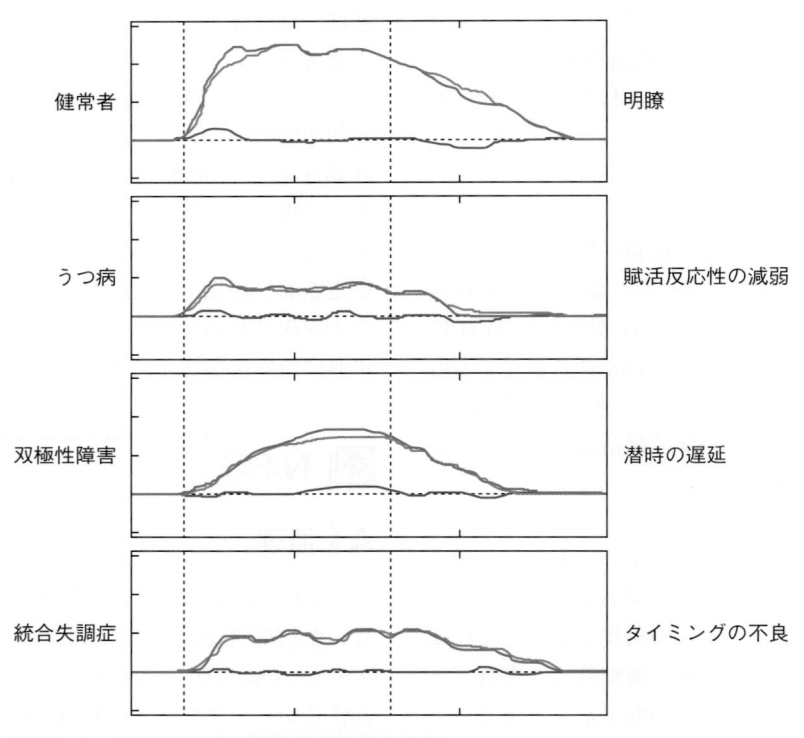

図39-4　NIRSによる精神疾患の鑑別診断
群馬大学にて行われた調査報告をもとに作製した．各精神疾患と健常者の前頭葉における賦活反応性のパターンの模式図．緑線はオキシヘモグロビン，灰色線は総ヘモグロビン，青線はデオキシヘモグロビンの経時変化を示す．

ている(図39-4).①うつ病においては,前頭葉における賦活反応性の強度が減弱する,②双極性障害においては賦活反応性の潜時が遅延する,③統合失調症においては賦活反応性のタイミングが不良となるなどの特徴がみられる[7].このように,精神疾患によって異なる賦活パターンを利用することにより,NIRSを統合失調症とその他の疾患の鑑別診断に利用することが可能であり,最大で実際に臨床症状に基づく鑑別診断との合致率は7～8割程度とされる.NIRSは,2009年に「光トポグラフィー検査を用いたうつ症状の鑑別診断補助」として精神科領域で初めての先進医療として承認されており,統合失調症圏と気分障害圏におけるうつ症状の鑑別診断のための補助検査として,各種脳画像検査法の中で唯一臨床応用が始まっている検査である.

4 PET

A 原理

PETは,特定の蛋白質や受容体に特異結合する物質を ^{11}C や ^{18}F などの放射性同位元素で標識した放射性リガンドを作製し,これを生体内に投与し,放出される陽電子をPETカメラによって経時的に計測することによって,生体内の蛋白質や受容体の密度を定量的に評価することが可能な核医学検査である.標識する物質の選択によって,局所脳血流,糖代謝,神経伝達物質受容体,トランスポーターなど,多様な生体機能を画像化し定量化することができ,他の方法では収集が不可能な生体内の分子情報が得られる点が最大のメリットである.PETで測定可能な脳神経伝達機能には,大別すると前シナプスと後シナプスの機能があり,前者については主に神経伝達物質の生成やトランスポーター,後者については受容体に関するものがある.受容体やトランスポーターについてはその密度(B_{max})とトレーサーの解離定数(K_D)の比である結合能 binding potential(BP)を測定する.一方,神経伝達物質の生成能についてはその生成速度定数を測定する.

B 統合失調症におけるドパミン神経系の分子イメージング

抗精神病薬が主にドパミン D_2 受容体遮断作用を有することから,統合失調症におけるドパミン神経系の機能異常,すなわちドパミン仮説が提唱されている.ドパミン受容体には,D_1 から D_5 まで5つのファミリーが存在するが,統合失調症においては D_1 および D_2 受容体が重要である.D_2 受容体が大脳皮質よりも線条体に優位に発現しているのに対して,D_1 受容体は前頭前皮質を中心とする大脳皮質での発現が優位であることが知られている.線条体の D_2 受容体は $[^{11}C]$raclopride や $[^{11}C]$NMSP などの放射性リガンドにより測定され,大脳皮質の D_2 受容体は,$[^{11}C]$FLB457 や $[^{11}C]$fallypride などの放射性リガンドによって評価することが可能である.D_1 受容体は $[^{11}C]$SCH23390 などの放射性リガンドによって評価される.未服薬状態の統合失調症患者では,健常者と比較して,線条体における D_2 受容体密度に差はみられなかったものの,前頭前皮質における D_1 受容体密度は統合失調症群において有意に低下していることが報告されている[8].さらに前頭前皮質における D_1 受容体密度の減少は,陰性症状の重症度やWisconsin Card Sorting Testの成績の低下によって示される前頭葉機能障害とも関連することが明らかにされている.一方,未服薬状態の統合失調症患者では,帯状回を中心とする大脳皮質において D_2 受容体密度が健常人に比べて約12.5%減少し,帯状回における D_2 受容体密度の低下が,統合失調症の陽性症状の重症度と相関することが示されている[9].このように,大脳皮質における D_1 受容体および D_2 受容体の異常が,それぞれ陰性症状や陽性症状の発現と密接にかかわっていることがPETによって示されている.

PETによって統合失調症におけるシナプス前機能に関する知見も報告されている.主要なシナプス前機能の1つであるドパミン生成能は,ドパミンの前駆物質である L-$[\beta-^{11}C]$DOPA の取り込みを指標としてPETで評価することができる

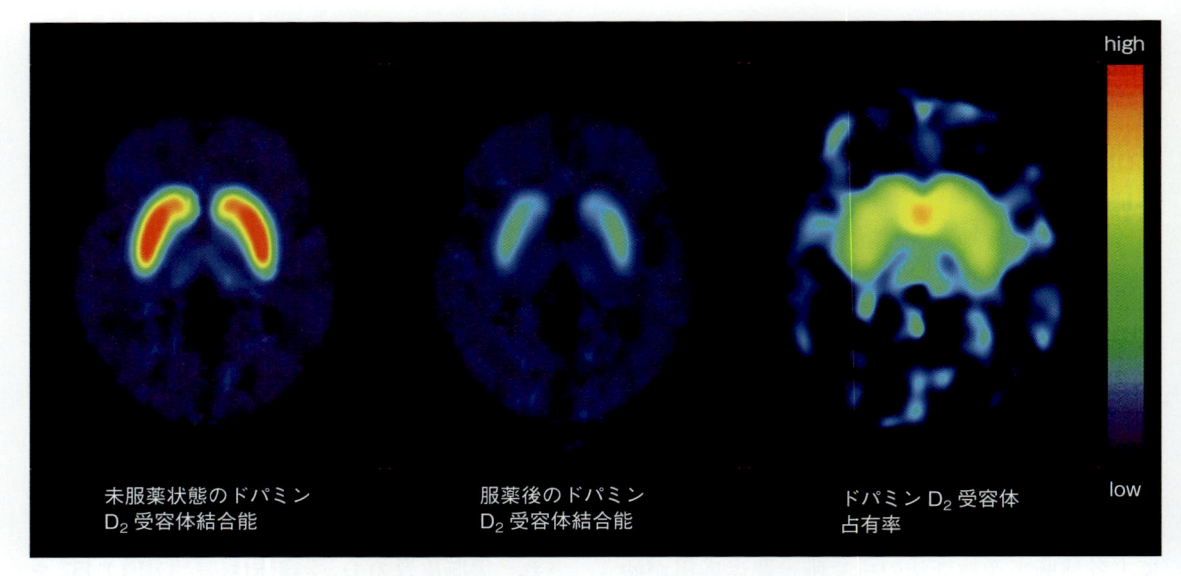

図 39-5　健常人における抗精神病薬服薬前後の線条体の D_2 受容体結合能の変化
抗精神病薬による D_2 受容体占有率は，次の式によって求められる．
占有率（％）＝100×（未服薬状態の BP－服薬状態の BP）／未服薬状態の BP
〔Takahata K, Ito H, Takano H, et al: Striatal and extrastriatal dopamine D_2 receptor occupancy by the partial agonist antipsychotic drug aripiprazole in the human brain: a positron emission tomography study with [11C]raclopride and [11C]FLB457. Psychopharmacology 22: 165-172, 2012 より〕

が，統合失調症では左尾状核におけるドパミン生成能の亢進が報告されている[10]．一方，線条体外の領域におけるドパミン生成能については，視床において Positive and Negative Symptom Scale（PANSS）総得点と正の相関，右側頭葉では陽性症状尺度と正の相関が認められる．

C 抗精神病薬の脳内動態に関する分子イメージング

D_2 受容体に特異結合する放射性リガンドを用いて，抗精神病薬の服薬前後で PET 撮像を行うと，抗精神病薬が放射性リガンドを競合阻害することによって D_2 受容体に対する BP が減少する．この変化差分を，未服薬状態の BP で割ることによって抗精神病薬によるドパミン D_2 受容体占有率を測定することが可能である（図 39-5）[11]．D_2 受容体占有率は，抗精神病薬の用量や D_2 受容体への親和性によって様々に変化するが，線条体の D_2 受容体占有率が 70％ 以下になると治療効果が得られにくく，85％ 以上になると錐体外路症状や高プロラクチン血症などの副作用のリスクが増加するという PET を用いた知見が報告されている．したがって，線条体の D_2 受容体占有率が 70～85％ となる用量が抗精神病薬の至適治療域とされる．このように，PET を用いることによって新規抗精神病薬の適切な治療用量を設定することも可能である．

本章では，統合失調症の臨床において，有用と思われる脳画像検査について述べた．統合失調症の症候の発現に脳病態が関与していることに疑いはないが，全容の解明と言うにはほど遠く，まだ緒についたばかりである．現時点では，統合失調症の確定診断に足る単一の脳画像検査は確立されておらず，むしろ症候学に基づいた詳細な臨床診断の補助的診断として活用すべきである．しかし，これまでに精神病理学，認知科学，脳機能画像研究から得られた知見には一定の関連性がみられており，最終的に統一的な理解に収斂していくことを期待したい．

【文献】

1) Ellison-Wright I, Glahn, DC, Laird AR, et al: The anatomy of first-episode and chronic schizophrenia: an anatomical likelihood estimation meta-analysis. Am J psychiatry 165: 1015, 2008
2) Kasai K, Shenton ME, Salisbury BF, et al: Progressive decrease of left Heschl gyrus and planum temporale gray matter volume in first-episode schizophrenia: a longitudinal magnetic resonance imaging study. JAMA Psychiatry 60: 766, 2003
3) Lieberman JA, Tollefson GD, Charles C, et al: Antipsychotic drug effects on brain morphology in first-episode psychosis. JAMA Psychiatry 62: 361-370, 2005
4) Pantelis C, Velakoulis D, McGorry PD, et al: Neuroanatomical abnormalities before and after onset of psychosis: a cross-sectional and longitudinal MRI comparison. Lancet 361: 281-288, 2003
5) Dierks T, Linden DE, Jandl M, et al: Activation of Heschl's gyrus during auditory hallucinations. Neuron 22: 615-621, 1999
6) Takahashi H, Koeda M, Oda K, et al: An fMRI study of differential neural response to affective pictures in schizophrenia. NeuroImage 22: 1247-1254, 2004
7) 福田正人（編）：精神疾患とNIRS-光トポグラフィー検査による脳機能イメージング．中山書店，2009
8) Okubo Y, Suhara T, Suzuki K, et al: Decreased prefrontal dopamine D1 receptors in schizophrenia revealed by PET. Nature 385: 634-636, 1997
9) Suhara T, Okubo Y, Yasuno F, et al: Decreased dopamine D_2 receptor binding in the anterior cingulate cortex in schizophrenia. JAMA Psychiatry 59: 25-30, 2002
10) Nozaki S, Kato M, Takano H, et al: Regional dopamine synthesis in patients with schizophrenia using L-[â-11C]DOPA PET. Schizophr Res 108: 78-84, 2009
11) Takahata K, Ito H, Takano H, et al: Striatal and extrastriatal dopamine D_2 receptor occupancy by the partial agonist antipsychotic drug aripiprazole in the human brain: a positron emission tomography study with [11C]raclopride and [11C]FLB457. Psychopharmacology 22: 165-172, 2012

〈高畑 圭輔，三村 將〉

第40章 認知機能の評価

1 認知機能とは

認知機能とは情報を取り込んで，照合・処理・判断し，表出する過程である[1]．認知機能としては，感覚系，運動系，注意，記憶，言語，思考と心像，情動，意識，覚醒，集中，知性，遂行などが挙げられている．本章では，各認知機能の評価について述べる．なお，認知機能の評価に際しては，用いた評価法が認知機能のどの側面を見ているのかを明らかにする必要がある．

2 認知機能の評価法

A 失認

失認とは，要素的感覚障害，知能低下，注意障害，失語による呼称障害では説明できない対象認識障害である．その障害は，特定の感覚に限ったものであり，他の感覚を介せば認識が可能である．

1．視覚失認

視覚失認では，要素的視覚機能（視力や視野）に障害がないのにもかかわらず，視覚的に提示された刺激を理解できない．しかし，同じ刺激が他の感覚，例えば，触覚，を介して提示されれば認識できる．

視覚的に提示された刺激の名称を答える際には，古典的に3つの段階，すなわち，「視覚分析」，「認知」そして「呼称」が想定されていた．この内，第2段階の「認知」の障害が視覚失認で，視覚失認は，さらに，知覚を形態に統合する段階の障害である「統覚型」視覚失認と形態を意味と連合する段階の障害である「連合型」視覚失認に大別されている．

視覚失認の評価は，視覚的に提示された刺激に対する呼称，口頭での言語的説明，模写，マッチング（カテゴリー分類），使用法の模倣などで行う．評価法としては，WAB失語症検査[2]や標準高次視知覚検査（VPTA；Visual Perception Test for Agnosia）[3]が用いられる．

2．聴覚失認

聴覚失認では，聴覚機能に障害がないのにもかかわらず言語音あるいは非言語音を認識できない．狭義には，非言語音のみを認識できない場合を「聴覚失認」，また，言語音のみを認識できない場合を「純粋語聾」，すべてを認識できない場合は「全般性聴覚失認」と呼ぶこともある．聞こえてはいるのだが，それが何かわからないと訴えることが多い．「皮質聾」という病態では聴力検査に異常が認められるので失認ではない．

聴覚失認の評価には，聴力検査や聴覚脳幹誘発電位，失語症の検査を合わせて行う場合が多い．話し言葉の理解をみた後，環境音を聴かせて何の音か当ててもらう．

B 失行

　失行とは，運動可能であるにもかかわらず合目的的な運動ができない状態である．除外診断によって診断される場合が多く，指示された運動を間違って行うか，渡された物品を誤って用いる患者のうち，他の障害が除外された場合に失行と診断される．他の障害とは，運動障害（麻痺や失調など），了解障害や失認，課題の意図の理解障害や意欲の障害などである．

　失行の評価には，慣習的コミュニケーション運動（軍隊式の敬礼をする，バイバイをするなどを言語指示や動作で模倣してもらう）や物品なしに物品を使うまねをする運動（かなづちを使う，ドアをノックするなどを動作で模倣してもらう），実際に物品を用いる簡単な動作（鍵やハサミを実際に使ってもらう），いくつかの一連の運動の複合（マッチでロウソクに火をつける，ポットと急須を使い湯呑に茶を注ぐなどを言語指示や動作で模倣，そして実際に物品を与え使ってもらう）などがある[4]．

　また，失行患者では，前述の検査に対して，形をなさない無意味な運動（指を拡げる，腕を振り回す，手探りで探しまわるなど）や運動が大まかになったり下手になったりする，ある意味のある行動の代わりに他の意味のある運動を行う（敬礼の代わりにバイバイを行う，鍵を歯ブラシのように使うなど），一連の運動で，その部分行為の順番を間違えたり，省略したり，物品との関係を間違える（マッチを点火せずにロウソクにこすりつける，ロウソクをマッチ箱にこすりつけるなど），前の運動の保続，保続の構成要素が新しく現れた運動と融合する，運動が中断したり，途方にくれたりするなどがみられることがある[4]．

C 注意

　注意（全般性）は，強度（維持機能，覚度）および選択（選択機能，方向），コントロール（制御機能，実行）の3つに分類される[5]．

　強度の評価には，即時記憶検査として数唱（読み上げられた数列の再生，ウェクスラー成人知能検査（WAIS；Wechsler Adult Intelligence Scale）-Ⅲ[6]やウェクスラー記憶検査（WMS；Wechsler Memory Scale）-R[7]に含まれている），また，持続的注意検査として持続的注意集中検査（CPT；Continuous Performance Test）が用いられる．

　CPTは，ディスプレイ上にランダムに呈示される一連の文字の中から文字Xに反応する課題（X課題）[8]や文字Aに続いて呈示される文字Xに反応する課題（A-X課題）[8]，文字X以外の文字に反応する課題（not-X課題）[9]に分類されており，誤答数や反応時間のばらつきにより評価する．なお，CPTは，次の選択の評価にも用いられる．

　選択の評価には，トレイルメイキングテスト（TMT）パートA（ランダムに配置された数字を1から順に探して結ぶ課題）[10]や前述のCPTが用いられる．

　コントロールの評価には，ストループテスト（認知的に葛藤を起こす干渉課題で，同一刺激の中に互いに干渉する2つの属性のある刺激を用いて反応を求める課題，正答率と反応時間により評価）[11]および仮名ひろいテスト（平仮名で書かれた物語の文章を読んで，内容を理解しながら，同時に「あいうえお」に○印をつけるという課題，正解数で評価）[12]，ウィスコンシンカード分類課題（WCST；Wisconsin Card Sorting Test）[13]が用いられる．

　WCSTは，カード分類による概念学習課題を用いて，概念形成・維持および概念の変換を求めるもので，達成された分類カテゴリー数や保続性誤数により評価する．被験者は，提示されたカードが色（赤，緑，黄，青）・形（三角形，星型，十字型，丸）・数（1～4）の3つの分類カテゴリーのうちどのカテゴリーに属するのかを自分自身で類推する．わが国では，島根医科大学の小林祥泰らが開発したWCST慶應F-S versionの改良版がよく知られている．なお，WCSTは，後述の遂行機能の評価にも用いられる．

D 記憶

記憶とは，経験を保持し，何らかの形でそれを再現する機能を指す．記憶の分類法は様々だが，よく知られているのは，Squireの分類で，記憶は，情報の保持時間により，感覚記憶および短期記憶，長期記憶の3つに大別される．短期記憶については，BaddeleyとHitchのワーキングメモリ(作動記憶)の概念がある[14]．ワーキングメモリとは，必要な情報を一時的に活性化状態で保持することに加えて，並行して処理を行う脳のシステムである[15]．記憶の包括的な評価法としては，WMS-Rがよく知られている．

1. 短期記憶

短期記憶の評価には，前述の数唱(WAIS-ⅢやWMS-R)が用いられる．

2. ワーキングメモリ

ワーキングメモリの評価には，auditory consonant trigram test[16]やWAIS-Ⅲ語音整列(口頭で提示された文字と数字を，ルールに従い並び替えて反応する)，WMS-R視覚性記憶範囲(紙に書かれた8つの四角形を順に指差した後，同じ順番に指差しをさせる．一通り終えると，今度は，指差した逆順に指差しをさせてゆく)などが用いられる．

3. 長期記憶

長期記憶は，陳述記憶と非陳述記憶とに分類される．

a 陳述記憶

陳述記憶とは，言葉やイメージとして意識的に想起することが可能であり，その内容を言葉で表現できる記憶であり，さらにエピソード記憶と意味記憶に分けられる．エピソード記憶とは，自己が見たり聞いたり体験したりした経験の記憶であり，その内容は時空間的に定位されており，意識的に想起されるものである．その想起の際には，必ず自己意識を伴うことが，特徴である．一方，意味記憶とは，知識の記憶であり，言葉の意味や物の名前など，辞書，事典，教科書に書いてあるような知識が含まれる．

陳述記憶の評価には，言語性記憶として，WMS-R言語性対連合(有関係対語と無関係対語を口頭で提示し，その後，対の片方を提示し，もう一方を答える)やRey Auditory Verbal Learning Test(RAVLT，リストAの単語を読み上げたのち，単語を想起させる．試行を5回繰り返した後，リストBを読み上げ，直後にリストAの単語を想起させる．他の活動に従事した20分の遅延間隔後に，再びリストAの単語を想起させる．再認テストでは，リストの単語をできるだけ多く，もし可能ならば，それが入っていたリストも同定させる)[17]などが用いられる．

また，視覚性記憶としては，ベントン視覚記銘検査(BVRT：Benton Visual Retention Test)[18]やRey-Osterrieth Complex Figure(ROCF)[19]などが用いられる．

b 非陳述記憶

非陳述記憶とは，言葉で表現できない記憶で，手続き記憶およびプライミング記憶の2つに分類される．手続き記憶とは，技能を繰り返し経験，練習することにより，その操作の規則性を学習，獲得するもので，個々の運動や操作の結果などの記憶にはよらないものである．また，プライミングとは，先に与えられた情報(先行刺激)が，後に続く情報(後続刺激)の処理に無意識に影響を及ぼすことである．

手続き記憶の評価には，回転板追跡課題(回転する円盤状の指標に，ペン状の電極をできるだけ長時間接触させる)や鏡映描写課題(鏡を通して図形をトレースさせる)，鏡像文字音読検査(形態の左右を反転させた単語のリストを音読させる)，ハノイの塔(3本の棒にはめ込んである円盤の山を，最初の棒から別の棒に移動させる)などが用いられる[20]．

プライミングの評価には，Snodgrass and Vanderwart picture set(断片化した画像から元の画像を同定する)[21]や単語補完課題，単語同定

課題，語彙判断課題などが用いられる[20]．

E 失語

失語症とはいったん獲得された言語機能が中枢神経系の損傷によって言語の理解と表出に障害をきたした状態で，Kerteszは，失語症には3つの症状，発語における誤り（すらすら話せない），話し言葉の理解障害（言語的指示に従えない），物品呼称の障害（物品名が言えない）があるとしている．

Wernicke-Lichtheimの失語図式による古典的失語分類を図40-1[22]に示す．失語症では，損傷した脳部位に応じて，流暢性（速度，韻律，発音，句の長さ，努力，途切れ，言語切迫，保続，語の選択，錯誤）や聴覚的理解（言われたことを理解する），喚語（言いたいことが適切な言葉で言える），復唱（言われたことを繰り返して言う），読み書き（音読，読字理解，自発書字，書き取り，写字）な

どが障害される．失語の包括的な評価法としては，WAB失語症検査[2]や標準失語症検査（SLTA：Standard Language Test of Aphasia）[23]がよく知られている．

F 意識

臨床医学上，意識の構成には「清明度」，「広がり」，「質的」の3つの要素が存在するが，狭義の意識障害は「清明度」の低下を指す．「広がり」の低下（意識狭窄）はもうろうなど，「質的」の変化（意識変容）はせん妄などを指す．

意識障害は，意識レベルという数値で評価する．定性的な尺度として，メイヨークリニックの分類（昏睡，半昏睡，昏迷，傾眠），また，定量的な尺度としては，Japan Coma Scale（JCS）やGlasgow Coma Scale（GCS）がある．

G 覚醒

前述の持続的注意と同義的に使用されるが，覚醒水準の精神生理学的な指標としては，脳波や閉眼時眼球運動がある．これらの精神生理学的指標は，意識レベルの変化のみならず，意識変容を示す指標としても用いられる．

H 知能

知能とは，特定の能力ではなく，各個人が目的的に行動し，合理的に行動し，自分の環境を能率的に処理する総合的な能力である[24]．

いわゆる知的機能の評価には，様々な検査法が開発されてきたが，代表的なものにWAIS-ⅢやWechsler Intelligence Scale for Children-Fourth Edition（WISC-Ⅳ）[25]がある．また，主に病前の知的機能を推定する目的でJapanese Adult Reading Test（JART：熟語の音読課題）[26]が用いられている．

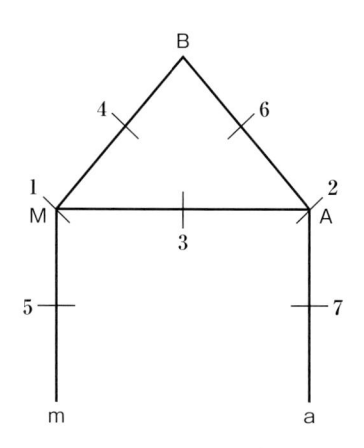

図40-1 Wernicke-Lichtheimの失語図式
a：聴覚器官
A：聴覚性言語中枢
B：概念中枢
M：運動性言語中枢
m：運動器官

1：Broca（運動性）失語
2：Wernicke感覚性失語
3：伝導失語
4：超皮質性運動失語
5：純粋語啞（皮質下運動失語）
6：超皮質性感覚失語
7：純粋語聾（皮質下感覚失語）
〔大橋博司：失語症（改訂6版）．中外医学社，1977より〕

2 遂行

遂行機能(実行機能,問題解決能力)は,目的をもった一連の行動を自立して有効に成し遂げるために必要な機能であり,遂行機能障害は,前頭葉,特に前頭前野を中心とした脳損傷により出現する.

遂行機能の評価法としては,前述のWCSTが代表的である.テストバッテリーとしては,遂行機能症候群の行動評価(BADS;Behavioural Assessment of the Dysexecutive Syndrome)[27,28],また,認知行動上の変化をとらえるには,BADSに含まれている遂行機能障害質問表(DEX;The Dysexecutive Questionnaire)が有用であろう.

言語流暢性の評価には,意味的課題(意味流暢性;動物や野菜など,ある所定のカテゴリーに属する単語を挙げる)と音素的課題(文字流暢性;「か」や「た」など,ある特定の文字で始まる単語を挙げる)が用いられる.

3 統合失調症における認知機能評価

主に,神経心理学的および精神生理学的な手法が用いられている(表40-1[29]).

A 神経心理学的評価

1. Neurocognitive function の評価

a 神経心理学的テストバッテリー

統合失調症の認知機能障害は広範囲な領域におよび,なかでも注意,遂行機能,記憶,言語機能,運動機能の領域が注目されている.したがって,統合失調症の認知機能評価においては,これらの各認知領域を評価するいくつかの検査を目的に応じて組み合わせて(神経心理学的テストバッテリー,NTB)行われている.しかしながら,NTBは,使用する研究者や施設間でのばらつきが大きく,得られた結果の比較をしばしば困難にしてきた.そのため,米国では,統合失調症の認知機能障害を改善するための治療法の開発を目指して Measurement and Treatment Research to Improve Cognition in Schizophrenia(MATRICS)イニシアチブが組織された.MATRICSイニシアチブは,統合失調症の標準的な認知機能評価法としての包括的な NTB(MCCB;MATRICS Consensus Cognitive Battery)の確立を目的に,これまでに行われた統合失調症の認知機能評価の解析結果から,「処理速度」,「注意/覚醒」,「ワーキングメモリ」,「言語記憶」,「視覚記憶」,「推論および問題解決」そして「社会認知」の7つの認

表40-1 認知機能評価法の長所と短所

評価法	長所	短所
WAIS-ⅢとWMS-Ⅲ	長い使用の歴史は,先行研究との比較が可能,標準化されている	統合失調症研究にためにデザインされていない,長い
MCCB	統合失調症研究のためにエキスパート委員会によってデザインされている,最小限のテストで,領域得点が得られる,標準化されている	1つのテストのパフォーマンスに基づくたくさんの領域得点
BACS	最小限の実施時間,統合失調症研究用にデザインされている,合成得点がより広範囲なバッテリーと高い相関,最小限の練習効果,9つの言語で利用可能,標準化されている	領域レベルの分析に弱い
SCoRS	高い表面的妥当性,臨床医が容易に実施したできる,最小限の実施時間,他の認知および機能的転帰の評価尺度と相関	高い主観性
UPSA	高い表面的妥当性,現実機能の代用テスト,最小限の実施時間	領域レベルの分析に弱い
精神生理学的課題	基礎をなす神経生物学回路の多くは知られている,統合失調症関連の endophenotype の迅速な評価が可能	これらの課題の改善と機能的転帰との関係は不明

〔Kraus MS, Keefe RS: Cognition as an outcome measure in schizophrenia. Br J Psychiatry Suppl 50: s46-51, 2007 より一部改変〕

知機能領域を主要な要素として抽出した．そして，この7つの要素の各々を評価するための検査方法の選別を行いMCCBの開発を行った（表40-2）[30]．MCCBの所要時間は約60～90分で，総合得点は，7つの各認知機能領域のT-scoreより算出される．MCCBはFDAが認知機能障害の改善薬の評価法として推奨したことから，国際標準の認知機能障害の評価法の1つと認められ，MCCB日本語版も開発された．

その他のNTBとしては，統合失調症認知機能簡易評価尺度（BACS；Brief Assessment of Cognition in Schizophrenia）[31]やアーバンス（RBANS；Repeatable Battery for the Assessment of Neuropsychological Status）[32]，CogState社によるNTB[33]などが知られているが，なかでも，BACSは，簡便で鋭敏なNTBである（表40-2）．

b BACS

BACSは，従来の専門的，高価で時間を要するといったNTBの弱点を克服するために，米国のKeefeらによりMCCBに先駆けて開発された．BACSは，「言語性記憶」，「ワーキングメモリ」，「運動機能」，「注意と情報処理速度」，「言語流暢性」および「遂行機能」を評価する6つの検査で構成され，所要時間は約30分と実用的な認知機能評価尺度である（表40-2）．BACSの総合得点composite scoreは6つの各検査のz-score平均で算出される．BACS日本語版に関しては，その信頼性，妥当性を検討したうえで[34]，公表されている[35]（表40-3）．また，抗精神病薬の認知機能への影響を評価するうえで，BACSはClinical Antipsychotic Trials of Intervention Effectiveness（CATIE）で用いられたNTBと比較して，感度と効率において同等であったと報告されている[36]．なお，BACSとMCCBとの相関は検討されていないが，BACSとCATIEで用いられたNTBの総合得点間での相関は0.84～0.90であった[36]．

c テスト実施上の注意点

テスト実施の際，特に注意する点をいくつか述べる．NTBによっては同じようなテストでも実施方法などにおいて微妙な差異があるため，実施に際しては，各NTBのマニュアルを熟読し，NTBに習熟しておく必要がある．テストは，フォームに記載されている順に実施する．やり方を理解していないようであれば，指示を繰り返し聞かせてもよいが，説明を言い換えてはならない．被験者の反応は，正誤にかかわらずすべて，

表40-2 MATRICSコンセンサス認知機能評価バッテリー（MCCB）および統合失調症認知機能簡易評価尺度（BACS）

領域	MCCB下位テスト	BACS下位テスト
処理速度	BACS符号課題	符号課題
	カテゴリー流暢性（動物）	意味および文字流暢性課題
	トレイルメイキングテスト（TMT）パートA	トークン運動課題
注意/覚醒	持続的注意集中検査同一ペア（CPT-IP）	—
ワーキングメモリ	Wechsler記憶検査第3版（WMS-Ⅲ）：視覚性記憶範囲	数字順列課題
	語音整列	
言語学習	Hopkins言語学習テスト改訂版（HVLT-R）	言語性記憶課題
視覚学習	簡易視空間記憶テスト改訂版（BVMT-R）	—
推論および問題解決	神経心理学的評価バッテリー（NAB）：迷路	ロンドン塔検査
社会認知	Mayer-Salovey-Caruso感情知能テスト（MSCEIT）：感情の管理（D&H）	—
所要時間（分）	60～90	30～40

表40-3　統合失調症認知機能簡易評価尺度（BACS）日本語版

言語性記憶と学習
　　言語性記憶課題：15の単語を提示し，その後できるだけたくさんの単語を思い出してもらう．

ワーキングメモリ
　　数字順列課題：だんだんと桁数の増えてゆく数字の組（例えば，936）を聞かせ，聞いた数を小さいほうから大きいほうへと順に答えてもらう．

運動機能
　　トークン運動課題：100枚のプラスチック製トークンを与え，60秒間に，それらを両手で同時にできる限り速く容器に入れてもらう．

言語流暢性
　　意味（カテゴリー）流暢性課題：60秒間に，動物に属する単語をできるだけたくさん挙げてもらう．
　　文字流暢性課題：2つの独立した試行において，60秒間に，できるだけ多くの（か/たで始まる）単語を挙げてもらう．

注意と情報処理速度
　　符号課題：独特な記号と1から9の各数字との対応が書かれた見本をみながら，できるだけ速く一連の記号の下に，対応する数を記入してもらう．制限時間は90秒．

遂行機能
　　ロンドン塔検査：同時に2枚の絵を見せる．各絵には，3本の棒の上に配置された3色のボールが描かれているが，ボールの配置が異なっている．一方の絵中のボールがもう1方の絵中のボールと同じ配置になるよう動かすのに必要な最小の回数を答えてもらう．

〔兼田康宏，住吉太幹，中込和幸，他：統合失調症認知機能簡易評価尺度日本語版（BACS-J）．精神医学 50：913-917，2008より〕

逐次記録する．短期間での再テストは学習効果のため望ましくない．したがって，やむをえない場合は，代替フォームを使用するが，代替フォームには，しばしば微妙な違いがあるので，これらを使用する際には，チャートを参照にするなどして実施する順番でバランスをとる必要がある（カウンターバランス）．介入試験においては，適切な対照群をおくことが望まれる．

2. functional capacity の評価

a co-primary な評価尺度

　認知機能の評価においては，神経心理学的テストが欠かせないが，最近では，認知機能の変化に加え，認知機能の評価尺度以上の表面的妥当性を持ち，機能的に意味があるco-primaryな評価尺度の必要性が指摘されている．MATRICS Co-primary and Translation（MATRICS-CT）委員会はエキスパート推薦に基づき，MCCBに対応するco-primaryな評価尺度として4つの尺度を挙げた[37]．そのうちの2つは能力の評価尺度で，Maryland Assessment of Social Competence（MASC）[38]とUniversity of California at San Diego（UCSD）Performance-Based Skills Assessment（UPSA）[39]．また，残りの2つは面接に基づく認知機能評価尺度で，統合失調症認知評価尺度（SCoRS；Schizophrenia Cognition Rating Scale）[40]と統合失調症における認知機能障害の臨床的総合評価尺度（CGI-CogS；Clinical Global Impression of Cognition in Schizophrenia）[41]であった．これら4つの評価尺度は，計量心理学特性においてはどれも容認できるものであったと報告されている[42]．なかでも，UPSAは認知機能との相関が強く，また，SCoRSは面接に基づく認知機能評価尺度ではより認容性/実用性に優れていた．

b SCoRS

　SCoRSは，患者の日常生活機能と直接関連する認知機能障害の程度を評価する目的で開発され，患者用，介護者用および評価者用の3部で構成される，面接に基づく新しい検査法である．SCoRSは，記憶，学習，注意，ワーキングメモリ，問題解決，処理/運動速度，社会認知および言語の8つの領域を評価する20項目と全般評価からなり，各項目はそれぞれ4段階で評価される（表40-4）．所要時間は約30分で，SCoRSの日本語版に関しては，その信頼性，妥当性が発表されている[43]．SCoRS日本語版評価者用全般評価において明確なアンカーポイントが示されていないため，多施設間での共同研究などにおいては，

表 40-4 統合失調症認知評価尺度(SCoRS)日本語版

1. 知人あるいは面識のある人の名前を覚える
2. 場所への行き方を覚える
3. テレビ番組の筋を追う
4. 物を置いた場所を覚える
5. 用事や責務を覚える
6. 道具や機器の使用法を学び,使う
7. 与えられたばかりの情報および,あるいはまた教示を覚える
8. 言おうとしていたことを覚えておく
9. お金を管理する
10. 混乱せずに話す
11. 集中して新聞あるいは本を読む
12. 慣れた作業を行う
13. 集中を持続させる
14. 新しい事を学習する
15. 考えを言葉にして,思ったとおり迅速に話す
16. 物事を迅速に行う
17. 日課の変更に対応する
18. 話しかけられていることの意味を理解する
19. 他人が物事をどう感じているか理解する
20. 集団の中で会話についてゆく

〔兼田康宏,上岡義典,住吉太幹,他:統合失調症認知評価尺度日本語版(SCoRS-J).精神医学 52:1027-1030,2010 より〕

評価者間の信頼性を向上させる,全般評価を 20 項目の平均得点で代用する,などが必要である.

B 精神生理学的評価

1. 誘発電位,事象関連電位

誘発電位とは,感覚受容器,神経系に対する生理的または非生理的刺激により誘発されて生じる一過性の電位変動であり,特に,外的あるいは内的な事象に時間的に関連する脳の電位変動が事象関連電位(ERP;event-related potential)である.

a P50

P50 は,聴覚刺激提示後から 50 msec 付近に出現する陽性電位で,聴覚ゲーティングの指標とされる.健常者では,2 連発音を提示した場合に,1 発目の音に比べ 2 発目の音に対する P50 が抑制される.

b P300

P300 は,潜時約 300 msec の大きな陽性電位で[44],振幅は脳内の刺激環境が更新された際の脳活動の指標,また,潜時は刺激処理の指標と考えられている.注意(選択)との関与が示唆されている[45].誘発方法として,オッドボール課題(2 種類の刺激を提示し,低頻度刺激を標的刺激として,その刺激が提示されるごとに反応してもらう)がよく用いられる.

c ミスマッチ陰性電位

ミスマッチ陰性電位(MMN;mismatch negativity)は,標準刺激の反復呈示中において,弁別可能な逸脱刺激の出現をオンセットとして,潜時 100~200 ms の陰性シフトとしてみられ,入力された感覚情報処理に際して,注意を必要としない自動処理過程を反映するものと考えられている[46].誘発方法は,連続して同じ音刺激(標準刺激)を呈示して,稀に別の音刺激(逸脱刺激)を呈示する.

d Prepulse inhibition(プレパルスインヒビション)

Prepulse inhibition(PPI)とは,先に弱い刺激を加えることで,突然与えられた強い刺激に対する驚愕反応が抑制される現象のことである.眼輪筋筋電図が用いられる.統合失調症では PPI が低下していることが知られており,感覚運動ゲーティングの障害があるとされる.

2. 眼球運動

a Antisaccade(アンチサッケード)

Antisaccade は,中心固視点が消えた後に提示される刺激指標と反対方向の同位置をできるだけ速く,頭を動かさずに見る課題である.注意の切り替えや反射性眼球運動の抑制,随意性眼球運動などが要求される[47].

b 滑動性追跡眼球運動

滑動性追跡眼球運動(smooth pursuit eye movement)とは,頭を動かさずに低速の運動物

体を眼で追う際に生じる眼球運動である．滑動性眼球運動の障害は，2つのタイプ，すなわち，大きい振幅の衝動性成分が混入するタイプⅠと小さい振幅の衝動性成分が混入するタイプⅡに大別され，タイプⅠは注意の欠如，また，タイプⅡは随意的に制御しがたい不随意的注意の障害によると考えられている[48]．

C 画像診断

画像診断を用いて，脳の形態や機能を検討することで，認知機能を評価する．

1. 機能的磁気共鳴画像

機能的磁気共鳴画像(fMRI；functional magnetic resonance imaging)は，局所脳血流量を測定することで，神経活動を評価する．侵襲性に優れているが，空間分解能や時間分解能に限界がある．

2. 近赤外線スペクトロスコピー

近赤外線スペクトロスコピー(NIRS；near-infrared spectroscopy)とは，頭部などの生体組織に対して透過性が高い近赤外光(波長700～1,000 nm)を外部から照射し，組織を透過してきた光を分析することで，組織を流れている血中の酸化ヘモグロビンを測定し，神経活動による局所脳血流量を評価する．侵襲性や時間分解能に優れているが，空間分解能などに劣っている．

【文献】
1) 山内俊雄：認知機能について．「精神疾患と認知機能研究会」編集委員会(編集)：精神疾患と認知機能．pp1-8，新興医学出版社，2009
2) WAB失語症検査(日本語版)作成委員会：WAB失語症検査日本語版．医学書院，1986
3) 日本高次脳機能障害学会編：標準高次視知覚検査改訂版．新興医学出版社，2003
4) 武田克彦：ベッドサイドの神経心理学(2版)．中外医学社，2009
5) 松田哲也，山本愛美，伊藤岳人：注意の評価．「精神疾患と認知機能研究会」編集委員会(編集)：精神疾患と認知機能．新興医学出版社，pp163-167，2009
6) Wechsler D: Wechsler Adult Intelligence Scale-Ⅲ. The Psychological Corporation, 1997
7) Wechsler D: The Wechsler Memory Scale-Revised. Psychological Corporation, 1987
8) Beck LH, Bransome ED, Jr., Mirsky AF, et al: A continuous performance test of brain damage. J Consult Psychol 20: 343-350, 1956
9) Conners CK: Conners' Continuous Performance Test, Multi-Health Systems, Toronto, 1995
10) Army Individual Test Battery: Manual of Directions and Scoring, War Department, Adjutant General's Office, Washington, DC, 1944
11) Stroop JR: Studies of interference in serial verbal reactions. J Exp Psychol 18: 643-662, 1935
12) 今村陽子：臨床高次脳機能評価マニュアル．新興医学出版社，2000
13) Berg E: A simple objective test for measuring flexibility in thinking. J Gen Psychol 39: 15-22, 1948
14) Baddeley AD, Hitch GJ: Working Memory. In Bower GA(ed): Recent advances in learning and motivation, Vol 8. Academic Press, pp 47-90, 1974
15) 苧阪満里子：脳のメモ帳ワーキングメモリ．新曜社，2002
16) Peterson L, Peterson MJ: Short-term retention of individual verbal items. J Exp Psychol 58: 193-198, 1959
17) 若松直樹，穴水幸子，加藤元一郎：認知機能障害の個別的評価に関する神経心理学的検査記憶障害 Rey Auditory Verbal Learning Test (RAVLT)．日本臨床 61: 279-284, 2003
18) Benton AL: Revised visual retention test, Psychological Corporation, New York, NY, 1974
19) Lezak MD: Neuropsychological assessment, 3rd ed. Oxford University Press, New York, OX, 1995
20) 田川皓一(編)：神経心理学的評価(アセスメント)ハンドブック．西村書店，2004
21) Snodgrass JG, Vanderwart M: A standardized set of 260 pictures: norms for name agreement, image agreement, familiarity, and visual complexity. J Exp Psychol Hum Learn 6: 174-215, 1980
22) 大橋博司：失語症(改訂6版)．中外医学社，1977
23) 日本高次脳機能障害学会(編集)：標準失語症検査マニュアル改訂第二版．新興医学出版社，2003
24) Wechsler D: The measurement of adult intelligence, 3rd ed. Williams & Wilkins, 1944
25) Wechsler D: The Wechsler intelligence scale for children—fourth edition Pearson Assessment, 2004
26) Matsuoka K, Uno M, Kasai K, et al: Estimation of premorbid IQ in individuals with Alzheimer's disease using Japanese ideographic script (Kanji) compound words: Japanese version of National Adult Reading Test. Psychiatry Clin Neurosci 60: 332-339, 2006
27) Wilson BA, Alderman N, Burgess PW, et al: Behavioural Assessment of the Dysexecutive Syndrome, Thames Valley Test Company, Bury St. Edmunds, 1996
28) 鹿島晴雄(監訳)，三村將，田渕肇，他(訳)：日本版BADS遂行機能障害症候群の行動評価．新興医学出版社，2003
29) Kraus MS, Keefe RS: Cognition as an outcome measure in schizophrenia. Br J Psychiatry Suppl 50: s46-51, 2007
30) Nuechterlein KH, Green MF, Kern RS, et al: The

MATRICS Consensus Cognitive Battery, part 1: test selection, reliability, and validity. Am J Psychiatry 165: 203-213, 2008

31) Keefe RS, Goldberg TE, Harvey PD, et al: The Brief Assessment of Cognition in Schizophrenia: reliability, sensitivity, and comparison with a standard neurocognitive battery. Schizophr Res 68: 283-297, 2004

32) Randolph C, Tierney MC, Mohr E, et al: The Repeatable Battery for the Assessment of Neuropsychological Status (RBANS): preliminary clinical validity. J Clin Exp Neuropsychol 20: 310-319, 1998

33) Pietrzak RH, Olver J, Norman T, et al: Construct and criterion validity of the CogState cognitive test battery in patients with stable schizophrenia New Clinical Drug Evaluation Unit (NCDEU) Annual Meeting, Phoenix, Arizona, USA, 2008

34) Kaneda Y, Sumiyoshi T, Keefe RS, et al: Brief assessment of cognition in schizophrenia: validation of the Japanese version. Psychiatry Clin Neurosci 61: 602-609, 2007

35) 兼田康宏, 住吉太幹, 中込和幸, 他: 統合失調症認知機能簡易評価尺度日本語版 (BACS-J). 精神医学 50: 913-917, 2008

36) Hill SK, Sweeney JA, Hamer RM, et al: Efficiency of the CATIE and BACS neuropsychological batteries in assessing cognitive effects of antipsychotic treatments in schizophrenia. J Int Neuropsychol Soc 14: 209-221, 2008

37) Marder SR, Fenton W: Measurement and Treatment Research to Improve Cognition in Schizophrenia: NIMH MATRICS initiative to support the development of agents for improving cognition in schizophrenia. Schizophr Res 72: 5-9, 2004

38) Bellack AS, Sayers M, Mueser KT, et al: Evaluation of social problem solving in schizophrenia. J Abnorm Psychol 103: 371-378, 1994

39) Patterson TL, Goldman S, McKibbin CL, et al: UCSD Performance-Based Skills Assessment: development of a new measure of everyday functioning for severely mentally ill adults. Schizophr Bull 27: 235-245, 2001

40) Keefe RS, Poe M, Walker TM, et al: The Schizophrenia Cognition Rating Scale: an interview-based assessment and its relationship to cognition, real-world functioning, and functional capacity. Am J Psychiatry 163: 426-432, 2006

41) Ventura J, Cienfuegos A, Boxer O, et al: Clinical global impression of cognition in schizophrenia (CGI-CogS): reliability and validity of a co-primary measure of cognition. Schizophr Res 106: 59-69, 2008

42) Green MF, Nuechterlein KH, Kern RS, et al: Functional co-primary measures for clinical trials in schizophrenia: results from the MATRICS Psychometric and Standardization Study. Am J Psychiatry 165: 221-228, 2008

43) 兼田康宏, 上岡義典, 住吉太幹, 他: 統合失調症認知評価尺度日本語版(SCoRS-J). 精神医学 52: 1027-1030, 2010

44) Sutton S, Braren M, Zubin J, et al: Evoked-potential correlates of stimulus uncertainty. Science 150: 1187-1188, 1965

45) Näätänen R: Selective attention and evoked potentials in humans--a critical review. Biol Psychol 2: 237-307, 1975

46) Näätänen R, Gaillard AW, Mäntysalo S: Early selective-attention effect on evoked potential reinterpreted. Acta Psychol (Amst) 42: 313-329, 1978

47) 鈴木正泰, 高橋栄: 精神疾患と認知機能研究会. 編集委員会編集: 精神疾患と認知機能. 新興医学出版社, pp109-115, 2009

48) Holzman PS, Levy DL, Proctor LR: Smooth pursuit eye movements, attention, and schizophrenia. Arch Gen Psychiatry 33: 1415-1420, 1976

【参考文献】

1) 三國雅彦, 福田正人, 功刀浩(編著): 精神疾患診断のための脳形態・機能検査法. 新興医学出版社, 2012

2) Spreen O, Strauss E(著), 秋元波留夫(監修), 滝川守国, 前田久雄, 他(訳): 神経心理学検査法. 創造出版, 2004

(兼田 康宏)

第41章

生活機能，QOL，作業・労働能力の評価

1 なぜ生活機能の評価が必要なのか？

　統合失調症の治療は，単に精神症状を軽減させることだけにとどまらず，疾病から派生する様々な機能障害のために失われた日常生活能力や人生の希望を取り戻し，その人らしい暮らしができるようになることが，最終的な治療の目標であることに異論はないであろう．近年「リカバリー」という概念によって，そのような統合失調症の治療・支援のゴールが具体化され，臨床現場にも急速に浸透しつつある．それゆえに，統合失調症をもつ人の生活機能やQOLを把握することは，リカバリーに向けた治療や支援の計画を立てたり，リカバリーの達成度を評価するうえで非常に重要なプロセスであると考えられる．

　リカバリーは，精神症状の安定に加え，社会生活が自分の満足のいく程度に営め，希望をもった暮らしができるようになることを指していると考えられる．リカバリーが示す具体的な内容は立場によりやや異なるが，①診断上ほとんど症状がみられない状態が維持されること，②仕事などの年齢に見合った役割を担える活動に，十分もしくは部分的に関与していること，③家族や世話人に依存せずに自立し，日々の必要なことについて自分で責任をもって生活していること，④思いやりのある家族関係があること，⑤普通の場での余暇活動に参加していること，⑥積極的な交友への参加など，仲間同士の良い関係が維持されること，な

どが必要であるとされ，そのような条件が2年以上継続していることが"回復した状態（リカバリー）"と定義される[1]．さらに当事者の視点に立てば，リカバリーにおける主観的な要素は欠かせない．それは未来に対する希望や社会的役割を得ることによる充足感，精神障害に対するスティグマの軽減や権利の擁護，セルフヘルプを通じた安心感などであるだろう．

　どのような立場でリカバリーを考えるにせよ，「満足のいく自立した地域生活の獲得」が目標となることは共通している．このような治療目標に対する考え方の変化に伴い，実際の統合失調症治療の評価に対するニーズも変わってきている．つまり，単に精神症状の有無やその重症度を数値化し，モニタリングすればよいというわけではなく，統合失調症をもつ人の生活の自立度や就労状況，家族・友人などとの対人関係，余暇の過ごし方，さらには地域生活に対する本人の主観的な満足度も評価の対象としなければ，リカバリーを目指した治療や支援を計画するうえで有用な情報は得られないだろう．それゆえ，臨床現場で簡便に生活機能を評価できるツールが求められているのである．

　なお，本章のタイトルにある作業・労働能力や，類似した用語である社会適応能力，自立生活技能，社会的役割能力などは，生活機能の一部を示すものととらえて論じる．さらに社会的な関係性の中で個人が相応の社会的役割を果たすうえで必要となる能力を指す"社会機能（social functioning)"と，本章内で記す"生活機能"は，ほぼ同じ意味を示す概念として用いる．

2 障害概念の変化と生活機能

　生活機能を評価することに対する臨床現場のニーズは，障害概念の変化にも呼応して高まってきた．1980年に国際障害分類（ICIDH）が出版され，障害を生物学的次元としての機能障害，個人の能力の次元としての能力障害，社会的次元としての社会的不利に区分する考え方が示された．この概念はそれから約20年後の2001年WHO総会で国際障害分類改訂版（ICF；International Classification of Functioning, Disability and Health）へと発展し現在に至っている[2,3]．

　ICIDHもICFも，「障害」は「病気」と深く関係するものであり，生物学的な側面だけでなく障害をもつ個人を包括的にとらえようとする姿勢に変わりはないが，ICFでさらに発展した点は，環境因子が導入され，障害をその人と生活環境との相互作用の中で生じるものと位置づけた点である．さらに表記において，能力障害は「活動」，社会的不利は「参加」と表現されるなど，人にとって生活上必要な機能の肯定的側面に焦点をあてている点も注目に値する（図41-1）．これは本人の能力の低下や欠損に着目するだけでなく，何を求め，何ができるのかという，強み（ストレングス）を見出すことも重要である，という姿勢の表れととらえることができる．

　このような障害概念の変化もまた，障害をもつ人の「生活する力」を包括的にとらえることの重要性を示すものであり，評価した生活機能の解釈や意味づけを考えるうえで大きな示唆を与えてくれる．つまり，評価することはその人のマイナス面を見出すための行為ではなく，残されている機能が何で，何を得意としているかというプラス面を見出すことも含まれるべきであり，そのような情報が障害をもつ人の今後の生活スタイルを創造する一助になると認識しておくことが必要である．さらに評価の対象となる個人だけを詳細に観察すればよいというものではなく，その人の対人的なかかわりや，生活環境も合わせて評価しなければ，生活機能の評価としては十分ではないと考えられる．

3 精神科リハビリテーションにおける機能評価

　統合失調症をもつ人のリカバリーを目指す臨床上の具体的な実践の1つが精神科リハビリテーションである．精神科リハビリテーションは，精神疾患のために低下した機能を直接的に回復させたり，残存する機能によって代償することにより，自立生活の再獲得を目指すが，その際本人の生活に関連する様々な機能領域の状態の把握が必要となる．

　一般的に精神科リハビリテーションは，「目標設定」→「介入」→「モニタリング」→「評価」

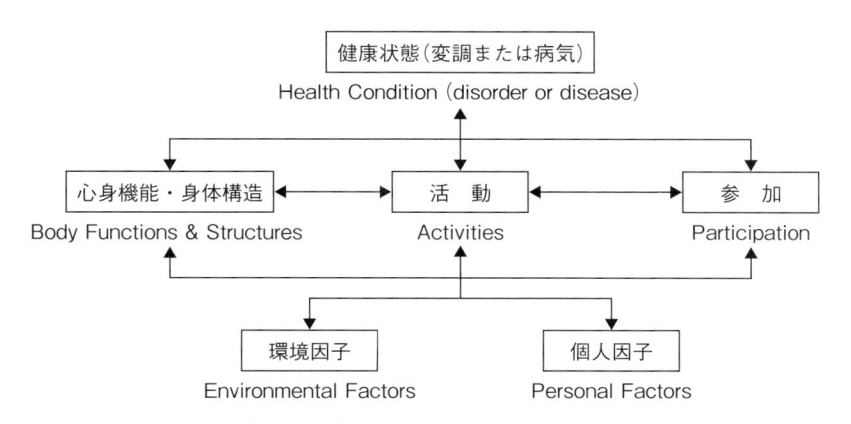

```
                健康状態（変調または病気）
                Health Condition (disorder or disease)
                            │
          ┌─────────────────┼─────────────────┐
          ▼                 ▼                 ▼
    心身機能・身体構造  ←→  活　動  ←→      参　加
    Body Functions & Structures  Activities    Participation
          ▲                 ▲                 ▲
          └─────────┬───────┴────────┬────────┘
                    │                │
                 環境因子          個人因子
            Environmental Factors  Personal Factors
```

図41-1　国際障害分類改定版（ICF）

という流れで進められる．デイケアや訪問看護など，提供されるリハビリテーションの内容は異なっても，基本的なプロセスは同じである．最初のステップである目標設定の段階では，その時点における本人の機能レベルの評価は欠かせない．その際に重要なことは，生活上の問題や能力低下の程度だけでなく，「何を望んでいるか？」，「何ができるか（得意か）？」といった本人の希望（ニーズ）や強みにも着目することであり，それらはその後目標を見直すときにも重要な項目となる．

本人とスタッフが共有できる目標を設定したら順次介入を進めていくが，その後は目標達成の進捗をチェックする「モニタリング」が必要となる．数か月ごとに本人の機能レベルを評価し，事前評価と比較することで，どの機能がどの程度改善したか，新たに明らかになった本人の生活上の問題はないか，当初の希望や望みに変化はないか，などを確認することができる．それをもとに，実施しているリハビリテーションサービスの継続の是非を検討し，次の段階でのサービス内容を決定する．このプロセスを繰り返しながら，最終的に目標の達成を目指す．

このような精神科リハビリテーションの実践に求められる評価の要件は，生活機能を客観的かつ包括的に評価できるような内容であることに加え，繰り返し評価することができ，本人の変化が把握しやすいものであることであろう．また，本人の希望やニーズを重視するという点から，QOLを評価することも欠かすことができない．

4 統合失調症とQOL

QOLを重視した医療の実践が重要であることは，古くからの常識になっている．精神医療でもQOLを重視する視点が重要であることは自明であるが，精神疾患をもつ人の主観的な満足感をどのように把握するのか？　また表明された主観的な意見の信頼性・妥当性をどう考えるのか？　など，精神科領域でのQOL評価にはいくつかの検討すべき課題がある．そのため，QOLは臨床の有効性を判断するツールとして用いるというより，精神障害者の権利を擁護した満足度の高い精神医療を提供することの重要性を唱えるスローガンのなかで用いられることが多い．

しかし，統合失調症をはじめとする精神疾患をもつ人は，幻覚や妄想などの主観的な精神症状や，症状から派生する様々な障害に伴う苦痛に悩まされ，そこから解放されることを望んでいることを考えると，的確に統合失調症をもつ人の主観的なQOLをアセスメントできる評価尺度の開発が求められる．

近年精神科におけるQOL研究は徐々に増えており，精神疾患に特化していない一般的QOL尺度の応用可能性が模索されたり，精神疾患に特化したQOL尺度の開発が試みられたりしている．いずれにせよ，統合失調症をもつ人の主観的な満足度が，治療・支援計画の中に取り入れられるようになれば，当事者の声をより正確に反映した双方向的な精神医療の実践に一歩近づくことが期待できる．

5 生活機能やQOLをどのように評価するのか？

ここまで，リカバリー概念の広がりや障害概念の変化，精神科リハビリテーションに関する考え方などをもとに，生活機能やQOLを評価することの重要性について述べた．

「評価すること」は，対象者の心身の状態，生活歴，現在の生活状況，将来の希望やニーズなどに関する情報を把握することに始まり，将来に向けて具体的で達成可能な目標を本人と治療者の協働作業で紡ぎ出していくプロセスである．評価することの目的をまとめると，①現在の状態のアセスメント，②治療・援助の進捗のモニタリング，③治療・援助効果の判定，の3点に集約できるだろう．

では，生活技能やQOLはどのような方法で評価されるのか？　現在利用されている評価尺度では，主に①面接による評価法，②自己評価法，③行動観察による評価法，の3つの方法が採用され

ている．どの方法が適切であるかは，生活機能の どの領域を評価するのかによって決まってくる．全般的な機能障害の程度を評価したり，家庭内での生活状況などについて評価するには面接による評価法が適しているし，対人的な技能の過不足を評価したり，生活上の問題解決能力を把握するためには行動観察による評価法が最も優れている．統合失調症をもつ人の生活満足度に代表される主観的QOLの評価には自己評価法が欠かせない．

どのような方法で何を評価するか？は，得られた結果を何に活用するのか，という点に依拠する．よって，評価に際してはその利用目的を明確にしたうえで，得られる情報の客観性や，評価される本人への負担などをよく検討し，評価尺度の組み合わせを決めることが望ましい．

6 生活機能，作業・労働能力の評価尺度

"入院中心から地域支援を中心とした精神医療へ"という世界的な流れのなかで，統合失調症をもつ人の生活機能を評価するための様々な尺度が開発されてきた．しかしそれらの多くは欧米で考案されたものであり，文化的な側面や，価値観・社会規範に差があるため，わが国では適用しにくいものもある．以下に，すでに邦訳されており，わが国でも実用性が高いと考えられるいくつかの評価尺度を示す．

A 全般的機能評価（GAF）

GAF（Global Assessment of Functioning）は，精神障害をもつ人の全般的機能を評価するスケールであり，すでにわが国でも広く用いられている．ある時期における患者の全般的な状態を，精神的に障害のある状態から健康な状態までの連続体として評価する．簡便に評価できる点が何より長所であるが，一方で主観的で評価者間の差異がでやすいという短所がある．現在DSM（米国精神医学会精神疾患の分類と診断の手引）における多軸診断の第Ⅴ軸では，GAFを用いた全般的機能評価が採用されている[4]．GAFはGAS（Global Assessment Scale：全般的評定尺度）をもとに作成されDSM-Ⅲ-Rから取り入れられた．

スコアリングは，1（最も重症）〜100（最も健康）までの間で評価するが，10点ごとにその特徴が記述されている（**表41-1**）．評価の際は，まず特徴が記述された区間の中から該当するものを選び，次にその前後の区間の記述のどちらに近いかを検討して，最終的に得点を決定する．また心理的，社会的，職業的機能に限って評価を行い，身体的（または環境的）制約による機能の障害は含めないように指定されている．

B UCSD日常生活技能簡易評価尺度（UPSA-B）

統合失調症の機能的予後に対する認知機能の重要性が次第に明らかになってきたことを受け，米国ではMATRICS（Measurement and Treatment Research to Improve Cognition in Schizophrenia）という統合失調症の標準的認知機能評価とその改善に向けた治療薬の研究開発を目指す大規模プロジェクトが実施され，そのなかで専門家のコンセンサスによる認知機能評価バッテリー（MCCB）が開発された．MCCBのような神経認知機能検査は，機能的予後の予測に重要であるためprimary measureと呼ばれるが，さらに社会的能力の評価も認知機能と同様に必要なものであるとの認識からco-primary measureと呼ばれるいくつかの検査法が考案されている．UPSAはPattersonらにより開発された課題遂行に基づいて（performance-based）技能を評価するco-primary measureの1つである[5]．

UPSAは，金銭出納技能（Finance），コミュニケーション技能（Communication），レジャー施設の利用と計画（Organization/Planning），公共交通機関の利用（Transportation），料理の用意（Household Management）から構成されているが，2007年にMausbachやHarveyらによって，その短縮版としてUPSA-B（UCSD Performance-based Skills Assessment-Brief version）が考案さ

表41-1 全般的機能評価（GAF）

精神的健康と病気という1つの仮想的な連続体に沿って，心理的，社会的，職業的機能を考慮せよ．身体的（または環境的）制約による機能の障害を含めないこと．

コード（注：例えば，45，68，72のように，それが適切ならば，中間の値のコードを用いること）

100-91	広範囲の行動にわたって最高に機能しており，生活上の問題で手に負えないものは何もなく，その人の多数の長所があるために他の人々から求められている．症状は何もない．
90-81	症状がまったくないか，ほんの少しだけ（例：試験前の軽い不安），すべての面でよい機能で，広範囲の活動に興味をもち参加し，社交的にはそつがなく，生活に大体満足し，日々のありふれた問題や心配以上のものはない（例：たまに，家族と口論する）．
80-71	症状があったとしても，心理的社会的ストレスに対する一過性で予期される反応である（例：家族と口論した後の集中困難），社会的，職業的または学校の機能にごくわずかな障害以上のものはない（例：学業で一時遅れをとる）．
70-61	いくつかの軽い症状がある（例：抑うつ気分と軽い不眠），または，社会的，職業的または学校の機能に，いくらかの困難はある（例：時にずる休みをしたり，家の金を盗んだりする）が，全般的には，機能はかなり良好であって，有意義な対人関係もかなりある．
60-51	中等度の症状（例：感情が平板的で，会話がまわりくどい，時に，恐慌発作がある），または，社会的，職業的，または学校の機能における中等度の障害（例：友達が少ない，仲間や仕事の同僚との葛藤）．
50-41	重大な症状（例：自殺の考え，強迫的儀式がひどい，しょっちゅう万引する），または，社会的，職業的または学校の機能において何か重大な障害（友達がいない，仕事が続かない）．
40-31	現実検討か意思伝達にいくらかの欠陥（例：会話は時々，非論理的，あいまい，または関係性がなくなる），または，仕事や学校，家族関係，判断，思考または気分，など多くの面での粗大な欠陥（例：抑うつ的な男が友人を避け家族を無視し，仕事ができない．子どもが年下の子どもを殴り，家で反抗的で，学校では勉強ができない）．
30-21	行動は妄想や幻覚に相当影響されている．または意思伝達か判断に粗大な欠陥がある（例：時々，滅裂，ひどく不適切にふるまう，自殺の考えにとらわれている），または，ほとんどすべての面で機能することができない（例：一日中床についている，仕事も家庭も友達もない）．
20-11	自己または他者を傷つける危険がかなりあるか（例：死をはっきり予期することなしに自殺企図，しばしば暴力的，躁病性興奮），または，時には最低限の身辺の清潔維持ができない（例：大便を塗りたくる），または，意思伝達に粗大な欠陥（例：ひどい滅裂か無言症）．
10-1	自己または他者をひどく傷つける危険が続いている（例：何度も暴力を振るう），または最低限の身辺の清潔維持が持続的に不可能，または，死をはっきり予測した重大な自殺行為．
0	情報不十分

れた[6]．UPSA-Bは金銭出納技能とコミュニケーション技能からなり，金銭出納に関しては金銭勘定と釣銭の計算，請求書の読み取りの技能を評価し，コミュニケーションでは電話を用いた問い合わせや，診察予約の変更に関する技能を評価する．

UPSA-Bの日本語版は，住吉らによって開発されているが，原版の小切手記入課題を質問-応答課題に置き換えるなど，わが国の実情に合うように工夫がなされている[7]．実際に対象者が課題を遂行する状態を，ロールプレイを通じて評価する検査であるが，実施時間は10～15分程度であり，実用性の高い日常生活技能の評価尺度であると考えられる．

C 社会機能評価尺度（SFS-J）

SFSは，英国のBirchwoodらによって考案された精神障害者の社会生活の能力を評定する尺度で，元々は家族介入の効果を社会機能の側面から評価することを目的に開発されたものである[8]．SFS-J（Social Functioning Scale 日本語版）は根本

らによって邦訳され，すでに信頼性・妥当性が確認されている[9]．SFS-J の並存的妥当性の検証では，GAF や陽性・陰性症状評価尺度（PANSS）との関連が検討され，GAF との間に有意な正の相関が，また PANSS 陰性症状尺度との間に有意な負の相関が認められている．

SFS-J では社会規範や役割遂行を問うのではなく，より基本的な日常生活の活動性や社会的行動の存否を問うことにより，価値判断を回避しており，より実用的な評価尺度となっている．また自己評価や家族・介護者による評価の両方が可能である．

評価項目は，①ひきこもり，②対人関係，③自立-実行，④自立-能力，⑤娯楽，⑥社会参加，⑦就労，の7つのサブスケールに分類される．スコアリングは，社会的行動の頻度や有無を0～3点に換算し，サブスケールごとの合計点と全体の合計点を算出する．スコアは高いほど機能レベルが高いことを示す（図41-2）．

D｜社会適応機能尺度（SAFE）

Harvey らによって開発された尺度であり，主に社会的役割機能に焦点をあて構造化した評価尺度である[10]．精神障害をもつ人の高齢化が進む中，疾病から生じる機能障害と加齢に伴う生活機能の低下の双方が日常生活に及ぼす影響は重大であることから，主に高齢精神障害者の機能評価を目的に考案された．

SAFE（The Social Adaptive Functioning Assessment Scale）では，入浴と清潔，着衣の管理，金銭管理，会話技能などの社会的役割機能全般を19項目にわたり評価する．評価は本人にかかわるスタッフによる行動観察と面接から採点する．各評価項目の過去1か月の諸機能を0点（障害なし）～4点（極度の障害）までの5段階で採点し，全19項目の合計点を算出する．

E｜精神障害者社会生活評価尺度（LASMI）

LASMI（Life Assessment Scale for Mentally Ill）はわが国で開発された統合失調症をもつ人の社会生活能力を客観的・包括的に評価する尺度である[11]．LASMI の評価項目は①日常生活：Daily living（12項目），②対人関係：Interpersonal relationship（13項目），③労働または課題の遂行：Work（10項目），④持続性・安定性：Endurance and activity（2項目），⑤自己認識：self-Recognition（3項目），の5つのサブスケールで構成され

●いつも何時に起きますか？
_____時 _____分　　9時以前 ⇒ 3点　　9〜11時 ⇒ 2点　　11〜1時 ⇒ 1点　　1時以降 ⇒ 0点

●何かの目的で外出することはどのくらいありますか？
□全くない　3点　　□めったにない　2点　　□ときどきする　1点　　□よくある　0点

●最近3か月間，以下の活動をどのくらいの頻度でしましたか？

	全くしなかった 0点	ほとんどしなかった 1点	たまにした 2点	よくした 3点
店で日用品を買う（助けを借りずに）	□	□	□	□
皿洗い，片付けなど	□	□	□	□
洗面，入浴	□	□	□	□

図41-2　社会機能評価尺度（SFS-J）（一部抜粋）

ている．

評価は5段階で行われ，アンカーポイントは，0点：問題なし，1点：若干問題があるが，助言や援助を受けるほどではない，2点：時々問題がでる，助言（言葉による促しや情報の提供）を必要とする，3点：たびたび問題がでる，強い助言（説得・指示）や援助（一緒に行うなど）を必要とする，4点：大変問題がある，助言や援助を受けつけず，改善が困難である，と設定されている．対象者にかかわるスタッフによる日常場面での観察と，家族などからの情報を得て採点していく．評価対象は，入院中の患者から地域生活をしている患者まで，幅広く適用することが可能な尺度である．

7　QOLの評価尺度

健康関連QOLの評価尺度は，健康者から疾病・障害をもつ者まで幅広く評価対象とする「包括的尺度」と，ある種の疾患や障害に焦点をあてた「疾患特異的尺度」に大別できる．精神医学の領域では，一般健常者との比較を目的に，包括的尺度を用いた調査が行われる一方で，統合失調症の特徴をふまえた疾患特異的尺度も徐々に開発されてきている．

A　The MOS 36-Item Short-Form Health Survey (SF-36)

1986年から米国では，医療保険システムや医師の専門的ケアなどが患者のアウトカムに及ぼす影響を評価するために，主要慢性疾患を対象としたMedical Outcome Study (MOS)という大規模アウトカム研究が実施された．SF-36はその医療評価研究のなかで作成されたQOL評価尺度である．福原らによって日本語版に翻訳され，すでに信頼性・妥当性が確認されている[12,13]．

SF-36は健康人にも共通する要素で構成された包括的尺度であり，健康状態から高齢者や慢性疾患をもつ人まで適用することが可能である．また評価対象者本人が設問に対して回答する自己評価法をとっている．設問の内容は①身体機能，②日常役割機能（身体），③体の痛み，④全体的健康感，⑤心の健康，⑥日常役割機能（精神），⑦社会生活機能，⑧活力から構成される．SF-36の検証から因子分析が行われ，「身体的健康」と「精神的健康」の2因子が抽出され，2因子8尺度の因子構造が見出されている（図41-3）．

SF-36では8つの下位尺度ごとに単独で用いることが認められており，さらに国民標準値もすでに算出されているため，調査対象と国民標準値とを比較検討することが可能である．

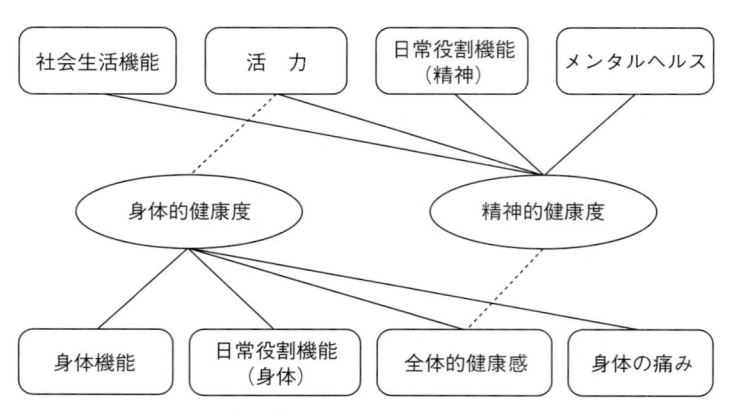

図41-3　SF-36の因子構造

B │ WHOQOL-26

WHOでは，QOLを「個人が生活する文化や価値観のなかで，目標や期待，基準および関心にかかわる自分自身の人生の状況についての認識」と定義づけている．1992年に国際的に共有できるQOL尺度の開発を目指して，プロジェクトチームが結成され，約300項目の試案を作成し，フィールド調査を経て，1994年にWHOQOL-100が考案された．その後，臨床適応を考慮して改めてフィールド調査が繰り返され，1997年にWHOQOL-26が開発された[14]．

この尺度も代表的な包括的尺度の1つで，内容は身体領域，心理的領域，社会的領域，環境の4つの領域からなる24項目の設問から構成され，これに概括評価の2問を加えた全26項目間からなる質問紙となっている．各項目は1～5の5段階で評価される．

中根らは統合失調症とうつ病患者およびその家族に対してWHOQOLを用いた調査を実施し，統合失調症患者においては一般住民やうつ病患者より平均QOLは低いこと，さらに妄想や陰性症状があればQOLは低くなること，調査時年齢の上昇につれて平均QOLは上昇することなどが報告されている[15]．

C │ クオリティ・オブ・ライフ評価尺度（QLS）

QLS（Quality of Life Scale）はHeinrichsらによって開発された統合失調症に対する疾病特異的QOL尺度である．わが国では宮田らによって日本語版が作成され，信頼性と妥当性がすでに確認されている[16]．

QLSはMaryland Psychiatric Research Centerで1980年に開発されたQuality of Life Scheduleをもとにして，統合失調症の欠損症状と，それに伴う対人関係や生活場面での機能低下を評価する内容で構成されている．評価内容は①対人関係と社会的ネットワーク（8項目），②仕事・学校・家事などの役割遂行（4項目），③精神内界の基礎（6項目），④一般的所持品と活動（2項目），の4因子で構成される全21項目からなる評価尺度である．評価はトレーニングを受けた臨床家による半構造化面接によって採点され，各項目を0点（最も障害が重い）～6点（正常または障害がない）の7段階で評価し，最終的に因子ごとに合計した因子得点と，全項目を合計した総得点を算出する．評価時間はおおよそ45分程度である．

評価対象となるのは地域で生活する統合失調症をもつ人であり，外来通院中の者，デイケアや職業リハビリテーション，訪問サービスなどを利用している者が主な対象となる．さらに，グループホームや援護寮などに入所している者もこの評価尺度の適用となっているが，入院中の患者は対象とならない．

D │ Schizophrenia Quality of Life Scale 日本語版（JSQLS）

統合失調症をもつ人のQOLを評価するにあたり，疾病特異的でかつ自己評価式であるほうがより臨床現場での実用性が高いと考えられるが，JSQLSはその条件を満たしたQOL尺度である．これは，Wilkinsonらが2000年に統合失調症患者の認知と関心を評価する尺度として開発したSchizophrenia Quality of Life Scale（SQLS）を，兼田らが邦訳したものである[17]．すでにSF-36やWHOQOL-26などを用いてわが国での信頼性・妥当性の検証も行われている[18]．

評価領域は①心理社会関係，②動機/活力，③症状/副作用の3領域全30項目の質問で構成されている．例えば，希望がもてない（心理社会関係），何かをする気力に欠けていることがある（動機/活力），口が乾いて困る（症状/副作用）などの設問に対して，0点から4点まで5段階で回答する〔0点：一度もない，1点：ほとんどない，2点：時々ある，3点：よくある（よく思う），4点：いつもある（いつも思う）〕．臨床研究などでの評価で利用しやすい評価尺度であると考えられる．

統合失調症をもつ人の生活機能とQOLの評価について，その重要性および必要性について触れ，代表的な評価尺度を概説した．統合失調症をもつ人の地域支援が推進される時代において，対象者の生活機能を客観的かつ具体的に評価することは，支援計画を立案したり，その成果を振り返るうえでも必要である．このような評価の重要性に対する認識が広がり，様々な評価尺度の適用に関する研究が実施されている．しかし，前述の通り現在は欧米で考案された尺度を邦訳したものが多い．今後は国際的にも通用する生活機能やQOLの尺度が，わが国でも開発されることが期待される．

【文献】
1) リバーマン RP（著），西園昌久（総監修），池淵恵美（監訳）：精神障害と回復—リバーマンのリハビリテーション・マニュアル．星和書店，2011
2) World Health Organization: International Classification of Functioning, Disability and Health (ICF), Geneva, 2001（http://www.who.int/classifications/icf/en/）
3) 厚生労働省（訳），障害福祉研究会（編）：ICF 国際生活機能分類—国際障害分類改定版．中央法規出版，2002
4) American Psychiatric Association: Quick Reference to the Diagnostic Criteria from DSM-Ⅳ-TR. APA, 2000〔髙橋三郎，大野裕，染矢俊幸（訳）：DSM-Ⅳ-TR 精神疾患の分類と診断の手引，新訂版．医学書院，2003〕
5) Patterson TL, Goldman S, McKibbin CL, et al: UCSD Performance-Based Skills Assessment: development of a new measure of everyday functioning for severely mentally ill adults. Schizophr Bull 27: 235-245, 2001
6) Mausbach BT, Harvey PD, Goldman SR, et al: Development of a brief scale of everyday functioning in persons with serious mental illness. Schizophr Bull 33: 1364-1372, 2007
7) 住吉太幹，住吉チカ，Hemmi C：UCSD 日常生活技能簡易評価尺度（UCSD Performance-based Skills Assessment-Brief, UPSA-B）日本語版；実施および採点マニュアル．2011
8) Birchwood M, Smith J, Cochrane R, et al: The Social Functioning Scale. The development and validation of a new scale of social adjustment for use in family intervention programmes with schizophrenic patients. Br J Psychiatry 157: 853-859, 1990
9) 根本隆洋，藤井千代，三浦勇太，他：社会機能評価尺度（Social Functioning Scale；SFS）日本語版の作成および信頼性と妥当性の検討．日本社会精神医学会雑誌 17：188-195，2008
10) Harvey PD, Davidson M, Mueser KT, et al: Social-Adaptive Functioning Evaluation (SAFE): a rating scale for geriatric psychiatric patients. Schizophr Bull 23: 131-145, 1997
11) 岩崎晋也，宮内勝，大島巌，他：精神障害者社会生活評価尺度の開発とその意義．精神科診断学 5：221-231，1994
12) Fukuhara S, Bito S, Green J, et al: Translation, adaptation and validation of the SF-36 Heal th Survey for use in Japan. J Clin Epidemiol 51: 1037-1044, 1998
13) Fukuhara S, Ware JE, Kosinski M, et al: Psychometric and clinical tests of validity of the Japanese SF-36 Health Survey. J Clin Epidemiol 51: 1045-1053, 1998
14) 田崎美弥子，中根允文：WHOQOL 短縮版（WHOQOL-26）使用手引．金子書房，1997
15) 中根允文（研究代表者）：精神疾患における QOL 評価の研究．平成 11・12 年度科学研究費補助金研究成果報告書，2001
16) 宮田量治，藤井康男（訳）：クオリティ・オブ・ライフ評価尺度増補改訂．星和書店，2001
17) 兼田康宏，今倉章，大森哲郎：The Schizophrenia Quality of Life Scale 日本語版（JSQLS）．精神医学 46：737-739，2004
18) Kaneda Y, Imakura A, Fujii A, et al: Schizophrenia Quality of Life Scale: validation of the Japanese version. Psychiatry Res 113: 107-113, 2002

（岩田 和彦）

第42章

ハイリスク・病前特徴・パーソナリティ評価

1 ハイリスクとは？

統合失調症を始めとする精神病性疾患の発症リスクに関する研究は，これまで数多くの研究が行われてきた．特に1990年以降，一般人口における精神病様体験の疫学研究と，精神病早期介入の臨床研究が合流したことで，ハイリスク研究とハイリスク者への早期支援の研究・実践が非常に盛んになってきた．

一般人口における精神病様体験(PLEs；psychotic-like experiences)の体験率に関する大規模な疫学研究から，一般人口において，これまで考えられていた以上に幻覚様体験や妄想様観念の体験率が高いことが明らかになった．そして，一般人口における精神病様体験と，精神病性疾患での幻覚・妄想の間の「連続体理論」が注目されるようになった．

一方臨床研究では，精神病未治療期間(DUP；duration of untreated psychosis)が，統合失調症の予後を左右することが明らかになり，統合失調症の早期支援研究が進められてきた．2000年に入って以降，前駆期(prodrome)や精神病発症リスク状態(ARMS；at risk mental state, UHR；ultra high risk, CHR；clinical high risk)に関する研究や実践が盛んに行われるようになった．

本章では，①一般人口における精神病様体験と精神病症状との連続性についてのシステマティックレビューと，②発症リスク危険状態のアセスメントと発症予測に関するメタ分析を紹介する．そのうえで，ハイリスク評価に関する今後の課題について述べる．

2 一般人口における精神病様体験と精神病症状との連続性について

JaspersやSchneiderらの記述精神病理学による古典的な定義以来，幻覚や妄想は統合失調症の一級症状とされ，「精神病症状」と呼ばれてきた．一定の精神病症状があることが，統合失調症と診断する重要な基準とされてきた．しかし，精神病症状は，統合失調症を持つ人だけでなく，うつ病やその他の精神疾患にもみられる．また，一般人口においても精神病症状に類似した体験(精神病様体験，PLEs)は，統合失調症の発症率よりも高い頻度でみられることが，近年の疫学調査で明らかになってきた．

疫学調査のエビデンスを受けて，近年では，精神病症状-精神病様体験を連続的にとらえる「連続体理論」が注目されている．一般人口を対象とした精神病様体験の疫学調査は，これまで数多く行われてきているが，体験の種類や聴き方によって，体験率にかなりの幅があった．これまでの精神病様体験の疫学調査をまとめたシステマティック・レビュー[1]によれば，幻覚や妄想をまとめた精神病症状の一般人口における体験率は，1950～2007年の研究から基準に該当する48の研究・35母集団(コホート)で，195の指標について体験率

表42-1　精神病様体験の疫学調査結果

調査母集団	体験率(%)			1年間発生率(%)			文献
	幻覚	妄想	混合	幻覚	妄想	混合	
日本・愛知県・学校調査	21.3	—	—				2)
ニュージーランド・クライストチャーチ	1.8	10.0	9.1				3)
アメリカ・DSM-IV診断システム妥当性評価・プライマリケア	1.2	0.9	1.0				4)
ニュージーランド・ダニーディンコホート	10.6	16.2	8.2	11.3	14.9	—	5, 6)
ミュンヘン・EDSPコホート	4.6	15.7	16.5	—	—	7.8	7, 8)
アメリカ・ECA調査	8.3	2.9	3.4	3.0	0.9	1.0	9-12)
ギリシャ・全国空軍訓練センター調査	3.2	5.4	4.8				13)
アイスランド・出生コホート	11.7	—	—				14)
イスラエル・青年期コホート	—	40.3	—				15)
イギリス・リバプール大学・学生調査	15.3	—	—				16)
アメリカ・プライマリケア調査	10.0	6.3	13.4				17)
アメリカ・カリフォルニア州フレズノ・メキシコ系アメリカ人有病率調査	4.4	4.7	12.5				18)
アメリカ・ケンタッキー州マーレイ州立大学・学生	22.5	—	—				19)
アメリカ・ケンタッキー州マーレイ州立大学・学生	22.8	—	—				19)
イギリス・全国精神疾患有病率調査①	0.6	0.3	—				20)
イギリス・全国精神疾患有病率調査②	2.5	8.7	7.9	0.6	2.5	2.9	21, 22)
イギリス・全国精神疾患有病率調査④	2.6	—	—				23)
オーストラリア・全国メンタルヘルス/ウェルビーイング調査	—	1.7	—				24, 25)
オランダ・メンタルヘルス/有病率調査	3.3	1.7	4.0	—	—	2.0	26-28)
アメリカ・北フロリダ家庭調査	11.0	—	—				29)
スペイン・ナバーラ州パンプローナコホート	—	17.7	—				30)
イギリス・PDI標準化調査	—	25.2	—				31)
イギリス・PDI21項目版標準化調査	—	29.8	—				32)
5か国・睡眠疫学調査	—	1.6	—				33)
イギリス・南東ロンドン・学校調査	28.6	17.7	58.9				34)
オーストラリア・ビクトリア州・学校調査	25.5	30.2	—				35)
スイス・チューリッヒ青年調査	0.6	15.1	14.0				36)
ドイツ・チューリンゲン・学校調査	—	—	39.1				37)
アメリカ・全国有病率調査	7.1	4.9	9.4				38, 39)
アメリカ・全国有病率調査・再調査	4.9	0.5	8.6				40)
アメリカ・全国薬物乱用家庭調査	2.1	0.9	3.2				41)
ベルギー・リエージュ・学校調査	20.3	—	—				42)
オランダ・ユトレヒト大学・学生調査	12.9	—	—				43)
カナダ・ウィニペグ解離体験調査	6.2	5.4	4.0				44, 45)
オランダ・南ホラント州エラスムス医療センター/ソフィア子ども病院調査	3.1	—	—	3.4	—	—	46, 47)

・1950〜2007年7月までの文献から47論文を抽出：35母集団：体験率195指標/1年間発生率22指標算出
・数値は論文に記載されている指標が1つの場合は，そのままの比率を記載．1つの論文に複数の指標が記載されている場合は，複数の比率の中央値を記載．

(van Os J, Linscott RJ, Myin-Germeys I, et al: A systematic review and meta-analysis of the psychosis continuum: evidence for a psychosis proneness-persistence-impairment model of psychotic disorder. Psychol Med 39: 179-195, 2009 より一部改変)

表 42-2　精神病様体験の疫学調査結果を総合した結果

体験の種類	体験の種類	指標数	パーセンタイルごとの比率				
			10%	25%	50%	75%	90%
体験率	①幻覚	72	1%	1%	4%	8%	21%
	②妄想	54	0%	1%	6%	17%	25%
	③混合(幻覚+妄想)	69	2%	4%	7%	16%	23%
	①〜③すべて含めた体験率	195	1%	2%	5%	14%	23%
1年間発生率	①幻覚	6	1%	1%	2%	4%	8%
	②妄想	5	1%	1%	4%	11%	16%
	③混合(幻覚+妄想)	11	1%	1%	3%	7%	11%
	①〜③すべてを含めた1年間発生率	22	1%	1%	3%	9%	11%

・体験率(195指標)の中央値：5.3%，1年間発生率(22指標)の中央値：3.1%
(van Os J, Linscott RJ, Myin-Germeys I, et al: A systematic review and meta-analysis of the psychosis continuum: evidence for a psychosis proneness-persistence-impairment model of psychotic disorder. Psychol Med 39: 179-195, 2009 より)

が算出されている(表 42-1)[1-47]．幻覚や妄想をまとめた何らかの精神病症状の体験率を示す195の指標の中央値は，5.3% であった．また，縦断研究により，1年間発生率を調べた研究からは，22指標について1年間発生率が算出されており，1年間発生率に関する22指標の中央値は，3.1% であった(表 42-2)[1]．精神病様体験の体験頻度は，一般人口において，精神病性障害の発症率よりも高い値であった．

加えて，一般人口における精神病様体験の体験率に影響を与える要因と，精神病有病率に影響を与える要因が共通していたことも分かっている[1]．一般人口において精神病様体験の体験率を上げるリスク要因として，①教育歴の短さ〔オッズ比(OR)=1.24，95%CI：1.12〜1.38〕，②無職であること(OR=1.63，95%CI：1.38〜1.92)，③移民であること(OR=1.20，95%CI：1.01〜1.43)，④民族的マイノリティであること(OR=1.81，95%CI：1.51〜2.16)，⑤低所得であること(OR=1.32，95%CI：1.14〜1.52)，⑥結婚していないこと(OR=1.72，95%CI：1.46〜2.02)，⑦男性であること(OR=1.12，95%CI：1.03〜1.21)，⑧アルコール摂取(OR=1.93，95%CI：1.49〜2.50)，⑨大麻使用(OR=2.59，95%CI：2.04〜3.27)，⑩その他の薬物使用(OR=3.59，95%CI：2.44〜5.28)，⑪大きなライフイベントやトラウマによるストレス(OR=2.15，95%CI：1.82〜2.54)，⑫都市生活(OR=1.25，95%CI：1.17〜1.33)がメタ分析の結果からも示されている．これらのリスク要因は，精神病性障害の発症リスク要因とほぼ共通しており，このことが「連続体理論」のエビデンスと考えられている．

3　ハイリスクはどのくらいのリスクなのか？〜発症リスク危険状態のアセスメントと発症予測

一方，統合失調症を始めとする精神病性障害の臨床研究からは，明らかな精神病症状が出現する前に，いわゆる「前駆症状」が存在することは古くから知られていた．精神病性障害の患者の体験を，後方視的に振り返って調べた研究から，精神病症状を発症する前に，抑うつ気分や不安，攻撃的な行動や自殺念慮・自殺企図などの精神疾患全般に見られる非特異的な症状が出てくることが知られている．また，精神病症状の発症に近い段階になると，猜疑心や「他の人から悪く思われている」という思い込みなど，弱い閾値下の精神病症状を体験していることも，古くから知られていた．

また，このような症状とは別に，前駆期に，外からは目立ちにくい認知的・感情的・社会的障害を，患者自身が体験していることも報告されている．これらの微細な認知的・感情的・社会的障害は，陽性症状のベースになるという意味で「基底症状(basic symptom)」と呼ばれている．

これらの前駆症状は，1990年代以前にも後方視的な研究が数多く行われていたが，1990年代以降，特に2000年以降に，精神病性障害の前駆症状を同定し，前方視的な予測力を検証したうえで，精神病性障害への早期介入・早期支援につなげる研究が盛んに行われるようになった．最近の研究・実践では，ハイリスク状態を同定する際に，①弱い精神病症状（APS；attenuated psychotic symptoms）が存在すること，②短期限定の間欠的な精神病症状（BLIPS；brief limited intermittent psychotic symptoms）が存在したこと，③遺伝的なリスクがあり，社会機能が低下していること（GRDS；genetic risk and deterioration syndrome），④微細な認知的・感情的・社会的障害，いわゆる「基底症状」（basic symptoms）があることの4つの指標が用いられている．どの基準をハイリスク状態の同定に用いるかは，研究グループによって違いがある．また，ハイリスク状態のアセスメントに用いるツールも，グループごとに違いがあるが，おおむねBPRS（Brief Psychiatric Rating Scale：簡易精神症状評価尺度）やPANSS（Positive and Negative Syndrome Scale for Schizophrenia：陽性陰性症状評価尺度）[48]など既存の症状評価尺度をベースに，独自の評価項目を追加して，指標を作成して利用している（表42-3）[49-76]．現在ハイリスク状態のアセスメントとして代表的なものは，①弱い精神病症状，②短期限定の間欠的な精神病症状，③遺伝的リスクと社会機能の低下を主に評価するCAARMS（Comprehensive Assessment of At Risk Mental State：精神病発症リスク状態包括評価[77]），SIPS（Structured Interview for Prodromal Syndromes：前駆症候群構造化面接[53]），④基底症状を主に評価するBSABS（Bonn Scale for the Assessment of Basic Symptoms：ボン基底症状評価尺度[78]）の3つである．それぞれの評価尺度と，発症予測因子，研究の動向の詳細については文献[79]を参照されたい．

発症リスク危険状態と評価された人が，その後どの程度精神病症状を発症するかは，評価方法や対象母集団，またフォローアップ期間によっても変わってくる．1996～2012年までの27の研究をまとめたメタ分析によれば，発症リスク危険状態と評価された時点から，1年後（12か月後）の発症率は21.7％（95％CI：16.6～27.8％），2年後の発症率は29.1％（95％CI：23.2～35.7％）となっている（表42-4）[49]．研究により発症率には差があるものの，おおむね3割程度の発症率であり，裏を返せば7割以上が2年後にも発症しないということがわかる．

4 今後の課題

本章では，精神病症状の「連続体理論」に関する疫学研究のエビデンスを紹介し，臨床研究における精神病発症リスク状態のアセスメントと発症予測に関するエビデンスを紹介した．精神病発症リスクのアセスメントに関する今後の課題は，①偽陽性の問題をいかにクリアしていくか，②発症リスク状態の当事者にどのような支援を提供していくのか，③精神病症状の発症予防だけが唯一の支援ターゲットではないことを認識しておくこと，の3点であると考える．①偽陽性の問題は，スティグマの問題と関連するだけでなく，過剰な治療介入につながらないよう，細心の注意が必要であると考えられる．特に副作用が生じる薬物療法の適用については，現在世界的にも議論が続いており，倫理的な面からも検討されている．この問題は，②発症リスク状態の当事者に，どのような支援を提供していくことが適切かという点にもかかわってくるだろう．発症リスク状態の当事者のニーズは非常に多様であり，顕在発症後早期の初回エピソード精神病の当事者と比較しても，既存の精神科医療以外の支援が非常に重要になってくるだろう．ターゲットとなる年齢層も非常に若く，学校と連携した進学・就学への支援が中心となるだろう．また，当事者の年齢（10代半ば～20代前半）を考慮すると，家族への支援も不可欠となる．必然的に，当事者のニーズに合わせた心理社会的支援が中心になると考えられる．また，社会生活が維持されているケースも多いため，サービス提供の場も当事者の生活に近い場で提供する

表 42-3 発症リスク危険状態に関する研究

研究拠点	リスクのタイプ	アセスメントツール	N	性比（女性%）	年齢	(SD)
オーストラリア・メルボルン PACE クリニック[50]	APS・BLIPS・GRDS	BPRS	33	26.0	19.0	—
オーストラリア・メルボルン PACE クリニック[51]	APS・BLIPS・GRDS	BPRS	20	—	—	—
ドイツ・多施設共同・早期発見研究・CER[52]	基底症状	BSABS	110	46.4	28.8	(9.8)
アメリカ・コネチカット州ニューヘイブン・PRIME[53]	APS・BLIPS・GRDS	SIPS/SOPS	14	—	17.9	(5.8)
オーストラリア・メルボルン・PACE クリニック[54]	APS・BLIPS・GRDS	BPRS	104	51.0	19.4	(3.5)
オーストラリア・ニューキャッスル・PAS[55]	APS・BLIPS・GRDS	BPRS	74	47.3	17.3	(2.8)
アメリカ・ニューヨーク・RAP プログラム[56]	APS	SIPS/SOPS	38	42.0	16.5	(2.2)
ドイツ・ケルン・早期発見支援センター[57]	基底症状	SPIA	146	30.8	24.4	(5.2)
オーストラリア・メルボルン・PACE クリニック[58]	APS・BLIPS・GRDS	BPRS	59	42.3	20.0	—
イギリス・マンチェスター・EDIE[59]	APS・BLIPS・GRDS	PANSS	60	30.0	22.0	(4.5)
アメリカ・ニューヨーク・RAP プログラム[60]	APS	SIPS/SOPS	48	39.6	15.8	(2.2)
オーストラリア・メルボルン・PACE クリニック[61]	APS・BLIPS・GRDS	CAARMS	119	—	18.3	—
スイス・バーゼル・早期発見クリニック[62]	APS・BLIPS・GRDS	BSIP	64	40.0	26.5	(8.6)
ドイツ・ミュンヘン・早期発見支援センター[63]	APS・BLIPS・基底症状	SPIA/SIPS	46	37.0	25.1	(5.9)
北米・多施設・NAPLS[64]	APS・BLIPS・GRDS	SIPS	377	37.9	18.2	—
ハンガリー[65]	APS・BLIPS・GRDS	CAARMS	67	46.3	21.0	—
スペイン・カンタブリア州[66]	APS・BLIPS・GRDS	SIPS	61	34.4	21.7	—
欧州4か国・多施設・EPOS[67]	APS・BLIPS・GRDS・基底症状	BSABS/SIPS	245	44.1	23.0	(5.2)
オーストラリア・メルボルン・PACE クリニック[68]	APS・BLIPS・GRDS	CAARMS	168	60.7	18.3	(2.7)
オーストラリア・メルボルン・PACE クリニック[69]	APS・BLIPS・GRDS	CAARMS	92	65.2	18.0	(3.0)
イギリス・ロンドン・OASIS[70]	APS・BLIPS・GRDS	CAARMS	122	42.6	23.4	(4.9)
スイス・バーゼル(Bruderholz)[71]	APS・BLIPS・GRDS	SIPS	72	40.3	20.3	(4.9)
アメリカ・ロサンゼルス[72]	APS・BLIPS・GRDS	SIPS	43	30.0	17.4	(3.5)
オランダ・アムステルダム[73]	APS・BLIPS・GRDS	SIPS	77	33.8	19.2	(3.8)
アメリカ・ロサンゼルス・多施設[74]	APS・BLIPS・GRDS	SIPS	90	32.2	15.6	(3.0)
オーストリア・ウィーン[75]	APS・BLIPS・GRDS	CAARMS	81	66.7	16.4	(2.0)
オランダ・ユトレヒト・オランダ精神病発症予測研究・DUPS[76]	APS・BLIPS・GRDS・基底症状	BSABS/SIPS/SOPS	72	30.5	15.3	(1.9)

(Fusar-Poli P, Bonoldi I, Yung AR, et al: Predicting psychosis: meta-analysis of transition outcomes in individuals at high clinical risk. Arch Gen Psychiatry 69: 220-229, 2012 より一部改変)

表 42-4 発症リスク危険状態同定後，フォローアップ期間による発症率の違い

フォローアップ期間	推定発症率(95％CI)	研究数
6か月後	17.7％(12.3〜24.9％)	9
12か月後	21.7％(16.6〜27.8％)	13
18か月後	26.9％(19.5〜35.9％)	4
24か月後	29.1％(23.2〜35.7％)	12
36か月後	31.5％(23.8〜35.0％)	6
36か月超	35.8％(29.6〜42.5％)	4

(Fusar-Poli P, Bonoldi I, Yung AR, et al: Predicting psychosis: meta-analysis of transition outcomes in individuals at high clinical risk. Arch Gen Psychiatry 69: 220-229, 2012 より)

ことが重要になるだろう．実際，英国・マンチェスターの早期支援チームは，発症リスク危険状態の当事者に認知行動療法を提供する際には，可能な限り当事者が希望する場で提供しており，かかりつけ医の診療所や，自宅へアウトリーチして認知行動療法を行っていた．わが国と英国とでは保健医療システムの違いがあるが，発症リスクの評価だけにとらわれることなく，ニーズに合わせた支援のためのアセスメントとして発症リスク評価を利用していくことが重要だと考えられる．

【文献】

1) van Os J, Linscott RJ, Myin-Germeys I, et al: A systematic review and meta-analysis of the psychosis continuum: evidence for a psychosis proneness-persistence-impairment model of psychotic disorder. Psychol Med 39: 179-195, 2009
2) Yoshizumi T, Murase S, Honjo S, et al: Hallucinatory experiences in a community sample of Japanese children. J Am Acad Child Adolesc Psychiatry 43: 1030-1036, 2004
3) Fergusson DM, Horwood LJ, Swain-Campbell NR: Cannabis dependence and psychotic symptoms in young people. Psychol Med 33: 15-21, 2003
4) Olfson M, Weissman MM, Leon AC, et al: Psychotic symptoms in primary care. J Fam Pract 43: 481-488, 1996
5) McGee R, Williams S, Poulton R: Hallucinations in nonpsychotic children. J Am Acad Child Adolesc Psychiatry 39: 12-13, 2000
6) Poulton R, Caspi A, Moffitt TE, et al: Children's self-reported psychotic symptoms and adult schizophreniform disorder: a 15-year longitudinal study. Arch Gen Psychiatry 57: 1053-1058, 2000
7) Spauwen J, Krabbendam L, Lieb R, et al: Sex differences in psychosis: normal or pathological?. Schizophr Res 62: 45-49, 2003
8) Spauwen J, Krabbendam L, Lieb R, et al: Evidence that the outcome of developmental expression of psychosis is worse for adolescents growing up in an urban environment. Psychol Med 36: 407-415, 2006
9) Eaton WW, Romanoski A, Anthony JC, et al: Screening for psychosis in the general population with a self-report interview. J Nerv Ment Dis 179: 689-693, 1991
10) Tien AY: Distributions of hallucinations in the population. Soc Psychiatry Psychiatr Epidemiol 26: 287-292, 1991
11) Tien AY, Anthony JC: Epidemiological analysis of alcohol and drug use as risk factors for psychotic experiences. J Nerv Ment Dis 178: 473-480, 1990
12) Tien AY, Eaton WW: Psychopathologic precursors and sociodemographic risk factors for the schizophrenia syndrome. Arch Gen Psychiatry 49: 37-46, 1992
13) Stefanis NC, Delespaul P, Smyrnis N, et al: Is the excess risk of psychosis-like experiences in urban areas attributable to altered cognitive development?. Soc Psychiatry Psychiatr Epidemiol 39: 364-368, 2004
14) Lindal E, Stefansson JG, Stefansson SB: The qualitative difference of visions and visual hallucinations: a comparison of a general-population and clinical sample. Compr Psychiatry 35: 405-408, 1994
15) Stueve A, Link BG: Gender differences in the relationship between mental illness and violence: evidence from a community-based epidemiological study in Israel. Soc Psychiatry Psychiatr Epidemiol 33: 61-67, 1998
16) Bentall RP, Slade PD: Reliability of a Scale Measuring Disposition Towards Hallucination. Personality and Individual Differences 6: 527-529, 1985
17) Olfson M, Lewis-Fernandez R, Weissman MM, et al: Psychotic symptoms in an urban general medicine practice. Am J Psychiatry 159: 1412-1419, 2002
18) Vega WA, Sribney WM, Miskimen TM, et al: Putative psychotic symptoms in the Mexican American population: prevalence and co-occurrence with psychiatric disorders. J Nerv Ment Dis 194: 471-477, 2006
19) Barrett TR, Etheridge JB: Verbal Hallucinations in Normals. 1. People Who Hear Voices. Applied Cognitive Psychology 6: 379-387, 1992
20) Brugha T, Singleton N, Meltzer H, et al: Psychosis in the community and in prisons: a report from the British National Survey of psychiatric morbidity. Am J Psychiatry 162: 774-780, 2005
21) Johns LC, Cannon M, Singleton N, et al: Prevalence and correlates of self-reported psychotic symptoms in the British population. Br J Psychiatry 185: 298-305, 2004
22) Wiles NJ, Zammit S, Bebbington P, et al: Self-reported psychotic symptoms in the general population: results from the longitudinal study of the British National Psychiatric Morbidity Survey. Br J Psychiatry 188: 519-526, 2006
23) Johns LC, Nazroo JY, Bebbington P, et al: Occurrence of hallucinatory experiences in a community sample and ethnic variations. Br J Psychiatry 180: 174-178, 2002

24) Degenhardt L, Hall W : The association between psychosis and problematical drug use among Australian adults: findings from the National Survey of Mental Health and Well-Being. Psychol Med 31: 659-668, 2001

25) Scott J, Chant D, Andrews G, et al: Psychotic-like experiences in the general community: the correlates of CIDI psychosis screen items in an Australian sample. Psychol Med 36: 231-238, 2006

26) Bak M, Myin-Germeys I, Delespaul P, et al: Do different psychotic experiences differentially predict need for care in the general population?. Compr Psychiatry 46: 192-199, 2005

27) Hanssen M, Bak M, Bijl R, et al: The incidence and outcome of subclinical psychotic experiences in the general population. Br J Clin Psychol 44: 181-191, 2005

28) van Os J, Hanssen M, Bijl RV, et al: Strauss (1969) revisited: a psychosis continuum in the general population?. Schizophr Res 45: 11-20, 2000

29) Schwab ME: A study of reported hallucinations in a southeastern county. Ment Health Soc 4: 344-354, 1977

30) Lopez-Ilundain JM, Perez-Nievas E, Otero M, et al: Peter's delusions inventory in Spanish general population: internal reliability, factor structure and association with demographic variables (dimensionality of delusional ideation). Actas Esp Psiquiatr 34: 94-104, 2006

31) Peters ER, Joseph SA, Garety PA: Measurement of delusional ideation in the normal population: introducing the PDI (Peters et al. Delusions Inventory). Schizophr Bull 25: 553-576, 1999

32) Peters E, Joseph S, Day S, et al: Measuring delusional ideation: the 21-item Peters et al. Delusions Inventory (PDI). Schizophr Bull 30: 1005-1022, 2004

33) Ohayon MM, Schatzberg AF: Prevalence of depressive episodes with psychotic features in the general population. Am J Psychiatry 159: 1855-1861, 2002

34) Laurens KR, Hodgins S, Maughan B, et al: Community screening for psychotic-like experiences and other putative antecedents of schizophrenia in children aged 9-12 years. Schizophr Res 90: 130-146, 2007

35) McGorry PD, McFarlane C, Patton GC, et al: The prevalence of prodromal features of schizophrenia in adolescence: a preliminary survey. Acta Psychiatr Scand 92: 241-249, 1995

36) Rossler W, Riecher-Roessler A, Angst J, et al: Psychotic experiences in the general population: A twenty-year prospective community study. Schizophr Res 92: 1-14, 2007

37) Wolfradt U, Straube ER: Factor structure of schizotypal traits among adolescents. Personality and Individual Differences 24: 201-206, 1998

38) Kendler KS, Gallagher TJ, Abelson JM, et al: Lifetime prevalence, demographic risk factors, and diagnostic validity of nonaffective psychosis as assessed in a US community sample - The National Comorbidity Survey. Arch Gen Psychiatry 53: 1022-1031, 1996

39) Shevlin M, Murphy J, Dorahy MJ, et al: The distribution of positive psychosis-like symptoms in the population: A latent class analysis of the National Comorbidity Survey. Schizophr Res 89: 101-109, 2007

40) Kessler RC, Birnbaum H, Demler O, et al: The prevalence and correlates of nonaffective psychosis in the National Comorbidity Survey Replication (NCS-R). Biol Psychiatry 58: 668-676, 2005

41) Mojtabai R: Psychotic-like experiences and interpersonal violence in the general population. Soc Psychiatry Psychiatr Epidemiol 41: 183-190, 2006

42) Laroi F, Marczewski P, Van der Linden M: Further evidence of the multi-dimensionality of hallucinatory predisposition: factor structure of a modified version of the Launay-Slade Hallucinations Scale in a normal sample. European Psychiatry 19: 15-20, 2004

43) Aleman A, Nieuwenstein MR, Bocker KBE, et al: Multi-dimensionality of hallucinatory predisposition: factor structure of the Launay-Slade Hallucination Scale in a normal sample. Personality and Individual Differences 30: 287-292, 2001

44) Ross CA, Joshi S: Schneiderian Symptoms and Childhood Trauma in the General-population. Compr Psychiatry 33: 269-273, 1992

45) Ross CA, Joshi S, Currie R: Dissociative Experiences in the General-population. Am J Psychiatry 147: 1547-1552, 1990

46) Dhossche D, Ferdinand R, van der Ende J, et al: Diagnostic outcome of self-reported hallucinations in a community sample of adolescents. Psychol Med 32: 619-627, 2002

47) Ferdinand RF, van der Ende J, Verhulst FC: Associations between visual and auditory hallucinations in children and adolescents, and tobacco use in adulthood. Soc Psychiatry Psychiatr Epidemiol 39: 514-520, 2004

48) Kay SR, Fiszbein A, Opfer LA: The positive and negative syndrome scale (PANSS) for schizophrenia. Schizophr Bull 13: 261, 1987

49) Fusar-Poli P, Bonoldi I, Yung AR, et al: Predicting psychosis: meta-analysis of transition outcomes in individuals at high clinical risk. Arch Gen Psychiatry 69: 220-229, 2012

50) Yung AR, McGorry PD, McFarlane CA, et al: Monitoring and care of young people at incipient risk of psychosis. Schizophr Bull 22: 283-303, 1996

51) Yung AR, Phillips LJ, McGorry PD, et al: Prediction of psychosis - A step towards indicated prevention of schizophrenia. Br J Psychiatry 172: 14-20, 1998

52) Klosterkotter J, Hellmich M, Steinmeyer EM, et al: Diagnosing schizophrenia in the initial prodromal phase. Arch Gen Psychiatry 58: 158-164, 2001

53) Miller TJ, McGlashan TH, Rosen JL, et al: Prodromal assessment with the structured interview for prodromal syndromes and the scale of prodromal symptoms: predictive validity, interrater reliability, and training to reliability. Schizophr Bull 29: 703, 2003

54) Yung AR, Phillips LJ, Yuen HP, et al: Risk factors for psychosis in an ultra high-risk group: psychopathology and clinical features. Schizophr Res 67: 131-142, 2004

55) Mason O, Startup M, Halpin S, et al: Risk factors for transition to first episode psychosis among individuals with'at-risk mental states'. Schizophr Res 71: 227-237, 2004
56) Lencz T, Smith CW, McLaughlin D, et al: Generalized and specific neurocognitive deficits in prodromal schizophrenia. Biol Psychiatry 59: 863-871, 2006
57) Schultze-Lutter F, Klosterkötter J, Picker H, et al: Predicting first-episode psychosis by basic symptom criteria. Clin Neuropsychiatry 4: 11-22, 2007
58) Phillips LJ, McGorry PD, Yuen HP, et al: Medium term follow-up of a randomized controlled trial of interventions for young people at ultra high risk of psychosis. Schizophr Res 96: 25-33, 2007
59) Morrison AP, French P, Parker S, et al: Three-year follow-up of a randomized controlled trial of cognitive therapy for the prevention of psychosis in people at ultrahigh risk. Schizophr Bull 33: 682-687, 2007
60) Cornblatt BA, Lencz T, Smith CW, et al: Can antidepressants be used to treat the schizophrenia prodrome?. Results of a prospective, naturalistic treatment study of adolescents. J Clin Psychiatry 68: 546-557, 2007
61) Yung AR, Nelson B, Stanford C, et al: Validation of "prodromal" criteria to detect individuals at ultra high risk of psychosis: 2 year follow-up. Schizophr Res 105: 10-17, 2008
62) Riecher-Roessler A, Pflueger MO, Aston J, et al: Efficacy of Using Cognitive Status in Predicting Psychosis: A 7-Year Follow-Up. Biol Psychiatry 66: 1023-1030, 2009
63) Koutsouleris N, Schmitt GJE, Gaser C, et al: Neuroanatomical correlates of different vulnerability states for psychosis and their clinical outcomes. Br J Psychiatry 195: 218-226, 2009
64) Woods SW, Addington J, Cadenhead KS, et al: Validity of the Prodromal Risk Syndrome for First Psychosis: Findings From the North American Prodrome Longitudinal Study. Schizophr Bull 35: 894-908, 2009
65) Keri S, Kiss I, Kelemen O: Effects of a neuregulin 1 variant on conversion to schizophrenia and schizophreniform disorder in people at high risk for psychosis. Mol Psychiatry 14: 118-119, 2009
66) Lemos-Giraldez S, Vallina-Fernandez O, Fernandez-Iglesias P, et al: Symptomatic and functional outcome in youth at ultra-high risk for psychosis: A longitudinal study. Schizophr Res 115: 121-129, 2009
67) Ruhrmann S, Schultze-Lutter F, Salokangas RKR, et al: Prediction of psychosis in adolescents and young adults at high risk: results from the prospective European prediction of psychosis study. Arch Gen Psychiatry 67: 241, 2010
68) Nelson B, Yung AR: Can clinicians predict psychosis in an ultra high risk group? Aust N Z J Psychiatry 44: 625-630, 2010
69) Bechdolf A, Thompson A, Nelson B, et al: Experience of trauma and conversion to psychosis in an ultra-high-risk (prodromal) group. Acta Psychiatr Scand 121: 377-384, 2010
70) Demjaha A, Valmaggia L, Stahl D, et al: Disorganization/cognitive and negative symptom dimensions in the at-risk mental state predict subsequent transition to psychosis. Schizophr Bull 38: 351-359, 2012
71) Simon AE, Umbricht D: High remission rates from an initial ultra-high risk state for psychosis. Schizophr Res 116: 168-172, 2010
72) Sabb FW, van Erp TGM, Hardt ME, et al: Language network dysfunction as a predictor of outcome in youth at clinical high risk for psychosis. Schizophr Res 116: 173-183, 2010
73) Velthorst E, Nieman DH, Klaassen RMC, et al: Three-year course of clinical symptomatology in young people at ultra high risk for transition to psychosis. Acta Psychiatr Scand 123: 36-42, 2011
74) Mittal VA, Walker EF, Bearden CE, et al: Markers of Basal Ganglia Dysfunction and Conversion to Psychosis: Neurocognitive Deficits and Dyskinesias in the Prodromal Period. Biol Psychiatry 68: 93-99, 2010
75) Amminger GP, Schafer MR, Papageorgiou K, et al: Long-Chain omega-3 Fatty Acids for Indicated Prevention of Psychotic Disorders A Randomized, Placebo-Controlled Trial. Arch Gen Psychiatry 67: 146-154, 2010
76) Ziermans TB, Schothorst PF, Sprong M, et al: Transition and remission in adolescents at ultra-high risk for psychosis. Schizophr Res 126: 58-64, 2011
77) Yung AR, Yuen HP, McGorry PD, et al: Mapping the onset of psychosis: the Comprehensive Assessment of At‐Risk Mental States. Aust N Z J Psychiatry 39: 964-971, 2005
78) Klosterkötter J, Gross G, Huber G, et al: Evaluation of the "Bonn Scale for the Assessment of Basic Symptoms-BSABS" as an instrument for the assessment of schizophrenia proneness: A review of recent findings. Neurology Psychiatry and Brain Research 5: 137-150, 1997
79) Yung AR, Klosterkotter J, Cornblatt B, et al: ARMSと予測. In Jackson HJ, McGorry PD(eds): 早期精神病の診断と治療〔水野雅文, 鈴木道雄, 岩田仲生(監訳)〕. 医学書院, 2010

（山崎 修道）

第 43 章

自殺リスクの評価

　統合失調症は，患者に強い苦痛や全般的な精神活動の障害をもたらし，自殺の主要な原因となりうる精神障害である．自殺が患者に及ぼす影響はきわめて大きい．自殺は，統合失調症患者の死亡率増加分の 28％ を占めるとされており[1]，特に若年者では第一の死亡原因である[1,2]．一般人口と比べて統合失調症患者の自殺率は 8～10 倍だとされている[1,3,4]．統合失調症患者の 30～50％ が生涯に自殺を企図し[5-7]，4～10％ が自殺既遂に至るとされる[8]．

　統合失調症の治療において自殺リスクを適切に評価し，患者の自殺を防止することは，精神科医療の重要な課題である．本章では，その観点から，統合失調症の自殺の特徴，自殺リスク要因について概観し，自殺リスクの評価および自殺予防策について論じることにする．

1 統合失調症患者の自殺の特徴

　ここでは，患者の自殺の発生要因として重視されている特徴，そして病期ごとの自殺の特徴を示す．

A 自殺の発生要因

1. 自殺の背景，契機

　統合失調症患者では，他の精神障害の患者と同様に，近親者の死や離婚，社会的な孤立，病気や外傷，失業，経済的損失といった逆境やライフイベントが自殺の背景，契機となっていることが確認されている[9]．しかし，そのような自殺前のライフイベントは他の精神疾患と比べると頻度が少ないとされる（例えば，Heila ら[10]では 3 か月前にライフイベントのある自殺者の比率が統合失調症 46％，その他の精神疾患 83％ であった）．自殺未遂でも統合失調症患者に他の精神障害患者よりも直前のライフイベントが少ないことが報告されている[11]．また，精神科病院の入院や退院といった治療環境の変化も自殺の契機になることが知られている[10,12,13]．

　自殺未遂の既往は，他の精神障害でと同様，統合失調症患者の自殺既遂の背景要因として重視されている[3,4,9]．しかし自殺未遂の既往は，他の精神障害患者よりも統合失調症患者において頻度が少ないことが見出されている[11]．反面，自殺未遂の方法では，他の精神障害と比較して致死性の高い方法を選択する傾向があるとされる[5]．

2. 精神病症状

　精神病症状は，統合失調症の主要症状であると同時に，自殺を発生させる重要な要因である[14,15]．典型的なのは，精神病症状の中で現実検討力が失われて現実的でない理由で行われる自殺である．それは，統合失調症において他の疾患に比べて入院中の自殺が多いことに現れている[13]．そこで自殺が企図されるのは，「死んでしまえ」という内容の命令性の幻聴にコントロールされるとか，迫害妄想が著しい状態で「迫害者に殺され

るくらいなら，自分から死のう」と決意するとかの理由からである．また，病初期の緊張感の強い状態では，妄想気分（特に不安，緊迫感の強い世界没落体験と呼ばれる精神病症状）が発生し，「もうすぐ世界は破滅する．それなら潔く自分から死のう」と考えて自殺が企図されるケースがある．

さらに，統合失調症に由来する持続的な機能障害（多くが陰性症状）によって社会適応が困難になり絶望感が強まって自殺が実行されるケースも，統合失調症によって誘発される自殺に含まれるだろう．

3．うつ状態

統合失調症の経過中にはうつ状態がしばしば発生する．慢性の統合失調症患者の30〜60%が経過中に重症の抑うつ状態となり，抗うつ薬による治療や入院治療が必要になったと報告されている[6]．患者の自殺は，うつ状態において多く発生する．自殺した統合失調症患者の65%が自殺前の数か月間に治療者に絶望感を訴えていたという報告がある[7]．また自殺した患者の心理学的剖検研究では，64%がうつ状態であったとされる[14]．しかし，他の疾患に比べると患者のうつ状態の程度が軽く，うつ状態と自殺との関連性は比較的低いと考えられる．

他の精神障害と比べて契機となるライフイベントや自殺未遂の既往が少ないことは，統合失調症患者の自殺や自殺未遂では，自殺にまで発展するプロセスが比較的目立たないということである．自殺した患者の79%で自殺が直前の診察において予想できなかったという報告がある[15]．

B｜疾病過程，病期と自殺との関連

統合失調症患者の自殺と病期との関連については，病初期に多い[2,16]，初回入院から6年以内もしくは発病から5〜10年後の寛解期に多い[7,17]，また，慢性期に多い[18]など，様々な指摘がなされている．

1．前駆期，病初期

統合失調症患者の自殺が前駆期，病初期に多いとする報告[2,16]では，その時期に発生する強い焦燥感，緊張感が自殺念慮や自殺衝動を強めるゆえだと論じられている．さらにここでは，治療が開始される前であることや，患者が精神病症状をどのようにとらえるかが定まっていない混乱状態の中にいることも自殺の発生要因となっていると考えられる．これに関連して，未治療期間が長くなると自殺リスクが高まるという指摘もなされている[16]．

2．急性期

急性期も自殺リスクの高い時期である．そこで特徴的なのは，活発な精神病症状によって判断力や行動統御などの精神機能が圧倒されている状態で自殺が発生することである．致死的な手段を用いた自殺企図を生き延びた患者からは，幻覚妄想そのものが最大の苦痛であり，一般的な心理社会的ストレスを超えるほど圧倒的であったと陳述される[19]．さらに精神病状態では，現実検討力を失った患者がサポートしてくれる身近な人々を見失い，絶対的な孤立の心理状態に陥っていることも事態を深刻化させる要因である．

3．急性期症状消退後の疲弊期

急性期症状が収束した後の治療的課題は，現実感覚を取り戻し，従来の対人関係（共同世界）の中に復帰することである．この時期の患者は，自分が病いを得たこと，そのために長期的な療養，リハビリテーションが必要となったことといった厳しい現実に直面することになる．その状況において将来の希望が喪なわれ，自己評価が低下することは自殺のリスクを高めると考えられている．治療のなかで得られる病識は，このような状態を招来することから，自殺の要因となりうることが議論されている[20,21]．すなわち，患者にしっかりした病識がある場合には，自らの障害の大きさなどの現実にそれだけ強く直面するため，自殺に通じる絶望感や自己評価の重大な毀損，現実の話題に取り組もうとする意欲の沮喪が生じやすい[22]ので

ある．

　急性期後の疲弊期は，精神病後抑うつ（うつ状態）の好発時期でもある．ここで生じるうつ状態は，患者の精神機能を悪化させ，絶望感を強める．この状態で企図される自殺では，家族との関係が悪化し，患者がそのサポートを受けがたい状況となっていることが指摘されている[19]．

4. 慢性期

　統合失調症の自殺の多くが精神病症状が明らかでない，もしくはそれが少ない慢性期に生じていることが指摘されている．統合失調症患者の自殺のうち65%が寛解期に生じたとする報告がある[18]．患者の多くでは，感情鈍麻，会話の貧困化，ひきこもりなどの陰性症状が持続的に認められていた．この状態では，ストレス対処能力や現実的問題に取り組む力の減弱が生じている．さらに患者は，リハビリテーションを行い，社会的適応や自立を目指す中で，様々な困難に遭遇する．その状況では，うつ状態や希死念慮が深まり，さらに挫折体験，孤独，絶望感が重なり，自殺が企図されるに至ることがありうる．このような患者の自殺リスクは，長期に渡って持続すると考えるべきである．

2　自殺のリスク要因

　従来の研究では，統合失調症患者の自殺のリスク要因として多くのものが挙げられている．それを表43-1に示す．

　既往の自殺未遂の存在は，一般人口や他の精神障害の患者でそうであるのと同様，統合失調症患者での最も強力な自殺既遂のリスク要因である．さらに，希死念慮，絶望感などの自殺に関連する精神症状も重要である．

　反対に，自殺を予防する要因としては，社会的サポートの存在，人生に満足していること，対処技能が高いことなどが記述されている[9]．

表43-1　統合失調症の自殺リスク要因

- 自殺のリスク要因　人口統計学的要因
    男性[4,9,23]
    独身[9,23]
    比較的（他の精神障害の自殺よりも）若年[9,23]
    逆境・ライフイベント　失業，喪失・離別の体験[9,23]
    自殺企図など自殺企図歴がある[3,4,9,23,24]
    希死念慮[12,23]
    自殺の計画[23,24]
- 精神症状，精神障害など
    妄想に支配された行動[9]
    命令形式の幻聴[9,23]
    病型下位分類（妄想型＞解体型）[9,23]
    抑うつ（うつ病）[9,24]
    絶望感[8,9,23]
    心気症状[17,23]
    アルコールや他の物質使用障害[4,9,23]
    暴力の既往，衝動性[9,23]
    パーソナリティ障害[23]
    身体疾患の合併[23]
- 治療経過
    発病や初回入院時の年齢が若いこと[9,23]
    何度も再発を繰り返しながら慢性化し悪化する経過[9,23]
    再発や入院回数が多いこと[9,23]
    薬物反応性の乏しさ[25]
    専門的職業技能の喪失[24]
- 患者の治療への態度
    治療に対する否定的な態度[9,23]
    不規則な服薬[25]
- 治療要因
    不適切な薬物療法[25]
    薬物反応性の乏しさ[25]
    錐体外路系副作用，アカシジア[7,23]
- 能力，性格など
    高い知能，高い適応レベル，病前の高学歴，高い知能，目標が高いこと[9,23]，
    病識がある[20,21,23]
    反対に失業や低い病前の適応レベルも自殺リスクとされることがある[9,23]

3　臨床的対応：自殺を予防するために

　多くのリスク要因が明らかにされていても，実際に統合失調症患者の自殺を予測することは容易でない．多数のリスク要因を組み合わせて作成されたスケールを用いても，その予測能力は不十分であった[24]．

　しかし治療スタッフは，自殺予測方法が十分確

立されていないとしても，日常診療において患者の自殺リスクを評価し，それを予防する努力を重ねなくてはならない．

A 日常診療における自殺リスク評価

1. 日常臨床においてこころえるべきこと

統合失調症患者の治療では，自殺の可能性について日頃から注意を払うことが必要である[26]．すなわち，治療スタッフは，それぞれの臨床場面で，自殺リスクの評価を日常診療の一部として実施するのである．日常診療の自殺のリスク評価において特に臨床的有用性が高いのは，既往の（特に直近の）自殺未遂，希死念慮や絶望感，自殺の計画などの自殺についての患者の思いである．これらを聴取することができれば，自殺のリスク評価だけにとどまらず，それを治療的コミュニケーションの糸口として役立てることができる．

ここでは，患者に自発的に希死念慮を表出することが少ないという臨床的特徴のあることが問題になる．それゆえ，自殺念慮などのリスク要因の存在が疑われる場合には，治療スタッフから質問することを心がけるべきであるし，自殺のリスク徴候が強く疑われる場合には，患者が希死念慮を否定したとしても警戒を継続するべきケースも少なくない．また，これらのリスク要因を確認するためには，家族などの近親者や他の治療スタッフからの情報を重視することが有用である．

2. 急性期における注意点

急性期の自殺リスクに対しては，適切な薬物療法と精神療法的介入を行うことによってその原因となる不安や焦燥感を和らげることが重要である．希死念慮を口にしている，直前に自殺未遂があったなどのことから患者の自殺リスクが高いと判断されれば，診察でそれらを取り上げつつ，心理的サポートをする，家族の協力を求めるといった介入を行う．さらに入院治療の導入が検討されるのは，自殺の計画を口にするといった自殺リスクが特に高いと判断されるケースである．

入院治療の設定では，特に初回入院や入院初期において，自殺リスクを考慮しつつ注意深く患者を観察することが必要である．自殺未遂や希死念慮などの自殺に関連した症状に加えて，命令性の幻覚のような自己破壊的行動に通じる可能性のある精神病症状や衝動的行動が認められる場合も要注意である．また，行動制限の解除や，外泊，退院の際には，自殺リスクを評価し，その結果を治療チームや家族で共有することが重要である．

3. 急性期後の注意点

急性期を脱して現実に直面し始めた時期には，十分な心理的サポートによって，患者の抑うつや不安を低減させることが重要である．そのためには，希死念慮の出現などの自殺リスクを示す徴候と，それへの対処方法の教示を含む患者および家族を対象とする心理教育が有用である．病識が出現してきた患者では，現実に直面することが大きな負担になる可能性がある．特に現実的問題を深刻にとらえている患者では，家族や治療スタッフの心理的サポートが重要である[22,26]．

退院直後は，自殺が多く発生する時期であり，十分な注意が必要である[10,12,13]．外来診療を普段よりも頻回に行い，患者の苦悩や生活問題への対応の援助や心理的サポート，家族との協力関係の強化を図るべきである[26,27]．外来治療においても，心理的危機に見舞われた場合や自殺リスクの徴候が現れた場合には，同様の対応が必要である．また，経過中に生じる重大な生活状況の変化，生活上の悩み，抑うつ症状の出現の際には，希死念慮が強まるなどの自殺リスクの増大を想定しなくてはならない．自殺リスクが特に高い場合には，リスク低減を目的とする入院治療の導入を検討する．このような危機的状態に対応するために特に重要なのは，治療スタッフと家族やその他の支援者との協力，連携である[19,22,26]．

外来治療の目標である再発予防，社会的機能の維持もしくは緩やかな改善は，自殺予防にも大いに有効である[27]．患者の社会生活での孤立や，精神障害のために生じる絶望感，生活の中で直面する現実的問題を和らげることは，自殺予防の見地からも望ましいことである．そのための住居の供

給，心理的サポート，治療プログラムの実施は，積極的に行われるべきである[27]．

B 薬物療法など

薬物療法は，治療の重要な要素であり，それだけに，自殺予防の大きな力となる．抗精神病薬は，第一世代薬，第二世代薬を問わず，患者の自殺リスクを軽減すると考えられている[27-29]．自殺リスクの軽減と自殺未遂再発予防に特に効果があると認められているのはクロザピンである．それは，自殺率を75～85％も引き下げるほどの効果を示す[30]．それゆえ，クロザピンは現在，持続的に希死念慮や自殺関連行動を示す患者に対して考慮されるべき薬剤と見なされている[27,29]．

前節で記した自殺の発生に関連する薬物療法の問題，すなわち，自殺リスクとなりうるアカシジアや錐体外路系副作用，服薬アドヒアランスの不良といった問題は，診療技術の向上によって改善することができる[28]．自殺予防の観点からも薬物療法の適切な実施は，治療スタッフの重要な課題である．

電気けいれん療法（ECT；electroconvulsive therapy）も自殺リスクの高い患者に用いられることがある．統合失調症にうつ状態を合併した患者で，抑うつ症状が治療抵抗性である場合や，切迫した希死念慮や自殺企図がある場合には，ECT実施が検討される[27]．

多くの統合失調症患者の自殺では，唐突に自殺するという印象を与えることが記述されている[26]．それは，先に示したように，既往の自殺未遂や契機となるライフイベントが比較的少ないといった理由によるものと思われる．そこにはまた，精神病症状に支配されて生じる自殺から，現実の問題に追いつめられて起こる自殺までの様々なタイプがあることもその把握を困難なものにしている．それゆえ，患者の自殺予防では，治療の局面や病期のそれぞれにおいて，自殺リスクを考慮することが必要になる．

希死念慮など自殺についての患者の思いは日常診療において最も重要な自殺リスクの指標であるが，統合失調症患者ではむしろ，それを積極的に表出しないことが特徴となっている．それは，他者に積極的に助けを求めることをしない，苦悩を外に表出しないという彼らの気質的特徴のゆえかもしれない．われわれは，そのような患者の特徴に配慮しながら治療的コミュニケーションを重ねることによって，患者の苦悩への理解を深めてゆくことが必要である．

【文献】
1) Brown S: Excess mortality of schizophrenia. A meta-analysis. Br J Psychiatry 171: 502-508, 1997
2) Kann L, et al: Youth risk behavior surveillance--United States, 1999. MMWR CDC Surveill Summ 49: 1-32, 2000
3) Harris EC, Barraclough B: Excess mortality of mental disorder. Br J Psychiatry 173: 11-53, 1998
4) Nordentoft M, Mortensen PB, Pedersen CB: Absolute risk of suicide after first hospital contact in mental disorder. Arch Gen Psychiatry 68: 1058-1064, 2011
5) Radomsky ED, et al: Suicidal behavior in patients with schizophrenia and other psychotic disorders. Am J Psychiatry 156: 1590-1595, 1999
6) Fenton WS: Depression, suicide, and suicide prevention in schizophrenia. Suicide Life Threat Behav 30: 34-49, 2000
7) Drake RE, et al: Suicide among schizophrenics: a review. Compr Psychiatry 26: 90-100, 1985
8) Harkavy-Friedman JM, E Nelson: Management of the suicidal patient with schizophrenia. Psychiatr Clin North Am 20: 625-640, 1997
9) Montross LP, S Zisook, J Kasckow: Suicide among patients with schizophrenia: a consideration of risk and protective factors. Ann Clin Psychiatry 17: 173-182, 2005
10) Heila H, et al: Life events and completed suicide in schizophrenia: a comparison of suicide victims with and without schizophrenia. Schizophr Bull 25: 519-531, 1999
11) 林直樹，五十嵐雅，今井淳司，他：自殺関連行動を呈する精神科入院患者の診断と臨床特徴：都立松沢病院入院例の検討．精神神経誌 111：502-526，2009
12) Funahashi T, et al: A clinical study on suicide among schizophrenics. Psychiatry Clin Neurosci 54: 173-179, 2000
13) Meehan J, et al: Suicide in mental health in-patients and within 3 months of discharge. National clinical survey. Br J Psychiatry 188: 129-134, 2006
14) Heila H, et al: Suicide and schizophrenia: a nationwide psychological autopsy study on age- and sex-specific clinical characteristics of 92 suicide victims with schizophrenia. Am J Psychiatry 154: 1235-1242, 1997
15) Saarinen PI, J Lehtonen, J Lonnqvist: Suicide risk in

schizophrenia: an analysis of 17 consecutive suicides. Schizophr Bull 25: 533-542, 1999
16) Pompili M, et al: Suicide risk in first episode psychosis: a selective review of the current literature. Schizophr Res 129: 1-11, 2011
17) 宇田川雅彦：精神分裂病患者の自殺の危険因子―特に身体に関連する愁訴について．日本社会精神医学会雑誌 5：187-200，1997
18) Yarden PE: Observations on suicide in chronic schizophrenics. Compr Psychiatry 15: 325-333, 1974
19) 山口大樹，藤井千代，辻野尚久，他：統合失調症者における自殺行動とその予防に関する臨床的研究．日本社会精神医学会雑誌 18：34-51，2009
20) 梶谷哲男：精神分裂病の自殺：病識のある病者の自殺．精神医学 7：137-140，1965
21) Amador XF, et al: Suicidal behavior in schizophrenia and its relationship to awareness of illness. Am J Psychiatry 153: 1185-1188, 1996
22) 松浪克文：心理療法と自殺．季刊精神療法 13：106-117，1987
23) Pompili M, et al: Suicide risk in schizophrenia: learning from the past to change the future. Ann Gen Psychiatry 6: 10, 2007
24) Taiminen T, et al: The Schizophrenia Suicide Risk Scale (SSRS): development and initial validation. Schizophr Res 47: 199-213, 2001
25) Heila H, et al: Suicide victims with schizophrenia in different treatment phases and adequacy of antipsychotic medication. J Clin Psychiatry 60: 200-208, 1999
26) 高橋祥友：自殺 第 4 章 その他の重要な問題．佐藤光源，丹羽真一，井上新平（編）：統合失調症治療ガイドライン第 2 版．pp291-297，医学書院，2008
27) APA：Practice guideline for the treatment of patients with schizophrenia, second edition. Am J Psychiatry 161: 1-56, 2004
28) Palmer DD, Henter ID, Wyatt RJ: Do antipsychotic medications decrease the risk of suicide in patients with schizophrenia?. J Clin Psychiatry 60: 100-103; discussion 111-116, 1999
29) McEvoy JP, Scheifler PL, Frances A: The expert consensus guideline series: Treatment of schizophrenia 1999. J Clin Psychiatry 60: Suppl 11, 1999〔大野裕（訳）：精神分裂病の治療エキスパートコンセンサスガイドラインシリーズ．ライフサイエンス，2000〕
30) Reid WH, Mason M, Hogan T: Suicide prevention effects associated with clozapine therapy in schizophrenia and schizoaffective disorder. Psychiatr Serv 49: 1029-1033, 1998

（林　直樹）

第4部
統合失調症の治療

第八章

流合失調症の治療

4-1
治療計画策定

第44章 治療計画の立て方

　統合失調症の患者に限らず，精神障害の人の治療・支援を主治療者として担当する際に治療計画の立て方が難しいと感じる読者は多いと思われる．他の疾患や障碍についてもそうかもしれないが，精神障害ではその本質を理解するためには，生物・心理・社会的な多面的な視点が欠かせないので，診察室の中だけで治療プランを立てるのは難しいし，個別性が大きいので成書にあるガイドラインやアルゴリズムをどう適用していけばよいのか，戸惑う方もおられるだろう．良い治療計画を立てることは，患者や家族との治療同盟を作っていきつつ，その後の治療の成果を確実に上げていくうえで必須である．

　治療計画を立てるには，知識と経験と実行機能と社会的スキルを要する．多様な治療にかかわる知識を現実の患者の状況と突き合わせて，最善の治療法もしくは制約があって実施が難しければ次善の方法を選び出して，しかも自分の置かれている治療環境の中で実行可能なやり方を考え，治療スタッフと連携し，そして患者や家族の合意を得ていくという，重層的なステップだからである．1つの明確な正解があるわけではなく創造的であり，医学的治療であるだけでなくヒューマンサービスの本質的な要素を含んでいる．こうした複雑で熟練を要するプロセスを文章で示すことができるかどうか心もとないが，なるべく実際の判断過程に近づけて記述していきたいと考える．

　もう1つ大切なことは，現実の臨床場面で行われている治療計画を立てるという行為は，集める情報を一通り集めて，揺らぎのない計画を精密に作るといった作業ではないということである．相手とかかわりながら可能な情報収集をし，関係作りしながら当面のプランを立て，介入の反応を見ながらプランの更新・追加をしていくというようにしてらせん状に進みつつ，絶えず文脈が更新されていくプロダクトなのである．そうでなければ，実際のダイナミックな診療現場で役にたたない画餅になってしまう可能性がある．

　そうはいっても，体系的な治療計画を作らないというわけではない．治療の節目では明文化した体系的な計画を立て，患者と家族を含む治療チームで合意していく必要がある．また例えば自殺企図のリスクの評価など，どうしても抜きがたい，重要な項目がある．初診から始まって，維持療法期までのそれぞれのタイミングでの治療計画をどう立てるかについては，以下の記述は筆者の経験によっているのでもしかすると偏った内容になっている部分があるかもしれないが，そのかわり現実のダイナミックなプロセスが反映されている可能性もある．外来治療と入院治療の両方を含んだ想定になっているが，入退院時の治療計画についてはすでに大変実践的な論考[1]があるので，今回は取り上げなかった．

1 初診察時の治療計画

　初めての診察は，外来での時間的制約や本人の疲労などのことを考えると，せいぜい1時間半程

度が現実的ではないだろうか．この限られた時間の中で本人との関係作りを始めつつ，最低限の診断的情報は収集して，ともかくも何らかの治療行為を開始する必要がある．まずやるべきことは以下の5点である．

①患者や家族がなぜ来院したのかなるべく詳しく聞き，とりあえずの初診察時の目標を作る．
②家族歴，生育歴，既往歴，現病歴を聞き，「本人がどのような人でどのような生き方をしてきて，どんな困難があって病状が出てきたのか」，「家族をはじめとして本人を取り巻く支援と障壁はどんなものがあるのか」を知る．この過程のなかで「なぜ今苦しいのか」ということが治療者にも患者や家族にも浮き彫りになり，深く理解してもらえたという思いをもたれることが多い
③現病歴と現症から状態像診断をする．明確な症状が把握できれば診断も付けられるだろう
④身体状態（例えば高齢の人が数日きちんと飲食していない），希死念慮など緊急を要する点については必ず尋ね，情報を把握する
⑤最低限初回には投薬に備えて血液検査と心電図を測定する

以上のことを通して当面の治療計画を立てるが，その場で説明して当面の治療についての合意を得る必要があるので，簡潔・明瞭なものでないと役立たないし，次回以後の診療の中で更新していく柔軟性が必要となる．こうした判断の限界についてもわきまえておかなければならないだろう．

初診時の暫定的な治療計画については，初診医の頭の整理のためにもその後の治療の妥当性の検討のためにも，そして治療チームにいっしょに治療計画に参加してもらうためにも，カルテに簡単でよいから書いておく．時間のないなか大変であるが，医師自身の腕を磨くのに役立つだろう．

A 当面の治療計画についての患者説明

状態像（または診断）から，ご本人や家族の主訴にかんがみて，当面どのような治療を行うか（通常はまずは薬物療法だろう），その予想される効果と起こりうる副作用について簡潔に伝える．

不眠，不安など本人が最も苦痛に感じている症状がまず標的になるだろう．同時に幻聴など，本人が症状とは認識していないかもしれないが疾患治療のうえでは重要な標的についても，治療上大切であることを説明する．

統合失調症の治療では，薬物療法の適切な計画を立て，それについて十分にご本人や家族の協力が得られるかどうかは，治療の成否を握る比重を持っているが，本書では他章で詳しく述べられているので割愛する．初診時には薬物についての患者や家族の考え方やイメージを聞き，必要があれば正確な情報を提供し，最初の飲み心地について説明し，何か心配な変化があれば連絡できるように電話番号などを示して，不安を減らす努力をする．抗精神病薬についてはすぐに効果が得られるわけではないので，そのことについてよく説明しておく必要がある．特に初めて服薬する人では当初の過鎮静や不快な副作用などは薬物への不安をあおりやすく，今後の治療をやりにくくするので，慎重に初期量から増量する．そのために，適切な治療量を探し当てる時間が必要になるのでそこも理解してもらう．苦痛や混乱が強かったり，本人にとって不利益になる行動化があるなどの場合に，即時的な効果を期待して一時的に抗不安薬や睡眠導入薬の併用を行うこともある．そうしたことが難しい場合には，入院治療も考慮することになるだろう．

B 治療の場の選定・同意と療養環境の指示

入院治療が適切である場合については多くの成書によって説明されているのでここでは省略するが，治療上の見立てと起こりうる危険など，入院

治療を勧める理由をよく説明する．自殺企図のリスクが差し迫っているなどの例である．本人の同意が得られない場合もあるが，その理由はよく聞いて，誤った思い込みや偏見などについては正確な情報を説明する．外来にしても入院にしても，その場で治療する際に起こりうるリスクアセスメントはここでしておかねばならない．

病状によるリスクからの保護とともに，入院では保護的な療養環境を提供したり，積極的なリハビリテーションを行えるメリットがある．また十分な鑑別診断を行う場合にも入院は選択されるだろう．さらに病棟で24時間の生活をともにすることで心理・行動面での豊富な情報が得られるので，そうした点でも鑑別診断や治療計画についてのめどが立たない場合，入院を役立てることができる．保護的な環境という点では，例えば自宅で家事や育児のことが頭を離れない主婦にとっては，入院は大きな不安だろうが，育児などのサポート体制を整えることができれば，安心して休養でき病状の回復が早まる可能性がある．

入院生活について，簡潔で具体的なオリエンテーションをしたほうがよく，細かい病棟のルールなどは入院してからのこととして，あらましどんな生活を送ることになるのかを患者や家族がイメージできるとよい．筆者は病棟の見学をよくお勧めする．ベテランの看護師さんに丁寧に案内していただくことで，ぐっと入院への不安は低減するのがいつもの経験である．

外来治療を行う場合には，自宅での過ごし方を病状の見立てに基づき具体的に説明する．何を食べても大丈夫かなどの食事，睡眠などごく日常的なことから始まって，外出してもよいか，勉強してもよいかなど，こまごまとした懸念を持っていることが多いので，それについて本人の希望や考えも聞き，家族の考えも聞きながら具体的な方針を示す必要がある．もとよりこうしたことはその後の回復に伴って，本人が自立して判断・行動できるようになっていく．家族もイライラしているときはどうしたらいいかといった日常的なことから始まり，登校させてもよいかなどの大局にかかわる接し方について，多くの不安や疑問を抱えている．これも協働作業をしながら具体的に指針を出すことが，その後の治療関係づくりに役立つ．

初診時に診断書を求められることがあり，休養するためのわかりやすい「権利書」として診断書を職場などに提出することを勧めることもある．初診時には状態像診断と当面数週間程度の見通しを書くことになるだろう．これは本人を取り巻く環境にもたらす影響があるので，回復後の本人の処遇に関係する可能性があり，状況を聞きながら慎重に作業する．

C｜情報収集計画を立てて，説明する

誤りなく診断をつけ正確な治療計画を立てようと思えば，膨大な検査や情報収集が必要になるかもしれないが，現実的な制約がある．当然，実行可能性の高いものから優先順位を付けていく作業が求められる．そのうえで家族に情報収集を依頼するもの，予約する必要がある検査などについて説明し，同意をとる．わが国の外来治療の現状では，血圧測定や問診などについて看護師の協力を仰いだりする程度で外来初診時には医師単独で診断・治療計画の作業をすることが普通だろうが，初期の段階から治療チームにかかわってもらい，情報収集などの協力が得られれば，治療計画を多面的なものにする（精神症状だけではなく心理社会的側面についても把握する）ことで，治療の質を上げることに貢献できる．

・食事，睡眠，発熱や，血圧，体重，便通，顔色や皮膚の状態，歩行などの日常動作などの基本情報は問診票や初診時の面接を通じて収集されると思うが，その際に何らかの身体疾患が疑われるのであれば必要な身体所見をとり，検査を計画することになる．投薬に当たっては緊急の場合を除き血液と心電図検査が必要である．脳画像検査や脳波検査を初診時のルーティンとしている施設もあると思うが，APAの精神医学的評価法ガイドライン[2]では「必要時に行う」となっている．外来初診時にどこまで求めるかによると思うが，筆者はこれも1つの見識と考えている．なおこのガイドラインは優れて臨床

的な内容なので，ぜひ一読を勧めたいと思う．
- 問診時には注意維持，記銘力，語想起などの基本的な認知機能についても注意を払い，疑問を感じればその点につき系統的な問診に切り替える必要が出てくる．回答に間があいたり，まとまらない，設問を忘れるなどの場合に軽度の意識混濁の可能性についても念頭に置きつつ問診する．場合によっては神経心理・生理検査を予約することになる．
- 過去の治療歴などの医療情報は，診断や治療についての重要な参考資料なので，その点を確認し，必要があれば情報を集める段取りをつける．
- 生育歴，生活歴，そして現病の発症過程の丁寧な聴取により，病前の人となりや社会機能や夢や希望を知り，なぜ発症に至ったのかの心理社会的要因を明確にし，今後どこまで社会的機能の回復可能性があるか，そのために必要な心理社会的治療を想定していくために，初診後数回の診察の中での計画を立てる．もちろん華々しい精神症状がある場合などは，そうした作業は延期する．
- 学校や職場などの置かれている環境，家族をはじめとする対人関係，日常生活の実際の様子なども，必要があれば改めて関係者に来院いただくなどして情報を集める必要がある．これも初診後数回の中で計画する．

D｜治療関係づくりを開始する

的確な見通しの説明，苦痛や不安の軽減につながる具体的な対応や指示や投薬が，もちろん治療関係の基盤である．前項で書いたこれまでの生活についての聴取の中で人となりについての共感や理解が生まれ，治療関係につながることも多い．そのなかで本人の今の気持ちや状況が見えてくる．初診時に払う精神療法的な配慮については，簡潔に述べられた論考[3]があるので参照されたい．初めて薬を飲む人への対応については，中井の優れた論考[4]がある．家族などだれをキーパーソンと考えるのか情報収集し，情報提供と見通しの提示，治療への同意の作業の中でその人との関係づくりをしていく．

以上述べてくると，初診時にやるべきことはかなり多いことに気づく．情報収集→仮説→検証を繰り返しつつ診断と治療計画についての見通しを固めていき，そのうえで見立てを説明し同意を得るという実証的なプロセスが重要で，知識と熟練が問われることになる．

2 急性期を乗り切るための治療計画

初診後数回の診療での情報収集と治療への反応を評価して，その後数か月の急性期を乗り切るための治療計画を立て，治療チームと共有する．

A｜診断の確定

初期の診断を可能であれば確定する．

B｜急性期の薬物療法について具体的な計画を立てる

初期の投薬についての効果，副作用，患者や家族の反応をふまえつつ，当初の投薬計画を修正し，急性症状が治まるまでの薬物療法計画をたてる．初発であったり，治療反応性の良い場合にはこのあたりで急性症状が峠を越えている可能性もあり，そうであれば効果のあった薬物を維持することになる．再発や転医の場合にはこれまでの薬物履歴が最も治療反応性を予測するうえでは有用で，どの薬剤をどの程度の用量投与することで，どれくらいの期間で改善するのかかなり目星をつけることができる．初期治療が効果を上げていないときの次の選択肢を考えていくうえでは，やはり薬物アルゴリズムが役立ち，それにそって系統的な試行錯誤を試みることで，恣意的な投薬を避け，最短の試行錯誤で患者に役立つ（効果を上げかつ飲みやすい）処方にたどり着くことができる．

C｜急性期のおよその見通しのもとで, 疾患と治療についての心理教育を計画する

　当面の苦痛が去って日常生活を落ち着いて送れるようになるために, 患者と家族ともに必要な情報を提供する. この時点では回復の展望を示しつつも, 途中の道筋は人によって違うこと, とりあえず遠くまで見通すことはできないが近くへの道のりはだいたいわかること, 回復していくためのいくつかの大切なルールがあることを伝える. 全体の展望を得る広域地図は難しいかもしれないが, カーナビゲーションのように当面の進行方向を指し示すための心理教育である.

　回復の過程では, 大方の例でエネルギーの低下が目立つようになり, 少し子どもっぽくなって親や配偶者や治療者にしがみついたり, 些細なことで短絡的な反応をきたしたりすることもある. それは誰でも通る道であること, 苦しいときに起こる反応であることを患者や家族に伝え, 回復のステップを踏んでいることを理解してもらって, あせらないようにする.

D｜回復に向けてのプラン作り

　急性期の間の生活の過ごし方についてプランを立て患者や家族と合意するとともに, 回復後の社会生活の目標を持てるようにする.

　精神症状によって学校や仕事などの普段の生活が破壊されてしまったように見えるかもしれないが, 実際は生活の破たんから精神障害は始まる. なぜ生活は破たんしたのか, それをどう回復していくことができるのか, どのような生活を目指していくことが本人や家族にとって良いのかを手探りすることがリハビリテーションの第一歩である. 精神症状があるために生活が破たんしたのではないように, 精神症状が良くなればおのずと生活も回復するわけではない. 生活する力を取り戻すために可能な試みを行い, また本人の環境からの負担を減らしたり, 力を伸ばせる環境へと方向転換することも一緒に行っていく. 症状の軽減と, 生活する力の回復と, 環境との相互作用は密接に絡み合っているので, 単純にどれかだけ取り出すとうまくいかない.

　回復のプロセスについては, 診察ももちろんであるが, 病棟での看護師や作業療法士などの観察, 家族からの情報, 仲間との様子など, 多角的な情報を重視する. 異なる場によって生じる, 反応の統一的なパターン（心理学的に仮定される反応の普遍性, もしくは人格）と, その場に応じた反応の変化（行動学的な環境との相互作用）との両方が, 回復についての重要な手掛かりをもたらすからである.

　次のような事柄が回復の目安になる. このことはわかりやすく本人や家族にも伝え, 回復の階段を一緒に登っていることを体感できるように工夫する.

・疾患に罹患したことや精神症状への認識
・薬物などの治療全般に対する認識
・睡眠・食欲・生活リズム
・衝動的な行動化の抑制能力
・日常的な刺激への耐性, 対処方法
・日常生活維持の能力（身だしなみ, 金銭管理などなど）
・対人関係能力（病棟などの仲間, 家族, 友人, 職場などよりフォーマルな関係）

E｜当面の治療関係づくりを計画する

　急性期には病状を聞いて回復具合を確認し, 当面の薬物や生活の処方をすることが基軸になる. 言葉でつながることにまだ困難がある場合には, 一緒に簡単な作業や散歩など身体活動や時間を共有することで, 安心感や信頼感が育まれやすい. 混乱しやすい時期なので治療チームがよく連携し, 同じ方向性でかかわる必要がある. 猜疑的であったり, 両価的であったり, 焦燥感が強かったりすると治療関係が結びにくくなるが, そうした情報をチームで共有しつつ, わかりやすい言葉で肯定的・支持的・具体的にかかわることが大切になる.

3 うまく急性期が乗り切れないときの治療計画の修正

基本的には前項の治療計画を見直すことになるだろうが，その際のポイントを以下に記す．

A 診断の見直し

治療が計画通りにいかないときに診断を再検討するのは鉄則である．

B 精神症状の再評価と薬物療法の再検討

ノンアドヒアランスの可能性について検討してみたほうがよい．患者や家族が薬物について誤った知識を持っている場合もあるし，治療に両価的な感情を持っているなど服薬心理について留意が必要な場合もある．治療者が標的としている症状と患者が治りたい苦痛との間の開きがある可能性もある．薬物療法を再検討する際，アルゴリズムに沿ったシンプルな処方であればずっとやりやすくなる．前述したように過去の治療履歴がよい参照先になる．

C 治療への希望が持てているか検討する

性急な改善を期待していたり，強い絶望感から先行きを悲観的に考えていたりする場合には，なかなか治療者の思い描く治療計画にのってくれなかったり，先走って失敗してしまう．家族や場合によってはスタッフも一緒に不安になってしまうこともあるだろう．小さな進歩でもよいので積極的に評価して目に見える形にして皆で共有する．できれば「食事がおいしく感じた」，「一緒にやった散歩で気分が良くなった」などわかりやすい目安を作れるとよい．医師や看護師はどうしても精神症状を目安にすることが多く，もちろんそれは回復の重要な指標ではあるが，患者の気持ちとは合致しないこともあるだろう．

D 環境要因が負荷になっていないか検討する

回復が進展しない場合に，取り巻く環境が影響していることがしばしばある．自宅の場合には家族の強い不安や過剰な世話焼きが負担になっていることがある．家族への支援，ことに家族心理教育が役立つ．病棟でも心配しつつ思い切って保護室から個室に移動してみたら，本人が回復を実感できてよい影響がある場合もあるし，外界音など刺激が多い部屋が負担になってしまう場合もある．

E 主治医を始め担当スタッフの孤立を防ぐ

なかなか良くならないときに，しばしば主治療者が不安や自責の念を感じ（場合によっては病棟などでの批判的な空気が実際にあるかもしれない），心理的に孤立してしまうことがある．その中から安心感の持てる治療を生み出すことは容易ではなく，待つことや創造的な治療計画も難しくなる．治療チームの中で治療計画を共有することはそうしたことを防いでくれる．また回復の過程は個体差が大きく，統合失調症の回復にはしばしば時間がかかることも知識としてしっかり持ち，また過去の治療履歴をよく参照する．

4 日常生活の再開や退院を準備していくための治療計画

A 精神症状のモニターと薬物維持療法に移行していくための計画を立てる

アルゴリズムに沿って，通常は計画することになる．

B 家族心理教育を計画する

初めは主治医などの個人担当者との面接の中

で，回復のステップをわかりやすく説明する．統合失調症という病気の特徴，経過，主な治療法などについても，まずは家族の余力に配慮しながら，ゆっくり何回かに分けて伝えていく．ここに本人が加わるかどうかは本人の回復の程度によるが，できれば同席していっしょに説明を受けられるとよい．

少し家族にゆとりが生まれてきたら，家族心理教育プログラムの形で，体系的な情報提供と対処行動の学習をすすめる．家族の集団心理教育では，お互い情報交換するなかで，皆一緒なのだという安心感が生まれて不安や罪責感が減り，有用な対処方法を相互に助け合って見つけていける，所属集団を見出して，そこでの役割や支えが役立つなど，多くの利点がある．家族内でのコミュニケーションが課題であったり，統合失調症の人を家庭に受けいれていくうえでの困難が大きかったり，持続症状への対応が難しかったりするなど，家族固有の問題が大きいときには，本人も参加して行う単一家族プログラムが有用である．家族にさらに家族に余裕が生まれてくると，家族会の参加などセルフヘルプグループが役立つ．

C | 回復期の生活を想定し，必要なリハビリテーションプログラムを計画する

心理教育，服薬教室，症状自己管理モジュール，精神症状への認知行動療法などはいずれも，リハビリテーションの当初から社会参加した後まで，それぞれの時期に必要である．時期により内容は大きく変わらなくても，本人の中での深まり方が違うように感じられる．初めのころは新たな知識獲得の援助という側面が強く，のちには障害の理解やそれを受け止めつつ生活していくやり方や，症状への自己対処能力の向上に自らが取り組むという側面が強い．Liberman[5]は社会生活の機能評価において，「どのようなストレスによって精神症状が悪化または改善するか，またそうしたストレスに本人がどのように対処（coping）するかは，再発防止とともに社会生活を再建していくた

めの重要な手がかりを与える」とのべ，認知行動療法の視点から対処能力を重視している．

D | 環境をゆっくり普段の生活に戻していく

病棟であれば病棟内での他の仲間との交流が増えてきて，外出や外泊を試みるようになる．そのなかでみられる本人の生活の様子—特に本人の思考や強みやもろさに目配りしながら，医療者や家族の保護のもとでの生活から，自身で判断し自身で行動するより自律的な生活へと戻っていくことを，患者や家族と協働で計画する．

E | 個人面接の方針を立てる

急性期においては病状に伴って随時の面接が必要になったり，ベッドサイドでの毎日の短い会話が役立つ場合もあるだろう．回復期においては定期的・定型的な面接を実施できるようになる．面接間隔や実施時間や同席者などの治療構造をまずは決める．そして共通の目標をどこに置くか考慮し，その目標に沿って薬物療法，ケアマネジメント，精神療法などの要素を配置する．患者の自我の強さや対人反応から，希望を聞きつつも具体的な治療者の考えを明確にしたほうが良い場合と，なるべく一緒に考えることにして判断を本人にゆだねるほうがよい場合がある．統合失調症では前者が多いが，回復過程によっても異なってくるだろう．

5 社会参加を回復していくための治療計画

A | 薬物維持療法と再発防止の計画を立てる

急性期に比べれば，より副作用の軽減に力点が置かれるだろうし，社会生活がしやすいための配慮が必要になる．長期間服薬するために，可能な限り低用量での維持療法が求められる．しかし再

発防止のためには必要な用量があることは知られており，一般的には標準量よりも低用量では再発率が高くなるし，症状が出現した時の狙い撃ち療法も再発率が高まるリスクがある．しかしこれは個別性が高い．再発の前駆症状も個人差が大きいが，「注意サイン」として共有し，家族や身近に生活する人の協力を得てモニターすることで，再発防止に役立てるプログラムがあり，効果が報告されている．症状自己管理モジュール[6]がその例である．前駆症状が出現してから本格的な再発までの時間は個人差が大きく，急激に悪化するケースもあり，臨時受診の可能性も含め医療へのアクセスのしやすさがこうしたプログラムを活用するためには必須である．ここでも他の治療スタッフとの連携が必要になる．

B 必要であれば本格的なリハビリテーションプログラムを計画し，地域への治療資源につないでいくことを考慮する

長い間社会生活から離れていて，何をしていいかわからなくなっていたり，本人の志望に無理があって発病したなど，進もうとしていた方向の転換が必要であったり，もともとの社会生活環境に大きな障壁があったり，能動性や意欲やコミュニケーションなどの社会生活をするうえでの基礎的な力がなかなか回復してこない場合などは，社会生活のゴールが見えてこない．そのような場合に本格的なリハビリテーションプログラムが必要になる．

デイケアなどのリハビリテーションに参加することは，学校に行きたい人にとっては仲間から遅れをとるように感じられたり，また病気を受け止めきれていない人の場合には，障害者の仲間入りと思えて強い抵抗を感じたり，実際の見学で障碍の重い人たちがのんびり作業をやっているのを見て，あんな程度の低いものをやるのかなどと自己を否定された印象を持つことがしばしば起こる．そうした気持ちに敏感になる必要があり，「簡単で易しすぎると感じたり，雰囲気があわないと感じる人が結構いるけれど，将来の目標のための練習だと思って，しばらくの間でよいので参加してみると，案外収穫があるかもしれませんよ」などと説明したりする．

治療者側も参加者が魅力を感じられるようなプログラム作りをしていかなければならない．それは例えばいろいろな講師の先生を呼んで多彩なプログラムがあるという意味ではなく，志向性や選択が尊重される参加の仕方の工夫であり，参加している人が自発性を発揮して生き生き楽しめるような治療構造作りであり，目標を達成して卒業していく人がいつもいる集団の雰囲気であり，集団での活動はあくまで個々の参加者の目標達成のための手段にすぎないという，個人重視のスタッフの姿勢である．

様々なデイケアの文献に「2年程度の在籍年数のものがその後の予後が良い」と書かれている．しっかりとしたリハビリテーション過程を経て回復するには，その程度の期間が必要なのであろう．

リハビリテーションでは，本人の目標，言いかえると「願いや夢」を見出すことが基本である．実はこれまでの生活過程や病歴は，本人の価値観や希望と現実とによって織りなされてきたものであるし，「願いや夢」を重視することで，初めて良い治療同盟を結び，治療計画を立てることが可能となる．しかし夢や希望を持ちつつも，現実にやれること，苦手なことがわかって，自分なりの納得できる現実的な生活を組み立てていくことは，誰にとっても結構難しい．実際には，スタッフが一緒にいろいろな活動をしながら，その時の本人の自己評価を聞き，スタッフの意見も伝えるなかで，徐々にそうした現実的な自己評価がはぐくまれていく．何らかの活動で達成感を持ち，自信がついて良い自己評価を得られると，精神症状が良くなることはしばしば経験するが，同時に自己認識が的確なものになっていく．達成感は1人で何かをやることによっても得られるが，仲間とともに行って，仲間に評価される場合にしばしば大きなものになる．したがってリハビリテーションの専門家の仕事は，本人が元気に活動して自信

をつけていくプロセスを下支えしたりその方向性を示すことに，8割方費やされる．「夢や希望」に現実が近づいてくるほど，自己評価は的確なものになるし，逆に長期入院やひきこもりの人など，現実が全く受け入れられない状況では，現実からかけ離れた夢―場合によっては妄想が語られることになるだろう．

社会生活技能訓練(SST；social skills training)では，置かれている現状をどう評価するか―本人の主観的な認知や行動と，多角的な評価とのすり合わせ作業―を経て，対処スキル，つまり適応的な新たな認知・行動の枠組みを獲得する練習を行うので，こうしたリハビリテーションの時期には大変有用である．

認知機能リハビリテーションでは，統合失調症をはじめとする精神障害にみられる認知機能障害について，客観的な評価を行いつつ，改善するための練習を行うので，日常生活や仕事のスキルアップにつながりやすい．認知機能リハビリテーションでは，神経認知機能が標的となるが，SSTや認知行動療法では主に社会的認知機能が標的となる．

C｜持続症状への対処を計画する(持続症状への認知行動療法)

症状自己対処ができるようになることは，安定した自立生活を送るうえで大変重要である．薬物療法が調整され，リハビリテーションが進んで活動性が高まるにつれ持続症状は減ることが多いが，頑固に特定の症状が残る場合がある．本人の理解としては，「薬の副作用かもしれない」などと受け止められていることもある．個人精神療法や認知行動療法や心理教育の中で，こうした不快な体験については，まずは多少なりとも楽になる工夫―対処行動の学習をする．頓服を飲んで眠るなど，薬物を利用したものがやりやすいが，そのうちに軽い散歩など，自分なりの工夫ができるようになる．行動レベルの処方である．

対処行動が少しできるようになって，不快な体験に押されっぱなしでなく向き合う自信がついてくると，「誰と」，「どういう状況で」，「どんなコンディションのときに」など，誘因となる条件―本人の中で起こる認知―引き起こされる感情や心身の状態，という一連の流れ（いわゆるABCモデル）が部分的にでも想定できるようになる．誘因になる条件については，なかなか気づけないことが多いが，自己を貶める内容や恐怖を引き起こす幻聴が先行していることがわかってきたりする．そこまで気づけてくると，苦しい認知内容への対処―認知内容の軌道修正を試みることができるようになる．体験症状の内容は，しばしば自己評価と深くかかわっているので，この作業は初めは「自分の良いところを認める」であり，進んでいくと「自分を受け入れる」作業になる．同じ病気の先輩からのアドバイスが強力な助けになることが多い．そのうちに誘因は外界の状況が引き金になって湧き起こる自己の中の受け入れがたい思いであることについても，話せるようになる．そうなると対人関係の持ち方や自分自身との付き合い方について，対処方法は広がっていくし，症状の出現が減ってくることがみられる．

D｜地域の社会資源と連携しつつ，社会参加の計画を立てる

リハビリテーションの中で意欲や自信が戻ってきたときに，次のステップへの希望が生まれてくる．この手順が結構大切で，先を焦って早く仕事や学校へという思いは大事だが，躓きやすい．タイミングが重要になるが，それには本人の期待と，家族から見た本人の力と，経験のある専門家の見立てとをよくすり合わせる作業が重要である．よく先走ってしまうタイプの人もいるが，自信が持てずになかなか前に進むふんぎりがつかないタイプの人もいる．専門家の見立てとしては，現実の社会機能が回復してきていることの他，それをふまえた次の選択肢が現実的に実行可能なものになってきていることや，本人が調子を崩すパターンがつかめていて，調子を崩す時にも支えられる関係があるかどうかで，次のステップを判断する．

受験に失敗してから調子を崩すなど，統合失調症が始まったときに志していたことが，本人の中では大きな「思い」になっていることは多いし，それがかなって大学入学できるなどのことがあると，ぐっと自信や病状の安定化にもつながることがある．しかしこれは上手に対応しないと桎梏にもなりうるもので，何回も無理な受験をしては病状が悪化してしまい，あとあとまで大学へのこだわりが残ってしまう例もみられる．発症当時の課題は大事なので，それをどうかなえていくのかは，よく相談しながら現実的な答えを見つけていく作業が大切である．

男性でも女性でも，恋愛や結婚が大事な目標になる[7]．しかしこれは「出会い」などの偶然の機会などに左右されるので，大事な「夢や希望」ではあるが，直接の目標にすると苦しい．いずれはという希望を掲げつつ，とりあえずは今できることを探すことになる．「自分を磨くことが，良い相手に出会える近道」，「社会経験の中でもてるスキルを身につけよう」などと筆者は伝えるようにしている．

6 外来中断・ひきこもりなどに対しての治療計画

A 外来中断を防ぐための工夫

維持療法の必要性についての心理教育が事前に行われていることがまずは必要である．症状が改善してもなぜ服薬を継続するのかという疑問は素朴で自然なものなので，それにこたえなければならない．

家族との普段からの連携は重要で，家庭での様子を尋ね，家族の心配や希望を聞き，家族の役割を具体的に示すなど治療チームの一員として接する．

患者のなかに，特に青年期の心性を持つ人では治療から自立したい志向[8]が強くあって，治療者と関係が良くても果敢に服薬中断を試みたりすることがある．"なぜ中断したか"を問うてみる工夫が次の治療に生かされる．

通院そのものが負担であったり，生活の困難さが治療中断に結びつく場合などでは，アウトリーチができる体制があると役立つだろう．

B 外来以外の生活はひきこもりの人たちへの工夫

薬物療法の届きにくい自我障害，例えば自我漏えい症状など，本人の苦痛が大きい症状は残存していないだろうか．華々しい幻覚妄想状態は改善してもこうした症状が残ることで，人と交わることが苦痛になったり，外出が困難になったり，病前と比べて自分が変わってしまったように感じて自信を失ってしまうことがある．陰性症状と見えるものは環境が変化するとずいぶん変わるものであることに注意が必要である．「無為自閉」と思えた人が，楽しい活動や仲間と出会ったときに生き生きして意欲や感情を取り戻すことはデイケアなどでもよく体験される．

生活のゴールが見えなくなっており希望が持てないときや，挫折の繰り返しの中から現状に甘んじてしまう場合もある．例えば母親への依存と反発などの苦しい両価的状況から抜け出せず，それに対する母親の献身的な支えの中で「平衡状態」になってしまう例などである．刺激が乏しくても，批判的など刺激が強すぎてもうまくいかず，後者では自分の殻にひきこもってしまうことが起こる．

C リハビリテーション脱落例への工夫

リハビリテーションは集団で行われることが多いが，集団が苦手な人や感情的な交流が負担になる人に対しては，キャッチボールなど個人でできる運動，個別の作業療法，ゲームなどのごく少人数の活動が工夫できる．そうした活動を通じてゆっくり帰属集団ができて，その中で何らかの役割がとれるようになると，周囲の人への関心や場にふさわしい感情表現が見られるようになる．

デイケアや作業所が広がっても，こうした社会

資源を活用できない例は多い．急性期の後ほど経ずして，十分な社会的能力が改善しないままに性急に仕事を試みてうまくいかず，ひきこもってしまう例などである．こうした例では精神障害への明らかな否認と認知機能障害とがあるように感じられる．治療者が善意でリハビリテーションを勧めてもかえって逆効果であるばかりか，集団参加そのものがストレスになりかねない場合がある．治療者との1対1のつながりが唯一の命綱であることが多いので，個人精神療法を続けながら，侵襲的にならず，しかしそっと本人の気持ちにつながろうとする．そうしたことも難しい場合には，「チャンネルさがし」と筆者が呼んでいる，共通の話題づくりがある．何か月も，短い時間コンピューターの話だけしたり，小説を読んだと聞くとそれを貸してもらったり工夫する．そのなかで社会生活の展望が開ける転機が来るのを待つわけである．

7 社会参加を支えていくための治療計画

急性期からの回復は個人差が大きいものの数か月間～数年の単位で起こる，短期・中期的なものである．ここでは病勢や重症度などの疾病としての特質とともに，選択される治療の適否が大きな影響を与えるだろう．精神症状，疾病への認識，治療とのかかわり，社会的な能力が平衡状態に達して，多いか少ないかは別として何らかの残滓は残しつつも，その人なりの生活に戻っていく時期になると，維持療法の他は，「何かあったときの相談」が中心で，専門家からの援助もさることながら，相互ケアや社会的ネットワーク，そしてセルフケアの比重が高くなる．しかしうっかり安心して，足をすくわれるようにして再発することが時々あるので，それには注意しなければならない．

維持期には10年，20年単位で見られる，いわゆる長期経過を考える必要がある．たとえば臺[9]は，およそ10年単位で不安定期，安定期，静穏期に区別し，疾病と回復との平衡状態が時とともに変化することを指摘した．ここでは，脳の発達・老化という生物学的次元や，人生の履歴の中での心理社会的環境の変遷が，経過に大きな影響を与えている．治療については，瞬間的な切れ味よりも，いかに息切れせずに安定したサポートをするかが問われてくるし，治療の積み重ねが次の悪化時の回復力に大きな影響を与える．

内藤[10]はライフサイクルとの関係を整理し，各年代の生活目標を設定した．20歳代は病状が安定せず入退院を繰り返す時期であり，本人および家族の疾病教育に取り組みやすい時期であること，30歳代は就労などの自立が求められると同時に実体験を通じて障碍受容の時期であること，40歳代はもはや親の支援が期待できず，基本的な生活技術や自己管理能力などが求められること，50歳代以後では身体管理などが問題になることを述べている．こうしたライフサイクルが病勢に影響し，また必要な心理社会的介入もおのずと規定されてくる部分が大きい．筆者は若いころから恋愛や結婚も視野に入れておくことが大事だと思っているし，その支援が長期経過にも良い影響をもたらすと考えている[11]．こうした長い時間経過の視野からも，回復していく際のプロセスや特長を考えておきたい．

【文献】
1) 大森一郎，結城直也，宮田洋志，他：入退院時．精神科臨床サービス 1：386-392，2001
2) 日本精神神経学会（訳）：米国精神医学会治療ガイドライン「精神医学手評価法」．医学書院，2000
3) 松原良次，大宮司信：外来初診時．精神科臨床サービス 1：376-379，2001
4) 中井久夫：薬物使用の原則と体験としての服薬（解説）．治療の声 1：185-214，1998
5) Liberman RP（著），西園昌久（総監修），池淵恵美（監訳），SST 普及協会（訳）：精神障害と回復 リバーマンのリハビリテーションマニュアル．星和書店，2011
6) 池淵恵美：疾病への対処能力向上に向けて―服薬及び症状自己管理モジュール―．精神医学レビュー 35：66-75，2000
7) 池淵恵美：統合失調症の人の恋愛・結婚・子育ての支援．精神科治療学 21：95-104，2006
8) Young AS, Grusky O, Jordan D, et al: Routine outcome monitoring in a public mental health: the impact of patients who leave care. Psychiatr Serv 51: 85-91, 2000
9) 臺弘：分裂病の治療覚書．創造出版，1991
10) 内藤清：ライフサイクルに応じた回復目標．蜂矢英

彦，岡上和雄（監修）：精神障害リハビリテーション学．pp110-120，金剛出版，2000
11) 池淵恵美：統合失調症の人の恋愛・結婚・子育て—症例を通しての考察．作業療法ジャーナル 44：572-578，2010

（池淵 恵美）

第45章

病期ごとの治療の進め方

本章では，統合失調症の病期に応じて治療を計画するなかで，どのような臨床課題が生じ，それらに対して，最近の研究知見を援用して，当事者や医療以外の支援者にどのような提案ができるのかを意識して整理した．個々の診療技術については他章で詳述されており，参照いただきたい．

1 統合失調症の病期

統合失調症の病期は，⓪前駆期(prodromal phase)，①急性期(acute phase)，②回復期(stabilization phase)，③安定期(stable phase)に大別される．前駆期は，統合失調症としてのはっきりした精神病症状が顕在化していない段階であり，心身の過覚醒状態と非特異的な精神不調が生じる時期である．詳細は，別章をご参照いただきたい．以下に急性期から安定期までのそれぞれの病期における，治療計画の立て方を整理する．

2 急性期の治療の進め方

A 急性期の状態像

急性期は，幻聴，妄想，思考の混乱，興奮などの激しい陽性症状が顕在化する病期である．その症状に圧倒され，拒絶・昏迷や行動化に至り，その結果，本人はますます困惑，混乱し，家族，友人，同僚など，本人にとって身近で大切な対人関係の破綻が生じ，さらに孤立と被害的心情が強まることとなる．場合によっては自傷他害のリスクなどが高まり，一時たりとも目が離せない状態に陥ることもある．

通常，この頃に精神科的な支援が開始される．この時点での，患者本人の病識や支援を求める態度には，個人差が大きい．自覚的な幻聴体験のつらさを訴え，積極的に薬物治療を求める人もいる一方で，妄想やセルフスティグマに基づき，頑なに治療や服薬を拒む人もいる．特に全くの救急初診の場合などでは，事前情報が乏しい場合が多い．そのような場合ほど，重篤な身体症状，複雑な生活背景が隠れていたり，自傷他害が切迫していることがある．

家族の態度も両価的であり，ようやく医療につながったことで安堵する一方で，過去の後悔や，今後の心配，絶望を口にする家族もいる．とりわけ，自傷や暴力にさらされた家族は複雑な心理的反応を呈しやすく，十分配慮する必要がある．

B 患者・家族のニーズを考慮した治療目標の立案

急性期は，思考の混乱や精神病症状により，本人の受療ニーズや希望がはっきりせず，救急場面などでは，自傷他害を防ぎ生命を守るという観点から，迅速な治療的介入を行わざるをえないこともある．しかし，できるだけ，本人が自覚する病悩を拾って，その病悩の軽減を当初の治療目標に設定することも大切である．

例えば苦痛を自覚している不眠や不安感などに焦点を当てる．また，機能障害よりも，活動制限，参加制約に焦点を当ててみるのも一計である．一例として「外部の嫌がらせのように感じるものに翻弄され，緊張が続いて，警戒心から大切な仕事や学業や外出すらもできなくなっていること」に焦点を当て，その解決を手助けするというプランを提案する．

C 治療の場の決定

1. 外来治療が選択される場合

外来治療が可能な条件としては，本人の受療希望があり，生活環境や支援体制に余力があり，ケアギバーと本人との関係が良好である場合などが挙げられる．

急性期外来治療の工夫点としては，①外来間隔を短く設定すること，②外来治療から入院治療へ移行する限界設定を決めておくこと，言い換えれば，ⅰ）本人が症状や副作用に堪えられなくなったとき，ⅱ）家族がこれ以上は自宅では困難と判断したとき，ⅲ）医師が外来治療継続困難と判断したとき，それぞれの場合にどのようにSOSをあげ，初期対処をするかというクライシスプランを関係者で共有しておくこと，③地域の相談業務機関（保健福祉センター，地域活動支援センター，リハビリテーション施設など）と早期から連携をとり，救急事例化を防ぐこと，の3点を挙げる．

2. 入院治療が選択される場合：任意入院

病的体験に圧倒されているが，自我違和感を感じており，治療への期待やニーズを強く持っている場合や，治療意欲はあるが，治療効果が不十分または治療不耐性を認める場合，自宅での休息が困難な状況（例えば，生活環境が増悪要因であったり，育児や家事や仕事，学業が気になってしまい休息がとれない場合など）では，任意入院が選択される．

入院治療のメリットは，外部からの刺激を制御して，安全な療養環境の中で，生活リズムを速やかに整えられることである．また，薬物調整も症状，副作用を把握しながらきめ細かく行うことができる．さらに，家族との不要な葛藤を避け，家族にも心身の休息をはかってもらう機会となる．

3. 入院治療が選択される場合：非自発入院

本人に病識がなく，治療にも拒否的な場合で，①精神病症状に従命し，それらの激しい言動・行動のために，自傷他害の切迫，興奮・昏迷が著しい場合や，②家族の疲弊や大切な他者との関係悪化，③失職・財産や社会的信用の喪失のリスクが極めて高い場合は，非自発入院治療を余儀なくされる．その場合は特に人権や医療倫理に配慮し，穏やかで率直な治療関係の構築に専心する必要がある．自傷などで生命の危険がある場合や興奮が著しく他患への影響が強く懸念される場合などは，行動制限が必要となるが，精神保健福祉法の厳密な遵守が必要なことは言うまでもない．

D 症状評価

種々の症状評価尺度の有用性については明確であるが，臨床実地では，時間的制約などの問題もあり，使いやすいものは限られる．精神症状の全般的な評価には，簡易精神症状評価尺度（BPRS；brief psychiatric rating scale）が比較的使いやすいが，原典が3通りあり，評価の方法にも差異がある．社会的機能評価としては，機能の全体的評価尺度（GAF：Global Assessment of Functioning）が簡便である．診療報酬上の算定基準やクロザピン導入における治療抵抗性統合失調症の反応性不良の基準の1つとして，GAF評価が必須となっている．

副作用評価として，薬原性錐体外路症状評価尺度（DIEPSS：drug induced extra-pyramidal symptoms scale）が臨床試験では頻用されているが，上述したクロザピン使用における耐容性不良の基準として，また，特定薬剤副作用評価加算の算定要件として臨床場面でも習熟が求められる．これらの評価尺度については，稲田，岩本による概説に整理されている[1]ので参照を勧める．

E｜急性期の治療計画

1．薬物療法

　急性期治療では，抗精神病薬による陽性症状の速やかな軽減が，最も基本的な治療目標となる．また，救急場面では，自傷他害の危険性，激しい興奮状態や心理的混乱をおさめ，良眠・休息をはかり，安全な治療的接近を可能にすることも重要となる．さらに睡眠覚醒リズムを回復させ，情動的な安定をはかり，穏やかな対人関係や社会生活機能をできるだけ早く取り戻せるようにすることも大切である．

　以下に，急性期薬物治療を計画するうえで生じる臨床疑問を列記し，現時点での考え方を述べる．

ⓐ 合理的な薬物治療を組み立てるには？

　薬剤選択や至適用量設定，薬剤の切り替え方法，随伴症状への対処などの方法に関して，様々な薬物治療ガイドラインや治療アルゴリズムが公開されている．主として臨床試験結果をもとにして作られる治療手順の場合，基本的な方法は類似している[2]．しかし，単に症状への薬理的な有用性のみで治療方法が決まるのではなく，患者のニーズや身体的背景を考慮し，急性期が過ぎた後の生活をどう支援するかを心に描きながら，立案することが大切である．

　第一選択：副作用が少なく，速やかに陽性症状を収め，陰性症状にも効果が期待できる第二世代抗精神病薬から1種類を選択して，数週間十分量用いる．

　第二選択：第一選択薬の効果が不十分，あるいは忍容性に欠く場合は，第二選択として，第一選択で選ばなかった第二世代抗精神病薬に置換して数週間十分量用いる．

　第三選択：第二選択薬でも，効果・忍容性で問題があれば，第三選択として，クロザピンを含めて別の抗精神病薬に置換する．クロザピンは，治療抵抗性症例への高い効果が示されているが，無顆粒球症のリスクに対し，厳密な血液学的モニタリングを実施することが義務づけられている．わが国では，クロザリル患者モニタリングサービス（CPMS）により厳密に運営管理されており，認定を受けた医療機関でしか用いることができない．

ⓑ どの抗精神病薬を第一選択とするか？

　様々な大規模臨床試験やメタ解析の結果から，抗精神病薬の有効性が均質でないことが示唆されるが，その違い以上に，それぞれの薬剤で大きく異なるのは，副作用プロフィールである．例えば，オランザピンやクエチアピン，クロザピンといった多元受容体標的化抗精神病薬（MARTA；multi-acting receptor targeted antipsychotics）は代謝性副作用（体重増加，高血糖・糖尿病，脂質代謝異常など）が問題となりやすく，リスペリドンやペロスピロンなどのセロトニン・ドパミン拮抗薬（SDA；serotonin-dopamine antagonist）を高用量で用いると，錐体外路症状，高プロラクチン血症のリスクが高まる．抗精神病薬の副作用プロフィールを理解して，薬剤選択をするのが現実的といえる．糖尿病の家族歴や，肥満がある場合，耐糖能異常が示唆される場合は，MARTA系以外から選択し，錐体外路症状や性機能障害が問題となる場合は，狭義のSDA以外から選ぶのが望ましい．

ⓒ 処方薬剤の効果判定はいつ行うか？

　抗精神病薬の幻覚妄想への効果判定には，至適用量に達してから最低でも4週間，部分反応が得られた場合は8～10週間程度は観察期間が必要とされた．しかし，急性期治療の現場では，このような効果判定期間を遵守することは，病棟運営上不可能なことも多い．なるべく短い期間で，薬剤の最大の治療効果を推測して，必要であれば別の薬剤に切り替え，速やかな症状軽減をはかる方法が検討されており，以下の2つの方法を紹介する．

1）適切な投与量の推測

　最大効果近接用量（NMEDR；near-maximal effective dose range）[2]を検討する．NMEDRは，種々の比較対照試験の用量反応曲線から計算された，治療効果が頭打ちになる用量であり，臨床的

には，NMEDR まで薬剤を増量しても，治療効果が認められない場合は，他剤に切り替えるという方法論が成り立つ．リスペリドンは 4 mg，オランザピンは 16 mg 以上，クロザピンは 400 mg とされる．すべての薬剤で NMEDR が明らかとなっている訳ではないが，処方薬の切り替えの目安となる指標と言える．

2）最短の観察期間の設定

Early-onset hypothesis に基づき，薬物治療効果をいつ判断するかが検討されている．

最近の種々の臨床試験やメタ解析から，処方 2 週間時点の評価で効果判定が可能な薬剤（リスペリドン，ゾテピンなど）と，効果判定に 4 週間は必要な薬剤（オランザピンやクロザピンなど）があることがわかり，効果判定・切り替えの時期は薬剤により個別に設定する必要が示唆される[3,4]．

d 抗精神病薬の併用療法の効果とリスク

わが国では，旧来は，急性期の幻覚妄想状態にブチロフェノン系薬から 1 種を選び，精神運動興奮状態にフェノチアジン系から 1 種を選び併用するという処方計画が用いられてきた．現在の処方計画では，精神運動興奮は，幻覚妄想に基づく，不安，易刺激性の一過性の表現と考え，一時的に興奮を静穏化させる薬剤（例えば，高力価ベンゾジアゼピンなど）を併用するが，陽性症状が軽減した後は速やかに減量中止する．

しかし，主剤が第二世代抗精神病薬に置き換わったといえる現状においても，わが国の抗精神病薬の多剤併用の解消は進んでいない．精神科臨床薬学研究会による 2008 年の全国 96 施設，15,000 人の処方調査により，抗精神病薬の併用が 67% にも及ぶことが報告された[5]．この割合は，諸外国に比べて非常に高い．抗精神病薬併用の効果は，今のところ，単剤治療よりも優れた有効性を示せてはおらず，むしろ，副作用発現の増悪，服薬アドヒアランスの低下を招くリスクが高いとされる．各種ガイドラインでは，クロザピン治療を試みてもなお治療抵抗性症例に対して，副作用をモニターしながら行うオプションとしての扱いとなっている[6]．

さらに諸外国では，気分安定薬，抗うつ薬，ベンゾジアゼピン系薬の併用の影響も検討されており，例えば，フィンランド国内 2,588 名の 7 年間の観察で，抗精神病薬とベンゾジアゼピン系薬の併用で，死亡率が増加するという結果が報告されている[7]．今後は，抗精神病薬以外の併用についても，その効果とリスクを吟味することが求められるであろう．

e 修正型電気けいれん療法（ECT）の効果

26 の試験のシステマティックレビュー[8]では，ECT はプラセボ対照群に比べて，症状改善と再燃防止効果が高いが，薬物療法に勝る効果ではない．一方，薬物療法単独と薬物療法＋ECT を比べると後者が BPRS 評価による有効性が勝るものの，薬物療法単独に比べて記憶障害が一過性に生じやすい．このような結果から，抗精神病薬＋ECT という治療方法は，急速な症状改善を望むときに検討する余地があるが，長期の効果については明確になっていないこと，作用機序が未だに不明なことをふまえ，薬剤治療が行えない場合のオプションとして，患者・家族への丁寧な説明同意を得て，慎重に導入することが必要である．

f 興奮・拒絶・内服が困難な場合

拒絶や興奮への対応は，医療スタッフの少ない夜間や休日などの当直帯に重なることもあり，きわめて高い緊張を強いられる治療場面である．

本人の身体自己管理能力が著しく低下して，脱水，低栄養状態に陥っていたり，身体的な不調を言語化できないため，思わぬ身体疾患が隠れていることがある．また身体拘束による深部静脈血栓症のリスク，循環動態の動揺，低 Na 血症や高血糖などの代謝障害，誤嚥，肺炎，腸閉塞などのリスクなどが生じやすい．このような点から，迅速な身体診察，検査は必須である[9]．

激越・攻撃性への対処については，安全で迅速な静穏化により，受療に伴う興奮や危険行為を避け，速やかに治療的接近をはかることが大切である．精神科救急学会編精神科救急医療ガイドライン 2009 年度版[10]など，広くコンセンサスを得た

方法に熟知し，実施する場所を整え，患者・スタッフの安全に配慮して行うことが求められる．

拒薬に対しても，非経口的な薬剤投与に直ちに移行するのではなく，なるべく内服の可能性を探す．急性期の身体背景の把握が乏しい救急場面で，容易な非経口的鎮静を行うと，呼吸循環動態の急変を招くことがあり，まず，内服治療で導入できないか検討するのが第一歩である．例えば，服薬できない理由を傾聴したり，どのような剤形なら受け入れやすいのかなどの情報を引き出すことも大切である．拒薬，拒絶が強い場合も，暴力が切迫していなければ，口腔内崩壊錠や水液などを用いて剤形の工夫で経口治療を導入できることもある．

F｜急性期の心理社会的介入

急性期の心理社会的介入の目的を以下にまとめる．

ⓐ 混乱を収め，安全な療養環境を整える

療養環境の整備について，自宅療養を選択した場合は，休息する居所，採光，騒音，近隣の状況などを聞き，安全配慮のための工夫（危険なものを本人の周りから遠ざける，1階で休ませるなど）を教示する．入院の場合は，居室の衛生面の配慮，プライバシーと安全性への配慮，防音性，意思伝達の方法，危険性の低い調度などに配慮する．

ⓑ 本人と家族に大まかな治療の見通しをわかりやすく伝える

急性期は，病状による混乱と恐怖に加え，自身の身に何が起きているのかを把握することが困難な状況下で非自発受診・入院や行動制限を余儀なくされる．このような心理的危機に対して，治療の必要性と見通しをわかりやすく伝える技術が必要となる．

専門用語をできるだけ使わず，患者の語る病悩に焦点を当てる．治療の見通し（治療期間や方法，予測される結果と副作用，費用など）について，図やイラストを用いながら，簡潔に説明する．説明に使った資料は本人や家族に提供し，読み返せるようにしておく．また個室であるならば，部屋の目につきやすいところに貼っておく．

不安や思考の混乱から，何度も同じ質問をしたり，頻回に安心の保障を求めることがあるが，担当医が不在の場合でも，治療計画や説明内容をカルテ上でなく，本人の目のつく場所に「見える化」しておけば，担当医以外のスタッフでも，一貫性のある対応をしやすく，情報の混乱が生じにくい．

特に隔離拘束されている患者に対しては，行動制限解除の目安を計画表にして貼っておくと，無用な不安や拒絶を軽減できる．その際に，行動拡大の目安となる症状改善は，必ず本人の自覚的改善感と客観的な行動観察に基づく指標の両方を提示しておくことをお勧めする．

3 回復期の治療の進め方

A｜回復期の患者ニーズと臨床課題

急性期に治療が奏効し，幻覚妄想や精神運動興奮といった陽性症状が消退すると約4～8週間で回復期に移行し，安定期に至るまで，3～6か月程度続く過渡期となる．病的体験による情緒的混乱も収束し始め，定期的な診察や多職種スタッフによる個別の介入に応じる余裕が出てくる．しかしその反面，陽性症状に隠れて見えにくかった陰性症状，認知機能障害が顕在化し，病前の暮らしぶりや，対人関係様式，ストレス対処様式などが明らかとなる．また不安，抑うつ，回復への焦り，孤立感，自己肯定感の喪失など「この病を得たゆえの」心理的な反応が，強く生じてくる時期といえる．

この時期は，発病前の生活に早く戻ろうとする一方で，刺激を避けて対人交流から遠ざかる選択をするなど，両価的であり，両者を逡巡することもある．薬物療法に関しても，自覚的改善感を表すと同時に，副作用の顕在化，長期継続に対しての不安が生じてくる．

これらの心理的反応や行動様式は，当事者それぞれによって異なり，より個別的な支援を検討する必要がある．

B 回復期の治療目標の立案

回復期は，症状軽減が中心の急性期から，様々な程度の活動制限，参加制約への支援が主なテーマとなる維持期までの橋渡しの時期であり，また，医療の受け手から生活の主体者としての回復を促す時期でもある．回復期治療の目標は，①陰性症状，認知機能障害の把握と効果的な処方の調整，副作用モニタリング・対処などをきめ細かに行って，長期継続に堪えうる処方を定めていくこと，②心理的葛藤への配慮，病状理解の促し，症状増悪要因の把握と軽減をはかること，③今後の生活目標設定，ストレス緩和やより有効な対処行動や自己管理の練習により，維持期につながる心理社会的治療の足がかりをつくること，④基本的生活習慣や穏やかな人間関係の回復を促し，⑤退院阻害要因の把握と解消による速やかな地域移行をはかることと多岐にわたる．

C 陰性症状，抑うつ症状などの評価，日常生活動作の把握

症状，障害の把握と評価，情報共有は多職種スタッフと協働をするうえで必須であり，その点で，誰にも使いやすく継続しやすいものを選ぶ．陰性症状については，BPRSでもある程度把握可能である．さらには食事や保清，入浴などの日常生活動作（ADL；activity of daily living）の把握，電話使用，買い物，食事の準備，洗濯，交通機関の利用，服薬自己管理，財産の取り扱いなど，手段的日常生活動作（IADL；instrumental activity of daily living）の把握，生活環境，経済的問題，家族や友人との関係の把握などが，重要なアセスメント項目となる．これらの生活機能や生活状況の把握をもとに，計画的に精神科リハビリテーションや地域移行・地域定着のためのケースマネジメントを導入する．

D 治療の場の設定

入院中であれば，閉鎖環境から開放環境への変更をはかる時期である．最近の入院治療設定では，個室から多床室を経由せず退院するケースもあるが，その場合の他者との交流は，病棟レクや作業療法室などでの集団精神療法や作業療法の場を用いることもできる．

外来であれば，自宅療養を中心として，患者のニーズも勘案して，短時間外出できる身近な場所を設定する．デイケア施設，地域資源などの導入・再開を検討する．

E 薬物療法

a 症状の増悪防止，再燃防止をふまえて調整する

急性期に最適化された薬物治療は，副作用の問題がなければ約6か月は同じ薬剤，処方量で維持すべきであり，性急な減量や中止は症状再燃につながる可能性がある．ただし，精神運動興奮や不眠など急性期の随伴症状に必要であった抗不安薬，睡眠導入薬，フェノチアジン系抗精神病薬などは，継続の必要性を慎重に吟味し，可能ならば減量を試みる．

b 錐体外路系副作用や代謝障害の発現を注意深くモニターする

体重変化，血液検査で血糖値，中性脂肪，コレステロール，尿酸値，血算などを継続的にモニターする．

c 副作用対策

副作用が生じた場合は，まず減薬，あるいは変薬を試みる．変薬に際しては，各薬剤の副作用プロフィールから考えて，当該の副作用を出しにくい処方に変更する．

症状増悪の恐れがあり減量困難，または代替薬がない場合は，副作用への対処薬剤を併用するが，内服薬の種類が増えることでアドヒアランスの低下につながるおそれがある．

d 陰性症状・抑うつ症状に対する抗精神病薬の効果

ほとんどの第二世代抗精神病薬が，従来薬（多くはハロペリドール）よりも，陰性症状の改善効果が高い[11]．抑うつ症状に対しては，従来薬よりも第二世代抗精神病薬が優れるとの報告がある[11]一方で，ペルフェナジンと第二世代薬（オランザピン，クエチアピン，リスペリドン，ziprasidone）を比較して，うつ症状への治療効果に差がないという報告もある[12]．抗うつ薬併用が陰性症状に有効というメタ解析がある一方で，抑うつへの有効性は一貫しない[13]．抗うつ薬追加により効果がない場合は，電気けいれん療法がより効果的という見解がある[13]．

F 回復期の心理社会的介入

入院治療から外来治療，頻回の外来通院から定期通院に移行する回復期は，治療の連続性が絶たれ，再燃のリスクが高まる．したがって，回復期の心理社会的介入は，急性期に引き続き，①支持的精神療法を基本として，②疾病教育を導入して，病状の理解を深め，③再燃防止，ストレス対処スキルの獲得を目標とする．内容としては服薬自己管理や症状自己管理，早期警告サインの見極め方などが挙げられる．入院治療設定では，これらは，例えばSST（社会技能訓練）や作業療法の形で提供されることが一般的であるが，集団に対して行う計画的なプログラムへの参加に先んじて，患者の回復のペースやニーズに合わせて，ベッドサイドや病棟内で導入する個別支援プログラムを行い，両者を組み合わせながら行うことを勧める．④また，安定期治療につながる様々な心理社会的支援の情報提供や説明，見学，短期間の試行，その評価を当事者とともに行い，社会資源の利用を計画する．この時期に，具体的な地域資源との連携を整え，支援者同士の連携を作り，支援介入前に本人と顔合わせしてもらうことが大切である．

心理社会的治療を計画するうえで，回復期の心理特性に配慮した留意点は以下の2つ．

退院後は，周囲の期待，あるいは回復への焦りから，高い目標設定を置いてしまい，無理な実行から破綻してしまうことがある．その意志や希望を汲みつつも，過度な疲弊につながらないように，現実的で実現可能なゴールをまずは設定する．また，この時期における患者の両価的な気持ちの揺れを理解し，動揺するニーズにも臨機応変に対応できるように，複数の支援計画案の設定，スムーズなチーム内の情報交換が求められる．

4 安定期の治療の進め方

A 安定期の臨床課題

安定期は，陽性症状は軽快している反面，社会機能の回復の程度，取り巻く環境を含めた心理社会的困難について個人差も際立ってくる時期といえる．著しい活動制限，参加制約を長期に認めることも稀ではない．医学モデルから社会支援モデルへの視点変換を最も必要とする時期であり，服薬継続，再燃・再発・再入院の防止がテーマとなる一方で，安全な居住確保，経済的安定，就労，就学，自己効力感の回復，温かい人間関係の回復など，当事者それぞれの希望の実現を，多くの実践家との協働，当事者や家族との治療決定の共有のもとに進めていく時期である．

B 安定期の症状評価

安定期の臨床評価として，①服薬アドヒアランス，②社会生活機能などに着目する．

a 服薬アドヒアランス

服薬アドヒアランスの維持は，再発・再入院の防止に大きく関係している．アドヒアランスが良くないほど再入院率が高くなることが明らかとなっている．アドヒアランスの臨床的指標として，服薬 Gap，またはMPR（Medication Possession Rate）が当事者，ケアギバー，医療者ともに簡便で使いやすい．両者とも処方日数と通院間隔の間の隔たりを示しているが，前者はその差を日

数で示し，後者はその割合を示す．例えば，処方日数は30日，通院間隔が60日であれば，服薬Gapは60-30で30日，MRPでは30÷60で0.5である．MPRが0.8未満の場合は，服薬アドヒアランスが不良と定義される．

ⓑ 社会生活機能の評価

社会生活機能評価は，生活障害の程度を把握し，長期の予後予測やリハビリテーション・生活支援を計画するうえで，判断材料となる．臨床的にはGAF尺度が多職種と共有しやすい．アウトリーチ支援などのケースマネジメントを計画するうえでも，GAF値の評価を目安とすることがある．

C 安定期の薬物療法

安定期の薬物療法の留意点は，症状の安定と再燃再発防止をはかりつつ，対人交流や学習能力といった生活機能，実行機能を妨げないように調整することである．まず，再燃再発防止の観点でいくつかの最近の知見を示す．

ⓐ アドヒアランス向上のための処方の工夫

この時期には，服薬アドヒアランスに関して多くの決定要素をユーザーにゆだねることになり，継続しやすい処方を工夫することが大切である．抗精神病薬の種類により服薬アドヒアランスに差が出るかという臨床疑問に対しては，現状では，第一世代，第二世代抗精神病薬の比較で，両者に大きな差は認めない．1日の服用回数は，できるだけ減らすことが望ましい．

ⓑ 服薬は続けるべきか否か？

安定期でも，服薬中断は高い再燃リスクとなることがわかっているが，では，毎日内服する場合と1日おきの服薬で比べた場合はどうだろうか？維持治療中の35名の患者に対して，二重盲検的に毎日服用群と隔日服用群（服薬延長群）に分けて，6か月後の症状変化，再燃，再入院率を比べたが，両群に差がなく，隔日服用の可能性が示唆

されている[14]．

ⓒ 持効性抗精神病薬筋注製剤（デポ剤）

デポ剤は経口剤よりアドヒアランスを改善することが知られている．デポは投与薬剤量を正確にすることができ，処方量の最適化や再燃への対応がしやすくなるというメリットがある[15]．しかし，局所の痛みや硬結を伴うこともあり，本人との良好な治療関係を築いたうえで，本人のニーズに合致するかどうかを十分吟味して導入するべきである．

D 安定期の心理社会的介入

ⓐ 安定期の心理社会的支援はケースマネジメントで行う

安定期の当事者の不便を補い，個々の生活目標を支えるためには，薬物療法の継続に併せて，包括的で個別的な心理社会的支援が必要である．支援の場も病院内のみならず，当事者の生活圏（居宅やグループホーム）や学校，職場，デイケアや地域生活支援や職業支援にかかわる諸機関・施設に拡がる．

多様で個別的なニーズに対して，良質なサービスを提供するためには，「支援のネットワークを組織化し，それぞれの支援を調整する」ケースマネジメント手法を導入する必要がある．そのネットワークは，1人の当事者を中心として，医療，福祉，リハビリテーション，行政などの分野から構成される多職種チームとなっていることが望ましい．

ⓑ 多職種チームアプローチ

多職種チームでは，チームミーティングやケア会議での情報共有，アセスメント，方針決定を大切にする．指示書のみのやりとりではなく，直接テーブルを囲んで場を共有することが大切である．各メンバーは自分が主に担当するサービスについての高いスキルを持ち，また他のメンバーの業務内容や考え方についてもある程度の理解を有していることが望ましい．職種を横断して，自由

な意見や提案がなされて初めて，複雑な当事者のニーズに即応でき，相互補完的，相乗的な支援効果が生まれると言えよう．

ⓒ 推奨される心理社会的治療

Schizophrenia Patient Outcomes Research Team(PORT)2009[16]では，実証性のある心理社会的治療として，包括型地域生活支援プログラム（ACT；assertive community treatment），援助付き雇用，認知行動療法，家族支援サービス，トークンエコノミー介入，技能訓練，アルコールと薬物使用障害への介入，心理社会的介入による体重管理の8種類を推奨している．APA(American Psychiatric Association)の Guideline Watch (2009)では，家族心理教育，ACT，援助付き雇用，認知行動療法，社会技能訓練，認知矯正療法（cognitive remediation），ピアサポートとピアが提供するサービス（peer support and peer-delivered service），心理社会的介入による体重管理の8種類が推奨されている[17]．しかし，わが国ではまだ少数の施設やグループで先駆的に試行している段階のものもあり，すべての診療施設で，上記で推奨されている治療方法を選べるわけではない．今後，わが国の臨床実地への普及が望まれる分野といえる．いくつかの治療法についての詳細については，別章で取り上げられているので参照いただきたい．

統合失調症の治療計画立案に当たり，当事者を含む非医療者の治療参加，入院から地域医療へのフレームシフト，社会インフラ整備までも視野に入れた包括的な医療保健福祉連携を見据える必要があると思う．実証的根拠に基づきつつも，様々な関係者が理解し，協力できるような，平易で実効性のある治療計画の作成と実践，それらを臨床知として広く伝えていくことも，精神科医に課せられた今日的な役割であると言えよう．

【文献】
1) 稲田俊也，岩本邦弘：観察者による精神科領域の症状評価尺度ガイド改訂版．pp1-207，じほう，2009
2) Davis JM, Chen N: Dose response and dose equivalence of antipsychotics. J Clin Psychopharmacol 24: 192-208, 2004
3) Suzuki T, Remington G, Arenovich T, et al: Time course of improvement with antipsychotic medication in treatment-resistant schizophrenia. Br J Psychiatry 199: 275-280, 2011
4) Hatta K, Otachi T, Sudo Y, et al: Difference in early prediction of antipsychotic non-response between risperidone and olanzapine in the treatment of acute-phase schizophrenia. Schizophr Res 128: 127-135, 2011
5) 吉尾隆：【新規抗精神病薬は精神科医療を変えたか】アドヒアランス改善のための薬剤師の役割．臨床精神薬理 12：2295-2301，2009
6) Barnes TR, Paton C: Antipsychotic polypharmacy in schizophrenia: benefits and risks. CNS Drugs 25: 383-399, 2011
7) Tiihonen J, Suokas JT, Suvisaari JM, et al: Polypharmacy with antipsychotics, antidepressants, or benzodiazepines and mortality in schizophrenia. Arch Gen Psychiatry 69: 476-483, 2012
8) Tharyan P, Adams CE: Electroconvulsive therapy for schizophrenia. Cochrane Database Syst Rev: CD000076, 2005
9) Montejo AL: The need for routine physical health care in schizophrenia. Eur Psychiatry 25: S3-5, 2010
10) 八田耕太郎：薬物療法．澤温，平田豊明（監修）：精神科救急医療ガイドライン 2009(2)，精神科救急学会，2009
11) Leucht S, Corves C, Arbter D, et al: Second-generation versus first-generation antipsychotic drugs for schizophrenia: a meta-analysis. Lancet 373: 31-41, 2009
12) Addington DE, Mohamed S, Rosenheck RA, et al: Impact of second-generation antipsychotics and perphenazine on depressive symptoms in a randomized trial of treatment for chronic schizophrenia. J Clin Psychiatry 72: 75-80, 2011
13) 渡邉博幸：【治療エビデンスに乏しい精神疾患に遭遇したときどうするか】統合失調症における抑うつ症状の薬物治療．精神科治療学 28：19-22，2013
14) Remington G, Seeman P, Feingold A, et al: "Extended" antipsychotic dosing in the maintenance treatment of schizophrenia: a double-blind, placebo-controlled trial. J Clin Psychiatry 72: 1042-1048, 2011
15) Goff DC, Hill M, Freudenreich O: Strategies for improving treatment adherence in schizophrenia and schizoaffective disorder. J Clin Psychiatry 71: 20-26, 2010
16) Dixon LB, Dickerson F, Bellack AS, et al: The 2009 schizophrenia PORT psychosocial treatment recommendations and summary statements. Schizophrenia Bulletin 36: 48-70, 2010
17) Dixon L, Perkins D, Calmes C: Guideline Watch (September 2009): Practice Guideline for the Treatment of Patients With Schizophrenia〔http://psychiatryonline.org/content.aspx?bookid=28&sectionid=1682213(2012.2.4)〕

（渡邉 博幸）

4-2
統合失調症の治療総論

第46章

EBMと治療ガイドライン

　1982年に出版された米国精神医学会(APA；American Psychiatric Association)による治療ガイドライン「APA精神科治療計画」[1]では，力動精神医学，生物学的治療，行動療法，家族・夫婦療法と治療法を分け，それぞれの治療計画ガイドラインが示されている．これは統合失調症の治療ガイドラインではなく，精神科医療一般の治療計画を示すことを意図したものだが，当時のAPAの精神科治療に関する考え方はよく理解できる．その成立経過としてはDSM-Ⅲ成立を受け，それをもとに治療計画を立てるためのガイドラインが必要という意図のもと，APAは5つの重要な治療的立場，精神力動的，生物学的，行動療法的，集団療法的，家族および夫婦療法，を代表する学会に，それぞれの章の担当を依頼した．第1章「治療計画と力動精神医学」は精神分析協会と精神分析学会，第2章「集団療法」は集団精神療法学会，第3章「生物学的治療」は生物学的精神医学会，第4章「治療評価と行動療法」の章は行動療法学会，第5章「家族および夫婦療法」は，家族療法学会と婚姻・家族治療者協会である．さらに特定の年齢層に関する治療計画について小児精神医学会と老年精神医学会により，小児，青年，高齢者の治療計画に関する後半3つの章がつけ加えられた．この章の並び方もまた当時の治療観を反映している．

　編者は，序章で特定の患者(42歳の男のうつ病患者でDSM-Ⅲ診断が第Ⅴ軸まで示されている)の評価を各章担当の著者たちに要求している．もちろん，この時点では当然「科学的根拠のある治療」(EBM；evidence-based medicine)の概念や方法論はなかったので，今でいうエキスパート・コンセンサス・ガイドラインの形式，エビデンス・レベルでは弱いレベルの「権威者の意見」に基づくものとなっている．

　ただ，この1980年代頃から米国国立医学図書館によるMEDLINEなど医学情報の電子データベース化が進み，統計的手法の進歩とそれを扱うコンピューターの発達に伴い，よりバイアスの少ない研究デザインが開発され，その結果が蓄積，利用されるようになっていった．その結果，治療法の選択となる根拠を，エキスパートの経験則ではなく，客観的に正しいと判断される証拠によるべきという論議がなされ，この動きがEBMと称せられるようになった[2]．EBMとは「個別の患者のケアを決定する際に，良心的に，明確に，分別を持って，最新最良の医学知見を用いる」("conscientious, explicit, and judicious use of current best evidence")医療であるというSackettの定義は1996年の発表である[3]．精神科治療においても1990年代の後半から国定あるいは学会などによる，ある権威のもとでのガイドラインが各国で策定され，EBMの観点に立脚したAPA疾患別ガイドラインは1997年に発行されている．

1 EBMと臨床ガイドライン

EBMの目的は治療および診断的検査のリスクと恩恵を科学的根拠の強さで評価することで治療をより良いものにすることを助けることにある．ゆえにEBMでは治療効果・副作用・予後など，専門誌や学会で公表された過去の臨床結果や論文などを広く検索し，時には新たに臨床研究を行うことにより，なるべく客観的な疫学的観察や統計学によるアウトカムの比較に根拠を求める．現在一般的なエビデンスの強弱を**表46-1**に示した．現在エビデンスとしてランダム化比較試験（RCT）が最強であることは常識だが，このリストの発表は1989年で，その後医学のどの領域でも膨大なRCTの研究報告が蓄積されてきたことから，複数の良くデザインされたRCTの系統的レビューの少なくとも1つから強いエビデンスが得られること，が現在は最強とされている．

臨床ガイドライン作成の方法論は，基本的には系統的に文献をレビューし，特に系統的なRCTのレビューを行い，強い，中等度，限定的，など推奨にグレードをつけるもので，言わば，治療計画を立てるときの地図の役目をするものである．しかしAPA統合失調症ガイドラインの前書きでは「このガイドラインは医療の標準化を目指したものではなく，そのように使うことを意図したものでもない．標準的な医療は，個々の症例のあらゆる臨床データに基づいて行われるもので，‥治療場面では，こうしたパラメータは単なる指標に過ぎず，それらに固執したからといって全ての症例に好ましい結果が得られるわけではない．また全ての適切な治療法を包含するものではないし，同じ効果を期待する他の合理的な治療法を排除するものでもない．特定の臨床手段や治療計画は精神科医の裁量で最終的に決められなくてはならないし，その際には，患者から提示される臨床データや診断と治療の選択肢を参照して行う必要がある」[4]と述べられている．

また英国の英国国立医療技術評価機構（NICE；National Institute for Health and Clinical Excellence）による統合失調症ガイドラインでも，狭義のガイドラインである「科学的根拠により治療の優先順位をつけ推奨する」部分については，「臨床ガイドラインは，専門的な知識と臨床的判断に代わるものではない．…常に臨床ガイドラインの推奨事項が容易には適用されない一部の人々や状況があり，そのため，このガイドラインは，統合失調症を有する個人やその介護者・家族と相談のうえ，個々の状況において適切な決定を下すという医療従事者の責任に優先するものではない」と，治療方針は「患者と共に決めること（SDM；shared decision making）」が推奨されている[5]．

2 統合失調症治療ガイドラインの概要

A 2004年版APA治療ガイドライン

1997年にEBMに基づく最初のAPA統合失調症の治療ガイドラインが出版され，2004年2月に改訂版が出版されている[6]．2004年版の構成を**表46-2**に示した．最初のパートAは推奨する治療で，ガイドライン本体部分であり「推奨とコードの要約」，「治療計画策定のためのガイド」，「治

表46-1 United States Preventive Services Task Force（USPSTF）のエビデンスの強弱

エビデンスの質	
レベルI	少なくとも1つのRCTから得られたエビデンス
レベルII-1	RCTでないよくデザインされた比較試験から得られたエビデンス
レベルII-2	よくデザインされたコホートまたは症例対照研究で，できれば2つ以上の研究・臨床センターないし研究グループによるものから得られたエビデンス
レベルII-3	介入の有無にかかわらず，複数の時系列データから得られたエビデンス．対照群を設けていない臨床試験での劇的な結果はこの種のエビデンスとみなしうる．
レベルIII	尊敬される権威の臨床経験による意見．症例報告や記述的研究．エキスパートによる委員会の報告．

表46-2　APA治療ガイドライン(2004)の構成

趣旨
本書の使用法
開発過程

パートA　統合失調症に対する推奨する治療
　Ⅰ　重要な論点の整理
　　　　A.コード体系，B.治療計画の策定，C.治療関係の確立，D.急性期治療，E.回復期，F.安定期，G.他の特定の治療，H.治療環境と居住環境の選択肢
　Ⅱ　治療計画の策定と導入
　　　　A.精神医学的管理，B.急性期，C.回復期，D.安定期，E.治療抵抗性病態に関する特別な問題，F.治療計画に影響する臨床的特徴
　Ⅲ　治療環境と居住の選択
　　　　A.治療設定または住宅の選択，B.一般的な治療の設定

パートB　背景情報と入手可能なエビデンスのレビュー
　Ⅳ　疾患の定義，自然経過と予後，疫学
　　　　A.臨床的特徴，B.自然史経過と進行，C.疫学
　Ⅴ　入手可能なエビデンスのレビューと総括
　　　　A.薬物治療，B.他の身体療法，C.特定の心理社会的介入

パートC　今後の研究の方向性

表46-3　APA治療ガイドラインの文献エビデンスレベルと推奨のコード体系

文献エビデンスレベル

[A]	二重盲検RCT
[A-]	二重盲検のないRCT
[B]	治療的な介入と結果の時系列的研究．RCTの基準に合致しない臨床試験．
[C]	コホートあるいは時系列的研究．特別な治療的介入を行うことなしに，縦断的な研究を行うもの
[D]	症例対照研究．現在の同定された対照群に関する情報を過去にさかのぼって集めるもの
[E]	二次的なデータの解析による再評価．すでに存在するデータの構造的解析による評価，例えば，メタ解析や決定解析など
[F]	再評価．すでに公表されたデータについて数量的な解析なくして，質的な再評価を行うもの
[G]	その他．教科書，専門家の意見，症例報告，およびそれ以外の報告書

コード体系

[Ⅰ]	高い臨床的信頼性をもって推奨できる
[Ⅱ]	中等度の臨床的信頼性をもって推奨できる
[Ⅲ]	個人の状況に応じて推奨できる

療環境の設定や居住環境の選択肢」からなる．パートBは「疾患の概念，定義，自然経過と予後，疫学」と推奨のもととなった根拠のある文献のレビューで，パートCは今後の研究方向への提言である．使用，作成された文献レベルと推奨コード体系を表46-3に示した．

パートAのⅡ「治療計画の策定と導入」がガイドラインの主要部分で，その精神科的管理の構成を表46-4に示した．その中の「患者と家族へ

表46-4　APA治療ガイドラインにおける治療計画の策定―精神科的管理

1. 症状評価と診断の確定
2. 治療計画の作成
3. 治療協力関係とアドヒアランスの確立
4. 患者と家族への教育と治療の提供
5. 併存する問題を扱う
6. 患者の社会的環境と機能に関心を払う
7. 複数の治療者の統合
8. 治療の記述

の教育と治療の提供」では，再発の初期症状を認識するために患者と協働作業をすることで再発の防止につながること，病気の性質と対処方法に関する家族教育は著しく再発を減少させ，患者の生活の質を向上させることができるが，それには4か月以上の長期期間が推奨されている．「併存する問題」では，一般人口に比し統合失調症を持つ人には，精神科的，社会的，医療的に考慮すべき要因がはるかに多く，多職種の治療チームでこれらの条件の定期的な評価を行い，うつ病，物質使用障害，PTSDについては，常に確認する必要が強調されている．また「複数の治療者の統合」では多くの専門領域の治療チームがあるので，患者支援のためのコミュニティ・サービスへのアクセスなど治療の統合が目標や進捗状況，改善への障害を特定するために有効で，ケースマネジメントがそれを容易にするとされている．「治療の記述」は，治療に関する情報をまとめておいて，いつでもその情報にアクセスでき，開示できるようにしておくことで，「併存する問題」，「複数の治療者の統合」，「治療の記述」は2004年版に追加されており時代性を反映していると言えるだろう．

1. 急性期治療

①評価，②精神科的管理，③抗精神病薬の使用，④併用薬の使用，⑤ECTと他の身体療法の使用，に分けられている．基本的に第一世代抗精神病薬（FGA；first-generation agents）ではなく，第二世代抗精神病薬（SGA；second-generation agents）が第一選択で，アリピプラゾール，クロザピン，オランザピン，クエチアピン，リスペリドン，ziprasidone（日本未発売）の6剤が取り上げられている．クロザピン以外は効果に関しては差がなく，身体状況と副作用を考慮して選択することが勧められている（表46-5）．

2. 回復期治療

治療の維持，特に薬物療法を維持すること，ストレスを急に高めないこと，次の段階（外来や地域ケア）へのサービス提供のギャップがないようにすること，が強調されている．

3. 安定期治療

①評価，②心理社会的治療，③抗精神病薬の使用，④併用薬の使用，⑤ECTの使用，に分けられている．この時期には個人に適した心理社会的治療が薬物療法と同様に必要とされている．すべての患者が最小限疾患についての教育を受けることが推奨され，大部分の患者が単なる疾患教育を超えて，何らかの心理社会的介入を必要としている，とされているが，より個別性に配慮する必要も指摘されている．また米国連邦政府薬物依存・精神保健サービス部（SAMHSA；Substance Abuse and Mental Health Services Administra-

表46-5 急性期における薬剤選択

	グループ1 第一世代薬	グループ2 第二世代薬5剤*	グループ3 クロザピン	持効性注射薬
初発エピソード		Yes		
自殺念慮・企図あり			Yes	
敵意・攻撃的行動			Yes	
遅発性ジスキネジア		Yes**	Yes	
EPSの履歴		Yes：ただしリスペリドン高用量を除く		
高プロラクチンの履歴		Yes：ただしリスペリドンを除く		
体重増加，高血糖，高脂血症の履歴		ziprasidoneまたはアリピプラゾール		
繰り返されるアドヒアランス不良				Yes

*アリピプラゾール，オランザピン，クエチアピン，リスペリドン，ziprasidone．
**どの2剤も遅発性ジスキネジアを低下あるいは悪化させるかについては同じではない．

tion)の提供するEBPツールキットも紹介されている（後述）．

安定期の再発予防と症状の重症度の低下については，家族心理教育，ACT，認知療法が効果ありとされ，陰性症状については研究成果は乏しいが，認知行動療法が単なる支持的療法より効果的であり，家族心理教育による改善の報告があること，また援助付き雇用は機能状態やQOLの改善に効果があるとしている．安定期の治療抵抗性統合失調症に関しては結局クロザピンが唯一といってよい選択肢となっている．

4. エビデンスの明確な心理社会的治療

具体的な文献レビューでは①ACT（PACT），②家族介入，③援助付き雇用，④認知行動療法，⑤SST，⑥初期介入プログラム，が挙げられている．限られたエビデンスしかない心理社会的治療としては，①個人精神療法，②集団療法，③早期精神病の発見と介入プログラム，④患者教育，⑤ケースマネジメント，⑥認知機能リハビリテーション（cognitive remediation），が挙げられている．

患者教育は明らかに標準的な医療行為の一部で，インフォームド・コンセントの一部としても必要だが，どの教育方法が有効かをこの時点では勧めることはできないとされ，認知機能リハビリテーションについては，効果は確認されているが推奨には至っていない．

5. 自助グループ

最後に自助グループの項目があり，自助組織・治療と家族会組織について触れられている．NAMI（National Alliance on Mental Illness）におけるFamily-to-Family Education Program（FFEP：家族から家族への教育プログラム）は，家族の主観的な負担を軽減し，彼らのQOLを改善することが示されている．

B｜NICEガイドライン

英国国立医療技術評価機構（NICE；National Institute for Health and Clinical Excellence）は英国の国民保健サービス（NHS；National Health Service）特別医療機構（special health authority）の1つで，主としてNHSにおける医療技術使用，臨床応用，公的機関に対する健康増進と健康問題の予防，の3領域での国定ガイドラインを発行している．NICEはいくつもの国立共同研究センター，王立医学カレッジ・専門機関・患者と介護者の団体と共同でガイドラインを策定している．中心は国立共同研究センターのガイドライン作成グループ（GDG；Guideline Development Group）であり，ガイドライン項目のエビデンスを評価している．その後ガイドライン草稿について，ステークホルダー（利害関係者）団体（ユーザー，従業員，地域社会，行政機関など）による意見聴取期間を経て，独立したガイドライン・レビュー委員会によってガイドラインが再評価され，それを経てGDGは推奨をまとめ，国立共同研究センターとして最終ガイドラインを作成しNICEに送付．公式なガイドラインとなりNHSのガイダンスとして適用される．

NICE統合失調症ガイドラインは国定臨床ガイドラインの82番目であり「プライマリ・ケアとセカンダリ・ケアにおける成人の統合失調症の治療とマネジメントの中核的な介入についてのガイドライン」という副題がついているように，英国での医療サービスシステム上で使用され，地域健康行政サービスも従うべき権威あるガイドラインである．またNHSは無料の公的サービスなので，単に科学的根拠があるだけでなく，費用対効果も考慮に入れて推奨が行われていることが大きな特徴である．

NICE統合失調症ガイドラインは2002年12月公表，2003年に完全版として出版，その後改訂されて現在の2010年版（アップデート版）となっている．その構成を**表46-6**に示したが，この版では，新しく第4章サービス・ユーザーと統合失調症の介護者の経験，第5章アクセスと関係づくりについての章が付け加えられている．

全体の構成を見ると，前書きの次に疾病概念が来ており，教科書的な構成ではある．新しく付け

表 46-6　NICE 統合失調症ガイドラインの構成

1. 前書き：国立ガイドライン，統合失調症のガイドライン
2. 統合失調症
   障害疾病概念，疫学，考えられる原因仮説，アセスメント，同意と治療同盟，言語とスティグマ，家族や介護者のための問題，ナショナル・ヘルスサービスにおける治療と管理，統合失調症の経済的コスト
3. ガイドラインをアップデートした方法論
   概要，スコープ，ガイドラインの開発グループ，臨床上の疑問，体系的な臨床文献レビュー，医療経済学の方法，ステーク・ホルダーの貢献，ガイドラインの検証
4. ケアの経験
   統合失調症を持つ人々からの個人的な報告，介護者からの個人的な報告
   サービス利用者や介護者の経験からテーマのまとめ，提言
5. アクセスと関係づくり
   初期介入，サービス・レベルの介入へのアクセスと関係づくり
6. 統合失調症の治療と管理における薬理学的介入
   初期治療における抗精神病薬の治療，急性エピソードにおける経口抗精神病薬治療，寛解期における回復を促進する薬理学的な再発予防，治療抵抗性の場合の回復の促進，デポ剤による治療，抗精神病薬の副作用，抗精神病薬の有効性(effectiveness)，医療経済的側面，推奨に至るエビデンス，推奨
7. 経済モデル−統合失調症を持つ人々のための薬理学的介入の費用対効果
   経済モデルの手法，結果，ディスカッション−分析の限界，結論
8. 統合失調症治療と管理における心理療法と心理社会的介入
   アドヒアランス療法，芸術療法，認知行動療法，認知機能リハビリテーション，カウンセリングと支持的精神療法，家族介入，力動的精神分析療法，心理教育，SST
9. 統合失調症と管理治療におけるサービスレベルの介入
   プライマリとセカンダリケアの間のインターフェイス，地域精神保健チーム，ACT，急性期デイホスピタルケア，職業リハビリテーション，急性期以外のデイホスピタル，危機解決チームと家庭治療チーム，強力なケースマネジメント(ICM)
10. 推奨の概要
    すべての段階にわたるケア，初回治療(初発エピソード)，急性症状の治療，リカバリー促進，研究提言
11. 付録
12. 文献

加えられた4章の「ケアの経験」では，統合失調症を持つ人々からの体験報告が3つ，介護者(家族)からの体験報告が5つ掲載されており，統合失調症を持つ人とその介護者とのパートナーシップで活動すること，希望と楽観主義の雰囲気の中で支援，治療，ケアを提供すること，ケアの本質的な部分としての支持的，共感的な関係を築くことに時間を取ること，評価と治療へのアクセスはできるだけ早く，またケアのすべての段階での早期アクセスを促進すること，が推奨されており，当事者への情報提供と介護者(家族)との緊密な連携が強調されている．また同様に新しく付け加わった第5章「アクセスと関係づくり」では，初発精神病へのサービスと人種，民族，文化的特長を有する人たちへの特別な配慮の2つのタイプのサービスに焦点を当てられている．

治療については急性期治療とリカバリーを促進する治療(主として安定期で外来のセッティング)にわけられている．10章は推奨の概要で，すべての段階にわたるケア，初回治療(初発エピソード)，急性症状の治療，リカバリー促進，研究提言である．また全体として後述するようにアウトカム評価と有効性(effectiveness)評価の両方を目指している．

1. 薬物療法について

6章は薬物療法に関してだが，急性期症状への経口抗精神病薬治療について，各抗精神病薬間では有効性ではそれほど大きな差はないとしている．その根拠には1,720人の参加者を対象とした2件の試験 National Institute of Mental Health (NIMH)の Clinical Antipsychotic Trial for Intervention Effectiveness(CATIE)[7], Cost Utility of the Latest Antipsychotics in Schizophrenia (CUtLASS)[8]においてクロザピン以外の経口抗精神病薬では臨床的に有意な差がなかったことが挙げられる．そのため，より効果的な薬物療法が必要であることは明らかとして，今後は，初発エピソードを含めた研究，デポ剤と経口抗精神病薬の違いを検討する必要性が述べられている．その他，代謝性副作用の薬剤間の違いは確定的とされ，統合失調症の代謝性疾患は良く治療されていないこと，第一世代抗精神病薬が高用量ではない場合はEPSについては薬剤間で差がないこと，再発予防ではすべての抗精神病薬がプラセボと比較して効果があり，ハロペリドールに比して一部の第二世代抗精神病薬は中程度の有利さがあるが，どの薬剤を選ぶかに十分な証拠が得られていないこと，治療抵抗性統合失調症についてはクロザピンが第一世代薬に対しては明らかに有利であるが，第二世代薬間の差についてはさらなる研究が必要で，選択は副作用を考慮すべきこと，陰性症状についてもどの薬剤も差はなく，クロザピンにあまりよく反応しない治療抵抗性の統合失調症に対して，他の第二世代薬の併用が陰性症状を含めた全体の改善に役立つかもしれないこと，などが述べられている．

抗精神病薬の有効性(effectiveness)についての項目があり，当事者や介護者(家族)はQOLやサービスに対する満足という尺度を非常に重要に考える事実があるにも拘わらず，それらについてのエビデンスを示す報告は少数で，今後有効性(effectiveness)を考える場合，「患者が重要だと思うアウトカム」に焦点を当てる必要があるとしている．自傷・自殺についてはNICEガイドライン16を，暴力(その際必要な急速鎮静)についてはNICEガイドライン25を参照するようになっている．

2. 薬物療法の費用対効果について

7章では徹底して経済モデルから薬物療法を分析している．結論として，ゾテピンが寛解期の再発防止には最も費用対効果の高い抗精神病薬である可能性が示唆されているが，方法論的限界から，どの薬物が有利かは確実ではないとしている．特に，抗精神病薬の費用対効果研究では抗精神病薬使用に伴う糖尿病や耐糖能異常のリスクに関するデータを考慮するようにできていないので，再発だけではなく代謝性副作用の経済的影響を長期的に研究する必要があるとしており，これは現在の抗精神病薬治療の常識になりつつある．

3. 心理社会的治療について

どの時期でも推奨される心理社会的治療は3つである．

①芸術療法：有資格者による芸術療法どの時期の治療にも推奨されている．

②認知行動療法(CBT)：CBTの再入院率低下と入院期間の短縮への有効性は確実であり，病識の向上や治療アドヒアランス不良群の改善にCBTが有効とする以前の推奨は継続されている．リカバリー促進のために，陽性および陰性症状が続いている人，寛解中の人にもCBTの提供が勧められ，訪問によるCBTも推奨されている．

③家族介入：急性期では同居または密接に接触しているすべての家族に家族介入を提供することが推奨され，開始時期は急性期でもまた他の時期でも，いつでも可能である．家族介入は，実行可能なら本人も含め，3か月〜1年継続で少なくとも10セッション，単家族または家族グループにするかは家族全体の希望を考慮し，主たる介護者と患者の関係に配慮し，特定の支持的，教育的，治療的機能を持ち，問題解決あるいは危機管理について話し合うことを含む必要がある．リカバリー促進のためにも，同居または密接に接触しているすべての家族に家族介入を提供することが推奨され，訪問による家族介入も同様である．特に最近再発した，あるいは再発の危機にある，症状が持続している患者の家族に有用である．

限定的な推奨もしくは推奨されない心理社会的治療は以下の6項目である．

①認知機能リハビリテーション：いくつかの肯定

的な評価もあるが以前のガイドラインの評価を変更するほどではなく，長期的にフォローアップされたしっかりしたRCTで臨床的，費用対効果の研究が必要とAPAガイドラインと同様の結論となっている．
②カウンセリングと支持的精神療法：ルーチンに特定の介入としてカウンセリングや支持的精神療法を提供することは推奨されない．
③心理教育：サポートと疾病管理戦略を提供することを目的とする主として情報提供だけの介入は，標準的治療における良質の情報伝達，情報提供がある家族との関係づくりと区別するのが難しいとされ，特に英国の治療の質においては良質の標準治療や家族介入と区別できず推奨には至っていない．しかし統合失調症を持つ人とその家族にとっては良質のかつ入手しやすい情報の重要性はGDGも認識しており関連する推奨を行っている．
④SST：SSTが他の一般の社会的集団的活動と比較して統合失調症の転帰を改善する特別な介入として効果的であるという証拠はなく，また標準的治療を上回るという証拠もほとんどないということが示唆されていて，特別な介入としてルーチンに提供することは推奨されない．
⑤力動的精神分析療法：精神保健にかかわる専門家にとって精神分析的・精神力動的理論は統合失調症を持つ人の経験や対人関係を理解する助けになるが，現在実施されている力動的精神療法の有効性を評価するには根拠となるRCTを必要とする．
⑥アドヒアランス療法：単に情報を伝えアドヒアランスを向上することだけを目標とする介入は特別の介入としては推奨されない．

4. 地域サービス

9章はサービスレベルの介入と題され，言わば地域サービスが評価されている．この中にはACT，援助付き雇用が含まれている．
①ACT：ACTは重い精神障害を持つ人で，その中には入院治療の頻回の利用，頻繁に再発に結びついたり，社会的破綻（ホームレスもしくは重度の不適応などのような）をきたすようなサービス利用からの脱落が多いという履歴を持つ対象に行われるべきである．
②急性期デイホスピタル：急性期デイホスピタルは危機解決と家庭治療チームと併用して，急性期治療と早期退院後のケアに代わるべきものとすることを考慮すべきである．
③職業リハビリテーション：援助付き雇用は再就職，あるいは就労を希望する人すべてに提供すべきである．しかしながら，就労できないあるいは就労活動がうまくいかないときに就労支援関連の活動のみを提供すべきではない．
④急性期以外のデイホスピタル：デイケアについては推奨に足る証拠がなかった．
⑤危機解決チームと家庭治療チーム：地域で急性症状を呈している統合失調症の人々を支援するために使用され，チームは高い優先性を持った日常活動として危機を監視することに特別の注意を払うべきで，また早期に退院することが有益である統合失調症を持つ人々のために適用を考慮することが推奨されている．
⑥強力なケースマネジメント（ICM；intensive case management）：ICMはケース・ロード15もしくはそれ以下であると定義されるが，レビューに際してACTと家庭治療チームを除外しているので，ICMに関してルーチンに提供することを推奨するエビデンスは不十分である．

5. まとめ

推奨として，薬物療法については第一世代薬，第二世代薬の差があまりなく，身体面への配慮が重視されており，心理社会的介入については家族心理教育（家族介入），CBT，ACT，援助付き雇用がAPAガイドラインと共通している．芸術療法が強く推奨されていること，ユーザーの声，「リカバリーの改善にどう役立つか」という有用性（effectiveness）の観点から推奨が述べられていること，医療経済的な評価が入っていること，などが特徴である．

C｜わが国における統合失調症治療ガイドライン

　日本版の本格的な統合失調症治療ガイドラインは，精神医学講座担当者会議の監修による「統合失調症治療ガイドライン」（編集：佐藤光源，井上新平，2004）[9]が最初である．第1版の構成は5章に分かれ，第1章疾患の概念，第2章治療計画の策定，第3章治療法の解説，第4章その他の重要な問題，第5章今後の改訂と研究成果の期待，という構成である．この章立てと名称は第2版（2008）[10]でも変わっていない（表46-7）．ガイドラインの目的として序文で「本書も標準的な治療方針をエビデンスに基づいて推奨し，最新の治療法を解説しているが，それはあくまでも診療の際の推奨であり，治療の実践は患者ごとの見たてや検査所見に基づいた主治医の裁量に委ねられている」と述べられているのはAPAなど他のガイドラインと同様である．コード方式と文献に付されたエビデンス・レベルは一般的なEBMの基準に準拠し，ほぼAPA治療ガイドラインと同様である．診断基準はICD-10に準拠しており，構成としては，中核の治療ガイドラインにあたる第2章で，APAガイドラインと同様，急性期，回復期，安定期の3期にわけて，薬物・身体的治療，心理社会的治療が記載されている．精神医学的管理では，最初に「医学的管理」の中で，急性期，回復期，安定期の薬物療法のコツのようなものが，APAの臨床的信頼性の高い項目を引用することでまとめられており，次の「治療計画の立て方」では特に患者・家族とわかりあった治療をめざすための患者・家族の教育が重視されている．

　第2版では，第3章「治療法の解説」で第1版には「法的事項，社会制度，社会資源」の項目があったが第2版では削除されており，第4章「その他の重要な問題」では統合失調症と老化，司法精神医学的諸問題が削除され，かわりに早期精神病が加えられている．これらの改訂は解説的な記載からよりエビデンスのある医療中心への記載が意図されていると考えられる．そのことは治療法の項目にも反映されており，治療法の解説の心理社会的療法では第2版は社会生活技能訓練，心理教育的家族療法，認知行動療法，職業リハビリテーション，包括型地域生活プログラム（ACT），ケア・マネジメント，自助グループ活動の項目であるが，第1版は，個人精神療法，レクリエーション療法，生活支援プログラム，居住サービスプログラムが入っており，ACT，ケア・マネジメント，自助グループ活動は入っていない．安定期の心理社会的治療でもエビデンスのあるものを主体にする姿勢が現れており，ほぼAPA治療ガイドラインの項目と同じになっている．

　薬物療法に関して第1版と違っているところは，新しいエビデンスに基づいていることはもちろんだが，2004年以降使用可能になったアリピプラゾールが加わって第二世代抗精神病薬がリスペリドン，クエチアピン，ペロスピロン，オランザピン，アリピプラゾール，プロナンセリンの6剤になっていること，出版当時まだわが国では使用できなかったクロザピンの必要性が強く語られているところなどが大きな相違であろう．共通して慢性期での薬物療法の問題として，第一世代抗精神病薬の多剤大量処方からの第二世代抗精神病薬へのスイッチングの方法を詳述している点はわが国の治療環境を反映していると言えよう．

表46-7　日本版統合失調症治療ガイドライン第2版の構成

第1章　疾患の概念
Ⅰ．概念，Ⅱ．疫学，Ⅲ．臨床症状，Ⅳ．経過と転帰
第2章　治療計画の策定
Ⅰ．精神医学的管理，Ⅱ．急性期治療，Ⅲ．回復期治療，Ⅳ．安定期治療
第3章　治療法の解説
Ⅰ．薬物・身体療法，Ⅱ．心理社会的療法
第4章　その他の重要な問題
Ⅰ．自殺，Ⅱ．身体合併症，Ⅲ．早期精神病
第5章　今後の改訂と研究成果への期待

3 ガイドラインを補完するもの

A 改訂作業

　治療ガイドラインはそれだけで成立し、それだけで機能は果たせない。まず、広汎な実証研究のデータベースが必要であるし、「最新の医学知識による、最新の治療選択」という以上一定期間ごとの改訂作業が必要になる。しかし、ガイドライン全体を頻繁に改訂し出版するのは困難であり、現在では各ガイドラインの一部改訂は web を通して行われている。

1. APA ガイドラインにおけるガイドライン・ウォッチ

　APA 統合失調症ガイドライン(2004 年版)の表紙には、重要な更新はガイドライン・ウォッチとして APA のウェブサイトに掲載されるとある。同ウェブサイトから 2009 年 9 月づけのガイドライン・ウォッチが入手可能だが、そこでは、2002～2008 年の間に出版された統合失調症の薬物療法、心理社会療法に関する RCT、系統的レビュー、メタ解析の文献が検索されており、NICE ガイドラインで取り上げられている重要な大規模研究である CATIE, CUtLASS, あるいは the Comparison of Atypicals for First Episode Schizophrenia(CAFE)[11]などの結果が反映されている。なかでも第一世代抗精神病薬と第二世代抗精神病薬の比較では、「2004 年版でも、第一世代薬が適切な第一選択になる患者もいるかもしれないと述べたが、この勧告は、いくつかの最近発表された有効性試験の結果によって強化されており、実際には、第一世代薬と第二世代薬の臨床的有用性の違いは限られたものである」と NICE ガイドラインと同様の見解を示している。心理社会的治療については、後の PORT レポートに関するところで触れるが、体重、喫煙についての項目が言及されている。

　また米国の厚生労働省にあたる保健社会福祉省(HSS；Department of Health and Human Services)の下部機関にガイドラインのクリアリング・ハウス(National Guideline Clearing House)というサイトがあり、これは全領域の公認されたガイドラインについてチェックを行っている。

2. NICE ガイドラインのアップデート

　NICE ガイドラインの場合は NHS の一環として作成されているので、国が責任を持っており、現在のバージョンの出版(2010)に際して、「3 年後に新しいエビデンスをチェックすることと専門家と当事者の意見を聞き、それをもとに全面的に、あるいは一部をアップデートする予定だが、それ以前に重要な新しいエビデンスがあればもっと早い期間に推奨された治療を更新する予定である」ということが明言されている。

B Schizophrenia Patient Outcomes Research Team (PORT)：定期的に推奨を行うグループ

　PORT は 1998 年以来 5 年ごとに、統合失調症の文献のレビューを行い、エビデンスに基づいて薬物療法、身体療法、心理社会的治療を推奨しているグループである。グループ自身によれば、経験則も重視し実際に使用できる推奨にしている点で他のガイドラインとは違うという。方法的にもほぼ APA と同じなので、2009 年のレポート[12]でも先述のガイドライン・ウォッチと同様、APA ガイドライン一部改訂版の役割を果たしている。

1. 薬物療法

　その薬物療法の推奨と不十分な推奨を**表 46-8**に示した。治療反応性統合失調症の急性期陽性症状の治療では、クロザピン以外を使用し個人条件を良く吟味すること、初発統合失調症の急性期陽性症状の治療にはクロザピン、オランザピン以外を選択し用量は少なめにすること、治療反応性の維持療法では、持効性注射薬は推奨されるが、抗精神病薬の断続的中断による維持戦略はすべきでないとしている。残遺症状への治療では陽性症状にはまずクロザピンが推奨され、治療抵抗性の統

表46-8 PORT：精神薬理学的治療の推奨

統合失調症の治療応答性の人々の急性陽性症状の治療（初発でない）
1. 急性期の抗精神病薬投与
2. 急性の抗精神病薬の用量

初回エピソード統合失調症を持つ人々の急性陽性症状の治療
3. 初回エピソード統合失調症用の抗精神病薬の選択
4. 初回エピソード統合失調症の急性期症状抗精神病薬の用量

統合失調症の治療応答性の人々の維持的薬物療法
5. 抗精神病薬治療維持の治療
6. 抗精神病薬維持療法の用量
7. 長時間作用型の抗精神病薬の維持療法
8. 抗精神病薬の断続的な維持戦略

残遺症状の治療のためのクロザピン
9. 治療抵抗性統合失調症の陽性症状のためのクロザピン
10. クロザピン血中濃度の監視
11. クロザピンの敵意・攻撃性への使用
12. クロザピンの自殺傾向への使用

その他の精神薬理学的な推奨事項
13. 予防的抗パーキンソン病薬
14. 統合失調症の急性不穏状態への薬物療法
15. 統合失調症での禁煙のための介入
16. 統合失調症の治療のためのrTMS

推奨するには不十分なエビデンス
1. 抗精神病薬の多剤投与
2. 治療抵抗性の陽性症状への抗けいれん薬とリチウム使用
3. 不安，うつ病，または敵意へのベンゾジアゼピン
4. うつ病への抗うつ薬治療
5. 陰性症状の薬物治療
6. 認知機能改善のための薬物療法
7. 抗精神病薬，QOL，および機能的転帰
8. TDへの抗精神病薬の選択と治療
9. 抗精神病薬とNMS
10. 抗精神病薬関連の体重増加の薬理学的予防と治療
11. 抗精神病薬誘発プロラクチン上昇，ホルモンの副作用，および性的機能不全
12. アルコールや薬物乱用/依存性のため薬理学的介入

表46-9 PORT：心理社会的治療

推奨
1. 包括型地域生活支援（ACT；Assertive Community Treatment）
2. 援助付き雇用
3. スキル・トレーニング
4. 認知行動療法
5. トークンエコノミー
6. 家族ベースのサービス
7. アルコールと物質使用障害のための心理社会的介入
8. 体重管理のための心理社会的介入

推奨には不十分なエビデンス
1. 認知機能リハビリテーション
2. ピア・サポートとピア提供サービス
3. 抗精神病薬へのアドヒアランスを高めるための介入
4. 初発統合失調症への心理社会的治療

合失調症に対してもクロザピンがまず治療選択肢であり，敵意，自殺傾向に対してもクロザピンが推奨されている．その他の精神薬理学的な推奨としては，特に第一世代薬を使用するときには予防的な抗パーキンソン病薬投与，急性不穏状態の治療には抗精神病薬とともにベンゾジアゼピンの筋肉内注射（わが国では未発売）の併用，禁煙についてはbupropionの使用，薬物療法ではないが身体治療としてrTMSなどが挙げられている．

不十分な推奨は表の通りだが，抗精神病薬の心理社会的機能，職業機能，生活の質の軽度の改善への寄与は少ないとし，薬物療法のまとめとして「過去5年間で，統合失調症のための科学的根拠に基づいた薬物治療についての我々の知識は著しく向上した．・・・しかし，これらの最近の進歩にもかかわらず，統合失調症の中核症状以外の治療ニーズに対処する方法については，まだ我々の知識との間に重要なギャップがあり，これらのギャップは，統合失調症を持つ人の個別の治療を改善し，回復のための機会を最適なものにするという究極の目標に重要な障壁である」とその限界に言及している．

2. 心理社会的治療

推奨されている心理社会的治療8つとエビデンスはあるが推奨には至らない治療3つを表46-9に示した．ACTについては，入院期間，ホームレスを著しく減少させる点に強いエビデンスがあ

る．援助付き雇用は長期的な雇用の保持と経済的自立に関しては実証されてはいないが，認知療法，SST との併用，職業サービスを増大させることによって長期的転帰が改善するという研究が進んでいるとしている．スキル・トレーニングはわが国では SST として知られているが，医療機関で実施するときには，個人の日常的な環境でスキルを適用するための十分な練習を確保するための方法を補う必要があるとしている．認知行動療法は，集団でも個人でも効果があるが4〜9か月の期間は必要であるとされ，トークンエコノミーによる介入は，抗精神病薬や他の心理社会的治療，安全な場所が必要であるとしている．家族ベースのサービスは以前のレポートでの家族心理教育と同義語であり，家族だけのグループ，短期でも効果的であるとしている．以上6項目は前回の 2004 年のレポートでも推奨されている項目だが今回は新しく，アルコールと物質使用障害のための心理社会的介入と体重管理のための心理社会的介入が加わっている．

部分的推奨として，認知機能リハビリテーション，ピア・サポートとピア・提供サービス，抗精神病薬へのアドヒアランスを高めるための介入が挙がっているが，NICE ガイドラインでもあったように単純にアドヒアランスだけに焦点を当てた教育的介入は必ずしも効果的ではないとしている．また初発エピソードへの心理社会的介入は，まだ研究の数やそれぞれの研究で不整合があるため推奨に至る十分な証拠がない．

C｜実践のためのツールキット

EBM は「科学的根拠のある医療」と訳されるが，多くの場合心理社会的治療や福祉的ケア，看護などは広く「科学的根拠のある実践」として evidence-based practice(EBP)と称される．身体治療，薬物療法も広い意味では実践なので，時にそれらも含めて EBM よりも広い概念として EBP という言葉を使用する場合もある．薬物療法は医師個人の裁量で，治療ガイドラインを参考にしてエビデンスに沿って実行することが可能である．その意味で実際の治療における最新，最良の選択を助けるという治療ガイドラインの趣旨に沿いやすい．しかし，心理社会的な治療の多くは病院や地域ケア体制，財政などのシステムを変更し，多数のスタッフや関係者の意識を変え，さらには多職種のスタッフが実施の技術を身に付けなければ取り組めない．ガイドラインには，治療プログラムの概要，必要な要素は記載されていても，いかに実施するかは書かれてはいない．そのため心理社会的治療プログラムが広く実施・普及していくうえで大きな制約があり，米国でも現実にはその普及は進んでいないのが実情である．

そこを補い，実践を促進するものとして米国連邦政府薬物依存・精神保健サービス部(SAMHSA)ではツールキットを開発公開し，EBP ツールキットとしている．それらは

① 家族心理教育(FPE；family psychoeducation)
② 包括型地域生活支援プログラム(ACT：assertive community treatment)
③ 疾病管理とリカバリー(IMR；illness management and recovery)
④ 援助つき雇用(SE；supported employment)
⑤ 統合的重複障害治療(IDDT；integrated dual disorders treatment)

の5つからなっており，この5つは APA ガイドラインあるいは PORT で科学的根拠があるとして推奨されている統合失調症の心理社会的治療の代表的なものである．

EBP ツールキットでは，心理社会的介入の目標は単なる機能改善ではなく，「人生全般の回復（リカバリー）」であるという観点が基本となっており，またそのような介入の方が効果的であるという科学的根拠に基づいて作成されている．

わが国では「アメリカ連邦政府 EBP 実施・普及ツールキットシリーズ」[13]として翻訳されているが，日本版は統合的重複障害治療(IDDT)を除いた，ACT，家族心理教育，IPS・援助付き雇用，疾病自己管理とリカバリー(IMR)の4プログラムからなる．以下に簡単に概要を紹介する．

1. SAMHSAのEBPツールキットに含まれるもの

① プログラムモデルを様々の角度から記述したパンフレットや研修テキスト，研修DVD，紹介DVD．
② 利用者や家族・他の支援者，プログラムの実践家や指導者，精神保健行政担当者というそれぞれの立場の関係者が，当該プログラムに取り組み，実施組織を構成するための工夫．
③ プログラムモデルの実践度，忠実度を評価するフィデリティ尺度，効果評価のためのモニタリングに用いる簡便な尺度．

2. 構成

第1巻は総論で，EBPツールキットの説明，フィデリティ尺度・一般組織指標，利用者アウトカム評価法，からなる．2巻以降が各論で，共通して本編とワークブック編の2分冊となっている．本編は，① プログラム責任者と公的部局責任者向けの工夫，② 質を維持するための尺度，③ 使用するパンフレットなどの資料，が収められ，紹介用DVDが付属している．ワークブック編はそれぞれのプログラム実施のためのテキストとマニュアルであり，実施方法の詳細が収められている．

3. 各論の内容

a 第2巻：ACT（assertive community treatment）包括型地域生活支援プログラム

本書の他の場所でも述べられているように，ACTのサービス対象は最も重度かつ持続的な問題を持つ人（重度生活機能障害，アドヒアランス不良，薬物やアルコールの問題，頻回の入院など）である．標準のACTモデルの特徴は，① すべてのサービス（日常生活から医療，身体・心理・社会的）を多職種チームで提供，② そのときその場で必要なヒア・アンド・ナウのサービス提供，③ 少ないケース・ロードとチームでの共有，④ 利用期限なく，24時間365日の柔軟なサービス提供，⑤ 責任の所在はチームにある，⑥ 利用者のニーズに耳を傾けそこを中心に置く，ということである．スタッフと組織および運営の方法は，① チームアプローチ：90％以上の利用者が1週間の間に複数のスタッフと接触する，② チームリーダーも実践を行う（専門の管理職はいない），③ チーム構成は1人以上の精神科医，2人以上の看護師，2人以上の薬物依存専門家，2人以上の就労支援の専門家，ピア・スペシャリスト，④ 明確なエントリー基準があり，新規利用者は月6人以内，⑤ 入退院調整の責任も行う，などである．この標準のACTモデルに最も忠実な，フィデリティの高いプログラムほど良い結果が得られる可能性が高いとしている．

b 第3巻：FPE（family psychoeducation）家族心理教育

EBPツールキットでは複合家族心理教育グループ（MFPEG；Multiple Family Psychoeducation Group）が標準モデルとして詳述されている．その構造は，まず，① 当事者含む単家族の面接（ジョイニング・セッション）が通常3回で，動機付けの強化と治療契約のために，② その後のワークショップ形式の丸1日かけての情報提供の教育セッション，③ 2週間ごとの継続的に行われる当事者を含めた数家族のグループによる標準的問題解決技法のセッション，からなっている．継続セッションは数家族で3年間継続され，1年目は再発予防が目的，2年目はリハビリテーション（機能回復），3年目は就労と地域コミュニティへの参加が目標とされる．問題解決のためのセッションは明確に構造化されている（表46-10）．また単家族を対象とする「行動的家族指導」（BFM；Behavioral Family Management）も同様の効果があるとされて紹介されている．

c 第4巻：IPS（individual placement and support）・援助付き雇用（SE；supported employment）

重い精神障害を持つ人でも一般就労を希望しており一般就労することができる，という観点に立ち，目標は一般就労に置く．求職活動はユーザーの好みが重要でその開始は興味を示した時点から

3. ガイドラインを補完するもの

表46-10 PEMFG：問題解決のためのセッションの進め方

① ジョイニング（社交会話　最低15分）
② いくつかの問題を話してもらう
③ 直接的情報提供が必要ならする
④ 今日の問題を決める（緊急性，共通性）
⑤ 問題解決技法
　・問題についての質疑応答
　・他の参加者がアイデアを出す
　・アイデアのメリットデメリットを皆で検討する
　・問題の当事者・家族がアイデアの優先順位を決める
　・行動の計画を立てる（必要ならロールプレイ）
⑥ クロージング

である．まず本人の希望する職場を探し，そこでトレーニングや問題解決を行う（プレース・ゼン・トレイン place then train の原則）．援助付き雇用という名称のゆえんである就労支援専門家による期限付きでないカウンセリング（職場での指導も含める），フォローアップがある．サービス受け入れ拒否要件はゼロだが，ACTのような精神保健治療援助チームとサービスを調整することが勧められており，単独で成立するものではない．ほぼ完全なオーダーメイドの職業支援サービスと言える

d 第5巻：IMR（illness management and recovery）疾病管理とリカバリー

中核は以下の42セッションからなるプログラムである．それらは，①いかにしてリカバリーを獲得するかというリカバリー戦略（4セッション），②統合失調症・双極性障害・うつ病の事実についての教育（4セッション），③ストレス脆弱性モデルと支援方法（3セッション），④ソーシャルサポートの形成（7セッション），⑤薬物治療の効果的使用（4セッション），⑥再発予防（4セッション），⑦ストレス対処（5セッション），⑧問題や症状への対処（6セッション），⑨ニーズを適合させること（3セッション）であり，週2回，1回45～60分（1回あたり1～2セッション）という構成である．認知行動療法とストレス脆弱性モデルを基礎としたプログラムであり，心理教育，症状自己管理，SSTを統合的に行うプログラムといってよい．

統合失調症治療の大枠はほぼ共通認識が確立していると言える．経過として急性期から安定期への移行があり，そのそれぞれの時点で適切な抗精神病薬（最近のデータでは低用量の第一世代薬とクロザピン以外の第二世代薬にはそれほど差がない）による薬物療法が必要であり，治療抵抗性統合失調症についてはクロザピンが有効である．薬物選択はまずは代謝性あるいはEPSなどの副作用に配慮すべきで，副作用も含めた身体的状況に急性期でも安定期でも十分な注意を払うことが重要である．急性期には治療関係を作り上げ，本人も含めた家族心理教育を開始する．主として安定期に推奨される心理社会的治療もほぼ確定している（実施できる体制が整っているかどうかは別にしてAPAとNICEでの推奨で共通しているのは，家族心理教育，認知行動療法，ACT，援助付き雇用，である）．

EBMあるいはEBPの功罪は各所で論議されており，画一的診断と画一的治療で治療がマニュアル化する，という批判がある．これは少なくとも臨床ガイドラインを作成する側の意図ではない．例えば，PORTのレポートの薬物療法についてのまとめや，NICEガイドラインでも強調されているように，単純な症状改善という結果（アウトカム）ではなく，どのくらい個々の患者の回復に役立っているか，という有用性（effectiveness）を念頭に置くべきということであろう．

精神科での臨床ガイドラインが今のような形に整備されてきた背景には，操作的診断基準とEBMの発展，それを可能にしたIT機器とインターネットの普及がある．EBMは，わが国でも精神保健医療の施策にも盛り込まれており，全世界的な潮流ともなっている．しかし，前述したようにEBMは通常思われているような，治療の単純なガイドライン化やマニュアル化を意味しない．実は個人のリカバリー（回復）を中心に置いたサービスのオーダーメイドがより効果のあることの推奨でもある．いざ根拠のある治療を実践しようとするときに，エビデンスだけでは臨床判断に

は不十分で，目の前の個別のユーザー（患者本人，家族）の言うことに「耳を傾ける」ことの重要性がより認識されてきている側面もあることは忘れてはならないだろう．この観点から言えば，例えばNICEガイドラインで，ユーザー（患者，ケアラー）の経験の章が付け加えられたように，EBMあるいはEBPを補完し，より有用なものとするために，NBM（narrative-based medicine：語りを基礎とする医学）が必要になってきていることを意味しているのかもしれない．

またEBM普及の背景に米国の特殊な医療経済的側面があること，特に心理社会的治療においては，強いエビデンスを示す実践は研究ベースで，その人員や費用は臨床現場とはかなりかけ離れていることもまた事実である．それとは別にNICEガイドラインのように医療経済的側面がガイドラインに盛り込まれるとすると，必ずしも「科学的に最も効果があるものを優先する」とは言えなくなるということもあり，この点についてはこれからの課題であろう．さらに，最もエビデンスが強いとされるRCTが適用しにくく，特に二重盲検の不可能な多くの心理社会的治療をどう評価していくのかが問われている．

【文献】

1) 髙橋三郎，高橋清久(訳)：APA精神科治療計画．医学書院，1984
2) Guyatt G, Cairns J, Churchill D, et al['Evidence-Based Medicine Working Group']: "Evidence-based medicine. A new approach to teaching the practice of medicine.". JAMA 268: 2420-2425, 1992
3) Sackett DL, Rosenberg WM, Gray JA, et al: Evidence based medicine: what it is and what it isn't. Brit Medical J 13: 71-72, 1996
4) 日本精神神経学会(監訳)：米国精神医学会治療ガイドライン－精神分裂病．医学書院，1999
5) National Collaborating Centre for Mental Health (commissioned by National Institute for Health and Clinical Excellence): Schizophrenia; The NICE guideline on core interventions in the treatment and management of schizophrenia in adults in primary and secondary care (updated edition). The British Psychological Society & The Royal College of Psychiatrists, 2010
6) American Psychiatric Association: Practice guideline for the treatment of patients with schizophrenia, 2nd ed. American Psychiatric Association, 2004
7) Lieberman JA, Stroup TS, McEvoy JP, et al: Effectiveness of antipsychotic drugs in patients with chronic schizophrenia. N Engl J Med 363: 1209-1223, 2005
8) Jones PB, Barnes TR, Davies L, et al: Randomized controlled trial of the effect on Quality of Life of second- vs first-generation antipsychotic drugs in schizophrenia: cost Utility of the Latest Antipsychotic Drugs in Schizophrenia Study (CUtLASS 1). Arch Gen Psychiatry 63: 1079-1087, 2006
9) 精神医学講座担当者会議(監修)，佐藤光源，井上新平(編集)：統合失調症治療ガイドライン．医学書院，2004
10) 精神医学講座担当者会議(監修)，佐藤光源，丹羽真一，井上新平(編集)：統合失調症治療ガイドライン第2版．医学書院，2008
11) McEvoy JP, Lieberman JA, Perkins DO, et al: Efficacy and tolerability of olanzapine, quetiapine and risperidone in the treatment of early psychosis: a randomized, double-blind 52-week comparison. Am J Psychiatry 164: 1050-1060, 2007
12) Kreyenbuhl J, Buchanan RW, Dickerson FB, et al: The Schizophrenia Patient Outcomes Research Team (PORT): Updated Treatment Recommendations 2009. Schizophrenia Bulletin 36: 94-103, 2010
13) 日本精神障害者リハビリテーション学会(監訳)：アメリカ連邦政府EBP実施・普及ツールキットシリーズ．非特定営利法人精神保健福祉機構(コンボ)，2009

〈後藤　雅博〉

第 47 章

薬物療法

　1955年にクロルプロマジンが臨床導入され[1]，その後に引き続いた各種の第一世代抗精神病薬導入は，欧米では入院患者減少と地域リハビリテーションの模索に結びつき，1970〜80年代で精神病床は大幅に削減（ダウンサイジング）され，病棟スタッフが地域に移行するとともに，特に欧州では公的精神科病院を中心とした地域責任分担制が成立し，地域ケアの充実がもたらされた[2]．

　第一世代抗精神病薬は，高力価抗精神病薬すなわちドパミン遮断効果が強い薬剤と，低力価抗精神病薬の2つに分類されるようになり，統合失調症に真に有効なのはハロペリドールやフルフェナジンに代表される高力価抗精神病薬と考えられるようになった[3]．この背景には，多くの臨床経験とともに，1970年代に世界中を席巻したドパミン仮説がある[4]．高力価抗精神病薬の投与量はしだいに増大し，急性期治療では高用量のハロペリドールを用いた急速鎮静法が行われ[5]，数10 mgの大量投与も稀ではなくなってきた[6]．そして，遅発性ジスキネジア[7,8]，悪性症候群[9]，そして抗精神病薬の行動毒性としての二次性陰性症状が大きな問題となってきた[10-12]．

　このような状況の中で，抗精神病薬の行動毒性に気がついた一部の研究者によって，少量維持治療[13-16]や間歇的投与の可能性[17-20]について詳細な検証や抗精神病薬と心理社会的治療の組み合せについての検討[21-25]が行われたことは大きな進歩であった．

　1988年のクロザピンの再評価は新たな流れを始動させた[26]．治療抵抗性陽性症状や陰性症状の治療可能性と錐体外路症状からの解放という希望が生まれ，続いてリスペリドンやオランザピンなどの主要な第二世代抗精神病薬が登場し，欧米では1990年代後半から第二世代抗精神病薬の時代が到来した．第二世代抗精神病薬の導入当初は，これらの抗精神病薬が共通の非定型性[27]を有している革命的な薬物かもしれないとの期待が持たれた．しかし，非定型性は必ずしも証明されず，真の進展は抗精神病薬の効果よりも，抗精神病薬の治療目標や治療モデルの変化にあったのかもしれない．

　第二世代抗精神病薬の時代になりその効果判定は，狭義の精神病症状から，認知機能，社会機能・生活機能，就業技能，QOL，再発・再入院，家族の負担，コンプライアンス，コストなどへと多様化した[28]．治療モデルがメディカルモデルから，リハビリテーションモデル，さらにはリカバリーモデル[29,30]へと拡大していくなかで，治療方針決定への患者の参加がshared decision makingなどの技法を通じて論議されるようになった[31-35]．

　一方，1970〜80年代のわが国の精神医療状況は好ましいものとはいいがたく，長期在院患者は蓄積し，多くの患者にハロペリドールを中心とした抗精神病薬の上乗せ処方による多剤大量処方が行われて，心理社会的治療や福祉的施策は著しく不足していた．わが国に最初に導入された第二世代抗精神病薬は，1996年のリスペリドンであっ

たが，21世紀初頭になって第二世代抗精神病薬の本格的な使用が開始され，それまでの上乗せ一辺倒の処方方針から，切り替え（スイッチング）技法が注目されるようになった[36,37]．まず多剤大量処方から第二世代抗精神病薬への切り替えが試みられ，このなかでawakenings（めざめ現象）[38,39]や様々な離脱症状，精神症状の悪化リスクなどへの注意が喚起された[40,41]．その後，第二世代抗精神病薬の比較的単純な処方が主体になり，アリピプラゾールの導入なども契機となり抗精神病薬の切り替えについてさらに精密な議論が展開するようになった[42]．

2010年が近づくにつれて，第二世代抗精神病薬の真の実力についての検証が公表されてきた．いくつかのメタアナリシスや米国NIMHにより行われたCATIE studyなどの結果から[43]，第二世代抗精神病薬は決して一枚岩ではなく，第一世代抗精神病薬との差異は決して大きくはないことが明らかになった[44,45]．一方で，第二世代抗精神病薬の代謝面での副作用が取り上げられるようになり[46-49]，抗精神病薬の選択やモニタリングの議論が進むようになった．さらにCATIE studyはフィンランドにおけるいくつかの重要な検討結果と相まって，薬物治療の継続性という新たな評価指標を現場にもたらすことになった[50-52]．そして第二世代抗精神病薬の経口薬治療では，服薬アドヒアランス問題には根本的解決が得られないことも明らかになるに従い，デポ剤（特に第二世代抗精神病薬のデポ剤）の重要性が再認識されるようになり，さらに長期の間隔で投与可能な製剤も開発されようとしている[53,54]．

本章は，以上のような流れや観点に基づいて，統合失調症薬物療法について概括したものである．

1 抗精神病薬治療の歴史的展開

A 第一世代抗精神病薬の導入と多剤大量処方の成立

図47-1にわが国における抗精神病薬処方の流れ，主要抗精神病薬の市販年次，そして精神科関係の法律の公布年を示した．1955年のクロルプロマジンの発売に始まり，1964年のハロペリドールの市販までが最初で最大の変革と考えられる．この時期は，各種の第一世代抗精神病薬が次々に導入され，統合失調症という病気を解決できるかもしれないという，ある意味では希望に満

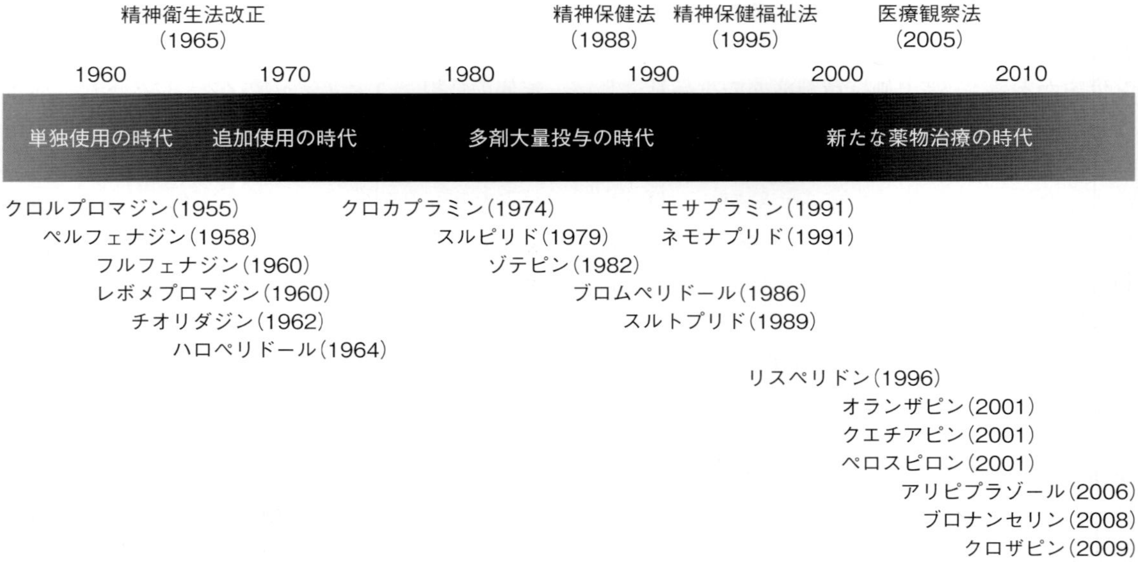

	精神衛生法改正 (1965)		精神保健法 (1988)	精神保健福祉法 (1995)	医療観察法 (2005)	
1960	1970	1980	1990	2000	2010	
単独使用の時代	追加使用の時代	多剤大量投与の時代		新たな薬物治療の時代		

クロルプロマジン(1955)　　　クロカプラミン(1974)　　　モサプラミン(1991)
ペルフェナジン(1958)　　　　スルピリド(1979)　　　　　ネモナプリド(1991)
フルフェナジン(1960)　　　　ゾテピン(1982)
レボメプロマジン(1960)　　　　　　　　　　　　　　　　ブロムペリドール(1986)
チオリダジン(1962)　　　　　　　　　　　　　　　　　　スルトプリド(1989)
　　　　　　　　　　ハロペリドール(1964)

　　　　　　　　　　　　　　　　　　　　　　　　　　リスペリドン(1996)
　　　　　　　　　　　　　　　　　　　　　　　　　　オランザピン(2001)
　　　　　　　　　　　　　　　　　　　　　　　　　　クエチアピン(2001)
　　　　　　　　　　　　　　　　　　　　　　　　　　ペロスピロン(2001)
　　　　　　　　　　　　　　　　　　　　　　　　　　アリピプラゾール(2006)
　　　　　　　　　　　　　　　　　　　　　　　　　　ブロナンセリン(2008)
　　　　　　　　　　　　　　　　　　　　　　　　　　クロザピン(2009)

図47-1　わが国における抗精神病薬処方の流れ，主要抗精神病薬の市販年次

ちた時代であった．Delay と Deniker がまとめた「臨床精神薬理学」[1]によれば，クロルプロマジンがフランスの各施設で用いられるようになったのは 1956 年であり，1 日の投与量が 40 mg を超えたのは 1957 年からであった．現在から考えると少量のクロルプロマジンしか当時は用いられなかったのであるが，1950 年代後半フランスの精神科病院入退院動態では退院数，退院率の増加と同時に再入院数と再入院率の増加が明確に記録されている．米国公立精神科病院の長期入院患者数も 1950 年代後半をピークにして減少に転じている[55]．1950～60 年代はわが国でも抗精神病薬は単独使用が当然とされ，少量が慎重に処方されていた．例えばハロペリドールを 3 mg 使うのか 4.5 mg 使うのかを議論したり，ペルフェナジン 16 mg 単独で治療を行っていた．クロルプロマジン 300 mg あるいはハロペリドール 9 mg 以上処方するというのは考えにくいことであった．

抗精神病薬という有効な治療手段の出現に伴って，欧米では精神病床が減少し，地域ケアが徐々に充実していった．欧州では公的精神病院を中心とした地域責任分担制（セクター化）が始まり，入院から通院・訪問そしてリハビリテーションまで一貫した責任体制の元での医療が行えるようになっていった．このセクター化で重要な点は，予算は病院ではなくセクター全体に対して配分され，チーフ精神科医を中心とした責任者がその予算の範囲内でその地域人口に対して最も経済効率の良い形で病院，診療所，グループホーム，作業所などに配分するという点である[56]．このなかで入院期間の短期化と再発防止のための治療技法が工夫され磨かれていった．例えば家族の感情表出（EE）などの概念[57,58]や心理教育，生活技能訓練，さらにはデポ剤による維持治療，訪問の充実などがそれである[22,23]．1960 年代から 1980 年代に向けて統合失調症の治療の大きな枠組みが欧米では徐々に整っていったと考えられる．

一方で，わが国では 1960 年代から 1980 年代までの統合失調症患者を取り巻く社会的状況は，好ましいものではなかった．戦前の人口当たりの精神病床数は諸外国の 1/10 だったが，1945 年の終戦時には精神病床は 4 千床まで減少し[59]，戦後，精神衛生法のもとで精神病院の新・造築が促進され，1960 年代は民間病院急増と精神病床増加というタイミングにあたっていた．山梨県立北病院の図書室に大きな段ボール箱があり，1960 年代の山梨県立北病院の前身の県立玉諸病院の写真やアルバムが沢山詰まっており，当時の病棟や患者の処遇がよくわかる．大部屋の病室はすし詰め・雑魚寝で，風呂の脱衣場は廊下という状況であった．精神科医や看護師の配置も十分な状況からは程遠いものであった．戦前に各家庭に私宅監置として隔離・拘禁されていた患者はこのような良好とはとても言えない治療環境の中に，多くは強制的に入れられたことになる．それでもクロルプロマジンはそれなりの有効性を示し，興奮，拒絶，不潔，破衣は減少し，精神病院の雰囲気は大きく変わったとされている．しかし入院患者は減少ではなくむしろ増加していき，すでに 1963 年には病院内寛解状態という概念が発表され[60]，これこそが後の社会的入院の萌芽であった．1964 年にライシャワー駐日米国大使刺傷事件が生じて保健所への精神衛生相談員の配置，通院医療費公費負担制度，そして精神衛生センターの設置が行われたが，障害を残した統合失調症患者を社会の中で支えるシステムはなお不十分であった．1960～1975 年の 15 年間に精神科病床が 9 万 5 千床から 28 万床へと増加し続けた．入院治療中心で，患者が退院した後のフォローアップの責任があいまいな日本独特の精神科医療体制がこの時期に作られて，わが国の統合失調症薬物療法にもいくつもの歪みをもたらし，その 1 つが多剤大量療法の成立であった．

抗精神病薬の併用はわが国では 1970 年代に徐々に盛んになっていった．この時期に発売されたクロカプラミンやスルピリドなどの抗精神病薬はいずれも上乗せが行われやすい薬物であった．そして長期入院が当たり前の医療体制の中で，精神科医は多剤併用がむしろ標準的な治療と考えるようになった．心理社会的治療・援助が乏しく，薬物療法だけに頼る状況がこのような傾向をさらに助長していった．いくつかの調査結果[61-63]から

も，1970年代前半から1990年代に向けて抗精神病薬の多剤併用が悪化したことが明らかである．例えば抗精神病薬剤数の割合（％）を1973, 1979, 1993年の各調査についてそれぞれ示すと1剤（30, 23, 18），2剤（47, 40, 36），3剤（17, 28, 28），4剤（2, 7, 12），5剤（0, 2, 4）となり，抗精神病薬の単独あるいは2剤の投与が減少，3剤以上の併用が増加し，特に1993年の調査では4剤の抗精神病薬の併用が12％に上っている．この多剤併用とともに，ハロペリドールを主剤とした大量投与が1990年代に向けて当然のように行われるようになり[64]，抗精神病薬の総投与量はクロルプロマジン換算で2,000 mgを超えることも稀ではなくなった．

一方，欧米でも1980年代終わりまでは，クロルプロマジン換算で2,000 mgを超えるような抗精神病薬の大量投与が行われていた．この場合，日本のような多剤併用ではなく，ハロペリドールやフルフェナジンなどの高力価抗精神病薬の大量投与が多く行われていた[3,6]．日本でも欧米でも抗精神病薬の大量投与が試みられた時代があったことはよく覚えていなければならない．1970年代に流布されたドパミン仮説の元での原因療法を行うなかで，効果不十分例に増量・大量療法が行われ，この結果大量の抗精神病薬による行動毒性（二次性陰性症状）[11]や遅発性ジスキネジアなどの困難な問題が生じ，統合失調症薬物療法の状況をさらに難しくしていった．当時の統合失調症薬物治療はメディカルモデルの中で一種の袋小路に入り込んでいたのである．わが国ではこの状況が少なくとも1990年代まで続き，高力価抗精神病薬の大量投与の意義が世界的に否定されてからも[65,66]，日本ではなお多くの精神科病院で，このような処方が行われていた．精神保健法，精神保健福祉法の成立という大きな流れに，統合失調症薬物治療は遅れをとっていた．

B 第二世代抗精神病薬の登場とスイッチング

1988年のKaneらによるクロザピンの再評価[26]は，薬物治療抵抗性あるいは治療不耐性という問題に対処する新たな武器を医療現場にもたらした．欧米ではリスペリドン，オランザピンなどの主要な第二世代抗精神病薬が1990年代前半に次々と導入され，その使用量は増加していった．わが国では第二世代抗精神病薬は1996年のリスペリドンの導入が最初であり，2001年のオランザピン，クエチアピンの導入以降に，本格的な第二世代抗精神病薬の時代が到来した．第二世代抗精神病薬はその特性を生かすために，できるだけ多剤併用を避けることが求められた．このような状況の進展の中で，まず第一世代抗精神病薬処方から第二世代抗精神病薬への切り替え（スイッチング）という課題が生まれてきた．

a 切り替えと自殺の増加

リスペリドンが導入されて数年間は，多剤大量処方からリスペリドンへの切り替えに伴って自殺念慮や自殺企図の出現が大きな問題になり，awakenings（めざめ現象）という言葉が用いられるようになった[39,40,67-69]．元々，awakeningsとは脳炎後遺パーキンソニズムの患者へのL-DOPA投与後の劇的な改善に対してSacks O[70]によって用いられた表現である．第二世代抗精神病薬へのスイッチングに伴うawakeningsは「抗精神病薬の切り替えに関連して生じた日常生活機能の明かな改善を含む行動の活発化，周囲の状況の正しい把握，病識の改善」と定義される[39]．この現象の背景にはアキネジアを中心とした錐体外路症状の改善，抗精神病薬の副作用としての二次性の陰性症状や認知機能障害の改善などに加えて，それまで精神症状の変化も関係すると思われる．自殺の増加という現象は，awakeningsの1つの形と考えられる．

新たな薬物治療が導入された際に生じる自殺の増加という現象は，これが最初ではなかった．かつてクロルプロマジンの導入時に自殺の危険性の増大について議論がされた[71,72]．Cohenら[73]は，自殺のリスクを考慮する際に，最も重要なのはストレスに対する反応性と退院後の家庭環境であり，抗精神病薬を自殺の要因の1つとして見なす

ことができるかもしれないが，抗精神病薬によってうつや自殺が誘導される確証はないとした．わが国においては，山上[74]が第一世代抗精神病薬の導入と自殺の関係について検討し，抗精神病薬が本格的に使用された1956年から自殺が急増し，死因の第1位を占めるようになったと報告している．山上はこの論文の中で，抗精神病薬の出現が，従来の自殺の特徴（自殺が病初期に多い，妄想に基づく自殺が多い）に加えて，①自殺率の増加，②慢性期における自殺の増加，③状況より了解可能な動機に基づく自殺の増加，という3つの重要な変化をもたらしたと指摘している．

慢性精神病患者における改善とは，患者の現在ある適応状態から，少しでも良い方向の新たな適応状態に変わることである．有効性の高い抗精神病薬ほど，この適応を変える力が強い．しかし新しい有効な治療法が導入されたときには，予想を超えた適応の変化に遭遇する機会が増し，患者も治療者も混乱する可能性が高まるのかもしれない．新しい治療法の導入がもたらすであろう適応の変化を，治療者自身も経験・学習し，新たな対応技法を身につけるまでは一過性に不適応による問題が生じるのであり，リスペリドンに関係した自殺企図もまさにそれに当たるのかもしれない．このような経験から，抗精神病薬の切り替えに際して，自殺関係の事象に注意すべきであると教訓が臨床現場にもたらされ，抗精神病薬の臨床試験においてもこれについての検討が行われるようになった．

b 切り替えに関連した精神薬理学的変化

抗精神病薬への切り替えに関係して生じる可能性のある精神薬理学的変化を考察するために，これまで使用していた薬物の減量・中止による影響と，新たに導入された薬物の作用という2つの要因を考慮しなければならない[75]．

まず副作用の軽減には抗コリン作用の軽減と錐体外路症状や薬原性陰性症状の改善がある．わが国の第一世代抗精神病薬中心の多剤大量処方では，ハロペリドールなどの高力価抗精神病薬に，クロルプロマジンやレボメプロマジンなどの低力価抗精神病薬が組み合わされ，さらに抗コリン性パーキンソン病薬も併用されていた．過剰な抗コリン作用は認知機能障害，特に記憶障害を引き起こすことが知られている[76-79]．リスペリドンには抗コリン作用がほとんど存在せず，抗コリン性抗パーキンソン病薬の併用を減らすなかで，切り替えに伴い，抗コリン作用が減弱し，患者の認知機能が改善する可能性がある．また抗精神病薬によるアキネジアや軽度のパーキンソニズム，アカシジアなどは精神病症状としばしば鑑別が困難で，これらは二次性陰性症状あるいはneuroleptic-induced deficit syndrome（NIDS）と呼ばれていた[11]．第二世代抗精神病薬への切り替えによって二次性陰性症状が改善する可能性があるが，それまで投与されていた抗精神病薬による行動抑制作用が外れることで，それまで押さえつけられていた問題が表面化する可能性がある．また患者が新たな適応に向かって歩み出す際に，管理的な問題が生じることがあるかもしれない．

離脱症状では少なくとも抗コリン性離脱，ドパミン性の離脱に関するsupersensitivity psychosis，そして離脱性ジスキネジアの3つに注意すべきであろう．まず抗コリン性離脱であるが，従来の抗精神病薬を中心にした多剤大量処方ではかなり強い抗コリン作用が生じていた可能性がある．このような処方から一挙に第二世代抗精神病薬に切り替えると抗コリン性離脱が生じ，嘔気，嘔吐，不眠，発汗，下痢，腹痛，頭痛，めまい，焦燥，落ちつきのなさ，不安などの症状が見られる[41,80-82]．これらの症状は処方の変更後48時間以内に生じる場合が多く，精神病症状の再発と見誤れやすい．これらの症状には抗コリン性パーキンソン病薬が著効し，ベンゾジアゼピンも効果がある[83]．このため，抗精神病薬の多剤併用から第二世代抗精神病薬に切り替えていく際には，まず高力価の抗精神病薬の減量を行い，次いで低力価抗精神病薬の減量をゆっくり行い，最後に抗コリン性パーキンソン病薬の減量を行うべきである[83-85]．

次にsupersensitivity psychosisであるが，これは1978年にChouinard[86]が提唱した概念であり，2つの病態を持っている．第一（withdrawal type）は，抗精神病薬を長期にわたって服用していた統合失調症患者が，抗精神病薬を中止または減量後すぐに精神病症状の悪化を呈する病態を指している．第二（tardive type）は寛解期を維持するために，抗精神病薬を次々に増量せざるをえない現象である．Chouinard[86]は抗精神病薬を長期間服用し，ドパミン受容体を遮断し続けると，代償性にドパミン受容体数の増加または受容体の親和性の増加が生じ，すなわち supersensitive になると仮定し，この状態で，抗精神病薬すなわちドパミンアンタゴニストを減量すると，ドパミンが supersensitive な受容体に結合しやすくなり，精神病症状が悪化すると考えた．また，ドパミン受容体を遮断した結果，代償性に受容体が増加したとすると，増加した受容体の分まで遮断しなければならなくなる．つまり，寛解期の維持量が徐々に増加していくのである．もし withdrawal type の supersensitivity psychosis を疑ったら，抗精神病薬の量を戻すとともに，減量する速度をゆっくりにすべきである[83]．

さらに，抗精神病薬の減量や切り替えによって出現するジスキネジア，すなわち離脱性ジスキネジアも存在する．これにも抗精神病薬の長期使用に伴う線条体のドパミン受容体の supersensitivity の獲得が関係しており[81]，一過性，あるいは持続性のジスキネジア，ジストニアが出現し，遅発性ジスキネジア，ジストニアに移行する場合があることに注意が必要である[36, 38, 41]．

第一世代抗精神病薬や併用されている抗コリン性パーキンソン病薬を減量，中止することで認知機能が改善することは前述したが，第二世代抗精神病薬そのものに認知機能改善効果がある可能性もある．認知機能は就業能力との関係が強く，患者のリハビリテーションには精神病症状よりも大切かもしれない[87]．したがってこの領域の改善はプラスに働く可能性があるが，awakenings について述べたように，現実認識能力が向上した結果，かえって患者が混乱する可能性もある．また新たな抗精神病薬治療によって難治性の陽性・陰性症状が改善した場合，耐え難い感情に対する生体側の適応である精神病症状の世界が突然崩壊し，患者は現実世界に引きずり込まれて混乱する可能性がある[88, 89]．Weiden らは切り替えに関しての注意点をまとめており[41]，薬物変更に伴う過大な期待を抑えて現実的な目標設定をすること，薬物を変更して新たな安定状態まで6週～3か月かかることを確認すること，切り替えの過程での注意点（再燃，離脱症状）などについて患者や家族に十分説明し，この期間中は特に主治医との連携を密にすることなどの注意点を指摘している[36]．

C 第一世代抗精神病薬からの切り替え

1990年代後半から2000年代前半にかけて，第一世代抗精神病薬中心の処方から第二世代抗精神病薬への切り替えについての貴重な臨床的報告がなされた[90-95]．その多くは第二世代抗精神病薬の出現を契機にして多剤大量処方からの切り替えの長期経過を追跡したものである．

まずリスペリドンが導入されてまもなくこれへの切り替えを検討した報告がある[39]．これは1996年6月19日から8月31日に山梨県立北病院にて4人の精神科医がリスペリドンを投与したすべての統合失調症患者57例（入院患者31例，外来患者26例）の長期経過を観察したものである．対象患者のリスペリドン投与前のBPRS総得点は51.7±11.5と比較的高かった．リスペリドン投与開始から8週間以内に第一世代抗精神病薬をリスペリドンに切り替えたが，この切り替え期間を乗り切ったのは50例（88％）であり，12か月時点では32例（56％）にリスペリドンが継続投与されていた．この32例中21例ではBPRS総得点がリスペリドン投与前と比較して20％以上改善していた．リスペリドン継続例，精神症状改善例はいずれも外来でリスペリドンへの切り替えを行った患者に多く，入院例では半年後にリスペリドンが継続されている例は半数以下であった．そして12か月間の経過観察中に精神症状に好ましくない影響を認めた患者が9例あり，この9例はすべてリスペリドン投与前のBPRS総得点が45以上であり，8例は入院例であった．また6例はリスペリドンへの切り替えに関連して幻覚妄想の悪化，多動，接触性の一過性改善と自殺企図など

が認められており，すべて入院例であった．

河合ら[96]は多剤大量処方患者21症例について，第二世代抗精神病薬単剤への切り替えを行った経過を詳細に報告しており，6例で一過性の悪化が生じ，1例では減薬を中止したが20例では減薬を完了し，クロルプロマジン換算投与量は2,067 mgから1,255 mgになったことを報告している．中間報告では錐体外路症状は減薬で改善傾向を示したが有意差はなかったが，切り替えによって心電図所見（Qtc，RR間隔）が有意に改善し，これが重要なベネフィットであることが指摘されている．また最終報告[97]では23例中18例で延べ39回に及ぶ精神症状の悪化があったこと，しかし最終評価では，陰性症状と錐体外路症状に有意な改善が得られたことが述べられている．

村杉らは長期在院多剤処方の32例について，単剤化や減量を行い17例で薬剤の削減に成功したが，13例では病状が悪化し，1例が悪性症候群，1例が自殺で脱落したことを報告している．そして高力価抗精神病薬と低力価抗精神病薬の併用から，高力価抗精神病薬のみの処方へ単剤化した場合に悪化するリスクが高いことを指摘した[98]．

助川ら[99]はそれまでの様々な報告や臨床経験を総括して，多剤大量処方の減量単純化の手順を提案ししている．ここで減量とはクロルプロマジン換算総投与量を1,000 mg/日未満に減量することであり，単純化とは，高力価抗精神病薬1剤，低力価抗精神病薬1剤の合計2剤以下に削減することである．このためには，クロルプロマジン換算量で高力価薬は50 mg/週以下，低力価薬は25 mg/週以下のゆっくりとした速度で減量してゆく方法が安全であると考えた．

第一世代抗精神病薬などからオランザピンへの切り替えについて，わが国でも長期的に詳細に検討した報告がある[84,85]．これは110例の統合失調症患者に対して，第Ⅰ期では前治療薬の抗精神病薬主剤のみを漸減中止し，オランザピンは主剤減量開始と同時に10 mg/日で投与開始，第Ⅱ期では主剤以外の抗精神病薬を漸減中止し，第Ⅲ期では抗パーキンソン病薬を漸減中止した．そして切り替え成功を，①主剤がオランザピンへ切り替わっている，②精神症状が不変または改善，③錐体外路症状やその他の副作用が不変または減少，のすべてに該当する場合と定義したが，24週時点では110例中61例（55.5％），48週時点でも49例（44.5％）が切り替え成功例であった．切り替え成功率は，前治療薬が単剤の例でやや高い傾向があったが，多剤併用例，クロルプロマジン換算総量別，入院例・外来例などでほぼ同等であった．

d 切り替え技法の精密化

2000年代後半から2010年代になってくると，第二世代抗精神病薬による治療が一般的になり，第二世代抗精神病薬間の切り替えを行う機会が増加するようになった[100]．特にアリピプラゾールの導入は，切り替え技法についてさらに精密に議論する必要性を高めることになった．切り替えには，急速置換法，漸減漸増法，上乗せ漸減法という3つの代表的な方法があるが[36,41,100,101]，宮田はこれらのバリエーションをさらに精密に検討して20種類の方法があることを見出した[42]．宮田は薬剤ごとに最善の切り替え方法を選択するために，現在の処方内容，継続期間，病状，年齢など複合的な要因を考慮しながら切り替えに望むことを提案している．

C 山梨県立北病院における抗精神病薬治療の変化

図47-2に山梨県立北病院で使われた抗精神病薬について，第一世代抗精神病薬と第二世代抗精神病薬をすべてクロルプロマジン換算した年間総使用量の年次変化を示した．2003年から第二世代抗精神病薬の使用量が第一世代抗精神病薬を上回るようになり，この時点が分水嶺であることがわかる．その後も第二世代抗精神病薬が増加しており，使用量が最も多いのはオランザピンで，次いでリスペリドンであった．一方，第一世代抗精神病薬の中ではハロペリドールなどのブチロフェノン系薬物は明らかに減少しているが，フルフェナジンの使用量には大きな変化がなく，レボメプ

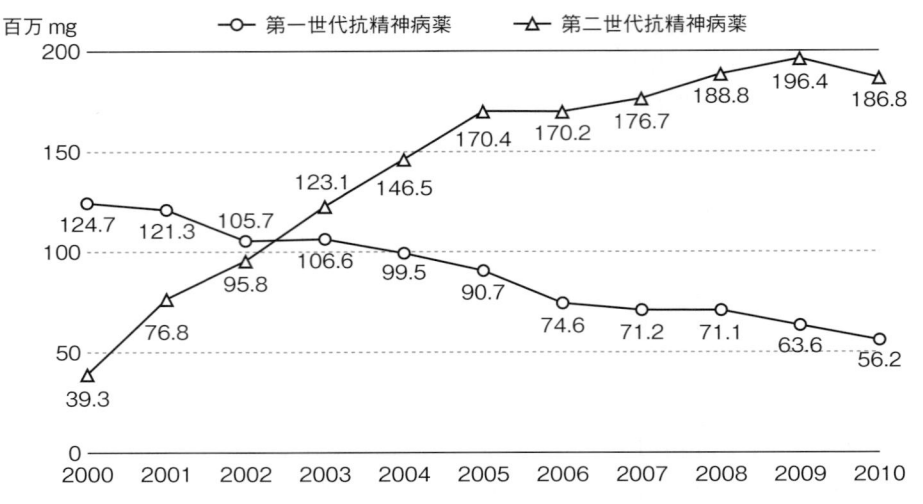

図 47-2 山梨県立北病院における第一世代，第二世代抗精神病薬のクロルプロマジン換算総処方量の推移

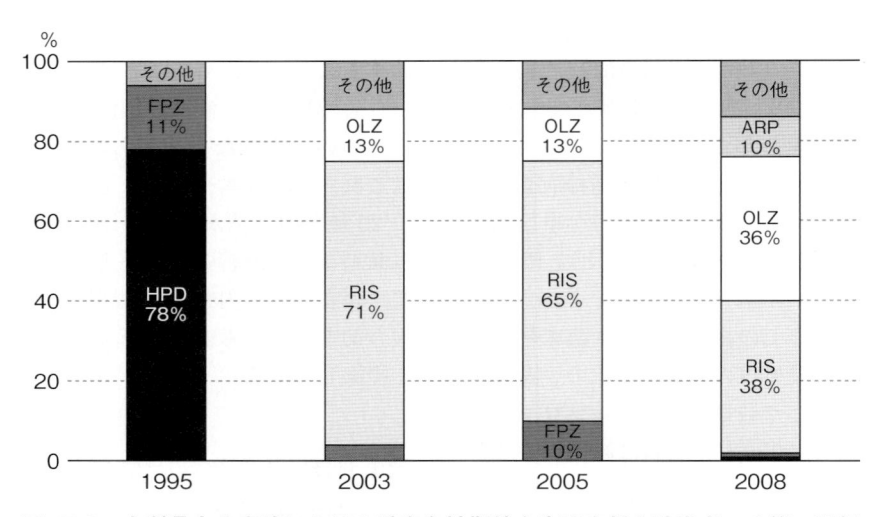

図 47-3 山梨県立北病院における重症急性期統合失調症新入院患者への第一選択抗精神病薬の変化
HPD：ハロペリドール，FPZ：フルフェナジン，RIS：リスペリドン，OLZ：オランザピン，ARP：アリピプラゾール

ロマジンはやや減っているだけである．結局のところ，山梨県立北病院においては第二世代抗精神病薬はハロペリドールなどのブチロフェノン系抗精神病薬にとって代わったことになる．

図 47-3 は統合失調症で入院時に保護室への隔離が必要となるような重症統合失調症急性期患者に対する第一選択薬の変遷を示したものである[102,103]．リスペリドン出現直前の 1995 年では第一選択薬は圧倒的にハロペリドールであった

が，2003 年ではまずハロペリドールからリスペリドンに変化した．この時点ではリスペリドンを第一選択として，第二選択としてオランザピンが使用されるのが一般的であった．このリスペリドンの第一選択薬としての位置は盤石かとみられたが，2008 年ではオランザピンを第一選択薬として使用する傾向が目立つようになり，入院当初の第一選択薬の使用頻度としてリスペリドン，オランザピンがほとんど拮抗し，入院 4 週目ではオラ

ンザピンの使用頻度がリスペリドンを上回るようになっている．これとともに，抗精神病薬の速効性注射製剤の使用頻度が明らかに低下しており，オランザピン口腔内崩壊錠やリスペリドン液剤の使用が増加している．このような抗精神病薬治療の変化に加えて，近年修正型電気治療の件数の明らかな増加が生じており，2010年以降は月間60件前後で，その半数以上が統合失調症患者に対してのものであった．

2 第二世代抗精神病薬導入と統合失調症治療モデルの拡大

医学における治療にはメディカル，リハビリテーション，リカバリーの3つのモデルがあるとされる[30]．精神科医療におけるメディカルモデルの基本的セオリーは「精神疾患は脳病」であり，病歴の聴取や身体的異常の有無を確認しながら精神症状を明確化し，診断に基づき適切な治療を行い，症状の消失を目標とする．研究においては原因を究明してそこから病気の治癒を目指すことになる．メディカルモデルでは，医師の役割が大きく，統合失調症急性期治療における主要な治療モデルであろう．しかし統合失調症においては急性期治療であっても，このモデルだけでは治療は完結せず，次に述べるリハビリテーションモデルが必要になる．またメディカルモデルだけの誤った追求によって，抗精神病薬の大量処方が行われ，袋小路に陥ったことは前述した通りである．患者の病状や長期経過をよく観察せずに，抗精神病薬の受容体結合特性だけを考えて処方するような方法や，第二世代抗精神病薬による認知機能障害や陰性症状への効果を過剰に期待するのもこのモデルの誤った適用であろう．

リハビリテーションモデルの基本的セオリーでは，「精神障害は慢性的機能障害をもたらし治癒させる方法はない」と考えることである．したがって，残存能力を明確化し，職業的リハビリテーション，生活技能訓練，ライフスタイルの調整などを通じて，機能を最大に高め，社会参加を促すことが目標となる．統合失調症薬物療法においては，薬原性の機能障害をさらに上乗せしないように，これをできる限りこれを最小化することがまず重要となる．最小有効投与量の追求はこれに当たるし[104,105]．第二世代抗精神病薬の導入は，この点についての配慮を臨床現場にもたらした．もちろん各種のリハビリテーションと薬物治療との組み合せによる治療成果の向上もこのモデルの良い適用である．

リカバリーモデルの基本的セオリーは「障害を乗り越え，地域での役割や結びつきによる自分自身の再定義」であり，本人主導の変化のプロセスが重要で，患者の可能性を信じ，その夢や希望を取り戻させることを目標とする．統合失調症薬物療法においても患者に十分な知識や技能を与え，必要なら患者の能力に応じた訓練や支援を通じて，できるだけ治療へ関与をさせることが求められている．そもそも抗精神病薬の作用プロファイルは微妙に，あるいは，かなり異っており，それらを服用する患者の身体的，精神的，社会的状況も異なっている．それぞれの患者は個別の人生への希望や望みを持っている．したがって精神科医はいかに優秀で経験を積んでいたとしても，個々の患者への最良の治療選択を自らの判断だけで行うことはできない[106]．例えば，メタボリック症候群と精神症状の改善のどちらをとるかという選択は，精神科医だけ，あるいは患者だけで行うべきでなく，これに直面する患者への十分なガイダンスとサポートの元に，バランスがとれた選択を目指すしかない[107]．そして，もしそのようなプロセスによって選択を行わずに，医師だけの評価に基づいて決定を下すと，患者から支持されず，望ましい治療成果はなかなか得られない[108]．

クロザピンの再評価と臨床への導入は治療抵抗性精神症状の改善だけでなく，QOLなどを含むより多様な治療目標の設定[28]というパラダイムシフトの幕開けになった．第二世代抗精神病薬が出現し，統合失調症薬物療法の中心になっていた時代の最も大きな変化は，抗精神病薬治療が狭義の精神症状の改善を目指すメディカルモデルから，リハビリテーションモデル，そしてリカバリーモデルに拡大した点である[30]．その中で統合失調症

薬物療法では，治療成果だけでなく，その治療プロセスを大切にして，より個別的な目標に取り組むことが求められるようになった[109]．このための技法が shared decision making（SDM）であり，精神疾患患者，とりわけ統合失調症患者では，特に判断能力の懸念からこのような取り組みが可能かどうか疑問視されてきたが，近年，前向きの見解や精力的な検討が多数発表されてきている[33-35,110-117]．

一方で，統合失調症治療においては，その患者の状況によっては従来からの paternalistic model も不可欠であり，SDM との適切な使い分けこそが，精神科医に必須の技能と考えられる．そして判断能力評価や，SDM が成立しない状況下での強制的治療プロセスについても検討が必要であろう[118]．

3 第二世代抗精神病薬の真の実力は？

A Leucht らによるメタアナリシス

第二世代抗精神病薬については，第一世代抗精神病薬に比べて錐体外路系副作用が少ないだけでなく，陰性症状，抑うつ，QOL などへ幅広い効果を示すとされ，これらが第二世代抗精神病薬の非定型性とされていた[27,119,120]．Leucht らはこの非定型性が本当に存在するのかを検討するために2つの重要なメタアナリシスを行った．まず最初に統合失調症圏患者に対する第二世代抗精神病薬（amisulpride，アリピプラゾール，クロザピン，オランザピン，クエチアピン，リスペリドン，sertindole，ziprasidone，ゾテピン）の経口製剤と第一世代抗精神病薬と比較したランダム化比較試験についてのメタアナリシスを紹介する[44]．

PANSS 総得点で測定した精神症状への効果の全体では amisulpride，クロザピン，オランザピン，リスペリドンの4つの第二世代抗精神病薬は，第一世代抗精神病薬より有意に有効性が高かった．しかしこの差異は決して大きなものではなく，これが統合失調症の長期的な転帰にいかなる影響を与えるのかはわからない．一方，アリピプラゾール，クエチアピン，sertindole，ziprasidone，ゾテピンなどでは，第一世代抗精神病薬と有意差が認められなかった．欧米ではゾテピンは第二世代抗精神病薬として認知されていることに注意が必要である．

もう少し詳細に検討すると amisulpride，クロザピン，オランザピン，リスペリドンの4つの第二世代抗精神病薬は，陽性・陰性症状両方について第一世代抗精神病薬より有意に有効性が高かった．一方，アリピプラゾール，sertindole，ziprasidone，ゾテピンでは第一世代抗精神病薬と陽性症状については有意差がなく，クエチアピンは有意に劣っていた．そして非定型性という意味で重要なはずの陰性症状への効果は，アリピプラゾール，クエチアピン，sertindole，ziprasidone，ゾテピンでは，第一世代抗精神病薬と有意差がなかった．また抑うつ症状に対する有効性では，amisulpride，クロザピン，オランザピン，アリピプラゾール，クエチアピンは第一世代抗精神病薬より有意に優れていたが，リスペリドンでは有意差がなかった．

次に副作用であるが，錐体外路系副作用については抗パーキンソン病薬の使用率が比較された．その結果，第二世代抗精神病薬すべてでハロペリドールよりも有意に少なかった．しかし，低力価第一世代抗精神病薬との比較では，その違いは目立たなくなり，クロザピン，オランザピン，リスペリドン以外の第二世代抗精神病薬では，低力価第一世代抗精神病薬よりもこの点で優れてはいない．また amisulpride，クロザピン，オランザピン，クエチアピン，リスペリドン，sertindole，ゾテピンは，ハロペリドールよりも体重増加が有意に多かったが，アリピプラゾールおよび ziprasidone では有意差を認めず，これらの序列は Allison らの報告[121]と類似していた．

次に，Leucht らは，無作為割り付けでなおかつ単盲検以上の試験方法で，第二世代抗精神病薬同士を比較したすべての検討結果についてのメタアナリシスも行なった[45]．PANSS 総得点の変化の比較では，オランザピンはアリピプラゾール，

クエチアピン，リスペリドン，ziprasidoneよりも有意に優れ，amisulprideあるいはクロザピンとの間には有意差は認められなかった．リスペリドンはクエチアピンとziprasidoneより有意に優れていたがオランザピンとの比較では有意に劣っていた．クロザピンはオランザピン，クエチアピン，リスペリドン，ziprasidoneと有意差はなく，ゾテピンとの比較では有意に優れていた．アリピプラゾールはオランザピンと比べると有意に劣っており，リスペリドンとは有意差がなかった．クエチアピンもオランザピンおよびリスペリドンより有意に劣っており，クロザピン，ziprasidoneとの比較では有意差は認められなかった．PANSSの陽性尺度についての比較はPANSS総得点の結果とほとんど同様であったが，例外として，オランザピンはリスペリドンとの有意差が認められなかった．またPANSS陰性尺度については第二世代抗精神病薬間で有意差は認められなかった．

B CATIE Study

CATIE Studyは米国国立精神保健研究所の主導で行われた慢性統合失調症患者に対する第二世代抗精神病薬のeffectivenessを現実の臨床の中で長期間(18か月)検証したものであり，その後の統合失調症薬物治療に大きな影響を与えることになった[31,122-124]．CATIE studyのPhase 1, 2の主要データは論文となって発表され[43,125,126]，サービス利用とコスト[127]についても公表されている．ここでは特に重要なCATIE StudyのPhase 1について簡単に紹介する．

Phase 1で割り付けられた抗精神病薬は第二世代抗精神病薬としてはオランザピン(7.5〜30 mg)，クエチアピン(200〜800 mg)，リスペリドン(1.5〜6 mg)，ziprasidone(40〜160 mg)，そして第一世代抗精神病薬としてはペルフェナジン(8〜32 mg)であった．第一世代抗精神病薬の代表としてペルフェナジンを選択したことが，本試験の最大の特徴であり，もしハロペリドールを選択したら得られた結果は異なっていたであろう．これらの抗精神病薬の投与量についてはオランザピンの投与量が多めでリスペリドン少なめであるのが目立つが，これは米国での一般臨床の使用量を反映したものである．

CATIE Studyの主要なアウトカムは「あらゆる理由による投与中止」とされた．このようなアウトカム指標が用いられたのは，抗精神病薬を継続しているということは，主治医や患者がその薬の有効性，副作用などを評価しているからで，それを変更あるいは中止することはそこになんらかの問題があり，これらによって抗精神病薬のeffectivenessを測定できると考えたからである．

最初に投与された抗精神病薬がそのまま継続された割合を抗精神病薬別にみると，オランザピン36%，クエチアピン18%，リスペリドン26%，ziprasidone 21%，ペルフェナジン25%で，オランザピンが有意に優れており，すべての理由による投与中止までの期間，無効のための投与中止までの期間，患者の決断による投与中止までの期間などでもオランザピンが有意に長いことが明らかであった．精神症状増悪による入院が生じた割合は，オランザピンが最も少なく，オランザピン治療中の入院リスクが低いことも明らかになった．

錐体外路症状やアカシジア，さらにはジスキネジアなどの検討では，各抗精神病薬間に有意差はなかったが，投与中止はペルフェナジン群が8%で，他の抗精神病薬の2〜4%と比べて有意に多かった．プロラクチンの変化量はリスペリドン群でのみ増加を認め，他の抗精神病薬群との間に有意差があった．しかし，生理，乳汁分泌，女性化乳房などのに関する中等度以上の副作用は，各抗精神病薬間で有意差は認めなかった．

一方，代謝への影響をみると，オランザピン群では，体重増加，代謝への影響による投与中止例が9%あり，他の抗精神病薬群よりも有意に多かった．また7%以上の体重増加が生じた割合がオランザピン群では30%あり，他の抗精神病薬群の7〜16%よりも有意に多いという結果になった．さらにグリコヘモグロビンや総コレステロール値，トリグリセリド値の増加は治療期間の補正を行ってもオランザピン群が有意に多い結果と

C | 統合失調症初回入院患者についてのNational Register Study

フィンランドにおいて国家的データベースを利用して，統合失調症あるいは統合失調感情障害によって初回入院したすべて患者について抗精神病薬治療の継続（中止）と再入院について検討が行われた[52,128]．対象はフィンランドの全国民の中で，1995年1月〜2001年12月に統合失調症（ICD-10：F20，F25）として初回入院したすべての症例で，過去に統合失調症様精神障害による入退院歴がなく，この初回入院の時点で15〜45歳の者である．89％は精神科病院に，11％は総合病院に入院した．平均追跡期間は3.6年で，追跡期間中に4,640の再入院と84の死亡が記録された．若年，90日以上の初回入院期間，過去の再発回数の多さが再入院リスクの増加に有意に関係していた．初回入院の退院直後に用いられた抗精神病薬ではクロザピン，ペルフェナジンデポ剤，オランザピンの中止リスクがハロペリドールと比較して有意に低かった．再入院リスクでもペルフェナジンデポ剤，オランザピン，クロザピンは有意に再入院リスクが低いことが明らかになった．ペルフェナジンは第一世代抗精神病で，CATIE Studyでも健闘したが，そのデポ剤の継続性の高さが明確となった．死亡率についても検討が行われたが，追跡期間中に84症例が死亡した．死亡については薬物間で差異はなかった．しかし，抗精神病薬を服用中の患者よりも中断している患者で，死亡率は10倍以上高かった．抗精神病薬中止中の死亡は75例であり，抗精神病薬服用中の死亡は9例であった．26例が抗精神病薬中止中に自殺したが，抗精神病薬服用中の自殺は1例だけであった．

D | 第二世代抗精神病薬の真の実力

Leuchtらの2つのメタアナリシスやCATIE Study，そしてからフィンランドにおける検討などから言えることは何だろうか．まず第一世代抗精神病薬との比較，また第二世代抗精神病薬間の比較においても，優れているいくつかの第二世代抗精神病薬は存在するが，これらと第一世代抗精神病薬との差異は決して大きくはないという点が重要である．また第二世代抗精神病薬でも，第一世代抗精神病薬と明らかな差異は認められない薬剤もある．したがって，第二世代抗精神病薬というグループは，決して一枚岩ではなく，共通の非定型性で規定できるものではない．このように，第二世代抗精神病薬によって得られた進展や第一世代抗精神病薬との差異はわずかなものであり，これが臨床的にいかなる意味を持つかが問題になる．統合失調症は患者に生涯にわたる影響を与える重大な疾患であり，臨床現場では，治療者は薬物療法も含む様々な治療方法によって，この疾患とせめぎ合っているのが現実である．そのようなせめぎ合いの中では，少しの違いでもそれが決定的な要素になる可能性はあるかもしれない．例えばオランザピンの有効性についてのプラスの側面が，代謝への副作用などを埋め合わせて余りあるものかどうかはわからない．いずれにせよ，各薬剤の差異を知り，それらをどのように使い分けるのかが重要であり，臨床医としては，デポ剤などの剤型や副作用も含めて総合的な判断が求められる．

4 | 第二世代抗精神病薬のデポ剤の重要性

デポ剤は，1970〜80年代のヨーロッパでの脱施設化の流れの中で，慢性精神障害患者の外来維持に大きな役割を果たしてきた[129-133]．わが国にデポ剤が導入されたのは，1970年代であるが，半減期が短く，安定した血中濃度を維持しにくいエナント酸フルフェナジンしか使用できない時代が長く続き[134-136]．この時期に，デポ剤は作用が強く，副作用が多い薬剤で，重症入院例に用いるとの誤った思い込みが，多くの精神科医に定着してしまった[53,137,138]．

1987年のデカン酸ハロペリドール，1993年の

デカン酸フルフェナジンなどのデカン酸のデポ剤の導入によって，わが国でもデポ剤が外来維持の基本的治療薬として一定の役割を果たすようになったが，当時は日本の精神医療がなお入院中心主義から抜け出せなかった時期であり，これらのデポ剤を維持治療で使いこなせる精神科病院やクリニックは限られ，大きな潮流を生み出すには至らなかった．精神保健法，そして精神保健福祉法と法律が変わり，長期在院患者の退院促進や急性期治療での入院期間の短期化が現実のものとなり，このようななかでの1990年代後半からのリスペリドン，そして2001年からのオランザピンなどの第二世代抗精神病薬の出現は，わが国の悪習であった多剤併用大量療法からの脱却を促し，これらの流れの加速に貢献した[37]．

一方，このような時代の急激な展開の中で，わが国ではハロペリドールやフルフェナジンなどの第一世代抗精神病薬のデポ剤は，その価値が広く認識されないうちに，たちまち旧式な薬とみなされ，若手の精神科医が手を出しにくい剤型となっていった．この現象は，わが国だけの問題ではなく，欧米においても第二世代抗精神病薬のキャンペーンの中で，新しい薬剤の導入で多くの問題が解決するような楽観主義が語られるなかで，第一世代抗精神病薬のデポ剤の使用頻度は漸減していった[139-141]．しかし，第二世代抗精神病薬によって錐体外路症状や臨床効果について幾分かの進歩があったものの，それらは夢の薬ではなく，服薬アドヒアランスの問題は解決されなかった[54]．そして前項で紹介したようにデポ剤の再入院防止効果や治療継続性が再認識されており[52]，第二世代抗精神病薬のデポ剤の必要性が欧米ではしばしば述べられていた[142]．

第二世代抗精神病薬のデポ剤（第二世代デポ剤）として，最初の薬剤はリスペリドン long-acting injection（RLAI）であり，欧米では2002～2003年に導入され，日本でも2009年に発売された．RLAIの導入により，わが国でもデポ剤についての治療教育やデポ剤クリニックなどが現実に行われるようになってきている．欧米では複数の第二世代デポ剤が市販されており，わが国でもアリピプラゾールやパリペリドンなどの4週間タイプのデポ剤が現在臨床試験中で，これから新しいデポ剤の時代が到来するであろう．デポ剤については，別に詳細にまとめた書籍が刊行されているのでこれを参考にして頂きたい[54]．

5 糖尿病性急性合併症とモニタリング

第二世代抗精神病薬の最も注意すべき重大な副作用の1つとして「高血糖・糖尿病性ケトアシドーシス，糖尿病性昏睡」が挙げられる．そして2002年4月の緊急安全性情報によって，オランザピンとクエチアピンは糖尿病患者には禁忌となった．ここで問題になったオランザピン投与中の糖尿病性急性合併症による2例の死亡例はいずれも通院中の20歳代と30歳代の男性統合失調症外来患者で，糖尿病の既往が明らかでない症例に，オランザピン投与後新たに高血糖，糖尿病性昏睡が出現して死に至っており，両例とも肥満，過食に加えてソフトドリンクの大量飲用が存在している．この経過についての詳細な報告は別に公表されている[46]．

統合失調症患者における糖尿病性急性合併症の出現頻度については，Hendersonら[143]が，Massachusetts General Hospitalにおける調査を行っており，統合失調症患者で糖尿病が有意に高率であること，年間糖尿病性ケトアシドーシス出現率は統合失調症患者では人口万対で14.93となり，これは一般人口の1.4と比較して10倍高いことが明らかになっている．Henderson[144]による精神疾患を伴う患者における糖尿病のリスクファクターの中には，統合失調症などの精神疾患自体がリスクファクターになっている．そしてその精神病症状の悪化がインスリン抵抗性をさらに高める可能性がある[46]．

肥満は間違いなく糖尿病のリスクファクターであるが，Hauptら[145]によれば公表されている抗精神病薬投与中の代謝性アシドーシスまたは糖尿病性ケトアシドーシスなどの症例報告の25%（8/28），および高血糖または糖尿病の新たな発症

報告例の 15%（4/27）では明らかな体重増加を認めていないし，Koller らの第二世代抗精神病薬と高血糖に関する詳細な調査[146]でも 26% には体重増加や肥満を認めていない．また，わが国における市販後特別調査でも BMI 増加と空腹時血糖上昇には明らかな相関関係が認められなかった[147]．すなわち抗精神病薬投与中の新たな高血糖は肥満がなくても一部の症例には生じうることに注意すべきである．

一般的に糖尿病は 45 歳以上でリスクが高まるとされ，通常はインスリン抵抗性が出現してから糖尿病となるまで約 7 年を要するとされている．抗精神病薬投与中の糖尿病性急性合併症はより若い世代に出現しやすいことに注意が必要である．

図 47-4 に 2004～2010 年にわが国で医薬品医療機器総合機構に報告された第二世代抗精神病薬関連の糖尿病性急性合併症例報告数の年齢別分布を示した．これによれば明らかに若い男性統合失調症患者にそのリスクが高いことがわかる．

糖尿病の家族歴はリスクを高めるであろうが，クロザピン治療中の新たな高血糖などの出現例の 44% には糖尿病の家族歴がみられないことから考えると，家族歴がなくてもリスクがないとは言えない[148]．市販後特別調査でもでも重篤な血糖関連の副作用が発現した 9 例中，症例の開示許可が得られた 8 例の中で糖尿病の家族歴が明らかであったのは 1 例だけであった[147]．

Henderson によるリスクファクターにはふれられていないが，抗精神病薬の投与開始後，どのくらいの期間で新たな糖尿病や高血糖が出現するのかは臨床的に重要である．Koller らの調査[148]では半数以上が 3 か月以内に，大多数が 6 か月以内に生じていることから，クロザピンやオランザピンの投与開始後数か月が特に注意すべき期間であることがわかる．わが国の 2 例の死亡例でもオランザピンへの切り替え開始後の早い時期に生じている[46]．

血糖モニタリングの実際的な方法については，村崎らの提案が公表されている[149]．Cohen ら[150]は，特にオランザピンなどでは，処方開始 1，2 か月時点で血糖検査が必須であると述べている．わが国でもオランザピンなどリスクの高い抗精神病薬では投与開始 1 か月，2 か月後の血糖検査が必要と思われる．また，これらが特に外来症例で問題になる場合が多いことから，血糖検査結果を採血した当日に入手し必要な対応をとれるような態勢を作ることも求められる[46]．

統合失調症薬物療法の長い歴史から，ある時代の潮流が常に正しいとは限らないこと，統合失調症の本体はなお不明で原因療法は容易ではないことが教訓として得られている．陰性症状や認知機

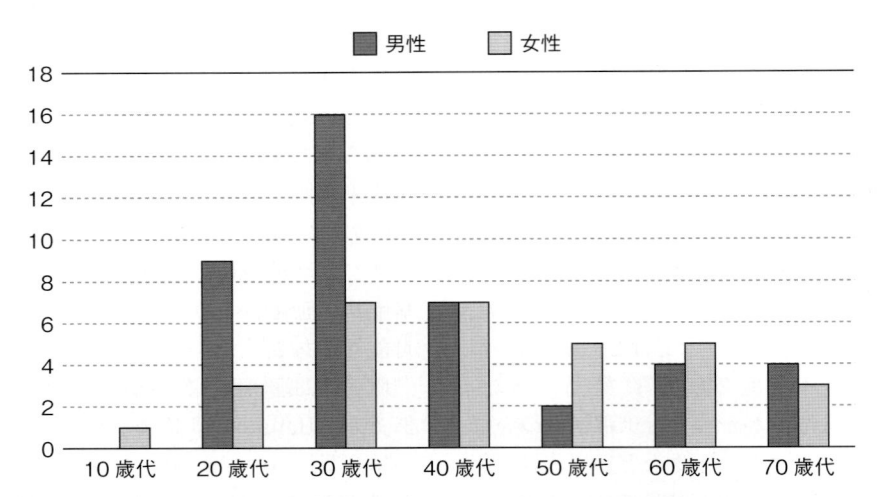

図 47-4　医薬品医療機器総合機構に報告された第二世代抗精神病薬関連の糖尿病性急性合併症例報告数の年齢別分布（2004～2010）

能障害など，陽性症状以外の様々な領域に目を向けさせたことは第二世代抗精神病薬導入による功績であるが，これらへの対処は，薬物療法だけでは不可能で，心理社会治療・援助との組み合せが必須なのである．統合失調症薬物療法にあたっては，短期的・長期的なリスクを常に考え，再発を防止し，患者の回復を阻害しない治療をめざすべきである．近年は第二世代抗精神病薬の経口薬治療が主体となってきたが，急性期治療ではなおハロペリドールの点滴静注も汎用されており，今後導入されるであろうオランザピンの速効性筋注製剤の位置付けや強制投薬や非告知投与を行うための適切なプロセスの検討が望まれる[151]．そして2009年にようやく導入されたクロザピンは治療抵抗性患者や治療不耐性患者への治療に大きな進展をもたらす可能性があるが，その厳密なモニタリングシステムを実施できる医療施設はなお少なく，同意や代諾，リスク管理，修正型電気けいれん療法（m-ECT）との関係も含めて議論を進めていかなければならない．

【文献】

1) Delay J, Deniker P: Méthodes chimiothérapiques en psychiatrie-Les nouveaux médicaments psychotropes. Masson et Cie, 1961〔秋元波留夫，栗原雅直（訳）：臨床精神薬理学．紀伊国屋書店．1965〕
2) 藤井康男：精神科病院のダウンサイジングと治療技法の進展．臨床精神薬理 7: 1407-1423, 2004
3) Lambert PA: Psychopharmacologie clinique. Toulouse. Privat, 1980〔荻田和宏，冨永格，中山道規，他（訳）：ランベールの精神科薬物療法．国際医書出版，1986〕
4) Seeman P, Lee T, Chau-Wong M, et al: Antipsychotic drug doses and neuroleptic/dopamine receptors. Nature 261: 717-718, 1976
5) Masson AS, Granacher RP: Clinical handbook of antipsychotic drug therapy. Brunner/Mazel, 1980
6) Reardon GT, Rifkin A, Schwartz A, et al: Changing patterns of neuroleptic dosage over a decade. Am J Psychiatry 146: 726-729, 1989
7) Kane JM, Woerner M, Borenstein M, et al: Integrating incidence and prevalence of tardive dyskinesia. Psychopharmacol Bull 22: 254-258, 1986
8) Kane JM, Jeste DV, Barnes TRE, et al: Tardive dyskinesia: A task force report of the American Psychiatric Association. American Psychiatric Association, 1992
9) Levenson JL: Neuroleptic malignant syndrome. Am J Psychiatry 142: 1137-1145, 1985
10) Lambert PA: Le syndrome neuroleptique. Essais de systematisation des effets primaires et secondaires observes au cours des traitements neuroleptiques. L'Encéphale 134: 335-349, 1971
11) Lewander T: Neuroleptics and the neuroleptic-induced deficit syndrome. Acta Psychiatr Scand 89: 8-13, 1994
12) Kirkpatrick B, Buchanan RW, McKenney PD, et al: The schedule for the deficit syndrome: An instrument for research in schizophrenia. Psychiatry Research 30: 119-123, 1989
13) Goldstein MJ, Rodnick EH, Evans JR, et al: Drug and family therapy in the aftercare of acute schizophrenics. Arch Gen Psychiatry 35: 1169-1177, 1978
14) Kane JM, Rifkin A, Woerner M: Low-dose neuroleptic treatment of outpatient schizophrenics. I. Preliminary results for relapse rates. Arch Gen Psychiatry 40: 893-896, 1983
15) Marder SR, Van Putten T, McKenzie J: Costs and benefits of two doses of fluphenazine. Arch Gen Psychiatry 41: 1025-1029, 1984
16) Johnson DAW, Ludlow JM, Street K: Double-blind comparison of half-dose and standard-dose flupenthixol decanoate in the maintenance treatment of stabilised out-patients with schizophrenia. Br J Psychiatry 151: 634-638, 1987
17) Carpenter WT Jr, Heinrichs DW, Hanlon TE: A comparative trial of pharmacologic strategies in schizophrenia. Am J Psychiatry 144: 1466-1470, 1987
18) Carpenter WT Jr, Hanlon TE, Heinrichs DW, et al: Continuous versus targeted medication in schizophrenic outpatients: outcome results. Am J Psychiatry 147: 1138-1148, 1990
19) Jolley AG, Hirsch SR, Morrison E, et al: Trial of brief intermittent neuroleptic prophylaxis for selected schizophrenic outpatients: clinical and social outcome at two years. BMJ 301: 837-842, 1990
20) Herz HI, Glazer WM, Mostert MA, et al: Intermittent vs maintenance medication in schizophrenia. Two-year results. Arch Gen Psychiatry 48: 333-339, 1991
21) Hogarty GE, Schooler NR, Ulrich R, et al: Fluphenazine and social therapy in the aftercare of schizophrenic patients. Relapse analyses of a two-year controlled study of fluphenazine decanoate and fluphenazine hydrochloride. Arch Gen Psychiatry 36: 1283-1294, 1979
22) Hogarty GE, Anderson CM, Reiss DJ, et al: Family psychoeducation, social skills training, and maintenance chemotherapy in the aftercare treatment of schizophrenia. I. One-year effects of a controlled study on relapse and expressed emotion. Arch Gen Psychiatry 43: 633-642, 1986
23) Hogarty GE, Anderson CM: Medication, family psychoeducation, and social skills training: first year relapse results of a controlled study. Psychopharmacol Bull 22: 860-862, 1986
24) Hogarty GE, McEvoy JP, Munetz M, et al: Dose of fluphenazine, familial expressed emotion, and outcome in schizophrenia. Results of a two-year controlled study. Arch Gen Psychiatry 45: 797-805, 1988
25) Hogarty GE, Anderson CM, Reiss DJ, et al: Family

psychoeducation, social skills training, and maintenance chemotherapy in the aftercare of schizophrenia. II. Two-year effects of a controlled study on relapse and adjustment. Arch Gen Psychiatry 48: 340-347, 1991

26) Kane J, Honigfeld G, Singer J, et al: Clozapine for the treatment-resistant schizophrenic. A double-blind comparison with chlorpromazine. Arch Gen Psychiatry 45: 789-796, 1988

27) Remington G: Understanding antipsychotic "atypicality": a clinical and pharmacological moving target. J Psychiatry Neurosci 28: 275-284, 2003

28) Meltzer HY: Dimensions of outcome with clozapine. Br J Psychiatry 160: 46-53, 1992

29) Lieberman RP, Kopelowicz A: Recovery from schizophrenia: A concept in search of research. Psychiatric Services 56: 735-742, 2005

30) Noordsy DL, Torrey WC, Mead S, et al: Recovery-oriented psychopharmacology: redefining the goals of antipsychotic treatment. J Clin Psychiatry 61: 22-29, 2000

31) Weiden PJ: Discontinuing and switching antipsychotic medications: understanding the CATIE schizophrenia trial. J Clin Psychiatry 68: 12-19, 2007

32) Weiden PJ, Preskorn SH, Fahnestock PA, et al: Translating the psychopharmacology of antipsychotics to individualized treatment for severe mental illness: a Roadmap. J Clin Psychiatry 68: 1-48, 2007

33) Hamann J, Langer B, Winkler V, et al: Shared decision making for in-patients with schizophrenia. Acta Psychiatr Scand 114: 265-273, 2006

34) Hamann J, Leucht S, Kissling W: Shared decision making in psychiatry. Acta Psychiatr Scand 107: 403-409, 2003

35) Hamann J, Langer B, Leucht S, et al: Medical decision making in antipsychotic drug choice for schizophrenia. Am J Psychiatry 161: 1301-1304, 2004

36) Weiden PJ, Scheifler PL, Diamond RJ, et al: Breakthroughs in antipsychotic medications. A Guide for consumers, families, and clinicians. W. W. Norton & Company, 1999.〔藤井康男，大野裕（訳）：新薬で変わる統合失調症治療 本人・家族・専門家のためのガイドブック. ライフ・サイエンス，2001〕

37) 藤井康男：多剤併用から新しい抗精神病薬治療へ. 臨床精神薬理 4：1371-1379，2001

38) Weiden PJ, Aquila R, Emanuel M, et al: Long-term considerations after switching antipsychotics. J Clin Psychiatry 59: 36-49, 1998

39) 藤井康男，早馬俊，稲垣中，他：risperidoneによる分裂病治療—従来の抗精神病薬からの切り替えと経過追跡. 臨床精神薬理 1：527-541，1998

40) Weiden P, Aquila R, Standard J: Atypical antipsychotic drugs and long-term outcome in schizophrenia. J Clin Psychiatry 57: 53-60, 1996

41) Weiden PJ, Aquila R, Dalheim L, et al: Switching antipsychotic medications. J Clin Psychiatry 58: 63-72, 1997

42) 宮田量治，三澤史済，藤井康男：4種20カテゴリーからなる抗精神病薬切り替えの新しい分類. 臨床精神薬理 15：1965-1978，2012

43) Lieberman JA, Stroup TS, McEvoy JP, et al: Effectiveness of antipsychotic drugs in patients with schizophrenia. N Engl J Med 353: 1209-1223, 2005

44) Leucht S, Corves C, Arbter D, et al: Second-generation versus first-generation antipsychotic drugs for schizophrenia: a meta-analysis. Lancet 373: 31-41, 2009

45) Leucht S, Komossa K, Rummel-Kluge C, et al: A Meta-analysis of head-to-head comparisons of second-generation antipsychotics in the treatment of schizophrenia. Am J Psychiatry 166: 152-163, 2009

46) 藤井康男：Olanzapine投与中の糖尿病性昏睡に伴う死亡例から我々はなにを学ぶべきか？. 臨床精神薬理 5：1093-1113，2002

47) Henderson DC, Cagliero E, Copeland PM, et al: Glucose metabolism in patients with schizophrenia treated with atypical antipsychotic agents. Arch Gen Psychiatry 62: 19-28, 2005

48) 西馬信一，藤越慎治，渕上裕介，他：Olanzapine治療早期における統合失調症患者の急速な体重変化と1年間の経時的体重変化. 臨床精神薬理 11：2085-2092，2008

49) 倉持素樹，小野久江，中原直博，他：Olanzapine治療による統合失調症患者のヘルスアウトカム調査—Olanzapineの製造販売後特別調査結果から. 臨床精神薬理 12：71-81，2009

50) 藤井康男：CATIE第I相試験-慢性統合失調症患者における抗精神病薬のeffectivenessの検討. Schizophrenia Frontier 7：83-88，2006

51) 藤井康男：新規抗精神病薬のeffectivenessと精神科病院のダウンサイジング—CATIE Studyから学ぶこと. 臨床精神薬理 10：3-20，2007

52) Tiihonen J, Wahlbeck K, Lonnqvist J, et al: Effectiveness of antipsychotic treatments in a nationwide cohort of patients in community care after first hospitalization due to schizophrenia and schizoaffective disorder: observational follow-up study. BMJ 333: 224-227, 2006

53) 藤井康男：患者自身のデポ剤治療受け入れと精神科医の役割. 臨床精神薬理 12：1059-1073，2009

54) 藤井康男：LAIマスターブック〔藤井康男（編）〕，アルタ出版，2010

55) Davis JM: Antipsychotic drugs. In Kaplan HI, Freedman AM, Sadock BJ (eds): Comprehensive Textbook of Psychiatry. pp2257-2289, Williams & Wilkins, 1980

56) 新福尚隆：世界の精神医療と精神病院. こころの科学 79：32-36，1998

57) Vaughn CE, Leff JP: The influence of family and social factors on the course of psychiatric illness. Br J Psychiatry 129: 125-137, 1976

58) Vaughn CE, Snyder KS, Jones S, et al: Family factors in schizophrenic relapse 1984

59) 精神保健福祉研究会：我が国の精神保健福祉. 太陽美術，2002

60) 藤縄昭：「病院内寛解」について—病院精神医学の立場から. 精神医学 4：95-101，1962

61) 藤井康男：向精神薬の処方の実状. 三浦貞則（監修），上島国利，村崎光邦，八木剛平（編）：精神治療薬体系 別巻 向精神薬一覧，最近の進歩. 星和書店，1997

62) 伊藤斉，藤井康男：向精神薬の併用—Polypharmacyの実態とメリット・デメリットの議論をめぐって. 神

経精神薬理 5：149-184，1983
63) 山内慶太，馬場国博，池上直己，他：単科精神病院における処方の実態に関する研究―処方実態の概要についての基礎的分析．精神神経誌 100：51-68，1998
64) 髙田耕吉，水川六郎，山根康人，他：抗精神病薬の併用投与の経過と要因―長期入院分裂病患者の在院年数による比較．厚生省精神・神経疾患研究委託費「10指-2 精神分裂病の病態，治療・リハビリテーションに関する研究．平成11年度研究報告会抄録集，1999
65) Rifkin A, Doddi S, Karajgi B, et al: Dosage of haloperidol for schizophrenia. Arch Gen Psychiatry 48: 166-170, 1991
66) Van Putten T, Marder SR, Mintz J: A controlled dose comparison of haloperidol in newly admitted schizophrenic patients. Arch Gen Psychiatry 47: 754-758, 1990
67) 林直樹：治療抵抗性精神分裂病の薬物療法へのRisperidone 導入による抗精神病薬減量の試み．精神科治療学 12：1081-1087，1997
68) Larsen P, Ashleigh EA: Response to risperidone: A two edged sword?. Journal of the California Alliance for the Mentally Ill 7: 17-18, 1996
69) Cooper H, Klewe J: Insight and acceptance of the need for medication. Primary Care Psychiatry 2: 1-3, 1995
70) Sacks O: Awakenings. HarperCollins, 1990
71) Beisser A, Blanchette JE: A study of suicides in a mental hospital. Dis Nerv Sys 22: 365-369, 1961
72) Hussar AE, Montrose NY: Effects of tranquilizers on medical morbidity and mortality in a mental hospital. JAMA 179: 682-686, 1962
73) Cohen S, Leonard CV, Farberow NL, et al: Tranquilizers and suicide in the schizophrenic patient. Arch Gen Psychiatry 11: 312-321, 1964
74) 山上皓：精神分裂病患者の自殺．臨床精神医学 8：1269-1278，1979
75) 田中謙二，藤井康男：Awakenings（めざめ現象）と非定型抗精神病薬への切り替え．臨床精神薬理 2：859-866，1999
76) Stip E: Memory impairment in schizophrenia: perspectives from psychopathology and pharmacotherapy. Can J Psychiatry 41: S27-S34, 1996
77) McEvoy JP: A double-blind crossover comparison of antiparkinson drug therapy: Amantadine versus anticholinergics in 90 normal volunteers, with an emphasis on differential effects on memory function. J Clin Psychiatry 48: 20-23, 1987
78) Spohn HE, Strauss ME: Relation of neuroleptic and anticholinergic medication to cognitive functions in schizophrenia. Journal of Abnormal Psychology 98: 367-380, 1989
79) 福田正人，畑哲信，笠井清登：精神分裂病における認知機能障害と薬物療法の効果．臨床精神薬理 1：1111-1119，1998
80) Eppel AB, Mishra R: The mechanism of neuroleptic withdrawal. Can J Psychiatry 29: 508-509, 1984
81) Gardos G, Cole JO, Tarsy D: Withdrawal syndromes associated with antipsychotic drugs. Am J Psychiatry 135: 1321-1324, 1978
82) Luchins DJ, Freed WJ, Wyatt RJ: The role of cholinergic supersensitivity in the medical symptoms associated with withdrawal of antipsychotic drugs. Am J Psychiatry 137: 1395-1398, 1980
83) Borison RL: Changing antipsychotic medication: guidelines on the transition to treatment with risperidone. The Consensus Study Group on Risperidone Dosing. Clin Ther 18: 592-607; discussion 591, 1996
84) 藤井康男，Gerstenberg G：前治療薬からオランザピンへの切り替え試験―週間までの中間解析結果．臨床精神薬理 6：1195-1218，2003
85) 藤井康男，高橋道宏：前治療薬から olanzapine への切り替え試験―48 週までの解析結果．臨床精神薬理 7：1519-1548，2004
86) Chouinard G, Jones BD, Annable L: Neuroleptic-induced supersensitivity psychosis. Am J Psychiatry 135: 1409-1410, 1978
87) Meltzer HY, Thompson PA, Lee MA, et al: Neuropsychological deficits in schizophrenia: Relation to social function and effect of antipsychotic drug treatment. Neuropsychopharmacol 14: 27S-33S, 1996
88) Duckworth K, Nair V, Patel JK, et al: Lost time, found hope and sorrow: the search for self, connection, and purpose during "awakenings" on the new antipsychotics. Harv Rev Psychiatry 5: 227-233, 1997
89) Larsen EB, Gerlach J: Subjective experience of treatment, side-effects, mental state and quality of life in chronic schizophrenic out-patients treated with depot neuroleptics. Acta Psychiatr Scand 93: 381-388, 1996
90) 田辺英：精神分裂病慢性例における抗精神病薬多剤併用処方の剤数削減の検討．慶應医学 77：231-239，2000
91) 宮地伸吾，藤井康男：多剤併用大量処方から新規抗精神病薬への切り替え．精神科 1：215-222，2002
92) 村杉謙次：多剤大量処方の単純化・減量化における注意点．臨床精神薬理 8：145-152，2005
93) 鈴木健文，高野晴成，渡邊衡一郎，他：抗精神病薬の多剤併用大量療法への対応ガイドライン．臨床精神薬理 4，2001
94) 内田浩之，高野晴成，八木剛平：抗精神病薬の多剤併用大量療法の減量，単純化の試み．臨床精神薬理 4，2001
95) 加藤文丈，山田和男，八木剛平，他：慢性精神分裂病における抗精神病薬の多剤併用療法からリスペリドン単剤療法への変更の試み．第19回日本生物学的精神医学会，1997
96) 河合伸念，山川百合子，馬場淳臣，他：抗精神病薬多剤大量療法から非定型抗精神病薬への切り替えの試み（第一報）―減薬は統合失調症患者になにをもたらすか？．臨床精神薬理 7：521-533，2004
97) 河合伸念，山川百合子，馬場淳臣，他：抗精神病薬の多剤併用大量療法から非定型薬単剤治療への切り替えの試み（最終報告）．臨床精神薬理 9：2239-2250，2006
98) 村杉謙次，荻原徹也，庄田秀志：統合失調症の慢性例における抗精神病薬の単剤化・減量化の試み．臨床精神薬理 7：557-568，2004
99) 助川鶴平：多剤併用大量投与の減量単純化の方法．臨床精神薬理 8：137-144，2005
100) Lambert TJ: Switching antipsychotic therapy: what to expect and clinical strategies for improving therapeutic outcomes. J Clin Psychiatry 68: 10-13,

2007
101) Correll CU: Real-life switching strategies with second-generation antipsychotics. J Clin Psychiatry 67: 160-161, 2006
102) 市江亮一, 藤井康男：山梨県立北病院における重症統合失調症急性期治療の変化. 臨床精神薬理 8：1537-1543, 2005
103) 佐藤琢也：重症患者の急性期治療の場合. 精神科臨床サービス 10：16-21, 2010
104) 藤井康男：抗精神病薬維持投与量の最小化戦略とデポ剤. 藤井康男, 功刀弘（編）：デポ剤による精神科治療技法のすべて. pp127-46, 星和書店, 1995
105) 竹内啓善, 内田裕之：第2世代抗精神病薬の減量・低用量治療の可能性. 臨床精神薬理 14：1777-1784, 2011
106) Britten N, Ukoumunne O: The influence of patients' hopes of receiving a prescription on doctors'perceptions and the decision to prescribe: a questionnaire survey. BMJ 315: 1506-1510, 1997
107) Drake RE, Deegan PE: Shared decision making is an ethical imperative. Psychiatr Serv 60: 1007, 2009
108) Elwyn G, Edwards A, Kinnersley P: Shared decision-making in primary care: the neglected second half of the consultation. Br J Gen Pract 49: 477-482, 1999
109) Remington G, Foussias G, Agid O: Progress in defining optimal treatment outcome in schizophrenia. CNS Drugs 24: 9-20, 2010
110) Adams JR, Drake RE, Wolford GL: Shared decision-making preferences of people with severe mental illness. Psychiatr Serv 58: 1219-1221, 2007
111) Fenton WS: Shared decision making: a model for the physician-patient relationship in the 21st century?. Acta Psychiatr Scand 107: 401-402, 2003
112) Hamann J, Kolbe G, Cohen R, et al: How do psychiatrists choose among different antipsychotics?. Eur J Clin Pharmacol 61: 851-854, 2005
113) Hamann J, Cohen R, Leucht C, et al: Do patients with schizophrenia wish to be involved in decisions about their medical treatment?. Am J Psychiatry 162: 382-2384, 2005
114) Hamann J, Mischo C, Langer B, et al: Physicians' and patients' involvement in relapse prevention with antipsychotics in schizophrenia. Psychiatric Services 56: 1448-1450, 2005
115) Hamann J：精神科でのShared Decision Making (SDM) の導入—ドイツにおける実践. 臨床精神薬理 14：678-687, 2011
116) Hamann J, Mendel R, Cohen R, et al: Psychiatrists' use of shared decision making in the treatment of schizophrenia: patient characteristics and decision topics. Psychiatr Serv 60: 1107-1112, 2009
117) Mistler LA, Drake RE: Shared decision making in antipsychotic management. J Psychiatr Pract 14: 333-344, 2008
118) 藤井康男：統合失調症薬物治療でのデシジョンメイキング. 臨床精神薬理 15：171-179, 2012
119) Kapur S, Remington G: Atypical antipsychotics: new directions and new challenges in the treatment of schizophrenia. Annu Rev Med 52: 503-517, 2001
120) Kerwin RW: The new atypical antipsychotics: A lack of extrapyramidal side-effects and new routes in schizophrenic research 1994
121) Allison DB, Mentore JL, Heo M, et al (eds): Weight gain associated with conventional and newer antipsychotics: a meta-analysis. 21th CINP, 1998
122) Nasrallah HA: The case for long-acting antipsychotic agents in the post-CATIE era. Acta Psychiatr Scand 115: 260-267, 2007
123) Lieberman JA, Stroup TS: The NIMH-CATIE Schizophrenia Study: what did we learn?. Am J Psychiatry 168: 770-775, 2011
124) Leucht S, Kissling W, Davis JM: Second-generation antipsychotics for schizophrenia: can we resolve the conflict?. Psychol Med 39: 1591-1602, 2009
125) Stroup TS, Lieberman JA, McEvoy JP, et al: Effectiveness of olanzapine, quetiapine, risperidone, and ziprasidone in patients with chronic schizophrenia following discontinuation of a previous atypical antipsychotic. Am J Psychiatry 163: 611-622, 2006
126) McEvoy JP, Lieberman JA, Stroup TS, et al: Effectiveness of clozapine versus olanzapine, quetiapine, and risperidone in patients with chronic schizophrenia who did not respond to prior atypical antipsychotic treatment. Am J Psychiatry 163: 600-610, 2006
127) Rosenheck RA, Leslie DL, Sindelar J, et al: Cost-effectiveness of second-generation antipsychotics and perphenazine in a randomized trial of treatment for chronic schizophrenia. Am J Psychiatry 163: 2080-2089, 2006
128) 藤井康男：フィンランドにおける統合失調症初回入院患者についてのNational Register Study—地域での各種抗精神病薬のeffectivenessについての長期的検討—. Schizophrenia Frontier 7：266-271, 2006
129) Kane JM: Problems of compliance in the outpatient treatment of schizophrenia. J Clin Psychiatry 44: 3-6, 1983
130) 藤井康男：治療の基本と応用. 藤井康男, 功刀弘（編）：デポ剤による精神科治療技法のすべて. pp41-71, 星和書店, 1995
131) Gerlach J: Oral versus depot administration of neuroleptics in relapse prevention. Acta Psychiatr Scand Suppl 382: 28-32, 1994
132) Gerlach J: Depot neuroleptics in relapse prevention: advantages and disadvantages. International Clinical Psychopharmacology 9: 17-20, 1995
133) Glazer WM, Kane JM: Depot neuroleptic therapy: An underutilized treatment option. J Clin Psychiatry 53: 426-433, 1992
134) 功刀弘, 井出さき子, 小泉隆徳, 他：分裂病の外来治療におけるデポ（持効性抗精神病薬）の効果. 精神医学 27：933-941, 1985
135) 功刀弘, 藤井康男：日本におけるデポ剤臨床25年の展開. 藤井康男, 功刀弘（編）：デポ剤による精神科治療技法. pp3-38, 星和書店, 1995
136) 藤井康男：デポ剤の薬物動態とその臨床応用. 藤井康男, 功刀弘（編）：デポ剤による精神科治療技法のすべて. pp73-92, 星和書店, 1995
137) 金子仁郎, 谷向弘, 乾正：持続性強力安定剤の臨床的有用性に関する研究. 臨床薬療基金年報 4：173-

179, 1972
138) 上島国利, 椎名健一, 林光輝, 他：向精神薬非経口投与の現況と問題点. 精神神経学雑誌 88：952-960, 1986
139) Patel MX, Nikolaou V, David AS: Psychiatrists' attitudes to maintenance medication for patients with schizophrenia. Psychological Medicine 33: 83-89, 2003
140) 樋口輝彦, 藤井康男, 岩田仲生, 他：新規持効性注射製剤に期待される臨床的位置付け. 臨床精神薬理 12：1143-1155, 2009
141) Heres S, 藤井康男, 三澤史斉, 他：ドイツにおける持効性注射製剤の臨床. 臨床精神薬理 12：2425-2434, 2009
142) Chue P, Emsley R: Long-term formulations of atypical antipsychotics: time to reconsider when to introduce depot antipsychotics. CNS Drugs 21: 441-448, 2007
143) Henderson DC, Cagliero E, Copeland PM, et al: Elevated hemoglobin A1c as a possible indicator of diabetes mellitus and diabetic ketoacidosis in schizophrenia patients receiving atypical antipsychotics. J Clin Psychiatry 68: 533-541, 2007
144) Henderson DC: Atypical antipsychotic-induced diabetes mellitus. How strong is the evidence?. CNS Drugs 16: 77-89, 2002
145) Haupt DH, Newcomer JW: Hyperglycemia and antipsychotic medications. J Clin Psychiatry 62: 15-26, 2002
146) Koller EA, Doraiswamy PM: Olanzapine-associated diabetes mellitus. Pharmacotherapy 22: 841-852, 2002
147) 西馬信一, 高垣範子, 盛谷美和, 他：統合失調症におけるolanzapineの前向き市販後特別調査の最終結果報告. 臨床精神薬理 11：1107-1124, 2008
148) Koller E, Schneider B, Bennett K, et al: Clozapine-associated diabetes. Am J Med 111: 716-723, 2001
149) 村崎光邦, 小山司, 渥美義仁, 他：第二世代(非定型)抗精神病薬を投与する際の血糖モニタリングガイダンスの提案. 臨床精神薬理 11：1139-1148, 2008
150) Cohen D, Correll CU: Second-generation antipsychotic-associated diabetes mellitus and diabetic ketoacidosis: mechanisms, predictors, and screening need. J Clin Psychiatry 70: 765-766, 2009
151) 藤井康男：抗精神病薬治療と医療倫理. 臨床精神薬理 14：3-16, 2011

（藤井 康男）

第 48 章

電気けいれん療法とその他の身体療法

1 パルス波施行法確立が課題

　電気けいれん療法（ECT；electroconvulsive therapy）は，統合失調症に対して1938年に初めて用いられた精神疾患に対する身体治療の1つである．まもなくうつ病に対する効果が非常にすぐれていることが明らかとなり，精神疾患の治療法として世界に広まった．現在，主流はうつ病に対するものであるが，統合失調症への適応も認められており，最近の統合失調症の各種治療ガイドライン[1-3]にもECTは含まれている．

　かつて国内では，特に統合失調症（精神分裂病）の患者に対し，ECTが不適切に用いられた時代があった．意識のある状態のまま通電し患者に恐怖と苦痛を与える方法が行われていたこと，それにより主に顕著な記憶障害という後遺障害を多くの患者に生んだこと，またこのような手法が精神科病棟内で患者の不穏，逸脱行動，興奮を抑えるためにも行われ，一部懲罰的な意味さえもっていたこと，である．その後，ECTの再評価の流れの中で，麻酔薬と筋弛緩薬を用いたより安全な無けいれん性（いわゆる修正型）の手法が浸透し始め，2002年からは認知機能，心循環系への副作用が少ない短パルス矩形波（以下，パルス波）治療器が導入された．米国からはほぼ30年遅れではあるが，ようやく世界標準の治療態勢が生まれつつある．

　しかし，いまも国内の課題は少なくない．主に単科精神科病院において未だ筋弛緩薬を用いない有けいれんでのECTが多く残存していることである．2008年の調査[4]では，全国の4割の施設で有けいれん法が行われている．また，パルス波治療器の浸透も遅く，副作用が多いサイン波治療器がまだ半数の施設で使われている．さらには，新たな問題も生まれている．パルス波治療器で適切な施行方法が確立できていないことである．「100ボルト前後の電気をかけてけいれん発作が出る」だけで治療がほぼ完結したサイン波治療器と異なり，パルス波では麻酔，刺激用量設定，発作評価などいくつかの適切な設定と評価が必須となる．最大の臨床効果を生む施行方法の重要さが理解されず，パルス波治療器が「宝の持ち腐れ」になっている現実が少なからずあるのである．

　本章では，統合失調症に対するECTの適応を考え，十分な臨床効果と安全を得るために必要となる方法を詳述する．もちろんその際，無けいれん性ECTで，かつパルス波治療器を用いることが前提である．このほか，他の身体療法として，経頭蓋磁気刺激法についても簡単に触れる．

2 急性増悪・緊張型・初発例 ─施行の適応

　統合失調症に対するECTについて，米国精神医学会ECT委員会は，いくつかの精神病像の悪化に対し適応を認めている[1]．それは，最近の精神病症状の発症，突然の精神病症状悪化，緊張型統合失調症，過去に効果を示した病歴がある

き，である．ただし，陰性症状(ひきこもり，セルフケア能力低下，感情の平板化など)が優位な場合は推奨していない．また，英国王立精神医学会専門委員会の指針[2]では，急性症状に対してクロザピンが無効または不耐性の患者に適応とし，緊張病(カタトニー)に対しても，ベンゾジアゼピン系薬剤が無効時に適応を認めている．一方で，同じ英国の国立医療技術評価機構(NICE；National Institute for Clinical Excellence)は適応をかなり限定し，カタトニーには認めているものの，統合失調症に一般的に用いることを推奨していない．なお近年，抗精神病薬と併用での効果を示す研究成果が少なくない[5]．クロザピンとの併用も有効性があることが示され，初回エピソードに対するアルゴリズム[6]にも含まれている．

国内では，精神医学講座担当者会議のガイドライン[3]で，適応として，急性増悪で抗精神病薬抵抗性症例，カタトニー，初回エピソードで陽性症状が顕著な症例などに有効としている．さらに慢性期でも，適応を初めから否定すべきではないとの立場である．

適応を考える際あってはならないのは，その判断を曖昧に安易に行なうことである．統合失調症では，患者の社会的および対人的負荷の増大，生活上および仕事上のストレスの増加など，環境的要因によって病像が不安定化することが多い．精神科治療の軸はあくまで，治療的なかかわり(または精神療法)と薬物療法であり，患者に対する生活全般の指導(しばしば「ブレーキ」をかけること)，家族やかかわる周囲の人々への疾病教育はもちろん，保健師ら地域機関スタッフとの連携によるサポートも場合により必須となるであろう[7]．症状悪化の背景や原因を考慮せず，「電気をかければ症状は治る」などと考えるのは，安直にすぎる．その意味で，適応の判断は厳格であるべきである．

3 効果を生む施行方法
─刺激設定と発作評価

ECTにおいて，どのような方法で施行するかは最重要のテーマである．結果を論じるならば方法を問うのは当然のことであるが，国内ではECTの方法の意義が十分理解されておらず，方法がなおざりにされていると言わざるをえない．最大の臨床効果は，方法に注目して初めて得られるのである．もちろん，身体的なECT前評価[5]を十分に行うことは前提になる．

有効なECTの方法として不可欠なのは，①発作時脳波による発作の有効性判定，②適切な刺激用量設定(特に2回目以降)，③発作抑制要因(麻酔薬，併用薬)への対処，の3つである．必要時はこれに，④発作誘発のaugmentation[8,9]が加わる．

このうち①と②は特に必須である．これまで国内にこれに触れた指針などがなかったが，以下の内容の骨子が最近，日本精神神経学会ECT検討委員会で認められた．

A 脳波で効果を判定
─発作の有効性評価

誘発した発作が臨床効果につながる発作であるかどうか．効果的なECTを実現するために，その判定は欠かせない．発作が一定時間生じてもそれが「不適切な発作」であれば，次の施行の回には刺激電気量を必要な用量上げる必要がある(次項に詳述)．

重要なのは主に発作時脳波により以下を確認することである．

①規則的な対称性高振幅発作波，②発作後抑制(p.i.s.；postictal suppression)，③一定の発作持続時間であり，これらがそろうと，④交感神経系の興奮を伴う．これらすべてが認められることを確認できれば，それは臨床効果に確実につながる発作である[10,11]．

よくある誤解は，「けいれん発作が長く出れば効く」，「25秒以上脳波上発作があれば有効」という思い込みであるが，発作持続時間は良好な発作波と発作後抑制を導くために最低限確保されていればよく，有効性判定にとって重要ではない[5]．米国精神医学会でECT Task Force Report[3] をまとめた Weiner による「発作持続時間と刺激電気量の関係」[5,11,12]（図 48-1）を認識しておくことが極めて重要である．個人差はあるが，両者がパラレルなのは発作閾値を超えたばかりの刺激用量域のみであり，ある刺激用量を超えると，刺激用量を上げれば上げるほど発作時間は短くなるのが典型的である．これは逆説的な現象ではない．てんかん臨床においても，二次性全般化発作が十分であれば発作時間は相対的に短く，全般化が不十分になれば長い発作になることは観察されることである．ECT でも，最も発作が長くなるのは，発作閾値を少し超えただけの弱い用量の刺激なのである[1]．

図 48-1 でさらに注目すべきは，臨床効果を生む刺激用量が発作閾値をある程度大きく超えた用量であること（次項に詳述）で，そのポイントが図中の「治療閾値」[11]のライン（両側性電極配置の場合）である．「治療閾値」以下の刺激用量では，発作は相対的に長くなっても効果にはつながらない．「治療閾値」を超えた刺激用量であるかどうかの指標が，まさに発作時脳波による有効性判定に他ならない．つまり，「治療閾値」以下の発作閾値に近い刺激用量で生じる発作は，上記基準の③発作持続時間を満たしたとしても，①規則的対称性高振幅波や②発作後抑制が十分ではないのである．

以下に具体的な判定項目について述べる．

1．規則的な対称性高振幅波（図 48-2）

高振幅で対称性同期性の徐波（棘徐波）が規則的に一定時間以上出現することで適切と判定される．図 48-2a は，十分な振幅（500 μV 前後）と規則性をもった理想的な発作波，b はやや不規則だが対称性高振幅波（300～400 μV）が一定程度認められるので適切．他と比べて振幅が明らかに小さい c は，規則的な個所もあるが発作波として不十分である．

2．発作後抑制（p.i.s.）（図 48-3）

十分な全般化発作のほとんどには，発作後抑制すなわち発作終了後の脳波平坦化をみる．これにより，適切な発作であったかどうかの判定が可能である[5,13]．明らかに平坦であれば問題はないが，迷うときには，通電前の麻酔薬投与前に記録したベースラインの脳波と比較する．

発作後抑制の現れ方には 2 つのタイプがある．1 つは，高振幅の発作波から急激に平坦化する場合である（図 48-3a）．もう 1 つは，発作波が徐々に振幅と規則性を弱め，緩徐に平坦化へと至る場合がある（図 48-3b）．これも適切な発作後抑制と判定されるが，b タイプを見出すためには，脳波の振幅が微弱となり発作が終了したと思われても，平坦化するかどうかをみるためにしばらくは脳波モニターを流しておく必要がある．その時間は少なくとも 10 秒は必要である[5]．図 48-3c は，

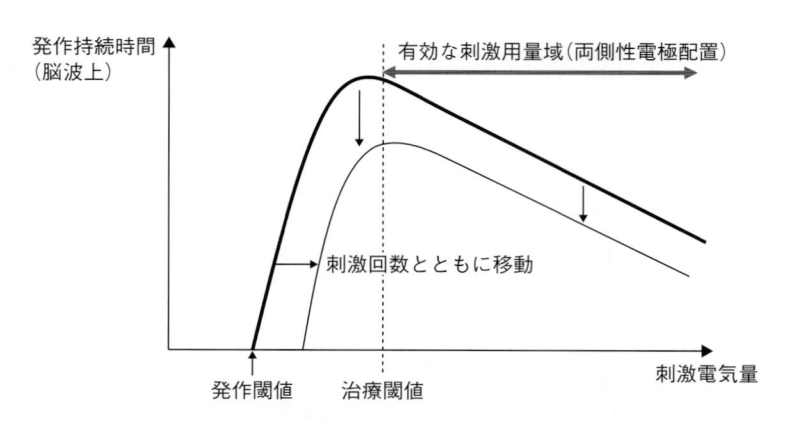

図 48-1　刺激電気量と発作持続時間の関係
〔上田諭：ECT における発作評価と「治療閾値」の重要性―米国の Visiting Fellowship に参加して．精神医学 49：1135-1141, 2007 より一部改変〕

a：最も適切

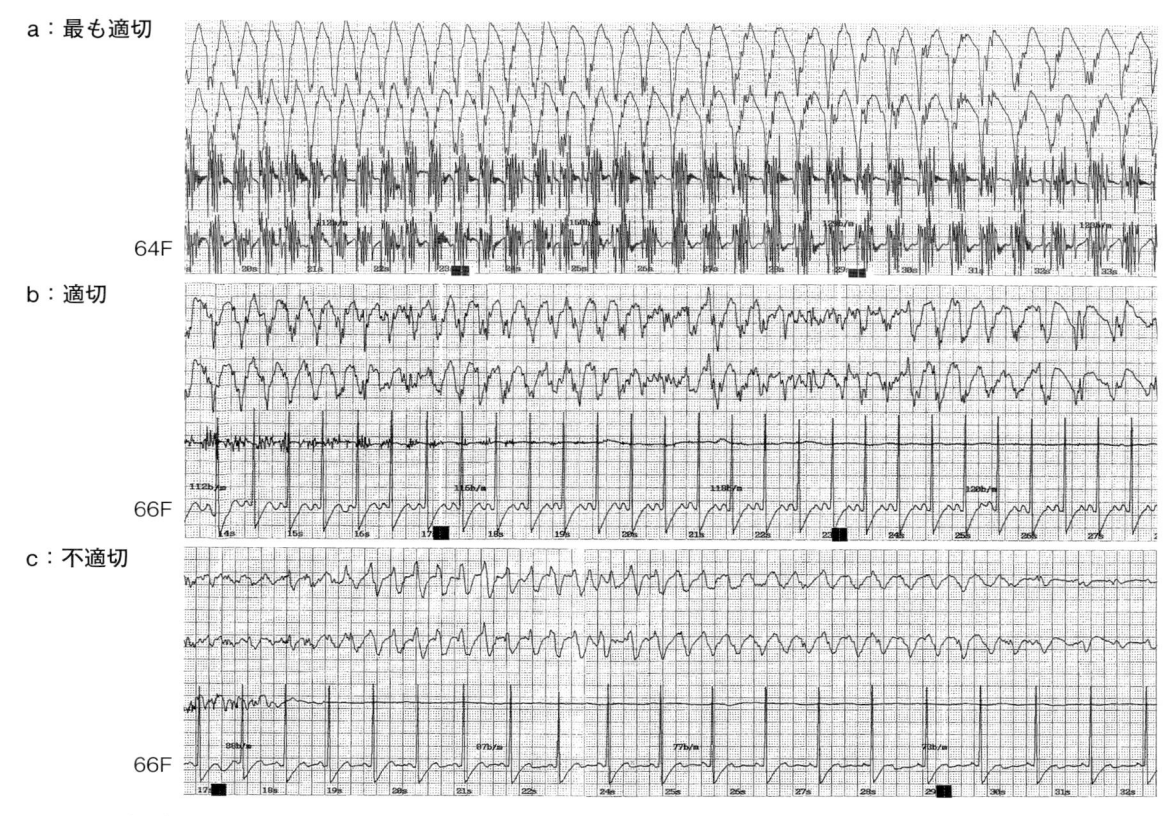

64F

b：適切

66F

c：不適切

66F

図 48-2 規則的な対称性高振幅波の評価
a は高振幅（500 μV 前後）の対称性の高振幅波が規則的にみられる．b は一部不規則であるが，全体にほぼ高振幅（300〜400 μV）の棘徐波がみられる．c は発作は出ているが，振幅が小さく不規則で十分ではない．

発作波が消えた後も平坦化していない（図では約5秒の表示だが，その後も平坦化を認めなかった）．

3. 交感神経系の興奮

全般化発作が生じれば，交感神経優位となり一過性に心拍数と血圧が急上昇する．したがって，前述の 1. と 2. がともにみられれば，まずこの反応を伴わないことはない．通電前の値と比較し大きく上昇したことを確認し，有効性を判定する．1. と 2. が判定に迷うようなものであったときには，このデータが判定の助けになる．急上昇があれば，全般化発作が十分であったことを示唆する[5]．ただし，心電図，心臓超音波（65 歳以上の高齢者には施行が望ましい）の術前評価で脆弱性や問題点を認めた患者に対しては，麻酔科と協議して，事前または直後に心拍または血圧の上昇を抑える処置を施すことも必要である．その場合，発作評価の対象にはできなくなる．

以上をふまえ，筆者が推奨する施行アルゴリズムを図 48-4 に示す．

4 つある有効性判定の中でどれが最も確実に治療効果を予測するか，結論は得られていない．基本的には 4 項目すべてそろうことで判定するが，個体差によっていくつかの項目の評価に迷うこともある．そのような場合頼るべきは，ECT 後の治療効果である．回を追うごとに明らかな改善がみられているなら，その ECT は有効な ECT である．迷ったときは治療効果すなわち改善の程度をみる．それが最大の判定基準である．しかし，効果が上がっていないとき，往々にしてその ECT は 4 項目のうち発作持続時間しか満たしていない．

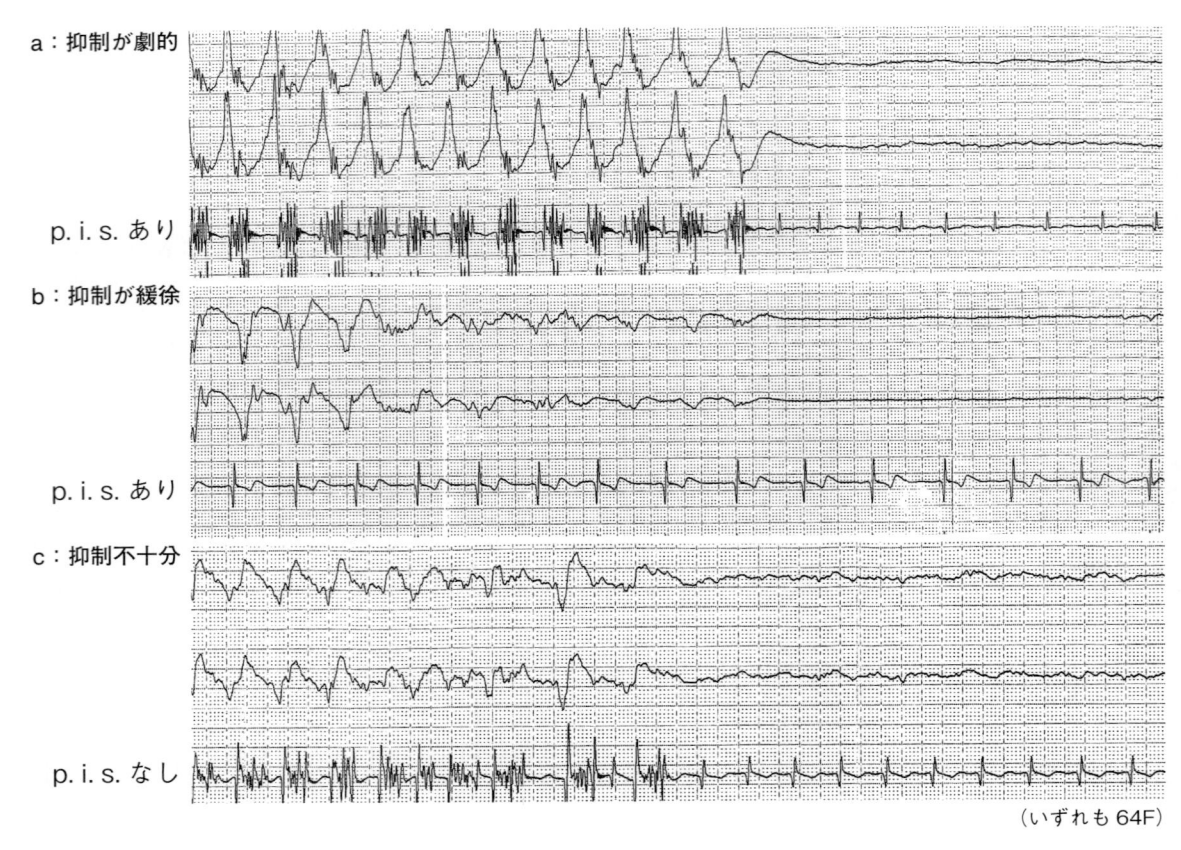

図 48-3 発作後抑制(p.i.s.)の評価
a, b とも発作後抑制(脳波平坦化)ありと判定されるが，a が発作波が急激に平坦化しているのに対して，b は移行が緩徐である．c は発作波終了後も平坦化に至っていない．

B | 1.5 倍の % に上げる
　　—適切な刺激用量設定

　ECT の有効な刺激電気量に関して，臨床効果を得るには，両側性電極配置の場合，発作閾値の 1.5〜2.5 倍の刺激電気量が必要であること(片側性では 2.5〜6 倍)[1,5]が指摘されている．つまり，単に発作が出るだけの刺激では不十分であり，図 48-1 が示すように，発作閾値をある程度大きく超える刺激用量すなわち「治療閾値」を超える用量が必要なのである．紙幅の関係で，両側性のみについて述べる．

1. 初回の刺激用量設定

　初回の用量設定には，一般に half-age(半年齢)法と滴定法があるが，両側性電極配置の場合，年齢の半分の % で初回刺激を行う(年齢が端数を伴うときは四捨五入して，その半分とする)half-age 法が推奨される．発作が不発・中断(脳波上 15 秒以下または運動発作 10 秒以下)した場合は，同じ回で 1.5〜2 倍の % で再刺激する(2 度まで)．

2. 2 回目以降の刺激用量設定

　2 回目以降の用量設定が不明確なことが，国内の ECT 手技の最大の問題の 1 つである．この用量設定こそが治療転帰を決定するが，いまだその認識は不十分である．

　まず前項で述べた発作評価を行い，それによって不適切な発作であると判定された場合は，次回に 1.5 倍の % で刺激することである(適切な発作の場合は次回も同じ % で刺激する)．重要なことは，上げ幅の % 絶対値ではなく発作閾値の 1.5〜

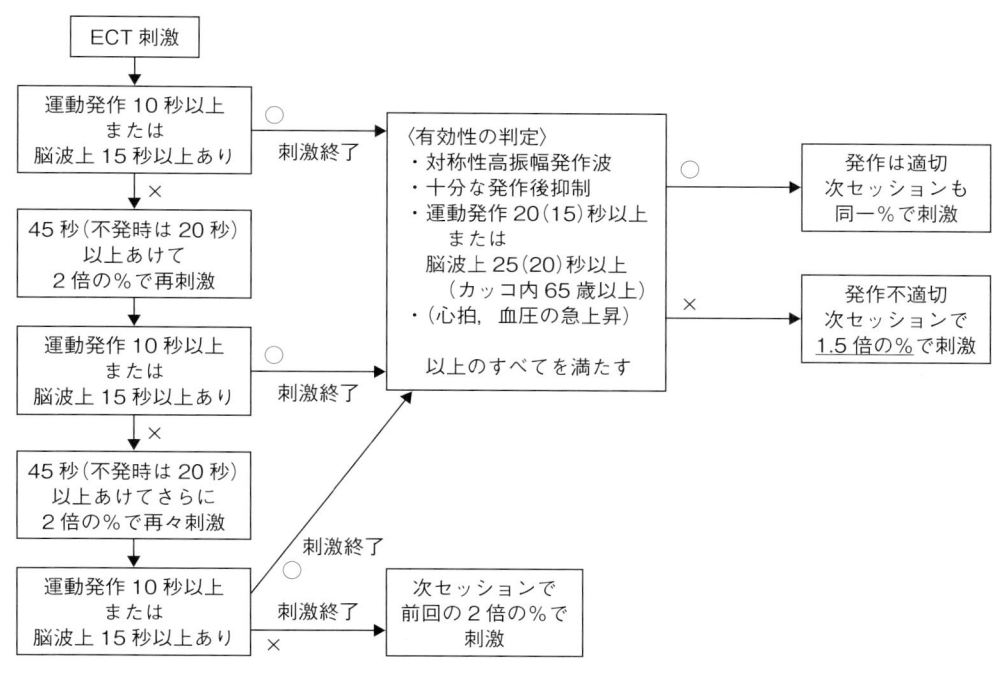

```
┌─────────────┐
│  ECT 刺激   │
└──────┬──────┘
       ↓
┌─────────────┐
│運動発作10秒以上│ ○
│    または    │──刺激終了──┐
│脳波上15秒以上あり│          │
└──────┬──────┘            │
       × ↓                  ↓
┌─────────────┐      ┌──────────────┐           ┌──────────────┐
│45秒(不発時は20秒)│      │〈有効性の判定〉│  ○       │ 発作は適切    │
│  以上あけて   │      │・対称性高振幅発作波│─────→│ 次セッションも │
│ 2倍の%で再刺激│      │・十分な発作後抑制│          │ 同一%で刺激  │
└──────┬──────┘      │・運動発作20(15)秒以上│     └──────────────┘
       ↓              │    または     │
┌─────────────┐ ○   │脳波上25(20)秒以上│           ┌──────────────┐
│運動発作10秒以上│──→│ (カッコ内65歳以上)│  ×       │ 発作不適切    │
│    または    │刺激終了│・(心拍,血圧の急上昇)│─────→│次セッションで │
│脳波上15秒以上あり│    │              │           │1.5倍の%で刺激│
└──────┬──────┘      │以上のすべてを満たす│         └──────────────┘
       × ↓             └──────────────┘
┌─────────────┐              ↑
│45秒(不発時は20秒)│            │
│以上あけてさらに │             │
│2倍の%で再々刺激│              │
└──────┬──────┘               │
       ↓                       │
┌─────────────┐ ○ 刺激終了    │
│運動発作10秒以上│──────────────┘
│    または    │
│脳波上15秒以上あり│ ×  ┌──────────────┐
└─────────────┘───→│次セッションで │
                      │前回の2倍の%で│
                      │    刺激      │
                      └──────────────┘
```

図 48-4　推奨される ECT 施行アルゴリズム(両側性電極配置, half-age 法)

2.5 倍の％になっているかどうかにある．発作閾値は ECT の刺激回数ごとに自然に上昇していく．ある刺激用量による発作が不適切，すなわち高振幅発作波が乏しくなったり発作後抑制が曖昧になったりすることは，その刺激用量が「治療閾値」を下回り発作閾値へ接近していることを意味している．つまり不適切な発作とは，発作閾値をかろうじて超える刺激用量の結果生じた発作なのである．次回に「治療閾値」を超える発作になるために 1.5 倍の上げ幅が妥当な理由はここにある．

なお，国内のパルス波装置は上限が 100％(504ミリクーロン=mC)であるため，70％以上では次回 1.5 倍すると用量が上限を超えるが，その場合は 100％で行う．

国内で最も多くみられる刺激用量の上げ方に，一律 10(5)％上げるという方法がある．これは，同じ 10％上げるとしても 10％→20％(2倍)と 70％→80％(1.1 倍)では，実質的な上げ幅に差がありすぎ，1.5 倍に届かず効果につながらない例が大半になる．上げ幅が小さすぎると用量が「治療閾値」を超えず，図 48-1 でみたように不十分な発作で持続時間が長くなりすぎる危険がある．せん妄など認知面の障害，十分に交感神経優位にならないことによる徐脈や心停止が生じかねない．最悪の場合，発作の遷延[14]，遅発性発作[1]が出現する．

一方で，「100％から始める」という高用量固定法を主張する医師もいる．「治療閾値」は超えているが，その超え方は大幅(最大なら 20 倍)となり，認知面の副作用を生じる危険が増大する．加えて，発作閾値を急速に引き上げる可能性が高く，間もなく発作は不発・中断に至る[12, 15]．適切な方法とは言えない．

これら不適切な方法が，パルス波 ECT による「偽の無効例」[16]または「偽の有害事象例」[14]を作ってきたことは疑いのない事実である．

C｜ベンゾジアゼピン系薬剤は禁止
―発作抑制要因の配慮

発作評価と刺激用量設定をどんなに適切に行っても，発作を台無しにするものがある．麻酔薬と併用薬としてのベンゾジアゼピン系薬剤である．この 2 つが発作の成否に及ぼす影響はきわめて大

きい．

麻酔薬はプロポフォールのような「発作時間を短くする」種類を極力避け，かつ用量と麻酔深度を最小限にすることが求められる[8,11,17]．麻酔科に理解を求め連携することも大切になる．

精神科医自身ですぐにできることは，ベンゾジアゼピン系薬剤への対処である．ベンゾジアゼピン系薬剤は，用量依存性に発作時間を減少させ[1]，発作閾値を上昇させてしまう．常用している睡眠薬や抗不安薬などすべて数日前から中止とすべきである．超短時間作用のゾルピデムやゾピクロンなども影響を与えずにはおかない．不眠時の頓用などとして投与しないよう注意したい．ECT直前に患者の鎮静を要する場合も，ベンゾジアゼピン系薬剤を使用してはならない．まもなく発作は不発・中断になってしまう（サイン波でもしばしば無理である）．

これらをどうしても中止できないとき，またカタトニー特に悪性緊張病の治療で高用量ベンゾジアゼピンを併用しているとき[18]には，ベンゾジアゼピン拮抗薬のフルマゼニルを麻酔前投与する方法がある[5,8]．麻酔薬投与1〜3分前に0.5 mgを緩徐に静脈内投与することが推奨されている．注意すべき点は，本薬剤の作用のピークが2〜6分後にあり，電気刺激のタイミングが早すぎると拮抗効果が不足することである．また，施行後にベンゾジアゼピン離脱症状が生じる可能性があり，ミダゾラムの投与が勧められている[5,19]．

4 記憶障害と「体験の連続性」喪失—副作用と問題点

A 記憶障害

副作用として最も問題になりうるのは，逆向性健忘を中心とする記憶障害である．治療経過中，ECT施行前後のことを思い出せないことが多い．記憶障害が顕著になった場合や，ECT直後でなくてもせん妄を生じるようになった場合などは，対処として施行間隔をあけるべきである．刺激用量を容易に下げることは，「治療閾値」を下回る可能性があり，適切ではない．場合によっては中止も検討する必要がある．しかし，若年成人の患者であれば，ほとんどの人はECT治療終了後まもなく記憶はほぼ回復する．中高年から高齢の患者では，回復に1か月〜数か月を要する人もいるし，一部の記憶が回復しない場合もある．特に，精神症状が重篤な時期からECT後回復するまでの時期の記憶である．ただ，それが復帰後の生活の障害になることはほとんどない．一部の記憶がどうしても回復しない患者がいることは事実であるが，ECT施行の利益はそれをはるかに超えるものであると考えられる．

B 「体験の連続性」の喪失

ECTが劇的で素早い効果をもたらすことの裏返しとして，患者自身の体験が連続性を失うという指摘がある[7]．この点に倫理的問題があるとし，ECTには「医療行為としての妥当性は存在しない」とする論説[20]もアカデミズムの分野からなされている．

確かに，重度の精神混乱状態や昏迷状態にあった患者が，医師との治療関係を徐々に積み重ねて治癒へと至るといった経過を全く経ずに，数回のECTによって劇的に回復するとき，そこには患者自身の体験の喪失または断絶があると言えるかもしれない．しかし，その「喪失」と引き換えに，患者はこの方法でしか成しえない貴重な改善を手に入れる．それは，生命的危機さえ危惧されるような重篤さからの改善なのである．「体験の連続性」喪失のデメリットがあるとしても，得難い回復の大きさと確実さのメリットは大きくそれを上回ると，筆者は考えている．

C その他の副作用

遷延性発作，発作直後の混乱ないし錯乱，頭痛，嘔気，筋肉痛などがあるが，それぞれ対処法がある．成書[1,5]を参照されたい．

5 他の脳刺激療法

A 経頭蓋磁気刺激法（TMS）

　神経機能を検査するために開発されたTMS（transcranial magnetic stimulation）は，1990年代の半ばからうつ病を中心とする精神疾患の治療に試みられている．無麻酔で施行でき，副作用も非常に少ないことから注目されるが，未だ臨床応用できる研究成果は得られておらず，現状ではうつ病に対してもECTに匹敵する効果は期待できない．統合失調症については，陰性症状と幻聴に対しての研究が主に行われており，幻聴に効果があるとの見解[21]がほぼ一致して示されている．しかし，未だ臨床応用の段階ではなく，今後の成果を見守るしかない．

B その他の脳刺激法

　磁気発作療法，迷走神経刺激療法，深部脳刺激があるが，未だ試験的な域を出ておらず，ECTと比較できる段階ではない．

【文献】

1) Weiner RD, American Psychiatric Association Committee on Electroconvulsive Therapy: Practice of electroconvulsive therapy: Recommendation for treatment, training, and privileging, 2nd ed. A Task Force Report of the American Psychiatric Association. American Psychiatric Association, 2001〔日本精神神経学会電気けいれん療法の手技と適応基準の検討小委員会（監訳）：米国精神医学会タスクフォースレポート ECT 実践ガイド．医学書院，2002〕
2) The Consensus Group Affiliated to Special Committee: The place of ECT contemporary psychiatric practice. In Scott AIF ed. The ECT Handbook second edition: the third report of the Royal College of Psychiatrists' Special Committee on ECT. Royal College of Psychiatrists, pp3-8, 2005
3) 三國雅彦：電気けいれん療法．精神医学講座担当者会議（監修）：統合失調症治療ガイドライン．医学書院，pp180-186，2004
4) 奥村正紀，鮫島達夫，粟田主一，他：電気けいれん療法（ECT）のわが国での現況―全国実態調査の結果から総合病院精神科に求められること―．総合病院精神医学 22：105-118，2010
5) Mankad MV, Beyer JL, Weiner RD, et al: Clinical Manual of Electroconvulsive Therapy. American Psychiatric Publishing Inc, 2010〔本橋伸高，上田諭（監訳），鈴木一正，竹林実（訳）：パルス波ECTハンドブック．医学書院，2012〕
6) Moore TR, Buchanan RW, Buckley PF, et al: The Texas Medication Algorithm Project antipsychotic algorithm for schizophrenia: 2006 update. J Clin Psychiatry 68: 1751-1762, 2007
7) 上田諭：電気けいれん療法は必須の精神科治療である―電気ショック批判にこたえる．井原裕（編）：精神科臨床はどこへいく（こころの科学増刊）．52-58，2011
8) 上田諭，石坂公介，坂寄健，他：ECTにおける有効な発作誘発のaugmentation．総合病院精神医学 22：153-161，2010
9) Ueda S, Sakayori T, Yamaoka N, et al: Successful switching from sine-wave to pulse-wave with oral theophylline the night before ECT for depression. Psychiatry Clin Neurosci 65: 604-605, 2011
10) 櫻井高太郎，立花義浩，堀口憲一，他：ECTにおける発作モニタリングの有用性．精神科治療学 19：369-374，2004
11) 上田諭：ECTにおける発作評価と「治療閾値」の重要性―米国のVisiting Fellowshipに参加して．精神医学 49：1135-1141，2007
12) Sackeim HA, Prudic J: Stimulus intensity, seizure threshold, and seizure duration: impact on the efficacy and safety of electroconvulsive therapy. Psychiatry Clin North Am 14: 803-843, 1991
13) Azuma H, Fujita A, Sato K, et al: Postictal suppression correlates with therapeutic efficacy for depression in bilateral sine and pulse wave electroconvulsive therapy. Psychiatry Clin Neurosci 61: 168-173, 2007
14) 澤村岳人，山崎蘭，小田部浩幸，他：パルス波治療器を使用したmECTにより遷延性けいれんを生じた一例．総合病院精神医学 22：S181，2010
15) 三澤仁，加藤温：パルス波ECT無効例の検討．臨精医 35：1297-1300，2006
16) 鈴木一正：パルス波治療器による電気けいれん療法（ECT）では適切な刺激電気量の設定が必要―小林聡幸，西田慎吾，西嶋康一，他：パルス波が無効でサイン波による通電療法が著効したうつ病の1例．精神科治療学，19：905-910，2004に対して―．精神科治療学 19：1491-1492，2004
17) 岩本崇志，柴崎千代，藤田康孝，他：修正型電気けいれん療法（mECT）施行時のthiamylal sodium投与量についての検討．精神医学 52：873-881，2010
18) 宮吉孝明，藤渡辰馬，肥田道彦，他：Flumazenilの麻酔前投与を行いbenzodiazepineとECTの併用療法が著効した緊張病症候群の1症例．臨床精神医学 38：1397-1403，2009
19) Suzuki K, Takano T, Fujiyama K, et al: Panic attack associated with flumazenil at electroconvulsive therapy session. J ECT 25: 145, 2009
20) 吉村夕里：精神医療論争―電気ショックをめぐる攻防―．Core Ethics 3：375-390，2007
21) Vercammen A, Knegtering H, Bruggeman R, et al: Effects of bilateral repetitive transcranial magnetic stimulation on treatment resistant auditory-verbal hallucinations in schizophrenia: a randomized controlled trial. Schizophr Res 114: 172-179, 2009

〈上田　諭〉

第49章

精神療法

精神療法は精神科診療が成立する基盤を患者・治療者が協働しつつ育てる営みであり，治療の主役が薬物療法である統合失調症においても個人精神療法が診療の基礎となる．例えば，広義の精神療法的なかかわりを背景に持つ安定した治療関係なくしては，薬物療法の効果を十分発揮すること，すなわち(例えば，ある程度の副作用がありながらも)長期にわたる服薬を維持して，状況によっては(本人の意に反する)処方変更を納得してもらい服薬継続を実現することは困難であろう．

統合失調症の個人精神療法に関しては，従前から多様な臨床の知が蓄積されてきた．それは，様々な局面で患者を適切にサポートするためのコツであり，統合失調症の精神療法が引き起こしうる副作用・悪影響を小さくする工夫である．統合失調症患者とかかわる際には，こうした臨床の知のエッセンスを身につけることが専門性の証の1つとなるだろう．

本章では統合失調症の個人精神療法に関して，①初めに精神療法の基礎となる「治療関係の育成」「働きかけの原則」と『面接の副作用対策』について述べ，②これらをふまえた診療の状況を2例供覧する．次に統合失調症の個人精神療法で扱うことのある，③薬物療法抵抗性の症状(陽性症状，不安抑うつ症状など)，④家族との葛藤，外傷体験がある場合の対応を，症例を挙げつつ紹介する．なお本論でいくつかの症例記載を行うが，個人情報保護の観点から内容の一部を事実から改変してあることをご了解いただきたい．

1 病態をふまえた個人精神療法の基本①─治療関係の育成

統合失調症の個人精神療法の基本の1つにSchwing的姿勢をおく見解は，先人の著名な業績を回顧し称揚するという意味合いでなく，今日の臨床場面でもその有用性と正当性を十分主張できるだろう．治療者の存在と関与がもたらしうる侵害性に留意しつつ急性期の患者の傍らに寄り添い，慎み深くも開かれた姿勢で向き合う方法について，Schwingが自ら記載している内容[1]を引用する．

- 私は数日間いつも同じ時刻に30分ほど，ベッドのかたわらに静かに座ることにしていた(症例アリス：昏迷状態)．
- そっと私は彼女に近づき，ほんのちょっとのあいだ彼女のそばにいてもいいかどうかを尋ねた．病人は落ちついてゆき，のみならず私に対して探るように見回した．「ほんの少しあなたのそばに座っていてもいいかしら？」と私は尋ねた．それに対して彼女は不安をあらわに示して答えた．「立ったままでいて下さった方がいいのです！」私は彼女の望み通りにしたがい，・・・(症例ベッティ：精神運動興奮状態)．
- 私はその格子をあけてあげ，彼女がいちばんして欲しかったことはいったい何なのでしょう，と尋ねた(症例クララ：精神運動興奮状態)．
- 私は看護婦の願いにしたがって，格子は閉じた

ままにしておいた．・・・「悲しいことね」と私は静かに言った．「でもこんな風でも，できるだけあなたに近づけるように努力してみます」(症例ドラ：精神運動興奮状態)．

星野[2]が「私という医者を処方する」と表現した次の実践法は，Schwing的姿勢と関連が深いといってよいだろう．

「はじめに，私という医者を処方する．人間を信用しても大丈夫(無害)と思ってもらえるように，礼儀正しく接して丁寧な言葉を遣い，声のトーンに注意を払う．患者を子供扱いしたり，慣れあわないこと，毅然とした態度を保持し続けることが大切であろう．非常に平凡で常識的なことであるため軽視されがちだが，とても重要なことである．『われわれは同じ人間なんだよ』という表裏のない態度を維持することに意味があるのだ」．

また，Schwingが自らの基盤として母なるものMütterlichkeitの意義を強調した[1]のに対して，星野[2]は父性的な態度の重要性も合わせて指摘しており，Schwingの方法論を発展・補填する内容となっているように感じられる．以下，父性的な態度の一例を引用させていただく．

「外泊や外出の許可には，タイミングをはかる必要がある．患者の希望する時期が適当でないと判断されるならば待ってもらわねばならない．この場合にも，説得する責任と義務があってしかるべきだろう．この説得に時間をかけることが，実は通常の面接の数倍も重要なのである．言うまでもなく説得とは患者に治療者の姿勢を示し理解を得ることであって，屈従させたり，高圧的な指示になってはならない．彼らの要求の裏にある気持ちを汲んで，『今はまだ早いと思う．楽しめない時期に外泊してもつまらない．くつろいで外泊できる時がきっとくる．その時は君にもわかるはずだよ』と話す．理解してもらうまで真剣に話し合う」．

前に引用した内容からもうかがえるように，Schwing的な接近法では患者との間に生じる沈黙を否定的にとらえず，ともに過ごす沈黙の時間を味わい肯定的に体験する態度が含まれる．統合失調症の治療過程で生じうるこの沈黙に関して，わが国の精神科医も独自の見解や工夫を記している．例えば，中沢[3]は「3分間沈黙できるか」，宮内[4]は「沈黙に耐えられることもよい聞き手の条件」と端的に述べ，松尾[5]は統合失調症患者との面接の中で，「拒絶的沈黙→非拒絶的沈黙→保護的沈黙」と変わっていった経緯の治療的意義を記した．

一方，生活臨床の同人である湯浅[6]は，二者関係を「一心同体」，「お馴染み」，「赤の他人」に分類したうえで，統合失調症の治療関係では「お馴染み」程度が丁度よいだろうと論じている．確かに実際の臨床場面では，Schwing的な関係よりも距離のある「お馴染み」という形容がふさわしい治療関係となる場合が多いと思われる．

さらに湯浅[6]は，「お馴染み」関係の育成とその影響・効果について次のように表現しており，含意豊かな内容となっている．

①「お馴染み」になるまで紆余曲折を経るのが普通である．②病者は打ち解け対話が円滑に進むようになる．③治療者はくつろぎを覚える．④治療者のゆとりは病者にも伝わるようである．⑤病者を依存的にする傾向はいなめない．⑥治療者に馴染むと，ある程度周囲にも馴染むらしい．

2 病態をふまえた個人精神療法の基本②―「働きかけの原則」と「面接の副作用対策」

統合失調症の精神療法においては，この疾患の病態をふまえた「働きかけの原則」や「面接の副作用対策」が工夫されている．このテーマに関しては，わが国独自の次のような業績が知られており，いずれも統合失調症の個人精神療法を行ううえで大切な指針となっている．

中井[7-10]が記している「患者に通じることば」，「間接的アプローチ」，「『働く患者』について治療者のなしうること」，「人間的魅力，心のうぶ毛を磨耗させない配慮」は，統合失調症の「働きかけの原則」，「面接の副作用対策」と称するにふさわしい内容である．

- 一般感覚に近い「患者に通じる言葉」もある．たとえば，「頭の中がさわがしい」（星野弘），「頭が忙しくなっているでしょう」（神田橋條治），「問題一つを解決しようとすると，いつの間にか3つにふえているのでは？」，「何にむかってあせっているのかわからないけれど，あせりの塊のようになっているのでは」など．
- 筆者の経験によれば，分裂病者をおとしめず辱めず，その他要するに病者の安全保障感を掘りくずさずに病者からも語られ，治療者も口にしうる少なくとも二つのことばが存在する．それは「あせり」（焦慮）と「ゆとり」（余裕）である．「ゆとり」は，その欠如態において，すなわち「ゆとりがない」と語られることも含める．これらのことばは，発病過程の初期から寛解過程の晩期までを通じて語られうる点においてきわめて他をぬきんでたものである．
- 妄想内容それ自体は，精神療法の対象，少なくとも第一義的目標ではない．第一義的目標は，妄想を持つ人間の苦悩である．・・・「間接的アプローチ」（根まわし地がため）を伴わない「直接的アプローチ」（正面攻撃）一本槍が分裂病者のとりやすい作戦である．・・・「不安」も，そのままとりあげるよりも「あせり」の側面から近づく方が，抵抗も少なく，実りの多い結果になる．
- （「働く患者」について治療者のなしうる）まず第一は，条件の揃っていない患者を性急に働くよう促さぬことである．そんなことはただ屈辱感しか与えない．その条件とは，第一に，急性精神病後の「基本消耗」からの回復であり，第二に，患者が疲労感をはじめとする身体感覚，余裕感や焦慮感，快不快をはじめとする一般感覚を安心して意識にのぼせうることであり，第三に，「基地」と「前哨点」を持つ生活基盤がすでにうまれていること，である．
- 長期的にみれば，病気をとおりぬけた人が世に棲む上で大事なのは，その人間的魅力を磨耗させないように配慮しつつ治療することであるように思う．私はかつて，「心のうぶ毛」という，きわめて漠然とした表現を用いた．以後，それ以上，表現を彫琢できなかったが，この表現は，臨床にたずさわる者同士ではどうもよく通じることばのようである．

一方，神田橋[11,12]は患者の「自閉」能力や「拒絶」能力を育てることを重視する技法を記した．この接近法は，治療関係において患者が「自閉」，「拒絶」できるようになることを治療者がサポートするという，独創的でユニークな内容である．患者が治療者に対して「自閉」，「拒絶」できるようになることを通して，「面接の副作用」を小さくする効果が生じるだろう．さらには，患者が「自閉」，「拒絶」を他の人間関係でも応用できるようになると，それが患者の安全感を強化して回復を促すことが期待される．

また生活臨床[13,14]では，再発時の危機介入を行う際に「具体的に，断定的に，くり返し，タイムリーに，余分なことをいわない」方法が推奨されている（「働きかけの5原則」）．この「働きかけの5原則」は，統合失調症の自我脆弱性・認知障害をふまえた実践的で有用な指針である．ここで示されている原則に反する接近法，例えば「抽象的に，あいまいに，一回だけ，時宜を逸して，余分なことをいう」対応をとると，面接の効果が十分得られないだけでなく，「面接の副作用」によって患者の混乱が増す危険がある．

さらに，新海[15]は周囲が行う不用意な関与によって患者の精神病状態が惹起される現象を記載して，賦活再燃現象と呼んだ．そして統合失調症患者と接する際には，「精神科医の問診行為はときに症状を賦活するのであり，再び活動し始めた患者の症状は賦活されたものなのである，と警鐘を鳴らしたい」と述べている．

3 病態をふまえた個人精神療法の基本③―実際の診療場面の例

以上記載してきた内容をふまえた実際の診療場面の一部を，2例供覧する．

症例1：30代　女性

現病歴：X年（20代前半），幻覚妄想状態となり発症．ある精神科病院への通院を開始したが，ストレス状況下で不安定になることが多く，4回の入院治療を受けてきた．X+15年，主治医の転勤を機に筆者の外来を紹介受診した．

治療経過：初診時，通院・服薬はしっかりできていて陽性症状も一応消退しているが，各種ストレス（例：ペットの病気，家事の負担，家族との軋轢）と遭遇すると混乱し不安定になりやすい状況がうかがわれた．また，通院開始当初は毎回勢いよく急き込んで診察室に入ってきて，やや場にそぐわない大きな声で応接する様子が印象的だった．加えて，何回か「必死の思いでここまで来ています」と口にすることがあった．その際に内実を聞いてみたところ，「病院に行くときはいつもそう．前の病院でも，ここでも同じ」との返答であった．筆者はあえてそれ以上深追いせず，折々に生じる問題の相談に乗りながら「お馴染み関係」を育てていった．

その後徐々に，落ちついてあせらず診察室に入室するようになり，声のトーンも小さくなっていった．そして初診後2年目（X+17年）に，患者は次のように述べた．

「前の病院の主治医がリハビリに熱心で，『遠くの作業所に通いなさい』，『アルバイトをしなさい』などの指導があった．自分にしてみれば，『骨折しているのに，何がなんでも歩きなさい』と言われているような感じでつらかった．それが最近，『できることだけ，すればよい．やれることを，無理なく少しずつやっていけばいいんだ』とわかって楽になった．そうしたら『どか食い』しなくなり，タバコの量も減った」．

現在（X+20年）精神状態は比較的安定しており，ストレス状況下での混乱も少なくなっている．

コメント：前主治医が精神科リハビリテーションに熱心な方で，患者もその意を受けて真摯な努力を続けていた．そうしたなか，「病院に行くときはいつも必死の思い」で「勢いよく急き込んで診察室に入る」様子が見受けられ，「どか食い」や「チェーンスモーク」も生じていた．筆者はリハビリテーションの重要性を理解しつつも，前述した中井の見解[8,9]をふまえた「本人なりの無理のないペースで生活することが大切」という対応を行った．その結果，「『できることだけ，すればよい．やれることを，少しずつやっていけばよい』とわかって楽になった」という変化が生じた．

ちなみに神田橋[16]は，各種精神障害の病態と治療一般に関して次のように述べている．

「多くのファントム（こころ）は，文化によって汚染されて，硬化し，保守的になっており，いのちのひずみ修復からの影響をこうむることに抵抗します」．

「天性の脳の資質に不向きな生活習慣葛藤の処理を続けますと，脳という情報処理コンピュータ自身が参ってしまいます．・・・こころの病気とは，典型的な脳の心身症であり，生活習慣病なのです．そして遺伝を含めた天性の資質に無理のない，相性のよい脳の生活習慣に変えることで，脳というからだは自然治癒，すなわち自ら，ひずみを修復していくのです」．

「ひずみ修復の活動に，ファントム（こころ）は添うのが好ましく，さまたげないことが肝要であることをお話しました．そして，その方法としては，ファントムの中に『からだの声を聞く』というファントム活動を築くことが不可欠なのです」．

以上の視点をふまえてこの患者に生じた変化を述べると，以下のようになるであろうか．

「従来の治療を通して患者に植えつけられた『文化』が，自分にしてみれば"骨折しているのに，何がなんでも歩きなさいと言われている感じ"を生み，本人にとってつらい『脳の生活習慣』を作った．これが修正されることを通して変化が

生じ,『やれることを,無理なく少しずつやっていけばよい』というように,からだの声を聞けるようになってきている」.

神田橋[16]が述べている精神障害全般の治療のポイントの1つ,「天性の資質に無理のない,相性のよい脳の生活習慣に変えることで,脳というからだは自然治癒,すなわち自ら,ひずみを修復していく」過程を援助するかかわりは,当然のことながら統合失調症の診療においても重要な位置を占めている.「お馴染み関係」をもとに診療を続けるなかで,このテーマに関する進展が少しずつ自然に生じる場合が少なくない事実は,強調してよいように感じられる.

症例2:30代 男性

現病歴:10代中頃から対人恐怖傾向が出現し,20代初め(X年)に関係妄想がみられるようになった.ある精神科病院への通院を始めて,2回入院治療を受けた.ひきこもりの時期を経て,X+12年にデイケアへの通所を開始.そこで他のメンバーとの軋轢が生じて不安定となり,セカンドオピニオンを希望して筆者の外来を紹介受診した.

治療経過:初診時に,デイケアのメンバー2名(「困った人たち」)との人間関係で苦労があり傷つき疲れていること,そしてその影響もあり「だるくてボーっとしている.自分が自分でないような感じ」,「街中を歩いていても,他人が怖く見える」,「人から責められる感じがありつらい」現状が語られた.時に自宅で精神運動興奮状態となり,家族に対して乱暴な言動をみせることもあるという.そうしたなか,本人は「周囲のすすめもあり折角デイケアを始めたのだから,こころを開いて通所するのが大切と頑張っている.しかし他のメンバーとの間にある壁をこわせずにいて,うまくいかずつらい」とのこと.

筆者はまず,「確かに人間関係を築くことは一般的には大切だが,今のあなたにとってデイケアの人間関係は少々重荷ではないか,デイケアの人間関係で振り回され傷ついている現状では,デイケアで『こころを開く』のは危険ではないか」と質問して,本人の同意を得た.そこで,「とりあえずデイケアを一旦中断して,当面『こころを閉ざして』生活してみる」,「自分1人ででき比較的安全に楽しめること(例:ストレッチ,散歩)をしながら,回復を待ってはどうか」という案について話し合い,その方針をとることになった.

その後徐々に落ち着きをとり戻して,「他人が怖く見える」体験や「人から責められる感じ」が消退していった.そして,「無闇にこころを開かない,初めは表面的なやり取りから入って,相手をよく観察することが大切」,「相性の良さそうな人を選んで,少しずつ慎重に関係を育てていく」,「人間関係で不本意な思いをしたり傷つくのは避けられないので,その受け止め方やかわし方を工夫することで,バランスを取り戻すスキルを身につけよう」という方針で相談に乗っていった.初診後1年ほどしてから作業所への通所を始め,現在(X+14年)まで比較的安定した経過をたどっている.

コメント:デイケアでの人間関係の軋轢があり,再発しかかった際にセカンドオピニオンを希望して受診した症例である.初めに,「こころを開く」態度が大きな危険を伴うことを共通認識にしたうえで,「とりあえずデイケアを中断して,当面『こころを閉ざして』生活してみる」方針をとった.これは,「自閉」の方針を「具体的に,断定的に,くり返し,タイムリーに,余分なことをいわない」やり方で(「働きかけの5原則」)伝えて,再発を乗り切る試みであったと言えるだろう.本症例の初診時の対応は,「自閉療法をふまえた生活臨床的介入を,再発に際して行った例」と称することが可能かもしれない.

その後,①自分1人ででき比較的安全に楽しめることを増やす,②表面的なやり取りを

通して相手をよく観察して，相性の良さそうな人を選び少しずつ慎重に関係を育てる，③人間関係で傷ついた際にバランスを取り戻すスキルを身につける，といった方針でリハビリテーションを進めた．その結果，約1年後に作業所への通所を開始することができた．

4 個人精神療法の展開①―薬物療法抵抗性の症状への対応

統合失調症の精神療法に求められる課題の1つに，薬物療法抵抗性の症状への対応がある[17]．治療者が，クスリ以外の薬物療法抵抗性の症状への対応手段を持たないと，多剤併用・大量投与となり副作用ばかりが増えてしまうことにつながりかねない．そのため，薬物療法抵抗性の症状への精神療法的なアプローチ法も持ち合わせることは，統合失調症の診療において重要な事柄の1つと言えよう．次に，薬物療法抵抗性の幻覚妄想体験への精神療法の経験を紹介させていただく．

症例3：30代　男性

現病歴：10代後半(X年)，幻覚妄想状態となり発症．ある総合病院精神科で2回の入院を含めた治療を受けてきたが，陽性症状は消退しなかった．「幻覚妄想体験が残り衒奇的な行動があるが，デイケアなどのリハビリには消極的」(＝紹介状の記載)とのことで，X＋14年に筆者の外来を紹介受診した．

治療経過：初診時に「今，一番困っていて相談したいこと」を聞くと，「家の中で長時間走らざるをえないこと．一日に3回，全部で1時間半くらい家の中で走っている」との由であった．その内実を問うと，「家の中を走れ」，「小走りにつま先立ちで走ってくれ」，「走ることで他の患者の病気が良くなる．人助けだと思って走れ」などと声が聞こえてくるので，抵抗できず走らざるをえない，とのこと．30分くらい走ると「止まっていい」と聞こえ，やっと終わりにできる．これを1日3回，毎日やっている．本人は，催眠術の一種と思っているという．

そこで本人，家族の長年にわたる多大な苦労・負担を労ったうえで，対応について話し合った．そして合意が得られた．次のような対処を試してどんな結果になったかを，再診のときに教えて欲しいと伝えた．

① 走るのに気が向かないとき→「今日は気が乗らないので，3分くらいのランニングにさせてくれませんか」と丁寧にお願いしてみる．
② 体調が悪いとき→「体調がすぐれないので，『イメージの中で1分走る』，『つま先立ちでなく普通に走る』ので勘弁してくれませんか」と聞く．
③ 天気が良いとき→「天気が良いので，外でのジョギングにしてもいいでしょうか」と伝えてみる．

再診時に，「声に丁寧にお願いしてみたら，一部わかってくれた．交渉できるようになった」，「平均で，1回10分くらいですむようになった」との報告があった．また家族からは，「部屋の扉の開け閉めを何回もしている」との報告があり，本人は「空気の流れを良くするために，開け閉めしてほしい」と聞こえるので，通るたびに毎回10回くらい開閉している，とのことであった．そこで，この「部屋の扉の開閉」についても，声の主と相談・交渉してみることにした．その結果，10回の再診までに「家の中で走るのは1日トータルで10分くらい」，「扉の開閉は2回で済ませられる」ようになった．そして，外出の機会が徐々に増えてきている．

コメント：薬物療法抵抗性の幻覚妄想体験があり，「毎日，家の中を1時間半走らざるをえない」，「通るたびに扉を10回くらい開閉する」という「衒奇的行動」が続いていた症例である．前記のような簡単な介入によって，長年続いており本人・家族が困っていた

症状が軽減した．こうした介入が効果を発揮しえない症例も多いことは当然であるが，本症例のように一定の変化が生じる場合もある．筆者は，統合失調症の診療にあたる治療者が自分の治療レパートリーの中に入れておくと便利な接近法の1つ，と感じている．

ここまで記してきた症例3で，薬物療法抵抗性の幻覚妄想体験への接近例を紹介したが，統合失調症の診療で扱うことのある症状は他にも様々なものがある．以下，症例を挙げながらそれらの症状へのアプローチの例を供覧する．

症例4：20代　男性

現病歴：10代後半(X年)，対人恐怖症状が出現．「自分の目つきがきつくいやらしいので，他人を見ることができない．人を見てしまい相手に迷惑をかけるといけないので，なるべくいつも下を向くようにしている」ようになった．以来，いくつかの精神科医療機関で治療(薬物療法)を受けてきた．X+3年に，幻覚妄想症状が出現．薬物療法で幻覚妄想体験は軽減したが自己視線恐怖が残存して，閉居しがちな生活が続いた．そのため，X+6年に筆者の外来を紹介受診した．

治療経過：初診時に，自己視線恐怖に関する心理教育[18]を行い，「周辺視」に関する行動実験を行った．すなわち，「自分の視野の中心部分で相手を見つめると(＝中心視)，当然相手は『見られている』と感じる．しかるに，相手を視野の周辺部分で見ると(＝周辺視)，相手は『見られている』とは感じない．そのため外でこの『周辺視』を利用すれば，相手が『見られている』とは感じないため，自分も相手も心配しないですむ．少しずつ目を上げて『周辺視』してどうなるか，試してみて欲しい」と伝えた．

2回目の受診時に，「外で周辺視をしながら歩いてみようとしたが，最初は怖くてなかなかできなかった．何回か試しているうちに，『顔を上げても周辺視していれば大丈夫』とわかってきた．『顔を上げてもいいんだ』と実感できるようになってきた」との報告があった．その後徐々に生活が広がり，15回目の再診時にはデイケアへの通所を始めたことが報告された．

コメント：元来対人恐怖があり，後に統合失調症が発症した症例である．薬物療法で幻覚妄想体験は消退したが，自己視線恐怖が残存して生活に支障をきたしていた．初診時に，自己視線恐怖の診療で筆者が行うことの多い簡単な行動実験を施行して，「周辺視すれば，相手は自分に見られているとは感じない」事実を理解してもらった．その後の経過は順調で，生活が広がりデイケアへの参加が可能になった．

症例5：20代　女性

現病歴：20歳の時(X年)，幻覚妄想状態となり発症．精神科を受診して服薬し，幻覚妄想症状は改善した．その後，「自分や他人を刺してしまいそうで，怖くて刃物をさわれない」，「鍵やガスの確認を何回もしてしまう」，「毎日長時間，部屋の片づけをしないと気がすまない」といった強迫症状が出現．薬物療法で改善しないため，X+4年に筆者の外来を紹介受診した．

治療経過：初診時に強迫性障害の心理教育を行い，精神療法を開始した．少しずつ，「刃物に触れて使う練習」，「鍵やガスの確認回数を減らす工夫」，「部屋を片付ける時間を減らす練習」を重ねていった．20回の再診までに，強迫症状はいずれも軽減して生活に支障のない程度となった．

コメント：幻覚妄想症状が改善した後に，薬物療法抵抗性の強迫症状がみられて支障をきたした症例である．統合失調症に強迫性障害が併発する症例が少なからず存在し，その

強迫症状が薬物療法抵抗性である場合が多いことが知られている[19]．本症例のように，こうした場合に強迫性障害に関する心理教育・精神療法が奏効することがある[19]．

症例6：20代　男性

現病歴：10代半ば（X年），幻覚妄想状態となり発症．精神科を受診して，幻覚妄想体験は消退した．X+5年から作業所に通所しているが，X+7年に①時折「喉」に違和感が生じて苦しくなる，②夜寝る前に足がむずむずして入眠しにくい体験が出現するようになった．主治医に「喉の違和感」や「足のむずむず」について相談したが，「統合失調症の症状の一部．今のクスリ（リスペリドン）でとれなければ，治らない」との回答が返ってきたという．本人，家族にとっては「きちんと取り合ってもらえず，はぐらかされているような感じ」，「このことが気になって，作業所も休みがち」な状態が続いた．そのためX+9年に，筆者の外来を紹介受診した．

治療経過：初診時に，「喉の違和感」と「足のむずむず」に関して事情を聴取したところ，以下のことが判明した．

・時々，喉が苦しくなることがある．耳鼻科でみてもらったが，異常なしとのことだった．動悸・息苦しさ・胸部違和感・発汗・ふるえなどのパニック様の症状はみられない．
・夜寝ようとすると，足がむずむずして眠れなくなることがある．布団から出てしばらく動いていると治るが，また寝ようとすると同様の状態になる．

そこで，「喉の違和感」に関しては「心身症」，「足のむずむず」については「むずむず脚症候群」が疑われると伝えた．そして前者に「漢方薬（半夏厚朴湯）」，後者に「クロナゼパム」を処方してみた．初診後「喉」と「足」の症状は共に消退して，「安心して作業所に通えるようになった」．X+10年現在，就職して元気で働いている．

コメント：「心身症的な喉の違和感」と「むずむず脚症候群」で支障をきたしており，抗精神病薬の服用継続が奏効しなかった症例である．双方に関する情報提供と（抗精神病薬以外の）薬物療法を行い，症状が消退して生活が広がっていった．この種の訴えに丁寧に対応してゆくことも，統合失調症の精神療法の一側面といってよいであろう．

5 個人精神療法の展開②─家族との葛藤，外傷体験がある場合の対応

統合失調症の精神療法を行う場合，一部の症例では「家族との葛藤，外傷体験の整理」がテーマに加わる．家族との葛藤が比較的軽微な場合には，何回かの家族面接を通して軋轢が減じることがある．そうした際にしばしば出てくる事項の1つが，「家族がどのように本人と接したらよいか」という内容であるが，筆者は次のように情報提供を行うことが多い．

「家族が本人に示す態度で，経過に悪い影響を与えうるタイプに，本人への『批判』的で『過干渉』な姿勢があるとわかっています．逆に好ましい態度としては，①本人のつらさ，苦しさを汲む，②『家族にできることがあったら，言ってください．家族ができる範囲でサポートしますので』と伝えて，待ちの姿勢をとることがあるようです．この好ましい『共感』と『待ちの姿勢』は，実は先ほどの『批判』，『過干渉』の逆になっているのです」．

筆者の経験では，以上の説明の後に「家族がこうした態度をとってくれるとありがたい」と返答しない患者はいない．こうした簡単な情報提供を含めた介入で家族との軋轢が改善することもあるが，これだけでは不十分で「家族との葛藤，外傷体験の整理」をさらに扱う必要のある症例も少なからず存在する．ここでは自験例を挙げつつ，こ

うした症例で治療が進展する例を素描してみよう．

症例7：30代　女性

現病歴：幼少時から思春期にかけて，母親から肉体的・精神的虐待を受けて育った．20歳の時（X年），「盗聴，盗撮される」，「テレビに出てくる人が自分のことを知っている気がする」，「他人，特に男性が怖くて仕方ない．つけられるのではないか，殺されるのではないか，と感じることがある」などの被害妄想が出現．統合失調症の診断のもと，いくつかの精神科医療機関で治療を受けてきた．しかし精神症状が改善せず，同居している両親との葛藤・衝突も収まらないため，X＋13年に筆者の外来を紹介受診した．

治療経過：初診時に本人の話を聴取したところ，「盗聴，盗撮」などの被害妄想で困っている他に，両親・自分自身・現在の生活に対して次のような気持ちを抱いていることが判明した．

「過去に虐待した母親，助けてくれなかった父親が憎い．一方で，病気になって働かずにいる自分が恥ずかしく，親に申し訳なく感じている．家にいるだけの自分は駄目な存在と，自分を責めている．充実した時間がなく，何で生きているのかわからない．死にたい気持ちをいつも抱えたまま，毎日暮らしている」．

初診時に，つらい生育史をサバイバルしてきた苦労を労うとともに，少しずつ「精神科の養生で大切とされている，気持ちの良いこと，楽しいこと探し」をできると良いですね，と伝えた．

その後約1年の間に，以下のような変化が徐々に生じた．

・マッサージ，ヨガ，韓国語会話，食べ歩き，読書，音楽鑑賞などを楽しめるようになった．
・やれることが増えるにつれて，「いろいろ楽しもう」，「生きているだけでもいいじゃない」と思えるようになった．楽しく生きることは譲れないな，と感じるようになった．
・両親が喧嘩していても，「仕方ないので，勝手にやらせておこう．自分が仲をとりもとうとしても変わらないので，介入しない．親のことは親に任せる」対応がとれるようになった．

さらに1年ほどかけて，次のように心境が変わっていった．

・自分の人生は，自分の人生．自分以上の自分になろうとしなくてよい．自分に足りないところがあってもいいじゃないか，と思えるようになった．
・前は何でも「自分が悪い」と思っていたが，「そうでもない」と感じるようになった．過去に虐待した親を許す必要はない，と考えるようになった．
・ノックをしないで自室にずかずか入ってくる親に，ノックして欲しいと言えるようになった．
・人との関係が，「見下す」，「見下される」の関係ばかりではないと実感できる．前は，少しでもミスをすると馬鹿にされると思っていたが，そうでもないとわかってきた．生きることが，少し楽になった．

続く1年程度で，以下のような変化が生じた．

・親の未熟さを，つくづく理解できるようになった．必要に応じてウソを言ったり，うまくかわせるようになった．今までは，親から「監視されている」とずっと感じていたが，その感覚が薄らいだ．それとともに，「盗聴，盗撮される感じ」も軽くなってきた．
・相手が誰でも，「イヤなことはイヤ」と言ってよいと思えるようになった．そうしたら，例えば男の人につけられたとしても，「イヤ」と言えばよいと気づいた．す

ると,「殺される」とまでは感じなくなった.
・親と離れて自分にふさわしいところで,自分にふさわしい生活を送りたい,と思うようになった.

初診後4年目(X+17年)に,アパートを借りて自活生活を始めた.独居してからは,時々会う両親との関係も以前より安定したものになっている.

コメント:両親との葛藤,外傷体験があり,不安定な状態が長らく続いていた症例である.前記のように,少しずつ葛藤・外傷体験の整理が進んで,自活生活を始めるに至った.この経過を通して様々な軋轢が生じたものの徐々に家族間関係が改善し,同時に被害妄想も軽減していった.ちなみに,治療開始当初行った介入の1つ「精神科の養生で大切とされている気持ちの良いこと,楽しいこと探し」は,神田橋の方法[20]に基づいて行った.

統合失調症の精神療法に関して,症例を挙げつついくつかのポイントを記させていただいた.なお,統合失調症の精神療法の他の重要な内容,「心理教育」,「CBT」,「集団療法」については,本書所収の他の項目をご参照いただきたい.

【文献】
1) Schwing G: Ein Weg zur Seele des Geisteskranken. Rascher Verlag, 1940〔小川信男, 船渡川佐知子(訳): 精神病者の魂への道. みすず書房, 1966〕
2) 星野弘:分裂病を耕す. 星和書店, 1996
3) 中沢正夫:精神衛生をはじめようとする人のための100ヶ条. 創造出版, 1977
4) 宮内勝:分裂病と個人面接―生活臨床の新しい展開. 金剛出版, 1996
5) 松尾正:沈黙と自閉―分裂病者の現象学的治療論. 海鳴社, 1987
6) 湯浅修一:「お馴染み」の治療関係. 吉松和哉(編):分裂病の精神病理11. 東京大学出版会, 1982
7) 中井久夫:分裂病者における「焦慮」と「余裕」, 1976:中井久夫著作集2巻. 岩崎学術出版社, 1985
8) 中井久夫:世に棲む患者, 1980:中井久夫著作集5巻. 岩崎学術出版社, 1991
9) 中井久夫:働く患者, 1982:中井久夫著作集5巻. 岩崎学術出版社, 1991
10) 中井久夫:分裂病者に対する治療的接近の予備原則, 1982:中井久夫著作集2巻. 岩崎学術出版社, 1985
11) 神田橋條治, 荒木富士夫:「自閉」の利用―精神分裂病者への助力の試み. 精神経誌 78:43-57, 1976
12) 神田橋條治:わたくしの分裂病治療. 1982/神田橋條治:発想の航跡. 岩崎学術出版社, 1988
13) 臺弘(編):分裂病の生活臨床. 創造出版, 1978
14) 臺弘, 湯浅修一(編):続・分裂病の生活臨床. 創造出版, 1987
15) 新海安彦:分裂症の精神療法としての「賦活再燃正気づけ療法」―回顧と現状. 精神科治療学 1:595-604, 1986
16) 神田橋條治:「現場からの治療論」という物語. 岩崎学術出版社, 2006
17) 原田誠一:統合失調症の治療―理解・援助・予防の新しい視点. 金剛出版, 2006
18) 原田誠一, 勝倉りえこ, 林潤一郎, 他:対人恐怖・社交恐怖の精神療法の基礎知識―投影・強迫・醜心・視線・実験・反芻をめぐる6つの断章. 精神療法 37:442-450, 2011
19) 原田誠一, 佐藤博俊, 小堀修, 他:統合失調症・境界性人格障害と強迫性障害. 原田誠一(編):強迫性障害治療ハンドブック. 金剛出版, 2006
20) 神田橋條治:精神科養生のコツ. 岩崎学術出版社, 1999

(原田 誠一)

第 50 章

対話のための工夫と守るべきこと

1 治療局面による対話のありよう

　われわれ精神科医は統合失調症患者と様々な治療局面で出会い，回復の過程をともに歩むために患者と対話する．出会いの場で，精神科医は，患者の今感じていること，これまでのいきさつを聞き，その病苦に心を寄せ，診たてを伝え，治療方針を提案する．患者は精神科医の問いに答えながら，今の苦悩が受け止められていることに安堵しながらも，精神科医の診たてと治療方針を受け入れられないと表明するかもしれない．対話はこうして出会いの場から始まり，その後のあらゆる治療局面へと広がっていく．患者との出会いが，次々と話題が転導してまとまりに欠ける独語から始まることも，固く閉じられた沈黙から始まることもあろう．しかし，精神科医は患者の語りを一方的に聞きながらも，そして患者と沈黙を共有しながらも，患者に伝えなければならないことを繰り返し語り，回復へ向けた患者との対話が可能となる契機を見逃さず，それをとらえて対話を開始しなければならない．

　対話のありようは，統合失調症の諸相につれて変化していく．急性精神病状態での入院開始局面では，精神科医も患者も一方的な語りに終始し，対話はなかなか成立しないかもしれない．そんな局面でもその後の対話を可能とするためにわれわれが守るべきことがらがある．対話が可能となるためには，精神科医と患者は互いの存在に敬意を払い，互いの言葉を尊重して聞こうとする姿勢が前提となる．ともすれば切迫した場面となりやすい急性期の入院治療こそ，精神科医には患者の人間的尊厳を守ろうとする固い意志と配慮が要請される．それがその後の対話を可能とする条件である．

　急性精神病状態を脱した後の回復期には実りある対話が期待される．回復の長い経過には様々な対話が待ち受けている．就学就労など社会参加のこと，結婚のこと，家庭を持ち子どもを授かること，誰の人生にも起こりうる1つひとつのライフイベントが話題となる．そして，慢性疾患としての統合失調症を生きる患者の苦悩に心を寄せながらも，一方では患者の体験している不思議な病的体験の世界も，対話の話題となっていくだろう．対話の相手が精神科医だけなく，ともに病いを生きる友人，そして市井に生きる人々へと広がり豊かになっていくことで，ますます回復は深まっていくことになる．

2 対話のために，聞くべきこと，伝えるべきこと

　実りある対話を実現するために，われわれがまずなすべきことは，患者の語りをよく聞くことである．初対面である患者にわれわれは，自己紹介し，紹介状があればそれを要約して伝え，われわれがすでに知っている情報を患者がどう受け止めるのかを問いながら来院の目的を確認する．そこから患者の語りが始まれば，集中して黙って聞

き，時にうなずき，あいづちをうちながら，十分に聞きこむ．鷲田[1]が「ことばは，聴くひとの『祈り』そのものであるような耳を俟ってはじめて，ぽろりとこぼれ落ちるように生まれるのである」という「聴くことの力」を発揮すべきときである．松本[2]は「訴えに耳を傾けこころの混乱を言葉にして整理してもらおうとするこの構えは，それによっていくばくなりとも彼らに不安を軽減してもらうこと，わずかでも安心感を持ってもらうことにつながる」と初診の役割を要約している．

われわれは患者の語りを傾聴しながら，患者が今どのような生活を営んでいるのか，人生のどのような位置に立っているのかを推測して，生活者としての患者をわれわれの前に立ち上がらせていく作業を試みることになる．その作業の中でわれわれは患者の回復がどの段階であるのかをおおよそ把握し，それをその場の診たてとする．

われわれはその診たてに従い，必要な医療があればそれを組み立て，その医療によって得られると期待される結果を推定し，医療必要性，治療可能性を判断する．そして，患者の語りを聞き終えた後に，われわれはその語りによってわれわれの内側に湧き上がってきた様々な患者への情感を「大変でしたね」など簡単なことばで伝える．そのうえで，精神科医としての判断を伝え，患者の疑問や疑念，不安に1つひとつ答えていく過程が，対話の始まりとなれば円滑な滑り出しと言えよう．その後も精神科医は，患者との対話や，家族や友人，かかわる看護師，精神保健福祉士などが持ちよる多彩な情報を総合しながら，大局観に基づいて回復の歩みが当初の予想通りに進んでいるのか診たてを見直すべきである．

3 急性期における対話

A 希望のありかを示す説明を行い，患者の人間的尊厳を守る

統合失調症の急性期において対話はともすれば患者の合意が得られず対立の中で成立しがたいことも少なくない．急性期治療の要点は，急性精神病状態から患者を安全に脱却させることである．精神科医は，急性精神病状態にある患者の臨床的な切迫感や患者を支える家族や支援者の介護力を勘案しながら，急性期治療を外来通院で行うのか入院で行うのか選択しなければならない．どうしても入院を選ばざるをえない「絶対的入院適応」[3]として，①自殺の危機が切迫している，②統合失調症の病的体験に基づく制御困難な暴力行為が切迫している，③生命の危機が予想される深刻な身体疾患の合併などが想定される．これ以外にも，①外来では充分な治療ができず，病状悪化・問題行動を防ぎきれない，②患者の状態が家族など支援者の力量を超える場合は，治療可能性や家族，地域社会の支持力強化の可能性を検討のうえ，時に応じて相対的に入院を選択することになる．外来通院か入院かといった治療の場の選択は，その判断根拠を患者の状態に応じた合理的配慮を尽くして繰り返し説明する必要がある．

精神科医として医療必要性，治療可能性を患者に伝える説明は，林[4]が指摘するように「患者に希望のありかを示し，患者の自尊心を支えるもの」として，患者に受けとめられるように工夫を凝らす必要がある．

中井[5]は，こうした説明の際に患者に切迫感を伝え希望を処方するために「あなたは一生に何度かしかない，とても重要なときにいると判断する」，「これから大いに変わりうる」，「いろいろあなたにとって都合のわるいことを教えて注文をつけてほしい」と告げるという．急性期の患者の幻聴や妄想を了解することはできないが，その背景にある恐怖や苦悩に焦点を当てて，その感情に思いを寄せることは可能である．ある神戸の患者が，発病したときの恐怖は阪神大震災の揺れよりも比較にならないぐらい怖かったと告げたとき，死を覚悟する恐怖を超える恐怖が存在することを知った．そのような恐怖を体験して眼前の急性期患者は精神科医の前に立っていると耳を傾けたい．

B｜易傷期に守るべきことと臨床的工夫

　合理的配慮に基づく説明を尽くしても同意を得られない絶対的入院適応である患者に対しては，非自発入院を選択することになる．患者の意に沿わない非自発入院を決断したときには，たとえ患者の同意が得られていなくてももう一度その判断の根拠となった診たてと入院を選択せざるをえない理由を患者に告げ，必要な手続きを進めていく．閉鎖病棟での入院，隔離室入室，点滴などの処置のために行う身体拘束など行動制限が必要である場合には，端的に「刺激を避けて安静を保つために1人のお部屋に入っていただきます」，「あなたの体の治療のために点滴が必要なのでベッドに固定させていただきます」など，医療者として患者に必須な医療行為のために行動制限が必要であると告げる．五味渕[6]はこうした行動制限を行う際に「申し訳ないけれど」と一言付け加える場合が多いと述べている．

　中井[7]は，急性期は「ほとんどいかなる外部からの刻印も従順な粘土のように受け取る」易傷的な時期の1つであるという．その易傷期である急性期において，内海[8]は統合失調症の「回復のためにまず必要なことは，医原性の除去にとどめをさす」と強調し，急性期治療には「話したことの秘密が守られること」，「話したくないことは話さないでよいこと」，「ことわることなしにことを進めないこと」など守るべき原則があり，そうした安全の保障が基本的なスタンスであると述べている．こうした指摘をふまえて急性期治療において，最小化すべきであるが選択せざるをえない場合もある隔離室への入室，身体拘束など強い行動制限を実施する際に，患者に接する精神科医，看護職員は患者の尊厳を守ろうとする強い意志を持つことが求められる．今後は隔離室へのナースコールの設置[9]などの工夫を試み，いかにすれば行動制限下の患者の人間的尊厳を守るかかわりができるのか検討を続ける必要がある．

　現在の精神保健福祉法に従えば，措置入院，医療保護入院などの非自発入院に際して告知文書をもって入院中の通信面会の自由，退院請求，処遇改善請求などを説明することになっている．しかし，非自発入院を強いられ行動制限下に置かれ，医師，看護師など医療機関職員に取り囲まれ圧倒的に非力な患者にとって，精神保健福祉法に規定された権利を行使することは至難の業である．また医療援助者であり，非自発入院の実行者である者が，実質的に患者の権利擁護者となることは原理的に矛盾している．当該医療機関外の第3者による非自発入院者への権利擁護活動があればこうした矛盾は回避することが可能となり，医療者は非自発入院者への医療行為に専念できる．

　急性期における対話は，精神科医も患者も語りに傾き，独白的対話に終わるかもしれない．しかし，精神科医がこの時期に最大限に配慮すべきことは，易傷期にある患者の尊厳を守るための原則であり，それを実現しようとする様々な臨床的工夫である．

4｜回復期における対話

A｜回復期における精神科医と患者の共通目標

　急性精神病状態を脱した後，患者は回復への長い道のりを歩むことになる．この過程は，発病による挫折感，再発への恐怖感，日常生活能力の低下による喪失感など，患者が相向かわざるをえない事態によって湧き上がる深い痛みを伴う．まず精神科医は患者へと開かれた共人間的世界の対話者としてこの痛みを受け止めようと心を配るべきである．そして精神科医は，患者との対話の中で「統合失調症が本来的に自然な回復過程を妨げる出来事や行いがなければ，緩やかではあるが少しずつ確かな回復を続けていく疾患である」[10]ことを患者に示していくことになる．それは入院中の患者心理教育から始められることもあるだろうし，精神科医が地域で生活する統合失調症の自然経過に対して楽観的な見通しを持ちながら診療することで徐々に伝えられていくこともあるだろう．

急性精神病状態を脱した統合失調症の患者が回復を深めていく場は，家族やホームヘルパーによって支えられて地域で暮らす生活の場である．かつて統合失調症の患者の生活障害は彼らが地域で生きていくことを阻んで，10年，20年といった超長期入院を生み出してきた．しかし，1990年代以降徐々に都市部を中心に定着しつつあるホームヘルパーやアウトリーチサービスによる地域生活支援によって，家事能力が低く金銭管理が困難な生活障害が著しい患者も地域で単身生活を続けることが可能になっている．こうした変化は統合失調症の患者が高血圧や糖尿病などと同様の慢性疾患の患者として，地域で生活し外来通院を続ける割合を増加させ，統合失調症の疾患イメージを「疾患教育が有効」，「セルフマネージメントが大切」，「疾患と付き合いながら暮らす」といった一般的な慢性疾患のイメージへと大きく変えつつある．

中井[11]は「患者の本質的改善は，ほとんどすべて，患者の周辺の変化と相応じるといってよい．長期予後はしばしば偶発時の活用に大きく左右される」として，治療過程には「患者のイニシアティブと患者の生活の『ひげ根』と患者の『心のうぶ毛』を温存することがきわめて重要である」と指摘している．よく外来通院を続ける統合失調症の患者が生活の場に定着し社会参加を果たし，精神科医も患者自身もずいぶん「良くなった」と思えるのに，「はていつから何がきっかけで良くなったのだろう」と振り返ってみても判然としないことがある．これは患者と精神科医の間にはない患者の生活世界での偶発時が，患者の本質的改善の契機になっているからであり，その契機を患者が自ずとつかみとり利用できる安定した生活世界を創ることが回復期における精神科医と患者の共通目標となる．

B┃ 回復初期の寂寥感への共感

Barnes[12]によれば，一般に慢性疾患の発病によって人は「制限された生活を送る，社会的に孤立する，自分の価値がおとしめられる経験をする，自分が他者の重荷になるという，生活史の中断と自己の喪失を体験することになる」とされる．統合失調症の患者の多くが社会に向けて出立しようとする思春期，青年期に発病することを考えれば，発病することによって彼らが抱えこむことになる課題はあまりに重いと言わざるをえない．急性期から回復期に移行した回復初期の患者の自閉と寡動は，急性期の消耗によるだけでなく思い描いたこれからの生活史の中断という挫折感とともにある．患者がこの時期の寂寥感をたまさか口にしたとき，精神科医はその寂しさに深く共感しながら患者とともにあることをひかえめに示していくべきである．現在の統合失調症治療では，この回復初期の患者の多くは急性期を入院治療で過ごしていたとしても，3か月以内に家庭や居住場所に退院し，外来治療へと移行している．かつてわが国の精神病院では回復初期の患者を閉鎖病棟から開放病棟へと移し，そこで精神科医や看護師，臨床心理士と病院周辺の散歩やただ黙ってともにベンチに座ってこの寂しさを共有していた．こうした時間は貴重であったが，今取り戻す術はない．かわって頻回な外来受診やデイケアへの参加，訪問看護などでかかわる精神科医，デイケア職員，訪問看護師が回復初期の統合失調症の患者が抱える寂寥感に心を配り，共感を示すべきであろう．

精神科医と統合失調症患者との対話が始まる特別な出来事は初診の出会いに限らない．急性期の隔離室の中でともに過ごす一時，そしてこの回復初期の寂寥感を抱えた患者と共有する一時も特別な出来事である．関係の深まりのためには，互いにとって特別な出来事，互いの情感に思いを寄せあう時間を共有する経験が必要である．そのような時間は，いつまでも忘れられない時間であるのに，誰にとっても特別ではなく，むしろきわめてありふれた出来事が，対話を続けるその後の2人には特別な意味を持つ時間となると言えよう．樽味[13]が言う「素の時間」も，長期入院となっている幻覚妄想状態の患者と治療者の間に流れた時間であるが，治療者が「『そのひと』の語りに自然に耳を傾ける『ひと』に，いつの間にか還元され

る」とした特別な出来事が起こった時間である．こうした時間を共に過ごすことが，回復の基点となる．

C｜自己治療努力による再発の危機と精神科医の立つ位置

　回復の過程は順調に進むわけではなく，時には再発の危機を迎えることになる．そのなかでも患者が「このままではいけない．自分の力で治りたい」と始める余裕のない自己治療努力は，患者として当然である真摯な努力であるにもかかわらず，しばしば再発の危機をもたらす．例えば順調な回復途上にあると精神科医が思っていた患者がある日突然，「こんな薬をのんでいるからいつまでも病気が治らないんだ」と宣言して，服薬しなくなる．服薬しないまま家族に促されて受診した外来で，精神科医から服薬を中止して眠れていないこと，ささいなことに腹を立てていることなどを指摘され，再発の危険性があり，ぜひ服薬して欲しいと説明されても，患者は「自分のことは自分で決めたい」と受け入れてもらえない．こうした押し問答はどこの精神科外来でも起こる．筆者はこの押し問答をしながら，かつて「先生は僕がどんな気持ちで毎日この薬をのんでいるかわかってくれていますか．毎日毎日この薬をのみながら僕は統合失調症なんだって，思い知らされているんですよ」と患者に告げられて，自らの不明をわびた．松本[14]は，「クスリを飲んでくれることは，ある意味で治療者を飲んでくれること」として，「治療者にも，クスリを服用しなければならない患者の『しんどさ』をイメージできる想像力が要請される」と指摘している．

　復学，復職，就労や家族から離れた独居など新たな人生の選択と統合失調症からの決別を重ね合わせた患者の自己治療努力は，焦慮に満ちている．「3週間待って気持ちがかわらなかったらやってみよう」と持ちかけてみても，3週間後には選択させたくない決定を伝えに来る．その選択がはらむリスクを数え上げても，患者は受け入れない．患者の強固な決意の裏には，家族の強い就労圧力や疾病否認が潜んでいることもあるが，患者にはことここに至って決意を翻すことはないと思わせる必死の構えがある．「じゃあ実験だってことでやってみるか」という余裕が精神科医にあればいいが，多くは「辞めたくなったらすぐに辞める」，「無理なら引き返す」といった役に立たない常識論を伝える以外にない．この時精神科医は「患者自身が自己治癒を試みている，その闘いを見守りながら支える」，「せいぜい，彼らの背後に立って，彼らの治ろうとする自然治癒力を妨げない」[14]ぐらいのことしかできない．よろめきながら歩む患者の背後を精神科医が「危ないよ，しっかり歩こうね」とおろおろしながら見守る．そのような行為が精神科医と患者の共同した回復への歩みであろう．

D｜リカバリー概念と発病の肯定的な意味

　回復（リカバリー）概念の提唱者であるAnthony[15]は，回復を「精神疾患の破局的な影響を乗り越えて，人生の新たな意味と目的を創り出すことである」と定義している．この定義に従えば，回復の多くは，症状が完全に寛解しなくとも起こり，多くの症状を抱えていても自尊感情，自己決定を回復させ，主観的な成果を上げることができるとされている．この過程には，必要なときに回復を信じて「そこにいる」ことを期待できる人が不可欠であり，他者への深い人間的反応によって促進されると言われている．この「そこにいる」ことを期待できる人の列に星野[16]が言う「絶えることのない関与と支持と待つこと」ができる精神科医も加わりたい．またこの列には，看護師，臨床心理士，精神保健福祉士，作業療法士といった多職種のフォーマルな援助者，訪問看護師，ホームヘルパーなどの地域ケアでかかわる援助者，精神障害当事者や市井の人々といったインフォーマルな援助者が加わる．外来に通う統合失調症患者が，通院の行き帰りに意外な場所に立ち寄り，本屋のおじさん，喫茶店のママと密かな会話を楽しんでいたり，外来の待合で知り合った患者同士で

ずいぶん遠くまで旅行に行っていたりする．このような秘密の回路，交流，ネットワーク作りこそが，中井[17]が言うオリヅルラン型のライフスタイルで統合失調症患者が世に棲む工夫である．

リカバリー概念をふまえてピアカウンセリングを行う精神障害当事者[18]は，リカバリーを「精神医療ユーザーが，自らを尊重し，他者から尊重され，希望を取り戻し，地域の中で暮らし，新たな自分らしい人生を歩むこと」と説明し，ピアサポートを続けている当事者[19]は，就労までの過程を振り返った講演録で，「病気になった最初の頃は，何でこんな病気になったんだって悩みましたが，一度立ち止まり，自分のしてきたことを振り返る契機になった病気に感謝さえしている」と記している．こうした統合失調症の発病を肯定的にとらえることは，生活世界での偶発時に翻弄されながらも世に棲む経験から生まれる．生活障害を理由に超長期入院を続ける患者からはついぞこのような肯定を聞かない[20]．外来通院する患者には，「あの時病気にならなければもっと苦しかったと思う」「病気になる前の自分ではこんな気楽に待合室の人と話はできなかった」とふりかえり，それぞれに発病と回復の過程を肯定的にとらえられる人もいる．このような患者の実感を聞き，共に歩んだ回復の道程を振り返りながら，精神科医も患者との対話の中で精神科医自身の世に棲む経験を肯定的にとらえることが可能となる．

E 精神障害者と援助者の「できないことの快」

1990年代後半からわが国でもホームヘルパーの生活支援によって，生活障害の強い統合失調症患者も地域で生活することができるようになっている．地域で暮らす彼らは，掃除ができない，金銭管理ができないとできないことが多い．しかし，統合失調症患者のできないことにかかわるホームヘルパーたちは「困った人だけど会うと癒される」，「あの笑顔でありがとうと言われると仕方がないと思う」と口にして，どうやら統合失調症患者の援助者としてのかかわりに業務報酬以外の心地よさを受け取っているように思われる．そして統合失調症の患者もホームヘルパーの援助で役に立っていると思うことの上位に，「話しを聞いてもらうこと」を挙げている．「できないことを誰かに行ってもらう快」があると主張する田島[21]が言うように，統合失調症患者の生活障害はその「できないこと」によって患者にホームヘルパーとの出会いをもたらし，ホームヘルパーにも統合失調症患者との出会いをもたらしている．そして，こうした生活の場で統合失調症患者を支えるフォーマル，インフォーマルな援助者とのかかわりにおいて決定的に大事なのは，患者の穏やかな笑顔と心のうぶ毛である．

回復期の患者との診察で，いつしか幻聴や妄想を「こんな出来事があった」と日常の一場面として話題にすることができるようになる．これは例えば幻聴を聞く患者を「幻聴を聞くことができる」特異な人であり，その体験を「病的体験」であり「治療すべき対象」として否定するのではなく，精神科医も患者を通して追体験しようとしているからだ．そして，妄想も飽くなき思考実験としてその結果報告を聞き，それを新たな目で患者との対話の話題にする．「とてもいいお薬をもらっているので，お城の白鳥さんが統合失調症になって幻聴で困っているといっていたから，白鳥さんにもお薬をあげた」，「玄関に娘と別れた嫁の幻視が出てきて，私が見つめているといつも娘がぎゅっと嫁の手を握る」，「悪い奴がずっと追っかけてくると聞こえてくるのに，県境を越えると途端に消える．幻聴は国がかわると聞こえないんでしょうか」，「そんなに僕ばかり注目されるような派手な特徴なんて実は僕にはないんじゃないかと思ったら幻聴が消えた」．こんな患者の語りに聞き入り，精神科医と患者は「病的体験」について対話し，流れる情感を共有する．それは怒りであったり，笑いであったり，切なさであったり，様々な感情が行きかうことになる．ここで確かなことは，こうした体験を語らうことを，精神科医も患者もとても楽しみにしていることだ．ある先輩医師は，神経症圏の患者が続くと積み上げられたカルテの山に統合失調症の患者の名前を見つけ

「私はあなたの話が聞きたい」と焦がれるように思いそれを楽しみにしてじっと耐えていると語っていた．そんな幻覚と妄想を楽しむ対話が回復をともに歩んだ精神科医と患者の至福の時間である．

5 統合失調症治療における対話の醍醐味

Buber[22]は，「対話に生きる現存は，最も極端な孤独においても，きびしく強い相互性の予感をもつ」と述べている．統合失調症の急性期，とりわけ中井の言う臨界期において，患者は強い孤独感を抱き，精神科医は患者へと開かれた対話の相手として共人間的世界への基本的な信頼感を仲立ちする．回復初期においては，患者の寂寥感に寄り添う静かな共感によって，精神科医と患者の関係性は強められていく．そして統合失調症を回復することによって発病前より安定的な状態に至ることを目標として，患者が生活世界での偶発的なできごとに翻弄されながら回復の歩みを進めるその背後から精神科医は見守り，時に振り返る患者と対話を続ける．こうした過程の後に精神科医と患者は強く相手を求める相互性の中に対話を楽しむことになる．語りかけられ応答する対話が互いの生を支えるものとなっていくことが統合失調症治療における対話の醍醐味である．

【文献】
1) 鷲田清一：「聴く」ことの力―臨床哲学試論．TBSブリタニカ，1999
2) 松本雅彦：こころのありか―分裂病の精神病理．社会評論社，1998
3) 岩本昌和，他：治療形態入院治療について．精神科治療学13増刊号：45-71，1998
4) 林直樹：精神科診療における説明の役割．精神科臨床リュミエール9．中山書店，2009
5) 中井久夫：こんなとき私はどうしてきたか．医学書院，2007
6) 五味渕隆史：精神疾患についての説明―統合失調症．精神科臨床リュミエール9．中山書店，2009
7) 中井久夫：分裂病の慢性化問題と慢性分裂病状態からの離脱可能性．分裂病の精神病理5．東京大学出版会，1976
8) 内海健：スキゾフレニア論考―病理と回復へのまなざし．星和書店，2002
9) 岩尾俊一郎：これからの地域ケアに精神科救急が役立つための条件．精神経誌 113：166-171，2011
10) 岩尾俊一郎：入院にもとめられること，入院ですべきこと．こころの科学「本人・家族のための統合失調症とのつきあい方」．pp118-122，2010
11) 中井久夫：分裂病患者の回復過程と社会復帰について．精神経誌 86：956-961，1984
12) Barnes C：Exploring Disability〔杉野昭博（訳）：ディスアビリティ・スタディーズ―イギリス障害学概論．明石書店，2004〕
13) 樽味伸：慢性期の病者の「素の時間」．治療の聲 4：41-50，2002
14) 松本雅彦：「治す」ことから「治る」ことへ―精神病理学からみた分裂病治療．こころの科学 90：17-22，2000
15) Anthony WA：精神疾患からの回復．精リハ誌 2：142-154，1998
16) 星野弘：精神病を耕す．星和書店，2002
17) 中井久夫：世に棲む患者．分裂病の精神病理9．東京大学出版会，1980
18) 大阪ピアサポート・リカバリーセンター：設立趣意書．2006（http://www6.ocn.ne.jp/~bochi/npo.html）
19) 樋口伸彦：私の再スタート―心の病をくぐりぬけて．精神医療 35：67-74，2004
20) 岩尾俊一郎：回復を支えるもの 統合失調症への呼称変更に寄せて．治療の聲 6：46-51，2005
21) 田島明子：障害受容再考―「障害受容」から「障害との自由」へ．三輪書店，2009
22) Buber M：ZWEISPRACHE〔上田重雄（訳）：我と汝・対話．岩波文庫，1979〕

（岩尾　俊一郎）

第51章

心理社会的治療・社会資源

　統合失調症をもつ人たちに対する地域ケアの経験から，心理社会的治療によって彼らの日常生活を安定させることが精神症状の安定をもたらし，再発を防止することが知られている[1,2]．また社会資源を整備して適切な生活支援体制を構築することにより，社会的な受け皿がないために長期間精神病院への入院を余儀なくされている人たちの退院を促進し，地域で生活する人たちを増やすことが可能となる．さらには，これらの取り組みは，日常生活上あるいは社会生活上の困難を抱えた統合失調症をもつ人たちの QOL を向上させ，彼らの望む生活を実現するために必要な方法と考えられている[1,2]．

　1960 年代以降，統合失調症を中心とした重い精神障害をもつ人たちに対する地域精神保健活動に精力的に取り組んだ欧米諸国は，施設ケアに代替する多くの地域ケアプログラム（地域精神保健センター，デイケア，中間住居など）を発展させてきた．これら援助プログラムは個々に一定の有効性を持つ．しかし，特に障害の重い人たちに対しては，単にプログラムを用意するだけでは十分な効果が得られないことが明らかになった[1,2]．その結果，地域に散在する諸サービスを包括的かつ継続的に提供する支援方法であるケアマネジメント（注：学術用語としては case management が一般的だが，本章では行政用語として一般的なケアマネジメントを使用）の必要性が認識されるようになった．

　この章では，心理社会的治療の総論として，心理社会的アプローチが特に重要となる，重い障害をもつ統合失調症の人たちを対象にした地域生活支援プログラムの概要と有効性，適用について概説する．また地域生活支援プログラムとして提供される社会資源の体系を示すとともに，これら社会資源諸サービスを包括的かつ継続的に提供する方法であるケアマネジメントの意義と有効性，医療機関の役割についても示す．

1 適用と効果

　日常生活や社会生活上に困難を抱え，比較的重い障害のある統合失調症をもつ人たちが，地域で自立して生活するためには，家族などの身近な援助者が日常的ケアを提供する場合を除けば，社会資源としての包括的な地域生活支援プログラムが必要となる[1,2]．これらの地域生活支援プログラムは，統合失調症の他，大うつ病，双極性障害なども含めて（米国の概念では SPMI；severe persistent mental illness），共通して対象となるため，本章では地域生活支援プログラムの対象となる人たちを「重い精神障害をもつ人たち」と総称する．

　臨床ステージ別にみて，社会資源としてこれらの援助プログラムが最も必要とされる時期は，精神症状が比較的安定し，日常生活や社会生活上の障害への対応が課題となる回復・安定期が中心である．もちろん，心理社会的治療・社会資源は，初回エピソード期，再発エピソード期を含む急性

期，亜急性期にも，薬物療法などとともに重要である．

地域生活支援プログラムの提供によって，統合失調症をもつ人たちの地域生活が維持され，QOLが確保されることが明らかにされている[1,2]．特に，障害の重い人たちに日常生活面の援助を含めて包括的で継続的なケアサービスを提供する集中型ケアマネジメント（ACT；assertive community treatment，ICM；intensive case management など）の優れた援助効果が明らかになっている．ランダム化比較試験（RCT）を用いた集中型ケアマネジメント（ACT，ICM）の効果として，再発防止や地域定着期間の向上，社会機能の向上や就労率の増加，犯罪率の減少，生活の質や満足度の向上に有効であることが明らかにされている[1]．この他，援助付き雇用プログラム，家族心理教育など家族支援プログラム，認知行動療法，社会技能訓練なども，エビデンスレベルの高い有効な心理社会的治療プログラムとして推奨されている．さらに，ピアサポートプログラムや援助付き住居プログラムなどは，いくつかのRCT研究で有効性が実証され，エキスパートや専門委員会が推奨するベストプラクティスプログラムに位置づけられている．

2 心理社会的治療・地域生活支援のプログラム

A プログラムの体系

心理社会的治療には，精神療法，認知行動療法，生活技能訓練，家族支援プログラムなどが含まれる．これらは，他章で詳細に解説されるため，本章では主に重い障害をもつ人たちを対象にする地域生活支援プログラムについて述べる．同時にこれらのプログラムとの関連で，今日大きな社会的課題となっている長期入院をする重い障害をもつ人たちへのリハビリテーションプログラムとして，退院促進・地域定着支援プログラムについても概説する．

重い障害をもつ人たちの地域生活支援のためには，①生活の場，②日中活動の場・就労の場，③ケアサービスとサポートの3要素が重要である．「生活の場」は生活の根幹であり，長期入院者の退院を促進し，より抜本的に地域ケア体制を構築するためには欠かせない[2,3]．また就労を含む「日中活動の場」は，「日中の場」とともに社会的役割を提供する．さらに日常生活や社会生活に困難を持つ人たちには，日常生活援助を中心とした「ケアサービス」の必要性が大きい[2]．また，同じ立場に立つ者同士が相互に支え合うピアサポート支援が大きな意味を持つことがある[4]．

以上に加えて，本章冒頭で述べたとおり，特に重い障害のある人たちには，いくつかの援助サービスを上手に使いこなせるよう斡旋・調整するケアマネジメントが重要な意味を持つ[2,3]．

以下では，地域生活支援プログラムとして，まず総合調整機能を持つケアマネジメントに触れ，次に「生活の場」，「日中活動の場・就労の場」，「ケアサービスとサポート」の3要素，それぞれについて代表的なプログラムを示す．そのうえで，これら3要素に関連する取り組みに触れる．

これらの取り組み主体は，障害者総合支援法（障害者自立支援法）に基づく地域事業所の場合もあれば，保健所や市町村などの行政機関，医療機関，あるいはその他の場合もある．地域生活支援の実施主体と医療機関の役割については，別項目で検討する．

B ケアマネジメント

米国の地域精神保健活動発展の歴史の中から誕生し，地域的にも領域的にも多様な進展を示したケアマネジメントは，実践の積み重ねと既存ケアシステムの状況に応じて多くの実践形態が存在する．しかし基本機能として利用者の生活全般にわたるニーズを査定し（アセスメント），その結果に基づき援助計画を策定し（プラニング），ニーズに合致した援助サービスに結びつけ（リンケージ，ケアコーディネーション），包括的・継続的にサービス供給を行う機能は共通している[2,3]．この基本機能に基づくモデルを標準型（あるいは仲

介型)ケアマネジメントと呼ぶ．

　ケアマネジメントは，地域精神保健福祉を進めるうえで最も基盤となる援助方法である．その包括型・集中型なモデルである包括型地域生活支援プログラム ACT は，重い障害があるため一般的な地域ケアでは地域生活の維持が困難な人たちの地域滞在日数を延ばし，QOLを高めるほぼ一貫した効果がある．

　これに対して，重い精神障害をもつ人たちに対しては，仲介型ケアマネジメントのみでは不十分である．臨床モデル clinical model あるいは集中型・包括型モデル(ACT あるいは ICM)でなければ十分な効果がもたらされないことが実証されている[2,5]．

　わが国では，ケアマネジメントを活用した地域精神保健福祉システムの構築を目指した精神障害者ケアガイドラインが 1998 年 3 月に公表された．これに基づき，障害者総合支援法の相談支援事業において取り組まれるようになった．ただし，相談支援事業で行われるケアマネジメントは仲介型モデルであることが一般的である．

C ▎「生活の場」のプログラム

　日常生活や社会生活に困難を抱える統合失調症をもつ人たちの「生活の場」のプログラムでは，本来の「住まい」の場に加えて，身近な個別対人ケアサービスを同時に考慮しなければならない[6]．

　歴史的には，住居プログラムの初期段階においてリハビリテーションを主目的とし，ある一定の期間内により自立生活に近い形態の住居に移行を目指すハーフウェイハウス(中間住居)が誕生した[6]．10〜15 人が共同生活するハーフウェイハウスは過渡的なリハビリテーションプログラムである．これに対して，長期的な住居の場を提供し，日常生活支援に重きを置いたグループホーム(3〜5人が共同生活)が，病院に代わりより家庭的環境で地域生活を援助できるプログラムとして注目された．わが国では，障害者総合支援法の共同生活介護(ケアホーム)と共同生活援助(グループホーム)が該当する．

　1990 年代以降，欧米では必要なケアとサポートを「住まい」とは独立させて個人のニーズに合わせて柔軟に調整する「個別支援付き住居」モデルが注目されるようになった[6]．「個別支援付き住居」プログラムは，一定の成果を上げる実践として注目されている．

D ▎「日中活動の場・就労の場」のプログラム

　安定期にある統合失調症をもつ人たちには，就労の実現が追求されるとともに，保護的な「活動の場」が必要になる．わが国では，障害者総合支援法の就労継続支援事業 B 型，生活訓練事業，地域活動支援センター，法的な位置づけのない小規模作業所などが保護的な「活動の場」として活用される．また，精神科デイケアも同様に位置づけられることがある．しかしこれらの効果には，一貫した十分な知見が得られていない[4]．

　これに対して，個別職業紹介とサポート(IPS：individual placement and support)モデルの援助付き雇用は，統合失調症をもつ人たちの職業機能を改善し，一般就労率を高め就労継続期間を延ばす一貫した結果が得られている[7]．IPS 援助付き雇用は，わが国では障害者総合支援法の就労移行支援事業所あるいは精神科デイケアなどで実施されている．

E ▎「ケアサービスとサポート」のプログラム

　すでに触れたように，日常生活などに困難のある重い障害をもつ人たちには，日常生活援助を中心とした「ケアサービス」の必要性が大きい．また折にふれての相談・助言が必要な人も少なくない．さらにいくつかのサービスを上手に使いこなせるよう，ケアマネジメントの総合調整的な支援が必要になることがある．あるいは，ピアサポートとして同じ立場に立つ者同士が相互に支え合うことが重要である場合がある．これら「ケア」や

「サポート」は，前述の通り居住施設などのように住まいとともに提供されることもあるが，独立して個別に提供されることもある．

独立して，個別に継続的に日常的なケアサービスとして提供されるものに，ホームヘルプサービスがある．1999年精神保健福祉法改正により，精神障害をもつ人たちにも適用されるようになった．現在は障害者総合支援法の居宅介護事業として，地域事業所によって提供されている[2]．

一方，個別に継続的にではあるが，医療的ケアとして訪問で提供されるものに精神科訪問看護がある．これは医療機関や訪問看護ステーションによって提供される．

保健所や市町村など行政機関における精神保健相談・訪問指導も，地域精神保健の歴史上，重要な役割を果たしてきた．近年，保健所の統廃合が進み，市町村における精神保健サービスが限定される中，地域によっては取り組みが十分でない場合もある．

ケアマネジメントについては，記述の通りである．わが国では，仲介型モデルが障害者総合支援法の相談支援事業として行われている．直接対人サービスが伴うACTなどの包括型・集中型ケアマネジメントは，医療機関の訪問看護を活用して行う場合が少なからずある．

F┃自助グループ活動，ピアサポート活動

精神障害をもつ人たちが相互支援を行う組織として，精神障害者患者会（当事者会，ソーシャルクラブなどとも呼ばれる）がある．同様の機能を持つ家族組織は家族会と呼ぶ．患者会は全国に593団体，家族会は1,671団体あり，全国組織〔全国精神障害者団体連合会（全精連），全国精神保健福祉会連合会（みんなねっと）〕がある（2002年現在，全家連調）．

近年，当事者サービス提供者（consumer providers）として，当事者がサービス提供者になるいくつかの形態に注目が集められる．当事者サービス提供者の具体的形態としては，クラブハウス（club houses），ピアヘルパー（peer helpers），退院促進・地域定着支援事業のピア自立支援員，ACTチームなどの当事者スタッフ，当事者が運営する憩いの場（drop-in centers），地域活動支援センターなどがある．また，ピアサポートグループ，ピアサポート活動のいくつかの形態として，ピアカウンセリング，WRAP（Wellness Recovery Action Plan）プログラム（日本語名「元気回復行動プラン」），「家族から家族へ」教育プログラム〔Family-to-Family Education Program（FFEP：家族による家族学習会プログラム）〕などがある．

G┃家族支援プログラム

家族は，障害をもつ人の地域生活支援のために，①生活の場，②ケアとサポートという2つの援助要素を提供できる存在として重要である．一方で家族自身がケアの負担により支援が必要な状態になっており，家族心理教育などの家族支援アプローチの有効性が実証されている．詳しくは，第53章をご参照頂きたい．

H┃退院促進・地域定着のためのプログラム

現在大きな社会的課題となる長期入院をする重い障害をもつ人たちの退院促進・地域定着のプログラムとして，心理教育とケアマネジメント，そして退院促進・地域定着支援プログラムが重要である．詳細は第66章「精神科救急―マクロ救急を中心に」（→652頁）をご参照いただくが，ここでは病院内での取り組みに注目する．

病院内の取り組みとして，心理教育とケアマネジメントは，長期入院患者に情報提供と地域で生活する動機づけを与える「要」になるプログラムである．ピアサポート支援に結びつける効果も期待できる．また，退院促進・地域定着支援プログラムは，地域事業所から病棟にアウトリーチし地域生活へと誘う集中型・包括型のケアマネジメントの機能を有している．地域生活に必要な①生活

の場，②日中活動の場・就労の場，③ケアとサポートを調整する面でも重要な機能を果たす．

3 地域生活支援プログラムの実施主体，医療機関の役割

　精神保健福祉の特徴として，地域生活支援プログラムに，障害者地域事業所のみならず，地域保健にかかわる行政活動，精神科医療の活動が併存し，複雑なサービス提供体制を構成する点がある．歴史的には，障害者総合支援法に基づく地域事業所が最も新しく，次いで行政の地域保健活動，最も歴史があるのが精神科医療の活動である．

　医療機関の役割は，この歴史的経緯を背景とする部分もある．しかし，医療機関が，現在でも地域生活支援において重要な役割を果たしていることは事実である．まず，地域の各種生活支援プログラムを有効に活用するために，複数の援助サービスを包括的・継続的に提供するACTなどの集中型ケアマネジメントが重要な役割を果たし，その提供主体として医療機関が主要な役割を果たす．また病院内の取り組みとして，心理社会的治療の「要」の位置に，入院時からの心理教育とケアマネジメントがある点にも留意が必要であろう．

　以上をふまえて，医療機関では，地域の社会資源の機能と役割を十分に理解し，地域事業所など地域生活支援プログラムの実施主体との役割分担を考慮して，地域における適切な支援・治療が継続的に提供できるよう役割を果たす必要があるだろう．

　心理社会的治療・社会資源が特に重要となる重い障害のある統合失調症をもつ人たちを対象とする地域生活支援プログラムの有効性，適用を概説した．また地域生活支援プログラムの体系を示し，これら社会資源諸サービスを包括的かつ継続的に提供する方法として，集中型・包括型ケアマネジメントの意義と有効性，そして医療機関の役割を示した．統合失調症の支援・治療では，医療機関の取り組みだけでは有効な支援を提供できないが，一方で，医療機関が一定の役割を果たす必要がある．本章は，その全体像を俯瞰した．

【文献】
1) Mueser KT, Bond GR, Drake RE, et al: Models of Community Care for Severe Mental Illness. Schizophr Bull 24: 37-74, 1998
2) 大島巌(編)：ACT・ケアマネジメント・ホームヘルプサービス～精神障害者地域生活支援の新デザイン．精神看護出版，2004
3) 高橋清久，大島巌(編)：ケアガイドラインに基づく精神障害者ケアマネジメントの進め方．精神障害者社会復帰促進センター，1999
4) 大島巌，瀬戸屋雄太郎，福井里江，他：統合失調症治療のガイドラインの作成とその検証に関する研究～統合失調症をもつ人たちへの地域での自立支援プログラム〔平成20年度厚生労働省精神・神経疾患研究委託費総括報告書「統合失調症治療のガイドラインの作成とその検証に関する研究」(主任研究者：渡邉義文)，pp101-112, 2009〕
5) Franklin JL, Solovitz B, Mason M, et al: An evaluation of case management. Am J Public Health 77: 674-678, 1987
6) 久野恵理，大島巌：精神障害者のための住居施策．リハビリテーション研究 117：9-16, 2003
7) Becker DR, Drake RE: A working life for people with severe mental illness. Oxford University Press, 2003

〈大島　巌〉

第52章 認知行動療法

統合失調症の認知行動療法は，1990年代以降発展を続けている．特に2000年以降の10年間で，統合失調症の認知行動療法に関する研究論文数は4倍に増え，論文引用数は7倍に増えている．ここでは，統合失調症の認知行動療法の，①発展の歴史，②現在の国際動向についてまとめて紹介したい．

1 認知行動療法とは？

認知行動療法は，心理療法・精神療法の1種である．人間の気分や行動が認知のあり方（ものの考え方や受け取り方）の影響を受けるという認知行動理論が基礎にある．精神疾患の問題の中核である，気分や行動の問題に対して，認知の偏りを修正し，問題解決を手助けすることによって治療することを目的としている．認知行動療法は，構造化された精神療法である[1]．認知行動療法は，1950年代に恐怖症の治療法から始まった行動療法と，1970年代にうつ病の治療法から始まった認知療法が融合した治療法である[2]．主にうつ病や不安障害に適応される心理療法であり，科学的根拠（エビデンス）に基づいた心理療法である．1980年代以降，うつ病だけでなく，統合失調症を含む様々な精神疾患に対する認知行動療法の効果を検証するために，数多くのランダム化比較試験（RCT）が行われている．

2 統合失調症の治療・支援と認知行動療法

統合失調症の治療は，伝統的に薬物療法が中心に行われてきた．しかし，薬物療法だけではなく，心理社会的な支援を組み合わせることで，予後を改善できる[3]．統合失調症への心理療法は，精神分析による心理療法が効果を示すことができなかったため，萌芽的な試みが行われているのみであった．しかし，1970年代に，家族の高感情表出（high EE）が再発と関連することが実証データにより示された[4]．家族の高感情表出を和らげるために，家族へのサポート・支援が行われ，家族心理教育[5]が効果をあげてきた．また，1980～90年代には，行動療法の技法を応用したsocial skills training（SST；社会生活技能訓練）が，統合失調症患者のコミュニケーションスキル改善に有効であると示されてきた[6]．

統合失調症への心理社会的支援の効果は，メタ分析が示されている[7,8]．1990年代に入ると，統合失調症への認知行動療法の研究が行われ始めた．2000年以降，大規模なRCTが，英国を中心に数多く実施され，薬物抵抗性の持続的な陽性症状に対する効果が実証されてきた．英国のNICEガイドラインにも，持続的な陽性症状を持つ統合失調症に対して適用が推奨されるようになった[9]．

3 統合失調症(schizophrenia)・精神病(psychosis)への認知行動療法の実際

統合失調症の認知行動療法は,cognitive behavioural therapy for psychosis を略してCBTpと呼ばれる.Psychosis は,統合失調症(schizophrenia)よりも幅広い概念であり,統合失調症以外の精神病性障害を含む.英国を中心としたヨーロッパの研究グループは,schizophrenia よりも psychosis を対象として研究を行っているものが多い.一方,米国の研究グループは,schizophrenia という疾患概念に基づいて研究・実践を行っている.Psychosis と schizophrenia というタームの違いはあるが,精神病性障害を対象としている点や,実際のセッションの大まかな構成については,共通点が大きい(表52-1).しかし現段階では,認知行動療法を具体的に進めるための背景となる理論やマニュアルは,決定的なゴールドスタンダードがあるわけではなく,各グループにより細かい相違点もある.また,幻聴や妄想,統合失調症の症状そのものが複雑な現象であり,個人差も非常に大きいため,複数の症状発生メカニズムについても理論が鼎立している.

しかし,それぞれの理論が相反するものではなく,各グループは国際的なネットワークを通じてゆるやかにつながっており,お互いの知見を取り入れながら,協働して研究・実践を進めている.以下では,2012年時点での国際的なグループと特徴について紹介する.

4 CBTp の国際動向

CBTp は,世界の中でも主に英国で研究・実践が進められてきている.英国はCBTpのメッカであり,英国の中にCBTpを研究・実践する世界的なチームが複数存在する.英国では,CBTpの研究・実践・人材育成が国を挙げて政策として推進されている.英国の保健医療システムは,National Health Service(NHS)によって進められている.NHS は,CBTp の推進に巨額の資金を投資している.また,医療サービスの評価機関であるNICE(National Institute of Clinical Excellence)のガイドライン[9-11]でも,CBTpを持続的な陽性症状に苦しむすべての当事者に届けることを推奨している.

表52-1 統合失調症の認知行動療法の実際(モジュール・ステップ)

モジュール・ステップ	目的
①治療関係作り	治療関係を構築し,精神病症状を体験するクライアントに理解と共感を示す
②アセスメント・問題の明確化と共有	クライアントの問題を明確にして,共有する. クライアントの問題を,認知行動アセスメント(ABCモデルなど)を通じて把握する
③心理教育・情報提供	精神病症状の一般的な発生メカニズムを学び,精神病症状をノーマライジングしてスティグマを減らす.
④ケースフォーミュレーション	精神病症状を理解するための新しいモデルを,個々のクライアントに合わせて協同で構築する.
⑤精神病症状による苦痛への対処法強化	クライアントに苦痛を与えている症状を同定し,対処レパートリーを増やして自己コントロール感を強める.
⑥妄想的信念・スキーマへの介入	妄想的な思考や解釈を取り上げ,出来事への誤った解釈が,見方の1つであることを学ぶ. 自分や他者への極端な思い込みを明らかにして,修正を試みる.
⑦再発予防・フォローアップ	フォーミュレーションモデルの再確認 現実的な中長期的目標を立てる 治療終結に向けてセッションを段階的に減らす

また，オーストラリアでは，メルボルン大学による精神病早期支援サービス（EPPIC）が展開されていくなかで，英国で開発されたCBTpが，早期支援の重要な技法として導入されている．オーストラリアの方法は，初回エピソード精神病の若者の回復（リカバリー）を支援するためのケースマネジメントの中に，認知行動療法を組み込んで（implement）行っていく方法論（認知行動ケースマネジメント：cognitive behavioural case management）を用いている．初回エピソード精神病に対しては，認知行動療法単体では効果は薄いため，ケースマネジメントと組み合わせて行うことが非常に重要になる．メルボルン大学の方法は，精神病性障害の臨床ステージ[12]に合わせて，ニーズに基づいて心理社会的支援を提供するという点でも非常に重要である．

米国では，行動療法の影響を受けながら，"CBT for Schizophrenia"として発展している．対象は，ヨーロッパとは対照的に，機能障害の重い慢性期の統合失調症患者を対象とした認知行動療法の研究が中心である．

精神病性障害と一口に言っても，状態像からニーズに至るまで，非常に多様である．各研究グループや各国における主な対象の違いは，各国の精神保健医療システムの違いも反映されていると考えられる．

5 代表的な研究・実践グループと特徴

2012年時点で国際的にみて代表的なグループとその特徴について，表52-2にまとめた．

A マンチェスター

マンチェスターは，以前から統合失調症の精神病理学が盛んな地であり「マンチェスター学派」としても知られている．統合失調症の家族支援を研究していたTarrier Nが中心人物であった（現在は引退している）．Tarrierの元に多くの臨床心理学者（Barrowclough C, Haddock G）が集まり，統合失調症の認知行動療法のメッカとなっている．また，精神病理学研究グループにも，Bentall R, Morrison APなどが属しており，マンチェスターの中に複数の研究グループが競い合っている．近年では，Morrisonのグループが，精神病発症リスク状態（ARMS；at risk mental state）への認知行動療法の大規模トライアルを行っている．

マンチェスター・グループの実践の特徴は，Tarrierの開発した対処方略増強法（cognitive strategy enhancement）である．対処方略増強法は，行動療法の技法や考え方をベースに作られた方法で，当事者が日常生活の中で使っている対処方略を強化し，さらに対処のレパートリーを増やしていく方法である．Tarrierの技法は主に慢性期の持続的な陽性症状に対して適用されている．一方，Morrisonのグループは，ARMSへの認知行動療法を実践・研究している．Morrisonは，Tarrierとともに，不安障害研究で有名なWells Aの影響も受けており，不安障害のメタ認知的信念理論をベースとした妄想発生モデルを実践でも応用している．ARMSのクライアントは，不安と侵入思考・メタ認知的信念が主な問題となることが多く，Morrisonのモデルによるフォーミュレーションをベースとして，不安への認知療法に重点を置いたARMSへの早期介入マニュアル[13]も出版されている．

B ニューキャッスル・サウザンプトン

ニューキャッスル大学のTurkington Dとサウザンプトン大学のKingdon DGらのグループは，マンチェスター大学やロンドン大学と並んで，統合失調症の認知行動療法研究の中心となっている．TurkingtonとKingdonの書いた治療マニュアル「統合失調症の認知行動療法[14]」は，英国でも最初期に出版された統合失調症への認知行動療法の詳細なマニュアルである．ニューキャッスル・サウザンプトン・グループの実践の特徴は，精神病症状のノーマライジングである．幻聴や妄想といった精神病体験は，統合失調症患者に特異

表52-2 研究・実践グループごとの共通点と相違点

グループ	マンチェスター		ニューキャッスル・サウザンプトン	バーミンガム	ロンドン	オーストラリア・メルボルン：EPPIC
	Tarrier N	Morrison AP, French P	Kingdon DG, Turkington D	Chadwick P, Birchwood M, Trower P	Fowler D, Garety P, Kuipers E	McGorry PD
マニュアル	Chronic	ARMS	Chronic	Chronic	Chronic	FEP
治療関係作り	①治療導入	①治療契約	①治療開始/ラポール形成	①治療関係構築	①治療契約とアセスメント	①関係作り、評価、定式化
アセスメント問題の明確化と共有	②アセスメント	②問題リストの作成		②問題に焦点を当てる ③Cをアセスメントする ④Aをアセスメントする		②治療計画 ③リスク評価
心理教育情報提供		③ノーマライジング ④認知療法に関する心理教育	②精神病症状に関する心理教育（ノーマライジング）		②精神症状に対する認知行動的対処方略の実行 ③統合失調症の新しいモデルについての協働的話し合う	④心理教育 ⑤陽性症状への対処 ⑥薬物療法の開始 ⑦家族および介護者へのサポート
ケースフォーミュレーション	③協働作業によるケースフォーミュレーション ④ターゲット症状・問題の同定	⑤フォーミュレーション	③発症前の生活の振り返り	⑤A-Cのつながりが問題であることを確かめる ⑥Bをアセスメントする ⑦フォーミュレーション	④具体的な妄想や幻聴に対して絞る	①～⑦を実施して、陽性症状が残った場合 ⑧陽性症状の評価
精神病症状による苦痛への対処法の強化	⑤対処方略増強法 ⑥般化訓練	⑥代替案を考え評価する ⑦安全行動を評価し、行動実験を行う ⑧活動スケジュールによる症状への対処	④不安抑うつ症状の治療 ⑤幻聴への現実検討 ⑥残存している精神病症状へのアプローチ ⑦陰性症状へのアプローチ	⑧クライアントの目標を定め、クライアントが選択できるを設定する ⑨信念への挑戦		⑨幻聴への認知的・行動的働きかけ ⑩妄想への認知的・行動的働きかけ ⑪中核信念への働きかけ ⑫陰性症状への働きかけ
妄想的信念スキーマへの介入	⑦自尊心を高めるスキーマへの介入	⑨メタ認知的信念の評価と介入 ⑩「私は人と違う」中核信念への介入			⑤自分と他者に対する非機能的信念を扱う	⑬家族療法 ⑭不安・抑うつ・物質乱用への対応
再発予防フォローアップ	⑧再発予防	⑪社会的孤立を防ぐ ⑫再発予防	⑧再発予防 ⑨フォローアップ面接	⑩再発予防：早期警告サインと早期介入	⑥再発と社会生活障害への対処方略の確立	⑮対人関係の強化 ⑯再発予防
特徴	対処方略の強化 行動療法に重点	発症前の早期支援 不安への認知療法に重点	ノーマライジング 心理教育に重点	ABCモデル 認知療法に重点	異常心理学モデル フォーミュレーションに重点	発症後の早期支援 ケースマネジメントに取り組むことを重点

的な「異常」な体験ではなく，精神科の治療を受けていない「健康な」人でも，一定の条件がそろうと体験しうることを，心理教育的に情報提供していく．この「正常類似体験・比較説明法」を用いて，当事者自身が持つ精神病症状へのスティグマを軽減し，精神病体験をしていても，そのこと自体が致命的な問題ではないという「脱破局視」を行うことが特徴的である．ノーマライジングの技法は，他のグループでも用いられており，クライアントとの治療関係構築にも非常に役立つ方法である．

C バーミンガム

バーミンガム大学では，Birchwood M, Chadwick P, Trower P らが中心となり，主に幻聴の心理学的メカニズムに関する研究とその成果を応用した認知行動療法を行ってきたグループである．また，バーミンガムには，精神病早期支援センター（IRIS）が，英国早期支援のパイオニアのサービスとして存在しており，早期支援においても研究・実践が進められている．

バーミンガム・グループの特徴は，いわゆるBeck の認知療法でも用いられる Ellis の ABC モデルを，精神病体験に応用した方法が中心である．また，早期警告サインによる再発へのマネジメントも特徴的である．幻聴の全能感や，妄想のタイプ分け（迫害型「不幸な私」，処罰型「ダメな私」）についての心理学的知見を応用している．バーミンガム・グループの方法論は，「妄想・幻声・パラノイアへの認知行動療法」[15]に詳しく書かれている．特に精神病体験を ABC モデルに沿って仕分けをして整理していく際に，とても参考になる方法である．

D ロンドン

ロンドン大学では，Garety P, Kuipers E, Fowler D らが中心となって，精神病への認知行動療法に関する研究と実践を行ってきた．ロンドン・グループの特徴は，異常心理学による発生メカニズム研究の知見を応用した，フォーミュレーションモデルを使うことである．ロンドン大学は，精神医学研究所（IoP；Institute of Psychiatry）での精神病への異常心理学の伝統があり，Garety らのグループ以外にも，Wykes T による認知機能リハビリテーションの研究・実践や，Freeman D による被害妄想についての基礎研究，Peters E による妄想形成にかかわる推論バイアス（「結論への飛躍（jumping to conclusion）」）研究が行われてきた．

ロンドン大学も，マンチェスター大学と並んで，精神病の認知行動療法のメッカとなっている．実験異常心理学研究の知見を積極的に治療に取り入れている点が特徴である．また，1990年代後半から大規模な RCT を実施しており，英国の NICE（National Institute for Health and Clinical Excellence：英国立医療技術評価機構）の統合失調症治療ガイドラインで，認知行動療法の有効性が公に認められる後押しにもなった．RCT で用いられた方法はマニュアル化され，出版されている[16]．精神病への認知行動療法の効果研究のマニュアルとして現在も利用されている．このマニュアルはわが国でも翻訳出版[16]されており，慢性期の持続的な陽性症状への認知行動療法の理論と基本を押さえるのに役立つ．

E オーストラリア・メルボルンの精神病早期支援グループ

これまで挙げた4つのグループは，すべて英国のグループである．英国は世界の中で，精神病への認知行動療法が特異的に発展を遂げた国である．一方オーストラリアでは，メルボルン大学のMcGorry PD を中心に，英国の影響を受けつつ，若者への精神病早期支援に特化したサービスが発展している．メルボルン大学は，ORYGEN Youth Health を拠点として，メルボルン周辺の100万人が居住するエリアをキャッチメント・エリアとし，15～25歳の若者を対象とした早期支援サービスを展開している．その中の，精神病症状を持つ若者向けサービス EPPIC では，包括的

なリカバリーを支援するためのケースマネジメントの1つのコンポーネントとして，認知行動療法を提供している．メルボルン・グループでは，初回エピソード精神病の若者へ，認知行動療法とケースマネジメントを融合させた「認知行動ケースマネジメント」が提供されており，マニュアルも刊行されている[17, 18]．認知行動療法の方法論は，英国のグループ（主にマンチェスター・グループ）の方法論を参考としており，構成要素に大きな差はないが，ケースマネジメントに組み込んで（implement），若者にフレンドリーな環境でアクティブかつ柔軟に提供していく点が違いである．

6 認知行動療法の試みにより変わりつつある統合失調症像

1990年代以前にも，統合失調症の認知行動療法は，先駆的な実践家によって試みられてきた．認知行動療法を作ったBeckは，1950年代に，妄想を持つ統合失調症患者に対して心理的な働きかけを試み，事例報告を行っている[19]．また，Miltonは，信念変容法（belief modification）を用いて，妄想を和らげる介入を行っている[20]．それまで妄想は，「了解不能」で「強い確信」を持ち，「訂正不能」であるとされてきた．しかし，現在は，『妄想の定義自体が「訂正不能」になってしまっていた[14]』との反省も出てくるほど変わってきた．妄想は，「了解不能」ではなく，「強い確信」は変化するものであり，方法によっては「訂正も可能」であるという認識に変わってきたのである．

また，誰もいないのに「声」が聞こえる体験や，他者に対する強い疑念，被害的な考え，超自然的な現象への確信など，幻聴や妄想に似た体験は，精神科にかかったことのないいわゆる「健常者」も，高頻度で体験することが，多くの疫学調査で示されるようになった[21]．このような体験は，精神病様体験（PLEs；psychotic-like experiences）と呼ばれており，一般人口の10％近くの人々が体験している．また，感覚遮断実験[22]や断眠実験[23]を行うと，精神病様体験を体験しうることが知られている．様々な疫学データや実験データから，統合失調症の症状が，「ごく一部の人しか体験しない異常な体験」ではなく，条件が揃えば誰しも体験しうることが示されている．この事実そのものが，統合失調症への偏見を和らげ，当事者のセルフスティグマを減らし，異常体験を正常化（ノーマライジング）する効果を持つ．実際，統合失調症の認知行動療法では，ノーマライジングを治療技法として用いている．

7 今後の統合失調症の認知行動療法～日本への導入に向けて

2000年以降の10年間で，英国を中心に精神病への認知行動療法が発展を遂げてきた．わが国でも，海外のマニュアル・専門書の翻訳が進められており，文献を通した情報が浸透しつつある．今後わが国への導入を進めるにあたっては，①わが国でのRCTの実施，②スーパービジョン体制・ネットワークの構築が必要になるだろう．英国での認知行動療法の発展を振り返ると，RCTの実施を通して，マニュアルが整備され，セラピストが育ち，アセスメントツールが洗練されて行っている．そしてエビデンスをもとに，全国への均てん化が進められていく過程で，専門家同士のネットワークも強まっている．これからの10年で，わが国への導入を進めるために，以上のプロセスを進めていく必要があるだろう．

【文献】
1) 慶應義塾大学認知行動療法研究会：うつ病の認知療法・認知行動療法治療者用マニュアル，2011
2) Dryden W, Rentoul RR, 丹野義：認知臨床心理学入門：認知行動アプローチの実践的理解のために．東京大学出版会，1996
3) Tandon R, Keshavan MS, Nasrallah HA: Schizophrenia, "Just the Facts": what we know in 2008 part 1: overview. Schizophr Res 100: 4-19, 2008
4) Tandon R, Nasrallah HA, Keshavan MS: Schizophrenia, "just the facts" 5. Treatment and prevention. Past, present, and future. Schizophr Res 122: 1-23, 2010
5) Hogarty GE, Anderson CM, Reiss DJ, et al: Family psychoeducation, social skills training, and maintenance chemotherapy in the aftercare treatment of

schizophrenia. I. One-year effects of a controlled study on relapse and expressed emotion. Arch Gen Psychiatry 43: 633-642, 1986
6) Kurtz MM, Mueser KT: A meta-analysis of controlled research on social skills training for schizophrenia. J Consult Clin Psychol 76: 491-504, 2008
7) Pilling S, Bebbington P, Kuipers E, et al: Psychological treatments in schizophrenia: I. Meta-analysis of family intervention and cognitive behaviour therapy. Psychol Med 32: 783-791, 2002
8) Pilling S, Bebbington P, Kuipers E, et al: Psychological treatments in schizophrenia: II. Meta-analyses of randomized controlled trials of social skills training and cognitive remediation. Psychol Med 32: 763-782, 2002
9) National Collaborating Centre for Mental Health. Schizophrenia. Full national clinical guideline on core interventions in primary and secondary care. The Royal College of Psychiatrists & The British Psychological Society, 2003
10) National Collaborating Centre for Mental Health: Schizophrenia: Core interventions in the treatment and management of schizophrenia in adults in primary and secondary care. 2009
11) National Collaborating Centre for Mental Health: Schizophrenia: The nice guideline on core interventions in the treatment and management of schizophrenia in adults in primary and secondary care updated edition. 2010
12) McGorry PD, Hickie IB, Yung AR, et al: Clinical staging of psychiatric disorders: a heuristic framework for choosing earlier, safer and more effective interventions. Aust N Z J Psychiatry 40: 616-622, 2006
13) French P, Morrison AP, 松本和, et al: 統合失調症の早期発見と認知療法：発症リスクの高い状態への治療的アプローチ. 星和書店, 2006
14) Kingdon DG, Turkington D, 原田誠: 統合失調症の認知行動療法. 日本評論社, 2002
15) Chadwick P, Birchwood MJ, Trower P, et al: 妄想・幻声・パラノイアへの認知行動療法. 星和書店, 2012
16) Fowler DR, Garety PA, Kuipers L, et al: 統合失調症を理解し支援するための認知行動療法. 金剛出版, 2011
17) Orygen Youth Health Research Centre: Cognitive-behavioural case management in early psychosis: a handbook. Orygen Youth Health, 2010
18) 山崎修道: Review of Books Abroad: Cognitive-Behavioural Case Management in Early Psychosis: A Handbook. 精神療法 37：653-654, 2011
19) Beck AT: Successful outpatient psychotherapy of a chronic schizophrenic with a delusion based on borrowed guilt. Psychiatry 15: 305-312, 1952
20) Milton F, Patwa VK, Hafner RJ: Confrontation vs. belief modification in persistently deluded patients. Br J Med Psychol 51: 127-130, 1978
21) van Os J, Linscott RJ, Myin-Germeys I, et al: A systematic review and meta-analysis of the psychosis continuum: evidence for a psychosis proneness-persistence-impairment model of psychotic disorder. Psychol Med 39: 179-195, 2009
22) Slade PD: Sensory deprivation and clinical psychiatry. Br J Hosp Med 32: 256-260, 1984
23) Oswald I: Sleep, 3rd ed. Penguin, 1974

〔山崎 修道〕

第53章

生活臨床
―指向する課題の達成支援を中心とした働きかけ

生活臨床は1950年代から群馬大学精神科を中心に提唱されて全国に波及したが，1970年代の反精神医学の嵐に阻まれて十分な発展を遂げることができなかった．提唱から半世紀を経て，生活臨床の名を知らない専門家も増えてきている．一方で「生活臨床」と銘打った活動もいくつか行われている[1]．それぞれユニークな取り組みであるが，改めて生活臨床とは何かが問われることになった．今年3月，「生活臨床の基本」[2]が出版されたが，こうした状況をふまえた試みと言える．

本章では「生活臨床の基本」に沿いつつ，特に「指向する課題」の達成支援に焦点を当てて，生活臨床が主張し続けた「生活」への働きかけについて端的に解説したい．

1 「指向する課題」と生活臨床

まず，生活臨床の「診断と治療」の要点を，発症から時間経過を追って「指向する課題」の達成支援の視点から解説する．

生活臨床の出発点は統合失調症の再発防止であった．「再発予防5カ年計画」と名づけたことからもそれは明らかであったが，同時に当時の再発予防に向けた意気込みが感じられる．しかし，すでに計画進行中に再発予防が困難であることを思い知らされ，「予後改善計画」に看板を架け替えざるをえなくなった[3]．そこで再発予防は重要であるとしても，それを至上命令とすることを止め，長期的な予後を改善する方向へ切り替えることになった．そのことによって「指向する課題」の達成支援を中心に据えた働きかけが促されたと見ることもできるだろう．

A 「生活特徴」と「指向する課題」

生活臨床の長期予後研究[2]によれば，初回退院後5年以内に全経過中の再発回数の約40％が集中している．したがって発病早期の再発に対する取り組みは，慌しいなかで早急に行われる必要がある．生活臨床では，初発から回復するや間を置かずに，生活破綻・再発に至る生活の変化・拡大の過程を詳細に聴取し，関連した生活上の課題を明らかにしようする試みに着手する．

それには，病気であるかどうかにかかわらず，誰にでも共通した生活上の課題として，「色，金，名誉，体」（順に異性に関すること，金銭・損得に関すること，学歴・地位・資格などに関すること，健康に関すること）の4つの範疇（かつて四葉のクローバーと呼んだことがある）を参照することが有益である．

例えばAさんは，おおむね「名誉」の範疇の課題で生活の変化・拡大をしている情報を得て，Aさんの「生活特徴」は「名誉」ではないかと見当を付けるのである．そして，「一流企業に就職すること」を目指して，就活に背伸びしては生活破綻を繰り返していると見当をつけ，Aさんの「指向する課題」は，「一流企業に就職すること」ではないかと考えるのである．

すなわち，多職種チームでは患者の生活上の具体的情報を持ち寄り，1人の患者について，4つの範疇の中から特定の「生活特徴」に見当をつけるとともに，「指向する課題」という形で具体的にとらえようとする．そのような「生活特徴」や「指向する課題」を巡る議論は，生活史を丁寧に見直して患者・家族の持つ価値観への理解を深めるとともに，患者の希望を実現する前向きな方針作りへと進むことにつながることが多い．

B ▎「発病時課題」との関連

発病が早く，社会生活を送った期間が極めて短く，一度も再発をしていない事例では，「指向する課題」を同定できるだけの情報が得られないことが少なくない．その場合は，当座の「発病時課題」をとらえて対応することになる．

長期予後研究では[2]，事後的に「発病時課題」を同定する試みをしたところ130名中101名で可能であったとしている．「発病時課題」を同定する基準は，「第1に発病当時の本人の年齢や性別，社会的ポジションに対し，周囲から一般的に期待されるものであること，第2に，その後の主要な生活基盤の形成にかかわりを持つものであること，そして第3に，本人自身の一定の指向性を反映するものである」としている．例えば，高校在学中の発病であれば復学や卒業，就職間もない時期の発病であれば復職を「発病時課題」と同定した．

その結果，「発病時課題」の達成はその後の良好な社会適応転帰と相関していることが確認されたとしている．

「発病時課題」と「指向する課題」の関係は，なお十分に議論されていない．しかし，これらの「発病時課題」がその後の再発とどのように関連していたかを調べ直すことで，「指向する課題」と比較・検討できるかもしれない．「発病時課題」の達成が不十分であると，主要な生活基盤が形成できず，「指向する課題」の達成は始めから困難になると予測されるが，今後の検討が待たれる．

C ▎「生活類型」との関連

「指向する課題」の達成に向かって生活を変化・拡大させる様子を縦断的な経過から見ていくと2つのタイプに分けることができる[4]．

現状に安住せず自分から変化を作り出そうとする「能動型」と，現状に不満を表わさず，自分から変化を作り出そうとしない「受動型」である（2つを合わせて「生活類型」と呼ぶ）．「能動型」は，頻繁に生活を変化・拡大して生活が破綻することが多いため再発を招く危険性が高く，「受動型」は，比較的長期に安定しているかに見えるが周囲から生活の変化・拡大を迫られたときにあっけなく再発することがあるとされている．

「能動型」に対しては，時期尚早ないし不要な変化・拡大を抑制するため，本人に対する働きかけが中心になる．働きかけが実際に生活に反映され，変化・拡大が収まるには多くの工夫を要する．例えば，期限を明確にして延期をする，手順・段取りを示して道程を踏ませ，がむしゃらな暴走を防ぐ．一方「受動型」に対しては，周囲に働きかけが中心になり，準備万端の体制で生活を変化・拡大させる慎重さが必要である．

このように「生活類型」を診断しながら「指向する課題」の達成を支援する働きかけを継続するのが，生活臨床の実践である．「指向する課題」の同定と比較して，「生活類型」の診断は比較的容易であるとされているが，いずれも継続的なかかわりを通じて次第に明確になっていく．また，「指向する課題」の達成の度合いや展望は，現状への不満や変化・拡大への意思に関係があると思われ，「生活類型」に影響を与えると想定されているが，まだ明確になっていない．

D ▎臨界期以降の経過と「指向する課題」

最近の精神障害早期介入サービスは，発病後の数年間を「臨界期」として，この時期の治療中断をなくして，職場や学校での社会的役割を保持できるようにすることの重要性を強調している．前

述したように生活臨床では，この時期に「発病時課題」ないし「指向する課題」の達成支援を中心として，社会適応の改善に積極的に取り組む点で，早期介入サービスと重なるところが多い．

臨界期を過ぎた時期の治療関係は，「指向する課題」の達成を長期目標に据えることに成功すれば，当面する生活目標を設定して生活を徐々にレベルアップさせていく，落ち着いた関係として推移することが期待される．「指向する課題」の達成支援は，結果よりも，その過程が重要であると考えられている．長期にわたって現実と折り合いながら，患者が自ら「指向する課題」をより現実的な方向へと変化させることもある．

「指向する課題」の達成が危機的になったときには，「指向する課題」の因ってきた家族の生活史を詳細に聴取することによって解決法が見つかることがある．生活臨床ではそれを「家族史的家族療法」と名づけた．すなわち，家族の生活史をたどってみると父母の代は，その先代家族からの困難な課題を引き受けた結果，患者世代に困難な「家族史的課題」を設定している場合がある．そうした場合に，家族史を詳細に聴取することで，患者・家族が「家族史的課題」と「指向する課題」の深いつながりを理解し，「指向する課題」に拘らない生活目標を持つことができた成功例が報告されている[5]．

また，この時期には「指向する課題」とともに，配偶者に代表される安定した援助者を確保することが重要さを増してくる．家族・地域社会の中での患者の立つ瀬，生きがいを保障する継続的な援助は，身近な援助者によってもたらされることが多いからである．身近で安定した援助者を得るために様々な機会を生かした，意識的な取り組みが求められる．なかでも結婚については治療者が関心を持ち続け，患者の意欲を引き出して支援することが重要である．

E｜長期経過・転帰と「指向する課題」

発病から10～20年を経過すると当初変動性経過を辿っていた症例も，徐々に自立安定状態か入院固定状態へと2極分化が進行する．生活臨床の長期予後研究では，それを「鋏状現象」と呼んでいる．「鋏状現象」は，「指向する課題」達成の見通しと相関しているのではないかと予測したが，残念ながら明確にすることはできなかった．結果的に「指向する課題」を首尾よく達成できた例は少数であり，十分な達成が得られない場合でも，良好な社会適応を得られるものが多かったことに注目すべきであるとしている．

晩期の再発は，援助者の喪失によって引き起こされることが多く，入院となった後，退院困難になることが少なくない．親は当然のことながら加齢によって援助し続けることは難しい．主たる援助者は同時代を生きる配偶者や兄弟へと引き継がれる必要がある．親が抱え込んでしまうと，患者の生活自立度が低いまま時が過ぎて，親の援助が続かなくなったときには入院以外に方法がなくなってしまうことが多い．援助者の高齢化を考慮して，援助者の世代交代や公的な援助体制を準備して行くことが必要である．治療者は，長期的な観点から本人・家族への積極的働きかけを行っていかなければならない．

2 「生活」に直接働きかけることを巡って

生活臨床は「生活を見ずして，治療はできない」と主張してきた．また，統合失調症の当事者・家族の生活上の相談に答えることに積極的であり，「的確な方針がないままに適当に答え，返答をのばし，あるいは返答を拒否してきた」やり方は無責任な態度であると論じた[3]．

当時，生活に直接働きかけることに対して，医療の枠を超えた逸脱・アクティングアウトであるとの批判があった．また，生活に深く関与することは管理であり，患者の自由を奪って人権侵害になるとも指摘された．

しかし，現在では生活を顧みない医療は成り立たなくなっている．また，生活支援は統合失調症の治療の重要な一環と見なされるようになっている．この項では，生活臨床が統合失調症の患者の

生活へ直接働きかけることの意味を考えたい．

A 「生物・心理・社会的」アプローチ

　ICFが準拠するシステム論によれば，心身機能・身体構造と活動・参加は独立した構成要素であるが，相互に影響を与え合う関係にあるとし，生活機能の様々な観点の統合を図るうえで，「生物・心理・社会的」アプローチを用いるべきであるとしている．

　統合失調症については，疾患と障害が共存しており，その両面からのアプローチが必要であるとされて久しい．統合失調症が何らかの生物学的な基盤を持った疾患であるとしても，その病状の改善にはもっぱら生物学的な対処，薬物療法が求められるというのではない．時には，生活に働きかけることによってこそ，病状を改善させることが可能であるというところまで踏み込んだところにポイントがある．

　生活臨床は薬物療法や精神療法などの良い点を取り入れ，折衷主義の立場をとると主張してきたが，その意味は各分野を寄せ集め，単に分担するのではなく，まさに協働することを想定しているのである．また，保健や福祉とも協働し，生活全体を視野に入れた働きかけが必要であると考えてきたので，ICFの提起するアプローチとまさに一致していると考えているのである．

B ストレス脆弱性モデルとの関係

　生活臨床は，「再発は闇の力で起こるものではない」という表現で，統合失調症の再発に対して，生活破綻を回避する働きかけが可能であると主張してきた．

　ストレス脆弱性モデルは，統合失調症の発症・再発においてストレスが重要な役割を果たしているとし，対処法を示して治療的虚無主義を払拭したと言える．もちろん，ストレスをそのまま統合失調症の原因であるとした訳ではなく，統合失調症の発症・再発を説明するのはもっぱら脆弱性である．

　ストレス脆弱性モデルにおいては，ストレッサーとして生活上の出来事と家族環境が重視され，再発を回避するために薬物療法と対処行動が提示されている．そして，生活上の出来事のストレス強度や家族の表出された感情の高低を測定することによって客観性を高めている．

　一方，生活臨床では，生活上の出来事が患者にもたらす意味や，生活課題をめぐる患者と家族との間の価値観のずれなど質的な問題が重視されている．そのため，客観性を保つことを犠牲にせざるをえなかったが，再発に際して主観的な問題，価値意識を扱う方向を選ぶことになった．

　また，生活臨床は再発の予防について，薬物療法を含む様々な治療手段を排除することなく，良いものはすべて取り入れる折衷主義を唱えてきたが，診断・治療の場が「生活」であるとするために，患者・家族をはじめとする素人も含め，様々な立場の人が参入可能になり，学際的な知恵を取り入れることに積極的になれる利点がある．

3 「生活特性」に基づく働きかけ

　生活臨床は，「生活特徴」と「生活類型」とをまとめて「生活特性」と呼び，「生活特性」に基づく働きかけが必要であると主張した．しかし，それらは試行錯誤の中で蓄積された経験知であり，荒削りなままになっている．「生活特性」には多くの仮説が含まれており，この項ではそれらを指摘するとともに，その有用性を検討する．

a 「指向する課題」

　患者にはそれぞれ再発に結びつく「指向する課題」が存在し，数年から相当の長期間に亘って変化しないという仮説がある．

　「指向する課題」を同定して働きかけを実践した症例は数多い．しかし，なかには「指向する課題」の同定が難しい症例もある．同定可能性については長期経過研究の対象者でも言及されていない．

　「指向する課題」が相当の期間変化しないならば，その課題に注意を集中することによって予防

が可能になるかもしれない．「指向する課題」と関係のない課題では再発しないとの仮説が成り立つならば，経済的で有用であることになるだろう．

「指向する課題」は再発に関連しているので患者の弱点と見なされがちであるが，「指向する課題」の達成支援を中心として長期方針を立てる際には，むしろ患者の長所であると考えることもできる．

b 「生活類型」

次は統合失調症の患者は「能動型」か「受動型」かの2型に分けられ，「生活類型」に応じた働きかけが必要であるとの仮説である．

「生活類型」の操作的な診断基準が提案されたが，まだ定着してはいない．長期予後研究の対象になった140例では105例（75％）に類型診断がされていた．その後に出版された症例報告では，ほぼ全例に類型診断が行われていたことから，2型に分けることは可能であると考えられる．

「生活類型」に応じた働きかけの必要性については，多くの事例が蓄積されている．長期予後研究では「生活類型」が最も有力な予後予測因子であったとし，詳細な検討が加えられている．

c 「生活行動パターン」

生活破綻に至る「生活行動パターン」があり，そのパターンを知って働きかけを成功させる必要があるとの仮説である．

生活破綻に至る「生活行動パターン」は個々の患者で少しずつ異なっている．しかし，このパターンを十分に知って，生活破綻から再発に至るプロセスに先手を打ち，予防することが多くの症例で示されている．

それはまず，「①名目，世間体，評価に拘泥し敏感であり，②目先の利にとらわれて，短絡行動を起こしやすく，③課題に直面すると，選択を放棄するか，行動の統御を喪失して混乱しやすい」という形でまとめられた．

これらは，初め「生活特徴」と名づけられたが，まもなく「生活特徴」はもっぱら「色，金，名誉，健康」などの課題を意味するようになったため，「生活行動パターン」と呼ばれるようになった．

その後，「生活行動パターン」は，「おとしめられる，迷う，待たされることで生活が破綻しがち」，「切り替えがきかず，変化にもろい」，「正直者で秘密を持ちこたえられない」，「断り下手で頼むことも苦手」，「仕事の段取りをつけられない」，「2つことを同時に取り組めない」など，様々な場面におけるパターンとして記述が豊かになってきている．

しかし，現象的なレベルの記載に留まっており，羅列的で未整理であると言わざるをえない．

d 学習困難

「生活特性」についての自覚は乏しく，失敗から学習することが難しいという仮説である．

こうした傾向は脳の器質的障害でも共通して認められ，病識欠如の1つの側面と考えられる．

統合失調症の患者は，「時には自分の弱点を理解しているような口ぶりを示すことがあるが，それが破綻に結びつくということに全く気づいていない．言葉に惑わされることなく生活に注目し，それに信を置かなければならない」と当初から指摘されていた[3]．

患者が自らの生活特性を理解したとしても，課題に直面すると行動の統制が利かなくなってしまう．したがって患者本人に代わって，周囲の援助者が生活特性を理解して，必要な場面で迅速に働きかける姿勢を作っておくほうが効果的である．また，本人の生活を変えるためには，抽象的なレベルではなく，生活に密着した実際的な指示を行わなければならないと考えている．

患者に実際的な助言を与えるということは，彼らを他人の判断と指導に依存した未熟な状態に留めておくことになるとの警告があるが，生活臨床はそれとはっきりと対立するものであると主張してきた．綻びては繕うというやり方を続け，「外相整わば，内証自ら熟す」と考え，長期のかかわりを続けるのである．

4 脳の障害を基盤とした生活上の「特性」

Asperger障害や認知症，高次脳機能障害の患者にみられる生活上の「特性」に対して，適切な配慮の必要性が強調されるようになった．これらは，いずれも脳に生物学的な基盤を持っており，「特性」を改善させることは困難であることが多い．したがって矯正のための訓練を中心とすることは避けて，健康な機能に依拠して社会適応を図る方針が推奨されるようになってきた．失われた機能の回復に拘り，不可能を可能にしようとする働きかけは，患者の自尊感情を傷つけるだけの結果に終わるかもしれない．パニックに陥る危険性の高い局面は回避し，うつ症状や妄想などの二次的障害を引き起こすことのない援助が求められている．

例えば，Asperger障害では「予想外の事態に対処できずパニックに陥りやすい，言葉通りに受け取る，その場の空気が読めない，インフォーマルな付き合いが苦手，休み時間の過ごし方がわからない，一度に1つのことしか対処できない，段取りや手順を踏むことが苦手」など，生活上に認められた「特性」が列挙されている．これらの「特性」は，統合失調症と似た部分が多いが，どちらも自閉的思考が基本にあるので，相似するのは当然かもしれない．

また，これらの「特性」はAsperger障害を持つ個人によってその程度に差があり，社会生活上に現れている実際の困難に応じて，個別に対処することが求められている．この点でも統合失調症の「生活特性」と相似している．

生活臨床では，生活破綻の危機に瀕した患者に対する働きかけにおいて，治療者の基本的な態度をスローガンのようにまとめている．すなわち①時機を失せず，②具体的に，③断定的に，④反復して，⑤余分なことは言わない，の5原則である．

上記5原則は，生活上の「特性」に対して有効に作用して，ある局面での生活破綻・再発を食い止めることができる．たとえ，ある局面を乗り越えるだけであっても生活の次の展開が可能になることの利益は小さくない．

これらの態度はもちろんすべての患者に効果的とは限らない．ある患者には断定的な態度は反発を招くだけになるかもしれない．患者の反応を観察して柔軟に態度を変化させて用いる必要がある．しかし，重要なのはこうした危機を乗り越えるために現実的な対応法を豊富に提示することであり，それを現場で使いこなすことである．

5 「指向する課題」の達成支援の位置付け

「指向する課題」の達成支援は，治療方針の決定に当たって患者の価値志向性を重視したものである．これはそのまま value-based practice「価値観に基づく実践」に他ならない．複雑で多様な価値観の対立の中で治療方針の決定を迫られる時代を迎えて evidence-based の客観性とともに，value-based の主観性が欠かせないという認識が広まっている．すなわち患者の属する社会の文化とともに，その中で生活する患者の価値観を尊重する意義が認められるようになった．それは，まさに家族史の中で患者の「指向する課題」の成因を理解し，課題の真の意味を探ったうえで達成支援することと軌を一にしている．

また，「指向する課題」の達成支援は，患者の熱望（aspiration）を重視した働きかけと変わらないように思われる．「指向する課題」を，現実吟味能力の欠如に由来した高望みであるとして退けることなく，正面から受け止めて，その達成を支援するからである．

さらに，長期間にわたって「指向する課題」の達成を支援する過程はストレングスモデル（strength model）やレジリアンス（resilience）やリカバリー（recovery）とも通じている．達成支援過程では多くの困難が予想されるが，生活臨床では患者・家族のストレングスとレジリアンスを信じて，希望の実現を図る働きかけを続けていると言うことができる．また，「指向する課題」の達成が困難であっても，自立安定状態を継続して

いる患者がいる．生活臨床では，それを人間的成長によって乗り越えたと評価してきたが，それはまさにリカバリーと言ってよいのではないかと思われる．

以上のように「指向する課題」の達成を支援する働きかけは，英米の精神科リハビリテーションの主要な概念に通じるものを持っている．生活臨床は日本から出発をした実践であったが，「指向する課題」の達成支援を中心に据えることによって，図らずも世界の潮流の只中に位置することになったと言えるのではないだろうか．

伊勢田は，生活臨床が目指した統合失調症の社会生活指針は，世界的な潮流に沿っていたと言う[6]．我田引水と受け取る向きもあろうが，エビデンスの高い心理社会的支援とされた早期介入，家族支援，一般就労援助などは，まさに生活臨床がかつて実践したものばかりである．生活臨床が提起した生活への注目や働きかけの指針は，今や社会への統合を目指す「入院中心から地域中心へ」という潮流の中で，特別なものではなくなり，精神科医療，保健福祉の日常的実践に受け容れられ，生かされていると言える．

統合失調症の生物学的原因が徐々に明らかにされようとしている現在，障害を持つ人々を生活人として地域に迎える流れが加速されるのは必然である．それを可能にするためには，科学的な裏付けを持った働きかけや生活支援技術を，もっとしっかりと発展させなければならない．そのなかでも特に「指向する課題」の達成支援は，中核的技術と位置づける必要があると思われる．

【文献】
1) 白石大介：生活病理・生活臨床に関する基礎的研究．臨床教育学研究 13：1-12, 2006
2) 伊勢田堯，小川一夫，長谷川憲一（編著）：生活臨床の基本．日本評論社，2012
3) 臺弘（編）：分裂病の生活臨床（新装版）．創造出版，2004
4) 伊勢田堯，小川一夫，長谷川憲一：生活臨床．臨床精神医学 29 増刊号：291-296，アークメディア，2000
5) 臺弘，湯浅修一（編）：続・分裂病の生活臨床．創造出版，1987
6) 伊勢田堯：PHN ブックレット 7　自治体における精神保健活動の課題．萌文社，2008

〔長谷川　憲一〕

第54章 多職種チーム医療

1 多職種チーム医療

　医療の世界でチームワークが改めて注目されるようになったのは，多職種がかかわるリハビリテーション領域であった．医療が疾患の急性期を主な対象として，生命を救うことが目的であるあいだは，医師をリーダーとして，それ以外の各職種は医療機関の中の一部の役割を果たすことで，さほど問題も違和感も生じなかった．

　しかし，疾患の治療だけでなく，疾患や障害をもちながらの地域生活を支援しようとする際には，疾患の生物学的な治療という1つの価値観だけでは済まない．生活という営みは，健康要因ばかりでなく，衣食住，仕事とお金，友人や生きがいなど，実に多様な要因で構成される．もはや医師だけの視点で判断できることではなくなっている．こうした動向を公衆衛生分野では健康転換と呼んでいる．

　チーム医療に関する最も初期の定義は，米国リハビリテーション学会で示された（1975年）．すなわち，「共通する要素をもち，共通の目的に向けて働く，二人もしくはそれ以上の，職種を異にする保健の専門家による集団」である．わが国でも，慢性疾患の時代に入り，医師と看護師以外の職種が誕生する時期に重なって，チーム医療は何度か注目を集めてきた．

　近年の生活支援という場面ともなると，医療だけの営みで完結せず，医療以外の多領域の人々ともチームが組まれるため，「チームケア」や「ケアチーム」と呼称する場合も多い．さらに，地域保健や包括ケア体制という枠組みでは，固定したチームだけでなく，流動的なネットワークも含めて，協働（コラボレーション）の活動が論じられている．

　多職種チーム医療の臨床活動は，単なる姿勢で実現するわけではなく，実践的技術であり，政策的整備の対象であるが，わが国の現場で実現されているとは言えない段階にある．実務的にはケースマネジメント（もしくはケアマネジメント）の枠組みが求められるし，それが有効に機能するためにはケースカンファレンス（もしくはケア会議など）という多職種で構成される臨床的会議が日常的に行われている必要がある．

　展開のレベルは様々であるが，多職種チームが臨床的に難しいことは国際的にも同様であるらしい．専門職としてできあがってからチームを形成することの困難さから，近年では養成校段階で職種を異にする学生がともに学ぶインタープロフェッショナル教育（IPE）が注目されている．

　ここでは，統合失調症の治療と支援の段階に沿って多職種チーム医療を論じる．エビデンスやシステムについては，精神保健全般を視野に入れて紹介する．

2 保健の場面

A 早期治療・早期支援

　予防概念は，Caplan G によって，一次，二次，三次の予防に整理されたが，統合失調症もいまや一次予防の対象となった．精神病の早期治療・早期支援の活動は，オーストラリアに始まって，英国においてシステム化されて実現している．

　精神病発症リスク状態（ARMS）の段階で支援を開始しようとすると，学校保健を守る人々と協働する必要がある．教師や養護教諭，スクールソーシャルワーカーやスクールカウンセラーといった職を務める人々は，児童・生徒・学生の言動異常に気づき，相談に乗っている．しかし，精神科医療機関への受診に至るまでにはいくつもの壁を越えなければならず，学校と精神科医療とを結ぶ道のりは遠い．学校の専門職には父兄との合意に至るまでの苦労がある．

　わが国において開始されている臨床活動は，ファーストエピソード事例（FEP）への早期治療である．精神病の発症から抗精神病薬服用までの期間が短いほど予後の良いことは，多くの研究で支持されており，精神病未治療期間（DUP）の短縮が予防活動の目標となる．

　北欧における早期介入研究では，研究開始時に DUP 中間値が 16 週であったが，各種のキャンペーンで広く情報を伝える啓発活動と，相談があれば 24 時間以内に専門職チームが面接するというアクセス改善を行った結果，3 年後には DUP が 5 週にまで至った．そこで啓発活動だけを終了したら，その 3 年後に DUP が 15 週に戻ってしまった．啓発活動の重要性が示されたわけだが，ここでは狭義の医療チームだけでは成果が上げられないことに注目したい．

B わが国の実態

　地域保健や産業保健の場面では，自治体に所属する保健師や企業に勤務する保健師・看護師と連携することになる．わが国の地域精神保健の歴史は，1960〜70 年代にかけて，保健師の活躍を抜きに語れない．診断がつく前の事例，中断していた事例，家族機能が弱い事例などは，保健師の訪問と紹介機能によって医療に結びついていた．しかし，地域間格差はあるものの，現代の保健師は急速にその能力を失っている．近年では，本来は生活支援機関である相談支援事業所などに急性期の事例がもち込まれてしまう．

　保健所に所属する精神保健福祉相談員は，本来は一次予防から三次予防まで，その管轄地域の社会資源を整備し調整することこそ任務であるが，実際は措置診察関連業務に追われてしまっている．また，各都道府県・政令指定都市に設置されている精神保健福祉センターにも地域間格差が生じており，多くは年金申請受理や研修業務など固定した機能にとどまりがちである．

C 連携の基本

　一般的に，連携協働の基本は顔見知りになることである．そして，まずは一方的発信でもよいから連絡を始める．前田信雄は古くから 3 段階を提案している．第一段階の連絡（随時の情報交換）から，第二段階の連携（定期的な業務連携）を発展させ，第三段階の統合（恒常的なつながり）に至る．

　カナダの Martin-Rodriguez LS ら[1]は，1980〜2003 年までの論文をレビューして，良好な連携の決定因子を見出した．すなわち，①対人関係要因では，凝集性，信頼，コミュニケーション技能，相互の尊敬など，②組織的要因では，決定権の共有，相互協力，管理者の支援，時間や部屋といったチームのための資源など，③制度的要因では，連携の価値観，権力の均衡性，自律性，教育など，が挙げられた．

3 急性期治療の場面

A 心理社会的アプローチ

　統合失調症の予後は，薬物療法に加えて，家族心理教育，認知行動療法，就労支援，住居サービ

スなど，複数の治療や支援を組み合わせることで良好になることがわかってきた．一方，良質な第二世代抗精神病薬が発売された今日でも，薬物だけで精神症状が完全に消失するわけではないと判明したために，改めて心理社会的アプローチの効果が注目されている．こうした複数の治療を提供するためには，当然のように多職種が存在して，チームワークの技術が共有されなくてはならない．

B｜病院の場合

特に「チーム医療」と表現する際には急性期治療場面を想定しやすい．実際の精神科病院では，複数の職種が存在して定まった業務をこなしているに過ぎない．日常的には看護師集団の申し送りの他に職種間の直接交渉があるだけである．個別の患者に関する検討会議が定期的に開かれて，事例に関する情報交換や治療方針の意思統一がなされる機関はごく限られている．多職種はチームを形成しておらず，並立して存在しているにすぎない．

カルガリーの精神科病院の例では，多職種協働チーム運営基準を作っている[2]．一種のクリニカルパスとして応用可能であろう．これによると，①照会：十分に情報を集め，患者と話し合う，②査定：生物心理社会的な視点から総合的に見立てをする，③計画策定：多職種による問題解決と役割分担を手立てする，④実施：個別的で柔軟に治療を進める，⑤評価：振り返って次の活動につなげる，といった流れである．要はチームワークのために，病院内でもケースマネジメントの枠組みを応用しているのである．

C｜オーストラリア研究

オーストラリアのMickan SMら[3]は，事務長への質的調査と職員への量的調査からチームワーク尺度を開発し，それによって4つのテーマと6つの鍵となる特性を見出した．すなわち，①チーム環境として目的，②チーム構造としてゴール，③チーム過程としてリーダーシップ，コミュニケーション，凝集性，④個人的貢献として相互の敬意，である．彼らはこの理論に基づいて，チームごとの研修を引き受けている．ちなみに，チームに関する研修は，1人が外部研修を受けて導入しようとしても実践することは不可能で，実際の臨床チームを対象に教育することが原則である．

D｜英国研究

先進諸国では，アウトリーチ形式を採用したチームが急性期治療も行っている．英国のBorrill CSら[4]は地域精神保健チーム（CMHT）を中心に大規模な実証的研究を行った．対象は400チームの7,000人を数えた．効果が得られたチームには，①組織的条件として，報酬を個人競争とせずチームに与える，情報を公開する，技能研修やコーチングを加えるなどがあり，②チーム構造として，多様な専門性とバランスの良い属性配分，明確な目標，わかりやすいフィードバック，課題の動機づけなどがあり，③チーム過程として，十分な動機づけ，課題遂行の戦略などが求められるとした．最終的な結論は，「チーム中心の組織」を形成して，構成員自身がチーム中心の考え方に変わることが必要であるとした．この研究を受けて英国保健省は，従来の専門職種を中心とする養成カリキュラムから，チーム中心の養成へとシステムを組み直している．

4 生活支援の場面

A｜リハビリテーション場面

現在では，施設内よりも地域生活場面でリハビリテーションを実施することが中心になってきたため，「リハビリテーション」よりも「生活支援」と呼ぶことが多い．

リハビリテーションは一般に三相に分けて論じられる[5]．第一相は疾患に対する適切な治療と生物学的回復が課題となるので，精神科デイケアなど医療領域の多職種がかかわる．第二相は能力障

害の改善や回復が課題なので，リハビリテーション施設などのデイケアや訓練型の住居サービスにおいて，医療職と福祉職が混じり合いながら運営される．第三相は一定の生活水準を達成したのちの相談先や憩いの場となるので，地域内に散在するいわゆる社会復帰施設における福祉職の他，教育，雇用など多彩な人々との協力を得ることになる．

ボストン大学リハビリテーション・センターにおいて整理されたリハビリテーション過程の活動は，おおまかにリハビリテーション型ケースマネジメントと同義である．他の人から勧められて仮に導入されたリハビリテーションであっても，改めて本人の動機づけを促進する．数年後に目指す長期目標を共有し，そのための現実的で具体的な課題を設定する．必要な技能に絞り込んで支援し，向かおうとする環境を整備する．ケースマネジャーが固定され，看護師，ソーシャルワーカー，作業療法士，心理士の4職種が主に担当する．職種によって業務は変わらず，対応に背景職種の傾向が出る程度である．

B 多職種協働

多職種協働は，役割や連携の程度から次のように分類することもある．マルチ協働は，一般的な病院のように，多職種が並行して業務をこなしている場合を示す．インター協働は，互いの職種が有機的に役割分担して能力を発揮している場合である．トランス協働は，デイケアのように，職種が異なっても同じ業務を果たしながら，個人としての能力も生かす．職種ごとの専門性が問われない方向への動きは，英国における「精神保健ワーカー」構想に至る．一方で，専門性を今よりも強調して開業する動向もあろう．

C プロシューマー

さらに，当事者をチームの一員とする考え方と実践が広がっている．急性期治療でも生活支援においても，サービス利用者の人生を豊かにすることが目的であるならば，本人こそチームの重要な一員であろう．呼称は全世界的になおも固定されていないが，プロシューマー(当事者スタッフ，ピアヘルパーなど)と呼ばれている．利用者に対する信頼性が高いし，体験者としての専門性が有用となる．米国ジョージア州において，研修参加など一定の要件を満たすと診療報酬の対象となると定められてから，急速に広がっている．

5 チームの特性と効果

A 遂行機能と維持機能

一般的なチームの特性を整理しておく．わが国では経営領域で盛んにチームが論議されるが，医療福祉の領域では理念が先行して，実践技術の工夫が不足がちである．背景となる大きな要因の1つとして，わが国の医療や福祉の制度では，成果を上げたとしても経済的な評価が伴わない．チームワークは，人員を増やし，手間暇をかけ，その結果サービスの質が向上することに意義があるのであって，サービスの質に対する評価に差がなければ，面倒なチームワークを行うインセンティブは半減してしまう．

組織経営やチームワーク，あるいはリーダーシップの効用は大きく二分される．1つの成果は，質の高いサービスを実現すること(遂行機能)である．もう一方は，組織やチームの集団を維持すること(維持機能)である[6]．実務的には，この2つの目標を追求する力の均衡を図ることが難しい．

成果が評価されないわが国の臨床現場では「チームワーク」が話題になっても，職員同士が対立せず，快適に業務をこなせることが目標に上がって，利用者サービスの質を向上することは忘れ去られてしまう．

B チーム過程

古典的なチームワーク理論として，継時的な発展過程に注目したツックマン・モデルがある．す

なわち，形を作り(forming)，対立して(storming)，規範ができて(norming)，力を発揮する(performing)という過程である．これを医療や福祉の領域で応用すると，次のような段階を踏む[7]．すなわち，①互いが知り合いになるが目標は一致していない，②試行と失敗が繰り返されるなかで疑惑が生じる，③葛藤を避け，全体的な優柔不断の状態となる，④問題が露呈して感情が表出され，危機を迎える，⑤コミュニケーションが進み，問題が解決する，⑥課題が共有され，相互関係が成立して，チームが維持される，のである．

わが国の伝統的文化では，対立を避けて調和を重視し，表と裏の二面性があるため，容易に集団が形成されるものの，対立を避けるために集団はなかなか危機を迎えず，問題は隠蔽される．わが国のチームが形式的で，本当に有効性のあるチームがなかなかできない理由の1つとなっている．

C 実証的効果研究

医療保健福祉領域における実証的効果研究は2000年代に至って開始されている．Lemieux-Charles Lら[8]は1985～2004年まで33件の実証的研究をレビューした．多くは2000年以降に，急性期の入院病棟における再入院率や死亡率によってチームワークを検証している．彼らは，課題とチーム機能との関係，チームのどの要因が成果に影響するのか，単一の理論では説明できなかったと結論づけた．

戦闘集団である軍隊におけるチームワーク研究は切実であり，手ごたえのある知見がそろっている．米国海兵隊におけるFFS理論の基礎研究では，同質集団よりも異質な構成員が集まった補完型集団のほうが最終的な遂行能力が高いこと，個別的な思考行動特性を測っておいて，チームの目的によって構成員を組み合わせる工夫などが検討されている．同様に軍隊をモデルにしたCannon-Bowers JAらによるチームコンピテンシー理論は，医療でも外科チーム研修などに応用されている．

コクラン・データベースではZwarenstein Mら[9]が，多職種間協働が保健上の成果に与える効果研究をレビューしている．基準に合致したのは5件であり，うち2つは多職種による回診，2つは多職種による事例検討会議，1つは職種間の情報交換であり，それぞれに成果があると報告している．しかし，サンプルサイズも小さいし，その結果がどのような意味を有するのかという質的な追究が不足しているとされた．

D チームワークへの成果とは？

チームワークの実証研究は，チームワークの成果として何を規定するかという問題にぶつかってしまう．業務の遂行性ばかりでなく，組織の維持機能も重要である．また，たとえ利用者の生命予後やQOLを測ったとしても，プログラムの効果とは別に，チームワークの効果要素を純粋に抽出するのは至難の業である．英国研究[4]では，効果項目をチーム自身が選択するという相対的価値モデルを採用しており，1つの可能性を示している．

6 チームワークの実務

チームワークをめぐる理論の追究は，古代中国の孫子の頃から詳細になされているが，多因子で構成されるチームを理論化することは未だに難しい．しかし，集団型スポーツを体験してきた者にとって自明なことは，チーム構成員の能力よりもチームワークが勝敗を分けるという体験的事実であり，日常的なトレーニングがない限りチームワークは成立しないという単純な見通しである．

統合失調症を中心とした精神保健の臨床場面において，多職種によるチームワークが不可欠であることが認識されたら，それを機会にトレーニングをどうするかという課題に取り組むべきであろう．

経験則であるが，チームワークを促進するための5つの原則を挙げる[6]．まず，①チームには共通の目標が必要である．その目標達成によって何

らかのインセンティブが得られるのであればいっそうに効果的である．次に，②チーム構成員はそれぞれの能力と限界をもって，自分の立場を築く必要がある．自分の能力不足をチームに求めるばかりであると，チームに入れてさえもらえない．③適切なコミュニケーションができなければならない．日本人の場合はかなり意識的に表現しないと，互いがわかったつもりのままでいてしまう．④チームワークの場が保障されていなければならない．具体的には会議の場所や時間である．最後に，⑤互いが変容することを避けずに，むしろ変わることに喜びを感じることが大切に思える．

つまり，多職種によるチームワークの実務を進めようとすると，自分の考え方や行動，前提条件やいつものやり方に変化を強いられる．チームは異質な人々を集めることに意義を置いているので，チームに関係する者は変わらざるをえない．チームワークのつらさはこの変化の圧力にあろう．一方，そのことが新しい自分が発展する成長の機会ともなるのである．

実際の活動目標は，多職種で構成されるケア会議を積み重ねてチームワークの質を向上させることであろう．ケア会議の運営にも技術的工夫が求められる[10]．何らかの形式を採用して，事例を通して多職種が議論できない限り，本当のチームワークは成立しないと感じている．

【文献】

1) Martin-Rodriguez LS, et al: The determinants of successful collaboration: A review of theoretical and empirical studies. J Interprof Care 19: 132-147, 2005
2) Beverley L, Dobson D, Atkinson M, et al: Development and evaluation of interdisciplinary team standards of patient care. Healthcare Management Forum 10: 35-39, 1997
3) Mickan SM: Evaluating the effectiveness of health care teams. Australian Health Review 29: 211-217, 2005
4) Borrill CS, Charletta J, Carter SJ, et al: The effectiveness of health care teams in the National Health Service. Report. 2006（http://homepages.inf.ed.ac.uk/jeanc/DOH-final-report）
5) 野中猛：図説精神障害リハビリテーション．中央法規出版，2003
6) 野中猛：図説ケアチーム．中央法規出版，2007
7) Lowe JI, Herranen M: Understanding teamwork: Another look at the concepts. Social Work in Health Care 7: 1-11, 1981
8) Lemieux-Charles L, McGuire WL: What do we know about health care team effectiveness?: A review of the literature. Medical Care Research and Review 63: 263-300, 2006
9) Zwarenstein M, Goldman J, Reeves S: Interprofessional collaboration: Effects of practice-based interventions on professional practice and healthcare outcomes. Cochrane Database Syst Rev 8: CD000072, 2009
10) 野中猛，高室成幸，上原久：ケア会議の技術．中央法規出版，2007

〈野中　猛〉

第55章

患者家族への見方の変遷と家族支援

精神保健医療サービスにおける統合失調症患者を身内にもつ家族(以下,家族)に対する見方は,統合失調症の疾病観の変遷とともに,あるいはそれ以上に変化し,コペルニクス的転回を遂げている[1]．しかしながら,家族研究・家族療法の領域は,統合失調症の研究・治療法の発展から後れを取っている感がある．したがって,この領域の現在の到達点を,たとえエビデンスで立証された技法やアプローチであっても確定されたものと見なしてはならない．むしろ,急速な発展途上にあるとの認識に立ち,これからどういう方向で発展・進化するのか,その方向性を見極めて,そのうえで新たな家族支援を目指すという積極的姿勢が求められる．

本章では,統合失調症患者を身内にもつ家族への見方の変遷を概観しながら,今後の発展方向,およびその文脈上に家族機能評価・家族心理教育・家族会活動の紹介をしながら,家族支援に関する今後の展望を試みたい．

1 家族の見方の変遷と展望

A 家族の見方の歴史的経緯

統合失調症における家族のとらえ方は,「統合失調症を作る母親」から「統合失調症を作る家族」へと広がり,現在は家族内人間関係をシステムとしてとらえ,その改善を図るシステム論的家族介入を展開する時代となっている[1-4]．

その一方で,これらの文脈とは異なる展開を図っているのが,英国の感情表出の研究とそれに基づく心理教育である[5,6]．よく機能している家族にも統合失調症患者は出るとし,発病要因としての家族という見方を退けながらも,再発要因としての家族の患者への「批判」,「敵意」,「情緒的巻き込まれすぎ」から成る高感情表出(high expressed emotion)に注目した．

また,わが国では,行政からは法外な保護責任まで負わされ,社会的にも烙印・偏見の対象になり,結果として家族は社会的に孤立し,必要な支援を受けられることは稀で「孤独な戦い」を強いられてきた[1]．

B 歴史的反省と新たな家族支援の取り組み

こうした歴史的経緯から,統合失調症の臨床,殊に家族研究・家族療法に携わった研究者・治療者,そして行政に携わる者には,家族を発病要因ないし再発要因とみなし,家族への烙印・偏見をもたらし,家族を傷つけてきたという負い目がある．

この負い目を払拭するための精力的取り組みがなされている．患者だけではなく,家族にも敬意をもって接し,「統合失調症を作った家族」という烙印の替わりに,「烙印・偏見がつきまとい,外面から理解することが困難で,しかも十分な専門的・社会的支援を受けないまま長期にケアして

いる家族」という見方に替えていかなければならない.

例えば，英国では，精神医学・医療における家族へのこれまでの見方は，「歴史的誤り」（英国王立精神医学会，2005年）であったとの認識のもとに家族支援を精神保健改革の7つの目標の1つに選び，家族を治療パートナーとして尊重し，「家族支援（機会均等）法，Carers（Equal Opportunities）Act 2004」を制定するなど，家族の生活そのものを支援する国家的サービスを展開している[7-11]．わが国でも，遅まきながら家族の保護義務を廃止する検討がなされている（厚労省：新たな地域精神保健医療体制に向けた検討チーム2010～2012年）．

C これからの家族支援の発展方向

これからの家族への専門的・社会的支援を飛躍的に発展させるためには，精神医学・医療の目覚ましい発展，および経済学・社会学などの他の領域の発展を，これまで以上に取り入れる必要がある．

精神科治療は，病理の治療から症状の軽減・管理へ，障害の訓練を中心とするアプローチから，その人の価値意識を実現するアスピレーションの達成支援へ，そのためのストレングスの活用とレジリアンス（復元力）支援，症状軽減と障害の訓練を中心とするアプローチから，生活そのものを支える社会的支援へ，専門的治療中心からリカバリー（心理社会的回復）支援へ，病気中心から「人間中心の精神医学：person centered psychiatry 世界精神医学会2008年」へ，と発展してきている．このように急速な進化を遂げているので，20年，30年前に開発された技法は大幅に見直す必要もある．

その一方で，近年の家族療法の理論的根拠となっている円環的認識論，システム論，さらには，臨床現場で普及している「今ここで：here and now」のアプローチが果たしてきた積極的役割とともに，それらの限界についても検討する時期に来ていると考える．というのは，これらの認識論やアプローチは，横断面の評価が中心となり，縦軸という時間軸の評価が取捨される弱点があり，リカバリー理念，人間中心の精神医学に対応できず，患者・家族の理解と支援や治療を狭めているおそれがあるからである．

経営学の分野では，横断的評価と対応が中心になったQC（quality control）運動の限界を乗り越えるKaplanとNortonが開発したバランス・スコアカード（BSC；balanced scorecard）が開発された[12]．BSCでは，縦軸の目標としてビジョン・ミッションを中心に据えた経営戦略と進行管理を遂行するものであり，広く企業経営に活用され，行政改革にも普及しており，また個人のケースマネジメントにも適応されるものである．

さらには，わが国の玄田ら東京大学社会科学研究所のグループが，法学・政治学・経済学・社会学・哲学・人類学などを総動員した「希望学」を2005年から提唱し，国際的展開を図っている[13]．彼らは，「希望とは，具体的な何かを行動によって実現しようとする願望」と定義し，地域調査と地域再生に取り組んでいる．彼らのアプローチは，希望という縦軸の目標を中心とした個人・集団の評価と，それに基づく達成戦略を提起している．

わが国では，こうした縦軸の評価を重視したアプローチの1つに生活臨床がある[14-16]．生活臨床では，指向する課題と家族史的課題を特定し，その達成を支援してきた．

これらのビジョン・ミッションや希望を実現する目標という縦軸・時間軸の評価と支援を提供するアプローチを，統合失調症患者と家族への理解と支援に適応するならば，新たな理解と新たな支援方法の開発が可能になるものと考える．

2 主な家族支援アプローチの現状とこれからの課題

この項では，家族支援を展開するに当たって主要な課題となる，①家族機能評価，②家族心理教育，③その他の専門的家族支援，④家族会活動を取り上げる．

A 家族機能評価

家族をどのように見るのかによって，またどのような支援や治療を提供しようとするのかによって，家族機能のどの側面を評価するのかが決まってくる．これまでは，家族病理の評価，システム論的な見方による家族機能を評価することが中心であった．

家族の見方の変遷に沿って，家族機能評価法を振り返り，リカバリー理念が中心となる新しい時代にふさわしい家族機能評価法とはどのようにあるべきか，その発展方向について考察したい．

1. 主な家族機能評価法

現在の臨床現場で利用可能と思われる3つの家族機能評価法を，上原[17,18]，赤木ら[19]の総説をもとに紹介する．

これらは，再発要因であることが立証された家族の感情表出，家族システムを評価しようとするものである．

a 感情表出（EE；expressed emotion）による家族機能評価[5,6,17-19]

半構造化された CFI（Camberwell Family Interview）による，訓練を受けた者が実施する面接評価である．1～2時間かけて，「精神科病歴」，「患者の1日の過ごし方や患者との接触時間」，「イライラや口論」，「家事と経済」，「患者との関係」などを聞き，テープに録音された内容を評価する．「敵意」，「批判的コメント」，「情緒的巻き込まれすぎ」などをカウントし，高EEと低EEの家族に分類する．

より簡便でCFIに対する妥当性も確認された「5分間スピーチサンプル（FMSS：Five Minute Speech Sample）」[20]による評価法が開発された．「初発陳述」，「関係性」，「批判」，「情緒的巻き込まれすぎ」の4つのカテゴリーで評価され，高EEと低EEに分類される．

b FAD（Family Assessment Device）[21]

Epstein NBが開発した評価法で，60項目で構成される自記式質問により，問題解決，コミュニケーション，役割，情緒的反応，情緒的関与，行動統制，全般的機能の7尺度により，家族システムの機能を評価する．

c FACES-KG II（Family Adaptability and Cohesion Evaluation Scales-Kansai Gakuin version second）[22]

Olson Dが20項目からなる自記式尺度を提案し，立木らが日本語版を開発したもので，凝集性と適合性の2尺度で家族機能を評価する．

2. 新しい時代の家族機能評価法の方向性

統合失調症患者の病理・症状・問題志向からストレングス・レジリアンスを重視するリカバリー支援を中心とする時代を迎え，評価する対象が大きく変化してきた．こうした患者向けの評価の動向を，家族の支援・評価法にも反映しなければならない．

Shepherd Gのリカバリー評価の開発に関する総説と提案[23]，田らのレジリアンス評価の総説[24]を参考にすると，これからの家族機能評価には，①患者の病気に対する烙印・偏見に囚われることなく，前向きに対応しようとしているか，②患者や家族の生活・人生における目標や希望を一緒に検討し，それを実現するために行動を起こしているか，③できたら，その希望は患者のリカバリーに貢献し，他の家族や社会の幸せに役立ちたいという利他的価値意識をもつものであるか，④結果にとらわれず，ストレングスを見出し可能性を信じて努力しているか，⑤親身になって相談・支援してくれる人がいるか，そういう人を見つけて関係性を作る努力をしているか，などを評価する項目が必要と考える．

今後，こうした家族機能評価が開発されることを期待したい．

B 家族心理教育

心理社会的治療の中でも家族心理教育は有効性を示すエビデンスが高度に蓄積している[6,25]．

1. 家族心理教育に関する総説の紹介

この項では，The 2009 Schizophrenia PORT による勧告[26]，および英国の NICE（National Institute for Health and Clinical Excellence）による統合失調症治療ガイドラインにおける家族介入の推奨要旨[27]を紹介する．

そして，近年発展が著しい発病早期介入における家族支援に関して，Burbach FR ら編著（針間博彦監訳）『精神病早期介入―回復のための実践マニュアル：テーマ4 家族に対する関わりと支援』，Jackson HJ ら編（水野雅文ら監訳）『早期精神病の診断と治療』から主な動向を紹介する．

a 2009 Schizophrenia PORT の家族介入（FI；family intervention）に関するメタ解析と勧告

・最低6～9か月の FI で有意に再発と再入院率が低下する．
・服薬アドヒアランスの向上，精神症状の改善，患者のストレス認識レベルの低下，家族の負担感と苦悩の改善，家族関係の改善が示された．
・FI の鍵となる要因：疾病教育，危機介入，情緒的サポート，症状への対処法．

b NICE による家族介入（FI）に関するメタ解析と治療ガイドラインの概要

心理学的技法（この場合，FI）は，患者と家族の疾病管理と統合失調症の経過に変化をもたらす行動学とシステム論から導き出される．最近は，困難の認知的評価が強調されている．

目的：①家族が患者の問題に効率的に対処することを支援する，②家族にサポートと教育を提供する，③苦悩（distress）のレベルを低減する，④家族が困難と向き合い，折り合いをつける方法を改善する，⑤再発予防に取り組む．

FI の実施：多様だが，10回のセッション，構造化した可能な限り患者が参加した個別家族支援とする．

FI の定義：個別の心理学的介入．家族セッションは，特別な支持的，教育的，または治療的機能をもち，問題解決/危機管理ワークおよび患者に関する介入の内で少なくても1つを含む．

c 早期介入サービスにおける家族支援

近年早期精神病に関する家族支援が発展している．その動向を紹介する．

1）Burbach FR らによる総説[28]

『精神病早期介入―回復のための実践マニュアル：テーマ4 家族に対する関わりと支援』に掲載された総説の要旨を紹介する．

・60～70％の若者が家族と同居ないし密接な連絡を取っている．同胞も影響されているにもかかわらず，十分な支援が届いていない．
・早期介入サービスにつなげているのは家族である．
・50％以上の家族が高 EE だが，最初の2年間の高 EE は再発を予測しないことが示唆される．
・EE は，「疾病」要素より患者の生活機能上の問題と関連している．
・標準ケアに家族支援 family work を加えると，再発率が有意に減少し，社会的機能が改善し，「家族の負担」が減少し，治療費が減少する．
・心理教育的介入とともに家族の歴史・文化の文脈に基づく支援へのニーズがある．
・家族機能の最大化，長期的問題のリスクの最小化が家族支援の中核的構成要素．

2）McNab C ら，および Gleeson J らによる総説[29,30]

『早期精神病の診断と治療』に掲載された2編の総説の要旨を，Burbach らによる総説と重複した所見を除いて紹介する．

・EE と転帰との関連性は，慢性統合失調症より初回エピソード精神病では弱い．
・EE の構成要素の1つである「情緒的巻き込まれすぎ」は，青年期ではあまり有害ではない．
・早期精神病では，従来の家族介入は有効でない可能性があるが，EE が構築されることを防いでいるかもしれない．

3）その他の早期介入―フィンランドの経験

1960年代からフィンランドの Alanen Y らよって開発された "Need-Adapted Approach" の急性精神病版である "Open-Dialogue Approach（ODA）" プロジェクトの成績が発表された[31]．人

口72,000人の西部ラップランド地域へのプロジェクトで，プロジェクト導入前(1985～1989年)と導入後(1990～1994年)が比較された．ODAの特徴は，システム家族療法とリフレクティブ・アプローチ，および力動精神療法で訓練されたスタッフによる家族支援と地域生活のネットワークによる包括的な支援(a comprehensive family- and network-centered entity)による地域ケアを推進していることにある．

特定の技法に拘らず，個別の状況に柔軟に対応する支援を継続することが強調されている．①病院の多職種外来部門，②6つの家庭訪問を行う24時間稼働精神病チーム，③個別ケースチーム，で構成される治療システムによって臨んだ．

病床数は人口1,000人に4.2床(1983年)から0.8床(1992年)に減少，統合失調症の年間発生率は有意に減少し，短期精神病反応は増加し，統合失調型精神病と前駆状態の発生率に変化はなく，1年以上の残院統合失調症患者(new long stay hospital patients)数はゼロになった．このことから，ODAは，少なくとも慢性化予防になっていると主張した．

2. 家族心理教育の実際

家族心理教育の米国，英国，わが国の実践例の概要を紹介する．

1) 米国連邦政府EBP実施・普及ツールキット家族心理教育プログラム[32]

- **目的：対処技能の向上**

患者にとっての目的：症状の軽減，再発・再入院の防止，リハビリテーションの提供，リカバリーの基盤の提供，家族員の能力の最大化

家族にとっての目的：治療・リハビリテーションをサポートする支援，サポートできるという信念，家族の苦悩の軽減

- **心理教育の中核部分**

①ジョイニング，②疾病教育，③問題解決(病気に起因する問題を行動・認知・コミュニケーションの技術を用い，職員・家族・当事者で対処戦略を決定していく)，④治療の構造的変化(相互に尊重し合い，ストレングスを用いて，リカバリーに向かう環境を創りあげる)，⑤複合家族(multiple family)の触れ合い

- **実施方法**
- 単家族single family形態は，薬物療法によく反応し，家族も情緒的に柔軟で，対処技能をもっている家族，複合家族は，薬物療法に反応せず，離婚，身体疾患，死別，同胞の拒絶などの問題を抱えている家族が適応になる．
- 5～8人の当事者・家族が参加し，担当職員は2～3人．
- 頻度は，1セッション1時間半，2週間に1回を，3か月継続することで何らかの効果，9か月継続で臨床的有効性，12か月継続で推奨される最短，24～36か月継続で就労，リカバリーの転帰が得られる．

2) 行動学的家族療法

英国のMeriden Family Workで実施されている行動学的家族療法[33]の概要を紹介する．

- **目的：家族の対処技能の向上と家族機能の改善**

一般的ガイドライン：

①このアプローチの効果について家族とのミーティング

②家族の積極的同意

③家族メンバーの個人別のアセスメント

④家族メンバー間のコミュニケーションと問題解決のアセスメント

⑤ファミリーワーカー(注：ケアコーディネーターなどが家族にかかわり案内役となってファミリーワークを行う者)による家族資源，問題，および目標についてのまとめ(家族と共同作業で行う)

⑥進行に関する討論/計画作成について家族とのミーティング，ファミリーワーカー抜きの家族ミーティングの設定

⑦病気とその影響についての情報の共有

⑧コミュニケーション・スキル・トレーニング
- 積極的傾聴(active listening)
- 肯定的感情(positive feeling)の表現
- 建設的な依頼(positive request)
- 否定的な感情の表現(negative feeling)

⑨問題解決
⑩ブースター・セッション
　・実施方法
　通常，1人のワーカーが家庭訪問し，週1回，1セッション1時間，3か月で10〜12回のセッションを実施．その後，ブースター・セッションを月に1回のペースで実施し，3か月ごとに振り返りを行う．セッションの回数は，対象と目的で異なる．

　3）わが国の家族心理教育―簡便な家族心理教育―
　・**日本心理教育家族教室ネットワークによる標準版家族心理教育**[6]
　月1回のプログラム，合計5〜10回．10回の場合，統合失調症の講義4回，対処技能向上とサポートを目指すグループワーク5回，まとめ・感想1回．
　・**下寺らによる高EE家族への家族心理教育**[34]
　数回の教育セッション，教育セッション＋単家族セッションを比較．ランダム化比較試験（RCT）による9か月後の再発率は，通常治療群58％，教育セッション群35％，教育セッション＋単家族セッション群23％であった．特に，批判のための高EE家族の再発は0％であった．

　わが国で取り組まれている簡便な家族心理教育は，地域ケアが十分に発展しておらず，心理社会的治療が普及していない現状にあって，実施可能な方式である．簡便型であるにもかかわらず，海外で取組まれている本格的な取り組みと遜色ない成績を上げていることが注目される．

3. これまでの家族心理教育をどう評価するか

　家族心理教育の治療効果，なかでも再発予防，再入院率の転帰の有効性は高度に立証され，服薬アドヒアランスの向上，精神症状の改善，患者のストレス認識レベルの低下，家族の負担感と苦悩の改善，家族関係の改善が示された．しかしながら，家族心理教育に必要な構成要素は何か，有効性は何によってもたらされるのか，議論の余地がある．

　これまでの取り組みを総合すると，①疾病教育と対処技能の向上，②コミュニケーション改善支援による家族機能の向上，③家族への情緒的サポート，にまとめられる．
　しかしながら，米国の家族心理教育の場合に顕著であるが，支援内容は教育というより社会的サポートが主要な役割を果たしているように見える．というのは，例えば，複合家族心理教育の場合，社会的サポートネットワークの質量の増加，似た境遇にある他の家族との相互の助け合い・経験交流を扱うことが強調されているからである．さらに，プログラムが，1セッション1時間半，2週間に1回を，24〜36か月という長期に継続するという濃厚な支援を提供していることを考え合わせると，エビデンスが確立した感のある家族心理教育の有効性を，単に教育効果と見なすのは狭いとらえ方のように見える．むしろ，教育効果も含むレジリアンス支援効果[24]と評価することが妥当と考える．

　家族心理教育による効果を，教育効果と見るのか，広くレジリアンス支援効果と見るのかによって，家族支援の実践に違いが生じてくる．というのは，前者によった場合，コミュニケーション障害・問題解決能力・対処技能の不足など家族の問題点に焦点が当てられ，対処スキル向上中心の心理教育に狭められるおそれがある一方で，後者の立場をとれば，家族への情緒的サポートに留まらず，親身になって実際的な社会的支援を届けようとする多様な家族支援を提供しようとする動機が強化され，家族支援の多様な発展の可能性が広がるからである．

C その他の専門的家族支援
　―生活臨床の家族療法―

　精神分析，システム論，「今ここで，here and now」のアプローチとは異なる独自の展開を図っているのが，生活臨床の家族史的家族療法である．家族病理・コミュニケーション障害は，家族運営が困難に直面していることによって生じた「結果」ととらえ，家族運営の支援に主眼を置く

アプローチである[35,36]．

生活臨床は，患者のアスピレーションとも言える「指向する課題」を同定して，その達成支援を中心に据えるアプローチである．「指向する課題」は，再発・生活破綻のきっかけになった生活課題から同定するが，発病早期であったり，症状や障害が重度で社会経験が乏しいことによって，同定が困難な場合は，父母の代から課せられた「家族史的課題」から「指向する課題」を推測して達成を支援する．また，「指向する課題」が特定できたものの実現が困難な場合には，数世代にわたる家族史の文脈から「指向する課題」の意味するところを理解したうえで，その課題の本来的な意味を別の実現可能な方法で実現しようとした．

こうしたアプローチによって指向する課題と家族史的課題を実現すると，患者の社会適応，そして，家族内の人間関係・コミュニケーションに関しても，治療・訓練によることなく，結果として改善することになる．また，課題が実際に達成できない段階でも，患者や家族の希望を実現しようとするプロセスそのものが有効に働き，家族「問題」や家族機能に改善がもたらされる．つまり，ストレスを回避したり，対処法を訓練したりするのではなく，ストレスになった心理社会的要因を解消し，希望を実現することを中心に支援しようとしたのである．

D｜家族会活動

精神障害者の家族は，洋の東西にかかわらず，長期にわたるケアの精神的・身体的および経済的負担，そして発病要因・再発要因として見なされることによる医療上の烙印・排除，さらには行政・地域社会からの烙印・差別などによる社会的排除という試練に直面してきた．

こうした経緯を反映し，家族同士が助け合い，当事者としての声を発信するために家族会が結成されることになった．

本項では，わが国と海外，特に米国，英国の家族会活動を紹介し，わが国の家族会運動の課題を考察する．

1. わが国と海外の家族会活動

日本，米国，英国の家族会活動のあらましを紹介する．

1) 日本の家族会運動

わが国の精神障害者家族会運動[37]は，1950年代後半にいくつかの精神科病院家族会が組織され，これに地域家族会も加わり，1964年全国精神障害者家族会，1995年全国精神障害者家族会連合会（全家連）が結成された．当事者団体としての保健医療福祉に関する要求活動，政策提言，作業所・授産施設の運営に携わる一方で，1994年から精神保健福祉法によって全国で唯一指定された社会復帰促進センターをもち，調査研究活動を行った．

わが国の精神保健医療福祉の改革を推進するオピニオンリーダーとして積極的な役割を果たしてきた全家連ではあったが，補助金の目的外使用が発覚し，返還命令を受けたことなどにより，自己破産に追い込まれて2007年4月解散となった．

NPO法人全国精神保健福祉会連合会（みんなねっと）が2007年4月に結成され，家族会組織としての活動を実質上引き継いだ．

2) 米国の家族会（NAMI；National Alliance on Mental Illness）[38]

1970年代に多くの地域で家族会が結成されていたが，1979年全国組織として"National Alliance for the Mentally Ill"が結成され，後に現在の名称となった．家族・患者（コンシューマー）・市民による組織で，精神疾患の情報，サポート，教育，アドボカシーに関する幅広い活動が展開されている．サポートでは，家族・患者へのサポート（わが国の家族会の例会にあたるもので，研修を受けたファシリテーターが支援する），教育では，研修を受けた家族自身による家族教育"Family-to-Family Education Program（FFEP）"が，患者版の"Peer-to-Peer"とともに提供される．アドボカシーでは，啓発活動，調査研究活動・政策提言，議会へのロビー活動などの社会的活動を精力的に展開している．

3) 英国の家族会（Rethink）

ジャーナリストのPringle Jが，1970年5月9

日タイムズ紙に，自分の息子の発病とサービスの貧困を訴える「統合失調症の一事例」という記事を投稿したのをきっかけに，全国統合失調症協会〔National Schizophrenia Fellowship，現リシンク(Rethink)〕が設立された[39]．

リシンクは，家族・患者・市民によって運営される当事者団体であると同時に，国内最大の精神保健サービスを提供する民間事業者(非政府組織)でもある[9,40]．各種の精神保健サービスの提供の他に，当事者団体として，家族支援養成教育コース，家族・患者のためのサポートグループ，電話相談，レスパイトサービスなどの活動とともに，アンチ・スティグマキャンペーンなどの啓発活動，議会へのロビー活動，調査研究活動などを精力的に展開している．

2. わが国のこれからの家族会運動の方向性

わが国の家族会運動は，故中村友保・千恵子夫妻の寄付をもとにして建設された全家連会館を競売に付すという痛ましい犠牲を伴った全家連の破産という重大な試練に直面している．わが国の精神保健医療福祉政策が，国際的動向から大幅な後れを取り，長期にわたって隔離収容体制から抜け出すことができず，精神障害者と家族への支援が本格的に取り組まれてこなかったことが家族会運動に特別の困難をもたらしている．こうした困難の上に，病院・施設中心の精神医療体制をもたらしている現行の政策決定システムの中に入り込んで要求を実現しようとした運動論の矛盾が全家連の挫折の要因になったとも考えられる．

家族会運動論に関しても海外の経験から深く学ぶ必要がある．特に，ビジョン，ミッション，信念・価値観を明確にした近代的な組織方針と組織運営，そして，ロビー活動についても特定政党・特定の派閥に偏しないこと，薬剤など特定の治療技法の推薦は行わないことなどの活動の組織原則から真摯に学ぶ必要がある[9]．

こうした困難と試練を乗り越えて家族会運動が質量の発展を果たすことは，わが国の患者・家族の声を中心にした精神保健医療福祉の発展のためにも不可欠である．発展が目覚ましい海外との積極的経験交流も力になるであろう．2010年夏から取り組まれている「こころの健康政策構想実現会議」[41,42]による「こころの健康を守り推進する基本法(仮称)」制定を求める100万人署名活動の発展に「みんなねっと」が主要な団体の1つとして積極的に貢献していることは，失敗の教訓から学んだ活動として評価されよう．

3 おわりに―家族への情報提供と家族自身へのケア

臨床現場では，診断，治療内容，危機時の対応などに関して，家族がケアするための必要な情報が十分に提供されず，治療から排除されることが珍しいことではなかった．家族が治療現場から遠ざけられた要因の1つに治療者に課せられた患者情報の守秘義務の問題がある．

英国では，患者が家族にも知られたくない情報は秘匿しながらも，そして虐待など特殊な場合を除いて，患者をケアするために必要な情報は家族にも伝え，治療パートナーとして尊重すること，また家族自身へのケアも提供するという精神保健改革10か年計画(精神保健に関するナショナル・サービスフレームワーク，National Service Framework for Mental Health，1999年)，およびそのためのガイドラインの整備などが取り組まれている[9,11]．

英国保健省によるガイドライン『精神疾患をもつ人のケアラーと家族のためのサービス開発』で，精神障害で特に問題になる守秘義務の原則によって，ケアから家族が排除されることがないように，ケアするために必要な情報は家族に提供するように促した．

王立精神医学会も，2004年に『精神保健における家族と秘密保持―情報共有に関する諸問題』(Carers and confidentiality in mental health — Issues involved in information-sharing)というガイドラインを出版した．患者の情報を本人の許可なしに家族に伝えることができないという守秘義務の原則を守りながら，安定している時に治療者

は患者が家族と情報交換することの治療上の効果を患者に説明・協議し，患者がそれに同意した場合には，その旨を記した事前指示書 advanced directive をあらかじめ作成して，急性期に活用するなど丁寧な対応を促した．

家族を抜きにした統合失調症治療はありえないし，患者を中心にして家族とともに治療者が治療同盟を創りあげることに成功するならば，治療は豊かに展開される可能性がある．

そのためには，精神医療に携わる専門家は統合失調症患者を身内にもつ家族に対して，治療阻害要因・再発要因という見方から脱却し，家族にも尊厳をもって接し，治療パートナーとして尊重し，必要な専門的，社会的支援を届ける体制を創造しなければならない．

【文献】

1) 伊勢田堯，長谷川憲一：これからの「家族療法」―家族病理治療中心から家族運営支援への転換．伊勢田堯，中村伸一(責任編集)：専門医のための精神科臨床リュミエール 17；精神科治療における家族支援．pp2-14，中山書店，2010
2) 楢林理一郎：精神科外来診療における家族療法．伊勢田堯，中村伸一(責任編集)：専門医のための精神科臨床リュミエール 17；精神科治療における家族支援．pp40-55，中山書店，2010
3) 遊佐安一郎：精神科入院治療のなかでの家族への援助介入．伊勢田堯，中村伸一(責任編集)：専門医のための精神科臨床リュミエール 17；精神科治療における家族支援．pp56-68，中山書店，2010
4) 森野百合子：専門的家族療法―イギリスの家族療法．伊勢田堯，中村伸一(責任編集)：専門医のための精神科臨床リュミエール 17；精神科治療における家族支援．pp107-120，中山書店，2010
5) Kuipers L, Leff J, Lam D(著)，三野善央，井上新平(訳)：分裂病のファミリーワーク―家族を治療パートナーにする実践ガイド．星和書店，1995
6) 後藤雅博：統合失調症の家族心理教育の実際．伊勢田堯，中村伸一(責任編集)：専門医のための精神科臨床リュミエール 17；精神科治療における家族支援．pp85-96，中山書店，2010
7) Royal College of Psychiatrists: Community mental health care (Council Report CR124). Royal College of Psychiatrists, 2005
8) 針間博彦：英国のコミュニティ精神保健ケア．臨床精神医学 39：231-239，2010
9) 伊勢田堯：PHN ブックレット 7 自治体における精神保健活動の課題―今緊急に求められる家族支援・自殺対策・人格障害への対策．萌文社，2008
10) 伊勢田堯，増田一世，堀江紀一，他：精神保健医療における歴史的誤りを正すための家族支援の意義と課題．臨床精神医学 40：63-68，2011
11) 伊勢田堯，西田淳志：近年のイギリスにおける精神保健改革．松原三郎，佐々木一(責任編集)：専門医のための精神科臨床リュミエール 22；世界における精神科医療改革．pp24-40，中山書店，2010
12) 吉川武男：バランス・スコアカード入門．生産性出版，2005
13) 玄田有史：希望のつくり方．岩波新書，2011
14) 伊勢田堯：生活臨床と家族史研究―地域活動が世界基準に 世界基準を地域に活かす．やどかり出版，2008
15) 伊勢田堯：(特集；今日の生活臨床と統合失調症の心理社会的治療)生活臨床原典解題と今日的理解(私論)．臨床精神医学 38：135-141，2009
16) 伊勢田堯，小川一夫，長谷川憲一(編著)：生活臨床の基本．日本評論社，2012
17) 上原徹：家族教室・心理教育の効果を評価する方法．後藤雅博(編)：家族教室のすすめ方．pp184-193，金剛出版，1998
18) 上原徹：摂食障害の多面的臨床症状評価と家族機能との関連．家族療法研究 20：50-56，2003
19) 赤木由嘉子，大島巌：家族環境の評価．精リハ誌 5：42-44，2001
20) 大塚俊弘：EE 評価と FMSS の使い方．後藤雅博(編)：家族教室のすすめ方．pp177-183，金剛出版，1998
21) 佐伯俊成，飛鳥井望，三宅由子，他：Family Assessment Device (FAD) 日本語版の信頼性と妥当性．精神科診断学 8：181-192，1997
22) Tachiki S: The construct of the circumplex model marital and family system (Ⅶ): Confirmatory factor analytic intercultural cross validation. Kansai-Gakuin University Bull Sociol 67: 143-165, 1993
23) Shepherd G(著)，小川一夫，長谷川憲一，伊勢田堯(訳)：'リカバリー'の概念：精神保健サービスの構築と提供の意義．臨床精神医学 39：165-179，2010
24) 田亮介，八木剛平，田辺英，他：精神疾患におけるレジリエンス研究―PTSD からの発展―．臨床精神医学 37：349-355，2008
25) 三野善央，米倉裕希子：家族支援の治療的有効性に関するレビュー．伊勢田堯，中村伸一(責任編集)：専門医のための精神科臨床リュミエール 17；精神科治療における家族支援．pp15-27，中山書店，2010
26) Dixon LB, Dickerson F, Bellack AS, et al: The 2009 Schizophrenia PORT Psychosocial Recommendations and Summary Statements. Schizophrenia Bulletin 36: 48-70, 2010
27) NICE (National Institute for Health and Clinical Excellence): Schizophrenia: the NICE Guideline on Core Interventions in the Treatment and Manegement of Schizophrenia in Adults in Primary and Secondary Care (updated edition), 2010
28) Burbach FR, Fadden G, Smith J(著)，岡田直大(訳)：初回エピソード精神病状態における家族支援．岡崎祐士，笠井清登(監修)，針間博彦(監訳)：精神病早期介入：回復のための実践マニュアル．pp379-404，日本評論社，2011
29) McNab C, Linszen D(著)，下寺信次(訳)：早期精神病の家族介入．Jackson HJ, McGorry PD(編)，水野雅文，鈴木道雄，岩田仲生(監訳)：早期精神病の診断と治療．pp298-321，医学書院，2010
30) Gleeson J, Linszen D, Wiersma D(著)，中込和幸(訳)：早期精神病における再発予防．Jackson HJ, McGorry PD(編)，水野雅文，鈴木道雄，岩田仲生

(監訳)：早期精神病の診断と治療．pp340-355, 医学書院，2010

31) Aaltonen J, Seikkula J, Lehtinen K: The Comprehensive Open-Dialogue Approach in Western Lapland: I. The incidence of non-affective psychosis and prodromal states. Psychosis 3: 179-191, 2011

32) 大島巌, 後藤雅博, 遊佐安一郎（監訳）：FPE・家族心理教育プログラム（日本語版編）．日本精神障害者リハビリテーション学会, 日本心理教育・家族教室ネットワーク（監訳）：アメリカ連邦政府EBP実施・普及ツールキット 3-Ⅰ, 3-Ⅱ. 千葉：地域精神保健機構（コンボ），2009

33) 伊勢田堯：早期支援・早期治療における家族支援プログラム開発チーム：MERIDEN FAMILY WORKの概要とわが国に導入する際の課題．厚生労働科学研究費補助金障害対策総合研究事業（精神障害分野）精神病初回発症例の疫学研究および早期支援・早期治療法の開発と効果確認に関する臨床研究（課題番号：H22－精神―一般―015）平成22年度総括・分担研究報告書研究代表者岡崎祐士（東京都立松沢病院），135-143，2011

34) Shimodera S, Inoue S, Mino Y, et al: Expressed emotion and psychoeducational intervention for relatives of patients with schizophrenia: a randomized controlled study in Japan. Psychiatr Res 96: 141-148, 2000

35) 長谷川憲一：生活臨床の家族療法．伊勢田堯, 中村伸一（責任編集）：専門医のための精神科臨床リュミエール17：精神科治療における家族支援．pp97-106, 中山書店，2010

36) 伊勢田堯, 長谷川憲一, 近藤智恵子：家族史研究による生活臨床の飛躍―家族史から何を読み解き, 何を治療に活かすか．伊勢田堯, 小川一夫, 長谷川憲一（編著）：生活臨床の基本．pp167-187, 日本評論社，2012

37) 全国精神障害者家族会連合会：『ぜんかれん』の皆様へ．月刊ぜんかれん特別号483, 2007

38) 蔭山正子：アメリカの家族支援．伊勢田堯, 中村伸一（責任編集）：専門医のための精神科臨床リュミエール17：精神科治療における家族支援．pp179-190, 中山書店，2010

39) National Schizophrenia Fellowship: The Early Years. 2002

40) 真壁博美：本人だけでなく家族を支援するイギリスの精神保健団体リシンク．みんなねっと 2：6-13, 2008

41) 岡崎祐士：「こころの健康政策構想会議」の提言の現状認識．臨床精神医学40：5-13, 2011

42) 福田正人, 西田淳志, 岡崎祐士, 他：こころの健康推進を日本の基本政策に―精神保健と医療の改革の課題―．臨床精神医学40：35-43, 2011

（伊勢田 堯，長谷川 憲一）

第56章

サービスモデル
―各国での取り組み

本章では，統合失調症の当事者と家族のリカバリーを支えるサービスモデルについて，サービスモデルの歴史を概観し，サービス先進国として英国とオーストラリアのシステムに触れたうえで，今後わが国が進むべき方向性を示したい．

1 これまでのサービスモデルの歴史

統合失調症の当事者や家族を支えるサービスモデルは，歴史を遡るとおおよそ以下の5つの段階に分けられる．

①医療対象ではない「加持祈禱」の時代[1]（19世紀以前），②監護と治安に重点を置いた時代[1]（19~20世紀前半），③入院施設収容の時代（20世紀後半），④脱病院化によりリハビリテーション・福祉の対象となった時代（20世紀末），⑤地域精神保健医療の時代（21世紀以降）．この5段階は，国によって進度や進み方が異なる．世界の先進諸国では，20世紀後半の段階ですでに④を完了し，⑤への移行を進めている．振り返ってわが国は，経済的には先進国であるが，世界的にも異常に多い精神科病床数からみても，未だ③の段階を抜け切れているとは言い難い．①~⑤のプロセスは，常に前進するとは限らず，後退する場合もある[2]．わが国の精神保健医療サービスは，残念ながら入院中心のサービスとなっているのが現状であり，地域保健中心に変えていかなければならない[3]．

2 「その人らしい人生」の回復支援のためのサービスモデル
―なぜコミュニティ・サービスなのか？

統合失調症にかかったとしても，その人らしい人生を回復する支援をするためには，自宅近く，コミュニティの中での支援が不可欠である．病院や施設など拠点中心の「専門的」で「機能分化」した支援では，個々人の多様なニーズに包括的に対応することができない．統合失調症にかかった人や，当事者をケアする家族（ケアラー）の個別ニーズに合わせるためには，病院の外での地域資源のネットワークを活用したチームによる支援が不可欠である．チームのメンバーは，医療だけでなく，多様なバックグラウンドを持つ専門家（教育・労働・福祉・行政）や，統合失調症を経験して回復した当事者・家族などのピアスタッフで構成される必要がある．そうでなければ，統合失調症にかかった人が持つ様々なニーズに対応して，柔軟なサービスを提供することができない．

また，病院は生活の場ではないため，ウェルビーイングを高めるための生活支援は基本的に非常に困難である．病院中心のサービスは，症状をなくすことを目的とする治療に偏りやすい構造になっている[2]．生物学的な症状の説明と薬物療法による対応に終始しやすい環境になる[2]．病院で提供するプログラムに，当事者や家族が合わせなければならない構造になっており，柔軟性を出し

づらい構造になっている．このようなことから，①当事者の多様なニーズに合わせた，②ウェルビーイングを高める生活支援を行うためには，コミュニティ中心の精神保健サービスが不可欠である[4]．

3 英国：地域精神保健の先進国

地域精神保健の先進国は英国である．英国とわが国では，背景にある医療保健システムの違いはあるが，地域保健を中心としたサービスモデルは非常に参考になる（図56-1）．

A コミュニティメンタルヘルスチーム

英国はかかりつけ医（GP）による一般医療のキャッチメントエリア制に加えて，コミュニティメンタルヘルスチーム（CMHT；Community Mental Health Team）が地域を担当している．1つのCMHTが1万～6万人をカバーしている[5,6]．施設で展開される高度医療としてではなく，地域の身近な生活環境の中に組み込まれたサービスとして機能している．

英国のコミュニティメンタルヘルスチームは，病院の外の地域のショッピングセンターやスポーツセンターの一角にオフィスを構えている．誰もがアクセスしやすい場所に，専門性を備えた多職種のスタッフが地域をケアしている．サービスが必要な当事者には，ケースマネジャーが，アセスメントをし，ケア計画を立て，その方の生活を継続的に支援し，地域の中でモニタリングをしていく（CPA：ケアプログラムアプローチ）．また，コミュニティメンタルヘルスチーム以外にも，早期支援チーム（Early Intervention Team），危機解決・家庭支援チーム（Crisis Resolution/Home Treatment Team），積極的訪問チーム（Assertive Outreach Team）など各機能に特化したコミュニティ内の専門チームも存在し，お互いに重なり合いながら地域で当事者・家族をサポートするモデルとなっている[5]．

コミュニティメンタルヘルスチームは，地域のメンタルヘルス専門サービスの中核を担う非常に重要なチームである．主に成人で精神保健の問題を抱える人の評価，支援，福祉的サポートに責任を持つ．専門サービスの入り口に位置しており，かかりつけ医より紹介された当事者に初期評価を行ったうえで，最適なサービスについて当事者も含めたチームで検討し，適切なトリアージと継続的なサポートを行う．

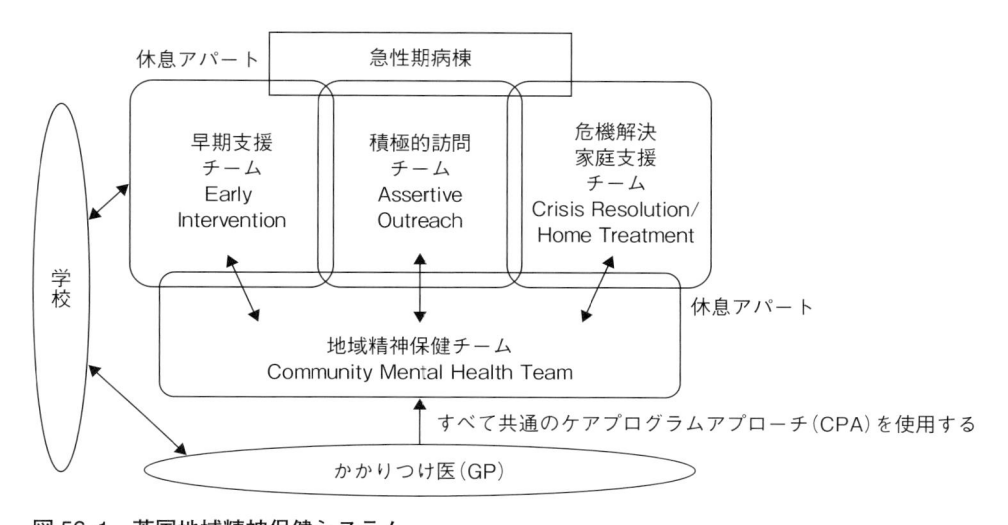

図56-1 英国地域精神保健システム
※1つの地域精神保健チームが，1万～6万人をカバー

1. 早期支援チーム

主に精神病発症後間もない若者を対象とし，精神病未治療期間の短縮を目的とする専門サービスである．医学的な評価だけでなく，生活環境や生活史を含めた包括的な評価を行い，社会機能低下を最小限に食い止め，再発を予防するための包括的な支援を行う．1人ひとりの若者が回復への見込みと希望を持てるように，社会とのつながりを回復するリカバリー志向の支援が行われる．また，ケアラーの支援が非常に重要な要素となっている．

2. 積極的訪問チーム

重度精神疾患患者の集中的な治療とリハビリテーションを地域の中で行うチームである．複合的なニーズがあり，濃厚な支援が必要ではあるが，精神保健サービスに自らかかわろうとしない当事者を対象としている．不調時や危機時に速やかに対応すること，また長期の継続支援のなかで，当事者のニーズに応じてかかりつけ医や社会福祉サービスとの連携を代理人として肩代わりすることも行う．

3. 危機解決・家庭支援チーム

急性期に必要な入院治療を，家庭にて行うチームである．多職種チームが，24時間365日対応できる体制を組んでおり，評価と治療，ケアラーの支援を行う．状況に応じて，休息(レスパイト)アパートを活用することもある．元々コミュニティメンタルヘルスチームの支援を受けている場合は，協働して対応していく．英国内でも地域に応じて様々なサービスモデルが存在する．ケースとしては，初回精神病エピソード患者に最初にかかわることが多いチームである．

B｜多職種チームの重要性

英国には，コミュニティメンタルヘルスチームを核として，様々な専門支援サービスが地域に存在する．英国での入院治療は，基本的には，自傷他害の恐れがあり，精神保健法による強制入院が必要な患者にのみ用いる．入院期間は数日〜長くても数か月であり，主にアセスメントのため使われる．多職種チームが頻繁にミーティングを行い，当事者と共に治療計画を話し合うようになっている．わが国の精神科入院とは大きく異なる機能となっており，その背景には充実した地域精神保健システムの存在がある．

わが国でもACTを始めとする先進的な地域支援モデルが実施されつつあるが，英国の地域精神保健システムを通してみると，現状ではニーズに応じた整理がされているとは言い難い．背景には，未だ相対的にはマンパワーが地域ではなく病院・施設に集中している現状がある．地域によっては1つのACTチームが，英国のすべてのチームの機能を担わざるをえない場合もあるだろう．今後わが国に導入されたACTが「モデル」から通常の支援へ移行していくためには，地域で活動できる多職種チームを増やしていかなければならない．そうでなければ，地域で生活する当事者や家族(ケアラー)の多様なニーズに十分対応できないだろう．これからのわが国では，病院に集中しているマンパワーをまずは地域に移していくことが非常に重要になると考えられる．

4 オーストラリア：地域における早期支援の先進国

A｜ORYGEN Youth Health

統合失調症は，思春期青年期(15〜25歳)が好発年齢であるため，若者向けの早期支援が重要である．オーストラリア・ビクトリア州の州都メルボルン周辺では，メルボルン大学のORYGEN Youth Healthを拠点とした若者向けの早期支援システムが構築されている(図56-2)[7]．

メルボルンの早期支援システムは，初回エピソード精神病(first episode psychosis)を発症した若者への支援システムから発展した．幻覚・妄想・解体といった精神病症状を発症した若者が，できる限り早い段階で専門的な支援を受け，就学・就労など若者特有の人生の課題を乗り越えら

4. オーストラリア：地域における早期支援の先進国　585

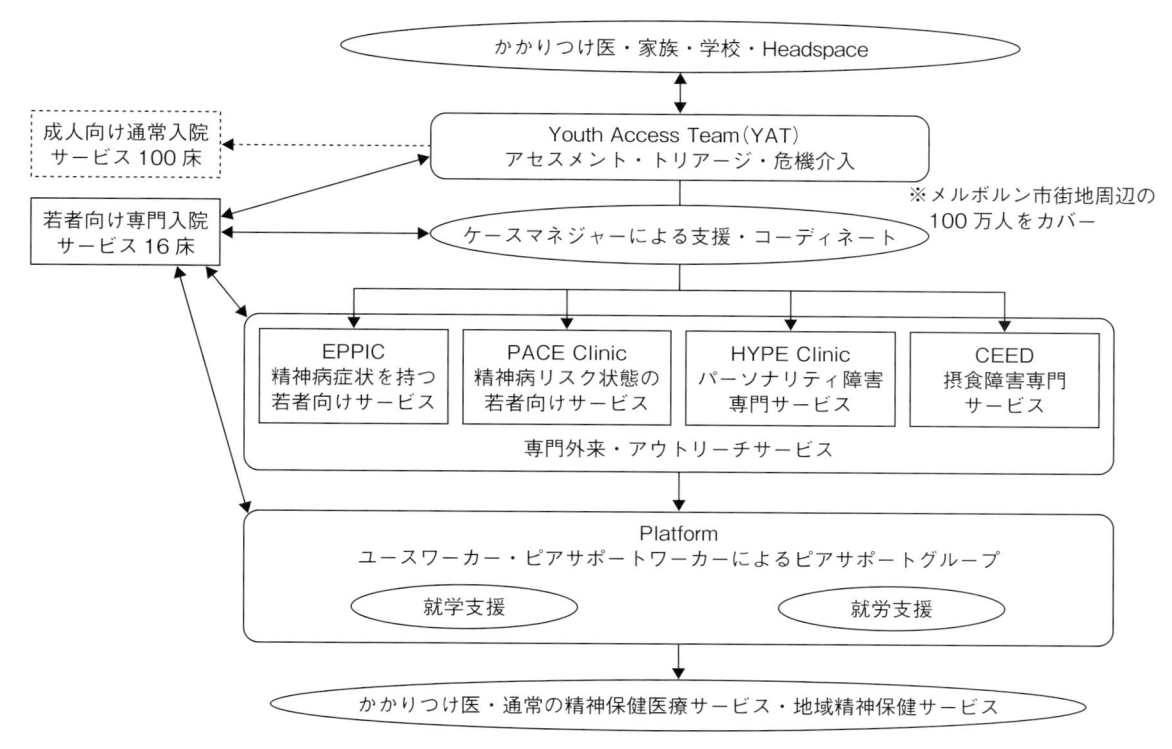

```
                    ┌─────────────────────────────┐
                    │ かかりつけ医・家族・学校・Headspace │
                    └─────────────────────────────┘
                                  ↕
┌──────────────┐    ┌─────────────────────────────┐
│ 成人向け通常入院 │    │   Youth Access Team（YAT）   │
│ サービス100床  │⇠⇢│  アセスメント・トリアージ・危機介入  │
└──────────────┘    └─────────────────────────────┘
                                  ↕          ※メルボルン市街地周辺の
┌──────────────┐    ┌─────────────────────────────┐   100万人をカバー
│ 若者向け専門入院 │⇄  │  ケースマネジャーによる支援・コーディネート │
│ サービス16床   │    └─────────────────────────────┘
└──────────────┘                 ↕
         ↕     ┌────────┬────────┬────────┬────────┐
               │ EPPIC   │PACE Clinic│HYPE Clinic│ CEED   │
               │精神病症状を│精神病リスク │パーソナリティ│摂食障害専門│
               │持つ若者向け│状態の若者 │障害専門   │サービス │
               │サービス  │向けサービス│サービス   │        │
               └────────┴────────┴────────┴────────┘
                          専門外来・アウトリーチサービス
                                  ↕
               ┌─────────────────────────────────────┐
               │              Platform                │
               │ ユースワーカー・ピアサポートワーカーによる │
               │         ピアサポートグループ           │
               │   ( 就学支援 )          ( 就労支援 )   │
               └─────────────────────────────────────┘
                                  ↕
               ┌─────────────────────────────────────┐
               │ かかりつけ医・通常の精神保健医療サービス・   │
               │         地域精神保健サービス           │
               └─────────────────────────────────────┘
```

図56-2　オーストラリアメルボルン地域早期支援システム

れるようにサポートするためのシステムである．サービスの入り口には，24時間365日体制のアセスメント・トリアージ・危機対応部門（YAT；youth access team）がある．多職種チームで，緊急の入院にも対応できる．サービスアクセス後，ケースマネジャーによる支援とコーディネートを受けながら，若者1人ひとりのニーズに応じて就学支援・就労支援・生活支援を提供する．精神病症状を経験したのちに回復したピアサポートワーカーによるアドバイスや支援も，早い段階で受けられるようになっている．

若者向けの専門入院サービスでは，当事者にスティグマを与えない環境を整備している．病棟スタッフは全員私服であり，閉鎖病棟内でもできる限り日常生活に近い環境（カーペット敷き，テーブルやソファ，自由に利用できるキッチンなど）が整えられている．病棟内のプログラム運営には，ORYGENの支援を受けて回復したピアサポートワーカーが有償スタッフの一員としてかかわっており，回復のモデルとなっている．16床

の病床で，若者16万人をカバーしている．人口1万人当たり1床と非常に少ない．閉鎖病棟でも，外来患者と同一のグループプログラムがあり，病棟外部との接点を持てる工夫が随所に凝らしてある．

B｜Headspace

ORYGEN Youth Healthは，メルボルン大学直轄の支援サービスである．一方，地域の中にも若者向けの包括的な支援サービス拠点であるHeadspaceがオーストラリア全土で展開されている．Headspaceは，国家規模のプロジェクトとして若者に特化した精神保健サービスを地域で提供している．ビクトリア州のHeadspaceは，郊外のショッピングモールの一角の建物の一室にある．Headspaceのオフィスがある建物は，「Youth Junction」という若者向けの包括的な相談支援センターとなっており，Headspaceの他にメルボルン大学分教室，若者向け就労支援センター，住

居相談，法律相談を提供する機関が入っている．「若者を無償で支援する」という理念のもと，公的機関だけでなく，民間企業も社会的貢献(CSR)の目的でサービスを提供している．ファッショナブルな内装で，若者にフレンドリーなくつろげる空間となっている．「メンタルヘルス」，「障害者支援」などの看板をあえて掲げず，精神保健サービス以外のサービスに紛れ込ませることで，スティグマのない環境でサービス提供ができるようにしている．

C｜兼務システム

メルボルンの早期支援システムでは，1人の支援スタッフが，1週間の間に様々な部署(病棟部門・外来部門)や地域での仕事を兼務する体制になっており，切れ目なく有機的に連動できるサービスとなっている．様々な部署を兼務しながらスタッフが動くと，サービス全体の構造や機能をスタッフ自身も深く把握することができる．また，1人の当事者や家族が，どのようなサービスパスを通ってくるかが直にわかるようになる．このような「兼務」システムは，スタッフの教育・訓練にも重要な機能を果たしており，スタッフが常に当事者家族中心のサービスを意識できる環境になっている[7]．わが国で今後病院スタッフが地域に出ていく際には，まずは兼務体制からスタートしてみることも1つの方法であると考えられる．

5 今後わが国が向かうべきサービスモデルの方向

呉秀三が「わが国十何万の精神病者はこの病を受けたるの不幸のほかに，この国に生まれたるの不幸を重ぬるものというべし」と述べてから100年が経とうとしている．そのわが国では，果たして，統合失調症にかかった当事者の方が，回復を果たし，「幸福だ」と感じられるようになっているのだろうか？　わが国は，依然として脱病院化を果たせていない．現実に30万床以上の精神科病床が存在している．しかも，その人らしい人生を支えるために最も必要な地域のマンパワーが，非常に少なく抑えられている．

わが国では，古くからも保健師の地区担当制として，地域精神保健機能を持つシステムが存在している．しかし，行政システムの効率化・予算削減の中で，弱体化してしまっていた．この点は平時では見過ごされていたが，2011年の東日本大震災という大きな危機に直面したことで，奇しくも平時の地域精神保健活動の重要性が改めて注目されている[8]．

わが国の現状は，世界の先進的な精神保健サービスと比較して，明らかに遅れている状況である．このことを明確に自覚したうえで，①自宅近くの地域で統合失調症を抱えた当事者や家族の人生を支えるシステムを構築すること，②そのために地域の潜在的なサポート力を引出し，医療スタッフ自身が地域移行をして地域に合流すること，③学校や職場など，医療・保健以外の生活の場への働きかけをすること，以上の3点が今後必要だと考えられる．具体的には，①医療・保健・福祉合同チームによるアウトリーチサービス，②地域の中のすべてのステークホルダー(NPO支援者・当事者・家族・一般市民・専門家・行政担当者・政治家)などによる「こころの健康を考える市民会議」活動，③学校教育におけるメンタルヘルスリテラシー教育の義務化などが考えられる．すでにわが国の中での先進地域では，上記の活動が始められている．

今後はこうした各地で散発的に行われている活動間の情報交換を促進し，統合的に連動して発展していく必要がある．同時に，政治・行政によるトップダウンのシステム構築も必要となってくる．

言うまでもないが，サービスはあくまで統合失調症を抱えた当事者やその方を支える家族のためのサービスである．「本当に当事者中心のサービスなのか？」と常に問い続けながら，サービスを作り，発展させていくことが最も重要であろう．

【文献】
1) 江畑敬介：地域精神保健の歴史と現状．精神科臨床サービス 12：154-159, 2012
2) グラハム・ソーニクロフト，ミケーレ・タンセラ（著），岡崎祐士，笠井清登，福田正人，他(監訳)：精神保健サービス実践ガイド．日本評論社，2012
3) こころの健康政策構想会議：こころの健康政策構想会議提言書．2008
4) Horie K: Education that needs to be offered by service providers - Getting people to think via educational activities in Setagaya. Program & abstracts of 6th International Meeting of WPA Anti-stigma Section 2013
5) 西田淳志，岡崎祐士：今後の精神保健医療福祉のあり方等に関する検討会第8回資料2．2008
6) 野中猛：英国の精神保健を支える各職種の実情―教育体系と臨床機能．日本福祉大学社会福祉論集 115, 2006
7) 山崎修道，西田淳志，安藤俊太郎，他：欧米の最新の地域精神保健―若者への早期支援システムから見る地域精神保健のイノベーション―．精神科臨床サービス 12：172-177, 2012
8) 福田正人：特集にあたって．精神科臨床サービス 12：152, 2012

（山崎　修道）

第57章

サービスモデル
―日本での取り組み

1 わが国のサービスモデルの共通項目

　統合失調症をもった人への全人的な支援は，新たなインフラ整備など社会基盤づくりを含めて，医療・福祉・保健・産業・教育など多くの分野の知恵を集めて行う必要がある．それらの支援複合体をサービスモデルとするのであれば，わが国の統合失調症のサービスモデルには，いくつかの共通の特徴が見出せる．①明確なミッション，②多分野の先進的な治療・支援の技術を組み合わせた包括的なサービスパッケージ，③サービスモデルについての啓発・研修・教育・ワークショップなどの企画実行，④サービスモデルの実効性や質を担保する評価システム，⑤継続性のある事業とするための経済基盤の確保，⑥サービスモデルの方法論や効果，課題について，公開・公表していることなどが挙げられる．

　本章では，まず前半で，上記のような諸要件を満たし，精神科医療の good practice として評価されている先駆的モデルを紹介し，後半で，千葉県東部での精神科診療の再構築プロジェクトについて言及する．

2 わが国の先駆的なサービスモデル―3つの視点から

　サービスモデルを，①有用性が示されている諸外国のモデルをいち早く導入した先駆的取り組み，②退院促進とアウトリーチモデル，③多機関地域連携モデルの3群に分けて概括する．もちろん，①～③複数の性格をもつサービスモデルもあり，分け方はあくまで便宜的である．また，本章で紹介したサービスモデルは，筆者たちの精神科再構築プロジェクト計画の手本とさせていただいたものである．他にも，例えば紀南地方での「やおき福祉会」の就労支援実績[1]など，参考になる実践事例は多数ある．

A 諸外国の取り組みをいち早くわが国に導入した先駆例

1. 包括型地域生活支援プログラム（ACT）

　ACT（assertive community treatment）は，1960年代後半の米国の州立病院閉鎖などによって，ホームレス化，回転ドア化した精神障害者をアウトリーチで支える仕組みとして，ウィスコンシン州マディソン市で開発され，入院期間短縮など様々な効果を実証し，主要な統合失調症の心理社会的治療として米国，カナダ，オーストラリアなど英語圏を中心に広く導入されている[2]．ACTの特徴は，①生活の困難を抱える重い精神障害をもつ人に対して，②多職種チームによる医療・福祉・就労支援などの包括的なサービスを生活の場で直接提供し，③1人の支援者が10人までの少人数担当制をとり，④チームでの情報共有を重視し，⑤長期間継続サービス，24時間365日対応

に当たるなどである[3]）．

わが国では，2002年に厚生労働省の研究事業として，当時の国立精神神経センター（現国立国際医療研究センター）国府台病院に，わが国初のACTチーム（ACT-J）が作られ，翌2003年5月から臨床活動を開始した[2]）．2008年からは特定非営利活動法人立の訪問看護ステーションに拠点を移し，千葉県市川市を中心に，地域の多職種アウトリーチの要として，またわが国におけるACTの研究，普及，啓発活動の中心として活動している．

2012年現在，ACT全国ネットワークのフィデリティ調査を受けている施設は，東日本で6，西日本で7施設であり，経営母体もNPO法人，訪問看護ステーション，精神科診療所（例えば，京都市内で120人の利用者を支えるACT-Kなど），民間病院，公立病院，県精神保健福祉センター，教育病院（例えば，東北福祉大学せんだんホスピタルのS-ACT）と様々である．

2. 統合型地域精神科治療プログラム（OTP）

OTP（optimal treatment program）は，英国バッキンガム州でFalloon IAにより提唱され，世界26以上の国や地域で実践されているサービスモデルである．地域において発生したあらゆる精神障害・精神疾患に対して，エビデンスに基づいた専門的医療・保健・福祉サービスを各地域の特性に合った形で速やかに効率よく提供することを主眼とする．生物医学的・心理社会的側面の両方をふまえ，「積極的傾聴」，「問題解決技法」，「認知行動治療」などを駆使した，きめ細かいケースマネジメントとアウトリーチを多職種協働で行うことが特徴である[4]）．

わが国では，1998年に，重い精神障害をもつ都心部の住民の社会復帰，早期治療をはかるために，慶應義塾大学精神神経科学教室と明治学院大学社会学部附属研究所を拠点に，OTPの先駆的実践が始まり，2001年に，東京都港区における特定非営利活動法人「みなとネット21」として発展した[4]）．

福島のあさかホスピタルにおける「ささがわプロジェクト」では2002年に102床の分院を閉鎖し地域移行を行う過程において，職員共通の理念，目標，支援手法のツールとしてOTPを導入した．心理教育，ストレスマネジメント，認知行動療法を中心とする心理社会的介入を長期入院患者の退院促進に活用した[5]）．

B｜退院促進とアウトリーチモデル

病床削減や長期入院者の退院促進を実現するために，手厚い訪問看護，ACTなどの強固なアウトリーチの仕組みを整備した事例を2つ挙げる．

1. 飯田病院の取り組み[6]）

1998年から3年間で，328床から240床へ88床の精神科病床削減を行い，長期入院者80名のグループホーム，アパートなどへの退院を図った．退院直後の生活全般の支援を，病棟・外来の看護師の宿直，夜勤体制で支えた．退院後約5年間は，夜間の対応を含め，高水準の多職種合同の地域支援が必要であった．

2. 富山市民病院の取り組みと富山市民ACT[7]）

富山市民病院精神科では，2005年の100床から50床への病床削減案に対して，2006年12月に「富山ACT事業」を，翌年4月より同院単独事業による「富山市民ACT」を立ち上げ，退院者を支える仕組みを整備した．その結果，医師のトータル業務の軽減，病棟スタッフの活性化，長期入院患者の退院促進，在院日数の減少，特定患者の頻回入院の減少などをもたらした．

C｜多機関地域連携モデル

一施設で支援を完結するのではなく，経営母体や所属を超えた多機関・多施設連携での実践モデルを提示する．

1. 十勝圏域モデル[8]）

十勝圏域は北海道東部に位置し，人口36万人，

面積は1万km^{2}にも及ぶ二次兼三次医療圏である．1969年，民間精神科病院の5人の精神保健福祉士が中心となり，地域精神保健活動を展開し，通院中断者の訪問活動，退院後の住居確保など，どの病院で治療を受けている人でも利用できる，社会資源のオープンシステムを構築したことが高く評価されている．

2. 岡山県の多機関ネットワーク型アウトリーチ[9]

2005年，岡山県では，保健所，市町村など地域精神保健機関の対応能力の向上を図るため，県精神保健福祉センター内にACTおかやまを設立した．

保健所や市町村，および相談支援事業所などと共同でチームを構成して，未治療・治療中断者などいわゆる複雑困難事例に対応するネットワーク型アウトリーチチームを試行している．ACTチームでは直接支援を行うほか，保健所，医療機関，市町村，相談支援事業所などとネットワークを築き，ケア会議や研修指導などを行っている．緊急訪問など臨機応変な対応が難しい反面，各機関の人員が潤沢でなくても支援密度を拡げられる利点や民間では対応困難なケースへの支援が期待できる．

3 千葉県東部での精神科診療の再構築プロジェクト
―総合病院精神科の病床ダウンサイジングとアウトリーチシフト[10]

旭中央病院は，千葉県東部に位置する病床989床の大規模基幹病院である．約100万人のキャッチメントエリアをもち，一～三次まで，24時間の救急医療を行っている．2008年9月，臨市の公立病院の休止や当科の精神科医師数減少に端を発する地域精神医療危機を受けて，2009年から，精神科4病棟180床を，2年間で2病棟80床（救急入院料病棟と児童ユニットを含む多目的急性期病棟）にダウンサイジングし，多職種チームによる精神科救急とアウトリーチに移行する業務再編成プロジェクトに着手した．

A│当科の業務再編成プロジェクトの特徴

①医師減少に堪えうる診療システムを作るという，職場の環境管理の観点から起案したが，結果としては，退院促進・地域定着のサービス作りに方向性が一致することになった．②当科へのニーズをもとに，診療業務の見直しを行い，精神科救急・リエゾンコンサルテーション・児童思春期医療の3点を当科の役割とし，それ以外の医療サービス分野は，圏域の他施設・他機関との強力な施設間連携のもとに機能分担を図った．③起案初期から，収支シミュレーションを綿密に行い，再編による医業収益の変化を予測して人事，インフラ設備の配置を見積もり，病院経営・人事側，行政当局と交渉・調整を行った．また，単なる試行に終わらせず，速やかに通常業務化し，長期の継続実施に堪える運営基盤を作ることを目指した．④通常診療業務を行いながら，最短時間で課題を達成するため，プロジェクトマネジメントの定式に基づき，ミッションの明確・共有化，ロードマップの作成，役務範囲と作業工程スケジュール管理，院内電子ネットワークを用いた情報共有・進捗管理，ボトルネックの把握と即応，広報連携，評価・再修正などを組織的・同時並行的に行った．

B│当科の多職種チームによる医療と生活サービス

その結果，作った仕組みと組織は以下の通りである．

1. 救急閉鎖病棟における急性期多職種チームケアマネジメント

再編成プロジェクトにより，2つの慢性期病棟を閉鎖した当科にとって，救急病棟のスムーズな回転稼働は診療運営上の重要課題である．しか

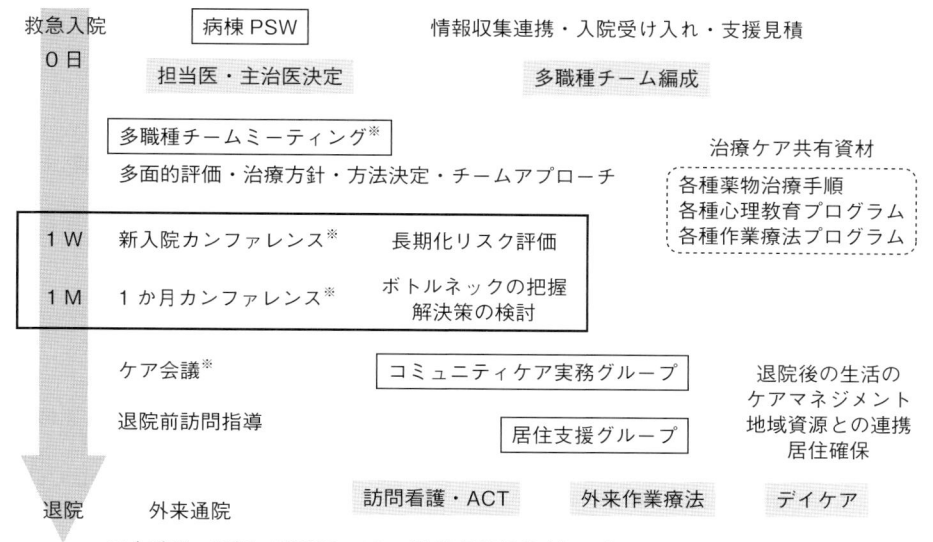

3. 千葉県東部での精神科診療の再構築プロジェクト—総合病院精神科の病床ダウンサイジングとアウトリーチシフト 591

図57-1 重症急性期症例統合ケアアウトライン

し，当科に救急入院する人の多くは，精神症状，生活機能の障害も重く，地域や家族との関係も破綻し，経済的にも困窮，社会資源の利用も困難な状況に陥っている．これらの特性はnew long stayのリスク要因として知られている[11]．

そこで，new long stayを防ぐために，救急入院直後から，その日の病棟担当ワーカーが情報を集め，必要な支援を見積もり，多職種チームを招集，このチーム単位で退院まで包括的な治療支援を行う仕組みを作った．それが，多職種チームによる入院ケアマネジメント「重症急性期症例統合ケアアウトライン（SACHICO：Severe Acute Case High Integrated Care Outline）」である（図57-1）．

クリニカルパスと異なり，タイムスケジュールを設定しているのは，入院1週間以内に全職種で長期化要因を洗い出す新入院カンファレンスと，退院のボトルネックの分析・打開策を検討する1か月カンファレンスの2つのみである．また時間軸に沿った各職種の支援内容をあえて規定せず，入院者の病悩とニーズに沿って，個別の多職種チームで検討・提供する．様々な治療支援用資材が，院内電子ネットワークの共有ホルダー内に保存され，どの職種でも参照・利用できる．さらに，互いの職種文化や理念，知識や技術を理解し，効果的な多職種チーム活動ができるように，様々なテーマで共同学習の場を設けている．

退院準備期のケアマネジメントは，後述するアウトリーチグループに段階的に移され，地域での生活を支える仕組みを整備して，速やかに退院につなげる．非常に重い障害をもつ人に対しては，病棟チームがそのまま退院後の個別支援チームに移行したり，アウトリーチスタッフが入院中から病棟チームに参加して，退院後の支援に切れ目なくつなげたりと，多彩な支援の形を提供できる．

2. 3つのアウトリーチシステムによる支援複合体（図57-2）

精神科ユーザーの地域生活を支援する仕組みとして，2009年10月に，①精神科特化型訪問看護ステーション「旭こころとくらしのケアセンター：AKK」，②コミュニティケア実務グループ，③居住支援グループを作った．それぞれが，互いに，また院外の資源と結んで，地域支援を行っている．収益性を確保するために，あえて，訪問看護ステーションと病院精神科の2つの組織

```
┌─────────────────────────────────┐
│ ①旭こころとくらしのケアセンター      │
│ (精神科特化型訪問看護ステーション)  │
└─────────────────────────────────┘
 2009.10    看護師5名　事務1名
            (訪問看護旭 2名，ACT-A 3名)

 ┌─────────────────────────────┐
 │ 旭中央病院神経精神科              │
 │ ┌──────────────┐             │
 │ │ ②コミュニティケア │             │
 │ │ 実務グループ    │             │
 │ └──────────────┘             │
 │ 2009.10  PSW 2名  OT 1名       │
 │ ACT-A 担当                     │
 │ ┌──────────────┐             │
 │ │ ③居住支援グループ │           │
 │ └──────────────┘             │
 │ 2009.10  PSW 3名 OT 2名 看護師2名 │
 │ 退院患者の居住確保              │
 └─────────────────────────────┘

ACT-A：包括型地域生活支援プログラム旭
PSW：精神保健福祉士
OT：作業療法士
```

自宅退院
グループホーム
共同住居

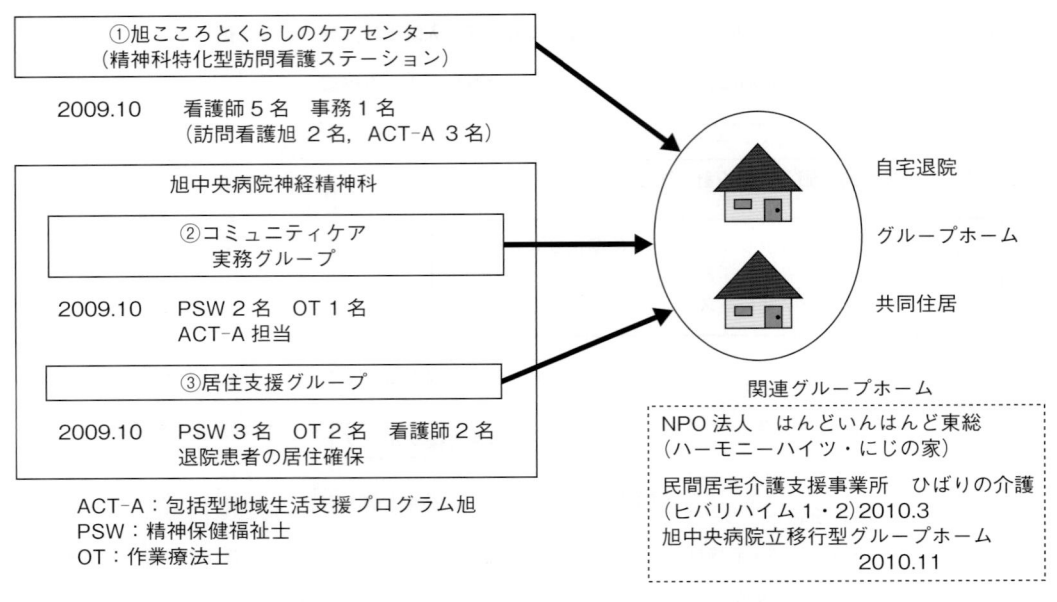

関連グループホーム
NPO法人　はんどいんはんど東総
(ハーモニーハイツ・にじの家)
民間居宅介護支援事業所　ひばりの介護
(ヒバリハイツ1・2)2010.3
旭中央病院立移行型グループホーム
　　　　　　　　　　　　　　2010.11

図57-2　旭中央病院神経精神科のアウトリーチのしくみ

立てとし，実際は両者が支援複合体を作り活動している．

a 訪問看護ステーション『旭こころとくらしのケアセンター』

AKKの5名の訪問看護師のうち2名は広い訪問エリアをもち，軽中等症外来患者の受療継続支援や，再燃再発・再入院防止，健康管理などを行う「訪問看護旭」を担当する．他3名の看護師は，GAF評価40点以下で，旭市と隣接2市(おおよそ車で30分圏内)に住む統合失調症と双極性障害に限定して，「ACT-A」を実践する．医療・日常生活・制度利用諸手続き・家族支援・社会参加・就労・緊急時訪問など，あらゆる生活医療分野を支援する．

AKKの訪問実績は，2009年10月開設時，登録数53名，月延べ訪問件数140件で始まったが，2011年3月では，87名388件と増加している．

b コミュニティケア実務グループ

コミュニティケア実務グループは，病院所属の精神保健福祉士2名と作業療法士1名からなる当科のアウトリーチの実行主体である．前述のAKKと協働してACT-Aを編成し，対象者の生活を支える．訪問実績の推移は，開設時の2009年10月と，2011年3月の比較で，登録者は33名から96名に，件数にして月127件から153件に増加した．年間支援件数は，開設前の2008年度が1,056件，2010年度は2,025件と倍近くになった．

c 居住支援グループ

良質な住居確保は，精神科アウトリーチ移行の推進に際して，大切なテーマの1つである．住居を失っている長期入院者の退院を可能にするために，当科の多職種7名と，地域の居宅介護支援事業所，中核地域生活支援センターのグループホーム支援ワーカーからなる，多施設多職種協働の「居住支援グループ」を編成し，民間のグループホームを2010年2月に，病院立の移行型グループホームを同年11月に相次いで開設した．

3. 当科のアウトリーチと多施設協働ネットワーク

当科のアウトリーチ移行の達成は，圏域の精神科医療機関，そして以前より障害者福祉に積極的

に取り組んでいる圏域の社会福祉施設の協力に依るところが大きい．その1つとして，社会福祉法人ロザリオ聖母会のグループホーム，地域活動支援センター「ともの家」，千葉県単独授業である中核地域生活支援センター「海匝ネットワーク」を挙げる．また，居住支援グループのメンバーとなり，グループホーム開設に尽力いただいた居宅介護支援事業所「ひばり」の協力がなければ，公的病院の一診療科によるハウジング支援はできなかった．

このような多施設・多職種チームアプローチによる協働の結果，プロジェクト実施前に300日を超えていた当科の平均在院日数は，2011年3月で81日，2012年3月現在60日を切るまでとなり，速やかな地域移行が実現している．

4 日本のサービスモデルの今後

わが国の包括的な精神科サービスモデルについて，いくつかの先駆的試みや特定の地域での問題解決事例を概観した．各モデルの比較や効果の検証までには至らなかった．しかし，わが国の医療計画に精神疾患が加わり5疾病5事業となったことを受け，今後，都道府県単位で多くの関連サービスモデルが公表され，その特徴や実効性や汎用性が比較検討されることになろう．統合失調症をもつ人達個々の治療やケアの複合体であるこれらのサービスモデルは，同時に，わが国の精神障害を取り巻く社会状況に対しての問題提起でもあり処方箋でもある．実現は容易ではないとしても，"モデル"という言葉が外れ，誰でもどこでもいつでも利用できる普遍的なサービスにするための努力はすでに随所で始まっていることを申し添える．

【文献】

1) 北山守典：やおき福祉会の取り組み．精神科臨床サービス 9：268-271，2009
2) 伊藤順一郎：ACTのわが国での可能性：ACT-Jの実践報告から．精神神経学雑誌 111：313-318，2009
3) 高木俊介：これからの精神科地域ケアとACT．臨床精神医学 40：691-696，2011
4) 村上雅昭，水野雅文，稲井友里子，他：東京の都市部における包括的な地域精神医療の実践．精神神経学雑誌 105：1181-1185，2003
5) 佐久間啓：ささがわプロジェクト6年間の経過から統合型地域治療システムを考える．精神神経学雑誌 111：324-329，2009
6) 小宮山徳太郎，南風原泰，篠田守：入院精神医療から地域精神医療への転換に関する研究．厚生労働科学研究研究費補助金（心の健康科学研究事業）精神医療の質的実態把握と最適化に関する総合研究平成21年度総括・分担研究報告書：211-223，2010
7) 吉本博昭：総合病院精神科は病床削減により，生き残れるか―富山市民病院による各種の取り組みと苦悩―．精神神経学雑誌 110：1072-1076，2008
8) 門屋充郎：帯広・十勝圏域における地域連携．精神障害とリハビリテーション 15：34-41，2011
9) 野口正行：ネットワーク型アウトリーチチームによる重症精神障害者の支援．精神障害とリハビリテーション 15：28-33，2011
10) 渡邉博幸：アウトリーチ―アウトリーチの概念と多職種チームで行うアウトリーチの実践―．臨床精神医学 40：667-674，2011
11) Tulloch AD, Fearon P, David AS: The determinants and outcomes of long-stay psychiatric admissions: a case-control study. Soc Psychiatry Psychiatr Epidemiol 43: 569-574, 2008

〈渡邉 博幸〉

第58章

病名告知

統合失調症の病名告知には他の精神疾患より伝え方，あるいは伝える時期に十分配慮しなければならないケースが少なからず存在する．急性期あるいは慢性期とその病気の如何にかかわらず，病識が得難く拒否が強いケースでは精神保健福祉法による同意の得られない入院もあり，病名告知はしても患者が理解できない場合があることも事実である[1]．しかしながら，このような精神科医療の限界に迫る問題をも含めて，われわれは個人的な見解をできるだけ排除して病名を告知していくことが求められる[1]．患者や家族に理解しやすい言葉と説得力をもって情報提供の入口としての病名告知は重要である．たとえ患者が理解できなかったとしても治療の希望性を説きながら病名を伝えることが，患者が自分自身の病気と向き合うきっかけになる可能性が高い．病名告知と医療情報の提供は治療開始の重要な入り口である．適切な病名告知なくしては，いずれにしても患者の知る権利に答えることはできないと思われる（表58-1）．

表58-1 病名告知のあり方
・基本的には十分な診断ののち初診時に行う．
・告知に際しては家族と患者と情報を共有する．
・一定の納得が得られるまで十分に時間をかけて告知する．
・その時点で考えうる鑑別診断や併存する診断も含めて伝える．

1 わが国での病名告知の現状

わが国ではSchizophreniaを精神分裂病と訳して長きにわたり使用してきた．精神分裂病の呼称の変更に関しては議論も多く，スティグマそのものは呼称変更だけでは解消されないことも危惧された．ただわが国において2002年8月に精神分裂病が統合失調症に正式に呼称変更され，告知率は2008年には36.7%から69.7%になったと報告された[2]．分裂という表現の解消は一定の意味をもっていると評価された．このアンケート調査では告知率そのものは大きく増えている[2]．しかしながら単なる病名告知の割合の増加のみではスティグマの問題は解消しない．メディアでの報道のあり方や学校教材へ正しい統合失調症の教育が盛り込まれていくなど抜本的な対応が精神科医療の充実を伴う病名告知につながるものと思われる．このような現状を加味すれば，医療機関での大きなばらつきがあるとはいえわが国での病名告知の現状はまだ立ち遅れているように思われる．精神科の研修制度の中でも重点をおいた教育が必要である．また多職種チームでの医療が不可欠な統合失調症の治療ではチーム同士での病名の共有は当然のこととして，利用の主体者である患者やその家族が病名告知を受けていなければサポートに支障をきたすリスクがある（表58-2）．

表 58-2 病名告知の問題と課題

・説明が不十分であると単なるレッテルを貼るだけのむだな作業になる.
・精神疾患への偏見は患者本人や家族にもあるため, 否認することへの理解が必要である.
・否認の問題を知っていないとドクターショッピングを止められない.
・告げる作業ではなく, 治療の入り口でどうしても必要であるという治療者の誠意が感じられなければならない.

表 58-3 前駆期での告知のあり方

・確実な発病予測因子はないため慎重に病態について説明をする.
・告知の最大の目的は必要があるケースの経過観察を円滑に実施するための説明である.
・精神病様体験は頻度の高いものであり, 経過に注意は要するが薬物療法などの介入は慎重にする必要がある. 情報を共有する点において病態の告知が必要となってくる.

2 患者の理解力の問題

Dunnら[3]は研究への参加の同意取得に関するランダム化比較試験(RCT)トライアルでスライドを使いより構造化された説明のほうが患者の理解が得られることを報告している. また同じ報告で理解力に影響を及ぼす要素として教育歴と認知機能の水準を挙げている[3]. 教育媒体に関する報告として, 文書による説明と同意よりもウェブのサポートを利用し工夫した同意書の方が患者の満足度が高いという報告もされている[4]. しかしながら患者が本当に説明に関して理解をしているかについては十分な調査がなされていない[5]. 心理教育においては疾患の知識教育において教育媒体の工夫が不可欠であるが[6], 病名の告知に関しても日頃から工夫を凝らした資料やそれを扱う技能が必要であろう.

精神疾患のみならず, 身体疾患を有する患者の外科的な治療においては緊急性の乏しい待機手術であっても40%の患者は家族が説明に立ち会うことを希望している[7]. 次第に核家族化が進み統合失調症患者の高齢化も避けられないが, 統合失調症を有する患者の身体疾患の告知においても, 家族や信頼できる知り合いが同席するなど環境の整備を行うよう十分な考慮が望まれる.

3 精神病様体験と病態告知

精神病様体験(PLEs; psychotic-like experiences)は微弱な陽性症状の一過性の経験である[8]. PLEsは精神病の早期発見を行うにあたって将来的にはきわめて重要な位置づけにあると思われる[8]. 筆者らのわが国の中高生を対象にした報告でもPLEsが統合失調症と同様な出生季節性を認めるなど両者の関連は強く示唆されている[9]. また, 統合失調症に一部移行するのみでなく, 学校や家庭における行動の問題とも関連が示唆されており, とりわけ他者や物への暴力[10]や自傷行為[11], あるいは摂食障害[12]との関連がみられていた. しかしながら, 現段階においてはPLEsに関して積極的な対応を行うための倫理的な問題への対処やエビデンスの蓄積も不十分であり, 今後の議論が必要である. ただし, 遺伝的負因をもったものやPLEsの数の多いもの, 次第に悪化していくものに関しては特別な配慮が必要であり, 対応を要するものには病態については告知することが必要であろう.

前駆期とは, 統合失調症の急性期に至る前の状態を意味するが, いらいら感や落ち込みなど一時的な精神不安との区別が難しい(表58-3).

4 今後の病名告知のあり方

冒頭で述べた通り, 正しい診断と適切なそして希望をもった病名告知を行うことを改めて考える必要がある. 統合失調症に罹患した家族自身も精神的な負担が大きい[13]. 決して負担を増大するだけの病名告知であってはならず, 心理教育などの心理社会的なあるいは適切な薬物療法の入り口でなければならない[14]. また, 近赤外線トポグラフィーやMRI検査などのビジュアルで理解が可能な補助診断が進んでいくことがより納得を得やすい病名告知になると思われる.

【文献】

1) 下寺信次：病名告知. 樋口輝彦, 他(編)：今日の精神疾患治療指針. pp954-956, 医学書院, 2012
2) 西村由貴：病名呼称変更がもたらした影響. Schizophrenia Frontier 9: 102-105, 2008
3) Dunn LB, Lindamer LA, Palmer BW, et al: Improving understanding of research consent in middle-aged and elderly patients with psychotic disorders. Am J Geriatr Psychiatry 20: 142-150, 2002
4) Harmell AL, Palmer BW, Jeste DV: Preliminary study of a web-based tool for enhancing the informed consent process in schizophrenia research. Schizophrenia Research 141: 247-250, 2012
5) Dunn LB, Nowrangi MA, Palmer BW, et al: Assessing decisional capacity for clinical research or treatment: a review of instrument. Am J Psychiatry 163: 1323-1334, 2006
6) 井上新平, 下寺信次：みんながわかる統合失調症の話（監修：井上新平）. pp1-48, 精神保健と家族環境研究会, 2006
7) Mei LL, Wai MK, Ching HC: Patients' perceptions and expectations of family participation in the informed consent process of elective surgery in Taiwan. Asian Nursing Research 6: 55-59, 2012
8) Poulton R, Caspi A, Moffitt TE, et al: Children's self-reported psychotic symptoms and adult schizophreniform disorder: a 15-year longitudinal study. Arch Gen Psychiatry 57: 1057-1058, 2000
9) Tochigi M, Nishida A, Shimodera S, et al: Season of birth effect on psychotic-like experiences in Japanese adolescents. Eur Child Adolesc Psychiatry 22: 90-93, 2013
10) Kinoshita Y, Shimodera S, Nishida A, et al: Psychotic-like experiences are associated with violent behavior in adolescents. Schizophr Res 126: 245-251, 2011
11) Watanabe N, Nishida A, Shimodera S, et al: Deliberate self-harm in adolescents aged 12-18: a cross-sectional survey of 18,104 students. Suicide Life Threat Behav 42: 550-560, 2012
12) Kinoshita K, Kinoshita Y, Shimodera S, et al: Not only body weight perception but also body mass index is relevant to suicidal ideation and self-harming behavior in Japanese adolescents. J Nerv Ment Dis 200: 305-309, 2012
13) Shimodera S, Mino Y, Inoue S, et al: Expressed emotion and family distress in relatives of patients with schizophrenia in Japan. Compr Psychiat 41: 392-397, 2000
14) Shimodera S, Inoue S, Mino Y, et al: Expressed emotion and Psychoeducational intervention for relatives of patients with schizophrenia; a randomized controlled study in Japan. Psychiatry Res 96: 141-148, 2000

（下寺 信次）

第59章 リカバリー

1 概念としてのリカバリーの発生

　リカバリーは公民権運動や，自立生活運動から発生し，精神保健医療福祉の分野では，精神科医療の治療体験をもつ人々により使われ始めた言葉である．
　現在では精神保健医療福祉の専門家の側も，この言葉を重要な鍵概念を表す言葉として用いているが，その発端は，「治癒（cure）」とは異なる価値をこの分野にもち込むために，当事者の側から提案されたものである．そこには，「病気」や援助システムにコントロールされるのではなく，当事者が自分の手に人生の主導権をとりもどすことに重きをおくという発想が込められている[1]．
　自らが統合失調症の患者でもあり，また，心理学者でもあり，強力なリカバリー運動の推進者でもある，Deegan P[2]は，以下のように述べる．

　リカバリーは過程であり，生き方であり，構えであり，日々の挑戦の仕方である．完全な直線的過程ではない．ときに道は不安定となり，つまずき，止めてしまうが，気を取り直してもう一度始める．…必要としているのは，障害への挑戦を体験することであり，障害の制限の中，あるいはそれを超えて，健全さと意志という新しく貴重な感覚を再構築することである．求めるのは，地域の中で暮らし，働き，愛し，そこで自分が重要な貢献をすることである．

　ここで述べられているように，リカバリーは過程であり，また，ある種の到達点でもある．ただし，ここでいうリカバリーが「何からの回復か」と問われれば，それは必ずしも，「精神障害そのものからの回復」と，単純に言うことはできない．Rapp C[3]は，「貧困，夢が壊れてしまったこと，人々とのつながりを失うこと，アイデンティティを失うこと，地域社会から孤立していること，身体的/性的虐待をこうむること，依存症に陥ること，精神保健医療福祉のシステムに取り込まれてしまうことなどが，リカバリーの起点にある」と述べたが，精神保健医療福祉システムに取り込まれていること自体がリカバリーの対極にある事象として位置づけられている，重要なポイントである．
　Rapp C は成書の中でも，精神障害をもった者がダメージをこうむる事象として，大きなものでは，拘束や隔離室の使用，パトカーによる強制的な移送，ことがらは目立ちにくいが大きなダメージになる事象として，関係の中で期待されていないことや，失敗を責められることなどを例として挙げている．また，一般雇用の代わりに，福祉的作業所や長期間の職業準備訓練を強いられ，ふつうのアパートの代わりにグループホームや施設を勧められ，学んだり，人と交わる場として，地域の場ではなく，デイケアなどのプログラムに行くことを勧められるように，精神保健医療福祉のシステムが作り上げられ，利用者の選択肢が狭められていることも，1つの陥穽であると警告してい

る[4]).

リカバリーは精神障害からの回復である以上に，人々のもつ偏見により生活が不自由になっていることや，精神保健医療福祉システムの囲い込みにより管理され，自らのことを自らで決める権利が奪われてしまっていることから回復し，市民としての生活を取り戻す過程という意味が原義にはあるのである．

そのような，当事者と周囲の人々の関係性の中で生じる問題を含む概念であるゆえに，リカバリーは単に個人に生じるものではなく，関係性の中で生まれてくるものであるという理解が必要である．

2 リカバリーの要素

Rapp C と Goscha R[4] は，リカバリーについて比較的わかりやすい解説をしているが，それによれば，「リカバリーが意味しないもの」として，以下のことが挙げられている．

まず，リカバリーとは，人がもはや症状を体験しないということを意味するものではない．症状があってもなくても，どのように自分の人生を送っているかということがリカバリーの過程では重要視される．同様に，リカバリーとは，人がもはや困難をもつことがないということを意味するものではない．むしろ，ふつうの人生で直面する様々な苦労を経験し乗り越えていくことがリカバリーの過程であろう．

また，リカバリーとは，人がもはや精神保健医療福祉のサービスを利用することはないということを意味するものではない．必要なサポートは，むしろ積極的に利用するであろう．支援を受けながら世間一般の職場で働く（supported employment），支援を受けながら町のふつうの住まいに住む（supported housing）ということのほうが現実的な場合も数多くあるのである．同様に，リカバリーとは，その人が薬物治療を必要としなくなるということを意味するものでもない．必要な薬は利用するということは，リカバリーの過程でむしろ重要である．しかし，薬物療法が，その人が望むリカバリーに資することを目的に，その人と医師との積極的な合意形成のもとで行われるように変わっていくことは必要であろう．

さらに，リカバリーとは，人が彼/彼女のすべてのニーズを満たすうえで完全に自立していることを必ずしも意味していない．すべての人が「お互いさま」の関係にあり助け合って生きている．またリカバリーの姿は人により千差万別であり，まして，経済的に自立することがリカバリーの条件であるというなどということはない．

では，「リカバリーが意味するもの」は何であろうか．

Rapp C[3] は，この問いに答えて，

① 人が，彼/彼女の人生における重要な決定をする主導権をもつようになること
② 人が，彼/彼女の人生の経験を意味あるものとして理解するようになること
③ 人が，人生へ前向きな考え方のアプローチをとることができるようになること
④ 人が，彼/彼女のウェルネス（健康・元気）を促進する際に，自らが積極的なステップをとることができるようになること
⑤ 人が希望をもち，人生を楽しむことができるようになること

を，挙げている．

いずれも，病いが重い―軽いという座標軸ではなく，主体的に生活をしているか―否かという座標軸にのるような意味づけであり，病いの状態がいかなるものであれ，リカバリーの過程は始められる，という立場を維持しているように思われる．

同様なことは，リカバリーを「過程」あるいは「旅」ととらえる当事者の立場からの発言にみてとれる．

例えば Copeland ME は精神障害の当事者であり，WRAP（wellness and recovery action plan）という，「不快で苦痛を伴う困難な状態を自分でチェックして，プランに沿った対応方法を実行することで，そのような困難を軽減，改善あるいは解消するための系統立ったシステム」[5] を開発したが，彼女はリカバリーの要素として，**表 59-1**

の5つのことが重要だと述べている．

また，ロサンゼルス州ロングビーチでリカバリー志向の精神保健ケアを実践している非営利組織 Village の医学ディレクターを務めている Ragins M は，その著書の中でリカバリーにおいては表59-2の4つの段階があると述べている[6]．

これらの記述から，リカバリーの過程で得られるものには，およそ2種類の内容があるとまとめられる[4]．

1つは，心理的な要素で，希望の感覚を得ることができること，自信や自己肯定感をもてるようになること，自己決定ができるようになること，仲間とのつながりの中で孤立感が軽減することなどである．もう1つは，地域への参加に関連する要素である．支援を受けながら仕事についたり，学ぶ場に通ったり，また，「自分の居場所」と実感できるアパートなどに住むことである．そして，その延長には，ピアスタッフなどの形で精神保健医療福祉のシステムにも参加し，システムの変革に積極的に関与することも含まれる．

表59-1 リカバリーの要素（Copeland ME による）

- 希望をもつこと
- 元気でいることや自分の人生に対して責任をもつこと
- 自分自身について，あるいは必要なことについてできる限り学ぶこと
- 自分自身の権利を守ること
- 自分が必要なときに頼りにすることができる仲間や支援者をもつこと

［Copeland ME: WRAP wellness recovery action plan. Peach press, 2002〔久野恵理（訳）：元気回復行動プラン－WRAP．道具箱，2008〕より］

表59-2 リカバリーの4つの段階（Ragin M による）

- 希望をもつ
- 情報を得たり，自分自身の長所を知ったり，仲間の協力を得ることで，エンパワメントという体験をする
- ストレスを避けるのではなく，サポートを受けながらリスクに挑戦し，失敗からも学び，自分のことについて責任を引き受ける
- ふつうの生活の中で，有意義な役割を果たす．地域社会の中で，健常な人々とも交わり，市民としての役割をとる

（Ragins M: Road to Recovery. Mental Health America of Los Angeles, 2010 より）

3 リカバリーの過程を支えるリハビリテーションについて

以上のようなリカバリーの概念を基本とした場合，精神保健医療福祉のスタッフは，どのようにそこに参与できるであろうか．入院治療中心の管理的な精神医療や，訓練主体で目的の不明確なリハビリテーションプログラムはむしろリカバリーを阻害するものである．ここでは Deegan[2] のテキストをもとに，リカバリーの支援として望ましいリハビリテーションのあり方を記述してみる．

リカバリーの視点に立った場合，従来のリハビリテーションプログラムの問題は，それが疾病の回復過程に合わせたガイドラインに基づき，第一段階ではこれを，第二段階ではこれを，といった具合に，あたかもすべての人がAという状態からBという状態へ直線的な過程として変化するものとして，プログラムが構成されることである．この場合，例えば，そのプログラムがうまく作用しない場合は，計画の失敗とか，あるいは「そこまで回復していなかった」とみなされ，患者は，最初からやり直しをすることを求められる．

リカバリーは人によりその過程は異なり，行きつ戻りつし，失敗と思われることからも多くを学ぶダイナミックな過程である．また，その人の興味に応じてどこからでも始められる．このようなリカバリーの特性をふまえ，それを支援するリハビリテーションプログラムには，以下に挙げる4つの特徴があることが望ましい．

第一に，入り口が多様にある，柔軟なプログラムとしてあること．直線的な過程としてはとらえられていないので，利用者は様々な段階から始められ，自分の好みに合わせて，行きつ戻りつすることを許容されるものである必要がある．例えば，デイケアは転職する前提として必ず行くべきところではないし，逆に数週間仕事についた経験から対人関係の練習を希望してデイケアに通い始める場合もあろう．何事も「失敗」とラベルされるのではなく，そこから学べるという環境であることに意味がある．

第二には，リカバリーの過程は多様であるとの認識から，自ら選択することのできる，多様な選択肢が用意されていること．例えば就労支援プログラムとして，援助付き雇用もあれば，ソーシャルクラブも，福祉的作業所も，スキルトレーニングも，援助付き教育もあるといった具合である．なかでも，当事者が運営する自助グループやそのネットワークが選択肢としてあることは重要である．

また，プログラムの背景にある価値観が，それを取り巻く文化に取り込まれすぎずに，多様であることも必要である．例えば，すべての人が一般雇用を目指していると言いきらずに，なかには，協働作業で何かをやり遂げることに価値を見出したいという人も参加できる環境が用意されているか．常に一人暮らしが最良のものではなく，孤独の中で暮らすことが苦痛な状態にある人もいるということが視野に入っているか．価値観の多様性が，代替の選択肢に反映していることはリカバリーの支援において重要な要素であろう．

第三には，障害をもっている当事者同士が，それぞれの希望や，強み，リカバリーの過程で経験したことなどを分かち合える環境となっていること．当事者同士は，お互いのロール・モデルとなりうる．特に，希望というものは伝染し，他者のありようから，自らも希望をもつことができるのである．ピアスタッフが雇用されていることの重要性はこのようなところにもある．

そして，第四として，これが最も重要なことであるが，スタッフが自分自身と障害をもつ人々とを，同じような喜怒哀楽を生きる，等価値の存在として受け入れていることである．スタッフが自分を「正常」の側に置き，「病気」である相手を「正常」の側に導くというあり方は，リカバリーの支援には役に立たない．スタッフ自身も，自らの歴史の中に多かれ少なかれ傷つきやもろさを抱えて生きている．スタッフとして支援をしながらも，同時に個人の生活の中では何らかの悲しみや葛藤や困難を経験していることも少なくない．支援のプロセスの中で，スタッフの側がこころに疲れやダメージを受ける場合もある．スタッフが自らそういった弱さと向き合い，つながりの中で支え合って生きることこそ，障害をもった人々の経験を理解し寄り添う第一歩となる．そこからスタッフも障害をもった人々とともに成長し，リカバリーの過程を歩み始めるのである．

4 リカバリーの過程を支えるシステム

前項では，リカバリーの過程を支えるリハビリテーションのあり方について述べた．ここで，留意しておきたいのは，リカバリーは個人のプロセスとしてのみ生じるものではなく，個人を取り巻く環境の影響を大いにこうむるということである．

今までの文脈から言えば，精神病院の病棟の中では，症状からの回復はありうるが，リカバリーの過程は生じえない．デイケアや福祉作業所への通所も，その先にふつうの市民としての生活にたどり着くような目的で運営がされていなかったり，そこでの営みが，意味ある役割を共同体の中で果たすことにつながらなければ，リカバリーの過程を応援しているとは言えないであろう．

このような観点に立てば，治療やリハビリテーションのあり方に影響を与える，支援論や施策のあり方もリカバリーの過程を左右するものとして，視野に入れる必要がある．

この文脈でみると，2003年に米国で，メンタルヘルス施策に関する大統領諮問委員会の報告書「リカバリーを志向するシステムへの転換」[7]が公表され，政策目標として掲げられたことの意義は大きい．

この報告書の「展望」では，以下のようなことが述べられている．

われわれは，展望する．精神疾患をもつあらゆる人々がリカバリーの過程を歩むことができる未来を．精神疾患を予防することができ，また早期発見が可能になり，治癒することができる未来を．そして，精神疾患をもつあらゆる人々が，生活し，働き，学び，地域社会に十二分に参加でき

るよう，どのような時にでも役に立つ治療や支援を受けられる未来を．

報告書の中では，**表59-3**のような6つの目標と，その達成のための推奨される施策が挙げられている．

表59-3 米国のメンタルヘルス施策に関する大統領諮問委員会報告書における6つの目標

●目標1
米国国民が，精神の健康を維持することが，健康全体の中で必須のものであることを理解すること
《推奨1》ケアを受けることについての偏見除去に向けた国家的キャンペーン活動と自殺予防に向けた国家的戦略を掲げ，遂行すること．
《推奨2》精神的健康の問題を，身体的健康の問題と同様の緊急性をもって取り扱うこと

●目標2
精神保健医療福祉のケアは，その当事者および家族を中心に取り組まれること
《推奨1》すべての重い精神障害をもった成人および，重い情緒的障害をもった小児に対して，個別化されたケア・プランがたてられるようにすること
《推奨2》精神保健医療福祉システムをリカバリーの過程を支援するものとするよう，当事者や家族を施策策定の過程に参加させること
《推奨3》精神保健医療福祉のサービスへのアクセスの向上およびサービスの内容についての説明責任の向上に関連する連邦政府の要項を整備すること
《推奨4》州の包括的な精神保健医療福祉計画を作成すること
《推奨5》精神疾患をもった人々の権利を擁護し，強化すること

●目標3
精神保健医療福祉サービスの格差を是正すること
《推奨1》文化的な背景を考慮した良質のケアへのアクセスを向上させること
《推奨2》地方や遠隔地における，良質のケアへのアクセスを向上させること

●目標4
精神保健に関する早期のスクリーニング，評価，サービスの紹介を，日常実践とすること
《推奨1》幼児の精神健康の増進に努めること
《推奨2》学校精神保健のプログラムを強化，充実させること
《推奨3》違法薬物による重複障害や薬物乱用のスクリーニングを実施し，統合的な治療戦略とつなげること
《推奨4》あらゆる年代において，プライマリー・ケアにおける精神疾患のスクリーニングを行い，治療や支援につなげること

●目標5
優れた精神保健医療福祉ケアが提供されるように，研究を加速させること
《推奨1》リカバリーやレジリアンスを促進し，究極的には精神疾患の治癒や予防をもたらすための研究を加速させること
《推奨2》科学的根拠のある実践を，モデル事業や普及事業を通じて推進し，その実施にあたっての官民協働のパートナーシップを確立すること
《推奨3》精神保健医療福祉分野の，科学的根拠のある実践を提供できるスタッフを増やしていくこと
《推奨4》精神保健医療福祉の格差，薬物療法の長期的な影響，心的外傷体験，および急性期ケアという，研究の余地のある4つの分野についての基盤となる知識を発展させること

●目標6
精神保健医療福祉ケアや情報にアクセスしやすくするための技術革新を行うこと
《推奨1》特に遠隔地に住んでいたり，十分なサービスを受けられる状況にない米国民が，精神保健医療福祉ケアにアクセスしたりサービス調整を受けやすくするために，健康の科学技術や電送技術を用いること
《推奨2》健康記録や個人健康情報に関しての統合された電子情報システムを開発，推進すること

(The President's new freedom commission on mental health; Achieving the promise: Transforming mental health care in America. 2003 より)

これらが示しているのは，個人のリカバリーが行われやすいように，施策のレベルで精神保健医療福祉システムを再構築していこうという試みである．個人のあり方，支援者・被支援者の関係性，支援のためのプログラム，それらが，リカバリーという概念の実現につながるよう，精神保健医療福祉システム構築の指針が明確に打ち出されているさまが，理解できるであろう．

5 日本におけるリカバリーのあり方

わが国においては，リカバリー概念は，未だ，萌芽的な状況にあると言ってもよいかもしれない．しかしながら，ローカルな状況では，少しずつ，リカバリーとして括られるような活動が，始まっている．

例えば，北海道浦河の「べてるの家」の活動は，リカバリーという言葉は使われないものの，1つのリカバリーを指向した包括的なプログラムであると言えよう．例えば，地元の特産である日高昆布を主力商品とし，幾多の苦労を重ねながら自分たち自身の手で起業するという「苦労をとりもどす」というあり方．また，「安心してサボれる会社づくり」，「弱さの情報公開」，「3度の飯よりミーティング」など，彼らの中から生まれた名言で表現される，生活の構えは上昇志向とは一線を画す「降りていく生き方」という，固有の生き方も提示する．病いと人との関係性もそこでは変化を起こす．各地でも試みが始まっている「当事者研究」では，自分自身にしっくりくる言葉で自己病名をつけ（例えば，『他人の評価依存型人間アレルギー症候群』など），自分の病いの扱い方について，仲間と「研究」し，それを発表しあい，それらが「自らの病いの苦労が人の役に立つ」という体験につながっていく．毎年行われる「幻覚妄想大会」では，多くの聴衆の前で，妄想や幻聴をめぐる悪戦苦闘が，まじめにしかし明るく発表され，会場は暖かい笑いに包まれる．病いをもつという体験が肯定的に受けとめられるのである[8]．こうしたあり方は，当事者を中心として，当事者が人とつながり，自分自身を助けながら，生活や人生をとりもどす過程を具現化したものと言ってよいであろう．米国発の「リカバリー」の単なる輸入ではない，相互協調的な日本文化になじむ独自のリカバリーである．

Copeland ME の始めた WRAP（wellness and recovery action plan）は，テキストが日本語に翻訳され[5]，各地でワークショップやファシリテーター養成研修が行われ，その活動の幅を広げつつある．この活動は，当事者と専門家の協働作業で取り組まれ，各地でのピアサポートとの結びつきも始まっている．

一方，リカバリーを支える科学的根拠をもつ実践も，制度化はされていないものの，各地で取り組みが始まっている．重い精神障害をもつ人々が地域で生活することを支援するための多職種チームによるアウトリーチサービス，ACT（assertive community treatment）は，2002 年からの国立精神・神経センター精神保健研究所（当時）での研究活動を皮切りに，全国で様々な形態をとりながら実践が試みられ，2013 年 1 月現在，全国 19 か所で実際のサービスを展開するとともに，「全国 ACT ネットワーク」が形成され，研修やサービスの質の保証のための fidelity 評価などの取り組みがなされている[9]．

一般企業で働くことを目指した就労支援プログラムである，IPS（individual placement and support）も，同じく精神保健研究所での取り組み[10]を機に各地で試行され始めたし，より日本的な形態としては，例えば大阪では，診療所の精神科医有志が就労移行支援事業を行う NPO 法人 JSN（job support network）を立ち上げ，医療・生活支援・就労支援の連携による個別のかかわりを行い，一般企業での就職に高い就職率を上げている[11]．

リカバリーの概念についての普及ということでは，NPO 法人地域精神保健福祉機構（COMHBO）の活動は，一定の役割を果たしている．例えば月刊誌「こころの元気＋」は，精神疾患をもった人々やその家族，また精神保健医療福祉にかかわる人々などを広く読者としているが，その書き手

の半数近くは当事者であり，テーマとしても「私の元気回復と医療」，「ふみとどまって生きる」など，当事者の体験を中心にしてまとめられている．表紙は読者である当事者のポートレイトであり，彼らは，プロのカメラマンにより撮影され，表紙を飾っている．また，この法人は「リカバリー・フォーラム」と呼ばれる全国的な集会を年1回開催しているが，1,000人を超える，当事者，家族，専門家が集まり，20を超える分科会で議論に参加している（http://comhbo.net/）．

これらのようなかたちで，リカバリーはローカルには語られ，実践のよすがともなり，また，それを支援する活動も徐々にではあるが動き始めている．しかし後藤[12]が述べるように，われわれ，とりわけ精神保健医療福祉関係者がリカバリーという言葉を用いる場合は，未だ慎重である必要があるかもしれない．リカバリーを支援するスタンスに立てているというのには，多くの精神保健医療福祉の装置は，まだまだ管理的であり，支援・被支援の関係も多く医師を頂点とし，最下部に当事者・家族がいるようなヒエラルキー構造から自由とは言えないからである．施策は「入院中心から地域生活中心へ」の改革をうたってはいるが[13]，精神科医療は未だ入院中心であり，外来，在宅医療中心，あるいは地域社会における包括的ケアへと大きく舵を切ったとは言い難いのである．

後藤は，市民社会におけるノーマライゼーションと権利擁護，脱施設化が，リカバリーを支援する者たちがまずは取り組むべき課題と述べている．首肯するところではあるが，そのような取り組みの中で生じる，支援・被支援の関係性の変化を専門家側も体験し，受け入れることが，重要な課題であろう．それは，「異常」な世界と「正常」な世界に世界を二分することなく，スタッフ自身も，弱さや様々な苦労をかかえ，多くの偏りとともにあり，リカバリーの過程を体験している存在としてあることを受け入れる，ということでもある．このような変化のうちに，対等なパートナーシップが築かれ，利用者の希望に耳を傾け，強みや長所を知り，希望の実現のための協働作業に取り組むというあり方が，具現されるであろう．

それは市民社会そのものが，「偏り」や「障害」を排除するのではなく，われわれ自身が何らかの「偏り」や「障害」も内在させている存在であることを認めるということでもある．このような前提に立って，われわれの「こころの健康」を定義し，それを求めるという，そのようなスタンスが，リカバリーを共有するためには必要なことのように思われる．

● 追補

なお，リカバリーの近縁の概念として，レジリアンス（resilience）という言葉が用いられる．「弾力性，回復力」などの訳語があてられるが，「外力による歪みを跳ね返す力」とか，「極度の不利な状況に直面しても，正常な平衡状態を維持することができる能力」といった定義が用いられる[14]．そこには，様々なリスクを負いながらも，良好な社会適応をはたす人々の存在があり，そのようなことが可能な状態について，生物学的，あるいは心理学的な探索がなされている．ちょうど脆弱性とは反対の概念であり，問題の発生を防ぐ要因に注目して，その強化を図ろうという支援アプローチにつながるようである．リカバリーよりは，より個体の要因に注目した概念であるといってもよいであろう．

文献
1) 久野恵理：リカバリー運動の起源と展望．こころの元気＋plus 2：22-23, 2008
2) Deegan PE: Recovery; the lived experience of rehabilitation. Psychological rehabilitation 11: 11-19, 1988
3) Rapp C: The impact of the concept of Recovery on mental health services in the U.S. リカバリーフォーラム記念講演，東京，2009
4) Rapp C, Goscha R: the strength model. 3rd ed. Oxford University press, 2012
5) Copeland ME: WRAP wellness recovery action plan. Peach press, 2002〔久野恵理（訳）：元気回復行動プラン―WRAP．道具箱，2008〕
6) Ragins M: Road to Recovery. Mental Health America of Los Angeles, 2010
7) The President's new freedom commission on mental health; Achieving the promise: Transforming mental health care in America. 2003
8) 浦河べてるの家：べてるの家の「非」援助論，そのままでいいと思えるための25章．医学書院，2002

9) 伊藤順一郎：精神科病院を出て，町へ―ACT がつくる地域精神医療．岩波書店，2012
10) 大島巌，梅原芳江，久米和代，他：公設地域活動支援センターにおける IPS 援助付き雇用導入とその評価．厚労科研（主任：西尾雅明）：精神障害者の一般就労と職場適応を支援するためのモデルプログラム開発に関する研究．平成 19 年度分担研究報告書．2008
11) 田川精二：障害者自立支援法と就労支援：大阪の経験から．病院・地域精神医学 53：255-260，2011
12) 後藤雅博：＜リカバリー＞と＜リカバリー概念＞．精神科臨床サービス 10：440-445，2010
13) 厚生労働省：精神保健医療福祉の改革ビジョン．2004
14) 岡野憲一郎：新外傷性精神障害―トラウマ理論を越えて．岩崎学術出版社，2009

〔伊藤 順一郎，福井 里江〕

第60章

スティグマと啓発活動
―インターネットにみる現状と対応

統合失調症とスティグマについて書かれた，ある当事者家族の一文がある．

「私は，こうした当事者・家族のつぶやきや様子が，おのずと一般の人々に伝播し，別の偏見を作ってしまう一種のサイクルに気づき，最近まで焦りにも似たものを感じていました(原文通り)」[1] この家族が危惧する偏見とは，社会にどのような形で存在しているのであろうか．その実体は，つかめそうでいてつかみにくい．

筆者らが関係する団体は，過去数年間にわたり，インターネット動画を使って，統合失調症の当事者や家族などの体験を，実名で発信してきた．体験者が顔を出して訥々と語る病気への思いは，同じ病気に悩む当事者や家族，あるいは医療関係者らに相応の問題を提起していると聞く．ネット上には，無数の医療情報が玉石混交状態で飛び交い，われわれの思考を，あるときは助け，あるときは混乱させる．現代社会が手にした強力な情報インフラであるインターネットは，好むと好まざるとにかかわらず，世相を映す鏡のような存在と化している．本章ではこのネットを通して，統合失調症に関するスティグマの様子を垣間見ることにした．またその結果をふまえ，アンチスティグマのための啓発活動のあり方についても多少考察してみたい．

1 インターネットにみるスティグマの現状

A インターネット上の医療情報

日本人を対象とした調査によれば，国民が信頼を置く"医療に関する情報源"は，平常時には上位から，「1. テレビ　2. 新聞，3. インターネット」の順だが，ひとたび病気に罹った場合，その順序は「1. インターネット，2. 専門家の意見，3. 専門書籍」のように変わることが報告されている[2]．この傾向は疾患の種類などによっても異なるであろうが，最新の知見やセカンドオピニオンなどを求める者にとってインターネットは魅力的な道具であり，その力はすでに，新聞，雑誌，ラジオなどの媒体を凌ぐまでになっている[3]．

一方，正しい情報を得ようとする際には，ネット上に存在する膨大な数のノイズが検索の妨げになっているという現実もある．このため，ネット利用者が正しい情報に効率よく到達できるための支援策として，公開中の医療サイトを科学的に吟味し，信頼度レベルを付す試みなども，国内外の一部で始まっている[4]．

B 調査：インターネット上の統合失調症情報とスティグマ

インターネットを使って統合失調症を検索すると，病態や医学用語についての解説，カウンセリ

ングや出版物の勧誘，医療機関による早期受診の奨め，事件と絡めた報道記事，匿名による書き込みといった具合に，様々なサイトが表示される．では，こうした情報の中にスティグマ，すなわち疾患に対する差別や偏見はどういった形で潜んでいるのだろうか．そのおおよその状況をつかむために，簡単な集計調査を試みることにした．

例えばサイト上に，特定の不祥事と結びつけた疾患や患者全般に対する誹謗や中傷，治療法がなく不治の病であるといった疾患解説，事実認定前に事件と疾患を結びつける報道姿勢，コミュニケーションが全く取れないといった患者の人格を否定する発言，疾患を家系・遺伝・育て方などに結びつけた記述などが見つかれば，これらをスティグマ的表現と判別することにした．もっとも個々の文脈を前にすると，白黒の線引きが難しい場合も多く，100%客観性のある仕分けができたかについては，多少の疑問が残る．この調査は，あくまでもおおよその傾向を摑むのが目的であることを理解されたい．

1. 調査方法

調査は，2012年2月1〜5日の間，Google上で「統合失調症」1語による検索を掛け，ヒットした約700万件弱のうち上位700件を対象に行った．700件の記載内容に目を通し，まず各情報がどのような団体や個人によって発信され，どのような取り上げられ方をしているかを見た．次にスティグマを疑われる記述の有無と，それがどのカテゴリーに分布しているかについて整理した．検索語を1語としたのは，絞り込みによるバイアスをできるだけ避けるためである．ただし，サイト上で実際にスティグマ的情報がやりとりされる場合は，基地外（キチガイ），糖質（統失）などの隠語が用いられたり，Google側が個別ユーザーに対応し検索結果のカスタマイズを行ったりするため，今回の検索方法の普遍性については問題が残るが，目的を考えこれらも無視することにした．

2. 調査結果

まず統合失調症に関する情報が，どのような団体や個人によって発信されているかを知るため，上位700件の発信元を整理してみた．表のA欄は，これをヒット件数の多い順に並べたものである（**表60-1**）．

1位は匿名の個人による発信で188件．その多くは，統合失調症という疾患とその周辺を解説した内容で，アフィリエイト（サイト運営者に報酬が支払われる広告方式）を目的としたものが大多数を占めている．2位は，実名の個人による128件だが，各情報中の引用源を遡っていくと，最終的に数名のサイト運営者名が浮かび上がってくる．3位はIT集団・企業の95件．この内Wikipedia，YouTubeなどは，匿名の投稿者によって構成されるが，ある程度の管理がなされている点を考え，今回は掲示板などとは区別してここに分類した．4位は統合失調症の当事者や家族によるブログで72件．その一部にはアフィリエイト目的のケースも見受けられた．5位は2ちゃんねるなどの掲示板で70件．以下は表を参照いただきたい．

ところで「統合失調症」で検索をかけた場合，多くの人の目にとまりやすいトップページ近くには，どのようなサイトが登場してくるのだろうか．調査対象のうち，さらに上位1割にあたる70件について集計してみた．最も多いのは掲示板（32件；45%），次いで匿名個人（11件；15%），IT集団・企業（8件；11%），メディア（6件；8%）などの順で，掲示板と匿名個人という発信元不明なサイトの合計は43件で，全体の61%を占めていた．ちなみに，学会，研究機関，医療機関，官庁，自治体などのサイトは，トップ集団には1件もヒットしてこなかった．

次に，調査対象とした上位700サイトのコンテンツに目を通し，スティグマを疑われる記述の有無とそれを含むサイトを抽出してみた．表のB欄は，程度に差はあるものの，スティグマを疑われた88件のサイトの分布状況である．この88件は，調査対象全体（700件）の1割強にあたり，そのうち最もスティグマを多く含むのは掲示板の55件で，実にスティグマ全体の78%がここに集中していることになる．例えば次のようなものが

表 60-1　統合失調症情報の発信者およびスティグマ的記述の分布

A. 情報の発信者（団体・個人）　　　　　　　　　　　　　　　　　　　　　　　　　　B. スティグマ的記述の分布

順位	発信者名	内容	件数	スティグマ件数
1	匿名　個人	大多数はアフィリエイト目的；疾患の解説，用語解説が多い	188	10
2	実名　個人	元の発信者は4名；カウンセリング，治療マニュアル販売，心理サロンなど	128	2
3	IT集団・企業	Wikipedia，YouTubeなどは，便宜上ここに分類	95	9
4	当事者・家族のブログ	統合失調症患者，家族；アフィリエイト目的も含む	72	3
5	掲示板	2ちゃんねるなど	70	55
6	メディア	NHK，新聞社，出版社，通信社など	38	6
7	医療機関・医療者	病院，個人クリニックなど；患者誘致	27	
8	製薬企業	中堅，大手製薬企業：疾患啓発，早期治療の奨め	15	
9	医療関連企業	人材センター，メンタルケアセンターなど	15	
10	財団法人・宗教法人等	医療関連財団法人，NPO，宗教法人など	13	1
11	行政機関	厚労省，地方自治体など；疾患総合情報	13	
12	学会	日本統合失調症学会など；疾患総合情報	8	
13	大学	大阪大学，慶應義塾大学など；疾患総合情報	7	
14	研究機関	東京都精神医学総合研究所など	5	
15	その他	福祉系活動など	6	2
	合計（件）		700	88

＊検索語：統合失調症
＊検索上位700件について集計（2012年2月；Google）
(N. Takehara, 2012)

ある．
＊誰か殺したいなら，まず統合失調症になれっちゅうこっちゃ（殺人を犯した容疑者が統合失調症で不起訴となった事件を受けて）．
＊矯正させるのが下手くそな人に無理やり矯正されると，脳のどこかに障害や異常がおきやすいって何かの学会誌で読んだな．だいたいは言語に来るらしいけど．
＊統合失調症だったとして治るんすか．ご愁傷様です．一生治りません．薬も一生飲み続けなければなりません．
＊（統合失調症は）人口の約1％に発生する珍しくないものだが，学会の情報操作により，実態がほとんど世に知れ渡っていない状況である．

いずれも確信的に発せられる誹謗，中傷の類であり，これらは意図的なスティグマ，あるいは悪意のスティグマとして，他のケースと区別して扱われる場合もある．

3. 留意すべきスティグマ

注目したいのは，メディア系サイトなど正確と公正を標榜する情報源に見られる不適切表現のケースである．

例：全国紙の系列企業が運営する相談サイト

Q. 私の部下のT氏（24歳，男性独身）が最近訳のわからないことを口走ります．…どう対応すればいいのでしょうか（40歳，男性，管理職）．

A. ……これらの症状が2つ以上，1か月間ほとんどいつも続いていると，「統合失調症」の可能性は高まります．統合失調症にかかると，社会生活や職場に適応す

> るのが困難になります．……もちろん人間関係やコミュニケーションにも支障をきたし，意思疎通もできません．

専門家（精神カウンセラー）の回答中にみられるこうした即断的な表現（下線部）は，それ自体の不適切性が問われるだけでなく，そのコメントが独り歩きした際の増幅効果も問題視されるべきである．例えば次のケースを見てみよう．一見，何気なく聞き流してしまいそうなニュースである．

> **例：2012 年 1 月 13 日公共放送ニュース**
> 「富山県の山の中に病気の 49 歳の母親を置き去りにして死亡させたとして，24 歳の男が保護責任者遺棄致死の疑いで警察に逮捕されました．逮捕されたのは XXXX 容疑者（24）です．警察の調べによりますと，XX 容疑者は今月 8 日，<u>1 人で行動するのが難しい統合失調症の 49 歳の母親</u>を車で連れ出し，富山市本宮の山の中で………．」

2000 年前後を境に，マスメディアは"報道機関倫理規定"や"医療に関するメディアリテラシー"の確立に意欲的に取り組み始め，明らかなスティグマ報道は減少傾向をたどっているかに見える．しかしこのケースにみられるように，事実関係が認定される前に特定の疾患名を出し，事件との因果関係を暗示させる不用意な報道姿勢は依然として顕在で，問題箇所が掲示板などに引用された結果，意図的なスティグマへと変貌するケースが実は少なくないのである．現にこのニュースの放送後，掲示板や匿名個人サイト上には，事件と統合失調症を巡って多くのスティグマが飛び交っている．

＊息子も統失なんじゃね．
＊糖質なら，精神障害手帳もらって病院にぶち込

んどけばいいのに．

放送局側は，すでに on-line 上からこのニュース記事を削除しており，現在では閲覧することができない．

報道とスティグマの関係を考える際，興味深い資料の 1 つに，"糖尿病と統合失調症についての報道状況比較"[5]がある．それによると，糖尿病に関する報道の場合，主たるトピックスは予防と研究問題に集中しているが，統合失調症においては，犯罪と家族関係に関するものが際立って多いのである．このあたりにメディアが意識下に抱える問題点，すなわち「統合失調症は事件に結びつきやすい」とする思い込み的姿勢の一端が覗えるかもしれない．

筆者はかつて医療分野の"ドキュメンタリー番組"[注1]制作に何度かかわったことがあるが，回を重ねるにつれて，局側スタッフにみられる，ある種共通した姿勢に気づくようになった．一般的にテレビ番組の企画制作にあたっては，「インパクト性の強い話題」や「絵になる画面」を前面に出すことが強く求められるが，ドキュメンタリーという報道的性格が濃い番組ともなれば，取材で明らかになった事実に沿って，当初方針を修正するだけの柔軟性も必要となるはずである．しかし企画時の前提にこだわる制作スタッフは，合目的的な素材集めを行い，台本に沿わない事実が出てくるとこれを捨て去る傾向が強いため，作品は徐々に現実から離れたものに仕上がってくる．すべては，時間，経費，商業主義という枠内での仕事とはいえ，そのあたりに少なからぬマスメディアが抱える，報道バイアスやスティグマ発生の遠因が存在するようにも思える．

もう 1 つ注目すべきケースとして，少数ではあるが，当事者や家族が発信するブログなどに見られるスティグマがある．

注 1）「7000 人のカルテ：九州大学医学部と久山町民の 40 年」（2001 年），「大いなる航海：軍医高木兼寛の 280 日」（2003 年），「生命への警鐘：米国フラミンガム町からのメッセージ」（2004 年），他．

> **例：当事者の父親のブログ**
> 「私の家族には統合失調症を患う子供がいます．子育てを粗略にしたわけではありません．学校成績が悪かったわけでもありません．血縁の3親等以内に統合失調症を患う者もおりません．私の知る限りの親戚にも統合失調症患者はおりません．わが子の発症は，子育てを含めた親の人生までもが否定された心境でした（原文通り）．」

この独白は，当事者を抱えた家族の真情を吐露したものであろう．文面には特に虚飾もなく，スティグマの事例として取り上げるべきか否か，意見の分かれるところかもしれない．しかしこの記述を，仮に当事者本人が目にしたら，どう感じるであろうか．あるいは第三者に恣意的に引用されたら，どのような展開をみるであろうか．当事者や家族の言葉は，読む者，聞く者に重い問題提起をする一方で，その内容は一般の人々に伝播し，別のスティグマを生む可能性を含んでいる．こうしたケースを見るにつけ，冒頭紹介した当事者家族の危惧が，ありえないことではないことに気づかされるのである．

今回の簡易調査を通じて，スティグマ的記述を多く含む情報源として，発信元不明なサイトの存在が鮮明に浮かび上がった．それは，ある意味で予測し得た結果とも言えるが，社会がこうした意図的なスティグマの多くを無批判に受け入れるとは考えにくい．それよりも，一部の報道に含まれる不用意な表現や，当事者・家族の発言が断片的に引用され，独り歩きし，意図せぬ形で別のスティグマを生み出す危険性のほうに，より大きな問題を感じるのである．それと同時に，学会，医療機関，行政など，信頼性が高いと考えられる情報源の多くが，検索法にもよるが，比較的目に留まりにくい現状にも，今後の課題を見た気がする．

2 JPOP-VOICE が目指す疾患啓発活動

A JPOP-VOICE による当事者体験の公開

インターネットの動画サイトを開くと，統合失調症の当事者が，実名で，カメラに向かって自らの体験を語るのを目にすることができる[注2]．

『…夏休みに入る直前か，交番のお巡りさんが職務尋問に下宿に来たんですね．それをきっかけに，完全に周りの人が僕を見張っていて相談しているというふうに確信するようになったんですよ．警察にも付け狙われていると…すでに夢に下宿の人間が相談しているような状況が現れて，真夜中に恐怖で叫び声をあげてしまう…それで下宿の人から非常に文句を言われる．だから一緒に食事をすることができないわけですね．…（実名表示）』こうした情報がネット上で公開されるようになったことを，統合失調症の医療と向き合ってきた精神科医は，「隔世の感がある」と驚きを隠さない．

財団法人パブリックヘルスリサーチセンターは，2004年に疾患啓発事業の一環として，JPOP (Japan Public Outreach Program) と呼ぶ活動を開始した．医療者，研究者，出版社，メディアなどが一体となって，科学的裏付けのある正しい医療情報を，目的に合った媒体を使って社会に発信しようとする試みである．個々のプロジェクトにおいては，医療者や研究者が事実関係の検証を行い，情報企業が取材，編集，公開の実務を担当し，協賛する企業が寄付金を拠出する形で計画が遂行される．その JPOP 委員会（代表：大橋靖雄東京大学大学院医学系研究科教授）が，インターネットを通じて，統合失調症やがんの体験者に病気への思いを系統立てて語ってもらい，社会に向けて発信する JPOP-VOICE 事業を開始したのは，2008年前後のことである[注3]．

注2) JPOP-VOICE あるいは http://jpop-voice.jp で検索し，「JPOP-VOICE 統合失調症と向き合う」を選択．
注3) JPOP-VOICE の事業主体は，2012年10月より"NPO 法人日本臨床研究支援ユニット"に移転

表60-2 「JPOP-VOICE 統合失調症と向き合う」公開までのプロセス

①JPOP-VOICE 計画案作成（JPOP 委員会）
②IRB（倫理審査委員会）による計画案の審査
③計画実施方針　確定
④登場者の人選　および取材交渉
⑤インタビュー　実施
⑥インタビュー記録　考査
⑦映像，音声，文字　粗編集
⑧粗編集素材　考査
⑨登場者による最終内容の認証
⑩スタジオ編集作業
⑪インターネット上での公開　（月1回）

(N. Takehara, 2012)

B｜JPOP-VOICE サイト運営の実際

　JPOP-VOICE の運営システムを見てみよう．まず医療情報のあり方を研究する専門家チームが，インタビュー方法，素材の編集方針，情報公開時の指針等を念頭に基本計画を作成し，当該のIRB（倫理審査委員会）に諮る．IRB の承認後，委託を受けた実行企業が編集から公開までの実務を担当する．その過程で，精神科医および医療情報・倫理問題専門家による内容考査が行われ，月1回，新たなコンテンツが公開される（**表60-2**）．この間，関係者が最も重きを置くのは，医学的側面と個人情報やプライバシーなど倫理的側面からの事実検証である．公開後であっても，当事者や家族，関係者などの要望があれば，速やかに公開を取り下げる方針も崩さない．また公開される情報に関して，寄付金拠出企業との間に利益相反が生じぬよう，常に透明性の維持が図られている．こうした運営体制が機能しているためか，現在に至るまでトラブルらしきものは発生していない．

C｜JPOP-VOICE サイト利用者の反応

　JPOP-VOICE のトップページには，このサイトに対する意見コーナーが置かれ，各方面から率直なコメントが寄せられる．当事者の感想から，一部を引用してみよう．
　「十人十色の個性をもった体験者たちを見て，自分もありのままの自分でいいんだと励まされた（30代男性）」，「世間は冷たい．ストレスが再発に良くないと分かった．怖さを共有できる人がいない寂しさ．周りから理解されず，馬鹿にされる寂しさ．でも体験を聞いていると，いろんな人がいることが分かった（20代女性）」，「自分と同じように辛いことや苦しかったこと，前向きになれたきっかけなども知ることが出来て安心した．私も病気と向き合っていこうと思った（20代女性）」
　当事者家族の中には，「娘の病気を思い詰めていたが，親としてこれを見て気が楽になった（60代女性）」と書く人もいる．病気とは直接かかわりを持たない一般成人も，「このように生き難さを感じているひとたちが，困難を持ちながらも病気と向き合い，格闘し，懸命に生きていることに励まされた（40代女性）」などの印象を述べている．医療関係者からのコメントもある．「とても参考になる．じかに患者の声が聞かれ，今後の業務に生かしていきたい（50代男性；保健医療福祉関係者）」，「ひとりひとりの病状や生活上の困り事をしっかり受け止め，それに応えていくことが医療なのだと，反省も込めて思った（40代女性；看護師）」．医学部学生のひとりは，「映像とは分かっていても，患者や家族の思いに直に触れることの重要さを，改めて認識した」と語る．
　JPOP-VOICE の映像は，医学部や看護大学における授業や，患者グループの勉強会などで教材として活用される他，精神科医やコメディカルの学会，研究会，市民公開講座などでも，討論の素材として利用されている．NBM（narrative-based medicine）の視点から，JPOP-VOICE の質的情報としての価値を評価する専門家も少なくない．
　ところでアンチスティグマの活動は，まず疾患や患者のありのままの姿を直視することから始まると考えられている．JPOP-VOICE は，この視座から，体験者たちの発言をできる限り加工せずに発信するスタイルを貫いてきた．この方針は本サイトの基本的特徴として，この先も保持されることであろう．同時に，閲覧者の様々な要望に応えられるよう，取り上げる症例の多様化を図ることや，検索機能を充実させることなどが今後の課

題とされている.

　参考までに，現時点における"JPOP-VOICE 統合失調症と向き合う"に関する数字をいくつか挙げておく．2012年7月時点で公開されているのは28人の当事者の体験談と15人の家族・支援者・医療関係者の声である．「統合失調症」で検索した際の表示順位は20位，利用者数はファイルベース（正常アクセス数）で月間約60万件，アクセス数は年を追って増加傾向にある．なおこのサイトへは，日本統合失調症学会，都立松沢病院，東京大学医学部精神科，NHKなどのHP上のリンク集からも入ることができる．

3 アンチスティグマに向けた今後の啓発活動

　社会には，様々な形をとってスティグマが存在する．GoogleやYahooなど大手検索エンジンの場合，極端に不適切な表現を含むサイトは，検索結果から除外されることになっているが，それにも拘わらず存在する不適切サイトの多さを考えると，社会全体に流布するスティグマの規模は想像に難くない．社会がスティグマと正面から対峙するには，国民の情報リテラシーの底上げ，すなわちスティグマを跳ね返すだけの健全な批判力の育成が必要である．そのためには何よりもまず，社会に向けて正しい情報や知識が発信されていなくてはならない．

　では正しい情報や知識の浸透をはかるにはどうすればよいか．

　1つはメディアリテラシーの向上である．メディアが，思い込み的に世論をミスリードすれば，それがもたらすマイナス効果は計り知れない．領域は異なるが，東日本大震災後に国民が体験した放射線にまつわる無統制な情報災害は，メディアリテラシーのあり方如何で，相当程度軽減しえたと指摘する声もある[6]．当該の学会や専門家は，組織を挙げてメディアリテラシーの向上に取り組み，メディアが持つ情報浸透力を利用して，継続的にスティグマの削減を図ることが必要であろう．具体例を1つ挙げれば，がん領域で始まったプログラム[注4]などを参考に，「ネット上の精神疾患情報を信頼性および正確性によって類別化し，各サイトの質を評価，認定，公開する活動」，有体に言えば，精神疾患情報の格付け的なプロジェクトを立ち上げてみてはどうだろうか．これはメディアにとっても報道時の指針となり，結果として社会における精神疾患情報の質的向上に寄与するように思える．

　もう1つ，正しい精神疾患情報の露出増強策にも触れておきたい．今回の調査から，少なくともインターネット上では，正しい情報が膨大な数のノイズに飲み込まれている実態を目にした．正しい啓発情報は存在しているにもかかわらず，これを必要とする利用者の目に触れにくいという現実がある．ネットに限らず，発信される情報は，ターゲットに届いてはじめて評価の対象となりうるものである．大手検索エンジンの中には，社会的意義の大きい団体のサイトに限り，特定の単語に対し検索結果の上位に表示されるよう協力する場合もあると仄聞する．学会が主導する形で，その実現を働きかけてみるのも一法であろう．

　情報発信者の立場から，インターネット上における統合失調症関係のスティグマの現状と対応策を検討してみた．試みた調査はごく表面的な集計にすぎず，スティグマの存在とその傾向を大づかみにするにとどまった．解釈などにおいて不明な点があれば容赦いただき，ご教示を乞いたい．今後，関連分野の専門家や学術団体，企業などが一体となり，それぞれのノウハウを持ち寄る形で，インターネットなどを活用したアンチスティグマの実践活動がいっそう強化されていくことを期待したい．

注4）「マイクロソフトNPO協働プログラム2009がん医療情報ポータルサイト：がん情報net」（実施団体：NPO法人キャンサーネットジャパン）．

【文献】
1) 島本禎子：地域精神保健への望み．精神科臨床サービス 12：212-214，2012
2) Mihara H, Yamamoto S, Takayama T, et al: Sources of health information. Internet survey on people's knowledge and attitudes toward cancer. 66th Annual Meeting of the Jap Cancer Assoc. Oct 3-5, 2007, Yokohama
3) 株式会社電通：媒体別広告費，2011年（平成23年）日本の広告費．2012年2月
4) Wilson P: How to find the good and avoid the bad or ugly: a short guide to tools for rating quality of health information on the internet. BMJ 324: 598-602, 2002
5) 竹島正：糖尿病と統合失調症の報道状況比較．精神医療メディアカンファレンスの試み．平成20年度厚生労働科学研究「精神保健医療福祉の改革ビジョンの成果に関する研究」，2008
6) 小島正美：誤解だらけの放射能ニュース．pp103-149，エネルギーフォーラム，2012

〔武原 信正〕

第61章

当事者研究

1 統合失調症をめぐるケアの状況

A 精神保健福祉をめぐる制度・政策の変化

　筆者が総合病院の精神科診療チーム専属のソーシャルワーカーとして仕事を始めてから(1978年)，早いもので35年が経つが，この間，精神保健福祉の現場は，実に大きく様変わりをした．その変化を，岡崎[1]は「精神分裂病から統合失調症への病名変更」，「統合失調症患者の比率の低下」，「入院患者における長期在院患者の比率の増大」，「統合失調症における外来治療の可能性の増大」として示し，これらに影響したものとして「社会復帰施策の普及，第二世代型精神病薬の効果，治療スタッフと家族及び行政機関等の統合失調症観の変化」を挙げている．それに倣って，筆者なりに実践現場での印象をもとに整理すると，変化の第一は，まず，障害者基本法(1993)により，初めて法的にも精神障害者が，「障害を持つ人」として身体，知的障害者と同様の位置づけを持つに至り，それが障害者自立支援法(2006)へとつながり，いろいろと課題があるにしても，地域における精神障害者への生活支援，就労支援サービスが一般化したことである．特に1994年(平成6年)保健所法が地域保健法に改正される前は，地元の町村から精神障害者支援は，市町村の事業ではないとされ，精神科を持っている病院が治療から就労や生活支援まで丸抱えし，都道府県の保健所が緊急対応やアフターケアという限られた役割を細々と担っていたが，財源や人材確保の課題があるにしても第一義的に，市町村がサービスに対して責任を持つようになったことの意義は大きい．

B 当事者研究を育んだケアの土壌

　もう1つの変化は，治療や相談支援における統合失調症などをかかえる当事者の役割，存在感が劇的に拡大(特に筆者のフィールドである浦河では)したことである．社会的には，ピアサポート活動などにより，統合失調症などをかかえるメンバーが自由に病棟に出向き，入院している仲間の暮らしのパートナーとしてばかりではなく，退院後も地域生活の良き隣人としてお互いに支え合うということが日常化し，入院から地域生活を支える重要な人材として当事者の役割は，ますます重視されるようになっている．それを支える心理教育においては，当事者自身が，統合失調症に関する正しい情報を獲得し，統合失調症を持つことによる心理・社会的な影響に振り回されるのではなく，自らの健康と暮らしの主体者として自己管理が可能となるような継続的な教育プログラムの実施が精神科リハビリテーションの基本スタイルとして普及が図られている．それに対して，最も影響を与えたのは1992年に導入されたSST(social skills training：社会生活技能訓練)である．

　周知のようにSSTは，認知行動療法をベースとしたプログラムであり，当時，「浦河べてるの

家(以下,べてる)」[注1]という統合失調症など精神障害を持つ人と町民有志による起業を中心とした地域活動拠点を立ち上げ,メンバーが中心となって日高昆布の産地直送に取り組んでいる中で,SSTは,エンパワメント・アプローチとして,当事者を主体とした事業展開を重んじていた運営方針を実質化するうえで,重要な役割を果たした.ともすれば,統合失調症を持つ人たちは,治療や相談援助のパートナーとしての立場よりも保護や管理の対象として見なされ,服用している薬の内容や病状説明,治療計画に対しても,家族が代行することが多く,当事者の多くは病名も服用している薬の名前も効能もわからないまま,漫然と療養生活をすることが当たり前であった時代の中で,SSTは,当事者を生活の主役の座に押し上げ,「練習すればいい」という日常のレベルで,統合失調症を持つ人の暮らしの可能性を拡大する足掛かりとなった.特にべてるにおいては,原料の発注,商品の受注と配送,資材の調達,メンバー間のコミュニケーションなど,日常の場面から,様々な生活感が伴った練習課題が生まれ,SSTが積極的に活用された.

このようなパラダイム・シフトを世界的な視野で見ると,精神科医療は1970年代から入院中心から地域ケア中心へと変化を遂げ,①早期介入,②コミュニティメンタルヘルス,③訪問看護,④在宅医療[2]を中心とした,生物・心理・社会の統合モデルをベースとしたリハビリテーションの展開が基本となっている.この変化は,障害者福祉の領域においても同様で,1970年代始めに,米国から始まった自立生活運動は,そのスローガンにもある「障害者は本来,施設収容ではなく,地域で生活するものである」,「障害者は,治療を受けるべき患者でもなければ,保護される子供でも,崇拝される神でもない」,「障害者は援助を管理すべき立場にある」,「障害者は障害そのものよりも社会の犠牲になっている」[3]という視点は,様々な障害者の権利獲得運動の基本理念としてばかりでなく,ケアの領域にも影響を与え,わが国では,それが「当事者主権」[3]として,障害者運動や施策の論拠となっており,今日のべてるの実践にも受け継がれている.

2 統合失調症を持つ人たちの「生きづらさ」の理解

A 生きづらさの底流にあるもの

当事者研究は,統合失調症を持った人たちが,起業を志し,暮らす中で起きてくる様々な出来事から派生する生きづらさを,生きやすさに向けて,工夫や改善を試みる試行錯誤の中から生まれた実践知である.そのような経験から見えてきたのは,"生きづらさ"やいわゆる"問題"の起こり方には,ひとつのパターンがあり,「問題は常に,何かを解消するために起きている」ということである.当事者研究は,その問題を解消しようとする意図を明らかにし,共同するところから始まる.具体的には,統合失調症を持つ人たちが引き起こす"爆発"や不適切な行為や言動の背後には,辛い切迫した状況から抜け出そうとする当事者なりの"もがき"がある,という理解を前提に,より健全で穏やかな対処方法を,ともに模索するということである.このことによって,当事者の孤独な戦いは,共同作業にかわる.そこで,注視しなければならないのが,その"もがき"の底流には,今を生き抜くための具体的な暮らし方の手立てを切実にのぞみ,自己表現や"つながり"への渇望が

注1) 浦河べてるの家―べてるの家(以下べてる)は,今から30年前,地域で暮らす精神障害を体験した若者たちが地域の有志とともにお互いの孤立を防ぎ,助け合いながら起業による地域貢献を目的に,古い教会堂を拠点に1984年に発足した「街づくり」の地域活動拠点.活動理念として,「地域のために」,「社会復帰から社会進出へ」,「三度の飯よりミーティング」などをかかげ,起業に挑戦,過疎化が進む事業所の撤退や閉店する店が相次ぐなか,日高昆布の産直・出版事業,会社を設立して介護保険事業に進出.2002年,社会福祉法人設立.わが国で初めて当事者が理事長,施設長に就任し,就労支援,居住支援に取り組み様々なプログラムを創出.現在は,精神,身体,知的などの様々な障害を持つ100名以上の当事者が活動に参加している.幻覚妄想大会や当事者研究で知られ,年間,延べ3,000人ほどの見学者,研修の受け入れをし,海外との交流も始まっている.

ある，ということである．当事者研究は，その生きづらさの構造を，丹念に解き明かしていく．そこで，大切になってくるのが，当事者の言葉や行動によって表出された見かけのニーズと真のニーズの間には往々にして乖離があり，本人もそれに気づいていない場合が多いということである．例えば，「空腹感」という生理的な現象が，希死念慮につながったり，幻聴の否定的なメッセージの契機になったりする―当事者研究では，このズレ"誤作動"といっている―ことが当事者研究で明らかになっている．そればかりでなく，コミュニケーションの難しさの背景には，当事者が五感で感じている"現実"と，周囲の人が共有している現実との間に，認識のギャップがあることも，当事者研究の中で，次々と報告されている．最近，統合失調症を持つ人の認知機能障害に対する関心が高まっているが，この点は，治療や相談援助の場では，あまり取り上げられていない，"見えざる生きづらさ"と言える．

そして，最も重要なのは，当事者の多くは，将来に対する希望と生きがいを見失い，かつそれを切実に探し求めている，ということである．Warner R は，「拘束，管理，それに空虚さは，地域で暮らしていても，急性症状で入院していても患者たちの人生に重くのしかかり続ける．多くの患者は，無目的で退屈な人生に向き合っている」[4]とし，社会的排除を防ぎ，就労を含めた社会参加の促進を提言している．当事者研究では，治療や相談援助では取り上げにくい「実存的空虚」も，「あたり前の大切な苦労」ととらえ，研究テーマとして取り上げている．

そのように，統合失調症などをかかえるメンバーの"生きづらさ"の根底には，意味のある状況課題，人生課題が見えにくい形で重層的に内在化している．木村敏はそれを「…ドパミン・レセプターの変化は…原因ではない．…レセプターの変化はどうして起こったのかという問いでもある．その答えは，そうしなければ患者は生きて行きにくいのだ，ということに尽きる」[5]と語っている．そのように，当事者研究を通じて症状の中に，その人なりの固有の"生きづらさ"が内在化されていることが，明らかになっている．

B 生きづらさのメカニズム

例えば，図 61-1 の「薬を飲まないメカニズム

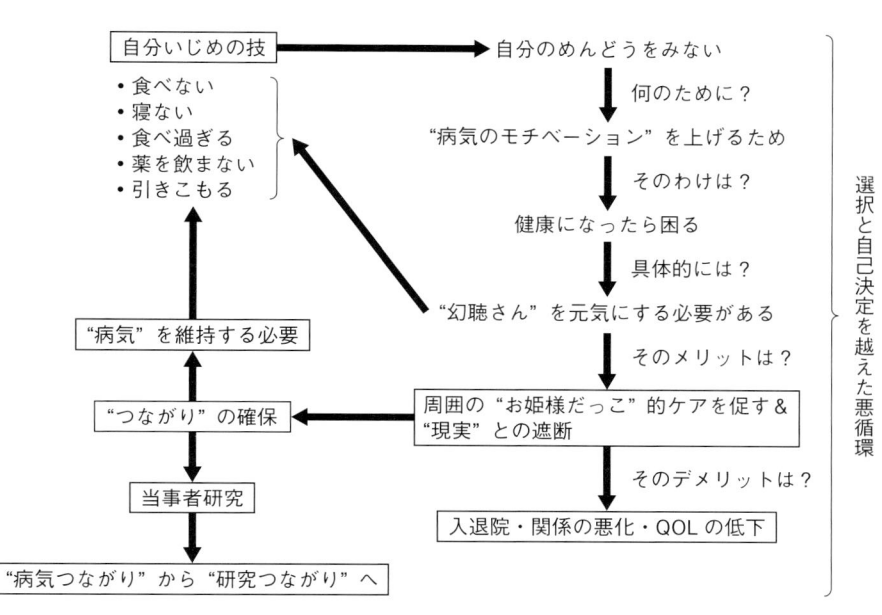

図 61-1 薬を飲まないメカニズムの研究（宮西勝子）
べてるの家の「服薬アドヒアランス」より

の研究」は，統合失調症を持つ服薬自己管理が不十分と言われた女性の当事者研究の展開図である．この場合は，薬の重要性を説明しても，なかなか効果が上がらないということがあった．そこで，当事者研究を一緒に行ったところ，回復のイメージを持てずに，幻聴が緩和するにつれて増す現実感に耐えられずに，服薬を止めてむしろ"幻聴を呼び込んでいる"というメカニズムが明らかになった．当事者研究では，それを「回復不安」と呼んでいる．そして，幻聴があることの利点は"目の前の現実課題から逃れられる"ということと，傾聴を中心とした周囲の"お姫様だっこ的ケア―いろいろと心配し，じっくりと話を聴き，自罰行為の際には，抱えてくれる"を促し，人とのつながりの維持にあるということがわかった．当事者研究をすることで，周囲との"病気つながり"から"研究つながり"に変わることがわかり，その後，服薬は，遵守されるようになった．

そのように，当事者研究は，メンバーの主観的な世界の意味を理解し，「苦労のメカニズムの解明」といういわゆるアセスメントの手立てとして役立てることができる．そして，当事者研究というプロセスを辿るなかで明確になった現実感のある練習課題が，SSTを活性化させるという良循環につながることがわかった．

C 当事者研究を支えるケアの構造

当事者研究の生まれた背景には，以上のような"生きづらさ"の理解があり，その背景には，先にも述べたように，SSTで扱う「練習課題」を，リアリティーのある実感のこもったものにするための試行錯誤がある．感情の爆発や，"電波"に痛めつけられるとか，隣の部屋から嫌がらせを受けている，という訴えを1つとっても，それをすぐにSSTの練習課題として結び付けられるほど単純ではない．生活感あふれる練習課題をメンバーが見出すには，それを促すスタッフの技量を含めた環境的な側面が重要になってくる．具体的には，代理行為を廃し，メンバー自身が生活上の課題を乗り越えていくための前向きな試行錯誤を促す支援体制が必要になってくる．特に練習課題は，最初は金銭の貸し借りなどの"生活問題"として表面化することが多いが，いわゆる"問題"は，常にメンバー自身の成長とスキルの獲得に向けたステップとなりうる重要な機会である．それを，単純に禁止行為として，懲罰的に扱うならば，結果としてメンバーの成長動機を押しつぶすことになる．その結果，SSTのセッションの多くは「茶話会」や「話し合い」の場となり，リアリティーを喪失した形骸化したプログラムと化す．

その他に，SSTを導入している現場から寄せられた課題として，①単純な希望志向のアプローチが，過去の経験からの逃避的，回避的な傾向を持つメンバーに用いるのが難しいこと．②現場に定着している「相談をする人」，「援助をする人」の二者構造を変える手立てが必要であること．③メンバーのなかに，「自己対処」，「回復」のイメージがないこと．④メンバー間の仲間意識の低さ．⑤人と問題の内在化があり，トラブルを起こすメンバーは「問題のある人」として排除される傾向があること．特に，パーソナリティ障害を持つ人への支援に困難さを感じること．⑥メンバーが本当の気持ちを話さない．一方では，幻覚，妄想の話は聞かないというスタンスがスタッフ側にあること．⑦服薬を順守するなかで持続的にかかえる幻聴や妄想を契機としたメンバー同士のトラブルへの有効な支援策が見出せないこと．⑧メンバー自身が，かかえる生きづらさが理解できていない状況があること，である．

以上の事がらは，長年ソーシャルワーカーとしてSSTのリーダーを経験してきた1人として筆者自身も常に直面してきたことである．しかし，それらの課題を乗り越えるための長年の試行錯誤を通じて，SSTがメンバーの暮らしの中に大切なツールとして定着するようになるなかで，当事者研究は生まれたのである．

3 「当事者研究」とは

A 「自治」のツールとしての当事者研究

「当事者研究」は，以上のような時代背景にあって，北海道浦河町におけるべてるをはじめとする起業をベースとした統合失調症などをかかえた当事者活動や暮らしの中から生まれ育ってきたエンパワメント・アプローチであり，当事者の生活経験の蓄積から生まれた自助―自分を助け，励まし，活かす―と自治(自己治療・自己統治)のツールである．

当事者研究では，当事者がかかえる固有の生きづらさ―見極めや対処が難しい様々な圧迫感(幻覚や妄想を含む)，不快なできごとや感覚(臭いや味，まわりの発する音や声など)，その他の身体の不調や症状，薬との付き合い方などの他，家族・仲間・職場における人間関係にかかわる苦労，日常生活とかかわりの深い制度やサービスの活用レベルまで，そこから生じるジレンマや葛藤を，自分の"大切な苦労"ととらえるところに特徴がある．そして，そのなかから生きやすさに向けた「研究テーマ」を見出し，その出来事や経験の背景にある前向きな意味や可能性，パターンなどを見極め，仲間や関係者の経験も取り入れながら，自分らしいユニークな発想で，その人に合った"自助―自分の助け方"の手立てや新たな理解を仲間とともに見出していくプロセスを重んじる．そこで，重視されるのが，当事者自身が自らの「苦労の主人公」になることであり，この点は「我々にもリスクを」[3]という自立生活運動や当事者主権の主張と重なる．

この背景には，精神障害をかかえた人たちの"生活のしづらさ"とは，精神疾患を持つことによる直接的な苦痛や辛さ以上に，当事者自身と，当事者を取り巻く人間関係も含めた内的外的な環境からもたらされる負荷と，人間としての普遍的な人生課題への直面化の危機に根源があり，さらにはケアや援助の場面で遭遇する過剰な投薬や，必要以上の保護・管理という当事者自身のニーズよりも周囲のリスクの軽減を重んじるかかわりが，当事者に二重三重の負担を与え，結果として長期入院をもたらす要因となってきたという反省がある．

そのような中で当事者の自助活動から生まれたべてるは，70年代の自立生活運動の伝統を受け継ぎ，他者に管理，保護される暮らしよりも，むしろ1人の人間としての正当なリスクを求め，そこから生じる生きづらさを"当たり前の苦労"ととらえ，一方では，リスクを軽減するための内外の環境づくりにも努めてきた．このような人生観は，遡るならば，Franklの実存分析でいうところの「苦悩の意味―苦悩において成熟し，苦悩において成長するのであり，苦悩はわれわれをより豊かに且つ強力にしてくれる―」[6]にも通じるものがある．

B 自己研究から当事者研究へ

そのような当事者研究も，始まった当初(2001年)は「自己研究」と呼んでいた時期がある．元々は，1992年からべてるの活動や浦河赤十字病院精神科のプログラムとして活用されていたSSTの中で，自然と幻覚や妄想体験を語り，「何が起きているのか」，「どうのように対処すべきか」，「何を練習すればいいのか」を話し合うアセスメントや動機づけにつながる短いミーティングが取り入れられるようになっていたなかで，1人の"爆発"を繰り返す統合失調症を持つメンバーへのかかわりに苦慮したソーシャルワーカーが「一緒に研究しよう」と提案したことに端を発する．その意味では，当事者研究は，専門スタッフの判断や見通しを脇に置いて，従来，精神科医や専門スタッフが独占していた「何が起きているのか―アセスメント」のプロセスを，その困難さをかかえる当事者と一緒に行おうとするところに一番の特徴があり，そこに認知行動療法の影響―共同的実証主義―がある．しかし，その後，「自己」という枠組みを越えて，ひとつの現実―例えば病気や障害をかかえること―に直面にしたとき，単なる自己責任と考えることなく，しかも，他人任せ

にしたり，単に回避したりするのではなく，そのことに向き合い，結果に影響力を持とうとするときに，その現実の「当事者─統治者」になるという理解に至り，「当事者研究」という言葉を用いるようになった．

それを契機に「自己研究」は，自己完結的な装いから，"自分自身で，ともに"という現象学的な理念に象徴されるように，研究を通じた仲間との出会いを大切にするプログラムとしての広がりを持つようになった．特に，ここ数年，全国的に当事者研究に対する関心が広がり，研究活動が実践されるようになるなかで，特に精神科医が積極的に関心を寄せる傾向が強まりつつある．さらには，『べてるの家の「非」援助論』（医学書院，2002）が韓国で翻訳出版された影響から，韓国でも精神障害者の地域生活支援の現場で当事者研究が試みられるようになり，2007年から日韓の当事者研究を通じた交流が続いている．

4 統合失調症と当事者研究

わが国の統合失調症へのアプローチが，薬物療法に偏重するなかで，原田は「当事者の回復力，治癒力の重視」と「心理教育，認知療法の導入」[7]が，キーワードになるとしながらも，現状は統合失調症気味な実践状況にあるしている．そのようななかで，Warnerは，「統合失調症回復への13の提案」として，「精神病的症状への認知行動療法」の必要性を挙げ[4]，その理由として「長い間，強固で妄想的な信念を説得して思いとどまらせることは無意味」なことと考えられてきたなかで，近年の研究成果として「患者たちと病気の症状や，そのことの個人にとっての意味について語り合うことは，症状の改善につながる可能性がある」とし，特に，「妄想を裏付ける症状を持つ人たちに対して，別な見方を提供し，現実検討と対処技術を強めるなどして，妄想の根拠を穏やかに話し合うことは，役に立つ」とし，英国のTarrier Nらの研究を紹介している．

注目すべきなのは，以上のように1990年代に，次々に発表されている認知行動療法をベースとした統合失調症へのアプローチの実践的な研究成果が，先にも紹介したように，1991年に事業展開を進めるうえでの重要なコミュニケーション・ツールとしてSSTを導入するなかで，その認知行動療法としての"素性"を活かし，「三度の飯よりミーティング」の伝統と，幻覚や妄想体験を日常的に語り合う文化が融合するなかで，当事者研究が生まれてきたべてるでの実践のプロセスが見事に符合することである．反面，当事者研究は，「説明は，難しいが行うのは簡単」と言う言葉に象徴されるように，統合失調症を持った人たちの自律的で前向きな関心や興味によって自由自在に展開され，当事者の経験の深化とユニークに構造化されていくプロセスに価値があり，それだけに，ありがちなプログラムのマニュアル化は，前向きな試行錯誤という当事者研究の持ち味を失わせるという扱いの難しさがあるが，そこが醍醐味でもあると言える．

5 当事者研究を支える原理

当事者研究は，決して狭い意味での「統合失調症との付き合い方」のような方法論を提示しているわけではない．むしろ，当事者研究は「統合失調症を持ちながら生きるという状況の認識と行動の原理」を主体的に模索し続ける終わりなきプロセスである，と言ってもいいかもしれない．その意味で，当事者研究は，当事者や関係者の日常のたゆまない試行錯誤によって磨かれた実践知の背後にある「原理」に関心を寄せ，分かち合うことを重視する．したがって，当事者研究は，まるで生き物のように成長し，磨かれ，変化し続ける性格を持っている．そうして，生まれてきたのが以下の当事者研究の経験であり，まずは，それを紹介したい．

ⓐ 当事者研究ではどんなに困難な状況にあっても，その場と自分や仲間の経験の中に，困難を解消する「知恵が眠っている」と考える

これは，北海道浦河における精神保健福祉活動が，当事者や町民有志による地域活動拠点べてる

の家(1984年設立)を生み出した回復者クラブ活動をベースとして培われてきたことと無縁ではない. 今から, 30年以上も前, 社会資源に乏しく, 地域支援体制も整わないなかで, あったのは当事者の統合失調症を生きた"体験"という貴重な資源であった. その体験を持ちより, 語り合うなかで, 体験は「経験」へと昇華されるのである.

ⓑ **当事者研究は, 当事者がかかえる様々な生きづらさ(見極めや対処が難しい圧迫や不快なできごと, 症状や薬との付き合い方, 家族・仲間・職場における人間関係, 仕事上の苦労)などの固有の経験を研究の素材にする**

当事者研究における研究の"素材"は, 身近な生活経験の中に, それこそ無尽蔵にある. 自分自身で背負いきれないと思ってきた苦労や生きづらさでも, 「研究」という担い方を志したとき, それは興味や関心となって, 不思議と持ちやすいものになる. しかも, 当事者研究で大切なのは, 「自分自身で, ともに」というスローガンにあるように, 仲間や関係者との連帯がカギとなる. この連帯のイメージは, 「語ること」を重んじてきたべてるの伝統と, 当事者研究が認知行動療法であるSSTのプログラムから発展的に生まれてきたことと無縁ではない. 後者でいえば, 共同的実証主義の立場が反映されていると言え, さらには, 統合失調症などをかかえる当事者を「自分の専門家」ととらえ, 適切な自己対処の在り方を, 模索していく姿勢も, それに重なるものである. この辺は, ナラティブ・アプローチにおいて専門家が自分の立ち位置を「無知」に置くことと関連してくる.

ⓒ **当事者自身が仲間とともに, 関係者や家族と連携しながら, 常識にとらわれずに「研究する」という視点に立ってワイワイガヤガヤと語り合い, 時には, 図(絵)や, アクションを用いて出来事や苦労の起きるパターンやしくみ, かかえる苦労や困難の背後にある意味や可能性を見出すことを重視する**

統合失調症を持つ人は, 病識を持つことは困難と言われるなかで, 従来の治療や援助は, 幻覚や妄想と言う「主観的体験」から抜け出て, 物事を客観的に見ることができるように促すことに重点が置かれ, それが困難な場合, 周囲がそこから生じるリスクを軽減させるための保護や管理をするという傾向があった. しかし, 当事者研究は, 当事者が生きている主観的な世界と感覚を共有しながら, 新しい暮らし方, 生き方, のアイデアを模索することを重んじ, パターナリスティックな保護や管理から脱却し, 自律的な試行錯誤を促す環境づくりを大切にし, それが結果的に当事者なりの病識を取り戻すという経験を重ねてきた. それは木村敏が言う「主観的な主体性」[8]という概念にも通じるものである. 当事者研究では, 説明の困難な主観的な体験を共有するために, 様々な手立てを用いる. 具体的には, 物に置き換えたり, 図やイラストで表現したり, 当事者自身を演出家として即興的に場面を再現することもある. その場では徹底して, 困難を生きている当事者の主観的な現実の生々しさを共に体験することを重視し, 「自分の辛さがわかってもらえた」という実感を重んじる. その"主観的な問題意識"を共有する手立てとして「自己病名」(例: 統合失調症ガンバリ型最後にガス欠タイプ)が有効である.

ⓓ **前向きな(自律的な)試行錯誤を重ねるなかで, 即興的(偶然性)に生まれるユニークな理解やアイデアこそが"自分の助け方"の重要な発見につながると考える. そして, そこで見出されたユニークな理解や自分を助けるための手立てを現実の生活の中に活かすことや仲間と分かち合うことを大切にしている**

生命科学者である清水博は, 生命の最も基本的な活動形態を「自己表現」と「試行錯誤」と述べている[9]. そして, そのような生命的な試行錯誤から生まれた知恵を「リアルタイムの創出知」と呼んでいる. 当事者研究はそれに似ていて, 「自己表現」と「試行錯誤」という生命的な営みの中から生まれた身近で, 独創的な「知」の創出と, 当事者同志の分かち合いを展開の柱としている.

e 単なる「問題解決」の方法ではなく，「問題」と思われている出来事に向き合う「態度」，「とらえ方」，「立ち位置」の変更や見極めを基本とし，問題が解決されないままでも，「解消」される可能性も視野に入れる．それは，自分自身の生きてきた経験と今を語る「言葉」を吟味し，育みながら，現実の生活場面の中に具体的な"振る舞い"と"つながり"を創造していくプログラムである

いわゆる問題は，そのとらえ方，抱え方によって，重さや意味を変える．例えば，主治医に「統合失調症です」と宣告された親が，医学書に記載された統合失調症の記述を読んで，絶望的な心境に陥った，という話がある．一方では，浦河で統合失調症をかかえるメンバーは，講演先で統合失調症の説明を求められたとき，「統合失調症は，友達ができる病気です」と語った．同じ現実を語るのに，その語る立ち位置によって，絶望にもなり，希望にもなる．野口[10]はそのような語りが生まれる場を「ナラティブ・コミュニティ」と説明している．「態度」，「とらえ方」，「立ち位置」の変更や見極めは，認知行動療法のアイデアとも通じるものがある．

f **当事者研究は，支援者にとっても必要で有効なプログラムである**

当事者研究は，決して疾患や障害を持った人に向けた回復のためのプログラムではない．私たちは，生活上，自分自身が直接的，間接的に影響を受ける可能性があるか，すでに影響を受けている現実に対して，責任と役割を自覚し，影響力を発揮しようとした時点で「当事者」となる．その意味で，誰でも，当事者になりうる可能性の前に立たされている．そこに当事者研究が重んじ，認知行動療法にも通じる共同性の素地がある．その意味で当事者研究は，統合失調症をかかえる当事者に対する支援プログラムである以上に，統合失調症を持つ人の治療や支援という状況に立たされた"当事者"としての"支援者の自助"のツールとしての側面を忘れてはならない．それは，今の統合失調症を持つ人の心理教育のねらいが，自らの心理的，身体的，社会的な環境のリスクを適切に読み取り，早期に適切な対処行動へと向かう「認知と行動」のプログラムとして構造化されているように，図61-2の「支援者と当事者の相互関係」に着目するならば，治療や支援にかかわるスタッフも同様なスキルの獲得が必要となり，統合失調症を持つ当事者自身が，自らの内なる環境を見極めて適切な環境へと整えるためには，そのプロセスに最も影響力を与える可能性を持っている外的環境としての支援者のあり様がもっと注目される必要がある．別な言い方をするならば，支援者は，当事者自身の内的環境の悪化を促進させる"害"的な環境要因ともなりうるということである．

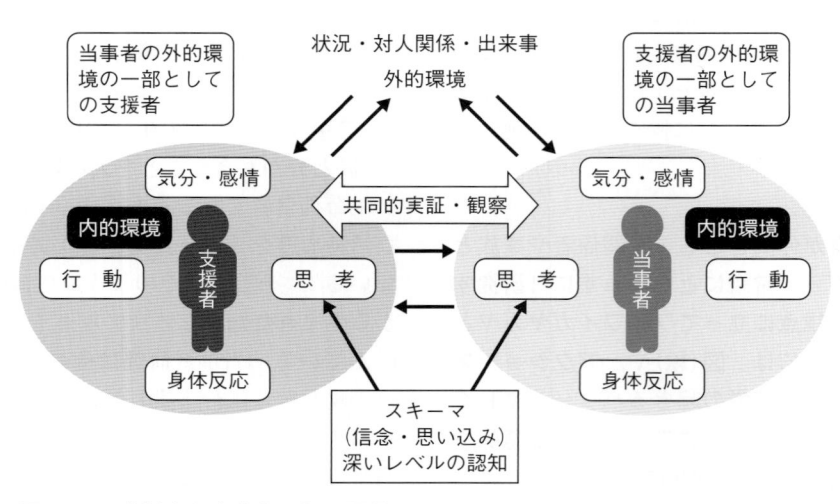

図61-2 支援者と当事者の相互関係

6 当事者研究の実際

A 当事者研究のスタイル

　当事者研究は，統合失調症などの精神障害を持つメンバーが，自律的に自分のかかえる生きづらさの意味とメカニズムを解明し，"爆発"などに変わる"新しい自分の助け方"を仲間などとともに，模索していく活動として始まった．それを契機に，特にここ数年，発達障害や身体障害などをかかえる当事者や家族が，自発的に，自由な形で当事者研究を始め，それを公開し反響を呼んでいる．そこで，今までに取り組まれた当事者研究の研究スタイルを分類し紹介したい．

・タイプⅠ―統合失調症などの生活体験をかかえることで派生する苦労のメカニズムやパターン，意味を解き明かし，従来の対処に変わる新しいユニークな対処方法を考案する研究スタイルで，認知行動療法に基づいたプログラムであるSSTや，べてるにおける長年の実践経験の蓄積に基づいた一般的な研究スタイルで研究事例の蓄積も多い．
　→例）「悪口幻聴さんとの付き合い方の研究」

・タイプⅡ―日常的な生活課題や出来事を素材に，暮らしやすさ，生きやすさを実現するための新たな発想や具体的な手立てを考える．
　→例）「金欠の研究―お金の減少学」・「クレームの研究」―お客様からの商品のクレームを減らすための工夫の仕方を研究．

・タイプⅢ―固有の体験を素材に，自ら観察，整理を試みながら，専門家の見解や一般的な言説を乗り越えた理解や考察を加え，有用な経験として新たな意味や可能性をさぐる研究で，最近，注目を集めるようになっている．
　→例）脳性麻痺を持つ当事者であり，その例として，医師でもある熊谷晋一郎氏の『リハビリの夜』（医学書院，2009）や綾屋紗月氏の『発達障害当事者研究』（医学書院，2008）などがある．

　以上が，現在の当事者研究のスタイルであるが，この他にスーパービジョンに当事者研究を活用しようとする試みなども始まっている．

B 当事者研究の展開

　次に，当事者研究の一般的な進め方（上記のタイプⅠ～Ⅱ）を中心に，その展開を紹介したい．当事者研究は，「自分自身で，ともに」という理念が示すように，かかえる"問題―課題"に対する共感的な関心から始まり，ともに考え，ともに知恵を出しあう対話のプロセスが最も重要となり，見出されたアイデアを実際の暮らしの中で試み―実験―，その結果を見極め，有効な手立てについては，同じ課題をかかえている仲間と，ともに分かち合うという一連の取り組みが当事者研究の特徴となっている．そのように進められる当事者研究は，基本的にテーマを持っている当事者自身が，自由な時間に場所を選ばずに気軽に自発的に行う研究活動をベースに行われるが，初めて当事者研究に挑戦するメンバーは，当事者研究に慣れた仲間や支援者に協力してもらいながらマンツーマンで行う．当事者研究に参加しているメンバーは，いつも研究ノートを小脇にかかえ，気づいたこと，発見したこと，新たなテーマが浮かんだときにノートを取り出しメモをする習慣が定着している．それを「1人当事者研究」と呼んでいる．この1人当事者研究を動機づけ，サポートすることも，スタッフやメンバーには重要になってくる．そこから2人以上の少人数で行う当事者研究，「2人当事者研究」へとつながってくる．それが発展して幻聴や妄想など，同じ苦労をかかえるメンバー同志で「研究チーム」を立ち上げることもある．

　それらの一連の活動は，一定の曜日や時間，場所を定めて定期的に（ときには，臨時的に開催もあり）開催されている「グループ当事者研究」の場に持ち込まれ，浦河では毎週1回，研究の進み具合を報告し，検討を加える場として活用されている．

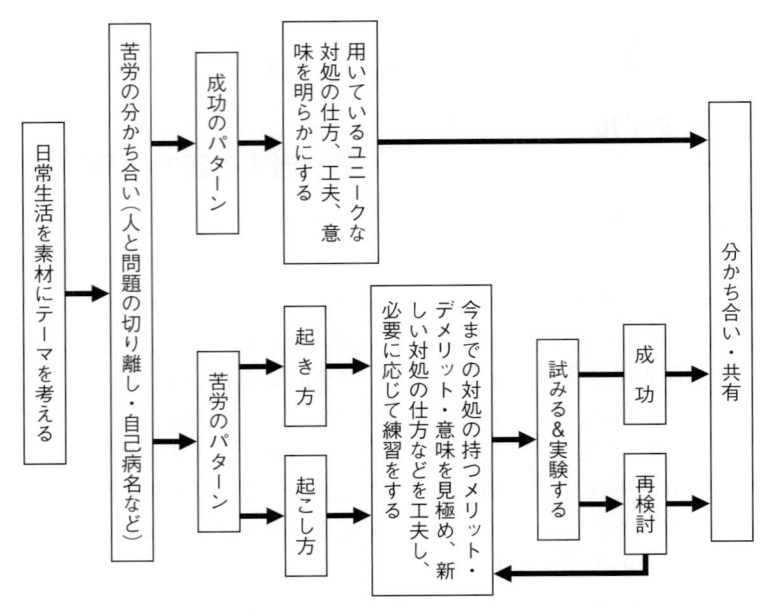

```
日常生活を素材にテーマを考える → 苦労の分かち合い（人と問題の切り離し・自己病名など）
                                    ├─ 成功のパターン → 用いているユニークな対処の仕方、工夫、意味を明らかにする ──────────────────┐
                                    └─ 苦労のパターン ─┬─ 起き方 ─┐                                                              ↓
                                                     └─ 起こし方 ┴→ 今までの対処の持つメリット・デメリット・意味を見極め、新しい対処の仕方などを工夫し、必要に応じて練習をする → 試みる＆実験する ─┬─ 成功 → 分かち合い・共有
                                                                                                                                                                            └─ 再検討 →┘
```

図 61-3　一般的な展開例

C┃当事者研究の進め方

　当事者研究においては，統合失調症を持つ人の主観的な体験をベースとした日常生活の出来事を研究の素材に，個性豊かでユニークな理解や対処方法が見出される反面，そこから，ひとつの"生きやすさ"の共通のパターンや原理（理念）も明らかにされ，それが，次なる研究活動の土台になり，自在に進められていくところに特徴がある．その意味で当事者研究は，方法を駆使する以前に，様々な状況に，どのような態度を持って立つかにおける原理を模索する手段だと言うこともできる．

　図 61-3 は当事者研究の「一般的な展開例」を示しているが，状況にあわせて，自由自在に展開されるところに当事者研究の持ち味があり，その展開には，共通の流れがあることがわかる．この図で特に大事なのは，当事者研究は，決して「問題」のみを扱うのではなく，「成功」も，立派な研究テーマになりうるということである．統合失調症を持ちながら，安定した就労が可能になっているメンバーがいたとすると，それを可能にしているものをみんなで探ることも立派な研究テーマ

---

①何が起きているのか
・繰り返し起きている出来事のパターンや仕組みを明らかにする
・起きている「問題」の"意味"の見きわめと吟味—「問題」の良いところや前向きな効果を考える
②どう対処してきたのか
・起きている「問題」をどのように受け止め対処してきたのか
③その結果と満足度は？
・効果と"副作用"のバランスは？　満足度が低い場合は？
④ではどう対処すればいいのか？
・何に，どのタイミングで，どのように対処すればいいのか
⑤その結果と満足度は？→①へ
・結果，効果を見きわめて，次の対処を考える

図 61-4　展開例

となる．

　そして，その「一般的な展開例」に「背骨」のように貫かれている要素が図 61-4 に示した①〜⑤であり，特に「苦労のパターン」を見極める研究に欠かすことのできないものである．

D┃当事者研究の実際

　当事者研究は，べてるを例にとると毎週月曜日

の午前11時から1時間ほど「当事者研究ミーティング」を実施している．しかし，当事者研究は，メンバーとの日常の中に，研究の始まりのきっかけが眠っていて，場面に応じて即興的，臨機応変に始まる場合も少なくない．

E 当事者研究の実例

作業中に，「仕事のメンバーからいじめられている」と訴える統合失調症を持つA氏(40歳)の例を挙げる．

1．経過

A氏から「仕事中に，Bさんから罵声を浴びせられて，いじめにあっています」という訴えがソーシャルワーカー(以下ワーカー)にあった．A氏は，今までも，いくつかの事業所において，同様の訴えをし「Aさんの思いすごしではないか」というスタッフとの間でトラブルになり，それがきっかけで入院の経験もある．

2．相談から研究へ

ワーカーは，A氏の訴えを受け止めながら「"いじめ"にあったときに，どのように対処していますか」と尋ねた．するとA氏は「あまりにも辛くて，それがきっかけで昔のいじめ体験を思い出すので，仕事中なんですけど，席を立って奥で休んだり，家に帰ったりすることもあります」と答えた．そこでワーカーは「なるほど，わかりました．ところで，今の対処に満足していますか？」と改めて確認したところ，A氏は本当は仕事を続けたいと思っていること，いじめに対して「何でいじめられなくてはいけないんだ」という怒りを感じていることがわかった．次にワーカーは，「Aさんの感心するところは，今回の相談も含めて，いろいろと前向きな試行錯誤を重ねて，積極的に解決策を模索しているところですね．ところで，今の"いじめ"現象に対する"黙って帰る"とか"奥で休む"という，自分の助け方は，満足度が低いということで，もっと，満足度が高い方法を，一緒に研究しませんか．きっと，仕事

仲間も，協力してくれると思いますよ」と，当事者研究ミーティングで研究テーマとして出すことを提案したところ，A氏も「よろしく，お願いします」と賛成してくれた．そこでワーカーはA氏に研究の方法として，どんなタイミングで"いじめ"の罵声が浴びせられるのか，仕事中以外には，そのような現象が起きないのか，今までの対処方法と，その効果をノートに思いつくままに書くことを提案した．

3．当事者研究の開始

べてるでの当事者研究のミーティングは，SSTの基本モデルの展開と同様に，ホワイトボードを囲んで参加者が扇形に座る形をとっている．進行は図61-5のような順序で行われ，その日は進行役としてC氏とD氏の2人のメンバーが担当し，ワーカーも協力し一緒になって展開する形をとった．A氏も普段，当事者研究ミーティングに参加しているメンバーだが，「今日の研究テーマを持っている人」という呼びかけに，前に出てこのたびの研究の意図を仲間に紹介した．

4．当事者研究の経過（抜粋）

C氏	「これから，当事者研究を始めたいと思います」
D氏	「今日は，Aさんがお題を持ってきてくれました」（拍手）
A氏	「今日，お題を出しますAです．僕は，今，仕事の最中のいじめに苦労していて，みんなと研究したいと思ってきました．よろしく，お願いします」（拍手）

- 今日の理念
- 前回の研究報告
- 今日の研究テーマ
- 研究タイム（ワイガヤタイム）
  ①質問　②意見　③アイデア　④新しい自分の助け方を考える　など
- 感想

図61-5　当事者研究の進め方―べてるの例

ワーカー 「それでは，Aさん，今日の研究のお題は，とりあえず『罵声いじめ現象の研究』ということでよろしいでしょうか」―「はい，いいです」（A氏）

C氏 「では，Aさんに，研究のきっかけになった"苦労のプロフィール"を紹介していただきます」

A氏 「はい，僕は，いつも誰かに怒られ，いじめられるようになって関係が悪化してしまいます．それで，どうやったら人と安心してつながれるのかを研究したいと思いました」

以上のような形でA氏は，自分のかかえてきた"いじめ現象"をメンバーの前で語り，ノートにまとめてきた苦労のパターンを紹介した．

ワーカー 「それでは，Aさんの苦労のパターンをみんなで見てみましょう」

A氏 「僕は，自分が苦手だなと感じる人ができると，変に緊張してきて"お前はだめな奴だ"，"なんでそんなこともできなんだ"というマイナスのお客さんがやってきたり，帰れ！っていう罵声が聴こえて，過去のいじめられたり，怖かった記憶がよみがえってきて圧迫が強くなります．するとその場にいられなくなり，自分の助け方として，その場から離れて家に帰ったり水を飲んで少し自分を落ち着かせようと休憩しますけど，だんだん体調にダメージが出てきて，身体が固まりパニックになって動けなくなります．そのうち，我慢がたまると相手のことを許せないという怒りの感情が強くなっていって，落ち込んでうつ状態になるか，怒りを感じる人の周りにある物をぶん投げたり，大声で怒鳴ったり徹底的にその人に攻撃をする『メガトン爆発』をしてしまいます」

ワーカー 「とてもわかりやすく，自分の苦労のパターンが整理されていると思いますね．ところで，みなさん，今日は，Bさんはいないのですが，ちょっと，Aさんと普段，一緒に仕事をしている皆さんにアンケートをとります．Aさんが，こんな罵声に苦しんでいたことを知っていた人は手を挙げていただけますか」
（誰も手をあげない）
「Aさん，誰も知らなかったということですから，今日は，みんなに知ってもらってよかったですね」

C，D氏 「私たちも知らなかったです」

A氏 「へえー，みんな知らなかったんだ」

ワーカー 「そうですね．誰も罵声を浴びせられていることを知らなかったということですが，現実にAさんは，苦しんできたのですから，この不思議な現象を，今後とも研究していきましょう．研究の進め方の提案は，ありますか」

参加者 「罵声を浴びせられたら，私にも"いま，罵声を浴びたんだけど，聞こえた？"って確認してもらえればと思います」

ワーカー 「そうですね．じゃ，皆さんも，協力していただけますか？（協力します，との声多数）

A氏 「わかりました．そのときは，確

認しますので，よろしくお願いいたします」（拍手）

7 当事者研究の可能性

　当事者研究の最大のポイントは，統合失調症などを持つ当事者自身が，自らのかかえる様々な生きづらさに対して，周囲の過剰な保護や管理から脱して，自発的かつ，研究的にそのテーマを担い，対処をしていこうとする前向きな動機を育て，維持するところにある．そして，その成果を分かち合い，持続的につながりあうことのネットワークが，生活に張り合いを生み，健康的な思考を取り戻し，問題意識を共有し，病識も取戻す契機となる．当事者研究が，その展開において，「自分の中に，仲間の経験の中に，知恵がある！　アイデアが眠っている！　仲間や専門家，家族と連携しながら，さあ，今日から，自分自身で，ともに，研究しよう！」をスローガンに進められるのは，そのためである．

　この当事者研究が成り立つためには，①人間関係への参加が自尊心を促進すること，②適切なカミングアウトが他者へ援助を求めていくことを可能にし，孤独を取り除くこと，③当事者自身が，他者の回復（癒し）に貢献する力を持っていることの経験を促すこと，④そのためには，日常的に病気・薬物療法・対処技法・社会資源に関する情報に触れる場が用意されていること[11]に対する当事者自身と周囲の理解が促進され，それを整えるための普段の努力が必要となる．

　そのようにして生まれた土壌から，専門家や家族，当事者との真の連携が生まれ，精神保健福祉の世界に「当事者主権」の芽が育まれる大切な契機となるような気がしている．SSTがそうであるように，当事者研究には，当事者の持つ経験に対する信頼と，専門家に対しては，その役割に対する新しい提案がある．それは，"前向きな無力さ"であり，当事者との連帯である．それが，わが国の精神保健福祉に新たな地平を開く突破口になるような気がする．

※この論文は，「精神保健研究」（第24号通巻57号，2011年発行：独立行政法人国立精神・神経医療研究センター精神保健研究所）に収録されている「当事者研究」の到達点とこれからの展開」を大幅に加筆・修正したものです．

【文献】
1) 岡崎祐士：精神医学・医療における統合失調症の位置．こころの科学120．統合失調症．日本評論社，2005
2) マックス・バーチウッド，クリス・ジャクソン（著），丹野義彦，石垣琢磨（訳）：統合失調症―基礎から臨床への架け橋．東京大学出版会，2006
3) 中西正司，上野千鶴子：当事者主権．岩波書店，2003
4) リチャード・ワーナー（著），蟻塚亮二，野中由彦（訳）：統合失調症回復への13の提案．岩崎学術出版社，2008
5) 木村敏：こころの病理を考える．岩波新書，1994
6) V.フランクル（著），真行寺功（訳）：苦悩の存在論―ニヒリズムの根本問題．新泉社，1998
7) 原田誠一：統合失調症の個人精神療法．こころの科学120．統合失調症．日本評論社，2005
8) 木村敏：こころの病理を考える．岩波新書，1994
9) 清水博：生命知としての場の論理―柳生新陰流に見る共創の理．中央公論社，1996
10) 野口裕二：物語としてのケア―ナラティヴ・アプローチの世界へ．医学書院，2002
11) L. M.グティエーレス，R. J.パーソンズ　E. O.コックス（編集），小松源助（監訳）：ソーシャルワーク実践におけるエンパワメント―その理論と実際の論考集．相川書房，2007

（向谷地　生良）

4-3
早期診断と早期介入

第62章

病期モデル

1 患者や家族からの問い

　統合失調症に限らず，初めての診察を行ったときに，共通して，自然と患者の口から発せられる言葉がいくつかある．「何病なんですか？」，「どうすれば治るんですか？」，「日常生活で気をつけたほうがいいことを教えてください」，「薬や休むこと以外に何かやったほうがいいことがあれば教えてください」という質問は必ずされるであろうし，医師が必ず説明すべきことでもある．これらの質問は精神科に限ったものでない．特に，精神科の診療において返答に少し心構えが必要な質問としては，「何か検査がないのですか？」，「自分の状態は良いほうなのですか？　悪いほうなのですか？」という検査や重症度に関しての質問がある．家族からは「病気の程度はどのくらいのものなんでしょうか？」，「連れてくるのが遅かったでしょうか？」という病気の進行度に関しての質問がある．おそらく家族の場合は背景に「もう少し早く連れてきたら良かったかも」という後ろめたさなどがあるのかもしれない．ただ，以前に比べると精神科への敷居が徐々に低くなっているためか，比較的に早めに受診される方が増えている印象がある．就学・就労・結婚・社会生活など様々な可能性をこれから模索しようとしている患者も多い．そのため，今後の見通しも含めて，患者に「現在の状況」を適切に伝える必要がある．また家族にも，こころの病気を事実として受けてもらい，適切な患者への支援に協力してもらうために，気休めではなく，巧みな説明が必要になることがある．

2 病名の告知

　20世紀の時代では統合失調症は精神分裂病と呼ばれており，まだまだ精神科への偏見も強く，患者への病名告知については曖昧になされることが多かった．しかし，21世紀に入り，精神科への敷居は徐々に下がり始め，2002年に統合失調症へ呼称の変更がなされ，スムーズに患者，家族，医療者らにこの病名は受け入れられていった．さらにインフォームド・コンセントの概念が全科の実践の場に広がり，統合失調症という病名の告知は以前に比べると格段になされるようになってきている．特に発病早期においては，心理社会的治療と薬物療法が併用されることが多くなっており，薬物療法を行うからには，はっきりと病名の説明を行い，かつ薬物の効果や副作用についての説明を初回から行う必要がある．もちろん身体科におけるがんや進行性の慢性疾患における病名告知と同様に，告知の方法は決まったものはなく，各医療者が手探りで，築き上げた患者との治療関係のもとで行われることとなる．精神疾患への偏見に基づく，「統合失調症の病名告知の可否」というような話題が様々な場で取り上げられることは，できる限り早くなくなってくれることを希望する．統合失調症にかかわる当事者，家族，医療者，行政の関係者，情報発信を行う人々

などすべてが前向きに進んでいくことによって，そのような日が来ると期待する．

3 臨床病期

　前項で述べたように，患者にきちんと病名を伝えることは重要であるが，病名を告げただけでは何も先に進まない．次に行うべきこととして，さらなる医療者側の「診立て」を伝える必要がある．多くの場合，患者は「今苦しいこの状況は何なのか？」ということを解明し，苦しさを軽減することを求めている．患者の「現在の状況」を伝える際に，横断的な観点と縦断的な観点との2つの観点から伝えることを期待されることが多い．横断的な観点とは「いまの状態がどのような状態なのか？」，「どのくらい悪いのか？」，「他の人と比べてどうなのか？」というような質問に応えるための見方となる．また，縦断的な観点とは「病気が始まってからまだ間もないのか？」，「病気は進行してしまっているのか？」という質問に応えるための見方である．多くの精神疾患は10〜20代にかけて発症し，その後は年単位の経過を経て，リカバリーに至る．実際に，身近に何年も闘病している人を目の当たりにすることが増えたのかどうか理由はわからないが，多くの人が，こころの病気はそんなに簡単には治らない，という固定観念のようなものを漠然と抱いている．これは，こころの病気に対する特別な意識づけというわけではなく，おそらく，他の身体科の疾患の経過にこころの病気の経過を重ね合わせることも影響しているであろう．

　さて，身体科の疾患の場合は，臨床病期 clinical staging という用語が定着している．例えば，がんの場合で言えば，TNM 分類が広く用いられており，T は原発腫瘍の評価，N は所属リンパ節の評価，M は遠隔転移の評価をそれぞれ行うようになっている．そのうえで，3種類の評価を組み合わせて，がんの身体における広がり具合を大まかに把握することのできる臨床病期分類（0期，Ⅰ期，Ⅱ期，Ⅲ期，Ⅳ期）が定義される．これらの臨床病期によって治療法を選択することが多い．さらに，がんの場合では，手術などによって腫瘍を摘出して病理学的な分類が明らかになると，さらに病理病期が決定される．この病理病期によって，術後の放射線療法や化学療法を行うかどうかなどが決定される．術前の臨床病期と術後に判明する病理病期をいかに一致させられるかが，課題となるが，臨床病期は治療方針を固めるうえで重要な役割を果たしている．このような臨床病期はがんのみで用いられるわけではない．心筋梗塞，HIV 感染症，膠原病，糖尿病など様々な病気で導入，もしくは導入されようとしている．治療の方針を立てるうえで有用であり，医師のみならず，患者自身も自分の状態を把握しやすいことから，今後も臨床病期の概念は広がっていくと思われる．

4 統合失調症の臨床病期モデル

　統合失調症の臨床病期に関しては，McGorry らが 2006 年に提唱し，わが国には 2008 年に紹介されている[1,2]．その後，このモデルは繰り返し検証が行われており，最近でも McGorry らによる報告が行われている[3-5]．統合失調症の状態像を，0期（発症のリスクがある），1期（診断には至らない軽度の症状），2期（初回エピソード），3期（発症後の不完全寛解や再発），4期（重篤・遷延）などの段階に分けるものである．おおまかに，この病期モデルでは表62-1のように病期が定義されている．0期において，first degree relatives という用語が用いられているが，これは，正確には第一度親族を意味しており，親，子，兄弟姉妹を指す．さらに second degree relatives は，第二度親族であり，祖父母，孫，おじ，おば，おい，めいを指す．あくまで共有する遺伝子の割合が 50% なら first degree relatives，25% なら second degree relatives となる．わが国の民法で使用されることの多い，「親等」とは異なるので，注意が必要である．つまり，兄弟姉妹は二親等ではあるが，第一度親族である．また，1b 期と2期で使用されている CAARMS とは Comprehensive Assessment of the At Risk Mental State の

表 62-1 臨床病期モデルの概略

臨床病期	定義	対象となる人々
0	精神病発症のリスクがある．症状はみられていない．	第一度親族（両親，兄弟）に遺伝負因がある若者
1a	軽度もしくは非特異的な症状がみられる．軽度の機能低下がみられる．	かかりつけ医やスクールカウンセラーによって見つかる者
1b	ウルトラハイリスク；中等度ではあるが診断閾値下の症状がみられる．機能低下が認められる．	CAARMS の基準を満たす者
2	精神病症状が完全に認められ，認知機能の低下や生活機能の低下が明らかとなる．	CAARMS の精神病状態の基準を満たす者
3	不完全寛解，再発，再燃がみられる	2期の症状の再発を起こした者
4	症状が重篤かつ遷延し，難治な状態．	機能低下を伴う統合失調症患者

略であり，リスク状態にある人の評価を行う方法の1つである．

5 臨床病期モデルによる病態生理の理解

この臨床病期モデルを早くから統合失調症研究に取り入れている福田は，統合失調症の発展要因である素因，環境因，発症因，進行因のそれぞれを反映したものがこの病期モデルであると解釈している[6]．つまり0期は遺伝負因の有無を反映しており素因を反映している．また，軽度もしくは非特異的な症状がみられる1a期は環境因を，1bから2期が若い時期の環境の変化やストレスによる発症因を，その後の段階は進行因をそれぞれ反映していると考えられる．さらに，これまで得られた神経生理学的所見から，統合失調症ではまずはフィルタ処理が障害され，次に感覚処理，その次に高次処理が順に障害されると推定され，それぞれ対応する脳部位として視床，感覚野，連合野が関連していると思われる[6]．

6 臨床病期モデルの利用について

この病期モデルを提唱したオーストラリアのグループは，精神医療サービスを求めてきた若者たちにこの病期モデルを応用して，評価者間の一致率や1年近くに及ぶ縦断的追跡により，どのように臨床病期が変化したかを報告している[5]．本研究では最初に提唱した病期モデルをより詳細なものとして，0，1a，1b，2，3，4 の5つの病期に誰もが簡単に分類できるように，わかりやすい説明がそれぞれの病期に付け加えられている．さらに統合失調症に限ったものではなく，精神疾患全般に応用できるように改良が加えられている．12～30歳までの平均19.9歳の何らかの助けを求めてメンタルヘルスサービスに顔を出した若者たち209名を対象として病期分類を行った．1a期21名，1b期112名，2期53名，3期23名という結果となっている．評価者間の一致率も $\kappa = 0.71$ とまずまずの結果であった．さらにこの中で縦断的に経過を追うことができたのが，1a期19名，1b期106名，2期50名，3期16名となっており，1a期の19名中2名が1b期に移行，1b期の106名のうち19名が2期に，1名が3期に移行，3期のものはそのまま3期となっていた．1a期はあまり病態の推移がみられないものの，1b期に関しては観察期間（平均約1年）の間に2割近くが発症していることが特徴的である．このリスク期に関しては世界中で様々な観察研究や介入研究が行われているが，おおよそ1～2割が1年以内に何らかの精神病を発症することが報告されている[7]．やはり何らかの援助希求を示している若者への支援は長期的な予後を考えると欠かせないものとなってくると考えられる．本研究の論文には実際に病期モデルの判断を行う際に使われた資料

がappendixとして含まれているため，今後有用なものとなると思われる．

7 臨床病期に応じた支援の在り方について

病期に応じてMcGorryらは，提供すべき様々な支援方法を提示している（**表62-2**）[3]．リスクのあるもの（0期，1a期）に対しては，あらゆる精神疾患に対する知識の提供が重要であり，さらには，簡単な認知行動療法を用いて，レジリアンス（resilience：困難な状況にうまく適応する力）を高めることが重要であることが指摘されている．リスク期（1b期）に対しては，薬物療法も含めた包括的な対応が必要となってくることが示唆されている．このリスク期に対して，薬物療法を行うかどうかに関しては，未だに結論をみない．今回は元の論文の内容をそのまま紹介するためにすべてを訳出したが，このリスク期における支援は心理社会学的な対応が主となっていくと思われる．初発期（2期）に対しては，心理社会学的支援に加えて，病状に応じた薬物療法が推奨されている．「early psychosis」つまり早期精神病に対する治療方法は年々改良されているため，最新の治療ガイドラインに目を通しておくことが望ましい．最もリスク期や初発期の治療に力を入れているのはオーストラリアのORYGEN Youth Healthである[8]．この組織のウェブサイトにおいて，早期精神病のガイドラインの概要などが無料で入手できるようになっている．最新の知見に基づいた治療方法や具体的な支援の方法が掲載されているので目を通しておくとよい．3期や4期に関してはこれまでの統合失調症の治療ガイドラインと大きな違いはない．ただ，リカバリーという概念が強調されており，たとえ精神症状があったとしても，日常生活や社会生活を円滑に送ることが支援の最終目標となっているところが重要な点である．

表62-2 臨床病期とその支援

臨床病期	支援方法
0	メンタルヘルスリテラシーの向上（啓発活動のすすめ） 家族教育，薬物乱用に関する教育 簡単な認知療法のトレーニング
1a	メンタルヘルスリテラシーを高める知識の提供 家族心理教育，認知行動療法 薬物乱用に対する積極的な対策
1b	家族心理教育，認知行動療法，薬物乱用に対する積極的な対策 不飽和脂肪酸，非定型抗精神病薬，抗うつ薬，気分安定薬などの投与
2	家族心理教育，認知行動療法，薬物乱用に対する積極的な対策 非定型抗精神病薬，抗うつ薬，気分安定薬などの投与 就労・就学支援
3	2期の支援に加えて，以下を行う 完全寛解に向けての心理社会学的支援 再発防止のための，再発兆候の学習 長期の病状安定の必要性の認識
4	3期の支援に加えて，以下を行う クロザピンなどの新しい薬の使用 リカバリーを目指して社会参加を促進

8 臨床病期の今後

これまで，漠然と，「まだ発症はしていないけれど危ないね」，「発症した人」，「急性期の人」，「慢性期の人」などと統合失調症の経過に伴って，患者の状態を表す言葉が使われてきた．，また，おそらくその経過の認識にしたがって，必要と思われる治療や支援を提供してきたはずである．しかし，今後は「無症候ではあるが発病のリスクの高い人」，「精神病とは診断できないけれど助けを必要としている人」，「同じく精神病とは診断できないけれど微弱な陽性症状がみられて辛さを感じている人」，そして「初回の発症エピソードを迎えた人」，それ以降の人というように段階的な臨床病期として明確に分類し，それを治療者，当事者，家族などかかわりのある人が全員頭の中に置いておくことで，より効果的な支援を提供できる．あらゆる人にとって，病気がどの段階にあって，どのような治療が効果的であるかがわかることは，病気と向き合ううえで非常に大切なことである．

公的な意味合いとしては，2011年7月6日の社会保障審議会医療部会で，医療計画に記載する疾病に，精神疾患を追加することが決定された．いわゆる4疾病5事業(4疾病：がん，脳卒中，急性心筋梗塞，糖尿病＋5事業：救急，災害，へき地，周産期，小児)に精神疾患が追加され，「5疾病5事業」となった．医療計画に記載すべき疾病とは，①患者数が多く，かつ，死亡率が高い等緊急性が高いもの，②症状の経過に基づくきめ細かな対応が求められることから，医療機関の機能に応じた対応が必要なもの，③特に，病院と病院，病院と診療所，さらには在宅へという連携に重点を置くもの，の3つの条件を満たすものとなっている．精神科医療に従事しているものや，当事者や家族にしてみれば，もっと前から医療計画に記載されて当然であると思うかもしれないが，ようやく公的に充実した対策が必要な疾患だと認識されたのである．認識されたことは非常に喜ばしいことではあるが，実際に，医療計画を立てるうえで，精神疾患の定義や治療・支援方法が曖昧なままでは計画を立てようがない．つまり，臨床病期のような概念を正式に導入して，病期に応じたケアのあり方を提言するということは，医療計画の策定のうえで有用なものとなる可能性が高い．

またエビデンスが重視される可能性もあり，臨床病期の概念を用いたうえで，わが国における治療効果研究などを行い続けて，知見を積み上げていく必要がある．

ここで紹介した臨床病期の概念は一般臨床を行ううえでも一助となるものであるが，精神疾患全体の長期的な医療の充実を促進する道具の1つとして使える可能性がある．

【文献】

1) McGorry PD, Hickie IB, Yung AR, et al: Clinical staging of psychiatric disorders: a heuristic framework for choosing earlier, safer and more effective intervention. Aust NZ J Psychiatry 40: 616-622, 2006
2) 水野雅文：精神疾患に対する早期介入．精神医学 50：217-225, 2008.
3) McGorry PD, Purcell R, Hickie IB, et al: Clinical staging: a heuristic model for psychiatry and youth mental health. Med J Aust 187: S40-42, 2007
4) Wood SJ, Yung AR, McGorry PD, et al: Neuroimaging and treatment evidence for clinical staging in psychotic disorders: from the at-risk mental state to chronic schizophrenia. Biol Psychiatry 70: 619-625, 2011
5) Hickie IB, Scott EM, Hermens DF, et al: Applying clinical staging to young people who present for mental health care. Early Intervention in Psychiatry. doi: 10. 1111/j. 1751-7893. 2012. 00366. x
6) Yung AR, Nelson B, Stanford C, et al: Validation of "prodromal" criteria to detect individuals at ultra high risk of psychosis: 2 year follow-up. Schizophr Res 105: 10-17, 2008
7) 福田正人：【統合失調症は神経発達障害か，神経変性疾患か】臨床神経生理から見た統合失調症の病態生理．脳 21 12：200-206, 2009
8) ORYGENのウェブサイト(http://oyh.org.au/)

〈荒木　剛〉

第63章

前駆期

1 前駆期

統合失調症を含む精神病性障害を後方視的にみると，そのほとんどには，顕在発症前に精神症状の新たな出現や悪化，あるいは社会機能の低下を認める．初回エピソード精神病（FEP；first episode psychosis）で認められる明らかな精神病状態をきたす前触れの時期は前駆期と呼ばれており，その存在は古くから知られている．前駆期の症状は疾患特異性に乏しく，あらゆる精神症状が出現しうる[1]．この時期には，抑うつや不安症状が出現することが多いが，その他にも，猜疑心，集中力や注意力の低下，社交不安，強迫，刺激性，意欲の低下，睡眠障害などもよく認められる．学業あるいは職業上の能力低下が認められ，学校や仕事に行けなくなることも多く，ひきこもりなどの社会的孤立を認めることもしばしばである．

FEPの前駆期には，明らかな精神病状態で認められる陽性症状と比べると体験が曖昧で不明瞭であったり，不安定で持続性に乏しかったり，頻度が乏しい弱い精神病症状（APS；attenuated psychotic symptoms）が出現する[1]．これらの閾値下の精神病症状には，視覚性や聴覚性の知覚領域での体験の異常，被害的な関連づけ，あるいは風変わりな信念，混乱してまとまらない思考などが含まれる．前駆期に認められるAPSsの出現は，抑うつや不安などの非精神病性の前駆症状の出現よりも後の時期になることが多く，顕在発症により近接した時期に出現すると考えられている[2]．

一方，このような精神病性の症状と類似した体験は一般人口にも認められ，精神病様症状体験（PLEs；psychotic-like experiences）と呼ばれる．臨床的に影響の乏しいものもあれば，うつや不安などに伴って出現し臨床的な関与が必要なものもある．一般人口でPLEsを有する人々を前方視的に追跡した場合，後に精神病性障害を顕在発症するリスクが高くなることが繰り返し報告されており，PLEsを複数持っている場合，あるいは著しい気分の低下を経験している場合にはさらにリスクが高まるとされている[3]．PLEsは，前駆期の人々に出現しやすい症状ではあるが，一方，一般人口でPLEsを経験している者の割合は1.9～14.4％であり[4]，実際に精神病性障害を発症するのはそのうちの一部だけである．

ドイツのHuberやGrossらは，陽性症状の出現に先立って，認知，欲動，気分，身体などの領域で自覚的に体験される症状を基底症状と呼び，病的過程に近接し，前駆期のより早期から現れる症状として重視している[1]．わが国においては中安が前駆期に認められる同様の症状を精神病理学的に精緻に記載している[5]．認知機能の低下も前駆期に認められる重要な症状である．前駆期に出現する認知機能は広範に及び，注意の障害，空間的/言語的記憶の障害，遂行機能の障害などが認められる．このような前駆期に起こる症状や機能の変化の基盤には，神経生物学的な異常が関与し

ていると考えられている．前駆期における脳構造の変化も確認されており，脳MRI撮像時に精神病の前駆期にあったことが後に確認された患者の脳構造体積が発病前後の1年間で減少することが報告されている[6]．

前駆期に起こる様々な症状や社会機能の変化に伴う苦痛のために，この時期には援助希求行動（help-seeking behavior）がしばしば認められる．しかし，援助希求行動は必ずしも適切な治療に結びつくとは限らず，前駆期の間に様々な相談機関や医療機関を訪れることも多い．オランダ・ハーグの18歳以上向けの精神科医療機関を受診したFEPを後方視的に調べた調査[7]では，56.2%の患者は，FEPの診断を受ける前に気分/不安障害，物質使用障害，適応障害，パーソナリティ障害などの非精神病性の精神疾患による受診の経験があり，最初の受診からFEPと診断されるまでの期間は平均86.6か月に及んだ．同様に，ドイツにおける統合失調症とうつ病の初回入院患者の前駆期を調べた後方視調査[2]では，どちらの疾患カテゴリーにおいても不安や抑うつなどの症状がそれぞれの前駆期に認められており，前駆期に症候学的に両者を区別することの困難さが示されている．

2 精神病発症リスク状態（ARMS）

前駆期は，後方視的にみるとほとんどすべての患者に認められるが，前方視的にみると，特異的に前駆期を同定することは非常に難しい．そこで，メルボルンのPACEクリニックのグループは前方視的に，FEPのリスクが高まっている精神状態を精神病発症リスク状態（ARMS；at risk mental state）と呼び，これを規定するために超ハイリスク（UHR；ultra high risk）基準を開発した．UHR基準は，①弱い精神病症状（APSs）を呈する群，②自然寛解する短期間欠性精神病症状（BLIPS；brief limited intermittent psychotic symptoms）を呈する群，③精神病に対する素因性の脆弱性を持ち，最近の機能低下を認める素因と状態群の3つの下位群から構成されている[1,8]．一般的には，この中でも，特にAPSsの基準を満たしてUHRと判定される割合が高い．また，ドイツのグループは前駆期を早期初回前駆状態と後期初回前駆状態に分けており，前者には基底症状による基準を満たす群とUHRのうち素因と状態群を，後者にはAPS群とBLIPS群を含めている．

ARMSの診断には，症候学的な基準に加え，さらにいくつかの条件を満たす必要がある．1つは，対象者は何らかの症状や機能低下のために援助希求行動をとる者でなくてはならない（当事者の他に，家族などの関係者が代わりに助けを求めている場合も含まれる）．また，統合失調症の好発年齢が，思春期から成人前期に多いという所見に基づき，年齢をリスク因子の1つとして基準に組み入れることが一般的である．このUHR基準と同様または類似の基準は，他の多くの研究グループでも採用されており，現時点での標準的な基準と考えられている．UHRを評価するための評価方法としてはCAARMS（Comprehensive Assessment of At Risk Mental State）とSIPS/SOPS（the Structured Interview for Psychosis-Risk Syndromes / the Scale of Psychosis-Risk Symptoms）がある[1]．

ARMSの精神病移行率は，9～54%の範囲で報告されており[9]，近年の報告では1年間の精神病

表63-1　北米と欧州の多施設共同研究によるARMSの精神病移行率

	地域	報告年	人数	精神病移行率					精神病移行までの平均日数
				6か月	12か月	18か月	24か月	30か月	
NAPLS	北米	2008	291	12.7%	21.7%	26.8%	32.6%	35.3%	275.5日
EPOS	欧州	2010	183	7%	11%	14%	19%	—	496.8日

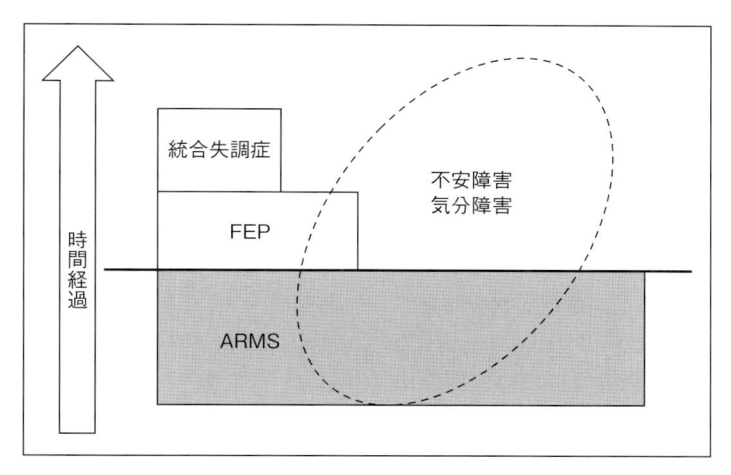

図 63-1　精神病性障害の早期段階の経過模式図
ARMS：at risk mental state，FEP：first episode psychosis

移行率は 10〜30％ の範囲で報告されることが多い．米国と欧州の多施設共同研究による縦断調査では，調査期間が長くなるほど移行率が上昇していくことが観察されている（**表 63-1**）．移行率が施設ごとに異なる理由には，UHR 基準を適用する母集団の特性，特別な治療の有無やその内容，観察期間などの因子が関与すると考えられている．**図 63-1** は精神病性障害の早期段階の経過模式図である．ARMS の一部が，FEP に，FEP の一部が統合失調症に移行する．FEP の診断の前に気分/不安障害などの診断を受ける者もおり，また，ARMS から回復した後に，気分/不安障害として経過する者もいる．

3　ARMS への介入

前駆期は後方視的な概念であるため，前方視的な臨床現場では，これを診断として用いることはできない．また，既述の通り，真の前駆期にあって援助希求行動をとる場合でも，訴えられる症状は非特異的なことも多い．特に，非精神病性の症状を前景に訴えている場合に，FEP の前駆期か否かを見分けることは難しい．一方，ARMS は，FEP へのリスクによって規定される概念であり，FEP へ移行するリスクを一定以上の高い確率で予測することができる．このため，ARMS は，FEP の顕在発症の予防あるいは遅延を目的とした介入の標的となっており，また，精神病未治療期間（DUP：duration of untreated psychosis）の短縮により発症後の予後を改善させるための標的でもある．

A　ARMS への薬物療法[8,10]

ARMS への薬物療法の効果については，当初は，抗精神病薬の効果に期待が寄せられた．ARMS に対し抗精神病薬を使用した最初のランダム化比較試験（RCT）は PACE クリニックで行われた．ARMS 群に対して，少量のリスペリドンと認知行動療法（CBT：cognitive behavioral therapy）を併用した特別な治療介入群と，ニーズに基づいた治療のみを行った群との間で 6 か月間の精神病移行率を比較した．精神病移行率は前者で 9.7％，後者で 35.7％ であり，抗精神病薬と CBT の併用療法によって精神病移行率が低下することが示された．しかし，通常治療のみでさらに 6 か月間経過観察したところ，前者で新たな精神病移行がみられ，移行率についての統計的な有意差は消失した．

北米の PRIME 研究では，オランザピンとプラセボとを比較した 12 か月間の RCT が行われた．プラセボ群では 37.9％ が精神病に移行したのに

対し，オランザピン治療群での移行は16.1％と低く抑えられた．しかし，この研究では，両群とも治療中断率が高く，プラセボ群とオランザピン群の精神病移行率の差は傾向レベルにとどまった．

ARMSに対する抗精神病薬の効果を検証したこれらRCTの結果によれば，抗精神病薬治療には，精神病への移行を抑制し，精神症状を改善させる効果があることが示唆される．一方で，ARMSに対する抗精神病薬治療において副作用は最大の問題といえる．例えば，先に示したPRIME研究では，オランザピン投与群では，平均8.79 kgの体重増加が認められた．他に，錐体外路症状，耐糖能異常，乳汁分泌，性機能障害などの副作用は，若者にとって特に深刻な問題となる．また，発達過程にある若年者の脳に対する影響も十分に解明されていないという問題もある．

また，ARMSの若者の薬物治療へのアドヒアランスは一般に低く，PRIME研究における治療中断率は，オランザピン群(54.8％)のみならずプラセボ群(34.5％)においても高かった．苦痛な副作用の出現は，治療関係にも悪影響を及ぼす危険性がある．その他にも，自分が"気が狂う"のではないかと心配している若者に，十分な説明がないまま統合失調症の薬が処方されることや，ラベリングのリスクも指摘されている．また，精神病に移行しない"偽陽性例"にまで抗精神病薬が投与されることへの倫理的な問題も指摘されている．

このため，現在のところ，ARMSに対する抗精神病薬治療の有益性に関するエビデンスは十分とは言えず，抗精神病薬はARMSに対して第一選択とは考えられていない．一方で，ARMSの中でも，顕在発症に極めて近接している後期段階が想定される症例においては，抗精神病薬治療に利益があるという意見もある．IEPAガイドラインでは[11]，ARMSに対し抗精神病薬を例外的に投与する際の目安として，急速に症状が悪化している場合，自殺のリスクが極めて高く，他のあらゆる治療が効果を示さない場合，焦燥や敵意が増大しており，他害のリスクが高まっている場合を挙げている．

ARMSでは，抑うつ性の気分障害，不安障害，強迫性障害などの診断がなされる者も多く，SSRIやSNRIなどの抗うつ薬がしばしば用いられる．例えば，Cornblattら[12]は，治療者が自由に薬剤を選択できる条件下での抗うつ薬の有用性について報告している．また，不飽和脂肪酸であるω-3脂肪酸群を12週間投与し，12か月間の追跡を行ったRCTでは，プラセボ群の精神病移行率が27.5％であったのに対し，ω-3脂肪酸群では4.9％であり，ω-3脂肪酸によって精神病移行率が有意に低下したことが示された[13]．ω-3脂肪酸は副作用のリスクも乏しいため，結果の再現が期待されている．

B｜ARMSへの心理社会的治療[10, 14]

ARMSへの心理社会的治療としては，CBTを中心にいくつかの研究がこれまでなされてきた．Beckの認知療法モデルに基づいたCBTを6か月間施行した英国マンチェスターのEDIEでは[15]，経過観察を行った群と経過観察にCBTを加えた群の比較を行った．1年後の精神病移行率は，前者で21.7％，後者で5.4％，抗精神病薬治療が必要とされた割合は，前者で30.4％，後者で5.7％であり，いずれも有意にCBT群で良好な結果が得られた．カルガリーのADAPT研究では，このマンチェスターのモデルに従ったCBTとマニュアルに沿った支持療法による2つの精神療法が比較検討された．18か月後の精神病移行率はCBTで0％，支持療法では12.5％であったが，統計学的に2つの治療法に差はなかった．この研究では，精神病への移行率がいずれの群でも低く検出力が不十分であった．

ドイツの多施設研究では，早期初回前駆状態の患者に対して，CBTを軸とした12か月間の包括的心理介入とマニュアルに沿った支持療法による介入を比較した．ここで用いられた包括的心理介入は，①心理教育やストレス・マネジメントを含む個人CBT，②集団療法，③注意・集中・記憶などの訓練を行う認知リメディエーション，④家族への心理教育の4つのモジュールから成るもの

であった．12 か月後の精神病移行率は，包括的心理介入群で 3.2%，支持療法群で 16.9%，24 か月後では前者で 6.3%，後者で 20.0% といずれも包括的心理介入のほうが有意に低かった[16]．これは，基底症状や素因性のリスクを持つ群に対する，比較的長期間の包括的治療法の可能性を示した点で興味深い結果である．

前述したメルボルンの PACE クリニックにおける特別な介入として，抗精神病薬と CBT を組み合わせた治療が行われたが，ここで採用された CBT は，ストレス・マネジメント，抑うつ症状，陰性症状，陽性症状，その他の併存症状に取り組むモジュール式のものであった．同グループは，引き続き，①CBT＋抗精神病薬，②CBT とプラセボ，③支持療法＋プラセボの 3 群による比較を行い 6 か月後の比較を行った．この研究でも，6 か月間での精神病移行率は低く，全体で 115 名の参加者のうち精神病に移行したのは 8 名であり，3 群間に差は認めなかった[17]．

これまで行われてきた心理社会介入の結果からは，CBT あるいはこれに基づく介入が ARMS の治療法として効果的であるという示唆が得られている．しかし，マニュアルに基づく支持療法やニーズに基づく心理社会的治療など，その他の心理療法と比較した場合の優位性は明確ではない．唯一，ドイツの早期初回前駆症に対する 12 か月間の包括的心理介入が支持療法よりも効果的であるという結果が示されているが，このアプローチが APSs や BLIPS を示す人々にも有効であるのかは明らかにされていない．心理社会的治療の利点の 1 つは，抗精神病薬による治療と比較し，患者に好まれる可能性が高い点である．前述したマンチェスターやドイツの研究では，RCT であったにもかかわらず，治験への参加同意率が高く，また，その後の治療へのアドヒアランスが高かったことが報告されている．

C ARMS に対する治療介入の考え方[10, 18]

ARMS への治療介入は，現れている症状に対する治療と将来の精神病発症の予防という大きく分けて 2 つの目的がある．精神病に将来移行するか否かにかかわらず，ARMS は，臨床的に治療が必要な状態であり，その介入については，精神病のリスクという観点からだけではなく，あらゆる精神疾患の長期的予後の改善と重症化の予防という観点から検討すべきである．

ARMS の治療法についてのエビデンスはまだ確立しておらず，ARMS の患者に対して最適な治療指針を決定するためには，詳細かつ包括的なアセスメントを行い，これに依拠した個別的な治療計画を立てることが重要となる．病状は一般に変化しやすく，特に治療開始の初期にしっかりと時間をとった面接を行うことが望ましい．治療関係の成立と維持のために最大限の努力が払われるべきである．

すでに述べたとおり，ARMS への抗精神病薬による薬物療法に対しては慎重な考え方が一般的である．しかし，臨床的に抗精神病薬治療の必要性が高いと判断された場合には，低用量の第二世代抗精神病薬の使用が治療的試みとして検討されうる[11]．また，抗うつ薬やベンゾジアゼピン系の薬剤が個々の患者が持つ症状に応じて用いられる．

国際的なガイドラインやテキストにおいては，CBT を含めた心理社会的なアプローチを優先度の高い介入方法として推奨している．ARMS においては，その診断基準を構成する症状のみならず，日常生活の現実的な問題に困難を抱えていることが多く，人間関係の問題，学業や仕事についての実際的な支援が必要となることが多い．APSs は，必ずしも当事者が最も困っている問題とは限らない．むしろ ARMS の CBT[15]で重要視されている問題解決的アプローチによって現実的な問題が解決されることで，不安や抑うつが改善し，これに伴って精神病性の症状が改善することも多い．また，ARMS においては，抑うつ，不安などの非精神病性の症状がほとんどの症例で認められるが，抑うつや不安を標的に開発された CBT はこうした点からも効果に期待が持てる．

CBT に基づく治療だけではなく，支持的な心

理的アプローチ，一般的なケアマネジメント，定期的に経過観察を行うことにも意味がある．これによって，心理社会的な視点に立った情報提供や助言，問題解決のための相談ができ，仮に精神病に移行した場合でも，すでに構築された治療関係のもとで速やかに治療を開始することが可能となる．このような心理社会的介入は，偽陽性例であったとしても問題なく適応でき，侵襲性が少ないという利点がある．また，ARMSの対象者のほとんどが思春期，青年期の若者であり，思春期心性や青年期の正常な心理過程を理解することが適切な病態把握や心理的介入の手助けとなる．古典的な精神病モデルに基づく進行性に悪化するという悲観的な見方ではなく，現実に基づいた楽観的で回復に焦点を当てた治療姿勢が重要である[19]．

4 ARMSの限界

ARMSは，前駆期に対して前方視的にアプローチするために有用な概念ではあるが，様々な限界も指摘されている．UHR基準には，援助希求行動をとることが要件となっている．これは，一般人口においては精神病様の体験をしたとしても，精神病に決して移行しない人々の割合が高く，安易にARMSの基準を一般人口に適用しないようにするためである．一方で，真の前駆期にある人々のなかには，援助希求行動をとらない者も多いため，援助希求行動をとらない前駆期の事例にアプローチすることは難しい．また，UHR基準を満たさない段階の，より非特異的な症状を呈している早期の前駆期に対してアプローチすることも困難である．

これまでのARMSの精神病移行率の成績のほとんどは，臨床研究を行っている施設において適用されているが，これ以外で適用された場合の移行率については明確なことはわかっていない．また，現在のUHR基準による精神病移行率は数年間の経過を追跡しても50％には満たず，多くのARMSは実際には精神病の前駆期にはない．したがって，ARMSのすべてに対してFEPへの移行を前提とした治療をすべきではなく，また，十分説明なしにむやみに精神病や統合失調症のリスクが高いというラベリングが行われることがないようにすべきである．

精神病性障害の前駆期を前方視的に他の精神疾患から正確に区別することには，現在の精神医学においては限界がある．今後は，心理学的，社会学的，生物学的なリスク因子を組み合わせて，より精度の高いリスク評価を目指すとともに，リスク評価に応じた段階的な介入モデルを発展させていくことが期待される．

【文献】

1) Yung A, Klosterkotter J, Cornblatt B, et al: At-risk mental state and prediction. In Jackson HJ, McGorry PD(eds): The recognition and management of early psychosis: A preventive approach, second edition. pp83-106, Cambridge University Press, 2009〔水野雅文，鈴木道雄，岩田仲生(監訳)：早期精神病の診断と治療．pp80-102，医学書院，2010〕
2) Häfner H, an der Heiden W, Maurer K: Evidence for separate diseases?: Stages of one disease or different combinations of symptom dimensions?. Eur Arch Psychiatry Clin Neurosci 258: 85-96, 2008
3) Hanssen M, Bak M, Bijl R, et al: The incidence and outcome of subclinical psychotic experiences in the general population. Br J Clin Psychol 44: 181-191, 2005
4) van Os J, Linscott RJ, Myin-Germeys I, et al: A systematic review and meta-analysis of the psychosis continuum: evidence for a psychosis proneness-persistence-impairment model of psychotic disorder. Psychol Med 39: 179-195, 2009
5) 中安信夫：初期分裂病．星和書店，1990
6) Pantelis C, Velakoulis D, McGorry PD, et al: Neuroanatomical abnormalities before and after onset of psychosis: a cross-sectional and longitudinal MRI comparison. Lancet 361: 281-288, 2003
7) Rietdijk J, Hogerzeil SJ, van Hemert AM, et al: Pathways to psychosis: help-seeking behavior in the prodromal phase. Schizophr Res 132: 213-219, 2011
8) 松本和紀：早期精神病の早期介入に向けた新たなアプローチ―アットリスク精神状態/前駆期を中心に．精神医学 49: 342-353, 2007
9) Olsen KA, Rosenbaum B: Prospective investigations of the prodromal state of schizophrenia: assessment instruments. Acta Psychiatr Scand 113: 273-282, 2006
10) Phillips L, Addington J, Morrison A: At-risk mental state: management. In Jackson H, McGorry P(eds): The Recognition and Management of Early Psychosis: A Preventive Approach, Second Edition. pp107-122, Cambridge University Press, 2009〔水野雅文，鈴木道雄，岩田仲生(監訳)，早期精神病の診断と治療．pp103-119，医学書院，2010〕

11) International-Early-Psychosis-Association-Writing-Group: International clinical practice guidelines for early psychosis. Br J Psychiatry Suppl 48: s120-124, 2005
12) Cornblatt BA, Lencz T, Smith CW, et al: Can antidepressants be used to treat the schizophrenia prodrome? Results of a prospective, naturalistic treatment study of adolescents. J Clin Psychiatry 68: 546-557, 2007
13) Amminger GP, Schafer MR, Papageorgiou K, et al: Long-chain omega-3 fatty acids for indicated prevention of psychotic disorders: a randomized, placebo-controlled trial. Arch Gen Psychiatry 67: 146-154, 2010
14) Addington J, Marshall C, French P: Cognitive behavioral therapy in prodromal psychosis. Curr Pharm Des 18: 558-565, 2012
15) French P, Morrison AP: Early detection and cognitive therapy for people at high risk of developing psychosis - a treatment approach. John Wiley & Sons, Ltd, 2004〔松本和紀, 宮腰哲生(訳)：統合失調症の早期発見と認知療法―発症リスクの高い状態への治療的アプローチ―. 星和書店, 2006〕
16) Bechdolf A, Wagner M, Ruhrmann S, et al: Preventing progression to first-episode psychosis in early initial prodromal states. Br J Psychiatry 200: 22-29, 2012
17) Yung AR, Phillips LJ, Nelson B, et al: Randomized controlled trial of interventions for young people at ultra high risk for psychosis: 6-month analysis. J Clin Psychiatry 72: 430-440, 2011
18) McGlashan TH, Addington J, Cannon T, et al: Recruitment and treatment practices for help-seeking "prodromal" patients. Schizophr Bull 33: 715-726, 2007
19) 松本和紀：前駆期における非生物学的治療. 水野雅文（編）：専門医のための精神科臨床リュミエール5. 統合失調症の早期診断と早期介入. pp72-79, 中山書店, 2009

〈松本 和紀〉

第64章

初回エピソード統合失調症

1 初回エピソード精神病（FEP）の考え方

あくまで明らかな薬物，頭部外傷などの器質的要因あるいは中等度以上の知的障害が存在しないことが前提である．初回エピソード精神病（FEP；first episode psychosis）の超ハイリスク状態（ultra high risk state）の研究では，精神病性障害の閾値として comprehensive assessment of at risk mental states（CAARMS）や brief psychiatric rating scale（BPRS）の幻覚，妄想，定型的思考の障害といった統合失調症に特徴的な症状が中等度以上であること，症状の出現が1週間に数回以上あること，および症状の持続期間が1週間以上であることと定義され，この閾値を超えた場合は FEP とされる[1]．

一方，ICD-10[2] あるいは DSM-Ⅳ[3] の統合失調症の診断基準では複数の特徴的症状が少なくとも1か月以上存在しなければならない．一旦統合失調症と診断されると，通常その診断は極めて安定し，1～1年半後に95%以上[4] あるいは2年後に75%[5] 維持されている．DSM-Ⅳにおける統合失調症様障害と診断された入院患者の70%が12年後には統合失調症または統合失調感情障害と診断されていたという報告もある[5]．

また，FEP 患者の一部は前駆期が認められないとか，認められても非常に短いため，早期に統合失調症と診断することが困難であり，初期診断は急性一過性精神病性障害（ICD-10）または短期精神病性障害（DSM-Ⅳ）とならざるをえないこともある．

したがって，明らかな薬物，頭部外傷などの器質的要因あるいは中等度以上の知的障害が存在せず，ICD-10 あるいは DSM-Ⅳ の統合失調症の診断基準で示される精神病症状が初めて出現し，1週間以上持続した場合をもって FEP とするのが妥当である．一般に，統合失調症，統合失調症様（精神病性）障害，あるいは統合失調感情障害として診断されるが，急性一過性精神病性障害（ICD-10）または短期精神病性障害（DSM-Ⅳ）も含まれるであろう．

2 臨床特徴と治療計画

A 治療目標としての寛解

統合失調症は治療により1～2割が数年以内に完全寛解に至る〔陽性症状も陰性症状も消失し，家事を含む就労あるいは学業に支障をきたさず（GAF＞60），再発がなく1～2年以上維持される〕[6,7]．

これまでの早期あるいは急性の統合失調症研究で用いられた寛解の基準は種々であったが，positive and negative syndrome scale（PANSS）による評価で陽性症状，陰性症状，総合精神病理のいずれも軽度となり，それが6か月以上維持されるという基準が米国精神医学会のワーキンググループから提案され[8]，近年の転帰研究に用いられる

ようになっている．陽性症状に限定すれば，初回エピソードの70～80％が短期間で寛解するが，この寛解基準を用いると6か月間維持できたのは20％台と低かった[4,9]．残念ながら，この寛解基準には社会機能の回復が含まれていない．

B 早期治療の利点

FEP患者において，初めて精神病症状が出現してから治療開始に至るまでの期間〔精神病未治療期間（DUP；duration of untreated psychosis）〕が短いことが転帰の良さと相関することがメタ解析でも示されており[10,11]，早期の回復度が長期転帰に影響することが長期追跡研究などにより示されている[4,9,12]．したがって，できるだけ早く治療を開始し，寛解状態に至らせることが重要である．そのためには，早期に発見し，治療契約を結ぶことが求められる．DUPをどのようにして短くするかは第65章「DUP短縮のための方法論」（→645頁）に記載されている．

ただし，DUPの短縮は認知機能改善と関連しないとか[13]，疾患未治療期間（DUI；duration of untreated illness）は再発リスクに影響を与えないとの報告もある[14]．

C 薬物の選択

統合失調症に対する第二世代抗精神病薬（SGA）と第一世代抗精神病薬（FGA）間あるいはSGA間の治療効果についてランダム化比較試験（RCT）が実施され，そのメタ解析も行われてきたが，未だ明確な差は認められず，効果のみならず副作用の点においてもすべてのSGAで一致しているとは言い難い[15-17]．

2009年に改訂されたNICEガイドラインでは必ずしもSGAを第一選択薬とはしていない[18]．FEPにおいても，early psychosis global network（EPGN），European first-episode schizophrenia trial（EUFEST）といった大規模試験を含む15のRCTをメタ解析した結果，有効性においてSGAとFGAとの間に有意な差は認められず，副作用の面においてSGAは体重増加が多かったが，錐体外路症状は有意に少なかった[19]．とはいえ，効果や副作用についてSGAと比較されたFGAは，ハロペリドールやペルフェナジンなどに限られている．

したがって，第一選択薬としてどちらかといえばSGAが推奨されるが，各SGAの特性と患者の状況を考慮して投与薬剤を選択すべきである．

D 早期の薬物治療反応性と治療薬剤変更の時期

これまでの治療ガイドラインや薬物療法アルゴリズムでは，治療反応をみるまでを4～6週間とするのが一般的であった[20]．近年，2週間という早期の治療反応からその後の改善予測が可能であるとする研究報告が相次いでいる．主にPANSS総得点での改善率が用いられているが，FEP患者におけるその閾値を検討した2つの報告によると26.2％と30％となっている[21,22]．SGA（オランザピンかリスペリドンか），最終投与期間（8週間か12週間か），およびPANSS総得点の算出方法に違いがあるものの，その結果はほぼ一致し，慢性患者の場合の20％より若干高い．

FEP患者では4週間以上治療反応をみる必要があるとする報告がある[23,24]一方で，治療開始2週間後のPANSS得点から1年後の寛解を61％予測し，4週間後，6週間後の得点を加味しても予測率の引き上げは僅かであるとの報告もある[25]．新規入院のFEP患者において，30％を閾値とした早期反応により退院時の治療反応および寛解を予測することが示されている[26]．

E 認知行動療法および家族介入

慢性期統合失調患者では，認知行動療法による認知機能や陽性症状などの改善効果がメタ解析にて示されている[27,28]．早期の認知行動療法および家族介入の効果が期待されるが，初回エピソード患者ではまだ明らかとはなっていない[29,30]．

3 薬物治療アルゴリズム

わが国独自の統合失調症の薬物治療アルゴリズムとして開発され公表されたアルゴリズムが2006年に改訂された[31]．その後，前述したような早期の治療反応についての研究報告が相次ぎ，新たな第二世代抗精神病薬，アリピプラゾール，ブロナンセリンおよびパリペリドンがわが国で市販された．そこでこれらの臨床知見を加えた初回エピソードの薬物治療アルゴリズムを提示した（図64-1）．以下に変更点を簡単に解説する．

Line 3 では，国内臨床試験において主として慢性例を対象に有用性が確認されたアリピプラゾール[32]，ブロナンセリン[33,34]およびパリペリドン[35,36]もRCTのメタ解析にて有用とされた第二世代抗精神病薬に加えて選択肢とする．

Line 5：オランザピン，リスペリドン，またはハロペリドールの場合は投与2週間で効果を判断してもよい[21,22,26]．ただし，将来治療抵抗性としてクロザピンを投与する場合には，第二世代抗精神病薬の投与は4週間以上が必要であることに留意しておく．

Line 6：十分な用量を十分な期間使用したにも拘わらず有効な反応が得られないときは，異なる抗精神病薬に変更するが，患者によっては第一世代抗精神病薬を選択してよい．

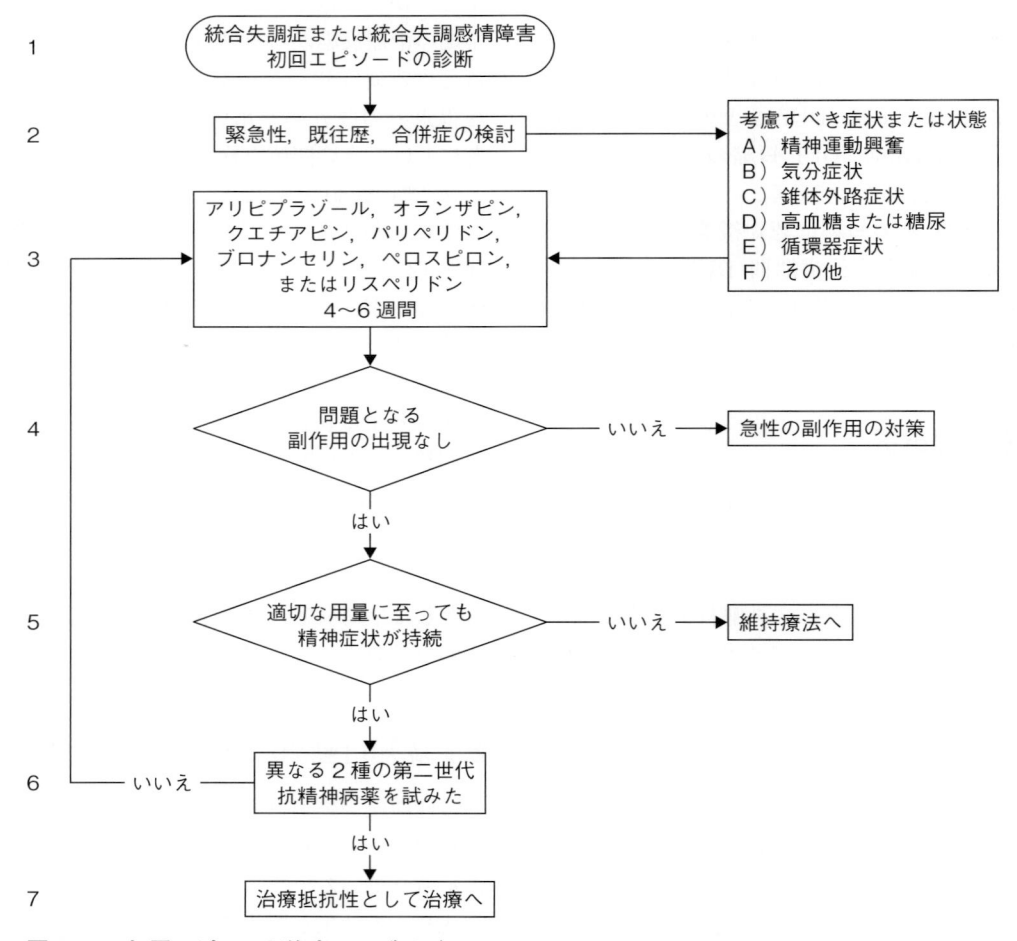

図64-1　初回エピソード治療アルゴリズム
〔林田雅希，他：急性精神病エピソード．精神科薬物療法研究会（編）：統合失調症の薬物治療アルゴリズム．pp1-10，医学書院，2006 より一部改変〕

【文献】

1) Yung AR, et al: Mapping the onset of psychosis: the Comprehensive Assessment of At-Risk Mental States. Aust N Z J Psychiatry 39: 964-971, 2005
2) World Health Organization: the ICD-10 Classification of Mental and Behavioural Disorders; Clinical descriptions and diagnostic guidelines. WHO, 1992〔融道男, 中根允文, 小見山実, 他（訳）：ICD-10 精神および行動の障害（臨床記述と診断ガイドライン）新訂版. 医学書院, 2005〕
3) American Psychiatric Association: Quick Reference to the Diagnostic Criteria from DSM-Ⅳ-TR. APA, 2000〔高橋三郎, 大野裕, 染矢俊幸（訳）：DSM-Ⅳ-TR 精神疾患の分類と診断の手引. 新訂版. 医学書院, 2003〕
4) Freudenreich O, et al: The evaluation and management of patients with first-episode schizophrenia: a selective, clinical review of diagnosis, treatment, and prognosis. Harv Rev Psychiatry 15: 189-211, 2007
5) Salvatore P, Baldessarini RJ, Tohen M, et al: McLean-Harvard International First-Episode Project: two-year stability of DSM-Ⅳ diagnoses in 500 first-episode psychotic disorder patients. J Clin Psychiatry 70: 458-466, 2009
6) Harrison G, et al: Recovery from psychotic illness; 15 and 25-year international follow-up study. Br J Psychiatry 178: 506-517, 2001
7) Peterson L, et al: Predictors of remission and recovery in a first-episode schizophrenia spectrum disorder sample; 2-year follow-up of the OPUS trial. Can J Psychiatry 53: 660-670, 2008
8) Andreasen NC, et al: Remission in schizophrenia; proposed criteria and rationale for consensus. Am J Psychiatry 162: 441-449, 2005
9) Emsley R, Rabinowitz J, Medori R, et al: Remission in early psychosis. Rates, predictors, and clinical and functional outcome correlates. Schizophr Res 89: 129-139, 2007
10) Marshall M, Lewis S, Lockwood A, et al: Association between duration of untreated psychosis and outcome in cohorts of first-episode patients. A systematic review. Arch Gen Psychiatry 62: 975-983, 2005
11) Perkins DO, Gu H, Boteva K, et al: Relationship between duration of untreated psychosis and outcome in first-episode schizophrenia. A critical review and meta-analysis. Am J Psychiatry 162: 1785-1804, 2005
12) Wunderink L, Sytema S, Nienhuis FJ, et al: Clinical recovery in first-episode psychosis. Schizophr Bull 35: 362-369, 2009
13) Goldberg TE, Burdick KE, McCormack J, et al: Lack of an inverse relationship between duration of untreated psychosis and cognitive function in first episode schizophrenia. Schizophr Res 107: 262-266, 2009
14) Owens DC, Johnstone EC, Miller P, et al: Duration of untreated illness and outcome in schizophrenia: test of predictions in relation to relapse risk. Br J Psychiatry 196: 296-301, 2010
15) Leucht S, et al: Second-generation versus first-generation antipsychotic drugs for schizophrenia: a meta-analysis. Lancet 373: 31-41, 2009
16) Leucht S, et al: A meta-analysis of head-to-head comparisons of second-generation antipsychotics in the treatment of schizophrenia. Am J Psychiatry 166: 152-163, 2009
17) Tandon R, et al: World Psychiatric Association Pharmacopsychiatry Section statement on comparative effectiveness of antipsychotics in the treatment of schizophrenia. Schizophr Res 100: 20-38, 2008
18) National Institute for Health and Clinical Excellence: Schizophrenia: Core interventions in the treatment and management of schizophrenia in adults in primary and secondary care (update)〔http://guidance.nice.org.uk/CG82〕, 2009
19) Crossley NA, Constante M, McGuire P, et al: Efficacy of atypical v. typical antipsychotics in the treatment of early psychosis: meta-analysis. Br J Psychiatry 196: 434-439, 2010
20) 林田雅希：Ⅱ. 薬物選択アルゴリズム B. 統合失調症. 松下正明（総編集）：精神科診療データブック. pp400-413, 中山書店, 2010
21) Schennach-Wolff R, Seemüller FH, Mayr A, et al: An early improvement threshold to predict response and remission in first-episode schizophrenia. Br J Psychiatry 196: 460-466, 2010
22) Stauffer VL, Case M, Kinon BJ, et al: Early response to antipsychotic therapy as a clinical marker of subsequent response in the treatment of patients with first-episode psychosis. Psychiatry Research 187: 42-48, 2011
23) Emsley R, Rabinowitz J, Medori R: Time course for antipsychotic treatment response in first-episode schizophrenia. Am J Psychiatry 163: 743-745, 2006
24) Gallego JA, Robinson DG, Sevy SM, et al: Time to treatment response in first-episode schizophrenia. Should acute treatment trials last several months?. J Clin Psychiatry 72: 1691-1696, 2011
25) Derks EM, Fleisehhaacker WW, Boter H, et al: Antipsychotic drug treatment in first-episode psychosis. Should patients be switched to a different antipsychotic drug after 2, 4, or 6 weeks of nonresponse?. J Clin Psychopharmacol 30: 176-180, 2010
26) Schennach-Wolff R, Jäger M, Mayr A, et al: Predictors of response and remission in the acute treatment of first-episode schizophrenia patients ─ Is it all about early response?. Eur Neuropsychopharmacology 21: 370-378, 2011
27) McGurk SR, Twamley EW, Sitzer DI, et al: A meta-analysis of cognitive remediation in schizophrenia. Am J Psychiatry 164: 1791-802, 2007
28) Tarrier N: Cognitive behaviour therapy for schizophrenia - a review of development, evidence and implementation. Psychother Psychosom 74: 136-144, 2005
29) Marshall M, Rathbone J: Early intervention for psychosis. Cochrane Database Syst Rev Issue 6, 2011
30) Crespo-Facorro B, Pérez-Iglesias R, González-Blanch C, et al: Treatment of the first episode of schizophrenia. An update on pharmacologic and psychological interventions. Curr Psychiatry Rep 10: 202-209, 2008
31) 林田雅希, 他：急性精神病エピソード. 精神科薬物療法研究会（編）：統合失調症の薬物治療アルゴリズム.

pp1-10, 医学書院, 2006.
32) 石郷岡純, 他：統合失調症に対する aripiprazole の臨床評価. 臨床精神薬理 9：295-329, 2006
33) 村崎光邦：統合失調症に対する blonanserin の臨床評価―Haloperidol を対照とした二重盲検法による検証的試験. 臨床精神薬理 10：2059-2079, 2007
34) 三浦貞則：統合失調症に対する blonanserin の臨床評価―Risperidone を対照とした二重盲検法による検証的試験. 臨床精神薬理 11：297-314, 2008
35) 平安良雄, 富岡基康, 飯泉美鈴, 他：統合失調症患者を対象とした paliperidone 徐放錠のプラセボ対照二重盲検比較試験. 臨床精神薬理 13：2077-2103, 2010
36) 平安良雄, 富岡基康, 飯泉美鈴, 他：統合失調症患者を対象とした paliperidone 徐放錠の長期投与試験. 臨床精神薬理 13：2105-2135, 2010

〔林田 雅希〕

第65章

DUP 短縮のための方法論

統合失調症の経過の中で，いつでも十分に効果を発揮する抗精神病薬がない現状では，薬理作用の違いを議論することと同等もしくはそれ以上に未治療期間を短くすることが治療効果を発現するうえでより重要である．

しかし，その未治療期間を短縮することは決して容易なことではなく，そこには様々な課題も存在する．本章では，統合失調症の未治療期間を短縮するための方法について論じる．

1 DUPとは

精神病未治療期間(DUP；duration of untreated psychosis)とは，陽性症状や一級症状の顕在化，すなわち「エピソードのはじまり」から，抗精神病薬による薬物療法や入院加療が開始されるまでの期間，と定義されている[1]（図65-1）．このDUPが重要視される理由として，DUPの短縮が統合失調症の予後の改善につながる知見の蓄積と治療臨界期の存在が挙げられる．

DUPの長さと予後の関連についてはこれまでに多数報告され，2005年に発表された2つのメタ解析においてもDUPが長いほど予後が不良であり，短いほど良好であることが示唆された[2,3]．このように治療開始の遅れが予後不良につながる要因として，発症後一定期間内の病態水準が長期化しやすいこと（plateau effect）や精神病症状が進行性に脳の器質的変化に及ぼす影響が挙げられる．

Birchwoodら[4]が提唱した治療臨界期仮説では，発症後2年以内における病態水準が長期に持続しやすく，発症後およそ5年以内の治療の成否

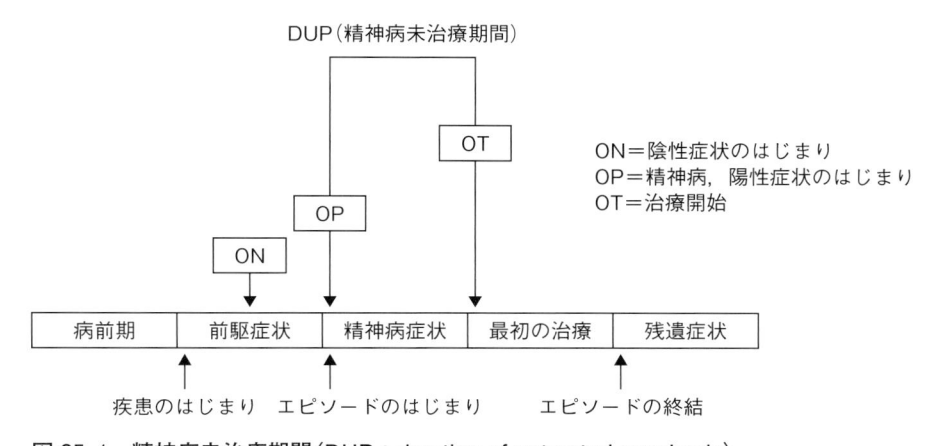

図65-1　精神病未治療期間（DUP；duration of untreated psychosis）

が長期予後を決定づけるうえで重要であることを示唆している．近年，この治療臨界期仮説を検証するべく，Crumlishら[5]がDUPならびに非特異的徴候が出現する前駆期を含めたduration of untreated illness（DUI）の長さと4年後，8年後の転帰を調査した．その結果，DUIを2年以内と2年より長期に分けた場合，8年後のGAFスコアはDUIが2年以内のほうが有意な差を持って改善を示した．またDUIが長期の群では4年後から8年後での改善が認められていない．このことから，DUPだけでなく，DUIも含めた早期の治療介入が長期予後に関連していることから，治療臨界期の存在を支持し，一層の早期介入の重要性を強調する結果となった．

また，これまでの統合失調症におけるMRIを中心とした脳の画像研究においては，発病後早期から顕著に生じる特定領域の進行性の体積減少が報告されている．その要因としては，未治療の精神病症状が脳に及ぼす「生物学的毒性」の影響が示唆されている．Cahnら[6]は，初回エピソード患者を対象に精神病症状の持続期間と5年後の頭部MRI上の変化を調べたところ，精神病症状の持続期間が長いほど，有意に灰白質体積が減少し，脳室体積が増加していたことから，精神病症状と脳萎縮の関連性を報告している．また，Lappinら[7]はDUPの長さが側頭葉の灰白質体積の減少に相関していることを報告している．

DUPと統合失調症の予後との関係については，単に陽性症状の改善だけでなく，機能障害の改善との関係についても調べられている．4年後[8]，8年後[9]の転帰を検討した研究では，それぞれDUPの長さと機能障害や精神症状との有意な関連，あるいは陰性症状の改善，QOLなどの関連を認めている．筆者ら[10]も日本人例でDUPの短さと2年後の良好な機能予後との間に相関を認めることを報告している．

2 わが国におけるDUP

これまでの諸外国における報告では，DUPの平均はおおよそ1年である．しかし，標準偏差も非常に大きく，症例による差異が大きい．つまり数年に及ぶ長期の症例も存在している．欧米にはDUPの中央値がおおよそ3か月であると報告する論文がある[11]．一方わが国で，筆者ら[12]が2002年に都内2施設を対象として行った調査では，15～54歳の初回エピソード精神病患者のDUPの平均は13.7か月，中央値は5か月であった．DUPの平均値が1年前後という結果は，DUPと予後との関連性を議論する以前に，その間，患者自身が精神病症状で苦しみ，日常生活に支障をきたしたり，家族を含めた対人関係に支障をきたす可能性があることなどを考慮すると決して短いとは言えない．DUPを短縮し，早期に治療介入することは，このような臨床的観点からも正当な理由がある．

3 DUPが長期化する要因と短縮に向けた取り組み

A 症状形成過程の解明とメンタルヘルスリテラシーの改善

英国を中心に行われたDUPの長さを規定する因子の研究[13]では，最大の因子は発症様式であることがわかった．1か月以上かけて潜行性に発症してくる例のほうが急性発症例よりもDUPは長いことが認められた．このことはDUPと予後の関係の解釈に様々な余地を残すことを意味している．つまり，DUPの短さは，すなわち早期治療の開始を意味するものであり，これらの結果は早期治療開始こそがより良好な予後と結びついていると考えることを可能とする一方で，予後の良いような精神病においてこそ，発症の早期から治療に結びつきやすいという反論も許してくる．潜在性に症状が進行し，陰性症状を主症状とするようなタイプでは，病像がはっきりするまで否認や治療に対する忌避がなされることも予想される．このような場合，DUPは予後予測因子ではなく，予後不良例における必然徴候を意味することになる．こういった潜在性の症状をより早期に同定し，治療につなげていく検討もDUPを短縮して

いくためには必要であろう．

　また，発症様式の違いだけでなく，本人や家族の受診行動への意識の問題も無視できない．早期の段階で受診しない要因として，病識やスティグマの問題が挙げられる．ドイツでは，3年間に及ぶ「統合失調症のスティグマ，差別と闘う―Open the Doors」と称してアンチスティグマキャンペーンが行われた[14]．その主な活動としては，統合失調症や精神疾患に関する市民講座やアート，演劇，映画でのイベント，チャリティーコンサートなどが開催された．そのプログラムを実施した地域と実施していない地域の住民の統合失調症への意識調査を施行した結果，プログラムを行った地域のほうが，統合失調症患者と接することへの恐怖感などに関する統合失調症との社会的距離の改善が認められたが，その効果は極めて小さかった．一方で，精神保健のスティグマを改善させる研究のレビュー[15]では，単に精神疾患の教育をするだけよりも教育と精神疾患に罹患している人と実際に接触することの組み合わせのほうがよりスティグマの軽減が図れることが示唆されている．

　また，統合失調症の好発年齢が10代後半から成人前期であることや発症前のいわゆる前駆期である非特異的な症状が出現している時期を考慮するとより若年者をターゲットとした取り組みが必要と思われるが，学校などの教育現場や若者がより利用している考えられるソーシャルネットワークなどを利用した介入研究の報告は少ない．今後は，社会一般への普及啓発だけでなく，若年者をターゲットとし，それにより特化した普及啓発の方法を検討していくこともDUP短縮のために必要である．

B｜治療介入の遅れの改善

　DUPを構成する要素として，精神病症状が出現してから当事者やその家族が援助希求行動をするまでの期間と医療サービス機関を受診後から適切に治療を開始していく期間の2つのコンポーネントが挙げられる．前者は先述したように症状の形成過程の解明やメンタルヘルスリテラシーの向上が必要となってくるが，後者は精神科を専門とする医療サービスだけでなく，いわゆる家庭医（GP：general practitioner）を含めた医療全体の精神疾患へのサービスの向上，精神科医との適切な連携の向上が求められる．その先駆的な研究として，Falloonによる介入研究が挙げられる[16]．バッキンガム・プロジェクトと呼ばれるこの計画は，1984～1988年まで，オックスフォードのアイルスビュリーという人口35,000人の地域で行われた．当時この地域における既存の精神保健サービスは皆無であり，Falloonはこの地で初発統合失調症に対する早期介入を試みた．まず当該地域で開業する16人のGPの協力を得て簡単なスクリーニングのトレーニングを行い精神疾患のゲートキーパー役として，これに12人の看護師，精神科医2人，心理士1人，社会福祉士1人，作業療法士1人，事務職員2人で多職種チームを形成した．

　スクリーニングで見出された前駆症状を持つ可能性のあるすべての患者は，24時間以内に多職種チームの誰かにより詳細なアセスメントがなされた．前駆状態にあると判断されたケースに対しては，直ちに心理教育，家庭中心型のマネジメント，必要に応じて少量の抗精神病薬による薬物療法が各自のニーズに合わせて行われた．また維持療法として，ストレスマネジメントと薬物療法，早期警告サインなどを用いた再発予防の訓練，定期的な症状評価が行われた．

　4年間の追跡期間で，発見された統合失調症の顕在発症はわずか1例のみで，これは人口10万人地域での年間発症率で0.75にあたり，介入前の同地域のデータからの予測値(7.4)を著しく下回った．

　本研究は地域におけるGP-精神科医の連携による早期発見・早期介入の可能性を示唆するものであり，大掛かりな投資を見込めない状況下で有効な方法と言えるだろう．

C DUP短縮を目的とした実証研究
―各国の取り組み

　DUPの短縮を目的とした特筆すべき実証研究としては，以下の4つの研究が挙げられる．オーストラリアのメルボルンにおけるEarly Psychosis Prevention and Intervention Centre(EPPIC)[17]，ロンドンとカナダにおけるPrevention and Early Intervention Programme of Psychosis (PEPP)[18]，スカンジナビアにおけるTreatment and Intervention in Psychosis Study(TIPS)[19]，シンガポールにおけるEarly Psychosis Intervention Programme(EPIP)[20]である．

　EPPICでは，一般地域住民やGP(general practitioner)などに対する情報提供，特別な教育的ワークショップを行うとともに，アウトリーチアセスメント，危機介入，地域治療を提供するために24時間，365日活動する多職種治療チームを設けた．

　PEPPでは，早期介入サービスを設立し，GPや学校に様々な手段を通して情報提供するだけでなく，広くコミュニティに対してもポスターやパンフレット，カレンダーなどを用いたキャンペーン活動を行った．

　しかし，それぞれの結果は，EPPICが対照比較地域のDUPの平均が254日だったのに対して介入地域の平均が313日と長く，また同様にPEPPにおいても介入前のDUPの中央値が21.9週だったのに対して，介入後のほうが24.3週と長く，介入プログラムによるDUPの改善は認められなかった．この結果については，介入プログラムが最近発症したケースの早期の治療介入に成功した一方で，DUPの標準偏差が大きいことから，それまでは同定できなかったような放置されていたケースが含まれるようになったことが理由として推測されている．

　一方，TIPSでは，DUP短縮の効果を数値的にも実証した．TIPSは，早期発見プログラムを導入した2か所の保健地区(ノルウェーのRogaland州)と導入しなかった地区(ノルウェーのOslo州，デンマークのRoskilde州)において比較研究が行われた．治療は公的資金でまかなわれ，治療の性質やアクセスのしやすさはすべての地域で同様であった．早期発見プログラムでは，テレビや新聞，映画，広告などの様々なメディアを通じて，コミュニティに対する教育的プログラム，アンチスティグマキャンペーンが実施された．また，GPや教育関係者に対する普及啓発，また精神病の可能性のある患者や照会者の都合の良いところにどこへでも24時間以内に駆けつけて，評価する特別な早期発見チームを設立した．その結果，非介入地域では，DUPの中央値が16週だったのに対して，介入地域では5週と有意な短縮を認めた．さらに2年間のフォローアップ研究では，Positive and Negative Syndrome Scaleによる陽性症状評価尺度には差がみられなかったものの，陰性症状や認知機能，抑うつ症状などに関しては，介入地域のほうが良好な成績が得られた[9]．

　EPIPもTIPSと同様にコミュニティやGP，総合病院の医師を対象に様々なメディアを通じて精神病に対する教育プログラムが提供されるとともに，GPやカウンセラーとのネットワークを構築し，電話による相談がいつでも可能であることを保証した．その効果は，DUPの中央値を12か月から4か月と有意に短縮させただけでなく，警察からの照会は減少した代わりに本人や家族からの照会の割合が増えるといった効果が認められた．

　以上，これまでに報告されている実証研究，各国での取り組みを紹介してきたが，わが国の現状としては，まだDUPの短縮に向けて，このような先端的な取り組みは十分には行われているとは言えない．近年テレビなどで，精神疾患が取り上げられる機会は増えてきているものの，様々なメディアを通じての普及啓発活動は少ない．2005年に報告された一般住民を対象としたオーストラリアとの比較調査では[21]，精神病性障害の認識率がオーストラリアでは41％だったのに対して，わが国では17％とより低い割合であった．また，一部の大学病院を中心に早期支援の取り組みは行われている一方で，その数はまだ少なく，GPや学校などと精神科専門医療機関との十分なネットワークが確立しているとは言えない．地域には精

神科を標榜するクリニックは増えているが，児童思春期を専門的にした医療機関は少なく，それらの精神科クリニックや専門医療機関に紹介しようとしても，予約制で受診するまでに2,3か月かかることも珍しくなく，DUPの短縮とは逆行した動向となっている．今後，早期介入を充実させていくためには，解決すべき課題は少なくない．

東京都では，平成23年度から「精神疾患早期発見・早期対応推進事業」として，精神疾患を早期に適切な支援につなげるよう，地域の内科などの医師に対し，精神疾患に関する知識や法制度などについての研修を実施し，一般診療科医師と精神科医の連携強化を図っている．これまでの研究によっても，多くの人々はかかりつけ医において日頃から精神的，情緒的諸問題についても相談しており[22,23]，症状が単独ではなく数個重なった時点から援助希求行動を起こしている．さらに筆者らの検討によれば，専門医の受診行動につながる体験される精神症状は，精神病様体験よりも抑うつ状態の影響が大きいことが示唆されている[24]．

4 ARMS段階での発見と介入

近年，統合失調症を顕在発症する前の微弱な陽性症状や短期間の間欠的な陽性症状，機能低下が出現している時期を精神病発症リスク状態（ARMS：at risk mental state）として同定し，治療介入していく研究が盛んに行われている．この時期から介入することで，たとえ発症したとしてもDUPの短縮や予後の改善につながるだけでなく，発症自体も頓挫，予防していく効果が期待されている．しかし，この時期に積極的な治療介入することでの問題点も存在する．

1つは，「偽陽性」の問題である．精神病レベルではない微弱な陽性症状，診断基準を満たさない短期間歇的な陽性症状，遺伝負因と機能低下の3つの操作的指標を用いてARMSを同定した介入研究では，精神病への移行率はおおよそ20〜40％程度で一般人口に比べて高率ではあるが，しかし，残りのARMSは精神病へ移行しない．この移行しない群は，元来リスクはあったとしても発症しない群（偽陽性群）なのか，もしくは介入効果によって発症しなかった（偽偽陽性群）のかを現時点では鑑別できない．これらを鑑別可能にする症候学的または生物学的指標が発見されるまでは，たとえ偽陽性群だとしても患者自身がその症状により，現在感じている苦痛に対して治療的介入をしていく積極的な理由はあるが，その一方で，偽陽性群への不必要な，過剰な介入をしてしまう可能性も否定できない．

また，実際に治療介入するとしてもその具体的な方法については，統合失調症の治療介入の場合と比較して，十分に確立していない．特に抗精神病薬の使用については，先の偽陽性の問題や若年者に使用することへのリスクの問題などから，危機的な状況を除いては推奨されていない．しかし，著者らが行ったわが国の精神科医を対象にしたARMS症例のビネットを用いた意識調査の結果では[25]，たとえ微弱な陽性症状であっても，また短期の間欠的にしか陽性症状が出現していなかったとしても，多くの精神科医が「統合失調症」と診断し，治療法として抗精神病薬を選択している実態が示唆された．この結果からは，まだわが国ではARMSの概念自体も十分に浸透しておらず，過剰な治療介入が行われている可能性が考えられた．

ARMS研究は，介入から一定期間の精神病への移行率や介入効果を調査目的としたものが多く，その後の長期経過について詳細に検討したものはまだ少ない．ARMSの時期から介入することで，DUPにどのような影響を及ぼすのか，またその後の経過で，発症したとしてもARMS時期から介入しなかった場合と比較して予後がどの程度変化するのかなどのさらなる研究が期待される．

現在，米国を中心に操作的診断基準であるDiagnostic and Statistical Manual of Mental Disorders（DSM）-5の改訂に伴い，新たにattenuated psychosis syndromeを診断基準に含めることが議論されている．その背景として，診断基準に含まれることで，ARMSの認識が高まり，早期介入につながり，統合失調症のDUPの短縮ならび

に予後の改善，さらには社会全体の経済的な損失の削減にもつながることが期待されている．しかし，一方で，診断基準に含まれることで，偽陽性も含めたARMS症例が「精神病」としてラベリングされてしまうスティグマの問題やかえって抗精神病薬の使用も含めた過剰な治療の対象になってしまう危険性が出現することなどから，診断基準に含めることは時期尚早との指摘がある[26]．

【文献】

1) 水野雅文：DUP．樋口輝彦，他（編）：KEY WORD 精神．pp98-99，先端医学社，2007
2) Marshall M, Lewis S, Lockwood A, et al: Association between duration of untreated psychosis and outcome in cohorts of first-episode patients: A systematic review. Arch Gen Psychiatry 62: 975-983, 2005
3) Perkins DO, Gu H, Boteva K, et al: Relationship between duration of untreated psychosis and outcome in first-episode schizophrenia: A critical review and meta-analysis. Am J Psychiatry 162: 1785-1804, 2005
4) Birchwood M, Todd P, Jackson C: Early intervention in psychosis. The critical period hypothesis. Br J Psychiatry Suppl 172: 53-59, 1988
5) Crumlish N, Whitty P, Clarke M, et al: Beyond the critical period: longitudinal study of 8-year outcome in first-episode non-affective psychosis. Br J Psychiatry 194: 18-24, 2009
6) Cahn W, Rais M, Stigter FP, et al: Psychosis and brain volume changes during the first five years of schizophrenia. Eur. Neuropsychopharmacol 19: 147-151, 2009
7) Lappin JM, Morgan K, Morgan C, et al: Gray matter abnormalities associated with duration of untreated psychosis. Schizophr Res 83: 145-153 , 2006
8) Clarke M, Whitty P, Browne S, et al: Untreated illness and outcome of psychosis. Br J Psychiatry 189: 235-240, 2006
9) Harris MG, Henry LP, Harrigan SM, et al: The relationship between duration of untreated psychosis and outcome.: An eight-year prospective study. Schizophr Res 79: 85-93, 2005
10) Yamazawa R, Nemoto T, Kobayashi H, et al: Association between duration of untreated psychosis, premorbid functioning, and cognitive performance and the outcome of first-episode schizophrenia in Japanese patients: prospective study. Aust NZ J Psychiatry 42: 159-165, 2008
11) Lloyd-Evans B, Crosby M, Stockton S, et al: Initiatives to shorten duration of untreated psychosis: systematic review. Br J Psychiatry 198: 256-263, 2011
12) Yamazawa R, Mizuno M, Nemoto T, et al: Duration of untreated psychosis and pathway to psychiatric service in first-episode schizophrenia. Psychiatry Clin Neurosci 58: 76-81, 2004
13) Morgan C, Abudal-Al R, Lappin J, et al: Clinical and social determinants of duration of untreated psychosis in the AESOP first-episode psychosis study. Br J Psychiatry 189: 446-452, 2006
14) Gaebel W, Zaske H, Baumann A, et al: Evaluation of the German WPA program — open the door: results from representative telephone surveys before and after three years of anti stigma intervention. Schizophr Res 98: 184-193, 2008
15) Yamaguchi S, Mino Y, Uddin S: Strategies and future attempts to reduce stigmatization and increase awareness of mental health problems among young people: a narrative review of educational interventions. Psychiatry Clin Neurosci 65: 405-15, 2011
16) Falloon IRH: Early intervention for first episodes of schizophrenia: A preliminary exploration. Psychiatry 55: 4-14, 1992
17) Krstev H, Carbone S, Harrigan S, et al: Early intervention in first-episode psychosis: the impact of a community development campaign. Soc Psychiatry Psychiatr Epidemiol 39: 711-719, 2004
18) Malla A, Norman R, Scholten D, et al: A community intervention for early identification of first-episode psychosis: impact on duration of untreated psychosis (DUP) and patient characteristics. Soc Psychiatry Psychiatr Epidemiol 40: 337-344, 2005
19) Joa I, Johannessen J, Auestad B, et al: The key to reducing duration of untreated psychosis: information campaign. Schizophr Bull 34: 466-472, 2008
20) Chong S, Mythily S, Verma S: Reducing the duration of untreated psychosis and changing help-seeking behaviour in Singapore. Soc Psychiatry Psychiatr Epidemiol 40: 619-621, 2005
21) Jorm AF, Nakane Y, Christensen H, et al: Public beliefs about treatment and outcome of mental disorders: A comparison of Australia and Japan. BMC Medicine 3: 12, 2005
22) Murphy J, Shevlin M, Houston J, et al: A population based analysis of subclinical psychosis and help-seeking behavior. Schizophr Bull 38: 360-367, 2012
23) Smeets F, Lataster T, Dominguez MD, et al: Evidence That Onset of Psychosis in the Population Reflects Early Hallucinatory Experiences That Through Environmental Risks and Affective Dysregulation Become Complicated by Delusions. Schizophr Bull doi: 10.1093/schbul/sbq117, 2010
24) Kobayashi H, Nemoto T, Murakami M, et al: Lack of association between psychosis-like experiences and seeking help from professionals: a case-controlled study. Schizophr Res 132: 208-212, 2011
25) 辻野尚久，片桐直之，小林啓之，他：早期精神病における精神科医の意識と治療判断について．精神医学 52：1151-1159，2010
26) Fusar-Poli P, Yung AR: Should attenuated psychosis syndrome be included in DSM-5?. Lancet 379: 591-592, 2012

（辻野 尚久，水野 雅文）

4-4
臨床上の諸問題

第 66 章

精神科救急
―マクロ救急を中心に

　精神科救急とは何か？　身体科に救急があるのだから，精神科にも救急があることに違和感はないが，その内容は，身体科の救急ほど明確ではない．

　繰り返し指摘されているが，欧米において，精神科救急の発展は，1950年代から始まった，精神障害者を精神科病院における長期滞在から解放しようとする，いわゆる脱施設化の運動と密接に関連していた．また精神科救急の発展を加速させた要因として，欧米各国が，1960～70年代にかけて，人口の高齢化のために膨らみ続けた医療費の削減に迫られていたという事情も無視はできない．つまり精神医療側が掲げていた脱施設化の理念と，行政側が直面していた医療費削減という課題が，欧米における精神科救急の発展の原動力となったとみることができよう．

　第二次大戦後，わが国の精神医療は長期入院治療が中心であり，精神科病床は急増した．しかし精神科病床の急増は，一般身体科の医療と比べてはるかに低い医療密度を前提として成立したものであった．わが国の精神科救急は，上に述べた欧米各国の精神科救急の成り立ちとは経緯が異なるが，わが国が欧米から約20年遅れて人口の高齢化による国民医療費の増大の問題に直面した時期と，精神科救急の本格的な導入の時期が一致していたことは，単なる偶然とは言えないだろう．わが国における精神科救急の発展は，精神科領域における医療費の削減，いわば医療のスリム化を外部から求められながら，その圧力をてこにして，医療密度や医療報酬の点で，ユーザーにとっても，医療従事者にとっても，多少なりとも従来よりも望ましい形の精神科医療，多少なりとも，身体科の医療水準に近い医療を提供しようとする精神医療の側からの試みの1つとして位置づけられるかもしれない．こうした事情は，身体科救急と精神科救急の大きな違いの1つである．

　身体科救急に倣えば，救急とは，「直ちに治療が必要な病状に対して，24時間体制で，治療的に介入すること」ということになる．つまりここでは，どのような状態（あるいは病態）に対して，どのような体制で，どのように治療するのか，が問題となる．

　直ちに治療が必要な状態とは，どのような状態を指すのだろうか．「よほどの救急事態」でなければ，精神病院への入院はありえない，すなわち「精神科への入院はほとんどすべて救急入院そのもの」であるという指摘[1]は今日でも妥当性を失ってはいないように思われる．統合失調症に限定して考えれば，多少の幅はあるにせよ，精神科救急の治療の対象とは，いわゆる急性期の状態であると考えて，それほど大きな間違いはない．

　それでは，どのような体制がとられているのだろうか．精神科救急は，かかりつけ医と呼ばれる通院医療機関が対応するいわゆるミクロ救急と，より広域のエリアを対象としたマクロ救急に大別される．第二次大戦後，わが国の精神医療行政は，診療報酬の改定と，補助金政策によって，大半が民間である精神科医療機関に対して緩やかな

方向づけを行ってきた．ミクロ救急は，このような手法に基づきながら，既存の精神科医療機関の努力に委ねられている部分が大きい．一方，マクロ救急に関しては，厚労省が，地域の自主性を優先しつつも，多少なりとも医療システムについて踏み込んだ働きかけを行ってきた．このように，全国規模で具体的な治療システムの構築にまで行政が働きかけることは，わが国の精神科医療では珍しいことではないだろうか．この点で，マクロ救急のシステムに，精神科救急の1つの特徴を見ることができる．そこで以下，マクロ救急システムについて詳しく見てみたい．

1 マクロ救急システムとは

まず簡単に現在のマクロ救急システムについて述べる．このシステムは，主に，精神科救急情報センターと受け入れ医療機関で構成されている．精神科救急情報センターは，救急医療のトリアージを行っている．具体的には，依頼者からの電話対応にあたり，即時の精神科受診が必要かどうかの判断を行う．必要があると判断すれば，受け入れ医療機関に診察を依頼する．受け入れ医療機関は，依頼のあった患者を診察し，必要があれば，入院させる．一般的には任意入院が可能な患者は，改めて平日日中の受診を勧めることが多いので，このシステムでの入院は，大半が非自発入院の形態をとる．受け入れ医療機関には，精神科医・看護師の待機，空床の確保が求められている．また，受け入れ医療機関については，特定の医療機関が常に受け入れ医療機関として機能する「基幹型」といくつかの医療機関が当番制で担当する「輪番制」，あるいはその併用のいずれかが，地域の事情に応じて採用される．

図66-1, 2は，2008年5〜6月の2か月間の京都府下の精神科病院の入院調査である．当時京都のマクロ救急システムでは，洛南病院が基幹病院として単独で受け入れ医療機関を担当していた．入院患者の年齢構成が，他病院と比べると比較的若年に偏っていることがわかる．また入院患者の疾患別内訳で，他病院に比べて，F2の比率が高いことがわかる．地域によって多少の違いはあるものの，マクロ救急の主な対象の1つが，初発あるいは未治療の統合失調症をはじめとした内因性精神病であることは明らかである．

また以下に見るような精神科救急医療体制の変遷の過程で，精神科救急医療の目的も洗練されていった．現在では，精神科救急医療体制の目的は，

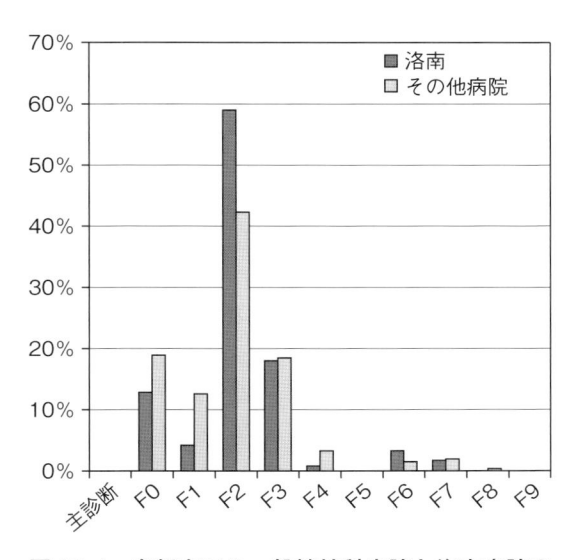

図66-1 京都府下の一般精神科病院と洛南病院の入院患者の疾患別分布

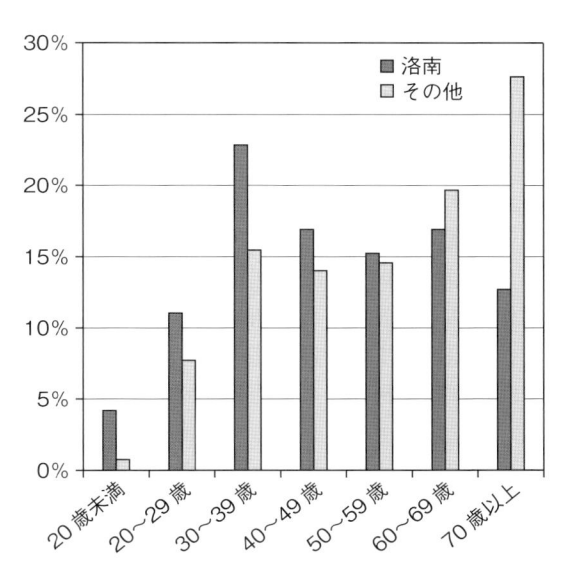

図66-2 京都府下の一般精神科病院と洛南病院の入院患者の年齢別分布

①重症の救急患者に良質な医療を提供する
②精神疾患・障害に起因する重大行為を未然に防止する
③在宅患者の地域生活維持を支援する

の3点に集約されているようである[2]．

2 マクロ救急の成立の経緯について

1978年に東京都で夜間休日の精神科救急医療制度が開始された．これがマクロ救急の最初とされている．これをモデルとして，いくつかの都道府県で，それぞれの地域の要請や事情に基づいて，独自にマクロ救急が構築されていった．これらの試みを背景に，1995年「精神科救急医療システム整備事業」が策定された．以後，この通知に基づいて全国でマクロ救急システムの構築が展開されることになった．こうした動きとは別に，1985年から千葉県精神医療センターでも精神科救急の試みが開始された．この千葉県の試みに基づいて，1996年に診療報酬上に精神科急性期治療病棟入院料が設定されたという．その後精神科救急入院料が追加された．一連の整備事業と診療報酬上の設定がマクロ救急システムの土台になっている[3]．

A 一連の整備事業の通知内容について

1. 1995年：「精神科救急医療システム整備事業の実施について」[4]

この通知によって，全国規模での精神科救急が開始されたと言える．通知では，この事業の目的を「都道府県または指定都市が地域の実情に応じて病院群輪番制等による精神科救急医療施設を整備し，緊急な医療を必要とする精神障害者等のための精神科救急医療体制を確保すること」と定めている．そのうえで，「精神科救急医療システムの円滑な運営を図るため」に「都道府県，指定都市，医師会，精神科病院協会，精神神経科診療所協会，消防機関等」の関係者から構成される「精神科救急医療システム連絡調整委員会」，「精神保健福祉士等の精神保健福祉施策に精通した者」を配置し，「精神障害者又は保護者等からの相談」や，「移送を適正かつ円滑に実施するため」に指定医・医療機関等との連絡調整を役割とした「精神科救急情報センター」，入院治療も含めた救急の医療対応が可能な「精神科救急医療施設」などの設置を定めている．

2. 2002年の改正[5]

精神科救急情報センターにおける24時間精神科相談窓口の設置が追加明記された．

3. 2005年の改正：「精神科救急医療センター事業実施要綱」の通知[6]

上記の医療システムが，第二次救急医療と位置づけられるのに対して，第三次救急医療として，「重度の症状を呈する精神科急性期患者に対し良質な医療を効率的に提供できる精神科救急医療センターを整備し，精神科第三次救急医療体制の確保を図る」ことを目的とした「精神科救急医療センター事業実施要綱」が定められた．ここでいう精神科救急医療センターは，一定の施設基準を満たし，精神科救急入院料の算定が可能で，「24時間，365日，重度の症状を呈する精神科急性期患者に対応するため，医師・看護師を常時配置し」，「精神科救急医療システムにおいて基幹的な役割を果たすこと」が求められた．

4. 2008年：「精神科救急医療体制整備事業実施要綱」の通知[7]

「地域の実情に応じた精神科救急医療施設を強化し，緊急な医療を必要とする精神障害者等のための精神科救急医療体制を確保することを目的として」，「精神科救急医療システム整備事業」と「精神科救急医療センター事業」を統合する形で，新たに，「精神科救急医療体制整備事業実施要綱」が定められた．ここでは，精神科救急情報センターの機能として，「緊急な医療を必要とする精神障害者等の搬送先となる医療機関の円滑な調整」が明記された．また精神科救急医療施設とし

て，「病院群輪番施設」と「常時対応施設」が併記された．地域の事情によって，マクロ救急は既に「輪番型」と「基幹型」のいずれかを採用していたが，それを追認する形となっている．

5. 2010年の改正[8]

「精神障害者及び家族」からの相談を，精神科救急情報センターから切り離し，独立して「精神医療相談事業」として，「特に休日，夜間における」相談に対応するための相談窓口を，「地域の実情に合わせて，精神保健福祉センター，精神科救急情報センター，医療機関等」に設置することとされた．また精神科救急情報センターは連絡調整がその中心的な役割とされ，特に「搬送先医療機関の紹介，一般救急システムとの連絡調整」などが，主な業務とされた．さらに「精神疾患を有しながら，身体合併症を併発している患者に対し医療を提供できる体制を有する医療機関を指定する「身体合併症救急医療確保事業」が追記された．

B｜診療報酬上の設定

他方，すでに述べたように，1996年に診療報酬上に精神科急性期治療病棟入院料が設定された．これが診療報酬上に登載された最初の精神科における急性期治療である．包括入院料は，現在最高で，日額約19,000円である．さらに2002年に精神科救急入院料が新設された．包括入院料は日額28,000円であった．その後入院料は改定され，現在，最高で，日額約35,000円である．この施設基準を満たす病棟は現在スーパー救急病棟と呼ばれている．「精神科救急医療体制整備事業」の中で述べられた精神科救急医療施設のうち，特に「常時対応施設」いわゆる基幹型の医療機関は原則的にこの精神科救急入院料の施設基準を満たす病棟が求められている．精神科救急入院料に求められる施設基準としては，患者あたりの，精神科医，看護師，精神保健福祉士などの配置数，いわゆる医療密度が，一般の精神科病棟より高いことに加えて，病床数の半数以上が個室であることなどの治療環境に関する基準や，当該地域の精神科救急医療に対する貢献に関する基準（具体的には，当該地域の措置入院，緊急措置入院，応急入院の1/4あるいは30件以上の受け入れ，および新規患者の6割以上が，措置入院，緊急措置入院，医療保護入院，応急入院などであること）などが規定されている．

以上みてきたように，整備事業の通知によって，各地域に精神科救急情報センター，受け入れ医療機関を中心とした，マクロ救急システムが構築されている．他方，受け入れ医療機関に関しては，診療報酬上，「精神科急性期治療病棟入院料」，「精神科救急入院料」を設定することで，一般の精神科医療機関よりは高い収益を保障しながら，救急医療体制において果たすべき役割や，医療密度，最低限度の治療環境について担保している．

したがって，以下に見るように，全国に十分に普及したとは言い難い状況ではあるが，少なくとも制度的には，マクロ救急システムは，精神科救急医療において一定の役割を果たすべく，患者の受け入れ態勢から治療環境まで，ある程度首尾一貫した医療システムとして構築されていると言える．治療と言えば一般的には，薬物療法や心理療法など，患者に対する個別の治療としてとらえられがちである．しかしどのような医療システムを構築するかは，個々の治療そのものと密接に関連している．マクロ救急システムは，こうした問題意識のもとで構築された，優れて治療的な医療システムと言える．

3 マクロ救急の現状

2009年現在で，精神科救急情報センターについては，12の都道府県で未設置である．また24時間365日対応のセンターは11の都道府県に設置されているだけである．

また精神科救急医療体制については，輪番制のある都道府県は44，基幹病院が設置されている都道府県は15である．また，精神科急性期治療病棟とスーパー救急病棟を併せたいわゆる精神科

急性病棟群は，およそ11,000床であり，わが国の精神科病床の3%程度だが，年間の精神科入院件数のおよそ23%にあたる約8万件を受け入れており，精神科入院治療において重要な役割を担っている[3]．

また2010年現在で，精神科救急入院料認可施設は80か所あり，そのうち公立医療機関が28か所，民間医療機関は52か所である[9]．1995年に通知された「精神科救急医療システム整備事業の実施について」以来，救急システムの構築にあたって地域差は考慮されてきたが，運営面でも地域によって非常な違いがある．まず上に述べたように2010年現在で，80か所の精神科救急入院料認可施設があるが，一施設も存在していない都道府県が約15ある．また2009年度で，年間受診件数は，愛知県の3,000余件から佐賀県の100件未満まで，大きな開きがある．また入院件数は，最多が大阪府の1,500余件に対し，最少は，同じく佐賀県の100件未満である．受診件数，入院件数ともに地域間格差は大きい．また救急受診者の大半が入院につながる，いわゆるハードな救急，利用者の側からみれば敷居の高い救急を展開する地域と，受診件数の約30%程度しか入院につながらない，ソフトな救急，利用者の側からみれば敷居の低い救急を展開する地域まで，様々多様であり，「精神科救急事業の陣容や機能には，自治体によるばらつきが著しい」[3]．

4 マクロ救急の今後の課題

A 輪番型か基幹型か

マクロ救急システムは，いくつかの医療機関が交代で夜間・休日の救急業務を担当する輪番型か，1つの医療機関が担当する基幹型か，あるいはその併用が採用されている．基幹型は，経験が集積しやすいため，治療技術の向上には有利だが，反面負担は過重になり，職員が消耗しやすくなる．輪番制の場合は逆に，職員の負担についてはそれほど問題ではない．その一方で，受け入れの頻度によっては，治療経験の蓄積から，治療技術の向上を導くことは，基幹型に比べれば，困難かもしれない．また輪番制を構成している医療機関の間で，治療方針などについての連携が求められるであろう．

B 後方への転送

入院受け入れ医療機関がどこまで患者の治療にあたるかについても，地域によって様々な考え方がある．例えば，東京都では，松沢病院では，約50%，それ以外の病院では，80〜90%の患者を後方病院へ転送している．神奈川では，入院後約1〜3週間が経過して，隔離室がほぼ不要になった時点で後方移送を行っているという[10,11]．

受け入れ医療機関は，常に空床を確保しておかなければならない．後方への移送によって，空床確保は容易になる．しかし治療的には，後方への移送が行われることによって，治療が分断されてしまう可能性も否定できない．特に初発，未治療の統合失調症圏の患者の場合にこのような事態が治療に及ぼす影響については大いに懸念される．また入院受け入れの煩雑な業務ばかりに従事して，患者が改善していく過程に立ち会わないことで，医師を始めとした医療スタッフのモチベーションが維持できるのかという問題もある．他方，マクロ救急は通常の医療に比べて広域から患者を受け入れるので，居住地（家族）から離れた医療機関で，入院治療を続けることが適切かどうかという指摘もあろう．

当初，精神科救急入院料認可施設は，マクロ救急と密接に関連する形で設置されていたように見える．しかし近年増加してきた民間の認可施設の中には，地域のマクロ救急システムと密接な関係を持っていない施設も多い．もちろん精神科救急入院料の対象となる病棟は，一般の精神科病棟に比べて，医療密度も医療環境もより治療的と言えるので，こうした病棟が増加することは望ましいことではある．しかし，これらの病棟の増加によって，これまで一定の方向性をもって積み重ねられてきた精神科救急医療体制整備事業の行く末

が不透明になる危惧は否定できない．その一方で，精神科救急入院料認可施設が1つも存在しない都道府県は15に及んでおり，すでに地域格差が生じつつある．

また，認知症関連の障害が，主要な入院対象となっている地域もあり，マクロ救急システムや精神科救急入院料認可施設の機能は，地域の要請によって一層多様性を帯びてきているようである．

本来的にはマクロ救急は，ミクロ救急の機能を補完する目的で構築されてきた．マクロ救急の行き過ぎた発展が，ミクロ救急の発展を阻害する可能性も指摘されている．しかし上に見てきたように，通知と診療報酬上の算定によって，現実には，マクロ救急システムが，かなり整備されたシステムとして機能し始めていると言ってよいだろう．その一方で，マクロ救急の主要な治療対象が，初発・未治療の急性期統合失調症症例であることは明らかであり，実際にこうした症例が集積しやすいことは既に見てきたとおりである．つまりマクロ救急システムは，精神科における救急システムであると同時に，いわゆる内因性精神障害の初期治療および急性期治療のためのシステムとしても機能していると見ることができる．したがって，マクロ救急システムの中で，治療を担当する医療機関は，この種の患者の治療例の集積によって，治療技術の発展・洗練に寄与できる大きな可能性を秘めていると言える．ところが，当初から現在に至るまで，マクロ救急に参加する医療機関では，スタッフの疲弊が大きな問題になっている．マクロ救急が，利用者にとって適切なシステムであるだけでなく，統合失調症をはじめとした精神障害の治療技術の発展・洗練に寄与できるだけの，たとえば十分な人員配置など，そこで働くスタッフに対する適切な配慮と，そこで得られた治療技法上の新たな試みが他の施設にも広く般化できる仕組みが求められている．

(謝辞) 最後に，本章の執筆にあたり，京都市こころの健康増進センター所長・波床将材先生には，貴重な資料を多数ご提供いただきました．ここに深くお礼を申し上げたいと思います．

【文献】
1) 計見一雄：精神科救急医療試論．病院 43：320-324, 1984
2) 精神科救急医療体制に関する検討会報告書．平成23年9月30日
3) 平田豊明：歴史と現況．平田豊明，分島徹(責任編集)：精神科救急医療の現在．中山書店，2009
4) 精神科救急医療システム整備事業の実施について．平成7年10月27日健医発第1321号，厚生省保健医療局長通知
5) 「精神科救急情報センターにおける24時間精神医療相談事業の実施について」．平成15年8月20日障精発第0820001号，厚生労働省・援護局障害保健福祉部精神保健福祉課長通知
6) 精神科救急医療センター事業の実施について．障発第1206002号，厚生労働省社会・援護局障害保健福祉部長通知
7) 精神科救急医療体制整備事業の実施について．平成20年5月26日障発第0526001号，厚生労働省社会・援護局障害保健福祉部長通知
8) 改正平成23年4月25日障発0425第2号．
9) 第一回精神科救急医療体制に関する検討会資料．平成23年5月26日
10) 分島徹：東京都．平田豊明，分島徹(責任編集)：精神科救急医療の現在．中山書店，2009
11) 岩成秀夫：神奈川県．平田豊明，分島徹(責任編集)：精神科救急医療の現在．中山書店，2009

(和田 央)

第 67 章

身体合併症

　統合失調症の患者にみられる身体合併症は，「偶発的に」生じる深刻な事態という意味であれば，古くから精神科臨床における重要な問題の1つであった．一方，精神科医が患者の身体的健康と慢性の身体疾患にも「日常的に」注意を向けるべきであるという意見は比較的最近の新しい考え方である．これは，1990年代後半以降ほとんどすべての精神障害について，患者の死亡率上昇が明らかになったこと[1,2]，第二世代抗精神病薬の使用が開始され，これによる糖尿病などの慢性身体疾患発病の危険が知られたことなどによるのであろう．

　こうした考え方に基づいて，その後も多くの研究が行われている．現在明らかにされていることは，統合失調症と身体疾患が高い頻度で併発すること，そのときには統合失調症の経過が不良になりやすいこと，身体疾患が見逃されて治療が不十分になり，患者のQOLが低下し，さらに死亡率も上昇することなどである[3,4]．

1 統合失調症における身体疾患の有病率と患者の死亡率

　一般に，精神障害における身体疾患の有病率と患者の死亡率に関する研究は主に統合失調症，それに続いて双極性障害について行われている．これは，この2つの精神障害が重要であるためばかりではなく，いずれも経過が長く，慢性身体疾患の併発が特に大きな問題になるためでもあろう．

なお，精神障害における身体疾患の有病率は知られているとしても，多くの場合両疾患の発病の時間的前後関係や因果関係は今も不明である．

A 身体疾患の有病率

　統合失調症には様々な身体疾患が高い頻度で併発する．最近の系統的レビュー[4]などに基づいて，統合失調症における有病率が一般人口に比較して高い身体疾患のうち主要なものを表67-1にまとめた．このなかで，心血管障害，肥満，高脂血症，糖尿病などが多いことは予想される通りであろう．これらの身体疾患の実際の頻度であるが，心血管疾患については英国の一般人口調査[5]で10年間の冠動脈疾患の発病率が統合失調症の患者では9.6%（一般人口では男性6.4%，女性4.1%）であったと報告されている．メタボリック症候群と糖尿病の生涯有病率は系統的レビュー，メ

表67-1　統合失調症における有病率が高い主要な身体疾患

心血管障害
肥満
高脂血症
糖尿病
呼吸器疾患
HIV陽性
ウイルス性肝炎

（Leucht S, Burkard T, Henderson J, et al: Physical illness and schizophrenia: a review of the literature. Acta Psychiatr Scand 116: 317-333, 2007 より一部改変）

タ解析などによると，それぞれ 32.5%（中央値）[6] および 9〜19%[7] である．その他に，呼吸器疾患の有病率も高いが，このなかには様々な原因疾患による慢性呼吸不全が含まれている[4]．HIV 陽性者とウイルス性肝炎の患者も多い．このうち，HIV 陽性者については，統合失調症と物質関連障害が併発しやすいこと，および患者の危険な性行動によるのであろうと考えられている[4]．

B 死亡率

統合失調症患者の死亡率については，比較的多数の大規模な一般人口調査がある．主に Saha らの系統的レビュー[8]に基づいて，これまでの研究における主要な死因に関する SMR (standardized mortality ratio，一般人口における死亡率との比率を意味する）の中央値および％分位点を表 67-2 に示す．これをみると，全死因の SMR の中央値は 2.58 であり，自殺を除く病死の SMR も 2.41 に上昇している．また，Saha らは全死因についてのメタ解析も行い，その SMR は 2.50 (95% CI : 2.18〜2.43) であったと述べている[8]．統合失調症患者の平均寿命や平均余命を記載した論文もある．その 1 つによると平均寿命は一般人口に比較して約 20% 短い[9]．

ここで重要なことの 1 つは，前項で述べた有病率が高い疾患に限らず，がんと脳血管障害を除く主要な死因のすべてについて死亡率が上昇していることであろう．これは，統合失調症における身体疾患の有病率に関係する因子と患者の死亡率に関係する因子が，少なくとも一部は異なっていることを示唆する所見である．これについては，さらに以下に述べることにしたい．

C 有病率と死亡率に関係する因子

以上に述べた身体疾患の高い有病率と患者の死亡率上昇に関係する因子についても比較的多くの研究が行われている[3,4,10]．このような因子を表 67-3 のようにまとめることができるであろう[3,4,10]．すなわち，①精神障害そのものに関係する因子，②患者のライフスタイルの問題（これには精神障害が関係しているであろう），③患者の受療行動に関係する因子（これにも精神障害が関係しているであろう），④抗精神病薬の影響，⑤精神科の医療者，医療環境に関係する因子，⑥精神科以外の医療者，医療環境に関係する因子，⑦社会的な因子などである．このうち，抗精神病薬の影響の具体的内容を別に表 67-4 に示した．表 67-4 は米国精神医学会が作成した統合失調症治療ガイドライン[11]から引用して作成したものである．

表 67-2　統合失調症患者の主要な死因と死亡率

死因	研究数	各研究の SMR の分布				
		10% 点	25% 点	中央値	75% 点	90% 点
全死因	38	1.18	1.87	2.58	3.64	5.76
病死	6	0.99	1.04	2.41	2.90	4.10
自殺・事故死	3	5.56	5.56	7.50	12.73	12.73
感染症	3	1.60	1.60	4.29	7.80	7.80
呼吸器疾患	6	2.20	2.39	3.19	3.80	9.30
内分泌代謝疾患	3	2.20	2.20	2.63	11.66	11.66
消化器疾患	5	1.79	2.24	2.38	2.50	17.50
心血管障害	7	1.11	1.40	1.79	2.49	3.60
がん	7	0.71	1.00	1.37	2.01	2.40
脳血管障害	3	0.61	0.61	0.69	1.30	1.30
その他	3	1.45	1.45	2.00	3.40	3.40

(Saha S, Chant D, McGrath J : A systematic review of mortality in schizophrenia: is the differential mortality gap worsening over time?. Arch Gen Psychiatry 64: 1123-1131, 2007 より一部改変)

表67-3　統合失調症の有病率と死亡率に関係すると思われる因子

①精神症状そのものに関係する因子	精神症状に圧倒され，身体症状に目が向かない 疼痛などの感覚閾値の上昇？ 受療を妨げる妄想，対人接触全体を恐れる 心理的エネルギーの低下 コミュニケーション能力の低下
②患者のライフスタイルに関係する因子	喫煙 不健康な食事 運動不足
③患者の受療行動に関係する因子	受療をいやがる 指示を守りにくい セルフケアを守りにくい
④抗精神病薬に関係する因子	(表67-4参照)
⑤精神科の医療者，医療環境に関係する因子	精神科医が身体疾患を重視しない 精神科医の身体疾患の診療能力が十分でない 十分な診療を行う設備，機械などがない
⑥精神科以外の医療者，医療環境に関係する因子	精神障害の患者とのコミュニケーション能力が十分でない スティグマとしての精神障害：精神障害に関する恐れ，忌避感，精神障害患者を軽視する傾向 精神症状に施設面で対応できない
⑦社会的因子	患者の孤立，サポートの不足 経済的な制約 仕事をしていなければ，健康保険制度を使いにくい

(Fagiolini A, Goracci A: The effects of undertreated chronic medical illnesses in patients with severe mental disorders. J Clin Psychiatry 70 Suppl 3: 22-29, 2009; Leucht S, Burkard T, Henderson J, et al: Physical illness and schizophrenia: a review of the literature. Acta Psychiatr Scand 116: 317-333, 2007; Küey L: The impact of stigma on somatic treatment and care for people with comorbid mental and somatic disorders. Curr Opin Psychiatry 21: 403-411, 2008 より一部改変)

表67-4　抗精神病薬の副作用

薬物	EPS/遅発性ジスキネジア	プロラクチン上昇	体重増加	血糖異常	脂質異常	QTc延長	鎮静	血圧低下	抗コリン作用
ペルフェナジン	++	++	+	+?	+?	0	+	+	0
ハロペリドール	+++	+++	+	0	0	0	++	0	0
アリピプラゾール	0a	0	0	0	0	0	+	0	0
オランザピン	0a	0	+++	+++	+++	0	+	+	++
クエチアピン	0a	0	++	++	++	0	++	++	0
クロザピン	0a	0	+++	+++	+++	0	+++	++	+++
リスペリドン	+	+++	++	++	++	+	+	+	0

0：危険性なし，または治療域でまれに副作用．＋：治療域でときおり副作用．＋＋：治療域で副作用．＋＋＋：治療域でしばしば副作用．a：アカシジアは除外
(Lehman AF, Lieberman JA, Dixon LB, et al: Practice guideline for the treatment of patients with schizophrenia, second edition. Am J Psychiatry 161 Supple 2: 1-56, 2004 より一部改変)

　実際には，これらの因子は複合的に働いているのであろう．身体疾患の有病率の上昇には主に表67-3の①，②，④などの精神障害に関係する因子や抗精神病薬の使用が関係し，さらに患者の受療行動や医療に関係する因子（表67-3の③，⑤〜⑦）も加わって患者の死亡率が上昇すると推定

される.

D 感覚閾値の上昇

表67-3のなかで，疼痛などの感覚閾値が上昇することは，経験的な所見として古くから指摘されてきた．しかし，今もこれについて明確な結論は得られていない．最近の総説の1つ[12]に，この問題に関する主に1950年代の研究の結果が紹介されている．多くは精神科病院に入院中の統合失調症患者についてであるが，一般に強い疼痛を伴う身体疾患に罹患したときに疼痛を訴えなかった患者の比率は，急性心筋梗塞で約8割，消化管穿孔や急性虫垂炎で2～3割，大腿骨骨折で約4割である．これが，患者が痛みを感じないためなのか，感じてもそれを述べないためなのかは不明である．また，これらの所見の多くが精神科病院に長期間入院している患者に関するものであることにも注意すべきであろう．筆者の印象であるが，現在外来に通院している統合失調症患者ではこのような疼痛などの感覚閾値の上昇はほとんどみられないように思われる．

2 身体疾患の予防と早期発見のための方法

A 身体疾患の予防

有病率が高い身体疾患(表67-1)とこれに関係すると思われる因子(表67-3)に注意して，身体疾患の併発を予防することは最も重要である．

B 身体疾患の早期発見

それとともに，主に有病率が高い身体疾患を早期発見するための診察と検査も重要である．これらを適切なプロトコールに従って行えば，より効果的であろう．表67-5は，米国糖尿病学会と米国精神医学会が共同で作成したこのような診察と検査のガイドラインである[13]．また，18のガイドラインを比較検討し，それに基づいて作成された新しい診察と検査のガイドラインを表67-6に示した[14]．

表67-5, 6には含まれていないが，一般的な肝機能，腎機能，電解質などの生化学的検査，血算なども定期的に行うべきであろう．

C 心電図検査について

心電図検査も表67-5, 6に含まれていない．失神などが起こったときには心電図検査を行うべき

表67-5 第二世代抗精神病薬を服用中の患者の診察と検査のガイドライン

	処方開始前	4週後	8週後	12週後	3か月ごと	1年ごと	5年ごと
既往歴	○	—	—	—	—	○	—
家族歴	○	—	—	—	—	○	—
BMI	○	○	○	○	○	—	—
ウエスト周囲径	○	—	—	—	—	○	—
血圧	○	—	—	○	—	○	—
空腹時血糖	○	—	—	○	—	○	—
空腹時脂質プロフィール	○	—	—	○	—	—	○

(American Diabetes Association, American Psychiatric Association, American Association of Clinical Endocrinologists, et al: Consensus development conference on antipsychotic drugs and obesity and diabetes. Diabetes Care 27: 596-601, 2004 より)

表67-6　第二世代抗精神病薬を服用中の患者の診察と検査のガイドライン

	処方開始前	6週後	12週後	少なくとも1年ごと
既往歴	○	—	—	—
家族歴	○	—	—	—
BMI	○	○	○	○
ウエスト周囲径	○	○	○	○
血圧	○	○	○	○
空腹時血糖	○	○	○	○
空腹時脂質	○	○	○	○

(De Hert M, Vancampfort D, Correll CU, et al: Guidelines for screening and monitoring of cardiometabolic risk in schizophrenia: systematic evaluation. Br J Psychiatry 199: 99-105, 2011 より)

表67-7　抗精神病薬服用中に生じるQTc延長

対象薬物	コントロール	研究数	QTc変化量 平均	QTc変化量 95%CI	p
第二世代抗精神病薬a	プラセボ	2	2.38	−2.40, 7.17	0.33
第二世代抗精神病薬b	ハロペリドール	3	2.24	−1.41, 5.89	0.23
アリピプラゾール	プラセボ	1	1.49	−4.41, 7.39	0.62
アリピプラゾール	リスペリドン	2	−7.34	−13.85, −0.83	0.03*
オランザピン	プラセボ	1	4.09	−4.08, 12.26	0.33
オランザピン	ハロペリドール	1	−1.59	−11.29, 8.10	0.75
オランザピン	リスペリドン	2	−0.20	−4.30, 3.90	0.92
リスペリドン	ハロペリドール	2	2.87	−1.07, 6.81	0.15

a：アリピプラゾール，オランザピン，リスペリドン．b：アリピプラゾール，オランザピン，ziprasidone．＊：有意差あり
(Chung AK, Chua SE: Effects on prolongation of Bazett's corrected QT interval of seven second-generation antipsychotics in the treatment of schizophrenia: a meta-analysis. J Psychopharmacol 25: 646-666, 2011 より一部改変)

であるとも記載されている[15]．しかし，心電図検査も定期的に行うべきであろう．抗精神病薬服用中の統合失調症患者に生じる主要な重症心疾患は，冠動脈疾患と，心室細動やtorsade de pointesなどの重症不整脈である．

冠動脈疾患の予防のためには**表67-5, 6**のBMI，ウエスト周囲経，血圧，血糖，脂質などの検査が有用であろう．しかし，冠動脈疾患を早期に発見するためには心電図検査が必要である．

重症不整脈の予防のためにも心電図検査を行い，特にQTc延長に注意しなければならない．Torsade de pointesの危険因子として，Torsade de pointesおよびQTc延長の家族歴と既往歴，心不全，徐脈，高カリウム血症，危険薬物の多量服用，危険薬物の併用，高齢であることなどが挙げられ，女性に多いことも知られている[16,17]．特に，こうした危険因子をもつ患者では，定期的な心電図検査が不可欠である．

QTc延長の判定については，QTcが500 msec以上になったとき，または薬物使用前より60 msec以上延長したときに要注意と言われている[16,17]．このときには抗精神病薬の変更を検討すべきであろう．どの抗精神病薬を選択するかを考えるときに，**表67-4**のQTc延長に関する記載のみでは不十分であると思われるので，より詳しい所見を**表67-7, 8**に示した[18-24]．研究はまだ不十分であるが，**表67-7, 8**をみる限り，アリピプラゾールはQTcへの影響が比較的軽く，ハロペ

表 67-8 抗精神病薬服用中に生じる QTc 延長

対象薬物	コントロール	研究数	RR または SMD	95％CI	p
アリピプラゾール	第一世代抗精神病薬 a	4	0.37（RR）	0.01, 0.8	0.43
アリピプラゾール	オランザピン	1	－2.91（RR）	－14.18, －0.60	0.19
アリピプラゾール	リスペリドン	2	－7.19（SMD）	－12.19, －2.19	0.0048*
オランザピン	クエチアピン	3	－4.81（SMD）	－9.28, －0.34	0.035*
オランザピン	リスペリドン	2	0.37（SMD）	0.02, 8.30	0.53
クエチアピン	リスペリドン	3	2.21（SMD）	－5.05, 9.48	0.55

a：ハロペリドール，ペルフェナジン．＊：有意差あり
（Bhattacharjee J, El-Sayeh HG: Aripiprazole versus typical antipsychotic drugs for schizophrenia. Cochrane Database Syst Rev CD006617, 2008; Hunter RH, Joy CB, Kennedy E, et al: Risperidone versus typical antipsychotic medication for schizophrenia. Cochrane Database Syst Rev D000440, 2003; Komossa K, Rummel-Kluge C, Hunger H, et al: Olanzapine versus other atypical antipsychotics for schizophrenia. Cochrane Database Syst Rev CD006654, 2010; Komossa K, Rummel-Kluge C, Schmid F, et al: Aripiprazole versus other atypical antipsychotics for schizophrenia. Cochrane Database Syst Rev CD006569, 2009; Komossa K, Rummel-Kluge C, Schmid F: Quetiapine versus other atypical antipsychotics for schizophrenia. Cochrane Database Syst Rev CD006625, 2010; Komossa K, Rummel-Kluge C, Schwarz S: Risperidone versus other atypical antipsychotics for schizophrenia. Cochrane Database Syst Rev CD006626, 2011 より一部改変）

リドール，リスペリドン，さらにクエチアピンなどは QTc への影響が比較的強いように思われる．

D ハロペリドールによる突然死の予防

FDA はハロペリドール使用中に生じる torsade de pointes によるに突然死，特に経静脈的使用または多量使用の際の突然死の危険性を警告している[25]．実際の症例をみると，大多数は通常の使用量をはるかに超えた多量が経静脈的に使用されている[26]．しかし，少数ではあるが，4 時間に 10 mg を経静脈的に使用したときに死亡した症例なども含まれている[26]．ハロペリドールを経静脈的に使用せざるをえない場合は，心電図をモニターし，使用量を 1 日に 10 mg 以内にとどめるなどの注意が必要であろう．

3 重症身体疾患が併発したときに行うこと

A 患者への説明

統合失調症の患者に重症身体疾患が併発したときには，できるだけ早く患者に病名，病状，治療が可能であることと具体的な治療方法などを説明すべきであろう．丁寧に，しかし簡潔にわかりやすく説明し，回復のために努力することを伝える．

患者が説明を理解できないのではないかと思ったとしても，上のような説明を同じように行うべきである．重症身体疾患のために一般病院に入院した統合失調症患者の併診は，リエゾン精神科医の主な役割の 1 つであるが，このときに患者に尋ねると，すでに説明されている患者は自分の身体疾患について基本的な部分を理解していることが多く，リエゾン精神科医が説明した場合も，基本的な部分は患者に伝わることが多い．

B 精神障害と身体疾患が併発しているときの抗精神病薬の使用方法

1．一般的な注意事項

精神障害と身体疾患が併発している場合に向精神薬を使用するときの一般的な注意事項は，①向精神薬によって身体疾患が悪化する危険性がある，②向精神薬の副作用が起こりやすい，③向精神薬の薬物動態が変化する場合がある，④向精神薬と身体疾患治療薬の相互作用が問題になる場合がある，などであろう．

実際には，これらに関する具体的な知識を文献

で確認し，適切な向精神薬を1剤選び，少量から処方を開始して，副作用を慎重に観察しながら，使用量を調節する．これは精神科の日常臨床でも重要であるが，重症身体疾患を併発した患者の場合には，これらを怠ることによってただちに重篤な身体的状態が生じることが稀ではない．

それまで多数，多量の向精神薬を服用していた患者が重症身体疾患を併発した場合には，向精神薬を整理しなければならないことが多い．しかし，こうした薬物の整理を行うことはさほど困難ではないように思われる．それは，多数，多量の向精神薬を服用することが生命にかかわるという深刻な事態，経口服薬不可能な場合がまれではないこと，さらに身体衰弱のために激しい精神運動興奮が起こりにくいことなどによるのであろう．

2. 特に重要な副作用と薬物選択の考え方

精神障害と身体疾患を併発した患者で特に大きな問題になる向精神薬の副作用は，心血管系への影響，呼吸抑制，意識障害あるいは認知機能の低下などである．これらを考えると，抗精神病薬ではハロペリドールまたは第二世代抗精神病薬を選択することが原則になる．フェノチアジン系抗精神病薬のアドレナリン α_1 受容体遮断作用，抗コリン作用，キニジン様作用などによる副作用は身体疾患を併発している患者では特に大きな問題になる．なお，すでにベンゾジアゼピン系薬物が使用されていることがあるが，中止するか少量に減量して，認知機能の低下，呼吸抑制，筋弛緩などを引き起こすことのないように注意しなければならない．

C 個別重症身体疾患における抗精神病薬の使用方法

1. 重症心疾患

冠動脈疾患，重症不整脈，心不全などが起こったときには，すべての抗精神病薬について最も厳重な注意が必要である．フェノチアジン系抗精神病薬は心血管系に対する影響が大きいため，使用を避けるべきである．このグループの抗精神病薬のもつアドレナリン α_1 受容体遮断作用，抗コリン作用，キニジン様作用などによる血圧低下，頻脈，QTc延長などは重症心疾患の際にはとりわけ大きな問題になる．

ハロペリドールと第二世代抗精神病薬は内科医の厳重な身体管理の下で使用可能である．このときにも，特にQTc延長とこれに続く重症不整脈に十分な注意が必要である．これについてはすでに述べた（2-C，表67-4, 7, 8などを参照）．

2. 重症肝疾患

重症肝疾患では抗精神病薬のクリアランスが著明に低下する．このときの抗精神病薬の使用量調節も難しい．Child-Pugh Score[27]などの使用量調節のガイドラインも発表されているが，臨床で用いるにはやや煩雑であり，さほど有用とは言えない．肝機能障害の程度にもよるが，通常使用量の半分以下として，過鎮静などを慎重に観察して，使用量を調節することがよいと思われる．

その他に，意識障害の原因になりうる薬物を使用して肝性昏睡を引き起こすことがないように注意することも重要である．このような薬物の代表はベンゾジアゼピンであるが，抗精神病薬についても，抗コリン作用の強い定型抗精神病薬と，第二世代抗精神病薬のなかでも鎮静作用の強い薬物を避け，その他の抗精神病薬を使用するときにも特に意識障害の初期徴候について慎重に観察すべきであろう．

3. 腎不全・透析患者

抗精神病薬の大多数は肝代謝性であり，基本的には透析患者にも比較的安全に用いることができる．しかし，透析患者では，薬物排泄が遅延し，さらに血漿蛋白が減少して遊離型の薬剤が増加するため，副作用が強まる危険性がある．透析患者では，すべての抗精神病薬について，通常量の1/3ないし1/2から開始し，常用量の2/3以上を処方しないことが原則である[28]．

リスペリドンは，活性代謝物が産生されてその一部が腎から排泄される．しかし，リスペリドンを透析患者に使用できないわけではない．使用方

法も前項で述べた方法と同じでよいであろう．ただし，常にも増して慎重に副作用を観察しなければならない．

さらに，一部の抗精神病薬，すなわちスルピリド，チアプリドなどのベンザミド系薬物は腎排泄性であり，透析患者で排泄が遅延する．ベンザミド系薬物は透析性があり，透析患者に禁忌ではないが，蓄積の危険を考えて，透析患者には使用しないことが慎重な態度であろう．なお，同様の腎排泄性の向精神薬に，抗精神病薬ではないが炭酸リチウム，ミルナシプラン，メマンチンなどがある．

4. 糖尿病

ほとんどすべての抗精神病薬は糖尿病を悪化させる危険をもっている．特に第二世代抗精神病薬のオランザピン，クエチアピン，リスペリドンと，第一世代抗精神病薬でもフェノチアジン系の薬物を避け，アリピプラゾールなどを使用すべきであろう（表67-4参照）．

【文献】

1) Brown S: Excess mortality of schizophrenia: a meta-analysis. Br J Psychiatry 171: 502-508, 1997
2) Harris EC, Barraclough B: Excess mortality of mental disorder. Br J Psychiatry 173: 26-30, 1998
3) Fagiolini A, Goracci A: The effects of undertreated chronic medical illnesses in patients with severe mental disorders. J Clin Psychiatry 70 Suppl 3: 22-29, 2009
4) Leucht S, Burkard T, Henderson J, et al: Physical illness and schizophrenia: a review of the literature. Acta Psychiatr Scand 116: 317-333, 2007
5) McCreadie RG: Diet, smoking and cardiovascular risk in people with schizophrenia: descriptive study. Br J Psychiatry 183: 534-539, 2003
6) Mitchell AJ, Vancampfort D, Sweers K, et al: Prevalence of metabolic syndrome and metabolic abnormalities in schizophrenia and related disorders: a systematic review and meta-analysis. Schizophr Bull 39: 306-318, 2011
7) Henderson DC: Schizophrenia and comorbid metabolic disorders. J Clin Psychiatry 66 Suppl 6: 11-20, 2005
8) Saha S, Chant D, McGrath J: A systematic review of mortality in schizophrenia: is the differential mortality gap worsening over time?. Arch Gen Psychiatry 64: 1123-1131, 2007
9) Hennekens CH, Hennekens AR, Hollar D, et al: Schizophrenia and increased risks of cardiovascular disease. Am Heart J 150: 1115-1121, 2005
10) Küey L: The impact of stigma on somatic treatment and care for people with comorbid mental and somatic disorders. Curr Opin Psychiatry 21: 403-411, 2008
11) Lehman AF, Lieberman JA, Dixon LB, et al: Practice guideline for the treatment of patients with schizophrenia, second edition. Am J Psychiatry 161 Supple 2: 1-56, 2004
12) Torrey EF: Studies of individuals with schizophrenia never treated with antipsychotic medications: a review. Schizophr Res 58: 101-115, 2002
13) American Diabetes Association, American Psychiatric Association, American Association of Clinical Endocrinologists, et al: Consensus development conference on antipsychotic drugs and obesity and diabetes. Diabetes Care 27: 596-601, 2004
14) De Hert M, Vancampfort D, Correll CU, et al: Guidelines for screening and monitoring of cardiometabolic risk in schizophrenia: systematic evaluation. Br J Psychiatry 199: 99-105, 2011
15) Marder SR, Essock SM, Miller AL, et al: Physical health monitoring of patients with schizophrenia. Am J Psychiatry 161: 1334-1349, 2004
16) Gupta A, Lawrence AT, Krishnan K, et al: Current concepts in the mechanisms and management of drug-induced QT prolongation and torsade de pointes. Am Heart J 153: 891-899, 2007
17) Haddad PM, Anderson IM: Antipsychotic-related QTc prolongation, torsade de pointes and sudden death. Drugs 62: 1649-1671, 2002
18) Chung AK, Chua SE: Effects on prolongation of Bazett's corrected QT interval of seven second-generation antipsychotics in the treatment of schizophrenia: a meta-analysis. J Psychopharmacol 25: 646-666, 2011
19) Bhattacharjee J, El-Sayeh HG: Aripiprazole versus typical antipsychotic drugs for schizophrenia. Cochrane Database Syst Rev CD006617, 2008
20) Hunter RH, Joy CB, Kennedy E, et al: Risperidone versus typical antipsychotic medication for schizophrenia. Cochrane Database Syst Rev D000440, 2003
21) Komossa K, Rummel-Kluge C, Hunger H, et al: Olanzapine versus other atypical antipsychotics for schizophrenia. Cochrane Database Syst Rev CD006654, 2010
22) Komossa K, Rummel-Kluge C, Schmid F, et al: Aripiprazole versus other atypical antipsychotics for schizophrenia. Cochrane Database Syst Rev CD006569, 2009
23) Komossa K, Rummel-Kluge C, Schmid F: Quetiapine versus other atypical antipsychotics for schizophrenia. Cochrane Database Syst Rev CD006625, 2010
24) Komossa K, Rummel-Kluge C, Schwarz S: Risperidone versus other atypical antipsychotics for schizophrenia. Cochrane Database Syst Rev CD006626, 2011
25) http://www.fda.gov/medwatch/safety/2007/safety07.htm#Haloperidol
26) Hassaballa HA, Balk RA: Torsade de pointes associated with the administration of intravenous haloperi-

dol. Am J Therapeutics 10: 58-60, 2003
27) Crone CC, Gabriel GM, DiMartini A: An overview of psychiatric issues in liver disease for the consultation-liaison psychiatrist. Psychosomatics 47: 188-205, 2006
28) Levy NB: Psychiatric considerations in the primary medical care of the patient with renal failure. Adv Ren Replace Ther 7: 231-238, 2000

（堀川　直史）

第68章

退院支援と地域移行

1 統合失調症圏患者になぜ退院支援が必要か

ⓐ 「退院促進」という理由

「退院支援」とか「退院促進」という言葉に違和感を持つ医療関係者もおられるかもしれない.「普段から退院を支援している」,「いつもやっていることだから,あえて退院促進という必要はない」という意見もあるだろう.そこで「退院支援(退院促進)」の意味を定義することが必要になる.筆者が考えるのは,「所与の医療的・社会的環境の中で,特定の医療機関や地域における入退院の流れはあるバランスに達し,長期化する患者も生まれる.システムとして見たとき退院支援(退院促進)は,新たな人員や治療サービス・プログラムなどを導入・付加することによりバランスを地域移行の方向にシフトさせることである.個人の治療・支援として見たときは,本人の退院への希望や意欲を大切にしつつ退院という目標を共有し,退院を阻害していた要因を改善し,あるいは他の要素を強めてカバーすることにより地域移行を実現していくこと」ということになる.問題を解決し膠着状態を打開していく意思・システムづくり・患者と治療者の目標共有・治療とリハビリテーション技術の総体を退院支援(退院促進)と呼ぶことにしたい.

ⓑ 精神科在院患者層の二極化

こうした退院支援を必要とする人はどういう人で,どのくらいいるのだろうか.平成17年(2005年)患者調査[1]によれば,全国の精神病床の在院患者の総数は31万3,000人で,うち統合失調症圏(統合失調型障害及び妄想性障害を含む)患者が19万5,000人(62.4%)を占めていた.気分障害は2万4,000人(7.8%),認知症5万2,000人(16.6%),その他4万1,000人(13.2%)であった.これらの統合失調症圏患者の入院期間を見ると,1年未満は22.9%,1〜5年25.3%,5〜10年15.9%で,10年以上が35.9%であった.統合失調症圏患者では1年以上の在院患者が77.1%と多数を占めていることになる.

精神疾患患者では入院患者層の二極化,すなわち新たに入院してくる患者は短期で退院するが,すでに長期在院となっている患者は退院が困難でさらに入院が長期化している傾向が指摘され,後者については「歴史的長期在院者」という呼び名も用いられている[2].ここで「歴史的」と言われるのは,主に1960年代からの精神科民間病院建設ブームの頃に入院した患者が在院のまま高齢化し,身寄りもなくなって退院して地域で生活するチャンスを失って入院を続けていることを言う.

ⓒ 退院支援を必要とする人たちの存在

精神科病床における2008年の患者動態を検討した厚生労働省資料[3]によると,同年の年間新規入院患者は37.8万人で,うち3か月未満で22万人(入院患者の約58%),3か月以上1年未満で11万人(同約29%)が退院したが,すでに1年以

上在院していた20.7万人から退院したのは4.8万人にすぎなかった．同年の新規入院患者のうち1年以上入院した（つまり，新たな長期在院患者となった）のは4.7万人（約12％）であった．ここから，すでに長期在院患者となっている者(old long stay)は退院が困難なこと，毎年約5万人が新たな長期在院患者('new' long stay)となっていることが示された．ここに特に強力な退院支援を必要とする人たちが存在することになる．

2 厚生労働省の「改革ビジョン」と「病床機能分化」などの動き

a 改革ビジョン（2004年）

厚生労働省は様々な検討を経て，精神科医療の状況を改善するため「精神保健医療福祉の改革ビジョン」[4]を2004年9月に発表した．これは従来の入院中心の精神科医療から地域生活支援中心へ軸の転換を打ち出したもので，「受入条件が整えば退院可能な者（約7万人）」については「精神病床の機能分化・地域生活支援体制の強化など，立ち後れた精神保健医療福祉体系の再編と基盤強化を全体的に進める」ことにより「10年度の解消を図る」とした．「社会的入院」[5]の解消を目指す方針が打ち出され，1年未満の平均残存率と1年以上群の退院率の目標値設定を都道府県に求めた．

b あり方検討会（2009年）

改革ビジョン実施期間である10年の中間点にあたる2009年9月に後期5か年の重点施策の策定に向けて検討会が開かれ「今後の精神保健医療福祉のあり方等に関する検討会」報告書[6]がまとめられた．統合失調症の入院患者数については「平成26年までに15万人程度にまで減少（平成17年と比べ4.6万人の減少）させる」ため，人員配置の向上，精神科救急医療，訪問診療，訪問看護などの充実，障害福祉計画の目標値の見直しや障害福祉サービスの一層の計画的な整備を行うなど，各般の施策を講じるべきであるとされた．

c 「5疾病5事業」（2011年）

2011年7月の社会保障審議会医療部会では，医療法に基づく医療計画に地域医療連携などの対策を記載する「4疾病（がん，脳卒中，急性心筋梗塞，糖尿病）」に精神疾患を加えて「5疾病」とすることが承認された．これにより2013年度以降は，都道府県が医療計画を策定する際に精神疾患に対する記載が義務づけられる．

d 精神病床機能分化の方向性（2012年）

さらに，厚労省「精神科医療の機能分化と質の向上等に関する検討会」の第7回検討会は「今後の方向性に関する意見の整理」[7]を2012年6月28日に発表した．これは新聞でも報道され注目を集めたが，精神病床の今後の方向性として「精神疾患患者の状態像や特性に応じた精神病床の機能分化を進める」こと，今後は「精神科医療の中心となる急性期では一般病床と同等の人員配置とし，早期退院を前提としたより身近で利用しやすい精神科医療とする」こと，「重度かつ慢性」患者を除き1年以内に退院できることを原則とするなどの方向性が示された．「重度かつ慢性」の定義は今後検討が進められることになった．

こうしたなかで日本精神科病院協会から将来ビジョンが発表された[8]．わが国の精神病床の90％を担っている民間精神科病院の立場から「欧米の失敗を繰り返さないよう慎重に」としながら，独自の精神科病床の機能分化が提案されている．制度改革が急速に進められているなかで，統合失調症患者の退院支援と地域移行をめぐって，今後様々な検討が行われるであろう．そこで諸外国での経験を振り返り，世界共通の問題を整理するとともに，わが国に独自の問題の検討を行い，今後の方向性を考察したい．

3 国際的な動向

a 諸外国の脱施設化

表68-1に諸外国の脱施設化の状況（各国の病床数の歴史的変化）を示した[9]．米国では1955年から，英国では1956年から脱施設化が始まり，

表68-1 脱施設化の状況―各国の病床数の歴史的変化

国	間隔（何年から何年）	病床数の変化	病床数（人口10万対の病床数）
英国およびウェールズ	1956～1995	−74%	15.4万 → 4.2万床（80床）
米国	1955～1994	−88%	（339床 → 40床）（州立病院病床）
イタリア（エミリア＝ロマーニャ州）	1978～1996	−85%	（220床 → 34床）
イタリア（南ヴェローナ）	1977～1995	−62%	（104床 → 40床）
フィンランド	1980～1993	−64%	（420床 → 150床）
ドイツ	1970～1988	−29%	（160床 → 113床）
日本	1960～1993	＋380%	9.5万 → 36.2万（270床）

(Thornicroft G, Szmukler G (eds)：Textbook of community psychiatry. p322, Oxford University Press, Oxford community psychiatry, 2001 より)

表のように大幅に病床数の削減が行われた．ドイツでは病床数の変化がやや小さい．最下行にわが国の数字があるが，諸外国で病床数を減らしているなかで，わが国では1960～1993年にかけて大幅に病床数が増えたことが示されている．

Goldman HHら[10]によると，米国で在院患者数が最大であったのは1955年の55万9,000人で，1979年は14万5,000人に減少したとのことである．1955～1975年にかけて入院患者数が2倍以上に増加したが，回転ドア現象が多かったことが報告された．地域での支援体制が整わないまま脱施設化が行われたため，ホームレスの増加などの弊害が目立ったことが指摘された．

b 健全な脱施設化（WHO）

こうした過去の問題をふまえて，WHOから「地域支援のない精神科病院閉鎖に警告する．精神病院の閉鎖ではなくて，地域支援を作り出すことこそ必要」という報告が出された[11]．WHOは「健全な脱施設化」は，「以下の3つの必須の要素を含む」としている．
① 地域での精神保健体制を提供することによって，不適切な入院を防止すること
② 長期在院患者はいきなり地域に出すのでなく，十分準備したうえで退院させること
③ 入院や施設入所ではない患者への地域支援を確立し維持していくこと

c 閉鎖された病院から退院した患者のフォローアップ（TAPS）

脱施設化の対象となった患者のフォローアップを系統的に実施して報告したのは英国のLeff J[12]らのTAPSと呼ばれるプロジェクトを実施したグループである．彼らの結果の要約を表68-2に示した．3つの時期に分けられ，それぞれの中心となった患者群とリハビリテーションの焦点が整理して示されている．社会的入院への対応は第1群，生活障害へのリハビリテーションを強化することにより退院を促進することが必要であったのは第2群で，第3群は反社会的・性的などの問題を持つ"difficult-to-place"と呼ばれる人たちで，人口10万あたり10人前後とされた．これらの対象にはマンパワーを手厚く配置してじっくり取り組む専門病棟で時間をかけてリハビリテーションを行う必要があったとされている．

d 退院計画と在院期間

退院計画（discharge planning）と在院期間についてのコクランレビューが実施された[13]．5つのランダム化比較試験（RCT）が調査された．計画的な短期入院（28日以内）は長期入院や通常の治療と比べて「回転ドア」の再入院を増加させず，治療脱落は増やさず，期限内の退院が多かった．

e 新しく発生している長期在院患者

英国で見出された「新しい長期在院」患者（'new' long stay）[14]の概念は重要である．これは

表68-2 海外の研究状況……英国のTAPSプロジェクト

時期	中心となった患者群	リハビリテーションの焦点
第1群 1950年代〜	生活力あり，地域でも自立して生活できた	【社会的入院】地域における住居・生活の条件の提供
第2群 1985年〜	770例を対象に全員退院を目指したが，次第に重い生活障害を持つ患者が残された	【生活障害へのリハ】地域生活のスキルを高めるリハビリテーション・プログラム（セルフケア，食事の支度，金銭管理など）が必要になり，行動的アプローチ（モジュール）を用いた
第3群 1993年〜	反社会的で攻撃的・性的などの問題行動を持つ difficult-to-place 患者（72人）が最後まで残った‥若く，比較的最近入院した "new long stay" 患者	スタッフ当たり患者数1.7〜1のリハビリテーション施設　1年後：攻撃性は減ったが地域移行できず．5年後：40%が通常のスタッフ配置施設へ．‥これらの患者が急性期病床をふさがないよう専門の "slow stream rehabilitation" のリハビリテーション病棟必要（Trieman & Leff, 2002）

英国の脱施設化TAPSプロジェクト：130精神病院（1975年）のうち100病院を閉鎖．閉鎖された2病院の患者を追跡（約50論文）．地域に移行した患者は生活の満足度が高く，QOLが向上．時期により3群に分けられる（現在の日本は1〜2群）？
(Leff J: Can we manage without the mental hospital? Australian and New Zealand Journal of Psychiatry 35: 421-427, 2001 より)

古い長期在院患者を退院させる努力の中で，新たに発生している長期在院患者が見いだされたもので「年齢は18〜65歳，1〜5年持続して入院，繰り返しの努力にもかかわらず病院外の居住場所を見つけられない」，「臨床的特徴は，症状のコントロールが悪く，よくみられるのは統合失調症で，混乱した行動をとり，かなり社会生活能力が低く依存度が高いことが特徴」と報告されている．1971年の調査で全入院患者の21%を占めていた．EnglandとWalesの500床以上（600〜2,000以上）の15病院において，1年以上在院（かつ3年未満）の15〜64歳の患者を対象に面接調査を実施した．新しい長期在院患者は，人口10万対25人であった．1/3は継続入院が必要で，他の1/3は地域で適切な住居があれば地域生活可能と判断された．これらの患者群は現在地域で生活している群よりも困難をかかえていた．残りの1/3は複数の問題，例えば精神疾患の他に身体機能の障害や，精神遅滞などを持っている患者であった．

f 退院の遅れを予測する要因

退院が遅れる要因や予測因子に関する研究が取り組まれている．Bigelow DAら[15]はオレゴン州立病院で地域ケアが困難な82例を検討し，自傷他害のおそれが90%に，病識欠如38%，地域での拒薬33%，薬物療法への反応不十分が20%の患者に認められたことを報告した．

Kelly Aら[16]は「もっと早く退院できる患者がいるか，いるとすればどのような要因によって退院の遅れが生じるか」を明らかにするために，成人入院患者を対象にBPRSとDRIを評価し1か月後に追跡調査した．327例のうち136人（42%）が退院可能と判断されたが，50人（37%）は2週間後に退院していなかった．退院が遅れた患者は遅れなかった患者（36人）と比べて，見当識障害，幻覚，思考解体，顕著な精神症状，そして地域適応尺度（CAP）の有意な低さを示した．

4 退院支援のために，何をどう行うか

a 地域サービスの仕組み—英国の経験

Thornicroft Gら[17]はTAPSやその他の英国の経験，諸外国のエビデンスと専門家の経験知を総合して，長期在院患者の退院を促進し，新たな長期在院患者を生み出さない地域サービスの仕組みとして，①外来患者・救急患者の診療，②地域精神保健チーム，③急性期入院治療，④地域において長期に滞在できる居住付きケア，⑤リハビリテーションと就労を挙げた．そして，長く続いた「地域ケアか病院ケアか」の議論に終止符を打ち，「両者のバランスがとれていることこそが，新しい精神保健サービスの形である」としている．わが国では，②地域精神保健チームは訪問看護や

ACTなどで普及が始まったばかりであり，④地域において長期に滞在できる住居付きケアは，まだ具体的な形になっていない．退院支援のために，こうした地域で支える仕組みやサービスを構築していくことが課題である．

b わが国の退院支援

今後，わが国で退院支援に向けて強化しなければならない課題として，松原[18]は，精神科入院患者の状況を分析した結果，「地域生活が可能と思われる精神障害者であっても，地域での居住施設や生活支援サービスが不足しているために，入院生活を余儀なくされている部分がある」ことを指摘している．表68-2のTAPSの第1群や第2群への対応に相当し，Thornicroftの②，④のサービスの拡充が指摘されていると考えられる．

水野ら[19]は，「ささがわプロジェクト」を中心とする脱施設化の実践経験を報告した．これは統合型地域精神科治療プログラム（OTP）に基づく職員の意識改革・病院改革と患者中心のリハビリテーションプログラムの実践である[20]．病院管理者の強いリーダーシップのもとに理念を統一して退院支援に取り組んだとき大きな力が発揮されることの優れた実例である．

藤井[21]は1年以上の長期在院患者を8年間の間に174人から57人に減らすことにより，精神科病床数を300床から191床に減らしても，年間入院受け入れ数を467人から682人に増加させた（平均在院日数を175日から92日に短縮）実績を報告した．退院促進委員会がデータベースでチェックしながら病棟治療の進捗，デイケアや訪問の活用に意識的に取り組んだことを報告した．退院促進が病床の活用と経営改善にも役立つ例である．

池淵ら[22]は研究参加に同意の得られた統合失調症在院患者292人（平均在院期間約10年）について，独自に作成した「退院困難度尺度」やその他の評価を実施し，1年間の追跡期間中の退院率を調べたところ，高年齢，長期在院の患者ほど退院率が低かったが，それ以外の要因として，敵意・興奮・猜疑心などの治療関係のとりにくさ（信頼関係を築きにくい），セルフエフィカシー（退院後に治療を継続して地域生活を行える自信に関連）の2つの要因が退院率に影響していることが示された．

井上ら[23]はSSTのモジュールである「退院準備プログラム」を作成し，このプログラムの実践経験をふまえて，「精神科退院支援ハンドブック」[24]を作成した．Satoh Sら[25]はこのプログラムを用いて統合失調症の長期在院患者を無作為にプログラム参加群と一般的な活動療法に振り分けてその効果を比較したところ，プログラム参加群において治療関係の取りにくさとセルフエフィカシーの因子の有意な改善を認めたことを報告した．

c 退院支援の今後

精神科病床の機能分化が課題としてとりあげられているなかで，退院支援（退院促進）の国際的な状況とわが国における実績を報告した．精神病床の機能分化の重要なアウトカム指標の1つは退院できたか，入院が継続されているかであり，両者は密接な関係がある．

TAPS研究[13]や，Thornicroftの報告[18]を基準として，わが国の精神疾患患者の退院をめぐる状況を考察すると，地域での支援体制やリハビリテーション実施体制などで，諸外国と比べて不足しているものが大きいことに気づかされる．今回は紙数の関係もあり，取り上げるべき実践や研究の多くを取り上げることができなかった．今後，退院支援についてさらに議論を深めていくことが必要と思われる．

今後の展開のうえでThornicroftの次の3つの指摘は重要と思われる．

・過去の成功と失敗から学び，病院とコミュニティのバランスのとれたケアを考える．
・倫理原則，科学的根拠，経験知の三本柱から成り立っていることに注意する．
・制度改革やサービスの向上がいかに進んでいようとも，最終的にはサービス本来の受益者である利用者やその家族の考え，好み，ニーズを尊重してよく話合う．

【文献】

1) 厚生労働省社会・援護局障害保健福祉部精神・障害保健課：平成17年患者調査
2) 伊藤弘人：精神科医療のストラテジー．医学書院，2002
3) 厚生労働省社会・援護局障害保健福祉部精神・障害保健課：第6回精神科医療の機能分化と質の向上に関する検討会資料．平成24年6月13日
4) 厚生労働省精神保健福祉対策本部：精神保健医療福祉の改革ビジョン．平成16年9月
5) 安西信雄：精神医学用語解説．社会的入院．臨床精神医学 36：221-222, 2007
6) 厚生労働省：精神保健医療福祉の更なる改革に向けて（今後の精神保健医療福祉のあり方等に関する検討会報告書）．2009年9月
7) 厚生労働省：精神科医療の機能分化と質の向上等に関する検討会（第7回）今後の方向性に関する意見の整理．2012年6月28日
8) 日本精神科病院協会：将来ビジョン戦略会議報告書，我々の描く精神医療の将来ビジョン2012．日本精神科病院協会雑誌 31（別刷），2012
9) Thornicroft G, Szmukler G(eds): Textbook of community psychiatry. p322, Oxford University Press, Oxford community psychiatry, 2001
10) Goldman HH, Gattozzi AA, Taube CA: Defining and counting the chronically mentally ill. Hosp Community Psychiatry 32: 22, 1981
11) WHO: The world health report 2001 - Mental Health: New Understanding, New Hope. 2001
12) Leff J: Can we manage without the mental hospital? Australian and New Zealand Journal of Psychiatry 35: 421-427, 2001
13) Johnstone P, Zolese G: Length of hospitalisation for people with severe mental illness. Cochrane Database Syst Rev 2: CD000384, 2000
14) Mann SA, Cree W: 'New' long-stay psychiatric patients: a national sample survey of fifteen mental hospitals in England and Wales 1972/3. Psychological Medicine 6: 603-616, 1976
15) Bigelow DA, Cutler DL, Moore LJ, et al: Characteristics of state hospital patients who are hard to place. Hosp Comm Psychiatry 39: 181-185, 1988
16) Kelly A, Watson D, Raboud J, et al: Factors in delays in discharge from acute-care psychiatry. Can J Psychiatry 43: 496-501, 1998
17) Thornicroft G, Tansella M: Better Mental Health Care. Cambridge University Press, 2012〔G・ソーニクロフト，M・タンセラ（著），岡崎祐士，笠井清登，福田正人，他（監訳）：精神保健サービス実践ガイド．日本評論社，2012〕
18) 松原三郎：わが国の精神科医療とその課題．松原三郎（編）：専門家のための精神科臨床リュミエール4，精神障害者のリハビリテーションと社会復帰．中山書店，pp2-17, 2008
19) 水野雅文（編）：これからの退院支援・地域移行．医学書院，2012
20) 佐久間啓：統合型精神科地域治療プログラム（OTP）に基づく地域移行と病院改革の歩み—あさかホスピタルの場合．水野雅文（編）：これからの退院支援・地域移行．医学書院，pp12-23, 2012
21) 藤井康男：公立単科病院における退院支援・地域移行の実践—山梨県立北病院の場合．水野雅文（編）：これからの退院支援・地域移行．医学書院，pp24-34, 2012
22) 池淵恵美，佐藤さやか，安西信雄：統合失調症の退院支援を阻む要因について．精神経誌 110：1007-1022, 2008
23) 井上新平，池淵恵美，安西信雄（編）：精神障害を持つ人の退院準備プログラム（DVD教材，マニュアル，ワークブック）．丸善，2006
24) 井上新平，安西信雄，池淵恵美（編著）：精神科退院支援ハンドブック—ガイドラインと実践的アプローチ．医学書院，2011
25) Sato S, Ikebuchi E, Anzai N, et al: Effects of psychosocial program for preparing long-term hospitalized patients with schizophrenia for discharge from hospital: Randomized controlled trial hospital: Randomized controlled trial. Psychiatry Clin Neurosci 66: 474-481, 2012

〔安西　信雄〕

第69章

治療抵抗性

　日常の診療場面において様々な治療を試みても反応しない統合失調症患者が確かに存在する．それらの一群を治療抵抗性統合失調症と総称するが，その意味は決して一義的ではない．そもそも，統合失調症の治療目標自体が，第一世代抗精神病薬時代における陽性症状の改善から，最近ではrecoveryやremissionへと変わりつつあり，陰性症状や認知機能障害の改善にも重点が置かれるようになった．それに伴い改善効果の指標も変化し，単なる精神症状評価だけではなく，心理社会的機能，QOLや就労状況などにまで拡大されてきている．したがって，治療抵抗性とは何かという概念自体も複雑化し，その定義もより多次元の評価を要求されて，単純に規定しにくくなっているのが現状である．

　さらに治療抵抗性を考えるうえで無視できないのは治療アドヒアランスの問題である．実臨床では，非常に多くの患者でアドヒアランスが十分には保たれておらず，見かけ上の治療抵抗性患者が生まれている．真の治療抵抗性を論じるためには，このアドヒアランスの問題がクリアされなければならないが，現実的にはその解決は容易ではなく，このこと自体が実は最大の課題なのかもしれない．

1　治療抵抗性とは

　治療抵抗性統合失調症の定義については長年議論されてきたが，基本的には「数種類の抗精神病薬を十分量，十分期間投与したにもかかわらず，十分な反応が得られない場合」を指すと考えられる[1]．これまでの治療抵抗性統合失調症に対する薬物療法の研究では，この定義において，投与された抗精神病薬数，その投与量と投与期間，治療反応性を操作的に設定して，組み入れ基準が作成されてきた．なかでも最も厳しい基準で対象を選択された研究が，治療抵抗性統合失調症患者に対する効果でクロザピンが再評価されたKaneら[2]によるものであった．治療抵抗性の基準は，過去5年間に少なくとも3種類の抗精神病薬（2つ以上の異なった化学クラスから選択）に良好な反応を示さないこと，それぞれクロルプロマジン換算で1,000 mg以上を6週間以上投与され，うち2種類の抗精神病薬投与は過去2.5年以内に行われていること，さらには現在の精神病エピソードが2.5年以上持続していることであった．そのうえ，重症度基準として，試験開始時にBrief Psychiatric Rating Scale(BPRS)総得点が45点以上で，Clinical Global Impression(CGI)評点が4点以上であること，BPRSの陽性症状4項目のうち2項目が4点以上であることが必要であった．加えて，試験開始時に60 mg/日のハロペリドールを6週間投与しても治療反応が得られないという前向き評価の治療抵抗性基準も加えられていた．

　クロザピンは，コントロール不良の錐体外路症状などの副作用の問題で十分量の抗精神病薬が投与できないために十分な反応が得られない耐容性不良統合失調症に対しても有効であることが

Claghornら[3]によって検証されている．その組み入れ基準として，過去2種類以上の抗精神病薬治療によって遅発性ジスキネジアあるいは錐体外路症状がみられ，かつ BPRS の6項目のうち3項目以上で4点以上であることが挙げられている．最近では，治療抵抗性統合失調症には通常，耐容性不良統合失調症も含められることが多い．

治療抵抗性統合失調症の定義に関する歴史的変遷は他稿に詳しいが[1]，全般的には，最近になるほど，抗精神病薬数，投与量，投与期間のいずれにおいても，その基準が緩和される傾向にある．Texas Medication Algorithm Project(TMAP)の2006年版[4]では，2種類の抗精神病薬(1種類は第一世代抗精神病薬でも可)で十分反応しない場合にはクロザピンの使用が推奨されている．さらには，反復する自殺関連行動，暴力行為，併存する薬物乱用がみられる場合や陽性症状が2年以上持続している場合には，1種類の第二世代抗精神病薬使用後にクロザピン使用が許容されている．わが国で2009年に上市されたクロザピンの使用基準としての治療抵抗性統合失調症は，反応不良性と耐容性不良に分けて，表69-1のように定義されている[5]．

Suzukiらは，治療抵抗性の定義について多数の文献をレビューして[6]，以下のような基準を新たに提案している[7]．治療抵抗性については，2種類の抗精神病薬に反応しない明らかな既往があるか，1種類の抗精神病薬に反応しない既往があり，かつ別の1種類の抗精神病薬の前向き評価で反応しないことを確認できた場合であり，各抗精神病薬はクロルプロマジン換算で600 mg/日以上の用量を6週間以上使用したことを条件としている．治療に反応しないための条件は，CGI 評点が4点以上であり，かつ Functional Assessment for Comprehensive Treatment of Schizophrenia (FACT-Sz)得点が49点以下か，Global Assessment of Functioning(GAF)得点が50点以下としている．

2 クロザピン治療の最適化

クロザピンは，他の抗精神病薬よりも治療抵抗性統合失調症に対する有効性が優っていることが検証されている唯一の薬剤である．治療抵抗性の

表69-1 日本における治療抵抗性統合失調症の診断基準

●反応性不良

忍容性に問題がない限り，2種類以上の十分量の抗精神病薬[a, b]〔クロルプロマジン換算 600 mg/日以上で，1種類以上の非定型抗精神病薬(リスペリドン，ペロスピロン，オランザピン，クエチアピン，アリピプラゾールなど)を含む〕を十分な期間(4週間以上)投与しても反応がみられなかった[c]患者．なお，服薬コンプライアンスは十分確認すること．

　a)非定型抗精神病薬が併用されている場合は，クロルプロマジン換算で最も投与量が多い薬剤を対象とする．
　b)非定型抗精神病薬については，1年以上の治療歴があること．
　c)治療に反応がみられない：GAF(Global Assessment of Function)評点が41点以上に相当する状態になったことがないこと．

●耐容性不良

非定型抗精神病薬のうち，2種類以上による単剤治療を試みたが，以下のいずれかの理由により十分に増量できず，十分な治療効果が得られなかった患者．
　・中等度以上の遅発性ジスキネジア[d]，遅発性ジストニア[e]，あるいはその他の遅発性錐体外路症状の出現，または悪化．
　・コントロール不良のパーキンソン症状[f]，アカシジア[g]，あるいは急性ジストニア[h]の出現．

　d)DIEPSS(Drug-Induced Extra-Pyramidal Symptoms Scale)の「ジスキネジア」の評点が3点以上の状態．
　e)DIEPSS の「ジストニア」の評点が3点以上の遅発性錐体外路症状が見られる状態．
　f)常用量上限の抗パーキンソン病薬投与を行ったにもかかわらず，DIEPSS の「歩行」，「動作緩慢」，「筋強剛」，「振戦」の4項目のうち，3点以上が1項目，あるいは2点以上が2項目以上存在する状態．
　g)常用量上限の抗パーキンソン病薬投与を含む様々な治療を行ったにもかかわらず，DIEPSS の「アカシジア」が3点以上である状態．
　h)常用量上限の抗パーキンソン病薬投与を含む様々な治療を行ったにもかかわらず，DIEPSS の「ジストニア」の評点が3点に相当する急性ジストニアが頻発し，患者自身の苦痛が大きいこと．

〔日本臨床精神神経薬理学会クロザピン検討委員会：クロザピン(クロザリル)適正使用ガイダンス改訂5版．2009 より〕

定義が厳しくなるほど，クロザピンの他の抗精神病薬に対する優位性がより明らかになる．しかしながら，クロザピンには無顆粒球症や心筋炎・心筋症をはじめとする重篤な副作用があるだけではなく，過鎮静，唾液分泌亢進，起立性低血圧，便秘，けいれん，洞性頻脈など多岐にわたる用量依存的な副作用も存在する[8]．

クロザピンは高齢患者ほど中断率が高く，年齢が若いほど忍容性も反応性も良好である[9]．中断は開始1年以内に最も多く，その理由として増量の急ぎすぎによる用量依存性副作用の誘発が挙げられる．用量依存的な副作用は，服用継続1か月以内に軽減することも多い[10]．また，増量による効果はかなり遅れて発現することを留意すべきであり[11]，用量調節後6週間以内には反応性を判定すべきではない[12]．重篤な副作用が発現した場合以外は，精神症状悪化や抗コリン性離脱症状のリスクを減らすために徐々に減量する必要がある[13]．

クロザピンは用量と血漿濃度が直線的相関関係を示すが[14]，個人間のばらつきが非常に大きいため，血漿濃度と治療反応は必ずしも相関しない[15]．一方，用量依存的に増加する副作用があることは既述の通りである．特に，けいれんはクロザピンの血漿濃度が高くなるほど増加し[16]，その予防にはバルプロ酸が有効である[17]．クロザピン服用患者では脳波変化が出現しやすいが，必ずしもけいれんの予測にはならない[18]．むしろ，ミオクローヌスの出現がけいれんリスクの予測サインであることが示唆されている[19]．抗コリン性の精神病症状やせん妄の発現が低用量のクロザピンでも報告されており，さらに減量することで改善することがある[20]．

クロザピンの用量調節だけでは副作用の問題が解決できない場合には他の向精神薬を併用することもオプションの1つになる．エビデンスには乏しいものの，臨床的経験から推奨されている方法として，他の抗精神病薬を追加することでクロザピンの用量を減らして副作用を軽減する試みがある．例えば，クロザピン1 mgに対してクエチアピン2 mgを置換してクロザピンを減量することで体重減少に成功したことが報告されている[21]．また，アリピプラゾールの追加が体重増加やその他の副作用軽減に有効であったとの報告もある[22,23]．体重増加に対しては，メトホルミン[24]や低用量のトピラマート[25]も有効であるという．無顆粒球症と好中球減少症はそれぞれ約1%と3%に発現し，クロザピンの中止が必要になるが，リチウム追加が好中球減少症に対して有効な場合がある[26]．

3 クロザピン非反応例への治療

クロザピンに対して部分反応を示している場合には，他の向精神薬を追加する増強療法が考えられる．しかし，最近のメタ解析では必ずしもその有効性は支持されておらず[27]，逆に副作用が増強されることもある．にもかかわらず，実臨床でクロザピン部分反応者への増強療法が試みられるのは，それに替わる対策もエビデンスとして確立されていないからであろう．クロザピン治療中に増強療法を考慮する場合は，クロザピン自体の効果が後から遅れて現れてくることを考慮して，少なくともクロザピン開始3～6か月以内の開始は避けるべきである[8]．増強療法の継続期間についてはあまり検討されていない．Patonら[28]のメタ解析では，10週間以上継続することが良好な反応性と関連があるとされているが，それを支持しない報告もある[27]．増強療法に用いられる抗精神病薬のうち，最もよく検討されている薬剤は，amisulpride，スルピリド，リスペリドン，アリピプラゾールである[29]．抗てんかん薬では，ラモトリギンによる増強療法が陽性症状の改善に有効であることが報告されている[30]．電気けいれん療法による増強療法も緊張病症状や陽性症状の改善に有用であるとされている[31]．

クロザピンに不耐性または非反応である場合には，確立した方法はない．高用量（25～45 mg/日）のオランザピンとクロザピン（300～900 mg）を無作為割り付け二重盲検で6か月間比較した研究では，有効性に両群間で有意差が認められなかったことから，高用量のオランザピンが治療抵

抗性統合失調症に対するクロザピンの代用薬になりうると結論されているが，体重増加はオランザピン群で有意に多かった[32]．非薬物療法として，認知行動療法（CBT）の有用性も報告されている．クロザピン治療抵抗性患者に対して，クロザピンの用量を固定してCBTの効果を検討したところ，対照群（通常の社会支援）と比較してCBT群で全般的な精神症状やQOLの有意な改善が認められている[33]．

4 Comorbidity

統合失調症には多くの精神疾患が併存することがあり，このことが治療抵抗性の要因になりうる．Buckleyら[34]の総説によれば，統合失調症患者には，パニック障害が15％，心的外傷後ストレス障害が29％，強迫性障害（OCD）が23％，抑うつ状態が50％，物質依存が47％に併存しているという．統合失調症とこれら併存疾患の関連は，偶発的な合併というよりも統合失調症の一表現型というべきものも含まれる．その代表がOCDであり，しかもOCDを併存することで社会的障害がより悪化し[35]，自殺念慮や自殺企図のリスクが高まることが知られている[36]．また，セロトニン5-HT$_{2A}$受容体遮断作用の強い第二世代抗精神病薬によって強迫症状が悪化または新たに出現する場合もある[37]．特に，クロザピンではこの傾向が強く，しばしば治療に難儀することが多い．この対策としては選択的セロトニン再取り込み阻害薬（SSRI）の併用が報告されているが[38]，解決しないことも少なくない．

統合失調症にみられる抑うつ状態には，疾患自体の経過に伴って発現する一次性のものと抗精神病薬などの薬剤に誘発された二次性のものが存在する．対策としては，抗うつ効果が確認されている第二世代抗精神病薬を主剤にして，必要に応じた抗うつ薬の併用が推奨されている[39]．物質依存の併存によって統合失調症の予後が悪くなることは知られているが，それには治療アドヒアランスの悪さもかなり関連している[34]．

【文献】
1) 稲垣中：治療抵抗性統合失調症の歴史的変遷．臨床精神薬理 12: 1349-1361, 2009
2) Kane J, Honigfeld G, Singer J, et al: Clozapine for the treatment-resistant schizophrenic: a double-blind comparison with chlorpromazine. Arch Gen Psychiatry 45: 789-796, 1988
3) Claghorn J, Honigfeld G, Abuzzahab FS Sr, et al: The risks and benefits of clozapine versus chlorpromazine. J Clin Psychopharmacol 7: 377-384, 1987
4) Moore TA, Buchanan RW, Buckley PF, et al: The Texas Medication Algorithm Project antipsychotic algorithm for schizophrenia: 2006 update. J Clin Psychiatry 68: 1751-1762, 2007
5) 日本臨床精神神経薬理学会クロザピン検討委員会：クロザピン（クロザリル）適正使用ガイダンス．協和企画，2009
6) Suzuki T, Remington G, Mulsant BH, et al: Treatment resistant schizophrenia and response to antipsychotics: A review. Schizophr Res 133: 54-62, 2011
7) Suzuki T, Remington G, Mulsant BH, et al: Defining treatment-resistant schizophrenia and response to antipsychotics: A review and recommendation. Psychiatry Res, doi: 10.1016/j.psychres.2012.02.013, 2012
8) Nielsen J, Damkier P, Lublin H, et al: Optimizing clozapine treatment. Acta Psychiatr Scand 123: 411-422, 2011
9) Munro J, O'sullivan D, Andrews C, et al: Active monitoring of 12,760 clozapine recipients in the UK and Ireland. Beyond pharmacovigilance. Br J Psychiatry 175: 576-580, 1999
10) Marinkovic D, Timotijevic I, Babinski T, et al: The side-effects of clozapine: a four year follow-up study. Prog Neuropsychopharmacol Biol Psychiatry 18: 537-544, 1994
11) Potkin SG, Bear R, Gulasekaram B, et al: Plasma clozapine concentrations predict clinical response in treatment-resistant schizophrenia. J Clin Psychiatry 55(suppl B): 133-136, 1994
12) Schulte P: What is an adequate trial with clozapine?: therapeutic drug monitoring and time to response in treatment-refractory schizophrenia. Clin Pharmacokinet 42: 607-618, 2003
13) Shiovitz TM, Welke TL, Tigel PD, et al: Cholinergic rebound and rapid onset psychosis following abrupt clozapine withdrawal. Schizophr Bull 22: 591-595, 1996
14) Choc MG, Lehr RG, Hsuan F, et al: Multiple-dose pharmacokinetics of clozapine in patients. Pharm Res 4: 402-405, 1987
15) Bell R, McLaren A, Galanos J, et al: The clinical use of plasma clozapine levels. Aust NZ J Psychiatry 32: 567-574, 1998
16) Devinsky O, Honigfeld G, Patin J: Clozapine-related seizures. Neurology 41: 369-371, 1991
17) Young CR, Bowers MB Jr, Mazure CM: Management of the adverse effects of clozapine. Schizophr Bull 24: 381-390, 1998
18) Treves IA, Neufeld MY: EEG abnormalities in clozapine-treated schizophrenic patients. Eur Neuropsychopharmacol 6: 93-94, 1996

19) Sajatovic M, Meltzer HY: Clozapine-induced myoclonus and generalized seizures. Biol Psychiatry 39: 367-370, 1996
20) Wilkins-Ho M, Hollander Y: Toxic delirium with low-dose clozapine. Can J Psychiatry 42: 429-430, 1997
21) Reinstein MJ, Sirotovskaya LA, Jones LE, et al: Effect of clozapine-quetiapine combination therapy on weight and glycaemic control—preliminary findings. Clin Drug Investig 18: 99-104, 1999
22) Fleischhacker WW, Heikkinen ME, Olie JP, et al: Effects of adjunctive treatment with aripiprazole on body weight and clinical efficacy in schizophrenia patients treated with clozapine: a randomized, double-blinded, placebo-controlled trial. Int J Neuropsychopharmacol 13: 1115-1125, 2010
23) Stones SC, Dahmen MM, Berges A, et al: Augmentation of aripiprazole with low-dose clozapine. Pharmacotherapy 27: 1599-1602, 2007
24) Wu RR, Zhao JP, Jin H, et al: Lifestyle intervention and metformin for treatment of antipsychotic-induced weight gain: a randomized controlled trial. JAMA 299: 185-193, 2008
25) Dursun SM, Devarajan S: Clozapine weight gain, plus topiramate weight loss. Can J Psychiatry 45: 198, 2000
26) Whiskey E, Taylor D: Restarting clozapine after neutropenia: evaluating the possibilities and practicalities. CNS Drugs 21: 25-35, 2007
27) Taylor DM, Smith L: Augmentation of clozapine with a second antipsychotic—a meta-analysis of randomized, placebo-controlled studies. Acta Psychiatr Scand 119: 419-425, 2009
28) Paton C, Whittington C, Barnes TR: Augmentation with a second antipsychotic in patients with schizophrenia who partially respond to clozapine: a meta-analysis. J Clin Psychopharmacol 27: 198-204, 2007
29) McIlwain ME, Harrison J, Wheeler AJ, et al: Pharmacotherapy for treatment-resistant schizophrenia. Neuropsychiatr Dis Treat 7: 135-149, 2011
30) Tiihonen J, Wahlbeck K, Kiviniemi V: The efficacy of lamotrigine in clozapine in clozapine-resistant schizophrenia: a systematic review and meta-analysis. Schizophr Res 109: 10-14, 2009
31) Havaki-Kontaxaki BJ, Ferentinos PP, Kontaxakis VP, et al: Concurrent administration of clozapine and electroconvulsive therapy in clozapine-resistant schizophrenia. Clin Neuropharmacol 29: 52-56, 2006
32) Meltzer HY, Bobo WV, Roy A, et al: A randomized, double-blind comparison of clozapine and high-dose olanzapine in treatment-resistant patients with schizophrenia. J Clin Psychiatry 69: 274-285, 2008
33) Barretto EM, Kayo M, Avrichir BS, et al: A preliminary controlled trial of cognitive-behavior therapy in clozapine-resistant schizophrenia. J Nerv Ment Dis 197: 865-868, 2009
34) Buckley PF, Miller BJ, Lehrer DS, et al: Psychiatric comorbidities and schizophrenia. Schizophr Bull 35: 383-402, 2009
35) Braga RJ, Mendlowicz MV, Marrocos RP, et al: Anxiety disorders in outpatients with schizophrenia: prevalence and impact on the subjective quality of life. J Psychiatr Res 39: 409-414, 2005
36) Sevincok L, Akoglu A, Kokcu F: Suicidality in schizophrenia patients with and without obsessive-compulsive disorder. Schizophr res 90: 198-202, 2007
37) Lykouras L, Alevizos B, Michalopoulou P, et al: Obsessive-compulsive symptoms induced by atypical antipsychotics. A review of the reported cases. Prog Neuropsychopharmacol Biol Psychiatry 27: 333-346, 2003
38) Poyurovsky M, Hermesh H, Weizman A: Fluvoxamine treatment in clozapine-induced obsessive-compulsive symptoms in schizophrenic patients. Clin Neuropharmacol 19: 305-313, 1996
39) 三宅誕実, 小島和晃, 二宮友梨子, 他：統合失調症における抑うつ状態. 臨床精神薬理 15：1099-1107, 2012

（久住 一郎）

第70章

高齢期の統合失調症患者の問題

A 老年期の諸問題

　一般に，老年期の諸問題として，①慢性疾患，機能障害などの身体的健康問題，②認知症を始めとする精神的健康問題，③収入面における年金や生活保護への依存度の増加，家族機能の低下，身体・精神の活動性低下に伴う社会参加機会の減少，社会的孤立などの社会的問題が挙げられる．
　高齢化した統合失調症患者にも老年期の問題は同様に生じ，そして統合失調症について考えるとき，さらに長期入院患者の問題がここに重なる．周知のとおり，わが国の精神医療は，諸外国と比較して精神病床数が多く，平均在院日数が長い[1]．長期入院患者の約60％を統合失調症患者が占めている．

B 入院患者の高齢化

　入院患者の高齢化も進んでいる．厚生労働省の調査[2]によれば，65歳以上の入院患者の割合は，1970年には2.6％であったのが，1999年は21.3％，2009年は48.3％である．高齢化は急速に進行しており，2009年の調査では，精神科病院に入院している65歳以上の患者のうち，入院期間が5年以上の者が38.1％，65歳以上かつ入院期間5年以上の入院患者の診断で最も多かったのが統合失調症であった．
　長期入院患者の高齢化とともに，身体合併症の治療を要する患者が増加している．身体合併症を有する統合失調症患者の医療の問題は，今後ますます深刻になるだろう．単科精神科病院においては，常勤の身体科医師や検査技師の不在，検査機器，治療設備の不十分など，身体疾患の治療を行うための十分な体制を備えていない場合がめずらしくない．一方で，日本総合病院精神医学会の調査[3]によれば，総合病院精神科病床は，医師不足や収入面の問題から，全国的に削減される傾向にある．よって，身体合併症治療のために転院が必要になった場合に，精神科医が勤務していない一般病院も受け入れ先の候補となるが，「精神科医の不在」，あるいは「以前にトラブルがあった」という理由で積極的な受け入れは難しいとする病院も少なくない[4]．
　送る側が抱える課題もある．何十年に及ぶ入院の間に，親や兄弟が他界し，本人とは面識のない世代の親族が保護者になる，あるいは保護者となる親族がいなくなることは，例外的な事態ではない．本人に十分な意思決定能力がなく，かつ，保護者がキーパーソンの役割を果たさない状況で，身体合併症の治療のために転院が検討されるとき，手術適応が検討されるときに，転院先での付き添いを誰が受け持つのか，医療上の決定を誰が行うのか，明確な指針を持つ医療機関は多くはない．
　Casey[5]は，統合失調症患者の身体合併症医療には，身体科医療，精神医療，社会資源のコーディネーションが必要であり，このコーディネーションの不足が，統合失調症患者が享受すること

のできる医療の質を低下させていると述べている．

C｜家族の高齢化

しかし，高齢化に伴う問題は，長期入院患者にだけ起こるのではない．家族の中で暮らしてきた者は，自身の高齢化よりも前にまず，患者の生活を支えてきた親の高齢化，それに伴う認知症やADLの低下の問題に直面する．親と密着した生活を送ってきた統合失調症患者が，介護者の役割を期待される場合もある．そして，自身の高齢化の問題が見え始めた頃，配偶者にも同じく高齢化の問題が見え始める．高齢化の中で，患者を支えてきた家族機能が低下する．

D｜地域社会で生活する患者の高齢化

地域社会の中で医療福祉サービスを利用しながら単身生活をしていた者にも，高齢化による問題が生じる．高齢になり新たなサービスの導入が必要となり，あるいは単身生活の継続が困難になってゆくことがある．新しい居所として，現実には，老人福祉施設への入所は一般的であるとは言い難い．老人福祉施設には常勤の精神保健医療福祉の専門家はいないことが多く，精神科主治医などとの連携が，本人と他の入所者の生活を守るうえでは不可欠である．援護寮や入所授産施設には精神保健の専門職が常勤している．したがって，統合失調症患者特有の問題に対処することが可能である．しかし一方で，身体的介護が必要な状態に対応することは困難である．グループホームには世話人が配置されている．しかし世話人は必ずしも医療福祉の専門家ではなく，高齢の入居者の居室に介入する形で身体的・精神的ケアを提供することは難しい．2004年に指摘されているこれらの状況[6]が，それから10年経とうとしている今現在，大きく変わったという印象は受けない．

高齢化が急速に進行するわが国において，高齢になり，精神疾患の上にさらに様々な老年期の課題が重畳してゆく統合失調症患者の医療とケアの在り方を考えることは，人口が高齢化する社会の中の精神障害者全体の課題，さらには，高齢化する社会全体の課題を考えていくうえで多くの示唆を与えると考えられる．

1 疫学

統合失調症の有病率は，0.5～2%[7]，高齢者に限ってみると，その年間有病率は0.44%程度[8]である．また，Meestersらの研究[9]によれば，60歳以上高齢者の，妄想性障害，統合失調感情障害を含む統合失調症スペクトラムの年間有病率は0.71%，診断別では，統合失調症0.55%，統合失調感情障害0.14%，妄想性障害0.03%で，発症年代別にみると，59歳までの発症が0.35%，60～69歳発症が0.14%，70歳以上の発症が0.05%であり，70歳以上の高齢発症も稀ではない．人口の世界的な高齢化に伴い，高齢の統合失調症患者の絶対数が今後増加する可能性が指摘されている[5]．

2 加齢による病像の変化

A｜長期予後研究

追跡期間が20年以上の長期予後研究から，統合失調症では，高齢になると病状の寛解，改善が認められ，精神病症状は安定し，一方，陰性症状をともなった残遺状態がしばしばみられることが報告されている[10]．このような陽性症状の改善には，加齢による脳機能の変化，例えばモノアミン系神経の活動低下が関係する可能性も指摘されている[11]．陰性症状については，外来患者では改善し[12]，入院患者では増悪する[13]という報告がある．

Kraepelinは，統合失調症の長期経過では「特有な精神の欠陥状態に至る」とし，これはその後の精神医学に大きな影響を与えた．しかしKraepelin[14]自身，破瓜型の8%，緊張型の13%に回復がみられ，長期経過の中で，17%が著明に回復することを記載している．ある時点から，適応

や接触性が改善されてくることは，Bleuler, Mayer Gross, Janzarik らも指摘するところである[15]．

全体的にみると，統合失調症患者は，高齢化に伴い精神病症状が軽減し，再発，再燃のリスクが低下して安定化すると言える．「晩期寛解」と称される状態で，精神症状の改善や環境への最適応が40〜50代からみられることが知られている[16]．このような寛解状態の維持は，安定した環境に負うところが多いとされ，ソーシャルサポート，結婚歴，認知機能が保たれていること，発症早期より治療されていることが，長期間にわたる寛解の維持と関連することが知られている[11]．

認知症などの器質症状が前面に出た場合は，ここから区別される．Ciompi[17]は，高齢の統合失調症患者では，記憶見当識の障害が出現する割合が一般高齢者よりやや多く，老年期認知症，血管性認知症は予後の不良と関連すると述べている．

B｜高齢統合失調症患者のQOL

罹病期間が長い患者に対する施策を考えていくうえで，症状の有無や認知機能の低下よりも，QOLをアウトカムとすることが適当であるとする考え方がある．地域在住の中年〜高齢統合失調症患者を対象とした研究[18]では，年齢と関連して身体的健康関連QOLは低下し，精神的健康関連QOLは向上することが明らかにされた．この傾向は一般人口でも同様であるが，身体的健康関連QOLと精神的健康関連QOLの格差は，統合失調症患者でより大きい．また，若年期の自殺その他の原因による死亡を回避できた者が高齢まで生きることができるというバイアスが考慮されるべきではあるが，統合失調症患者では，若年患者よりも高齢患者の方が精神的健康関連QOLが高いことが報告されている[19]．

3 加齢による認知機能の変化

A｜統合失調症と認知症

わが国の精神科病院に入院している高齢の統合失調症患者の約1/4に認知症が認められることが報告されている[20,21]．統合失調症と認知症については，認知症の出現率が一般人口と比べて少ないという報告，同程度という報告があり，統合失調症が認知症のリスクファクターであるのかどうかについては，現時点では明らかでない．

B｜統合失調症の認知機能障害

統合失調症の認知機能障害についてはよく知られたところであり，全般的な認知機能は健常コントロールより1SD程度低いと報告されている[22]．言語性IQよりも動作性IQの低下のほうが大きく，ドメインとしては，注意障害，陳述記憶（エピソード記憶，意味記憶）の障害，ワーキングメモリーの障害，実行機能障害，情報処理速度の遅延などが指摘される[23]．

このような統合失調症の認知機能低下は，顕在発症に先立って認められ[24]，初回エピソードをはさんでその変化はより顕著になる[25]．Palmer らのレビュー[26]では，統合失調症の発症は，全般的な認知機能の1/3〜1/2 SD程度の低下と関連するのではないかと結論付けている．

発症前後に低下した後の長期的な認知機能低下については，一致した見解には達していない．最近では，保持されるという見方が主流になりつつある[27,28]．

C｜高齢統合失調症患者の認知機能

地域在住の統合失調症患者を対象とした研究では，認知機能は保持されることが一致して報告されており[27-29]，統合失調症の長期経過による認知機能低下は，健常者の正常老化による認知機能低下の程度と変わりがないとされる．

欧米では1950年代に始まった脱施設化のため

に，高齢の統合失調症患者の90%が地域社会で生活している[11]．そのため，長期に入院したまま高齢化した患者は「例外的なケース」として扱われているが，長期入院の高齢患者を対象とした研究では，全般的な認知機能低下は，65歳以下では稀であるとする報告[30]や，正常老化の場合よりも低下の程度が大きいとする報告[28,31]の，どちらもある．

80歳以上の，より高齢の対象者を含む研究[32]でも，認知機能に対する年齢の影響は，統合失調症群，健常群ともに70歳以上で最大になることが明らかにされた．しかしこの研究からは，加齢による影響は統合失調症患者でより大きいことが示唆され，高齢化が進む統合失調症患者の長期予後に関して，さらなる研究が望まれる．

4 加齢の身体的側面

A 死亡率

統合失調症患者の身体の老化に関しては，Kraepelinの時代から，統合失調症患者の死亡率が一般人口と比べて高いことが知られている．

精神医療が進歩した現代においても，統合失調症患者の標準化死亡比（SMR；standardized mortality ratio）は2.58[33]と依然として高く，むしろこの数十年で一層高くなっているとする報告もある[34,35]．脱施設化の影響も指摘されているが，脱施設化と死亡率との関連については一致した結論をみない[36,37]．

多くの国で年齢調整死亡率は低下しており，一方で統合失調症の死亡率（CFR；case fatality rate）には変化がなく，一般人口と統合失調症患者の間の格差が広がっていると考えられる．

B 死亡原因

統合失調症患者の平均寿命は同疾患に罹患していない人に比べて20～25年短い[11]．平均寿命の短さには様々な因子が関与し，特に若年期における自殺率の高さとの関連が知られている．統合失調症患者の自殺率は，一般人口の12倍程度と報告されており，自殺リスクは病初期に高く，初回入院および初回エピソードでは死因の約30%が自殺である[38]．初回エピソード統合失調症を対象とした研究によれば，過剰死亡（Excess death）は統合失調症慢性期の2.7倍，死因の中で最多のものが自殺である[34]．

しかし中年期以降，主要な死亡原因は，自殺から身体疾患に変わる[38]．

統合失調症患者では，心疾患，糖尿病，高血圧などのメタボリック・シンドローム，慢性閉塞性肺疾患，肺腫瘍，食道がんの有病率が一般人口に比べて高く[5]，加齢とともに身体合併症の問題がより深刻になる．

C リスクファクター

中高年期の統合失調症患者の60%にメタボリック・シンドロームがあり，10年後の心血管系疾患のリスクは一般人口より約80%多いという報告がある[39]．メタボリック・シンドロームは，心血管系疾患による死亡を2～3倍，全死亡を2倍に引き上げることが示されており[40]，統合失調症のSMRの高さには合併するメタボリック・シンドロームが影響している可能性も指摘される．

一方で，第二世代抗精神病薬では，薬物療法の開始から数週間で代謝能の変化が起こり[41]，しばしば体重増加とメタボリック・シンドロームの副作用が生じる[42]．2000年前半には，第二世代抗精神病薬が患者のQOLを改善し，再発リスクを低下させることが報告されたが，2000年代後半より，副作用としてのメタボリック・シンドロームの観点から，その優位性に対する疑問も呈されるようになった．

その他，統合失調症で認められるサイトカインの異常[43]や，インスリン抵抗性と身体的老化の関連性，あるいは，罹病期間の長さおよび発症年齢の低さが酸化ストレスの増加と相関することが明らかになっており，これらの病態と統合失調症患者の身体的老化との関連が考えられている[44]．

さらに，統合失調症患者に一般に認められる，健康に対する関心の低さ，喫煙習慣，物質乱用傾向，無為な生活態度，さらに，高い頻度で身体疾患を抱えているにもかかわらず医療サービスの利用頻度が低いことも，SMRの高さと関係していると考えられる[45,46]．

抗精神病薬を含め，いずれの要素も単独でSMRの高さを説明するものではなく，それぞれの要素がどのように統合失調症のSMRの高さに寄与しているのか，十分には明らかにされていない．しかし，いずれにしても，この数十年の間に一般市民が享受したのと同じだけの健康増進を，統合失調症患者は享受しなかったと言うことができる．

5 精神科病院における長期入院患者をめぐる社会的課題

A 精神保健医療福祉政策の流れ

「リハビリテーション」と「ノーマライゼーション」を理念とした，障害者基本計画（障害者対策に関する新長期計画）および障害者プランが2002年度に最終年度を迎えた．2002年に報告された「今後の精神保健福祉政策について」では，「受け入れ条件が整えば退院可能な約7万2,000人の精神病床入院患者の退院・社会復帰を図ること」とし，そのために必要なサービスを今後10年のうちに整備するとしている．

2003年度を初年度として新障害者基本計画及びその重点施策実施5か年計画（新障害者プラン）が策定され，長期入院患者の退院促進と，地域生活を支えるためのケア体制の充実が目標とされた．新障害者基本計画の計画期間は2003～2012年度までの10年間であり，本年度がこの最終年度にあたる．

2004年に「精神保健医療福祉の改革ビジョン」が示され，救急急性期医療の重視，長期入院患者の退院促進，地域ケア体制の整備などが掲げられ，診療報酬についても，これらの分野に重点を置いた改定がなされた．

2006年には，障害者自立支援法が施行され，入院処遇から地域生活への方向転換が目標とされた．

2009年には「今後の精神保健医療福祉のあり方に関する検討委員会報告書」がまとめられ，「精神保健医療福祉の改革ビジョン」の中間報告と，後半5年間の重点施策が示された．この中では，「地域を拠点とする共生社会の実現」，「入院医療中心から地域生活中心へ」という基本理念に基づき，精神保健医療体系の再構築，地域生活支援体制の強化が示され，今後重点を置くべき事項として以下の5項目が挙げられた．
①医療の質の向上：救急・急性期，在宅訪問医療の強化
②地域生活支援体制の強化：障害福祉サービス，在宅医療などの充実
③精神疾患に関する理解の深化と早期支援体制の整備（特に初発事例）
④地域への移行・地域への定着の支援
⑤当事者・家族の支援

B 長期入院患者の退院促進における課題

こうした流れを受け急性期精神医療が充実してきた結果，新規入院患者の入院期間は短期化している．一方で長期入院患者の退院促進は，大きな進展を見せているとは言い難い．入院は短期と長期に二極化し，さらに，長期入院患者の高齢化が進行しているのが現状である．

入院の長期化，あるいは社会的入院に関して，医療側の課題としては，退院促進と医療収益の矛盾がある．患者の側から考えると，長期入院を経て地域社会の生活に戻っていくことには，戸惑いも，困難もある．症状が安定し，院内での生活が自立し，本人に退院の意向があっても，地域での生活が当初から円滑に営まれるわけではない．様々な困難が予測され，これらに対応するための地域ケア体制の整備を図る必要がある．

2010年に坂井市が行った調査によれば[47]，「長期入院患者自身が抱える退院後の心配」は，生活

費のこと，病気のこと，家事のこと，の順に多く，また，長期入院患者自身が考える退院したくない/できない理由としては，家族の反対，病気の不安，金銭的な理由，入院生活が長いこと，が多かった．長期入院患者が地域での生活に移行していくためには，単に居所を与えるということではなく，包括的なケアを提供する体制が必要であり[48]，経済的な支援，往診や訪問を含む医療的支援，日常生活支援，介護保険制度や高齢者福祉制度の活用につなげていく情報的支援の提供などが必要と考えられる．

【文献】

1) OECD: Health care resources (http://www.oecd.org/document/16/0,3746,en_2649_37407_2085200_1_1_1_37407,00.html)
2) 独立行政法人国立精神・神経医療研究センター：目で見る精神保健医療福祉6．2012
3) 総合病院精神医学会．2012 (http://psy.umin.ac.jp/h24_sinryohoushu_20110607.pdf)
4) 社団法人日本精神科看護技術協会制作業務委員会：精神科における身体合併症治療の中での看護の役割に関する検討プロジェクト報告．2007
5) Casey DA, Rodriguez M, Northcott C, et al: Schizophrenia: medical illness, mortality, and aging. Int J Psychiatry Med 41: 245-251, 2011
6) 中川正俊：高齢化した患者の居住プログラムと地域ケア．Schizophrenia Frontier 15: 19-23, 2004
7) Goldner EM, Hsu L, Waraich P, et al: Prevalence and incidence studies of schizophrenic disorders: a systematic review of the literature. Can J Psychiatry 47: 833-843, 2002
8) McNulty SV, Duncan L, Semple M, et al: Care needs of elderly people with schizophrenia. Assessment of an epidemiologically defined cohort in Scotland. Br J Psychiatry 182: 241-247 2003
9) Meesters PD, de Haan L, Comijs HC, et al: Schizophrenia spectrum disorders in later life: prevalence and distribution of age at onset and sex in a dutch catchment area. Am J Geriatr Psychiatry 20: 18-28, 2012
10) Ciompi L, Harding CM, Lehtinen K: Deep concern. Schizophr Bull 36: 437-439, 2010
11) Jeste DV, Wolkowitz OM, Palmer BW: Divergent trajectories of physical, cognitive, and psychosocial aging in schizophrenia. Schizophr Bull 37: 451-455, 2011
12) Heaton R, Paulsen JS, McAdams LA, et al: Neuropsychological deficits in schizophrenics. Relationship to age, chronicity, and dementia. Arch Gen Psychiatry 51: 469-476, 1994
13) Davidson M, Harvey PD, Powchik P, et al: Severity of symptoms in chronically institutionalized geriatric schizophrenic patients. Am J Psychiatry 152: 197-207, 1995
14) エミール・クレペリン（著），西丸四方，西丸甫夫（訳）：精神分裂病，第5版．みすず書房，1986
15) 大森健一：統合失調症の高齢化．臨床精神医学 37: 589-593, 2008
16) 笠原嘉：初老期に入った分裂病者について．村上靖彦：分裂病の精神病理第12巻．東京大学出版会，1983
17) Ciompi L: Catamnestic long-term study on the course of life and aging of schizophrenics. Schizophr Bull 6: 606-618, 1980
18) Folsom DP, Depp C, Palmer BW, et al: Physical and mental health-related quality of life among older people with schizophrenia. Schizophr Res 108: 207-213, 2009
19) Reine G, Simeoni MC, Auquier P, et al.: Assessing health-related quality of life in patients suffering from schizophrenia: a comparison of instruments. Eur Psychiatry 20: 510-519, 2005
20) 井上新平，真田順子，池田友彦：高齢化した入院分裂病患者の老年期痴呆出現頻度．精神神経学雑誌 94: 282-283, 1992
21) 梅津寛，上山貴子，茂松論理子：老年期の統合失調症患者の実態．老年精神医学雑誌 15: 1157-1164, 2004
22) Dickinson D, Ramsey ME, Gold JM: Overlooking the obvious: a meta-analytic comparison of digit symbol coding tasks and other cognitive measures in schizophrenia. Arch Gen Psychiatry 64: 532-542, 2007
23) Reichenberg A: The assessment of neuropsychological functioning in schizophrenia. Dialogues Clin Neurosci 12: 383-392, 2010
24) Woodberry KA, Giuliano AJ, Seidman LJ: Premorbid IQ in schizophrenia: a meta-analytic review. Am J Psychiatry 165: 579-587, 2008
25) Mesholam-Gately RI, Giuliano AJ, Goff KP, et al: Neurocognition in first-episode schizophrenia: a meta-analytic review. Neuropsychology 23: 315-336, 2009
26) Palmer BW, Dawes SE, Heaton RK: What do we know about neuropsychological aspects of schizophrenia?. Neuropsychol Rev 19: 365-384, 2009
27) Heaton RK, Gladsjo JA, Palmer BW, et al: Stability and course of neuropsychological deficits in schizophrenia. Arch Gen Psychiatry 58: 24-32, 2001
28) Kurtz MM: Neurocognitive impairment across the lifespan in schizophrenia: an update. Schizophr Res 74: 15-26, 2005
29) Rund BR: A review of longitudinal studies of cognitive functions in schizophrenia patients. Schizophr Bull 24: 425-435, 1998
30) Friedman JI, Harvey PD, Coleman T, et al: Six-year follow-up study of cognitive and functional status across the lifespan in schizophrenia: a comparison with Alzheimer's disease and normal aging. Am J Psychiatry 158: 1441-1448, 2001
31) Harvey PD, Silverman JM, Mohs RC, et al: Cognitive decline in late-life schizophrenia: a longitudinal study of geriatric chronically hospitalized patients. Biol Psychiatry 45: 32-40, 1999
32) Loewenstein DA, Czaja SJ, Bowie CR, et al: Age-associated differences in cognitive performance in older patients with schizophrenia: a comparison with

healthy older adults. Am J Geriatr Psychiatry 20: 29-40, 2012
33) Saha S, Chant D, McGrath J: A systematic review of mortality in schizophrenia: is the differential mortality gap worsening over time?. Arch Gen Psychiatry 64: 1123-1131, 2007
34) Brown S: Excess mortality of schizophrenia. A meta-analysis. Br J Psychiatry 171: 502-508, 1997
35) Osby U, Correia N, Brandt L, et al: Time trends in schizophrenia mortality in Stockholm county, Sweden: cohort study. BMJ 321: 483-484, 2000
36) Harris EC, Barraclough B: Excess mortality of mental disorder. Br J Psychiatry 173: 11-53, 1998
37) Heila H, Haukka J, Suvisaari J, et al: Mortality among patients with schizophrenia and reduced psychiatric hospital care. Psychol Med 35: 725-732, 2005
38) Palmer BA, Pankratz VS, Bostwick JM: The lifetime risk of suicide in schizophrenia: a reexamination. Arch Gen Psychiatry 62: 247-253, 2005
39) Jin H, Folsom D, Sasaki A, et al: Increased Framingham 10-year risk of coronary heart disease in middle-aged and older patients with psychotic symptoms. Schizophr Res 125: 295-299, 2011
40) Lakka HM, Laaksonen DE, Lakka TA, et al: The metabolic syndrome and total and cardiovascular disease mortality in middle-aged men. JAMA 288: 2709-2716, 2002
41) Pramyothin P, Khaodhiar L: Metabolic syndrome with the atypical antipsychotics. Curr Opin Endocrinol Diabetes Obes 17: 460-466, 2010
42) Remington G: Schizophrenia, antipsychotics, and the metabolic syndrome: is there a silver lining? Am J Psychiatry 163: 1132-1134, 2006
43) Potvin S, Stip E, Sepehry AA, et al: Inflammatory cytokine alterations in schizophrenia: a systematic quantitative review. Biol Psychiatry 63: 801-808, 2008
44) Ng F, Berk M, Dean O, et al: Oxidative stress in psychiatric disorders: evidence base and therapeutic implications. Int J Neuropsychopharmacol 11: 851-876, 2008
45) Hennekens CH, Hennekens AR, Hollar D, et al: Schizophrenia and increased risks of cardiovascular disease. Am Heart J 150: 1115-1121, 2005
46) Mitchell AJ, Malone D: Physical health and schizophrenia. Curr Opin Psychiatry 19: 432-437, 2006
47) 坂井市福祉保健部社会福祉課:「精神科医療機関に長期入院の患者に関する実態調査」報告書. 2010
48) Lamb HR: Deinstitutionalization at the crossroads. Hosp Community Psychiatry 39: 941-945, 1988

〔井藤 佳恵,粟田 主一〕

第71章

妊娠・出産

　妊娠・授乳期における精神疾患の管理は，臨床的に複雑かつ特別な状況下にある．臨床医は，医学的に2つの状態を併せ持った患者(すなわち妊娠と精神疾患)に遭遇するだけでなく，2人の患者(すなわち母と子)について考えなければならない．

　統合失調症の女性は妊娠中に物質乱用が多くみられ，避妊や妊娠，子育てに対する奇怪な考えから，妊娠を全うできない可能性が高い．もし，周産期の統合失調症を未治療のままにしておくと，母親と子どもの両方に不幸な結果をもたらすかもしれない．例えば母親の自殺，子殺し，妊娠管理を拒否するなど．統合失調症の母親は高い周産期死亡率とも関連があると報告されている．さらに，統合失調症の母親はしばしば独特の子育てをするので，子どものストレスからの回避的行動を助長するかもしれない．

1 催奇形性が問題となる時期

　妊娠4～7週末までの時期は胎児の中枢神経，心臓，消化器，四肢などの重要臓器が発生・分化し，催奇形性という意味では胎児が最も敏感な絶対過敏期となる(図71-1)[1,2]．妊娠8～15週に投与された場合，胎児の重要な器官の形成は終わっているが，性器の分化や口蓋の閉鎖などはなお続いている．催奇形性という意味では薬剤に対する胎児の感受性は低下しているが，催奇形性のある薬剤の投与はなお慎重であったほうがよい．妊娠16週以降については，胎児の機能的発育に及ぼす影響や発育の抑制，子宮内胎児死亡の他，分娩直前にあっては新生児の適応障害や薬剤の離脱障害との関係がある．

2 薬物療法について

　原則として，妊娠が発覚したからといって抗精神病薬を中止するべきではない．母親の精神状態の管理を怠っては妊娠継続が困難になる．母親の精神状態の管理を最優先に考えるべきである[3]．

A 治療薬の選択

　向精神薬を使用する場合，その目標は薬理効果を最大にすることであり，それは子どもへの多剤併用曝露を避けるのに加え，母親の疾患の子どもへの曝露を最大限取り除くためである．薬物を選ぶにあたり，最も重要な因子は治療歴である．もし患者が特定の治療薬に対して，反応性を示す既往があるのならば，妊娠中または授乳中に目新しい薬剤治療を開始すべきではない．このようなアプローチでは，単に多剤併用曝露や母体疾患の子どもへの曝露の危険性を高める．もし患者がある特定の薬を妊娠以前に服用していた場合，そしてそれが有効であった場合，その薬の継続あるいは再開は新しい薬へ変更するよりも好ましい．

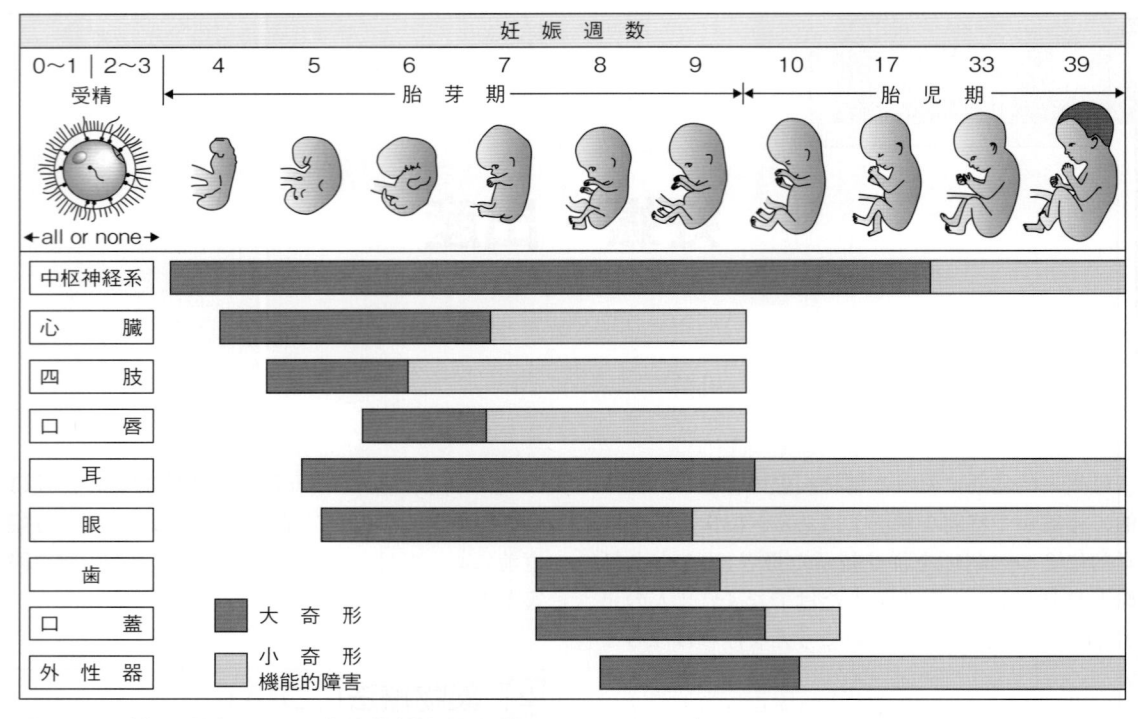

図71-1 胎児の発生における危険期（薬物治療コンサルテーション）
（渡邉央美：妊娠の時期と薬剤曝露の影響．伊藤真也，村島温子（編集）：薬物治療コンサルテーション　妊娠と授乳．p.7，南山堂，2010より）

B ▎ 用量

　妊娠・授乳期に向精神薬による治療を行うと決定する際に，最小有効濃度を目標に向精神薬を投与することが重要となる．臨床医は通常，患者が妊婦であるので胎児への薬物曝露を避けるため，習慣的に向精神薬の用量を減らしている．しかし見境なく用量を減らすこともまた，患者の再発率を押し上げる．不十分量の投与は子どもを治療薬と母親の疾患の増悪という両面での危険にさらすことになる．一方，必要量以上に投与することも勧められない．妊娠・授乳期の精神薬理学的治療の最終目標は，①臨床的な症状の緩和を図ることにより母親の精神疾患による子どもへの悪影響を取り除くこと．その一方で，②向精神薬に対する子どもの曝露を最小限にすることである．これらの相反する目標を達成するために，妊娠・授乳期の用量管理については，向精神薬の胎盤通過性や母乳移行性を左右する要因を理解するのと同様に，これらの薬物の薬理学的作用に及ぼす妊娠の生理変化の影響も考慮に入れるべきである．

3 抗精神病薬について

A ▎ 第一世代抗精神病薬

　第二世代抗精神病薬やの多くの他種の向精神薬とは対照的に，第一世代抗精神病薬は身体奇形と神経行動的な異常に関する大規模なデータベースを持つ．さらに，妊娠に伴う嘔吐治療のため広く使用されるフェノチアジン誘導体は，分娩後に精神疾患の影響と抗精神病薬による影響とを分ける目的で使われる．クロルプロマジン，ハロペリドール，ペルフェナジンは質の高い研究がなされてきたが，これらの薬物とのちに明らかとなる先天性大奇形との間に，有意な関連はみられていない（**表71-1**）[1-3]．

　第一世代抗精神病薬は40年以上も幅広く使わ

表71-1 第一世代抗精神病薬の催奇形性

薬剤	添付文書	虎の門	FDA	ADEC
ハロペリドール	禁忌	2	C	C
クロルプロマジン	投与しなことが望ましい	2	C	C
レボメプロマジン	投与しなことが望ましい	2	C	—
フルフェナジン	投与しなことが望ましい	2	C	C
ペルフェナジン	投与しなことが望ましい	2	C	C
ブロムペリドール	投与しない	2	—	—

FDA：米国食品医薬品局 薬剤胎児危険度分類基準
ADEC：オーストラリア薬物評価委員会・先天性異常部会
〔(虎の門病院基準)林昌洋，佐藤孝道，北川浩明(編集)：実践妊娠と薬第2版．じほう，2010 より〕

れ，これらの薬物と催奇形性または毒性との関連性に関するデータを欠いていることは，これらの薬物に関するリスクはごく小さいということを示唆している．特に，フェノチアジン誘導体ピペラジン類はごく限られた催奇形の可能性しかないという．抗コリン薬に関連する多大な周産期リスクが報告され，可能ならばこれらの使用は避けるべきである．続いて，周産期の第一世代抗精神病薬の用量は，EPS管理のための使用する薬剤の必要性を最小限にするため，ごく微量に維持すべきである．そのうえ，新生児中毒あるいは身体奇形リスクの増加に関連する，現在利用できる第二世代抗精神病薬の証拠はほとんどない．しかしながら，データは乏しいままで，子どもの曝露による長期的な神経行動的研究もまだ行われていない．それゆえに，妊娠・授乳期の第二世代抗精神病薬の日常的な使用は現段階では推奨されない．しかし，もし第二世代抗精神病薬を服用している女性が，不注意に妊娠した場合，包括的なリスク-効果の評価は，第二世代抗精神病薬の継続(すでに胎児はこの曝露にあっている)のほうが，第一世代抗精神病薬に変える(胎児はまだこれに曝露されていない)よりも好ましい．

妊娠中に第一世代抗精神病薬に曝露した203例の子どもに関する，臨床での神経行動的結果の研究によると，4歳の時点でのIQテストのスコアに有意差はみられなかったが，これらの研究では多くの女性が比較的低用量の抗精神病薬を使っていた．逆に，いくつかの動物実験で第一世代抗精神病薬に妊娠中曝露した子での，学習力と記憶力の持続的な不足が報告された．

1. ハロペリドール

わが国では禁忌となっている．しかし，海外ではむしろ抗精神病薬の中では安全性が高い薬物と認識されている．動物実験で口蓋裂が認められたが，妊娠悪阻のためハロペリドールを服用(平均用量1.2 mg/日)していた100人の女性を対象とした研究では，妊娠期間，成育力，出生体重のいずれにも差がなかった．

2. クロルプロマジン

わが国では投与しないことが望ましいとなっている．これまでに数多くのコホート研究が存在するが，薬剤と奇形，分娩時死亡率，出生時の体重，4歳児の知能指数への影響を示唆するエビデンスはない．嘔吐のため初期にフェノチアジン誘導体で治療していた約20,000人の女性の大規模な前向き研究では，母体の年齢，治療薬，曝露時の妊娠週数に関するコントロールを扱ったうえで，新生児生存率，または重篤な奇形において有意な関連はみられなかった．

3. フルフェナジン

わが国では投与しないことが望ましいとなっている．動物実験で口蓋裂が認められるが，これまでのコホート研究では奇形発現率が高くなったという報告はない．

4. ブロムペリドール

わが国では禁忌となっている．しかし，本剤において，極めて高い投与量を使用した動物実験でさえも，奇形発現率は増加していない．一方，コホート研究が存在しないため，本剤が妊婦に安全であると断じる証拠もない．症例報告レベルで奇形の発現がなかったという報告はある．

5. ペルフェナジン

わが国では投与しないことが望ましいとなっている．動物実験で口蓋裂や小頭症の報告があるが，これまでのコホート研究では奇形発現率が高くなったという報告はない．

6. レボメプロマジン

わが国では投与しないことが望ましいとなっている．動物実験で胎児死亡，流産が報告されている．これまでに数多くのコホート研究が存在するが，薬剤と奇形との間に相関が認められたものはない．

B 第二世代抗精神病薬

第二世代抗精神病薬の使用は急速に増加しているにもかかわらず，これらの抗精神病薬の生殖的安全に関するデータベースはきわめて乏しい．第二世代抗精神病薬のうち，生殖的安全性のデータが最も幅広く存在するのは，オランザピンのみである（表71-2）[1-3]．

1. リスペリドン

わが国では治療上の有益性が危険性を上回ったと判断される場合のみ投与するとなっている．動物実験で低体重はあったものの催奇形性は認められなかった．いくつかのコホート研究でも奇形発現率の増加は認められなかった．

2. オランザピン

わが国では治療上の有益性が危険性を上回ったと判断される場合のみ投与するとなっている．出生登録によると，大奇形の報告はなく，13％に自然流産，5％に早産，5％に胎児死亡の報告があった．このような合併症の発生率はプラセボとほぼ等しく，妊娠中のオランザピンの使用は奇形や産科的合併症の時に際立った発生率とは関連性がみられないことを示している．動物実験でも催奇形性は認められない．妊娠・授乳中のオランザピンの薬物動態研究によると，1例の乳児で血漿中濃度は分娩時では母体中の1/3で，授乳中は検出されないと報告した．

3. クエチアピン

わが国では治療上の有益性が危険性を上回ったと判断される場合のみ投与するとなっている．動物実験で催奇形性は認められなかった．いくつかのコホート研究やデータベースでも奇形発現率の増加は認められなかった．

表71-2 第二世代抗精神病薬の催奇形性

薬剤	添付文書	虎の門	FDA	ADEC
リスペリドン	有益性＞危険性	1	C	B3
オランザピン	有益性＞危険性	1	C	B3
クエチアピン	有益性＞危険性	1	C	—
ペロスピロン	有益性＞危険性	1～2	—	—
アリピプラゾール	有益性＞危険性	1～2	—	—
ブロナンセリン	有益性＞危険性	—	—	—

FDA：米国食品医薬品局 薬剤胎児危険度分類基準
ADEC：オーストラリア薬物評価委員会・先天性異常部会
〔(虎の門病院基準)林昌洋，佐藤孝道，北川浩明(編集)：実践妊娠と薬第2版．じほう，2010より〕

4. ペロスピロン

わが国では治療上の有益性が危険性を上回ったと判断される場合のみ投与するとなっている。動物実験で催奇形性は認められなかった。催奇形性を調べた疫学調査は存在しない。したがって、危険であるという証拠がない一方、安全であるという証拠もない。

5. アリピプラゾール

わが国では治療上の有益性が危険性を上回ったと判断される場合のみ投与するとなっている。動物実験で催奇形性は認められなかった。催奇形性を調べた疫学調査は存在しない。催奇形性や胎児毒性を示唆する症例報告もない。

6. ブロナンセリン

わが国では治療上の有益性が危険性を上回ったと判断される場合のみ投与するとなっている。動物実験で催奇形性は認められなかった。催奇形性を調べた疫学調査は存在しない。催奇形性や胎児毒性を示唆する症例報告もない。

4 授乳の問題

授乳中に母体に投与された薬剤は、母体血液から母乳中に移行する。移行する程度は母体の血中濃度、分子量、蛋白結合率、脂溶性で決定される。抗精神病薬に関しては、まず母乳中に移行していると考えるべきである。わが国の添付文書ではほとんどの薬剤で授乳中止となっているが、少なくとも相対授乳摂取量が10%を超えるものは授乳を控えたほうがよい。

これまでの報告では、ペルフェナジン24 mg/日以下、ハロペリドール10 mg/日以下では母乳中の薬物濃度は低く、授乳に影響はない。また、オランザピン20 mg/日以下、クエチアピン400 mg/日以下、リスペリドン6 mg/日以下であれば母乳中濃度は低いとされている。いずれの薬剤についても報告がまだ不十分であること、児の発育上の問題について検討したものは存在しない。

臨床的には、統合失調症患者の母親が授乳することは、体力消耗率の高さやホルモンバランスの変化などからストレスと感じることが多く、母乳育児の利点を考慮に入れても、精神症状の安定を最優先するためには、授乳は控えたほうがよい。また、授乳のために抗精神病薬を中止することはあってはならない。

第一世代抗精神病薬は40年以上も幅広く使われてきて、これらの薬物と、催奇形性または毒性との関連性に関するデータを欠いていることは、これらの薬物に関するリスクはごく小さいということを示唆している。特に、フェノチアジン誘導体ピペラジン類（例えばトリフルオペラジンとペルフェナジン）はごく限られた催奇形の可能性しかない。抗コリン薬に関連する多大な周産期リスクが報告され、可能ならばこれらの使用は避けるべきである。続いて、周産期の第一世代抗精神病薬の用量は、EPS管理のための使用する薬剤の必要性を最小限にするため、ごく微量に維持すべきである。そのうえ、新生児中毒あるいは身体奇形リスクの増加に関連する第二世代抗精神病薬の証拠はほとんどない。しかしながら、データは乏しいままで、子どもの曝露による長期的な神経行動的研究もまだ行われていない。それゆえに、妊娠・授乳期の第二世代抗精神病薬の日常的な使用は現段階では推奨されない。しかし、もし第二世代抗精神病薬を服用している女性が、不注意に妊娠した場合、包括的なリスク-効果の評価は、第二世代抗精神病薬の継続（すでに胎児はこの曝露にあっている）のほうが、第一世代抗精神病薬に変える（胎児はまだこれに曝露されていない）よりも好ましいと示しているだろう。

【文献】
1) 渡邉央美：妊娠の時期と薬剤曝露の影響. 伊藤真也, 村島温子（編集）：薬物治療コンサルテーション 妊娠と授乳. p.7. 南山堂, 2010
2) 林昌洋, 佐藤孝道, 北川浩明（編集）：実践妊娠と薬第2版. じほう, 2010
3) 兼子直, 尾崎紀夫（編集）：臨床精神神経薬理学大辞典. 西村書店, 2009

〔古郡 規雄, 兼子 直〕

第72章 患者の攻撃性・暴力への対応

1 精神病症状と攻撃性・暴力

　攻撃性の強弱は，精神疾患の有無にかかわらずかなりの程度遺伝的に規定され，生育環境における経験・学習により変更・修飾される個人のもつ特性である[1]．その攻撃性の外向きの発露が暴力・他害である（図72-1）．統合失調症患者による暴力は，背景に精神病症状を色濃くもつものから，暴力行為時には精神病症状は出現しておらず人格の問題に帰するものまで，精神病症状のかかわりの程度という軸上でかなりの広がりがあるように見える．しかし，10数年前に救命救急センターで経験した次の症例は，精神病症状と暴力との関係における軸上の連続性というとらえ方に疑問を生じさせた．

　40歳代，男性．腸管に達する腹部刺創で救命救急センターに搬送され，救命後に診察した．数か月の経過で被害関係づけが亢進し，妄想は体系化していた．自殺企図理由を問うと，被害妄想の対象の人物を殺したいほど憎かったが，「人を殺めることはできないから」，「しかし苦しくて」自殺を選択したという．

　つまり，被害妄想に支配されながらも倫理観による行動統制をした結果，他害でなく自殺を選択したということである．攻撃性は生物学的素因の関与が大きいが，それに基づいて行動化するかしないかは道徳・倫理観の問題．おそらく「三つ子の魂百まで」的な未熟な段階での学習により変更・修飾される部分が大きいのであろう．幾多の机上論より生々しい1例があるのが現場である．本章はそのような文脈で論じる．

2 攻撃性・暴力の評価

　これまでのデモグラフィ研究では，暴力の最良の予測因子として暴力の既往が挙げられている[2]．さらに，犯罪歴や薬物依存の既往が予測因子として明らかにされている[3]．筆者らの検討でも，攻撃性の持続する患者群は精神科救急入院前2週間以内の他害行為の認められる割合が有意に高いという結果であり，これまでの欧米の研究結果を追認するものであった[4]．しかし，高い攻撃性が持続する群のうちの29%は入院前2週間以

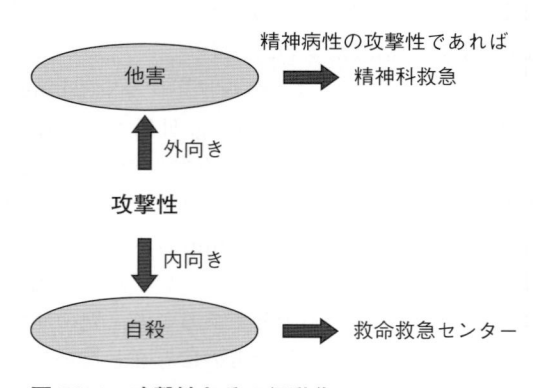

図72-1　攻撃性とその行動化

内の他害行為が認められておらず，デモグラフィのみから攻撃性の持続を予測することの限界を示す結果でもあった．Blomhoffらも，不安を伴わない攻撃性の高さが入院後の暴力の最良の予測因子であると結論するとともに，デモグラフィ研究より受診時の臨床特徴の分析が攻撃性や暴力の予測因子研究にとって重要であると展望している[5]．そこで，筆者らが精神科救急治療の経験を通してもつに至った「精神科救急入院時に高用量のベンゾジアゼピン系薬剤による鎮静を要する患者ほど，鎮静後から覚醒までの時間が短く，覚醒時に激しい攻撃性を示す」という仮説の検証を行った[4]．その結果，精神科救急診察時の非協調性は，強い攻撃性の持続する群が攻撃性の持続しない群より有意に高かった．さらに，鎮静に際して，強い攻撃性の持続する群が攻撃性の持続しない群より有意に高用量のフルニトラゼパムを要し，有意に早く覚醒した．この仮説の実証は，持続する攻撃性とベンゾジアゼピン系薬剤に対する耐性とも言える薬理学的特性との関連性を示唆するものであり，攻撃性や暴力の持続・再発に生物学的視点をもたらすものとして興味深い．

評価尺度として頻用されるOvert Aggression Scaleは，発生事象を記録する研究用である．暴力の発生をある程度高い確率で予測できるとされるチェックリストもあるが，現場での危機回避に真に役立つのは，精神科医・スタッフの経験に裏打ちされた直観である．

3 予防と対応

A 予防の具体策

攻撃性が暴力に発展することを予防する具体策としては，焦燥・攻撃性の高まりを鋭敏にとらえるための十分な医師・スタッフ配置，病棟において広い廊下・共用スペースや居住性の良い個室の整備をして閉塞感を改善させるといった環境効果，暴力防止プログラムなどによる学習などが挙げられる．肥前精神医療センターでは，わが国の現状に即した暴力への介入の評価と対処技術について包括的暴力防止プログラム（CVPPP；Comprehensive Violence Prevention & Protection Programme）としてマニュアル化し，研修が行われている．当初の司法精神医療施設での技術向上目的から，一般の精神医療施設への普及も意図されているようである．

B 問題指向型コミュニケーション

攻撃性が暴力に発展しそうな場面では，コミュニケーションをとって安心を与えつつ，客観的には静穏化を図る．統合失調症の場合，興奮の背景に幻覚妄想が存在する可能性が高いため，その場しのぎの対処でなく，丁寧に援助者であることを伝えつつ，冷静に見極める姿勢が重要である（図72-2）[6]．単純な表現で反応をみつつ，焦燥の背景は診断学的には何か，どの程度の鎮静手段を講じるか，短時間のうちに判断する．長時間にわたる説得，というより押し問答は，医師本人は精神療法のつもりで陶酔しがちであったりするが，周囲で控えるスタッフには多大な負担をかけていることにも配慮する必要がある．眼前の患者に徹底的に付き合えと言われる向きもあるであろうが，現場では，次に発生するかもしれない急患への備えや，他の入院患者への対処も並行しなければならないのである．チーム医療を行うスタッフの信頼を得られなければ現場の用をなさない．自分が援助者であるという気持ちが患者に伝わるかどうかを短時間で見極める訓練が必要で，それには第一に数をこなすことが重要である．

援助者であるという気持ちが患者に伝わるかどうかを見極める1つの方法として，とりあえず気持ちを鎮めるという旨を伝えて内服するよう促し反応をみるといったことがある．内服させる薬の剤形は液剤でも口腔内崩壊錠でも，吸収は口腔内粘膜でなく消化管であるため，錠剤との効果発現速度の差は実証されていない．服用に際して水を要しないため，救急対応時に取り扱いやすいという利点はある．頻用される薬剤としてリスペリドンの液剤とオランザピンの口腔内崩壊錠が挙げられるが，両群の間で，PANSS Excitement Com-

```
援助者であることを伝えようと努力する
（技術というより誠意と間合い）
```
↓ 並行して
- 焦燥の背景は何か探る（診断的）
- どの程度の鎮静的対処をとるか（治療的）

身体診察（精神療法的でもある）
援助者である気持ちが伝わるか内服を勧めて反応を診る

焦燥感の強い患者に言語的介入のみで効果持続することは稀
時間を区切り，長時間にわたる押し問答は不可

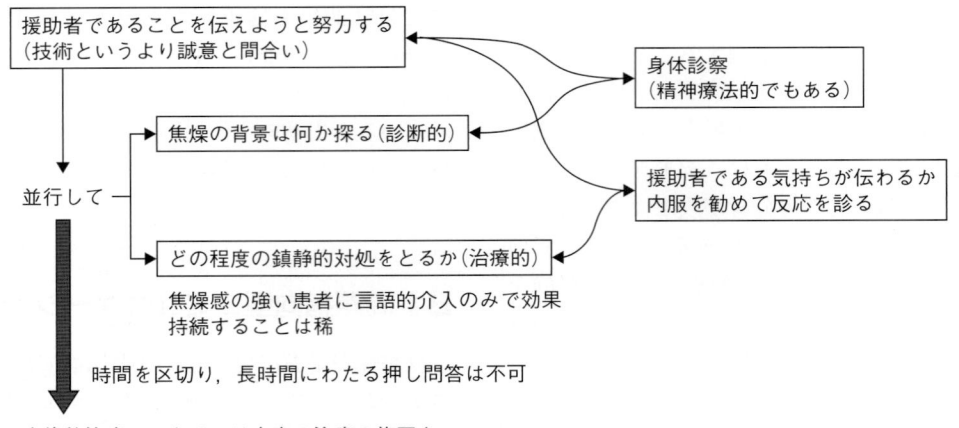

↓ 本格的治療へ，あるいは本来の治療の修正を

図 72-2　焦燥感の強い患者との問題指向型コミュニケーション
〔八田耕太郎：焦燥感の強い患者とのコミュニケーション．岡崎祐士，他（編）：精神科専門医のためのプラクティカル精神医学．pp363-365，中山書店，2009 より〕

---

ponent（PANSS-EC）の1時間の推移に有意差は認められていない[7]．救急診療時にこれらの薬剤の内服に応じてくれた患者が，30〜60分程度経過して格段に焦燥が減じて言語的コミュニケーションがとりやすくなることはしばしばある．

　バイタルサインの確認や身体診察によるコミュニケーションは，医学的に必須事項であるのと同時に，患者に安心感をもたらす，患者から信頼を得るといった点で経験的にその有効性は指摘されている．ただし，攻撃性の強い患者の場合，噛みつかれたり眼鏡を壊されたりといったことが発生するので，注意を要する．関連して，患者のパンチが丁度ヒットする距離は最も危険であるため，物理的間合いも重要である．防ぎうる危険は回避するということは，患者・医療者両者のためであり，その後の相互の関係性のためでもある．

C｜鎮静的対処

　まさに攻撃性が暴力に発展しそうな場面，あるいは暴力に至ってしまった場面では，鎮静行為は，可能な限り多くのスタッフを集めてから開始する．興奮患者は意識が清明であれば，相対する人の数が圧倒的に多数であることを認識して戦意を喪失し，言語的介入に応じやすくなるからである．もちろん応じなくて抵抗する場合，圧倒的多数で徒手拘束するほうが安全であることは言うまでもない．このように鎮静は，まず数の力で圧倒してから言語的介入によって開始されることが理想である．冷静に話しかけ援助者であることを伝え，興奮を鎮める．言語的介入による鎮静効果は通常暫時のものであるため，薬物療法の付加が必要である．それによって鎮静が持続することになる．攻撃性が強すぎたり，被害妄想のために極めて猜疑的であったり，せん妄などの意識障害が重畳したりする場合は，取り付く島がないためあまり時間をかけずに薬剤による鎮静処置のための準備に移る．

　薬剤の投与経路の選択は，患者が診療に協力できるか拒否するかによって二分される（図72-3）[8]．診療に協力できる場合は内服投与するが，拒否する場合は非経口的な投与経路，すなわち筋注あるいは静注が選択される．筋注による鎮静は，身体管理をしにくいため，重篤な身体合併症の存在を相当高い確信をもって否定できること，および脱水や筋原性酵素の高値といった生理学的異常の程度も軽度であることをふまえて行われることが望ましい．静注による鎮静は，眠らせる必要がある場合に行うべきである．静注によって眠らせる鎮静を行う場合には，パルスオキシメー

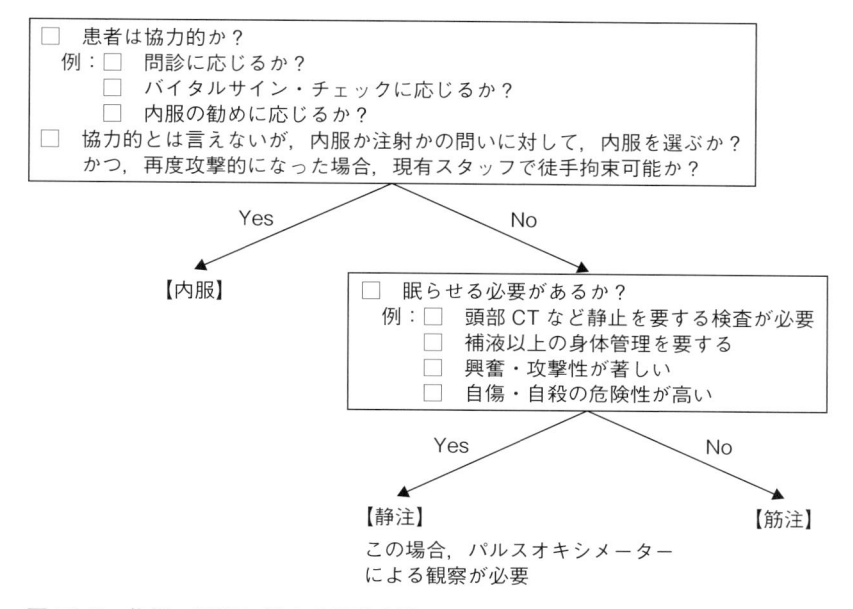

```
┌─────────────────────────────────────────────┐
│ □ 患者は協力的か？                            │
│   例：□ 問診に応じるか？                      │
│       □ バイタルサイン・チェックに応じるか？    │
│       □ 内服の勧めに応じるか？                 │
│ □ 協力的とは言えないが，内服か注射かの問いに対して，内服を選ぶか？ │
│   かつ，再度攻撃的になった場合，現有スタッフで徒手拘束可能か？   │
└─────────────────────────────────────────────┘
        Yes              No
         ↓                ↓
      【内服】    ┌─────────────────────────────┐
                │ □ 眠らせる必要があるか？         │
                │   例：□ 頭部CTなど静止を要する検査が必要 │
                │       □ 補液以上の身体管理を要する │
                │       □ 興奮・攻撃性が著しい      │
                │       □ 自傷・自殺の危険性が高い   │
                └─────────────────────────────┘
                        Yes           No
                         ↓             ↓
                      【静注】       【筋注】
                  この場合，パルスオキシメーター
                  による観察が必要
```

図72-3　焦燥・興奮に対する薬物療法フローチャート
(日本精神科救急学会：精神科救急医療ガイドライン2, 薬物療法, 2009年版. 日本精神科救急学会, 2009より)

ターによる呼吸状態の観察を併行する必要がある．

具体的な薬剤選択・投与法とその根拠の詳細は，日本精神科救急学会の『精神科救急医療ガイドライン2, 薬物療法, 2009年版』を参照されたい[8]．その後の攻撃性の低減を図り維持するための薬物療法は，抗精神病薬および気分安定薬が推奨される．

4 攻撃性・暴力の病態生理

A 病態生理の推論

統合失調症などの精神病性障害では，認知の歪みや概念の統合障害を背景に攻撃性から暴力に至る閾値が低下し，外的刺激に対して内省なく行動化するとされている[1]．暴力的な行動化は一般論として，報酬と罰を予測し否定的な結果が予測される場合は攻撃的行動を抑制するといった行動を較正する社会適応的な機能をもつ眼窩前頭皮質および前帯状皮質による上意下達の制御あるいは制動と，扁桃体や島などの辺縁系からの信号による下意上達様式あるいは駆動との間の不均衡が想定されている．外的刺激が感覚系を経て情報処理される際，精神病性障害ではその欠陥による認知の歪みから被害関係づけが生じ，過去の感情状態と関連して信号を発する扁桃体などの辺縁系から攻撃的感情が駆動される．これに対して眼窩前頭皮質および前帯状皮質による制動が，攻撃的行動を抑制する．

B 脳画像研究の知見

このような病態生理の推論を支持する知見として，統合失調症の攻撃性と暴力に限った研究は乏しいが，反社会性パーソナリティ障害や境界性パーソナリティ障害などでいくつか報告されている．形態画像研究では，前頭前野灰白質の減少，左側眼窩前頭皮質および右側前帯状皮質の減少，内側側頭皮質および海馬の非対称性が報告されており，機能画像では，側頭葉および前頭葉の糖代謝の減少，眼窩前頭皮質および右側側頭葉の糖代謝の減少，外側，内側および眼窩前頭皮質のmetachlorophenylpiperazineへの反応性の減少，

眼窩前頭皮質の血流低下，扁桃体，紡錘状回，海馬傍回，小脳山腹，腹外側前頭前野，後頭葉視覚野，感覚，情緒，表情に関連する領域の活性増大，前帯状皮質，頭頂間溝の陰性感情を抑制しようとする負荷に際しての低活性が報告されている．怒りを誘発する刺激に対する辺縁系の活性増大が指摘されているが，扁桃体の反応減少の報告もある．扁桃体の体積も，減少の報告とそれを否定する報告がある．キンドリング現象が，繰り返される感情の爆発の説明に適応できるとする推論もある．

C 神経伝達物質の視点から

神経伝達物質のうち最も攻撃性との関連で研究されてきたのはセロトニン(5-HT)である．セロトニンは眼窩前頭皮質や前帯状皮質などの前頭前野の機能を促進し，5-HT$_2$受容体を介して湧き上がる攻撃性を抑制するとされている．その文脈から，2000年代初頭には選択的セロトニン再取込み阻害薬(SSRI)が境界性パーソナリティ障害の治療ガイドラインにおいて推奨されていたが，近年ではその感情不安定・衝動制御不良といった症状に効果がないことが明らかになって，推奨されなくなっている．精神科救急の現場では当時からSSRIの推奨に疑問を抱いており，そのような使い方はしなかったが，10年経過してようやく現場感覚にエビデンスが追いついた感がある．机上論に臨床が惑わされた典型例と言える．セロトニン受容体亜型の研究では，5-HT$_{2A}$受容体の拮抗薬は衝動性を減じることが動物モデルで示され，その薬理学的特性を顕著にもつ第二世代抗精神病薬の抗攻撃性作用の根拠となっている．一方，5-HT$_{2C}$受容体へのアゴニスト作用も衝動性を減じることが動物モデルで示され，この2つのセロトニン受容体亜型の相補的な攻撃性調節の機能が推論されている．また，セロトニン・トランスポーターの帯状皮質における減少，5-HT$_{2A}$受容体結合の増加もとらえられている．その他，ドパミン，ノルアドレナリン，アセチルコリン，バソプレシン，オキシトシン，オピエート，テストステロン，コルチゾール，コレステロールといった内因性物質と攻撃性との関連が示されている．グルタミン酸系神経伝達とγアミノ酪酸系との不均衡も攻撃性増大の因子と考えられており，辺縁系におけるその調節に気分安定薬が作用すると推論されている．

D 神経心理学および遺伝子研究の知見

神経心理学的には，攻撃的行動は実行機能や言語処理機能の低さと関連し，行動抑制にかかわる課題で劣ることが見出されている．遺伝子研究では，5-HT$_{2A}$ TYR 452 アレルは小児期発症の攻撃性との関連が示されており，MAO-A低活性遺伝子をもつ人は攻撃的で両側の扁桃体，前帯状皮質などが小さいことが示されている．

5 展望

家族機能が劣化する方向にある現代社会において，攻撃性に強く関連する遺伝子をもつ子どもが虐待や育児放棄などの環境に曝される可能性は今後さらに高まることが危惧される．しかし，いかなる生物学的研究も，冒頭の症例のような高い倫理性の醸成には無力であろう．したがって第一義的には，家族機能の強化などの公衆衛生的アプローチが攻撃性と暴力への予防的対策として重要と考えられる．一方で，攻撃的に生育してしまった個人に対する治療やその治療にあたる立場にとって，心理社会的介入やストレス対処技術，生物学的研究とそれに伴う薬物療法の進歩が今後も求められていくのであろう．

【文献】
1) Siever LJ: Neurobiology of Aggression and Violence. Am J Psychiatry 165: 429-442, 2008
2) Tardiff K: Prediction of violence. *In* Tardiff K (eds): Medical Management of the Violent Patient. pp201-218, Marcel Dekker, Inc., 1999
3) Walker Z, Seifert R: Violent incidents in a psychiatric intensive care unit. Br J Psychiatry 164: 826-828, 1994
4) Hatta K, Takahashi T, Nakamura H, et al: The pre-

dictive value of benzodiazepine tolerance in persistently aggressive schizophrenia. Neuropsychobiology 39: 196-199, 1999
5) Blomhoff S, Seim S, Friis S: Can prediction of violence among psychiatric inpatients be improved?. Hosp Community Psychiatry 41: 771-775, 1990
6) 八田耕太郎：焦燥感の強い患者とのコミュニケーション. 岡崎祐士, 他（編）：精神科専門医のためのプラクティカル精神医学. pp363-365, 中山書店, 2009
7) Hatta K, Kawabata T, Yoshida K, et al: Olanzapine orally disintegrating tablet versus risperidone oral solution in the treatment of acutely agitated psychotic patients. Gen Hosp Psychiatry 30: 367-371, 2008
8) 日本精神科救急学会：精神科救急医療ガイドライン 2. 薬物療法, 2009 年版. 日本精神科救急学会, 2009

〔八田　耕太郎〕

第5部
法と精神医学

第5章
法と精神医学

第73章

司法精神医学

1 司法精神医学とは

　精神医学・精神科医療は他の医学・医療の分野と比較して法律との関係が深く，わが国の精神科臨床の多くの部分も精神保健福祉法という特別な法律によって規定されている．
　「司法精神医学(forensic psychiatry)」とは，精神障害に関連する法的な諸問題を取り扱う応用精神医学の一分野である．この用語は，ラテン語のforum(法廷)に由来し，対象領域としては，狭義には精神医学と裁判・司法に関する領域を，広義には精神保健と法律に関連する広範な領域を含む．狭義の司法精神医学の研究対象は，精神鑑定で問われる法律行為を行う際に必要とされる判断能力とその判定方法である．具体的には，刑法の領域では刑事責任能力や訴訟能力，民法の領域では行為能力・事理弁識能力(成年後見制度における精神鑑定)，遺言能力，婚姻・離婚・養子縁組などの身分行為に関する意思能力などである．広範な領域については「法と精神医学(law and psychiatry)」と呼ばれることもある．また，近年では，犯罪にあたる行為を行った精神障害者(触法精神障害者)の治療や社会復帰のために提供されるサービス全体をも含めて，「司法精神保健(forensic mental health)」という用語が使用されることも多くなっている．
　なお，紙幅の限りもあり，以下の本章では，狭義の司法精神医学，すなわち，精神鑑定を中心に述べることとする．

2 精神鑑定とは

　刑事訴訟法と民事訴訟法とでは若干の相違があるが，鑑定とは，裁判官や裁判所の判断を補助するために，特別な学識経験のある者から，その専門知識やその知識に基づく判断を報告することである．鑑定を委嘱された者が鑑定人であり，鑑定人が鑑定の経過および内容をまとめ書面にしたものが，鑑定書である．
　訴訟の過程で行われる鑑定は，精神鑑定だけではなく，人体，薬物，血液，DNA，筆跡，不動産など，様々なものが鑑定の対象となる．このうち，精神鑑定の対象は，ある人のある特定の時期における精神状態であり，また，精神障害や判断能力の有無・程度である．
　なお，刑事事件に関しては，検察官の依頼による起訴前嘱託鑑定や簡易精神鑑定があり，弁護士などの依頼によって行われる私的鑑定(当事者鑑定)もある．民事事件では，訴訟の当事者が事件に関する意見を述べることになるが，そのために精神科医が意見書を作成することもある．これらは，裁判所の委嘱による鑑定とは法的な位置づけは異なるものであるが，鑑定書や意見書作成にあたり精神科医が行うべき作業自体は，基本的に同一である．

3 刑事事件と精神鑑定

　刑事訴訟の過程で行われる精神鑑定は，その目

的によって，①刑事責任能力鑑定，②刑事訴訟能力鑑定，③情状鑑定（被告人の生い立ち，性格，犯行前後の心理状態などを調べ，裁判官に適切な処遇方法に関する知識を提供するための精神鑑定）の3種類に大別される．

　刑事訴訟法では，鑑定とは，裁判官の判断を補助するために，特別の知識経験に属する法則またはその法則を具体的事実に適用して得た判断の報告をいう．また，捜査段階で検察官から鑑定を嘱託される場合もある（刑事訴訟法223条）．この場合，鑑定を嘱託された者は，鑑定受託者と呼ばれ，法律学的には，鑑定人とは区別される．しかし，鑑定を行うにあたって宣誓を行わない点を除けば，裁判所の委嘱による鑑定人と同様の取り扱いを受け，広義の鑑定人に含まれる．なお，簡易鑑定には，特段の法的規定はなく，通常の精神科診療と同様に被疑者の同意を得て行われる．

　また，2005年7月から施行されている「心神喪失等の状態で重大な他害行為を行った者の医療及び観察等に関する法律」（以下，医療観察法）では，対象者の医療の必要性に関する鑑定（医療観察法鑑定）が行われる．

A｜刑事責任能力鑑定

1. 刑法における犯罪

　精神障害者の犯罪に関しては，一般の人が行った犯罪と同様には罰しないという概念は，古くから文化，時代を問わずに人類に共通するものと言える．近代刑法では，ある人が行った行為が法律に規定された犯罪行為の型（構成要件）に該当し，その行為が法の保護しようとする生活利益（法益）を害するものであり（違法性），かつ，その行為について行為者を非難しうる（有責性）場合に初めて，その行為を犯罪として処罰することができるとされている．つまり刑法上の犯罪とは，構成要件に該当する，違法にして有責な行為である．

　「責任なければ刑罰なし」という法格言に示されるように，その行為者の判断能力が，何らかの理由で一般人と比較して著しく低い場合には，たとえ，構成要件に該当する違法な行為を行ったとしても，その行為者を一般人と同様に非難することはできず，したがって，その責任を問うたり，刑罰を科したりすることはできないと考えられている（責任主義）．刑法学では，こうした行為の善悪，すなわち違法性を認識・判断し，その認識・判断に従って自己の行為を制御する能力を責任能力と呼ぶ．

2. 責任能力の判定基準

　1907年に制定されたわが国の現行刑法では，刑事責任を問えない者として心神喪失者と刑事未成年者を掲げている．刑法第39条は「心神喪失者の行為は，罰しない」，「心神耗弱者の行為は，その刑を減軽する」と規定し，第41条は「14歳に満たない者の行為は，罰しない．」と規定している．つまり，心神喪失者と14歳未満の者（刑事未成年者）については，仮にその者が，殺人や放火といった重大な犯罪に相当する行為（触法行為）を行ったとしても，その責任を問うことはできず，一律に免責すなわち無罪とされる．また，心神耗弱者と認定された場合には，刑を必ず減軽しなければならない．

　それでは，心神喪失者，心神耗弱者とはどのような人であろうか．刑法の条文には，その具体的な内容や判断方法については，何も書かれていない．早発性痴呆（現在の破瓜型・解体型統合失調症）に罹患した患者の傷害事件をめぐる裁判において，大審院（現在の最高裁判所）が，1931年に出した判決（大審院：昭和6年12月3日判決，刑集10巻682頁）が，心神喪失・心神耗弱の具体的な内容・基準を示すものとして，現在でも使用されている．それによれば，「心神喪失とは，精神の障害により事物の理非善悪を弁識する能力またはその弁識に従って行動する能力のない状態」をいい，心神耗弱とは，精神の障害がまだこのような能力を欠如する程度には達しないが，その能力の「著しく減退した状態をいう」とされている．

　つまり，「精神の障害」の影響により，自分の行為が善いことか悪いことかがわからない人，あるいはわかってはいるものの，その行為をやめることができない人が，「心神喪失者」であり，こ

うした判断能力が完全には失われていないが著しく低下している人が「心神耗弱者」であるということになる．

刑法学では，「精神の障害」の部分は生物学的要件と呼ばれ，「事物の理非善悪を弁識する能力」を弁識能力，「弁識に従って行動する能力」を制御能力，両者をあわせて心理学的要件と呼ぶ．なお，ここでの「生物学的」，「心理学的」という用語は，あくまでも刑法学上の呼称であり，日常用語や精神医学で使用する用語とは同義ではない．「制御能力」という用語は，精神医学で使用される「行動制御能力」と用語としては似た印象を与えるが，あくまでも法的概念であり，異なる概念であることには，特に注意が必要と言えよう．

なお，ここで言う「精神の障害」とは，精神保健福祉法やICD-10，DSM-Ⅳなどの操作的診断基準によって定義される精神障害よりは狭い概念であるが，統合失調症は，「精神の障害」に該当する代表的な精神疾患である．実際の統計をみても，犯罪の軽重を問わず心神喪失者・心神耗弱者と認定された者の約2/3は統合失調症に罹患した者で占められている．

3．可知論と不可知論

司法精神医学においては，責任能力の判定をめぐって，精神障害が人の意思や行動の決定過程にどのように影響するかを，判定することはできないとする立場（不可知論）と，できるとする立場（可知論）とが存在してきた．不可知論では，例えば統合失調症という診断が確定すれば，その者は常に責任無能力と判定するというように，精神科医は精神医学的診断を行うだけで，あとは精神医学と司法との間であらかじめ形成した取り決め〔Konvention（ドイツ）：慣例〕に従って責任能力を判定する．これに対して，可知論では，個々の事例の症状の質や程度，それらと触法行為との因果関係についての考察に基づいて，責任能力を判定する．

従来，わが国の司法精神医学専門家の間では，不可知論を支持する見解が強かった．しかし，「慣例」のような精神障害者イコール責任無能力者という考え方は，ノーマライゼーション運動の進展，精神医学の進歩による早期発見・早期治療の実現，社会復帰活動の活発化，ICD-10やDSM-Ⅳなどの操作的診断基準の普及などにより，わが国に限らず，大幅な見直しを迫られており，今日の精神科医は好むと好まざるにかかわらず可知論の立場に立って責任能力の判定を行う必要がある．

しかし，可知論の立場に立って精神鑑定を行うとしても，例えば「統合失調症の急性期に行われた行為の場合には，被鑑定人の判断能力は全般的に低下している可能性が高く，心神喪失や心神耗弱に該当する可能性が高いと考えられる」というような，一定の臨床状態を前提とした司法との間の取り決めは必要である[1]．疾病分類学による画一的判断（＝不可知論）にも個別的心理学的判断（＝可知論）にも，いずれにもある程度の過誤が含まれざるをえないことを知りながら後者を選び，なおかつこの過誤を最小にしようと努力し始めた[2]のが，現在のわが国における司法精神医学の現状と言えよう．

刑事責任能力鑑定をめぐる精神医学的諸問題や具体的な精神鑑定の施行方法については本書別稿や参考文献を参照していただければ幸いである．

B｜刑事訴訟能力鑑定

自ら有効に訴訟行為を行い，あるいは，相手方からの訴訟行為に応じるために必要な能力を訴訟能力という．刑事訴訟法314条1項は，「被告人が心神喪失の状態に在るときは，検察官及び弁護人の意見を聴き，決定で，その状態の続いている間公判手続を停止しなければならない」と規定しており，被告人が訴訟能力を欠く状態，すなわち心神喪失の状態にあるときは，原則として公判手続は停止される．刑事訴訟法でいう心神喪失の状態とは，「被告人としての重要な利害を弁別し，それに従って相当な防御をする能力」を欠く状態と定義されている（最高裁判所平成7年2月28日決定，刑集49巻2号481頁）．

犯行時点という過去の精神状態が問題とされる

責任能力とは異なり，訴訟能力で問題とされるのは，被鑑定人の現在の精神状態である．英米法圏，特に米国においては刑事事件における精神鑑定の大部分は訴訟能力をめぐるものである．しかし，起訴便宜主義をとるわが国においては，訴訟能力に問題のある被疑者の多くは不起訴とされるため，公判段階で訴訟能力が問題となることは少なく，刑事訴訟能力鑑定もきわめて稀である．

なお，認知症や知的障害などとは異なり，統合失調症のために訴訟無能力の状態にある被告人については，適切な精神科治療を行うことによって，訴訟能力の回復を期待することができることが多い．

C 医療観察法と精神鑑定

医療観察法は，心神喪失などの状態で殺人，放火などの重大な他害行為を行った者（対象者）に対し，継続的かつ適切な医療とその確保のために必要な観察および指導を行うことによって，病状を改善し，同様の他害行為の再発防止を図り，社会復帰を促進することを目的とした法律である．

医療観察法による処遇の決定は，地方裁判所に設置される裁判官1名と精神保健審判員（精神保健判定医名簿より事例ごとに選任される精神科医）1名とによって構成される合議体によって行われる．医療観察法鑑定は，合議体の鑑定命令に基づき，精神保健判定医（精神保健指定医として5年以上の経験を持ち，所定の研修を修了した医師）などが行う精神鑑定であり，対象者を精神科病院（鑑定入院医療機関）に入院させ，精神科治療も行いながら，医療観察法による医療の要否や具体的な処遇方法（入院か通院か）に関して鑑定する．

医療観察法による医療の必要性の判定に関しては，厚生労働省の示したガイドラインがある．このガイドラインでは，当初審判から処遇終了に至るまで厚生労働科学研究班が作成した17項目から成る共通評価項目に基づいて，対象者を評価することになっている[3,4]．医療観察法による医療の必要性は，疾病性，治療反応性，社会復帰要因という3つの軸に時間軸を加えた4つの軸を用いて評価していくとされている．このうち，時間軸は過去・現在・将来という長期間の時間を設定して評価するということを意味するものであり，実際の医療の必要性の評価にあたって問われるのは，疾病性，治療反応性，社会復帰要因という3つの軸である．

前述したように，医療観察法の対象となる心神喪失・心神耗弱者の約2/3は統合失調症に罹患した者で占められている．また，指定入院医療機関に入院した対象者の9割弱は統合失調症と診断されている．つまり，医療観察法の主たる対象者は，統合失調症患者であり，病状の改善と再発・再燃予防を通じて，重大な他害行為の再発の防止を図るという医療観察法のモデルは，統合失調症患者に対する精神科医療をモデルとしているといっても過言ではない．

なお，医療観察法鑑定の主たる目的は，医療観察法による医療の必要性にあり，責任能力や訴訟能力のような法的判断能力の評価にはない．しかし，検察庁の段階で心神喪失・心神耗弱者として不起訴処分となり，医療観察法の申立てが行われた事例では，責任能力の再評価が必要な事例も稀ではあるが存在している．

4 民事事件と精神鑑定

民事事件に関する精神鑑定としては，①契約，贈与，遺言，養子縁組，婚姻などの有効性などをめぐる裁判における広義の意思能力の有無・程度に関する精神鑑定，②成年後見制度における事理弁識能力に関する精神鑑定（成年後見鑑定），③交通事故，自殺，セクシャル・ハラスメント，労災認定などをめぐって行われる裁判において行われる精神障害の有無・程度に関する精神鑑定などがある．

このうち，①や③の鑑定は，民事訴訟法に基づいて行われる．民事訴訟法では，鑑定とは，「裁判官の判断能力を補助させるために，特別な学識経験者からその専門的知識またはその知識を利用した判断を訴訟上で報告させる証拠調べ」であ

る．成年後見鑑定は，家事事件手続法に基づいて行われる．

民事精神鑑定の行われた件数に関する統計資料は公表されてはいないが，件数として圧倒的に多く，精神科臨床とも密接な関係を持つ民事精神鑑定は，成年後見鑑定である．

A｜法的概念としての判断能力

民法学の領域でいわゆる判断能力に相当する概念としては，意思能力，行為能力，事理弁識能力の3つがある[5]．

1．意思能力

意思能力とは，「法律関係を発生させる意思を形成し，それを行為の形で外部に発表して結果を判断，予測できる知的能力」であり，意思能力の有無は「画一的，形式的にではなく，個々の法律行為について具体的に判断される」とされる．通説では，意思能力は法律行為ごとに異なる（意思能力概念の相対化）と考えられている．

2．行為能力

行為能力とは，「法律行為を単独で行うことができる法律上の資格」である．民法は，権利義務の主体者が，その意思に基づいてのみ権利義務を発生・変更させるという原則（私的自治の原則）を基本として構成されており，法律関係が有効に成立するためには，各人が権利を持ち義務を負うのに足りるだけの意思を持ちうることが論理的な前提となっている．したがって，意思能力のない者（意思無能力者）のなした法律行為は無効とされる．

意思無能力を理由として法律行為の無効を主張するためには当該行為時に意思無能力であったことを，意思無能力を主張する側が証明する必要がある．しかし，その証明は困難な場合が多い．また意思無能力が証明された場合には事情を知らない（善意の）取引相手にとっては不測の損害が生じることになる．そこで，意思能力の完全でない者による法律行為は常に取消しうるものと規定すること，すなわち本人が単独で法律行為を行う能力（行為能力）をあらかじめ制限しておくことによって，意思無能力の証明の困難さを回避し，また取引の安全を図るための制度として制限（行為）能力者制度が規定されている．

制限能力者とは，未成年者，成年被後見人，被保佐人，家庭裁判所から特定の法律行為を行うには補助人の同意を要する旨の審判を受けた被補助人である．

なお，民事訴訟法上の訴訟能力（訴訟当事者として自ら単独で有効に訴訟行為をなし，または相手方や裁判所の訴訟行為を有効に受けることができる能力）は，原則として，行為能力と同一と考えられており，行為能力者はすべて訴訟能力者である．

3．事理弁識能力

後見開始などの審判に伴って行われる鑑定・診断では，「事理を弁識する能力」（事理弁識能力）が問題とされる．ここでいう「事理」とは，「法律行為の利害得失（利益・不利益）という趣旨」であり，「事理弁識能力」とは，知的能力，日常的な事柄を理解する能力（狭義の事理弁識能力），社会適応能力の3つの概念をすべて統合した広義の判断能力である[6]．

なお，事理弁識能力は，意思能力と同義であると説明されることも多いが，立法者[6]は，意思能力と事理弁識能力は異なった概念であり，意思能力は相対化しえないが，事理弁識能力は相対化しうると考えているようである．

B｜成年後見制度と精神鑑定

成年後見制度とは，認知症高齢者や知的障害者，統合失調症など精神障害のために判断能力の低下した成人を保護し，援助するための法制度である．高齢化社会の進展やノーマライゼーション思想の普及，介護保険制度の導入などを控え，1999年民法の禁治産・準禁治産制度に大幅な改正がなされ，2000年4月より現行の成年後見制度が施行された．

成年後見制度は，大別して法定後見制度と任意後見制度とから構成されており，その保護の内容は，主に財産管理と身上監護の2つの領域で構成されている[7]．

1. 法定後見制度

法定後見制度の対象者は，「精神上の障害」により，「事理弁識能力」を「欠く常況」にある（後見），「著しく不十分」な（保佐），「不十分」な（補助）者である．「精神上の障害」は，「身体上の障害を除くすべての精神的障害を含む広義の概念」であるとされており，認知症，意識障害，知的障害，精神障害など，重篤な判断能力の低下を伴う障害を指す．

法定後見制度では，成年後見人等に対する同意権・取消権の付与と代理権の付与という2つの方法によって本人（成年被後見人等）の保護が図られており，類型ごとに同意権・取消権，代理権の範囲が異なっている（**表73-1**）．

同意権・取消権の付与による保護とは，本人が法律行為を行うときには，成年後見人等の同意（同意権）が必要とされ，成年後見人等の同意なしに本人が法律行為を行った場合には，本人・成年後見人等がその法律行為を取り消すこと（取消権）ができるということである．

2. 任意後見制度

自分の選んだ人に，将来判断能力が不十分になったときの生活・療養看護・財産管理などに関する代理権を付与する委任契約を任意後見契約という．判断能力が低下（少なくとも補助に相当する程度）した場合には，当事者（本人，家族，受任者など）が家庭裁判所に任意後見監督人選任の申立てを行う．家庭裁判所が任意後見監督人を選任すると任意後見契約が発効し，任意後見人（受任者）は任意後見契約に基づき代理権を行使する．

3. 成年後見制度における鑑定書・診断書

家事事件手続法の規定により，後見と保佐については原則として鑑定が行われる．また，補助や任意後見監督人選任については，原則として鑑定は必要とされず，医師の診断書のみでよいとされている．

鑑定は裁判所の決定によって行われるものであり，裁判所が鑑定人を指定し，鑑定事項を定めて，鑑定を依頼する．鑑定人は鑑定にあたって，宣誓書を提出する．これに対して，診断は，当事者（本人，家族，その他の申立人）が医師に依頼して行われるものであり，法的には通常の診断・診療と同一である．

鑑定書・診断書については，最高裁判所が公表した「成年後見制度における鑑定書作成の手引」[8]と「成年後見制度における診断書作成の手引」[9]に，書式，記載ガイドライン，記載例が具体的に示されており，これを参考として記載する．なお，手引に示されるように，裁判所が医師

表73-1 法定後見制度の3類型

	補助	保佐	後見
精神上の障害による判断能力の程度	不十分	著しく不十分	欠く常況
同意権・取消権	申立ての範囲内の特定の法律行為	民法13条1項規定の重要な財産行為	日常生活に関する行為を除いた法律行為
本人の同意	必要	不要	
代理権	申立ての範囲内の特定の法律行為		財産に関するすべての法律行為
本人の同意	必要		不要

注：民法13条1項規定の重要な財産行為とは，①元本を領収すること，これを利用すること，②借金・保証をすること，③不動産その他の重要な財産に関する権利を得ることや失うこと，④原告として訴訟行為をすること，⑤贈与・和解・仲裁契約をすること，⑥相続を承認・放棄すること，遺産分割をすること，⑦贈与・遺贈を断ること，負担付贈与・負担付遺贈を受けること，⑧新築，改築，増築，大修繕をすること，⑨土地について5年以上の賃貸借をすること，建物について3年以上の賃貸借をすること，の9項目の財産行為をさす．

に対して求めている判断は，鑑定書でも診断書でも基本的には同じレベルの判断と言える．

成年後見制度には，行為能力を制限して本人を保護するという目的（保護）と，本人の自己決定を尊重しその残存能力を活用するという目的（自律）という相対立する目的があり，鑑定・診断においても保護と自律のバランスに配慮した判断が必要である．特に，補助・保佐では，本人の客観的な指標に基づく判断能力評価と同程度に，本人の置かれた環境に対しても配慮する必要がある．

なお，近年，鑑定を実施することなく後見等開始の審判の行われた事例が増加しており，最新のデータでは鑑定実施率は，21.4％に過ぎない．後見開始が85％を占める現状では，医師の鑑定によるまでもなく法的判断能力を喪失していると判断できる事例も多いものと推測される．しかし，鑑定が省略されるような事例では，「有意な陳述を聴取することができない」という理由で，家庭裁判所調査官による本人意見の聴取も省略される運用が定着しているという．こうした運用は，禁治産・準禁治産制度でおきたのと同様の濫用の危険性を生じる可能性があり，注意が必要であろう[10]．

4. 成年後見人等の職務と医療同意の問題

以前の禁治産・準禁治産制度では本人の財産管理が後見人等の主たる職務であったが，現行の成年後見制度では，本人の身上配慮義務（「心身の状態及び生活の状況に配慮しなければならない」）が明示されており，身上監護に関する行為も成年後見人等の職務に含まれている．具体的には，医療，住居の確保，施設の入退所，介護・生活維持，教育・リハビリテーションなどの身上監護に関する職務も含まれる．しかし，これらの身上監護に関する職務については，契約締結などの法律行為のみで介護などの事実行為は含まれず，医的侵襲に対する同意（インフォームド・コンセントの代行）権も有さない．

医療に関する同意権を成年後見人等に与えるべきか否かについては，医療を受ける権利を保障するために積極的に付与すべきとする意見と被後見人等との間に利害関係が生じることがあるので特別な権限を成年後見人等に付与すべきではないという意見が存在している．実務上は，成年後見人等が医療に関する代諾を要請されることも多いようであるが，家族による代諾と同様に，その法的根拠は不明確な状況にある．

また，現行の成年後見制度の鑑定書・診断書作成の手引では，事理弁識能力は「自己の財産を管理する能力」と言い換えられており，事理弁識能力の判定は，事実上，財産管理能力の判定となっていると考えられる．財産管理能力を欠くことは，必ずしも，医療に関する同意を行うための判断能力を欠くことと同義ではない．医療に関する同意は，個人の自己決定がより尊重されるべき領域であり，こうした手続きで選任される成年後見人等の同意をもって本人の同意に代えるのは適切とは言い難い．判断能力の低下した人の医療同意の問題は，成年被後見人等だけの問題ではない．一時的に判断能力が低下する人の医療同意に関する問題は，成年後見制度のようにある程度長期的な判断能力の低下を前提とする制度では対応ができない．現在，医療同意に関する新たな立法が計画されているようであるが，こうした立法で対応されることが望ましい[7]．

なお，後見人・保佐人は，精神保健福祉法の保護者の選任順位の筆頭に挙げられており，精神科病院への医療保護入院という強制措置に同意する権限を有している．成年後見制度を利用している統合失調症患者に適切な精神科医療を提供するためには，精神科医療の継続が必要不可欠なことは言うまでもないと思われる．精神科病院への強制入院をも含む，病状に応じた適切な精神科治療を提供することによって，統合失調症患者は，地域で安定した生活を送ることが可能となる．受診している統合失調症患者に成年後見人等が選任されている場合には，精神科医療機関は，成年後見人等とも連絡をとり，危機介入時の対応などについてあらかじめ，役割分担を明確にしたうえで，連携体制を構築しておくことが望ましい．

C｜遺言能力に関する精神鑑定

　遺言とは，「一定の方式に従った遺言者の死後の法律関係を定める最終意思の表示」であり，「遺言を単独で有効に行うことができる法律上の地位あるいは資格」が遺言能力である．遺言は，民法では身分行為に分類され，遺言能力は，取引行為に必要な行為能力ではなく，身分行為における原則である意思能力と考えられている．

　民法961条は，「15歳に達した者は，遺言をすることができる」と定め，962条は，「第5条（未成年者），第9条（成年被後見人），第13条（被保佐人）及び第17条（被補助人）の規定は，遺言については，適用しない」としており，制限行為能力者でも遺言をすることができる．ただし，事理弁識能力の喪失が前提となる成年被後見人の場合は，医師2名以上の立ち会いによる事理弁識能力の一時的な回復の確認が必要とされている（973条）．

　遺言能力に関する精神鑑定や意見書作成が行われるのは，遺言発効後に，遺言者の遺言能力の有無・程度が親族などの関係者間で争われる場合であり，背景には，相続をめぐる争いが存在している．遺言者はすでに死亡しており，意思能力や事理弁識能力の精神鑑定のように，被鑑定人を実際に診察することは不可能である．過去の記録から遺言作成時の遺言者の認知機能を推測し，精神医学的診断を行ったうえで，遺言作成時の遺言能力に関する精神医学的意見を述べることになるが，その場合，遺言の内容と遺言作成時の遺言者の認知機能の2つに分けて検討することが適切と思われる[11]．

　なお，遺言能力の鑑定では，被鑑定人が生存している間に作成された一次資料と死亡後に作成された二次資料とを明確に区別したうえで精神医学的に分析していく作業が重要である．そのうえで，公正中立的な立場で，精神医学的判定を行うように努めなければならない[12]．

D｜婚姻・離婚・養子縁組に関する精神鑑定

　婚姻，離婚，養子縁組などの身分行為については，可能な限り本人の意思を尊重すべきであるという思想から，制限能力者であっても，それぞれの法律行為を行うために必要な意思能力を有していれば，これを行うことができる．

　婚姻・養子縁組は，戸籍法に基づいて届け出をすれば形式的には成立するが，どちらか一方に意思能力のない場合には，実質的要件を満たさず法律的には無効となる．遺産相続をめぐる争いを背景として，婚姻や養子縁組の有効性に関する訴訟が起こされると，婚姻や養子縁組に必要な意思能力の精神鑑定が行われる場合がある．

　離婚は，夫婦双方が意思能力を有している場合には双方の合意により協議上の離婚をすることができるが，どちらか一方に意思能力がない場合には，協議上の離婚は無効となり，裁判上の離婚を行うことになる．民法770条の裁判上の離婚をするための離婚原因の中に，「配偶者が強度の精神病にかかり，回復の見込みがないとき．」が掲げられている．統合失調症は，ここでいう「精神病」の主たる対象である．「強度」については，具体的に症状の程度を記載すればよく，「回復の見込みがない」とは「不治と診断される」ことであり，精神科医による判定が裁判所による判断の前提として重要となる[13]．

　なお，婚姻・離婚・養子縁組などの身分行為をめぐる人事訴訟については，制限行為能力者であっても訴訟を行うに足るだけの意思能力があるかぎり訴訟能力を認められる．ただし，この場合の訴訟能力と婚姻・離婚・養子縁組に必要な意思能力とは別個のものである．

【文献】
1) 五十嵐禎人：刑事責任能力総論．五十嵐禎人（編）：刑事精神鑑定のすべて．pp2-15，中山書店，2008
2) 西山詮：責任能力の精神医学的基盤．風祭元，他（編）：臨床精神医学講座19巻司法精神医学・精神鑑定．pp27-51，中山書店，1998
3) 厚生労働省：「入院処遇ガイドライン」心神喪失等の状態で重大な他害行為を行った者の医療および観察等

に関する法律の施行について（平成17年7月14日障精発第0714001号）
4) 厚生労働省：「通院処遇ガイドライン」心神喪失等の状態で重大な他害行為を行った者の医療および観察等に関する法律の施行について（平成17年7月14日障精発第0714001号）
5) 五十嵐禎人：成年後見制度と統合失調症．Schizophrenia Frontier 7：35-39．2006
6) 小林昭彦，原司：平成11年民法一部改正等の解説．法曹会．2002
7) 五十嵐禎人：成年後見法の現状と課題．精神科 19：274-279．2011
8) 最高裁判所事務総局家庭局：成年後見制度における鑑定書作成の手引．2000
9) 最高裁判所事務総局家庭局：成年後見制度における診断書作成の手引．2000
10) 五十嵐禎人：成年後見制度10年の軌跡―公的後見制度の現状と課題．老年精神医学雑誌 22：389-399．2011
11) 五十嵐禎人：遺言能力と精神医学からみた判定のあり方．司法精神医学 7：110-117．2012
12) 松下正明：遺言能力と精神鑑定．松下正明（編）：司法精神医学　第4巻　民事法と精神医学．pp54-75．中山書店．2005
13) 針間克己：家事裁判と精神鑑定―婚姻，離婚，養子縁組．松下正明（編）：司法精神医学　第4巻　民事法と精神医学．pp85-92．中山書店．2005

【参考文献】
1) 風祭元，山上皓（編）：臨床精神医学講座　第19巻　司法精神医学・精神鑑定．中山書店．1998
2) 中谷陽二（編）：司法精神医学　第2巻　刑事事件と精神鑑定．中山書店．2005
3) 五十嵐禎人（編）：専門医のための精神科臨床リュミエール1　刑事精神鑑定のすべて．中山書店．2008

〔五十嵐　禎人〕

第74章

関連法規

1 臨床実践を規定する四面体

　精神科に限らず，われわれの臨床実践はすべからく，図74-1に描いたように，医療に関連する「法」，病院経営などを規定する「経済」，医学に基づく「技術」，そして，文化や時代を背景とした医の「倫理」，という4つの頂点をもつ四面体構造の内側に原則として収まっている．「原則として」と書いたのは，はみ出ることもあるからである．

　ただし，はみ出しが許されるのは，技術と経済の領域，すなわち，チャレンジングな医療や不採算医療など，患者の利益となる医療行為に限定され，法と倫理からの逸脱にはペナルティが科される．臨床実践は，医学の進歩に向けて常に変化し，これを規制する四面体もそれに応じて変化しつつ実践の暴走をコントロールしようとする．その動的バランスの上に，臨床活動が成り立っているのである．

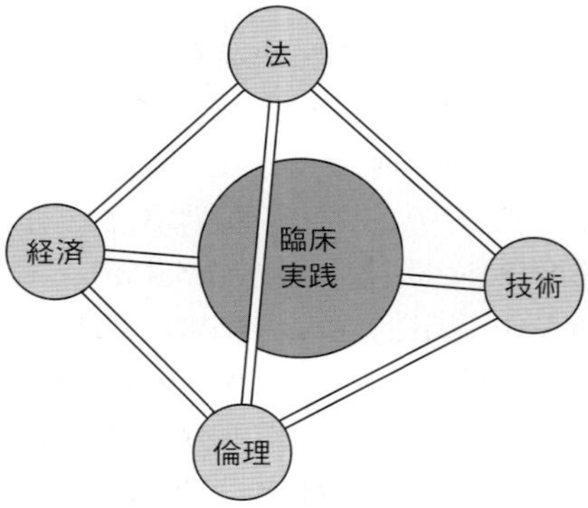

　このようなことを前提として，本章では，四面体の頂点の1つ，法の領域に焦点を当てて，実務的な観点から，精神科医療の関連法規を整理する．

2 法の間(はざま)の症例

　まず，法が臨床実践を完璧にコントロールできるわけではないことを示す症例を3例ほど提示しよう．自験例をモデルに筆者が創作した「実在はしないが，どこにでもありうる症例」である．ここに登場する法律や制度については，後に解説する．

> **症例1：身体合併疾患の治療を保護者が拒否する例**
> 　統合失調症のために医療保護入院中の50代男性．「いずれ米国財団から迎えのリムジンが来る」と孤高の生活態度を保持して20年を経た．下血を機に大腸がんが見つかり，根治手術の適応ありとされたが，本人は「水だけを飲んでいれば治る」と手術を拒否．保護者である父も「何もしてくれるな」という態度．主治医は，「手術すれば良好な予後も期待できる．患者の権利を擁護すべき保護者

図74-1　臨床実践を規定する四面体

が手術に同意しないのは，患者の生存権を奪う行為ではないか」と弁護士に相談したが，この手術の強行を担保する法律はないと言われて，切歯扼腕する他はなかった．

症例2：医療費を患者しか払えないために措置入院を解除できない例

高速道路上を彷徨して保護され，措置入院となった60代の単身女性．30代から統合失調症の治療歴あり．措置入院の要件は消退したと判断した主治医は，患者が財産問題などで親族と対立していたため，市長を保護者とする医療保護入院に移行しようとしたが，年金や資産を一手に管理する患者が医療費の支払いに同意しない．退院させれば，医療中断・再入院となることは病歴から明らかであった．案じた主治医は，保険医療のルールを守りつつ医療保護入院へとつなげるために，成年後見制度の利用を企てた．しかし，申し立てる親族すらいない．市長による申し立ても本人の拒絶が強く不調に終わり，やむなく措置入院のまま，任意入院の実現を追求することとなった．本人からの退院請求を審査した精神医療審査会も，期限付きでこの方針を承認した．

症例3：重大な触法行為があったにもかかわらず警察が送検しない例

統合失調症と情緒不安定性人格障害の重複診断がある30代男性．10代から粗暴行為を反復し，精神科病院と矯正施設に複数回の入院・入所歴がある．某日，金の無心を断った父に眼球破裂の重傷を負わせて警察に検挙され，署内で不穏のため保健所に通報された．受理した保健所も措置診察した精神保健指定医も，統合失調症の症状に起因する行為とは思われないため，医療観察法の適応も視野に入れつつ，検察庁への送致を主張したが，結局，送検されなかった．入院先の病院スタッフは，法の不条理を嘆きつつ措置入院を受け入れた．

3 非自発医療の法的根拠と患者の権利

A 精神科医療と一般医療の異同

精神科の臨床も，法的には，他の一般科と共通の医療法という土台の上に乗っている（精神科特例はあるが）．生命の擁護と苦痛の緩和という医のレゾン・デートル（存在理由）についても共通である．しかし，一般科の医療行為は，患者本人（乳幼児の場合は保護者）の要請と同意を原則としており，前述の症例のような事態は，まず想定できない．

精神科医療の特異性は，意識清明な成人患者の同意によらない医療行為や非自発入院，そして入院中の行動制限が法的に容認されていることである．ただし，法は，そうした非自発医療の対象を絞り込み，患者の人権を擁護する代償的措置を厳密に定めている．保護者の選任に際しては家庭裁判所の審判も必要となる．このため，精神科医療（特に入院医療）は，医療法上の病床区分が一般病床と別枠であるだけでなく，法手続上も異界を形成することとなった．例えば，非自発医療の機会が多い精神科救急医療は，一般救急とは別立てでシステムが構築されてきた．

B 非自発医療の根拠と決定者

精神科臨床で非自発医療や行動制限の根拠となっているのが，ポリスパワー（police power，直訳すれば警察権限）とパレンス・パトリエ（parens patriae，意訳すれば公権力による保護権限）と呼ばれる世界共通の法理念である．前者は，病気や障害をもつ人が自分や他人の生命・財産を傷つけることを抑止するための強制力，後者は，病気や障害のために自分の生命・財産を守れない人

を公権力が本人に代わって守るための強制力と考えてよい．

こうした法理念を基盤として，非自発医療の要否は，危険性基準と治療必要性基準のいずれかに依拠して判断される．前者は，精神疾患が自他への危険性をもたらすかどうかを判断する基準で，わが国では措置入院の要否判定基準となる．後者は，患者の利益を守るために医療が必要不可欠かどうかを判断する基準で，わが国では医療保護入院の要否判定基準となっている．

また，誰が非自発入院を決定するかは，国によって異なる．裁判所が最終決定する米国やドイツは司法モデル，精神科医師に実質的な決定権が委ねられている英国や日本は医療モデルと呼ばれる．

C 患者の権利―不服請求権と受療権

非自発医療を受ける患者に対して，近代法は，対抗措置としての不服請求権，および対価としての受療権という2つの権利を付与している．前者に属する法規定としては，精神保健福祉法における退院および処遇改善を請求する権利，医療観察法における審判結果への抗告権や入院中の処遇改善請求権，それに退院申し立ての権利がある．この他，人身保護法に基づく退院請求や，措置入院という行政処分の取り消しを請求する民法上の権利が患者や保護者にはある．

受療権，すなわち，適正な医療を受ける権利という用語は，法律上に明記されているわけではないが，医療一般における民法上の契約概念に含まれ，インフォームド・コンセント(IC)やセカンドオピニオンの基礎となる．ICは，患者の判断能力が保たれていることを成立要件とするため，精神科に非自発入院中の患者の医療については必ずしもICは必要ないとされるが，例えば通電療法やクロザピン療法，それに，症例1のような外科手術に際しては，保護者のICを得ることが必要とされている．また，非自発入院中であっても，病状の改善につれて判断能力が回復した場合は，ICに基づく医療が原則となる．

4 精神科医療に関連する法律

本論に入ろう．図74-2に，精神科医療に関連する法律をジャンルごとに一覧表示し，主な法律の構成要素や問題点を示した．今後も関連法規が新設・改廃される可能性はあるから，ここでは，

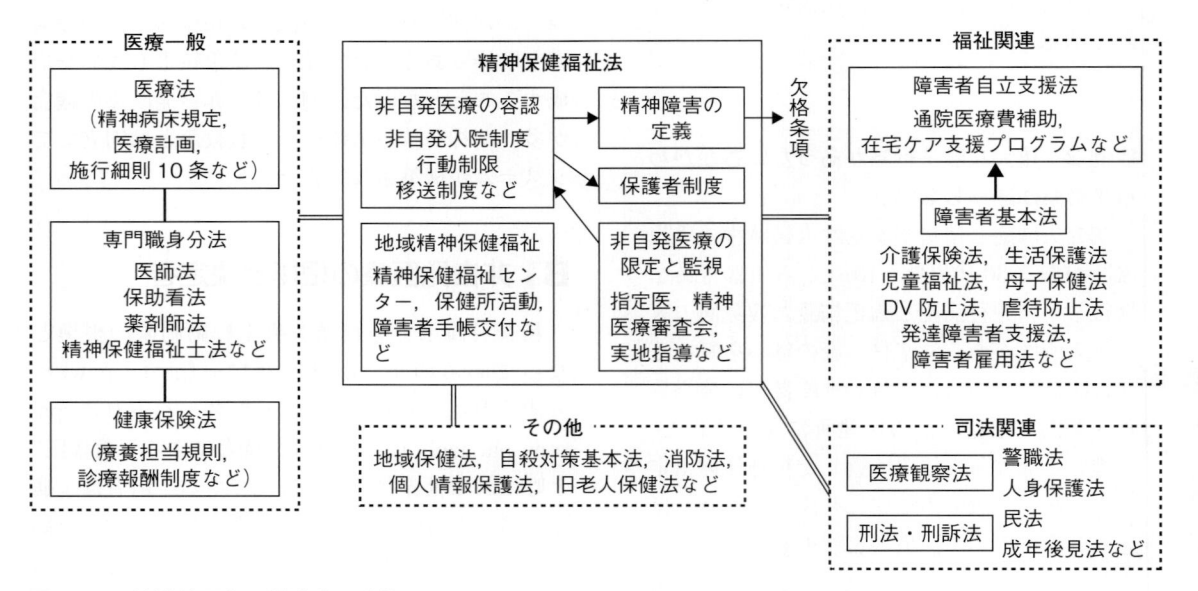

図74-2 精神科医療に関連する法律

2012年3月末現在という条件を付けたうえで，臨床実務上，重要と思われる法規について解説する．

A 精神保健福祉法

1950年に精神衛生法として制定された精神科領域の基本法が，精神保健福祉法（正式名称は「精神保健及び精神障害者福祉に関する法律」）である．60年余の間に数次の改定を経たが，前述したように，非自発入院と行動制限を容認する代わりに，その対象を限定し，不服請求権や監査システムを対置するという拮抗的な基本構造は変わらない．ただ，世界的な趨勢に沿って，改定のたびに，非自発医療への掣肘が強化されてきた．

大きな改定は，およそ20年間隔で行われてきた．第一は，精神障害者による駐日米国大使刺傷事件（「ライシャワー事件」）を契機とした1970年改定で，緊急措置入院制度が新設され，警察官職務執行法（警職法）が改定されるなど，ポリスパワー系の強制力が強化されると同時に，精神衛生センター（現在の精神保健福祉センター）や社会復帰施設の新設，通院医療費公費負担制度など，在宅医療の支援策が対置された．

第二の大改定は，精神科病院における人権侵害事件（「宇都宮病院事件」）に対する国際批判が高まるなかで行われた1987年改定で，非自発医療への掣肘の強化に主眼が置かれた．すなわち，任意入院，精神医療審査会，精神保健指定医などの諸制度が新設され，患者の権利擁護が強調された[1]．

2つの大規模改定ともに，外国要人にかかわる事件や国際批判という外事が契機となっているところが日本的と言えようか．以下に，現行の精神保健福祉法の要点と問題点を指摘する．

1．精神障害者の定義

精神保健福祉法は，精神障害者の定義を，①統合失調症，②精神作用物質による急性中毒又はその依存症，③知的障害，④精神病質，⑤その他の精神疾患を有する者としている．こうした精神障害者の定義は，国家資格などの取得を制限する欠格条項にも援用されている．数多ある精神疾患のうち，特に4疾患群が指定されたのは，非自発医療の対象を絞り込むためであるが，②のうち依存症の診断のみで非自発入院とすることは回避すべきとされているし，④は臨床現場では死語である．①の診断に論争のある症例すらある．

要するに，法の対象を医学的診断名（時代とともに診断基準や名称が変わる）で指定することに無理があると言える．非自発医療の対象限定に力点を置くならば，診断名ではなく精神・社会機能の障害に着目した定義，例えば，「精神疾患・障害によって判断能力や行動制御能力が著しく低下し，医学的介入がなければ，自他への危険性を回避すること，もしくは自らの利益を守ることが困難と診断された者」といった定義が検討されるべきであろう．

2．入院制度と保護者制度

精神保健福祉法が定める入院形式は，①自発入院である任意入院，②治療必要性基準に基づく非自発入院である医療保護入院，およびその緊急形態としての応急入院，そして，③危険性基準に基づく非自発入院である措置入院，およびその緊急形態としての緊急措置入院という3系列5種類である．医療保護入院は，民法上，保護者と病院との契約入院という側面ももつが，保護者が入院時に立ち会わない首長同意の医療保護入院（通称21条入院）は契約入院とは言えないから，実質的には6種類の入院形式があると言うこともできる．

諸外国の非自発入院制度も，大半が治療必要性基準と危険性基準の2系列に大別される点，および緊急形態が併置されている点で共通する．誰が非自発入院を申し立て，誰が決定するか，入院期間の上限はどれくらいか，といった手続き上の要素によって，各国の入院制度の多様性が生み出されている．表74-1に，厚生労働科学研究報告書[2]などを参考として，いくつかの国々の非自発入院制度を比較した．表では，わが国における人口100万人当たりの非自発入院者数が際立っている．

表74-1 非自発入院制度の比較

国名	患者比率	人口100万対	申立者	評価者	評価基準[*1]	決定者[*2]	入院期間[*3]	緊急期間
オーストリア	18%	175人	?	精神科医	危険	非医療	3か月	48時間
ベルギー	5.8%	47人	後見人,医師,親族	医師	危険	非医療	40日,2年	10日
デンマーク	4.6%	34人	?	医師	危険/治療	医療	?	?
フィンランド	21.6%	218人	?	医師	危険/治療	医療	9か月	?
フランス	12.5%	11人	?	医師	危険/治療	非医療	?	48時間
ドイツ	17.7%	175人	後見人など	医師	危険	非医療	6週,1〜2年	24時間
ギリシャ	?	?	弁護士,親族など	精神科医	危険/治療	非医療	6か月	48時間
アイルランド	10.9%	74人	?	精神科医	危険/治療	医療	21日	?
イタリア	12.1%	?	医師	医師	治療	非医療	7日	48時間
日本	41.7%	1,011人	警察官,親族など	精神科医	危険/治療	医療	3/6か月,1年	72時間
韓国	?	?	親族,警察官など	精神科医	危険/治療	医療	2週,6か月	72時間
ルクセンブルグ	?	93人	?	医師	危険	医療	14日	24時間
オランダ	13.2%	44人	?	精神科医	危険	非医療	3週,6〜12か月	24時間
ポルトガル	3.2%	6人	?	精神科医	危険/治療	非医療	?	48時間
スペイン	?	?	親族,弁護士など	精神科医	治療	非医療	?	24時間
スウェーデン	30%	114人	医師など	医師	治療	医療	4週	24時間
英国	13.5%	48人	親族+認定SW[*4]	精神科医	危険/治療	非医療[*5]	28日,6か月	72時間

[*1]「危険」は危険性基準,「治療」は治療必要性基準.
[*2]「非医療」の多くは裁判所,一部に市長,精神医療委員会など.
[*3] 入院形式によって最長入院期間は異なる.この期間で再評価がなされ,入院で延長できる場合もある.
[*4] Approved Mental Health Professional (AMHP)
[*5] 非医療に分類される社会福祉士が担うが,一部のコメディカルも認められるなど,「医療」の傾向になりつつある.

保護者的な親族が関与する非自発入院制度は諸外国にもあるが,関与度は入院の申し立てや入院患者の権利擁護などに限られている.わが国のように保護者に患者の受診や引き取り,監督などを義務づける制度は,アジア的家族主義の伝統が残る韓国でしか知られていない.2012年3月現在,こうした保護者の義務は撤廃される方向で議論が進んでおり,本書が刊行される頃には,新しい入院制度が具体化されている可能性がある.

3. 移送制度

2002年の法改正で新設された行政機関による患者の移送制度には,医療保護入院系と措置入院系の2系列がある.前者は,医療保護入院もしくは応急入院が必要な在宅患者を精神保健指定医が診察したうえ,指定された医療機関まで非自発的に搬送することを法的に担保するもの(通称34条移送)で,それまでの行政による受診援助活動を強化する制度とされた.しかし,この制度を厳密に適用しようとすると人手と時間がかかるため,運用実績は一部の府県や政令市に限られている.

一方,措置診察の場に在宅患者を移送する制度(通称29条の2の2)は,全移送実績の95%以上を占めている.移送制度の新設を機に,警察庁が警察官職務執行法による患者の搬送責任を行政に移管する方針を打ち出したために急増した.ただし,夜間・休日に行政機関が移送の人員を確保するのは困難のため,警察官の協力は不可欠である.

4. 行動制限

外出・面会・所持品の制限,隔離・拘束など,

入院患者への様々な行動制限は，精神保健指定医の診察や所定の設備・器材の使用などを前提条件として法的に容認されている．厚生省告示第130号(1987年4月8日)には，行動制限に関する遵守事項が細かく規定されている他，精神科を有する病院には行動制限最小化委員会の設置が義務づけられ，行政監査においても隔離・拘束の妥当性が重点的にチェックされている．

しかし，わが国の精神科における隔離・拘束の頻度や持続時間は，諸外国に比べてなお高い水準にあることが指摘されている．その最大の要因は，看護職員をはじめとするスタッフ密度の格差であろう．急性期治療の現場では，隔離には刺激回避や安静確保の意味があり，身体拘束にはスタッフの接近を保証する意味があるとはいえ[3]，隔離・拘束を減らすためには，持続的なモニタリングシステム[4,5]や一般科における7対1看護以上の看護密度が必要である．また，入院に付随するトラウマを回避し，医療中断を防止するために，隔離室の構造にもアメニティを重視した工夫を要する．

5. 精神保健指定医

諸外国では，非自発入院や行動制限の要否を判定し，その必要性を告知する権限は，精神科上級医や管理医，専門医といった特別の資格をもつ医師に委ねられている．わが国では，1987年の法改正以来，それらの権限を国から委託されているのが精神保健指定医である．累計登録数は，2011年末現在およそ1万4,000人(実働数は1万人ほどか)であるが，近年，勤務条件と待遇の不均衡を主たる要因として，精神保健指定医の所属先が病院から診療所へ，すなわち，勤務医から開業医へと急速にシフトしている．

このため，非自発医療や行動制限を伴うことの多い精神科救急・急性期医療の現場では，精神保健指定医の不足が深刻化しつつある．こうした状況を打開するために，2012年度の精神保健福祉法の改正では，開業医を含む精神保健指定医には措置診察や精神科救急医療事業などの公務に参画することが義務づけられ，診療報酬上にもインセンティブが付与されることとなっている．高級専門職における公共心や社会貢献の衰退は，先進国のあらゆる領域で進行する社会的エントロピー増大現象の一種なのかもしれないが，これに対処するシステムをつくらない限り，国や社会の衰退も避けられまい．

6. 監査システム―精神医療審査会と行政監査

精神科における非自発医療や行動制限に歯止めをかけるシステムとして，先進各国には病院の監査制度がある．わが国でも，精神医療審査会と行政監査(都道府県や政令市による実地指導・実地審査制度)が制度化されている．

精神医療審査会制度は，スウェーデンのオンブズマン(ombudsman)制度をモデルとする行政施策への監視・苦情対処制度で，精神科入院患者への適正な医療の確保と権利擁護を目指して，1987年の大改定に際して新設された．2010年度，全国66の都道府県と政令市には合計199の合議体が設置され，1,020人の委員が任命されて，書類審査(年間約24万5,000件)や退院・処遇改善請求の審査(約2,500件)に当たっている[6]．

今世紀に入って，精神科病院における深刻な人権侵害事件が影を潜めたことに，精神医療審査会制度の定着も貢献したが，その活動性には地域差が大きい．また，英国の精神保健委員会やフランスの精神医療委員会に比べると，医療機関からの独立性や入院患者の面接件数などの面で，わが国の精神医療審査会のモニタリング機能は高いとは言えないのが現状である[7]．

7. 非自発医療の対価―地域ケア支援

精神保健福祉法は，非自発医療の対価として，医療費の公的負担や在宅ケア支援を制度化している．入院費では，かつては措置入院医療費に対する公費負担が国の精神保健関連予算の大きな比重を占めていたが，2012年度予算では約48億円と，医療観察法関連予算の1/4以下に縮小している．また，通院医療費の公費負担制度も障害者自立支援法の成立に伴う2005年の法改正以降は，同法

に移管された．

この他，地域ケア支援に関連して，精神保健福祉法には，精神保健福祉センターの設置，保健所の地域精神保健活動，精神障害者保健福祉手帳制度などが明記されている．しかし，脱入院化を遂げた諸外国に比べると，関連法規を包摂してもなお，わが国の地域ケア支援を基礎づける法規は見劣りがすると言わざるをえない．後述の新法制定が望まれるゆえんである．

B 医療法

1. 精神科特例

医療法は，医療施設の基準などを規定する医療の基本法であるが，1958年の厚生省事務次官告示により，精神科病院における医師密度は一般科の1/3，看護師は2/3でよいなどとする施設基準の緩和措置（いわゆる精神科特例）が講じられている．精神病床が乏しかったその当時，民間主体に精神科病院の増設を促すために国が講じた施策であるが，半世紀以上を経た現在では，精神科医療を異界に閉じ込める柵となり，良質な医療の提供を制約する枷（かせ）ともなっている．

しかし，この特例を廃止すると，現在の精神科病院の大半は，医療施設としての最低基準をクリアできなくなる．精神科医療が，外すに外せない枷としての精神科特例から自らを解放するためには，急性期と慢性期（ないしは医療と福祉）との思い切った機能分化と治療技術の革新，そして，長年にわたって医療の中の異界に安住してきた精神科医療者の意識改革が必要であろう．

2. 医療法施行規則

精神科患者の身体疾患を治療するうえで障壁となっているのが，「精神病患者を精神病室でない病室に収容しないこと」を規定する医療法施行規則第10条である．同じ規則の16条にある「精神病室には，外部に対して危害防止のために遮断その他必要な方法を講ずること」という規定と並んで，精神疾患を危険視する規定というほかない．精神病性疾患の多様性と精神医学の進歩を無視した時代錯誤的な条項であり，いずれも速やかに撤廃されるべきである．

C 医療観察法

2005年に施行された医療観察法（正式名称は「心神喪失等の状態で重大な他害行為を行った者の医療及び観察等に関する法律」）は，精神医療界と法曹界での長年にわたる論争を一気に飛び越える形で，大阪の池田小学校事件（2001年）を契機に成立した．この法律の制定以前は，法の対象となる重大な他害行為（殺人，傷害，放火，強盗，強姦および強制わいせつ）に及んだ精神障害者は，刑事責任が問えれば刑務所へ収監，問えなければ精神科病院に措置入院，という二者択一の処遇がなされていた．しかし，措置入院制度では十分な治療を提供できず，医学的必要性よりも社会的安全が優先されて長期在院となったり，逆に，在宅ケアの準備が不十分のまま退院して再び重大な他害行為に及ぶケースもあるという批判がかねてよりあった．措置入院制度のこうした限界を克服することを目指して，医療観察法という第三の選択肢が開かれたと言える．

措置入院制度と比べた場合の医療観察法の特徴は，高規格の専用病棟で手厚い治療プログラムが提供されること（入院処遇）と社会復帰調整官（保護観察所に所属する精神保健福祉士）の管理下で通院治療が義務付けられていること（通院処遇），そして，医療観察法医療の要否や処遇形態の決定権が裁判所の合議体（裁判官と精神科医から成り，時に精神保健福祉士が参与）に委ねられていることである．諸外国にも，わが国に先行して触法精神障害者の処遇制度があり，入所施設には司法が関与する医療施設から医療が関与する司法施設まで様々な形態があるが，わが国の医療観察法病棟は，英国の中等度保安施設（medium secure unit）をモデルとした医療型施設と言われている．

医療観察法の施行から6年を経た2011年6月末までに，2,236件が同法に申し立てられ，審判の結果，1,347件が入院処遇，368件が通院処遇となっている．入院者のうち過半数に当たる757

件は退院して，通院処遇に移行するか医療観察法医療を終了している．医療観察法の有効性と限界については，公正な評価を下せる段階にはないし，症例3のような混乱もみられるが，少なくとも，同法の施行を機に医療と司法との対話が増大し，司法精神医療の水準を向上させる条件が整いつつあることは確かであろう[8]．

D 民法とその関連法

統合失調症治療の臨床に関連する法規は，図74-2に示したように多岐にわたる．司法精神医学の領域では刑法と刑事訴訟法が重要であるが，本書の別稿で第一人者による解説がなされている．本章では最後に，民法関連の法規について触れておくこととする．

1. 成年後見法

認知症をはじめ，判断能力の低下した人々（以下，「本人」と略記）の財産を守るために，2000年度から施行されたのが成年後見法である．判断能力の低下水準に応じて，成年後見，保佐，補助の3段階に分けられ，親族や弁護士などが本人に代わって財産の管理に当たる．本人が高額の商品や不動産を購入した場合に，後見人や補佐人は，これを取り消すこともできる．親族らの申し立てに基づき，裁判所の審判によって後見人などが決められる法定後見と，本人があらかじめ後見人を指名する任意後見がある．申し立てる親族がいない場合は，症例2のように，本人の居住する市区町村の首長が申し立てることもできる．

成年後見法の施行後12年を経て，同法の利用は20万人を超えた．高齢化社会の進行により，利用件数はさらに伸びるであろうが，財産管理のあり方などをめぐるトラブルも増えることが予想される．

2. 善管注意義務

民法は，医療や福祉，保育などの契約業務において，委託を受けた者に善意の管理と注意を義務付けている（善管注意義務）．医師にはさらに，医学知識の習得や医療技術の向上に努め，最善の診断や診療を提供する義務が課されている．患者の自殺や医療事故など，医療現場で生じた有害事象に際しては，その時点での標準的な医療水準に照らして，有害事象の発生が予見できたかどうか（予見可能性），および，善管注意義務を履行していたかどうかが問われ，事後対応の仕方によっては，損害賠償という民事責任が生ずることもある．自分の専門領域については，最新の医学情報を「知らなかった」ではすまされないのが，医師という高級専門職の責務（ノブレス・オブリージュ）なのである．

5 「こころの健康基本法」の制定に向けて

図74-1では，法は，臨床実践を規制するばかりにみえるが，逆に，医療の水準を引き上げる牽引役となることもある．がん対策基本法や自殺対策基本法，肝炎対策基本法など，現状を改善するための指針や方策，将来目標などを謳った法律がその例である．

精神保健福祉法も，第1章の総則で，精神障害者の社会参加の促進や国民の精神保健の増進など，現状の改善を謳っている．しかし，前述のように，法の基本構造は，非自発医療の容認とその条件の厳密化である．患者の尊厳やリカバリー概念の重視，家族支援の強化，アウトリーチ活動やチーム医療の推進など，近未来の精神医療像や具体的到達目標を明記した新しい法律（仮称「こころの健康基本法」）の制定が望まれるところである[9]．2012年2月には，こうした法律の制定に向けた超党派の国会議員連盟が立ち上がった．本書が出版される頃には，新しい法律の公布が目前に迫っていることを期待したい．

【文献】
1) 金子晃一，伊藤哲寛，平田豊明，他（編）：精神保健福祉法（2002年施行）—その理念と実務．星和書店，2002
2) 平成22年度厚生労働科学研究報告書「精神障害者への対応への国際比較に関する研究」（主任研究者中根允文），2011

3) 平田豊明：急性期入院治療の基本戦略．平田豊明，分島徹（監修）：精神科臨床リュミエール 13「精神科救急医療の現在（いま）」．pp148-155，中山書店，2010
4) 野田寿恵，杉山直也，川畑俊貴，他：行動制限に関する一覧性台帳を用いた隔離・身体拘束施行量を示す質指標の開発．精神医学 51：989-997，2009
5) 野田寿恵：行動制限最適化データベースソフト『eCODO』の開発．精神科看護 36（通巻 207 号）：35-40，2009
6) 平成 21～23 年度厚生労働科学研究総合報告書「措置入院患者の権利擁護，退院促進と地域移行に関する研究」（分担研究者河﨑建人），2012
7) 平田豊明：精神医療審査会．司法精神医学 4；司法精神医療．pp276-286，中山書店，2005
8) 平成 22 年度厚生労働科学研究報告書「医療観察法対象者の転帰・予後に関する研究」（分担研究者平田豊明），2011
9) 平田豊明：既存法令の改正と精神疾患対策基本法の制定を．臨床精神医学 40：77-82，2011

〔平田　豊明〕

第75章

触法行為と精神鑑定

　刑事事件が起こり，その加害者が精神障害者もしくはその疑いのある者であるというとき，ことにその刑事責任能力に疑問があるとき，刑事責任能力鑑定が行われる．それは治療行為ではないけれども，精神医学が社会から期待される主要な仕事の1つであり，むしろ一般人からすると精神医学といえば精神鑑定を思い浮かべることのほうが多いかもしれない．

　そしてこの精神鑑定は，社会の「病気だからといって罪を逃れるというのはおかしい」といった刑法第39条への批判が精神医学に向けられたり，複数の鑑定結果の乖離などが精神医学への不信感となってしまったりする原因になっているようにも見える．こうした批判や不信感の多くは誤解や無理解に基づくものである．

　しかし，なかには確かに鑑定のほうに問題があると言うべき場合もある．例えば，精神医学的に不適切な方法で作成された鑑定書や精神医学の領域を越えて法的な判断に立ち入って意見を述べ，しかもその法解釈や適用に誤りがあると言うべき鑑定書も見受けられる．このようなことから長きにわたって精神鑑定についての全国的な均てん化が求められてきた．

　精神鑑定は，一般的な精神科の診断を基礎とした応用精神医学としての司法精神医学の主要な業務である．つまり信頼のおける鑑定の基礎には次の2つの点が必要になる．第一にその基本として精神科診断を正確に行うことができなければならないということ，第二にそうした臨床精神医学の基本を司法精神医学的に応用するための専門的な知識と経験がなければならないということである．

　ここではその具体的な方法と考え方について，本書の主題に従って統合失調症の責任能力鑑定を念頭において説明する．統合失調症というのは精神医学全般でそうであるように，刑事精神鑑定の中でも最も重要で最も頻繁に登場する疾患の1つである．ここで述べることは，統合失調症以外の精神障害が関係する事件についての精神鑑定にも共通する．刑事精神鑑定の基本問題のほとんどが，統合失調症を基礎にして整理されると言えるであろう．

1 統合失調症と触法行為

　比較的最近，1970～2009年までに行われた統合失調症者における暴力や犯罪のリスクを扱った20研究，18,423人分のデータのメタ分析が行われている[1]．この研究によれば，統合失調症およびその他の精神病では，一般人口に比べて暴力のオッズ比が男性で1～7倍，女性で4～29倍と算出されている．またわが国では，2005年から施行された心神喪失者等医療観察法に関する統計によれば，心神喪失などの状態で殺人，強盗，重い傷害事件，強姦，強制わいせつ，放火にあたる他害行為をして不起訴，起訴猶予，無罪，執行猶予になり，同制度での処遇を申し立てられるのが全国で年間約360人，そのうち医療観察法指定入院

医療機関で治療を受けることになる者は全国で年間おおよそ240名程度である．彼らのうちの約80％が統合失調症圏とされている[2,3]．

このような数字はどのような状況を意味するのであろうか．それは日常の臨床場面と精神鑑定とを思い浮かべると理解しやすい．精神科病院の診療で出会う統合失調症者では，仮に妄想や幻覚などの症状があったとしても，その大部分が刑事事件などとは無縁の生活をしている．事件を起こしてしまって精神鑑定を受けることになる統合失調症者というのはごく一部の人々である．しかしそうしたごく一部の人々の鑑定を実際にしてみると，確かに被害妄想が動機となって妄想上の加害者に逆襲のために暴力行為をしたとか，明確な動機はむしろ精神病症状の激しさから確認できないが興奮と解体した思考と行動の中で自宅に火を放ったというように，明らかに病状が悪化していなければ事件は起こることはなかっただろうと思われる者がいることがわかる．つまり上記のような数字が意味するのは，すべての統合失調症者が高い犯罪親和性をもつということではない．一定の割合で統合失調症の病理が強く関係した，あるいはその病理があって初めて事件が発生するケースがあるということなのである．

2 統合失調症の刑事責任能力判断

A 刑法第39条と刑事責任能力

刑事責任能力はわが国の法廷では，心神喪失，心神耗弱，完全責任能力に3分類されている．これを定めているのは刑法第39条の「心神喪失者の行為はこれを罰しない」と「心神耗弱者の行為はその罪を減軽する」である．

もっともこの法文だけでは，どのような者，あるいはどのような状態にあることを心神喪失，心神耗弱，完全責任能力というのかはわからない．実際の判断は，例えば大審院判決（昭和6年12月3日）にある「心神喪失と心神耗弱とはいずれも精神障害の態様に属するものなりといえども，その程度を異にするものにして，すなわち前者は精神の障害により事物の理非善悪を弁識するの能力なく，またはこの弁識に従って行動する能力なき状態を指称し，後者は精神の障害いまだ上述の能力を欠如する程度に達せざるも，その能力著しく減退せる状態を指称するものなりとす」などと示されている整理に沿って行われている．

つまり，
① 精神の障害によって生ずる ——— 生物学的要件
② 事物の理非善悪を弁識する能力
　（弁識能力などという）の減損
③ その判断に従って行動する能力
　（制御能力などという）の減損 } 心理学的要件

について評価し，②③の能力のいずれか一方でも失われているならば心神喪失，失われるに至らずとも著しい障害があるならば心神耗弱，障害されていない場合や障害されていたとしてもその程度が著しくない場合には完全責任能力ということになる．

しかし，こうした基本概念の整理があってもなお判断に明確な答えはない．②弁識能力と③制御能力はそれぞれどのように測られるのか，そしてそれらの能力が「失われる」，「著しく障害される」，「（著しくない程度に）障害される」というのはどのように分けられるのか，明確な基準があるわけではないからである．

B 不可知論的立場と可知論的立場

このように責任能力の具体的な判断方法が不明確であるなかで，その判断方法について様々な立場が示されている．代表的な立場として，不可知論的立場と可知論的立場の2つがある[4]．

1. 不可知論的立場とその責任能力への　アプローチ

前者の不可知論的立場は次のように展開する．まず，病者に限らずすべての人について，意思の自由を測ることなどできないとする．そうであるならば精神の障害が自由意思にどれだけどのように影響するのかを知るすべもない．とはいえ，精神の障害が自由意思にどれだけ影響を与えている

のかはわからないとしても,「自由意思が普通にはたらいている」とは言えないのは間違いない.精神に障害があることが明らかならば,"精神の障害 対 自由意思"という比較を待たず,常に前者に軍配を上げるほうが合理的である.個別に心理学的要件を検討するべきではないということになる.

こうした考えによれば,生物学的要件から直接に刑事責任能力についての判断をするほうがより妥当だということになる.法廷では,当該の精神障害の一般論的な特徴に基づいてアプリオリに精神科医と法曹との間でとりきめられているとされる弁識能力と制御能力の判断(慣例:Konvention)に従って結論を示すことになる.例えば,「統合失調症ならば心神喪失」とする.そこまで大まかではないとしても,「統合失調症の完全寛解期ならば完全責任」,「急性増悪期ならば心神喪失」などとすることになる.そして,この慣例による判断の構造は内因性精神病以外の障害や病期別,症状の分類についても援用され,さらに「病的酩酊ならば心神喪失」,「覚せい剤による不安状況反応ならば心神耗弱」,「パーソナリティ障害ならば完全責任能力」といった取り決めも示される.

法的な結論については,そもそも自由意思など測れないのであり,まして精神医学的な考察によって心理学的要素を具体的に測ることはできないから,法律家が主体的に判断するしかないということになる.しかし,同時にその判断はむしろ生物学的要件,つまり疾病診断から自動的に導かれるのであり,実質的にはきわめて精神医学に依存する判断となる.

かくして不可知論的立場からの慣例に則ろうとする法廷では,時に,1つのケースの病名をめぐって統合失調症解体型,単純型,統合失調感情障害,統合失調型パーソナリティ障害などが登場し,あるいは病期をめぐって寛解期である,不完全寛解期である,などと論争され,さらには従来診断,ICD,DSMのいずれを使用するのが正しいか,などという議論にまで至ることもある.

2. 可知論的立場とその責任能力へのアプローチ

後者の可知論的立場は,次のように展開する.まず,病者を含めて人の自由意思を測ることはできるとする.そして,精神の障害についてもそれが自由意思にどのように影響を与えるのかを知ることはできる.それならば"精神の障害 対 自由意思"の対決については,そもそも対決の構図をとるのかどうかを含めて事例ごとに詳細に分析し,検討するのが合理的である.

そこで法廷では,ケースごとの症状と犯行との関係を整理し,弁識能力と制御能力がどれくらい精神障害によって減弱・喪失していると見てとれるのかといったところから判断を導くことになる.刑事責任能力は,心理学的要件についての"個別分析"に基づいて判断することになる.

こうして,精神障害がどのように事件に影響を与えているのかは,精神医学的アプローチによって個別分析されるのだから,より心理学的要因に接近した説明を精神医学側から言及しうることになる.裁判官(員)はその説明について,法的観点から心理学的要件として評価をし,そこに法律の適用を判断する.

C│責任能力判断の実際

このようにそれぞれの主張を展開する不可知論と可知論であるが,両者は対等ではない.不可知論のほうが有利である.ふつう可知論の言う"可知"は「100% 知ることができる」と言う主張だと解され,わずかでもわからないところがあれば不可知論が正しいということになるからである[5].

しかし実際には,現在のわが国の法廷では,可知論のほうが優勢とされている.特に法廷が可知論を採用していることを明確に示したものとして,次の裁判例がよく紹介される.昭和59年7月3日の最高裁判所第三小法廷決定の判旨である.

> 被告人が犯行当時精神分裂病に罹患していたからといって，そのことだけで直ちに被告人が心神喪失の状態にあったとされるものではなく，その責任能力の有無・程度は，被告人の犯行当時の病状，犯行前の生活状態，犯行の動機・態様等を総合して判定すべきである．

この説明では要するに，統合失調症＝心神喪失という慣例による判断を排除し，個別事案における様々な要素に基づく総合的判断を推奨している．このことから可知論に軍配をあげた判断であると位置づけられているのである．

またこのように診断分類から責任能力を決定することができないということは，精神医学の側からも指摘されている．例えばDSM-IV-TR[6]の序文に次のように記されている．

> 病的賭博や小児性愛のような診断カテゴリーは，臨床的および研究目的のために取り入れているが，このことが，その病態が，精神疾患，精神障害，精神機能低下などを構成するものに関する<u>法的またはその他の非医学的基準を満たすことを意味するものではない</u>と理解すべきである．
> （DSM-IV-TR「序」注意書きより；下線は筆者による）

> DSM-IVのカテゴリー，基準，解説の記述が法医学的目的に用いられる場合，診断的情報が誤用されたり，誤解されたりする危険が著明に存在する．このような危険は，法律上もっとも関心ある問題と臨床診断に含まれている情報とが，不十分な対応をしているために生じてくる．ほとんどの状況では，DSM-IVの精神疾患の臨床診断が，"精神障害"，"精神能力低下"，"精神疾患"，"精神欠陥"などの法律的な目的に利用しようとしても根拠のある存在としては十分に確立されていない．<u>ある個人が法律で規定された基準（例：責任能力，犯罪の責任，行為能力）を満たすか否かを決定するにあたっては，通常，DSM-IVの診断に含まれたもの以上の付加的情報が要求される</u>．これには，その個人の機能の障害とか，その機能障害が今問題となっている特定の能力にどれほど影響しているかなどが含まれるかもしれない．<u>特定の診断があるからといって，それが機能不全や能力低下の特定レベルを意味するわけではない</u>というのは，まさに各診断カテゴリーのなかで機能障害，能力，能力低下が大きく変化しうるためである．（中略）さらに，ある個人の示しているものが，ある1つのDSM-IVの診断の基準を満たしても，それはその疾患に付随することのある行動をその個人が自己制御する程度についてなんら意味するものではない．ある個人の行動制御能力の低下が疾患の特徴である場合でさえ，その診断を持っていること自体は，その人がある特定の時間に自己の行動の制御が不可能である（であった）ということを示すものでもない．
> （DSM-IV-TR「序」法医学的状況におけるDSM-IVの使用より：下線は筆者による）

このように刑事責任能力は，慣例に基づかず，また診断分類，病期分類，重症度分類などの医学的な概念から直接的に決定されるのではないとされている．とすると，実際にはどのように責任能力を判断することになるのだろうか．

結局，不可知論的な限界をみつつも可知論的アプローチをとるということである．それは，精神障害の症状が事件のどのような部分にどのように影響していたかを整理することを中核においた作業となる[7]．例えば統合失調症の例では，「この事件の動機の大半は被害妄想によって形作られているが現実的な被害者との葛藤も影響している」とか，「突然の衝動的な犯行とみられるがそこには統合失調症による運動興奮がかかわっている」というように事情を整理する．そうして整理された所見が，法的に見て「善悪の判断を失してい

る」とか,「判断に従って行動する能力を失している」というふうに評価されるものであるかを裁判官や裁判員が評価することになる.

このとき,精神鑑定で鑑定人が最も正確,緻密にしなければならないことは,精神科の診断を正確に行うこと,そしてその精神障害の症状がどのような形で事件に関係しており,また精神障害以外の要素がどのように事件を説明するのかを整理することである[8].特に,事件と精神障害の関係をまとめる際には,上記のような要約的な整理だけを示すのでは足りない.個別の症状や病態と犯行前後の態様に関するエピソードなどを具体的に挙げて丁寧に描写するプロセスが,鑑定の質を担保するうえで必要不可欠である.

3 刑事精神鑑定の方法

刑事精神鑑定は刑事司法制度の中でどのような位置づけで行われるかによって,起訴前鑑定(簡易鑑定,本鑑定)と公判鑑定に分けられる(図75-1).このうち簡易鑑定では時間的制限があることから実施内容が限られるが,基本的にはどの鑑定においてもおおむね同様の流れで作業を行う.この作業の手順に沿って,以下では具体的な方法について解説する.

A 鑑定依頼の受け方

鑑定は,起訴前鑑定であれば検察官,公判鑑定であれば裁判官(ないしその事務官,書記官)からの依頼の電話で始まる.この依頼を受けたとき,もし自分が多忙過ぎる状況にあるのならば,勇気をもって断るべきである.精神鑑定は思いのほか時間と手間,そして思考のエネルギーを要する.そこに力を注ぐことができそうかどうかを自ら測ってから着手することが,鑑定の質の担保につながる.

依頼を受ける方向で臨むのであれば,鑑定の依

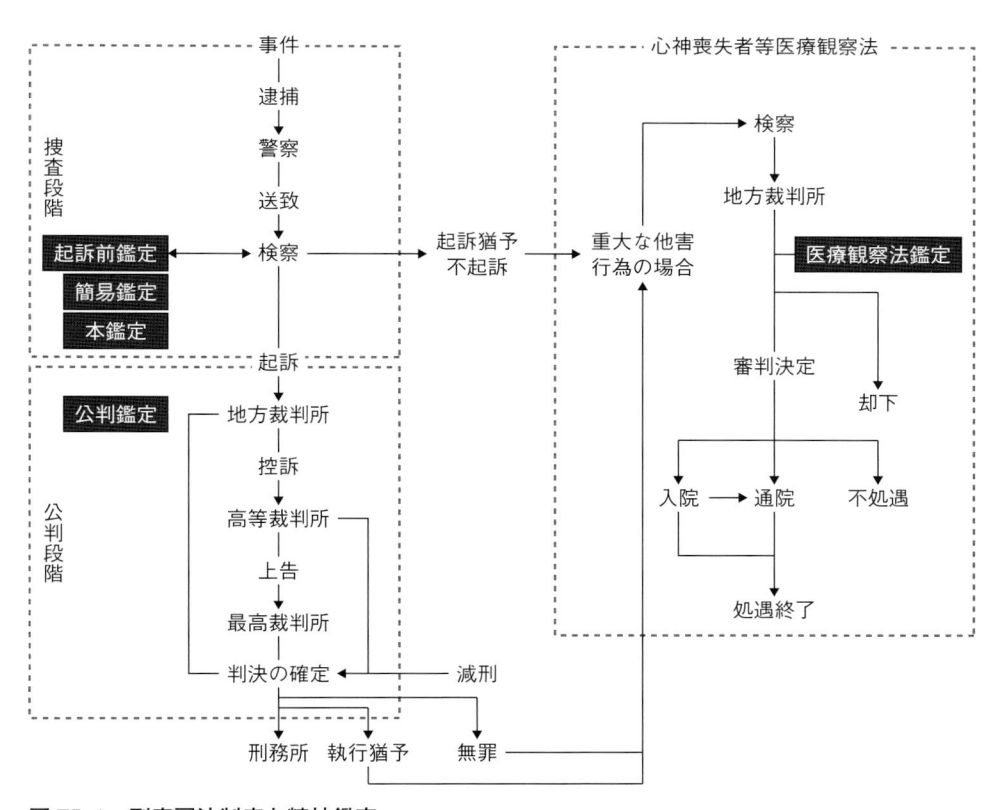

図75-1 刑事司法制度と精神鑑定

頼者に，①事件の概要，②鑑定を求める理由，③鑑定事項，④事件関係者（鑑定人自身との関係の有無），⑤鑑定期間，⑥留置場所，⑦鑑定入院の要否（鑑定を開始してから途中で要請することもありうる），⑧鑑定結果の報告方法（鑑定書の体裁，分量，法廷の形式など）などを確認する．

このうち，②鑑定を求める理由や，③鑑定事項を明確にしておくことは鑑定作業の方向性を定めるうえで必須である．特に③については箇条書きの形で書面によって提供を受けるべきである．後述するように鑑定の主文はその箇条書きの項目に対応して述べることになる．依頼事項が不明確なまま，あるいはそれを十分に意識しないまま作成された鑑定書は法廷での争いのもととなる．最近では鑑定事項として刑事責任能力，あるいはその前段階にあたる弁識能力や制御能力の程度についての結論的言及を求めない傾向にある．つまり「心神喪失」，「心神耗弱」，「完全責任能力」とか，弁識能力や制御能力が「失われていた」，「著しく障害されていた」などまでは求めないようになっている．それは裁判員に対して"参考"意見としては影響力が強すぎるといった配慮などからである．何について，どこまでの判断を求められているのかをよく確認したうえで鑑定を行わなければならない．

また，④事件関係者の確認により，例えばかつて自らが主治医であったケースなどであることが判明すれば，鑑定を請け負って良いのかを依頼者に確認する．そうすることによって鑑定人としての公平性を担保することになるし，法廷で思わぬ弾劾を受けることを回避することもできる．

さらに，⑥留置場所については，自分が鑑定をしやすい，つまり通いやすい拘置所などへの移送の可能性を確認するとよい．面接のしやすさは，自ずと面接時間や回数を増すことにつながり，結果的に鑑定の質を高めるであろう．

最近では，提出する鑑定書については短いものにとどめ，鑑定の経過と結果の報告を法廷でのプレゼンテーションに重点をおくという形式の依頼も多くなっている．そうした法廷への準備のためにも，⑧の確認が重要である．

B 鑑定資料の読み方

鑑定が開始されると依頼者から，事件に関する資料が提供される．その大半はいわゆる調書である．その読み方には注意が必要である．調書は，あくまでも読み手に伝わるように聴取者（警察官，検察官）が"整えた文章"である．通常，被疑者／被告人を一人称とした「～です」という文章になっているが，例えば精神科のカルテなどのように「～です」が本人の"発音したとおり"に記述したものとは違う．本人の供述内容を聴取者が文章にして，その内容で間違いないかを本人に確認し，署名，指印するという作業によって作成された法的な書面である．このことを知らずに調書上の"表現の違い"を指してねつ造であるなどと指摘するのは誤りである．

しかし"内容の違い"には注意しなければならない．つまり供述に変遷がないか（鑑定面接との比較も含む）注意をしておく必要がある．そのためにも，鑑定書に記す"事実"がどのような情報に由来するのかを明確にしなければならない．資料から鑑定書に引用をする場合には，誰のどの調書からの引用であるかも付記しておくべきである．

C 留置中の管理について

鑑定留置の期間は基本的に鑑定のためだけに使われる．つまり弁護人などの接見を除いては，何をすることもなく過ごすことになる．面接をせずに放っておくような期間が長くならないようにするなどの配慮が必要である．したがって鑑定期間の短縮，延長についても，遅滞なく依頼者に伝えなければならない．

また解離傾向が強い人，病状の悪い人などについては拘禁反応や病状の悪化に注意する．必要に応じて鑑定依頼者や留置施設（警察署，拘置所）の職員にも注意を促す．投薬の開始や変更が必要な場合には，鑑定依頼者に確認したうえで，慎重に行う．

D｜面接の仕方

鑑定の面接も一般的な精神科診断面接を基礎とする．そして同時に，鑑定の技術の中核は，面接である．信頼関係を築くことから始め，丁寧な面接を繰り返す．ただしこの"信頼"に関する誤解は避けなければならない．面接の開始にあたっては，鑑定人の役割，つまり中立な立場であること，結果は依頼者に報告すること，言いたくないことは言わなくてもよいがそれも依頼者には報告すること，結果に基づく法的判断は依頼者などがすることなどを説明する．

面接では，相手の理解度に配慮し，その独自の理解などに注意すること，できるだけ自由で自発的な発言を求めること，ささいなことであってもできるだけ誘導を避けること，本人の生の言葉を問答のまま記録すること，本人からの訂正や追加がないかに注意すること，調書と異なる内容の発言がないか注意を払うことなどが重要である．なお，健忘の訴えは，真，偽いずれにせよ，鑑定では極めて多いことを知っておくべきである．

E｜医学的検査と心理学的検査

医学的，および心理学的検査としては，できるだけ学術的に信頼性の置かれているもの，汎用されているものを用いる．オリジナルの検査，標準化されていない検査などについては取り扱いに注意する．

病院で検査を行う場合には，医療施設としての都合（一般の医療施設であること）を警察職員，拘置所職員などにも伝える．逆に，病院スタッフ側にも事情をよく伝えておく．検査時の病院での導線や安全管理に気を配り，手錠などが一般の人の目に触れたりすることのないように配慮する．

心理学的検査では，心理技術者まかせにするのではなく，鑑定人自身もできるだけ検査に立ち会い，結果をよく吟味し，理解しておくことが望ましい．投影法などでは過度な解釈を避け，また法律家や裁判員が読むことを念頭において使用する語句に注意して，結果をまとめる．時に法廷の尋問で心理学的検査について尋ねられた鑑定人が「心理の先生にお任せしているのでわかりません」といった回答をしていることがあるが（もちろんわからないことはわからないと言うのが正しいけれども），できるだけ鑑定人自身も説明ができるように準備しておくべきである．

F｜家族面接の仕方

本鑑定では基本的に家族面接を行うことになる．多くの場合，依頼者などを通じて家族面接の日程調整をすることになる．面接の目的は，一般精神医療と同様に家族歴，発達歴などの確認の他，本人の話の裏づけをとることになることもある．

電話聴取などで済ませられる場合もあるが，家族面接の際の家庭訪問が有用な場合もある．日常の臨床でも訪問診察が有効であるように，本人がどのような環境で育ち，生活していたかを理解することが鑑定の助けになることもある．

G｜鑑定書作成の仕方

鑑定書の作成は，記述精神病理学的な方法を基本とする．すなわち，主語を明確にして，鑑定人の主観的評価はできるだけ排除する．あえて鑑定人による評価に言及する必要があるときはそれを明確にすべきであり，主観的評価を含む表現を曖昧に内包しないようにする．また，専門用語は正確に使用し，その使用頻度にも配慮する．

鑑定事項に対応した鑑定主文になるようにし，精神鑑定の専門領域を明らかに越えたことがらの判断をしていないか注意する．鑑定事項にないことがら（例えば早急に治療が必要であることなど）についてどうしても言及する必要がある場合には，鑑定事項への回答とは明確に区別して記述する．

なお，近年では鑑定書の短縮化が求められることが多いが，鑑定作業自体は簡略化すべきではない．つまり十分な量の情報の収集と整理を行い，精緻にロジックの確認をすることを怠ってはなら

ない．短縮した鑑定書本体以外に，家族歴，本人歴，検査所見，問診記録，診断基準に関する検討，事件と精神障害の関係についての情報などに分けた別紙を作って十分な記載をしておくことを勧める．

H｜鑑定人尋問の受け方

法廷での尋問前には，自分の鑑定書を事前によく読んでおく．尋問されそうなことを予想して答えも準備しておく．プレゼンテーションをする場合には予行演習をしておくべきである．

尋問では，質問が不明確であるようなときには躊躇せずに確認をすること，わからないことは「わかりません」と言ってよいこと，などは改めて意識しておくとよいだろう．なお，法廷で使用する資料やプレゼンテーションの内容は検察官や弁護人に事前提出しておくことになる．原則として当日の差し替えは厳禁である．

I｜鑑定作業の終了の仕方

鑑定作業が終了したときには，作成した鑑定書の保管に注意し，鑑定で知ったことがらについての情報管理に注意する．取り扱った個別事例の鑑定に関する法廷外でのメディア対応などは，鑑定人自身をいろいろな意味で守るためにも，避けるべきである．

そして鑑定結果を受けて法的判断はどうなったのかという情報提供を鑑定依頼者に求めることも重要である．自分の意見が法的にはどのように受け取られ，判断の材料としてどのように活かされたのかを知ることができれば，自己研鑽に役立てることができる．

J｜再鑑定の受け方

すでに行われた鑑定だけでは法律判断ができないといった場合，鑑定が再度行われることがある．この再鑑定の依頼を受けた際は，先行する鑑定人と自身との個人的な関係をよく確認する．も

し何か関係があることがわかったならば，そのことを依頼者に伝える．自ら不適切であると考えれば依頼を断ればよいし，自分では問題がないと思う場合でも依頼者の判断としても容認できるかどうかを確認しておく．

再鑑定の場合でも行うことは基本的に，これまで述べてきたA～Iと同じである．再鑑定依頼の理由となった点をよく確認しておくこととそのニーズに応える作業をすることが重要である．

鑑定結果の提示にあたっては，意見の一致するところと相違するところを明確にし，意見の違いがどこに由来するかを整理しておく．例えば一般論的な相違として，疾病診断の考え方，疾病観などの違い，責任能力の考え方などの違いなどが，また事例特異的な相違として，疾病診断の違い，疾病と事件の関係についての違い，責任能力（弁識能力，制御能力）等の評価の違いなどが考えられる．

もっとも再鑑定といえども，その意見が先行する鑑定と完全に一致してもかまわない．無理に反対の結論にする必要はないのである．また意見が相違する場合でも，鑑定人同士がお互いを尊敬しつつ作業することも重要である．

最後に，良質な鑑定をするために必要なトレーニングについて述べておく．まず知識の面で言えば，臨床精神医学や精神科診断学などは当然のこととして，犯罪学を学ぶことが重要である．犯罪をすること自体がある意味で異常であるため，一般の犯罪者について全く知らずに精神鑑定をすると誤った評価に至ることもある．犯罪者にみられる異常心理（であるが精神障害とは言いがたいもの）について理解しておくべきである．また法律学にも親しんでおくことがよい．それは素人法律家として法的見解まで述べるためではない．法学の領域とはどこからどこまでなのか，法的思考（legal mind）とはいかなるものかを知ったうえで，自分の医学的評価をその領分にとどまって適切に行うためである．

技術の面で言えば，精神科臨床の鍛錬がそうであるように，鑑定についてもできるだけ多くの指

導を受けるべきである．鑑定助手を繰り返しつとめ，研鑽を積む．そのうちに，鑑定助手ながらも鑑定書作成のほとんどを任されるようになり，いずれ責任ある鑑定人を引き受けることになる．いよいよ鑑定人をつとめるようになった際にも，1人だけでするのではなくて，できるだけ同僚や鑑定助手などと意見を交わしながら行う．鑑定は鑑定人が自己主張するためのものではない．我流も許されない．真摯な科学的態度で，公正に行わなければならないのである．

【文献】

1) Fazel S, Gulati G, Linsell LG Jr, et al: Schizophrenia and Violence: Systematic Review and Meta-Analysis. PLoS Med 6(8): e1000120. doi: 10.137/journal.pmed.100120, 2009.
2) 法務省司法法制部：保護統計調査．2011
3) 厚生労働省医療観察法医療体制整備推進室：心神喪失者等医療観察法にかかる申立，決定等の状況．2011
4) 岡田幸之：刑事責任能力再考―操作的診断と可知論的判断の適用の実際．精神神経学雑誌 107：920-935, 2005
5) 岡田幸之：不可知論の「カチ」．井原裕（編）：こころの科学増刊精神科臨床はどこへいく．日本評論社, 2011
6) American Psychiatric Association: Diagnostic and Statistical Manual of Mental Disorders Fourth Edition Text Revision DSM-IV-TR. American Psychiatric Publishing, Arlington, VA, 2000〔髙橋三郎，染矢俊幸，大野裕（訳）：DSM-IV-TR 精神疾患の診断・統計マニュアル．医学書院, 2003〕
7) 岡田幸之：刑事責任能力と精神鑑定―精神医学と法学の再出発．ジュリスト 1391：82-88, 2009
8) 岡田幸之：責任能力判断の構造．論究ジュリスト 2：103, 2012

〔岡田 幸之〕

索引

人名索引

[和文]

飯田真　334
池田和彦　190
糸川昌成　4
内海健　542
臺弘　4
大森健一　147
加藤敏　146
神田橋條治　532, 533
木村敏　74, 286
鈴木健文　674
田島明子　545
樽味伸　543
中井久夫　144, 334, 531, 543, 545
中安信夫　81, 289
原田憲一　96
疋田貴俊　242
星野弘　531, 544
前田信雄　567
満田久敏　149
宮本忠雄　143, 333
山上皓　507
湯浅修一　531

[欧文]

Abraham K　294
Adams W　177
Akbarian S　189, 191
Akil M　190
Alanen Y　575
Allison DB　512
Alzheimer A　187
Andreasen NC　88, 388, 400, 403
Angermeyer MC　306, 307
Anthony WA　544
Arieti S　143
Asarnow JR　156

Baddeley AD　432
Barnes C　543
Barrowclough C　554
Basaglia F　287
Bateson G　302
Beck A　556, 557, 636
Beckmann H　189
Benes FM　189
Bentall R　554
Bentsen H　101
Berger H　207
Bergson HL　285
Bigelow DA　670
Bini L　170
Binswanger L　73, 286, 334
Bion W　292, 295, 297
Birchwood M　444, 556, 645
Bird V　140
Blankenburg W　74, 286, 392
Bleuler E　70, 88, 92, 103, 128, 145, 161, 283, 284, 291, 330, 367, 389
Blomhoff S　691
Bonhoeffer K　370
Borrill CS　568
Boydell J　305
Brenner MH　304
Broome MR　302
Brown GW　74
Brown S　418
Buber E　546
Buckley PF　676
Burbach FR　575

Cahn W　646
Cameron DE　283
Cannon M　315
Cantor-Graae E　306
Caplan G　567
Carlsson A　227
Carpenter WT　97
Casey DA　678
Caspi A　316
Cassel EJ　354
Catts VS　418
Cerletti U　170

Chadwick P　556
Chouinard G　507
Ciompi L　680
Claghorn J　674
Clapcote SJ　242
Clark AF　160
Cohen-Cole SA　355
Cohen D　516
Cohen ME　418
Cohen S　506
Conrad K　392, 395, 396
Coodin S　137
Cooper B　306
Cooper D　287
Copeland ME　598, 602
Corcoran C　306
Cornblatt BA　636
Crow TJ　91, **97**, 288, 388, 400
Crumlish N　646
Currier GW　400

David A　403
Deegan P　597
Deegan PE　599
Delay J　227, 505
Dembling BP　304
Deniker P　505
Dilthey W　281
Dohrenwend BP　304
Drury V　137
Dunham HW　304
Dunn LB　595
Dupré E　395

Eissler KR　145
Ellis A　556
Epstein NB　574
Ey H　150, 287, 389

Falloon IA　589
Falloon IRH　647
Faris RE　304
Federn P　293
Feinstein AR　351

Ferdière G 333
Ferencze S 294
Fink M 169, 171
Fowler D 556
Freeman D 556
Freud S 291
Friedhoff AJ 100
Frith CD 339
Fromm-Reichmann F 293, 302

Ganser S 394
Garety P 556
Gatian de Cléerambault G 393
Gayle DA 179
Gelenberg AJ 167
Giggs JA 304
Gleeson J 575
Goldman HH 669
Goldman-Rakic PS 190
Gorham DR 401
Goscha R 598
Gottesman II 119
Gross G 633
Gruhle HW 71
Guidotti A 190

Haddock G 554
Haefner H 304
Haggard P 276
Hare EH 304
Harrison G 304
Harvey PD 260, 443, 445
Haupt DH 515
Hecker E 69
Heila H 457
Heinrichs DW 447
Heinrichs RW 260
Hemsi LK 305
Henderson DC 515
Hillert A 307
Hitch GJ 432
Hoch P 75, 371, 378
Honkola J 417
Horrobin DF 100, 334
Howard R 162, 163
Huber G 73, 80, 89, 287, 289, 633

Jackson HJ 575
Jackson JH 287, 388
Jakob H 189
Janet P 392
Jaspers K 72, 86, 281, 287, 331, 353, 357, 395
Johnsen E 135
Johnstone EC 245
Jones P 158
Jørgensen HA 135

Jorm AF 306
Jorm C 306

Kahlbaum KL 70, 145, 166
Kane J 228, 506, 673
Kanner L 155, 285
Kaplan H 163
Karlsen S 305
Kasanin J 74, 151
Kay SR 398
Kayton L 145
Keefe RS 259, 267, 435
Kelley BD 305
Kelly A 670
Kendell RE 177
Kertesz A 433
Khan NL 164
Kim-Cohen J 316
Kingdon DG 554
Kirkbrige JB 305
Klein M 294
Kleist K 149
Kline NS 227
Kohler CG 145
Kohn ML 304
Koller EA 516
Konradi C 190
Kovelman JA 177
Kraepelin E
       69, 103, 145, 149, 161, 282, 679
Kreindler SA 137
Kretschmer E 284, 286, 332
Kuipers E 556
Kulka RA 304

Laborit H 226
Laing RD 287
Lange-Eichbaum W 334
Lappin JM 646
Lauber C 306
Leff J 301, 669
Lemieux-Charles L 570
Leonhard K 149
Leucht S 512
Levav I 304
Lewis DA 190
Lezak MD 259
Liberman RP 472
Lieberman JA 413
Lindenmayer JP 400
Link BG 304
Lobbestael J 382
Locke BZ 305
Loeffler W 304

Magnan V 69, 150, 388
Mahler M 294

Malzberg B 305
Mann SL 304
Manschreck TC 164
Marder SR 400
Marneros A 153
Martin-Rodriguez LS 567
Masanet MJ 139
Matschinger H 307
Matussek P 395
Mausbach BT 443
Mayer-Gross W 71, 145, 392
Mayer U 177
McFarlane W 138
McGlashan TH 145
McGorry PD 139, 556, 629
McNab C 575
Meduna LJ 170
Meesters PD 679
Menezes NM 134
Meyer A 74, 288
Mickan SM 568
Miech RA 304
Milton F 557
Minkowski E 74, 284, 285
Mok H 163
Montero I 138
Moore JW 276
Morel BA 69
Morgan C 306
Morgan WL Jr. 361
Morgenthaler W 333
Morrison AP 554
Mortensen PB 304
Mourgue R 389
Munk JP 304
Munro A 163
Murphy HB 305
Murphy JM 304
Myers JK 302

Nazroo JY 305
Neele E 151
Nicolson R 157, 158
Nordentoft M 137
Nordt C 307

Odegaard O 116, 305
Olson D 574
Osler W 390
Overall JE 401

Palmer BW 680
Parker GF 136
Paton C 675
Patterson TL 443
Peters E 556
Petit JR 374

Plum F　187
Polatin P　**75**, 371, 378
Priest RG　308
Prinzhorn H　333

Ragins M　599
Ramirez P　401
Rapoport JL　155
Rapp C　597
Reichenberg A　260
Remschmidt H　156
Ribot T　389
Rickwood DJ　308
Riding J　163
Riedel-Heller SG　307
Rippere V　307
Roberts GW　192
Rodgers B　304
Rosenfeld H　294, 295
Ross RG　156
Rossler W　307
Roth M　161
Roth S　145
Rümke HC　282, 286, 357

Sackett DL　488
Sacks O　506
Saha S　118, 412, 659

Schaeffer JL　158
Schebing G　293
Scheibel AB　177
Scheler M　396
Schneider C　283
Schneider K　**73**, 358
Schwing G　530
Searles H　294
Seeman P　229
Segal H　295, 296
Séglas J　395
Selemon LD　190
Sellwood W　138
Selten JP　306
Sharpley M　305
Shepherd G　574
Smith SE　177, 179
Sporn AL　156
Stefansson H　184
Steiner J　298
Sullivan HS　**74**, 293, 352, 356
Szasz T　287

Tarrier N　554, 618
Taylar MA　169
Thornicroft G　670
Torrey EF　308
Tran E　418

Trower P　556
Turkington D　138, 554

Volk DW　190
Voss M　277
Vyas NS　156

Warner R　615, 618
Weiden PJ　508
Weiner RD　524
Welham J　318
Wells A　554
Wernicke C　166, 392
Werry JS　156
Wiersma D　137
Wilkinson G　447
Wilmanns K　71
Wimmer A　150
Wing JK　368, 388, 403
Wolff G　308
Wykes T　556

Zammit S　305
Zilboorg G　74
Zubin J　128
Zuckerman L　241
Zutt J　286
Zwarenstein M　570

和文索引

[数字・記号]

1人当事者研究　621
2症候群仮説　97
2人当事者研究　621
3q29 microdeletion syndrome　184
3チャンバー法　236
4つのA(4A's)　71, 284, 368
5-hydroxytrypyamine(5-HT)　218
5因子モデル　400
5疾病5事業　123, 632, 668
5分間スピーチサンプル　574
8方向放射状迷路　237
9-hydroxyrisperidone　231
[^{11}C]N-methyl-spiperone　253
[^{11}C]raclopride　253
16p11.2領域　184
16p13.1領域　184
21条入院　711
24時間精神科相談窓口　654
1970 British Cohort Study (BCS70)　313
α_7ニコチン受容体アゴニスト　231
α-amino-3-hydroxy-5 methyl-4-isoxazole propionic acid (AMPA)受容体　219
α-methyl-para-tyrosine (α-MPT)　216
α機能　298
β要素　297
γ-aminobututyric acid (GABA) [→GABAも見よ]　190, 215, 221
γオシレーション　212, 221

あ

アーバンス　435
アウトカム　312
アウトリーチ　590
——, チーム医療　568
アクティングアウト　561
アストロサイト　192, 193
アスピレーション　65
アスペルガー障害　156
アセチルコリン　218
アドヒアランス　673
アドヒアランス不良　228
アポフェニー　396
アリピプラゾール　229, 509, 512, 515
——, 周産期　689

——, 小児の統合失調症　159
アルコール幻覚症との鑑別　371
アンチサッケード　209
アンチスティグマ　611, 647
アンフェタミン　194, 216, 239
アンフェタミン拮抗作用　227
アンヘドニア　91, 236, 392
「あいだ」論　286
あさかホスピタル　589
相性精神病　151
悪性緊張病　169
悪性腫瘍　417
——の標準化罹患比　418
旭中央病院　590
新しい長期在院　669
圧縮　283
安全保障感　356
安定期　478
——の心理社会的介入　485
——の治療の進め方　484
——の薬物療法　485
——の臨床課題　484
安定期治療, APA治療ガイドライン　491

い

インスリンショック療法　226
インター協働　569
インターネットにみるスティグマの現状　605
インターフェロン　179
インタープロフェッショナル教育　566
インターロイキン　179
インドジャボク　227
インフォームド・コンセント　710
インフルエンザ感染　177
生きづらさ　614
——のメカニズム　615
意志作用感　275
医学モデル　337
易傷期に守るべきことと臨床的工夫　542
医療観察法　700, 702, 710, 714
医療観察法鑑定　700
医療観察法病棟　714
医療に関する同意権, 成年後見人　705
医療保健福祉の実証的効果研究　570
医療保護入院　542, 710, 711
医療法　714

医療法施行規則　714
異種性　94
——のモデル　97
異常人格期, Eyの4病期　392
異常体感　395
移行支援　341
移送制度　712
移民研究　116, 305
意志的制御過程　339
意思決定問題的枠組み, 鑑別診断　369
意思能力　703
意識　291, 357, 433
意識障害との鑑別　375
意識野の解体　287
意味記憶　432
意欲　358
意欲低下　92
維持期　476
遺伝, 非定型精神病の　151
遺伝学　182
遺伝環境相互作用　322
遺伝形式　182
遺伝研究　119
遺伝子
——と脳構造との関連研究　251
——の後天的修飾　183
遺伝子改変モデル動物　241
遺伝子研究, 攻撃性・暴力　694
遺伝子発現解析, 死後脳研究　198
遺伝子発現の差異に影響する遺伝子多型　199
遺伝的負荷　183
遺伝要因の仮説　107
遺伝率　4, 182
飯田病院のサービスモデル　589
憩いの場　550
一元論　389
一次症状　284, 288
一次妄想　84
一時的思考　283
一過性残遺状態　145
一級症状, Schneiderの　73, 89, 275, 283
一酸化炭素中毒との鑑別　375
今ここで　573
因子の妥当性　264
陰性の形式的思考障害　88
陰性症状　91, 288, 388, 391
——の評価　483
陰性症状関連テスト　235
陰性症状評価尺度　400, 403
陰性症状様症状　240

陰性治療反応　299

う
ウイルス感染モデル　241
ウィスコンシンカード分類課題
　　　431
ウェクスラー記憶検査　431
ウェクスラー成人知能検査
　　　265, 431
うつ状態, 自殺の要因　458
宇都宮病院事件　711
後ろ向きコホート研究　312
浦河べてるの家　602, 613
上乗せ漸減法　509

え
エキスパート・コンセンサス・ガイドライン, 遅発性統合失調症
　　　164
エコチル調査　317
エナント酸フルフェナジン　514
エビデンスの明確な心理社会的治療
　　　492
エピジェネティクス研究, 死後脳研究　199
エピジェネティック仮説　109
エピソード記憶　432
　—— の障害　39
エンパワーメント的支援　340
英国国立医療技術評価機構のガイドライン[→NICE ガイドラインも見よ]　492
英国サービスモデル　583
栄養サポートチーム　416
疫学　115, 302
　——, 遺伝に関する　182
　——, 高齢期の　679
　——, 日本　122
疫学研究　312
　——, 精神病発症前後の　322
疫学的医療圏研究　302
援助希求行動　634
援助付き雇用　499, 500
嚥下性肺炎　414

お
オーストラリアのサービスモデル
　　　584
オーストラリア・ブレインバンク・ネットワーク　205
オーダーメイド医療, 遺伝子を用いた　231
オープンフィールドテスト　235

オックスフォード大学版 BPRS
　　　403
オッドボール課題　210, 211, 437
オランザピン
　　　229, 256, 480, 484, 506, 509, 512
　——, 周産期　688
　——, 小児の統合失調症　159
オリゴデンドロサイト　192
オリヅルラン型のライフスタイル
　　　545
オンブズマン制度　713
おどけ　147
おびえ　147
応急入院　711
岡山県の多機関ネットワーク型アウトリーチ　590
桶狭間病院, ブレインバンク　206
帯広ケア・センター　341
思い上がり　286
音楽(性)幻聴　87, 393
音唱　166

か
カイニン酸受容体　219, 220
カタトニア(カタトニー)　166
　——, ECT の適応　523
カタレプシー　89, 168, 227, 285
カプグラ症候群　85
カルバマゼピン　153
　——, 小児の統合失調症　159
カルボニルストレス　4, 6, 47
ガイドライン　488
　——, APA　489
　——, NICE　492
　——, 精神医学講座担当者会議
　　　496
　—— の改訂　497
　—— のクリアリング・ハウス
　　　497
　—— を補完するもの　497
ガンマアミノ酪酸[→GABA も見よ]　190, 215, 221
ガンマ・オシレーション　212, 221
加害的自生視覚表象　147
加害的自生発話(思考)　147
加害妄想　146
加算平均法　212
可知論　701, 718
仮性幻覚　395
仮説検証的診断過程, 精神科救急
　　　365
仮名ひろいテスト　431
価値観に基づく実践　564
家族　572
　—— との葛藤がある場合の精神療法　537

　—— の(高)感情表出　74, 552
　—— のコーピングスキル　138
　—— の高齢化　679
　—— の見方の変遷　572
「家族から家族へ」教育プログラム
　　　550
家族介入　575
　——, NICE ガイドライン
　　　494, 575
　——, PORT　575
　——, 初回エピソード精神病　641
家族会　13, 472, 550, 578
家族機能評価　574
家族研究　572
家族支援　11, 23, 572, 573
　——, 早期介入サービスにおける
　　　575
家族支援アプローチの現状　573
家族支援プログラム　550
家族史的家族療法　561
　——, 生活臨床の　577
家族心理教育
　　　471, 499, 500, 552, 574
　—— と長期予後　137, 138
家族精神医学　74
家族否認症候群　85
家族面接, 刑事精神鑑定　723
家族療法　572
　——, 生活臨床の　577
家族歴　356
家庭・周辺環境　323
過剰な運動活動性　168
過程　72
過包含　283
画像診断, 認知機能の　438
会話　395
　—— の貧困　88, 92
回転ドア現象　228, 669
回転板追跡課題　432
回復[→リカバリーも見よ]　544
　—— した状態　440
　—— に向けてのプラン作り　470
回復過程論　143
回復期　478
　—— における対話　542
　—— の心理社会的介入　484
　—— の治療計画　471
　—— の治療の進め方　482
　—— の治療目標　483
　—— の薬物療法　483
回復期治療, APA 治療ガイドライン　491
回復初期の寂寥感への共感　543
回復阻害因子　356
回復促進因子　356

回復不安　616
灰白質分布パターン　250
解釈妄想病　396
解説を加える幻声　87
解体（症状）　88, 289, 389
解離症状　378, 379
解離性昏迷との鑑別　375
解離性同一性障害　394
外因性　105
外界意識離人症　392
外観・表情の特徴　357
外傷体験がある場合の精神療法　537
外的キュー　276
外来治療　468, 479
外来中断に対しての治療計画　475
外来統合失調症　74
概念的定義　367
拡散異方性　245
拡散テンソル画像　245
核磁気共鳴画像法 [→MRI も見よ]　422
覚醒　433
覚醒剤　194, 239
覚醒剤精神病との鑑別　371
隔離　712
学習困難　563
滑動性追跡眼球運動　437
葛藤論的視点　291
学校保健　567
軽い意識混迷　357
干渉　283
完全寛解　640
肝疾患併発時の抗精神病薬の使用方法　664
冠動脈疾患の予防　662
患者
　──と共に決めること　489
　──との距離, 初診面接　359
　──の権利　710
　──の理解力, 病名告知　595
患者家族　572
患者説明, 治療計画についての　467
換喩語　88
渙散的　144
間主観性　392
寛解過程における能動性亢進　147
寛解過程論　143, 144
寛解期　144
寛解後疲弊病相　145
感覚閾値の上昇　661
感覚過敏　379, 395
感覚記憶　432
感覚遮断実験　557
感覚情報自動処理関連電位　211
感情移入　72, 353

感情荒廃　91
感情症状　91
感情障害および統合失調症用面接基準　302
感情性精神病　149
感情的交流　282
感情倒錯　91
感情鈍麻　91
感情の不一致　92
感情の不適切さ　92
感情表出による家族機能評価　574
感情病および精神分裂病用面接基準　383
感情平板化　91
慣例　701, 719
関係念慮　85
関係妄想　85, 396
関心領域法　245
関与しながらの観察　352
関連法規, 精神科医療の　708
監査システム　713
緘黙　89
環境因子（要因）　120, 183, 323
　──, 統合失調症の病因　110
環境的援助　293
簡易鑑定　721
簡易精神症状評価尺度　398, 401, 479
観察期間の設定　481
観察分散　382
観念奔逸　282
鑑定作業の終了　724
鑑定資料　722
鑑定書, 成年後見制度　704
鑑定書作成　723
鑑定人尋問　724
鑑別診断　367
　──の実際　373
　──の枠組み　369
鑑別すべき疾患・障害　370
眼球運動　209, 437
眼球探索運動の異常　239

き

ギリシャ哲学　389
切り替え　506
切り替え技法　504
　──の精密化　509
危機解決・家庭支援チーム　583, 584
危険性基準　710
気脳写　244
気分　357
気分安定薬　153
気分易変性　393
気分障害との鑑別　371

気分変調　393
希望学　573
奇怪対象　297
奇矯な理想　286
季節性効果　177
記憶　432
　──の不随意な甦り　393
記憶障害, ECT の副作用　528
記述現象学　281
起訴前鑑定　721
基幹型救急　656
基準関連妥当性　264
基準分散　382
基底症状　80, 289, 451, 633
基底障害仮説　287, 289
期間有病率　118
器質型統合失調症　288
器質性精神障害との鑑別　370
器質力動論　287, 389
器質臨床懸隔　389
機能の全体的評価尺度 [→GAF も見よ]　479
機能解剖学的組織病理検索　190
機能・形態障害　336
機能型統合失調症　288
機能幻覚　86
機能障害, 能力障害および社会的不利の国際分類　336
機能的核磁気共鳴画像法　270
機能的結合不全　425
機能的磁気共鳴画像 [→fMRI も見よ]　438
機能的神経画像研究　37
機能的転帰の階層　268
機能評価尺度　209
偽幻覚　86
偽神経症性統合失調症　75, 371
偽陽性　649
虐待　158
逆向性因果　277
逆耐性　240
客観的徴候　351
急性一過性精神病性障害　153, 377, 640
急性期　478
　──における自殺の注意点　460
　──における対話　541
　──の自殺　458
　──の症状　83
　──の状態像　478
　──の心理社会的介入　482
　──の治療　478
　──の治療計画　469, 480
　──の薬物療法　480
　──の薬物療法計画　469
急性期外来治療　479
急性期後の自殺の注意点　460

和文索引　733

急性期症状消退後の自殺　458
急性期多職種チームケアマネジメント, 救急閉鎖病棟における　590
急性期治療　478
　　──, APA 治療ガイドライン　491
　　──, チーム医療　567
急性錯乱　388
急性精神病　153, 389
急性増悪, ECT の適応　522
急性統合失調感情病　151
急性統合失調症状態　144
急性統合失調症様精神病性障害　378
急速置換法　509
救急受診の発動者の面接　364
救急初診　478
居住支援グループ　592
居宅介護事業　550
拒食症　158
拒絶症　89, 285
拒絶能力, 神田橋　532
拒絶への対応　481
拒薬への対応　482
虚脱期　146
虚無妄想　85
共感　353
　　──, 初診面接　360
共感性課題　425
共生期　294
共同生活援助　549
共同生活介護　549
共同的実証主義　617
恐怖症　394
恐怖条件付テスト　238
強硬　166
強迫　394
強迫行為　394
強迫思考　394
強迫症状　158
強迫的恐怖　394
強迫表象　395
強迫様症状　378
強迫欲動　394
境界性パーソナリティ障害　393
境界例　75
鋏状現象　561
鏡映描写課題　432
鏡像文字音読検査　432
驚愕反応　208, 236
行政監査　713
局地論的視点　291
極度の拒絶　168
近赤外線スペクトロスコピー　55, 213, 422, 425, 438
筋緊張　396
禁治産・準禁治産制度　703

緊急措置入院　711
緊張型, ECT の適応　522
緊張病　70, 166, 396
　　── の診断基準　168
　　── の電気けいれん療法　170
　　── の薬物療法　170
緊張病概念の歴史的変遷　166
緊張病症候群の治療アルゴリズム　171
緊張病症状　89, 285
緊張病性行動　89
緊張病性興奮　285
緊張病性昏迷　285

く

クエチアピン　229, 480, 484, 506, 512
　　──, 周産期　688
　　──, 小児の統合失調症　159
クオリティ・オブ・ライフ評価尺度　403, 447
クラブハウス　341, 550
クロカプラミン　505
クロザピン　111, 219, 228, 480, 512, 674
　　──, 小児の統合失調症　159
　　──, 治療抵抗性　673
　　── の再評価　506
クロザピン治療の最適化　674
クロザピン非反応例への治療, 治療抵抗性　675
クロザリル患者モニタリングサービス　480
クロルプロマジン　153, 226, 504, 507
　　──, 周産期　687
グラディーバ　291
グリア細胞　179, 192
グリア細胞株由来神経栄養因子　179
グリオーシス　192
グリシントランスポーター阻害薬　231
グループ当事者研究　621
グループホーム　549, 592
グルタミン酸　215
グルタミン酸仮説　112, 191, 230, 235, 278
グルタミン酸系　211, 219, 278
グルタミン酸脱炭酸酵素　221
空虚感　392
屈曲　379
群馬県境町の地域精神保健活動　341

け

ケースマネジメント　130, 485
ケアサービス　548
　　── とサポートのプログラム　549
ケアチーム　566
ケアプログラムアプローチ　583
ケアホーム　549
ケアマネジメント　341, 547, 548
ケタミン　211, 219, 230, 239, 278
ケルン早期発見研究　80
ゲノムワイド関連研究　183
けいれん　166
下剤投与　226
刑事精神鑑定　699, 717, 721
　　── の面接　723
刑事責任能力鑑定　700, 717
刑事訴訟能力鑑定　700, 701
形式的思考障害　88
形態学的細胞構築的観察　189
系統緊張病　166
系統的統合失調症　149
啓発活動　605
経過と予後　128
経頭蓋磁気刺激法　529
軽微な神経学的所見　351
継続支援　341
警察官職務執行法　711
警察権限　709
警職法　711
芸術家　330
芸術療法, NICE ガイドライン　494
激越コンポーネント　400
激越への対処　481
欠落症状　288
結合能　427
結論への飛躍　283, 556
欠格条項　711
欠陥型　97
血小板由来増殖因子　179
血中ホモバニリン酸　99
血統妄想　85
血糖モニタリング　516
齧歯類モデル　235
　　── の行動評価　235
見当識　357
研究用診断基準　383
兼務システム, メルボルン　586
嫌悪刺激　238
顕在化　157
元気回復行動プラン　550
幻覚　86
　　── の定義　86
　　── の分類　87

幻覚妄想　292
幻覚妄想大会　602
幻嗅　88
幻視　87
　　——，Lewy小体病の　380
幻触　88
幻声　87
幻聴　87, 556
　　——，fMRI　425
　　——，自殺の要因　457
幻味　88
言語　357
言語幻聴　395
言語新作　88
言語性幻聴　87
言語流暢性課題　426, 434
原始的防衛機制　295
現在症診察表　3, 302
現実感消失　392
現実との生ける接触の喪失
　　　　　　　　　284, 285
現存在分析　73, 286
現病歴　356
　　——，初診面接　360
衒奇姿勢　396
衒奇症　168

こ

コーピング　143
コーピングスキル，家族の　138
コピー数多型　183, 184
コ・プライマリ測定　268
コホート研究　312
　　——で得られたエビデンス　317
コミュニティ・サービス　582
コミュニティメンタルヘルスチーム
　　　　　　　　　583
コンテイナー/コンテインド　298
コンピュータ断層撮影　244
コンボ　36, 602
こころの健康基本法　715
こころの健康政策構想会議　347
こころの健康政策構想実現会議
　　　　　　　　　579
こころの健康を考える市民会議
　　　　　　　　　586
こころの健康を守り推進する基本法
　　　　　　　　　579
こころの元気＋　602
子どもの健康と環境に関する全国調査　317
古典的神経病理学所見　188
呼名幻聴　87
個人史　293
個人精神療法　530
個別支援付き住居　549

個別職業紹介とサポート　549
誇大妄想　85, 396
語彙判断課題　433
公権力による保護権限　709
公判鑑定　721
広汎性発達障害　155
　　——との鑑別　373, 379
交感神経系の興奮，ECT　525
交代意識　394
交代人格　394
向精神薬　226
考想化声　87, 283, 395
考想察知　86
考想吹入　86, 283
考想奪取　86, 283
考想転移　86
考想伝播　86, 283
考想被影響体験　86
考想被支配妄想　86
行為能力　703
行為批評　395
行動　357
行動学的家族療法　576
行動感作　240
行動実験　235
行動制限　482, 709, 712
行動制限最小化委員会　713
行動的家族指導　500
行動毒性　506
行動脳　61
抗コリン性離脱　507
抗精神病薬
　　——，周産期　686
　　——による自殺の増加　506
　　——による受容体占有率　256
　　——の開発の方向性　230
　　——の切り替えに関連した精神薬理学的変化　507
　　——の催奇形性が問題となる時期
　　　　　　　　　685
　　——の至適用量　256
　　——の使用方法，精神障害と身体疾患が併発しているときの　663
　　——の創薬　226
　　——の脳体積への影響　251
　　——の脳内動態に関する分子イメージング　428
　　——の発見　226
　　——の併用療法　481
　　——の臨床試験　231
抗精神病薬治療の歴史的展開　504
抗精神病薬抵抗性症例，ECTの適応　523
攻撃性
　　——の評価　690
　　——の病態生理　693
　　——への対応　481, 690

拘束　712
後期初回前駆状態　82
後見　704
後方病院への転送　656
荒廃　143
高感情表出(EE)　572
高感情表出(EE)家族への家族心理教育，下寺らによる　577
高機能広汎性発達障害　156
高血糖，副作用　515
高次認知機能　270
高プロラクチン血症　159, 420
高用量固定法，ECT　527
高揚病相　146
高齢化
　　——，家族の　679
　　——，入院患者の　678
　　——の問題　193
高齢期の統合失調症患者の問題
　　　　　　　　　678
高齢統合失調症患者
　　——のQOL　680
　　——の認知機能　680
構成(概念)妥当性　234, 264
構造化面接　302, 382
興奮　89
　　——への対応　481
国際疾病分類第8版　288
国際障害分類　336, 441
国際生活機能分類　336
国際パイロット研究　302
黒質　216
心のうぶ毛　531, 543
心の理論課題　425
骨粗鬆症　420
言葉のサラダ　88
困惑状態　296
昏迷　89, 166, 168
昏迷様状態の鑑別　375
婚姻に関する精神鑑定　706
混合　283

さ

サービスモデル　582, 588
　　——，海外　582
　　——，退院支援　670
　　——，日本　588
　　——の歴史　582
サイトカイン　179
サイン波治療器　522
サッケード　209
ささがわプロジェクト　589, 671
させられ体験　85
作動記憶　432
指し示されるもの　368
指し示すもの　368

和文索引　735

再鑑定　724
再検査法　265
再発防止の治療計画　472
再発予防5カ年計画　559
再発予防モデル　341
災害時の医療支援　16
最大効果近接用量　480
催奇形性　685
在宅ケア支援　713
罪業(罪責)妄想　85
作為　283
作為体験　284
錯乱　166, 395
錯乱様状態の鑑別　374
三人称幻聴　87
産業保健　567
産出症状　288
産褥精神病との鑑別　371
散漫思考　283
残遺期の症状　91

し

シグマ受容体作動薬　231
シナプスの刈り込み　158
シュレーバー症例　292
ショ糖嗜好性試験　236
ジャクソン学説　388
支援者　306
支離滅裂　88
司法精神医学　699, 717
司法精神保健　699
死後脳　197, 202, 204, 221
死体解剖保存法　203
死亡原因　457, 681
死亡率　129, 659, 681
　── に関係する因子　659
自然な経験の一貫性　286
自然な自明性　392
　── の喪失　286
刺激用量設定，ECT　526
姿勢保持　168
思考　283
　── の疎隔化　283
思考過程　357
思考障害　282, 298
思考奪取　283
思考内容　357
思考反響　87
思春期の発達精神医学　53
思春期妄想症　394
思路　357
　── への割り込み　88
指向する課題　559, 562, 578
　── の達成支援　564
視覚失認　430
視覚表象　393

自我意識　283
自我感情　293
自我境界　284, 293
自我障害　85, 275, 283, 358
　── の定義　85
　── の認知科学　275
　── の発達精神病理　63
　── の分類　86
自我脳　54
自己愛性パーソナリティ障害　393
自己愛組織　296
自己意識　275, 283
　── の4つの標識　283
自己関係づけ　284
自己研究　617
自己視線恐怖　378
自己主体感　275
自己臭恐怖　378
自己臭妄想　85
自己所属性　284
自己治癒　143, 544
自己と他者の共通神経表象　353
自己病名　619
自殺　457
　── の背景，契機　457
　── の発生要因　457
　── の予防　459
　── のリスク要因　459
自殺念慮　358
自殺未遂　457
自殺リスクの評価　457
　──，日常診療における　460
自殺率　457
自助グループ　492, 550
自生思考　393
自責　393
自治，当事者研究　617
自動症　393
自動的過程　339
自閉　92, 284
自閉期　294
自閉傾向　379
自閉症　155, 285
自閉能力，神田橋　532
自明性喪失　379
事象関連電位　60, 98, 209, 437
事理弁識能力　703
持効性抗精神病薬筋注製剤　485
持続症状への認知行動療法　474
持続性妄想性障害　161
　── との鑑別　378
持続的注意集中検査　431
時間周波数解析　212
時点有病率　118
磁気共鳴画像［→MRIも見よ］　244
磁気発作療法　529
色性錯乱　150

失語　433
失語分類　433
失認　430
失行　431
失敗した現存在の三形式　286
疾患　351
疾患異種性　183
疾患脆弱性アレル　183
疾患脆弱性遺伝子　184
疾患モデル動物　234
疾病過程，病期と自殺との関連　458
疾病管理とリカバリー　499
疾病認識　358
疾病の帰結　336
実在感の希薄　392
実況解説　87
社会機能　440
社会機能低下　337
社会機能評価尺度　444
社会共謀因説　3
社会構造に関連する研究　303
社会参加　339, 472
　──，小児の統合失調症の　160
　── の計画　474
　── を回復していくための治療計画　472
　── を支えていくための治療計画　476
社会資源　547
　── の活用，小児の統合失調症　160
社会生活機能評価　485
社会生活技能訓練　474, 552, 613
社会精神医学　301
社会的環境　301
社会的孤立　304
社会的相互作用テスト　235
社会的入院　505, 668
社会的不利　336
社会的要因　301, 303
社会適応機能尺度　445
社会適応度判定基準　337
社会認知　37, 271, 324
　── とその障害の多様性　40
　── の障害，fMRI　425
社会脳　38, 54
社会浮動　116
社会復帰施設　711
社会復帰促進センター　578
社会復帰調整官　714
社会モデル　337, 341
手段的日常生活活動作　483
主観的体験　619
主観的な主体性　619
主要組織適合遺伝子複合体　184
腫瘍壊死因子　179

受診目的　355, 359
受動型，生活類型　560
受動的/無感情的な対人的閉じこもり　92
受動的回避学習テスト　238
受容体結合能　256
受容体占有率，抗精神病薬による　256
受療権　710
受療状況　122
授乳における抗精神病薬の影響　689
収束的妥当性　264
周期性気分変調　393
周期性緊張病　166
周産期
　　── のウイルス感染模倣モデル　241
　　── の環境因子　120
　　── の治療薬の選択　685
周産期環境　323
宗教妄想　85
終末糖化産物　47
就労移行支援事業所　549
就労継続支援事業B型　549
就労支援サービス　613
就労の場のプログラム　549
集塊　298
集中型ケアマネジメント　548
醜形妄想　85
重金属投与　226
重症急性期症例統合ケアアウトライン　591
重症対人恐怖　394
重度精神障害の転帰決定因子に関するWHO共同研究　302
従来型診断　96
熟語の音読課題　433
出産　685
出産率　184
純粋語聾　430
循環病　73
処方薬剤の効果判定　480
初回エピソード，脳構造画像研究　247
初回エピソード精神病　5, 83, 633, 640
　　── の神経心理学研究　323
　　── の薬物治療アルゴリズム　642
　　── の臨床特徴と治療計画　640
初回エピソード統合失調症　83
初期症状　80
初期的特徴　379
初期統合失調症　81, 289
初診時の治療計画　466
初診面接　354, 358

　　── の終結期　362
　　── の前期　358
　　── の中期　361
初老期精神病　380
小規模作業所　549
小児期，青年期の環境因子　120
小児の気分障害　156
小児の精神分析，Kleinの　294
小児の統合失調症　155
　　── の心理社会的治療　160
　　── の診断　155
　　── の発達過程　157
　　── の並存障害　156
　　── の薬物療法　159
　　── の予後　156
少数民族　305, 306
生涯発達を考慮した研究　347
生涯有病率　118
症候学　80
症候，鑑別を要する　373
症状　351
症状形成論　389
症状自己管理モジュール　472, 473
症状性精神障害との鑑別　370
症状評価　351
　　──，安定期　484
　　──，急性期　479
症状評価尺度　398
　　──，特定症状　403
　　──，包括的　398
象徴等価　296
象徴の誤用　283
照合課題　98
障害　336
　　── の国際分類　336
障害構造モデル　340
障害者基本法　337
障害者自立支援法　613
障害者総合支援法　549
障害者の権利条約　337
障害生存年数　121
障害調整生命年　121
障害論　336
衝動性眼球運動　209
上皮成長因子　179
状況意味失認　289
状況分散　382
常染色体優性遺伝仮説　107
常同行動　235
常同姿勢　89
常同症　285
情状鑑定　700
情動　357
情動機能の障害，fMRI　425
情動症候群　150
情動障害　284
情動的共感　354

情動的閉じこもり　92
情報収集計画　468
情報分散　382
触法行為　717
触法精神障害者　699
職業リハビリテーションモデル　341
心因原性の統合失調症　291
心因性　103, 105
心因性精神病　150
心気妄想　85
心疾患併発時の抗精神病薬の使用方法　664
心身二元論　389
心神喪失　700
心神喪失等の状態で重大な他害行為を行った者の医療及び観察等に関する法律　700, 714
心神耗弱　700
心臓突然死発症リスク　417
心的経済論　291
心電図　416
　　──，身体疾患の予防　661
心理学的検査，刑事精神鑑定　723
心理学的要件　701, 718
心理教育　470
　　──，家族　574
心理社会的アプローチ，チーム医療　567
心理社会的治療（介入）　547
　　──，ARMS　636
　　──，NICEガイドライン　494
　　──，PORT　498
　　──，安定期の　485
　　──，回復期の　484
　　──，急性期の　482
　　──，小児の統合失調症　160
　　── の適用と効果　547
　　── のプログラム　548
心理社会的要因，統合失調症の病因　110
心理社会的リハビリテーション　341
身上監護　705
身体意識離人症　392
身体合併症　658
身体幻覚　87
身体疾患
　　── に併発した精神病状態　376
　　── の早期発見　661
　　── の有病率　658
　　── の有病率に関係する因子　659
　　── の予防　413, 661
身体所見　358
　　── の個別評価と包括的評価　413

――の評価　412
身体所有感　275
身体小奇形　178
身体診察　362
――の重要性，精神科救急　365
身体-精神病の過程　72
身体の既往歴　356
身体的被影響体験　86, 283
身体妄想　85
身体療法　522
信念変容法　557
信頼性　265
神経炎症仮説　235
神経化学　215
神経科学ブレインバンクネットワーク　206
神経画像と神経病理　188, 195
神経階層理論　287
神経学的診察　362
神経管　175
神経血管カップリング　213
神経細胞の遊走異常　189
神経細胞膜リン脂質仮説　100
神経症期，Eyの4病期　393
神経症の症状との鑑別　371, 378
神経鞘細胞　192
神経心理学　259
――，攻撃性・暴力　694
――の手法　263
――の展望　270
神経心理学研究
――，初回エピソード精神病　323
――，精神病発症前　323
神経心理学検査　262
神経心理学検査課題　263
神経心理学的評価，認知機能　434
神経心理検査バッテリー
　　262, 263, 265, 434
神経振動　212
神経生理学　207
神経成長因子　179
神経伝達物質
――，攻撃性・暴力　694
――による統合失調症の病態モデル　110
神経同期発火　212
神経認知学的指標　97
神経発達障害仮説
　　113, 157, 235, 240, 323
神経発達障害モデル動物　240
神経病理学　187
神経免疫仮説　114
浸透率　183
真正幻覚　86
真正妄想　84
深部脳刺激　529
進行麻痺　105

診断　351
――の見直し　471
診断基準　352
診断結果の伝え方　362
診断書，成年後見制度　704
診断単位の定義　367
診断的階層論　287
診断面接　352
――，精神科救急場面での　363
――の3つの役割　355
――の終わり方　363
診断用構造化面接　382
新エー学説　390
新規物体認識テスト　239
新ジャクソン学説　388
新生仔腹側海馬障害モデル　240
新生変異　183
審判結果への抗告権　710
人格
――の解体　287
――の病　282
人格水準の低下　282, 378
人身保護法　710
腎不全患者への抗精神病薬の使用方法　664

す

スーパー救急病棟　655
スイッチング　506
スイッチング技法　504
スタンレー財団のブレインバンク　205
スティグマ　594, 605, 647
――，報道と　608
――の現状，インターネットにみる　605
ストループテスト　431
ストレス脆弱性仮説　113
ストレス脆弱性モデル
　　128, 337, 562
ストレングス　65, 564, 574
スピリチュアル・ケア　397
スルトプリド　256
スルピリド　256, 505
――，遅発性統合失調症　163
すくすくコホート　317
すくみ行動　238
素の時間　543
水治療　226
遂行機能　434
遂行機能症候群の行動評価　434
遂行機能障害，fMRI　425
遂行機能障害質問表　434
錐体外路症状　159, 227, 256
随伴者への対応，初診面接　359
数唱　431

せ

セカンドオピニオン　710
セネストパチー　87, 378, 395
セルフエフィカシー　671
セルフヘルプグループ　8
セロトニン　218, 228
セロトニン仮説　111, 229
セロトニン系　218, 255
セロトニントランスポーター　218
セロトニン・ドパミン拮抗薬
　　229, 480
セント・ルイス学派　75
セント・ルイス基準　75
せん妄との鑑別　374
世界没落体験　458
是認　360
正常類似体験・比較説明法　556
生育歴　356
生化学的指標　99
生活機能と障害および健康に関する国際分類　336
生活機能の発達精神病理　61
生活機能の評価　440
生活訓練事業　549
生活行動パターン　563
生活支援，チーム医療　568
生活障害　339
生活状況　356
生活特性　562
生活特徴　559
生活の場のプログラム　549
生活臨床　531, 532, 559, 573
――の家族史的家族療法　577
――の家族療法　577
生活類型　560, 563
生活歴　356
生殖精神病　371
生前登録　204
生物学的研究，精神病発症前後の　324
生物学的指標　351
生物学的毒性　646
生物学的要件　701, 718
生物・心理・社会的アプローチ　562
成年後見制度　703
――と精神鑑定　703
成年後見人等の職務　705
成年後見法　715
性格　356
性差，疫学　117
精神医学講座担当者会議の「統合失調症治療ガイドライン」　496
精神医療審査会　711, 713
精神運動幻覚　395

精神衛生センター 711
精神科医療の関連法規 708, 710
精神科急性期治療病棟入院料 655
精神科救急 153, 363, 652
 ── における身体所見の取り方 365
 ── の診療報酬 655
 ── の面接過程 363
精神科救急医療システム整備事業 654
精神科救急医療センター事業実施要綱 654
精神科救急医療体制整備事業実施要項 654
精神科救急情報センター 653
精神科救急入院料 655
精神科救急場面での診断面接 363
精神科診断面接マニュアル 383
精神科特例 714
精神科訪問看護 550
精神科面接 352
精神科リハビリテーションにおける機能評価 441
精神鑑定 699, 717
 ──，刑事事件と 699
 ──，民事事件と 702
精神機能の自己制御
 ── 回復を支える 64
 ── と発達精神病理 65
精神荒廃 166
精神失調症 291
精神疾患簡易構造化面接法 383
精神疾患ブレインバンク設立委員会 206
精神症状
 ── の再評価 471
 ── の層的評価 388
精神障害構造論試論 338
精神障害者の定義 711
精神障害者患者会 550
精神障害者ケアガイドライン 549
精神障害者社会生活評価尺度 445
精神障害者保健福祉手帳制度 714
精神生理学的評価，認知機能の 437
精神的過程 72
精神的危機の早期発見と治療センター 81
精神的既往歴 356
精神的現在症 357
精神病期，Ey の 4 病期 395
精神病後退行 145
精神病後抑うつ 91, 145, 459
精神病症状
 ──，fMRI 425
 ──，自殺の要因 457
 ── と攻撃性・暴力 690

 ── を伴う気分障害 153
精神病性の特徴を伴う気分障害 153
精神病前駆状態 289
精神病早期支援サービス 554
精神病早期支援センター 556
精神病的パーソナリティ 292, 297
精神病発症前後の縦断的脳構造所見 247
精神病発症リスク状態［→ARMS も見よ］ 22, 81, 159, 262, 289, 323, 424, 449, 554, 634, 649
精神病発症リスク状態包括評価 452
精神病未治療期間［→DUP も見よ］ 54, 319, 449, 567, 635, 641, 645
 ── と長期予後 139
精神病様（症状）体験 54, 318, 322, 449, 557, 595, 633
 ──，コホート研究 318
 ── と精神病症状との連続性 449
精神病リスク症候群 81
 ── のための構造化面接 81
精神病理学 3, 281
『精神病理学総論』 331
精神病理学，人間学的 73, 388
精神賦活剤 240
精神分析 291
精神分析的精神療法 291
精神分裂病 78
精神保健
 ──，チーム医療 567
 ── に関するナショナル・サービスフレームワーク，英国 579
精神保健医療 122
精神保健医療福祉の改革ビジョン 668, 682
精神保健及び精神障害者福祉に関する法律 711
精神保健改革 10 か年計画，英国 579
精神保健指定医 711, 713
精神保健審判員 702
精神保健相談・訪問指導 550
精神保健判定医 702
精神保健福祉士 714
精神保健福祉センター 567, 711
精神保健福祉相談員 567
精神保健福祉法 710, 711
精神保健福祉をめぐる制度・政策の変化 613
精神保健ワーカー 569
精神薬理学 226
精神療法 530, 552
 ──，小児の統合失調症の 160
脆弱性 158

責任主義 700
責任能力 700
 ── の判定基準 700
説明 281
 ── の仕方 362
折半法 265
接線性 88
積極的訪問チーム 583, 584
絶望 145
絶滅の不安 294
絶対的入院適応 541
潜在抑制テスト 238
潜伏統合失調症 71, 156
線維芽細胞増殖因子 179
線条体 216
線条体ドパミン D_2 受容体 253
線条体外ドパミン D_2 受容体 254
選択（-移動）仮説 116, 304
選択結婚 185
全国 ACT ネットワーク 602
全国精神障害者家族会連合会（全家連） 578
全国精神障害者団体連合会（全精連） 550
全国精神保健福祉会連合会 36, 550, 578
全国統合失調症協会，英国 579
全身状態 358
全生活史健忘 394
全染色体領域連鎖研究 183
全般性聴覚失認 430
全般的機能評価 443
全般的評定尺度 443
前駆期 80, 158, 449, 478, 595, 633
 ──，小児 158
 ──，病初期の自殺 458
前駆期脳構造画像研究 246
前駆症候群構造化面接 452
前駆症状 80, 289
 ──，小児の統合失調症 158
前向認知症 396
前シナプス機能 255
前頭葉機能障害 191
前頭葉機能低下仮説 113
善管注意義務 715
漸減漸増法 509

そ

ソーシャルクラブ 550
ゾテピン 153, 512
 ──，NCE ガイドライン 494
措置入院 542, 710, 711
疎通性 357
疎通の悪さ 282, 285, 286
訴訟能力 701
遡及性因果 277

和文索引　739

双極性障害との鑑別　371
　──，小児　156
双生児研究　119
早期介入サービスにおける家族支援
　　575
早期介入と長期予後　139
早期支援，チーム医療　567
早期支援チーム　583, 584
早期初回前駆状態　82
早期診断　158
早期精神病　83, 158, 322, 631
早期治療，チーム医療　567
早期幼児自閉症　155, 285
早発性痴呆　69, 128, 151, 161, 282
『早発性痴呆または精神分裂病症候群』　330, 367
相貌化過剰　395
創作　331
創造性　330
層理論　388
操作的研究診断基準　302
操作的診断（基準）　75, 96, 288, 382
操作的定義　367
躁うつ病　285
躁的防衛　295
側頭葉てんかんとの鑑別　373
存在意識　392

た

ダウンサイジング，病床　503, 590
他害念慮　358
他有化　284
多因子閾値モデル　183
多機関地域連携モデル　589
多形性妄想突発　150
多元受容体標的化抗精神病薬
　　229, 480
多剤大量処方　503, 504
多剤併用　481
多剤併用曝露，子どもへの　685
多職種協働　569
多職種チーム，サービスモデル
　　584
多職種チーム医療　485, 566, 590
多面効果　185
妥当性　263
　──と信頼性　263
代謝型グルタミン酸受容体Ⅱ　230
代謝型受容体　220
体格・気質論　285
『体格と性格』　333
体感異常　87, 395
体験の連続性の喪失，ECT の副作用　528
体重の評価　414
体重減少　414

体重増加　159, 414, 681
対処方略増強法　554
対称性高振幅波　523, 524
対象関係論　291
対人関係の病としての統合失調症
　　37
対人恐怖　394
対人緊張　379
対人的閉じこもり　92
対人反応　371
対話性幻聴　283
対話のための工夫　540
退院
　──および処遇改善を請求する権利　710
　──が遅れる要因　670
　──に向けた治療計画　471
退院計画　669
退院困難度尺度　671
退院支援　667
退院準備プログラム　671
退院請求　710
退院促進・地域定着のためのプログラム　550
退院促進とアウトリーチモデル
　　589
退院申し立ての権利　710
退行期精神病　380
退避　299
大規模精神医学的疫学研究　302
大脳正中構造の異常　246
大脳の脳回形成の変化　246
大脳半球間の左右差の偏倚　245
大脳皮質　217
代理権　704
第一世代抗精神病薬　228, 256, 503
　──，周産期　686
　──の導入　504
第一度親族　629
第三世代抗精神病薬　229
第二世代抗精神病薬
　　228, 256, 484, 503, 506
　──，周産期　688
　──，小児の統合失調症の　159
　──導入と統合失調症治療モデルの拡大　511
　──の真の実力　512
　──のデポ剤　514
第二度親族　629
籠はずれ状態　147
脱施設化　668
　──，諸外国の　668
脱破局視　556
脱落　283
脱線　88, 283
単一遺伝子変異　183
単一家族プログラム　472

単一候補遺伝子／領域についての関連研究　183
単一症候性心気精神病　163
単一性意識　283
単一精神病論　287
単語同定課題　432
単語補完課題　432
単純型統合失調症　156
炭酸リチウム　153
　──，小児の統合失調症　159
探索眼球運動　98
短期間欠性精神病症状　634
短期記憶　432
短期限定の間欠的な精神病症状
　　452
短期精神病性障害　153, 640
短期多形性精神病性障害　153
男女差，疫学　117
断眠実験　557

ち

チーム医療　566
　──の特性と効果　569
　──の連携の基本　567
チームケア　566
チームコンピテンシー理論　570
チームワークの実務　570
チアミン　226
チオリダジン，遅発性統合失調症
　　163
チック　158
チュービンゲン学派　286
チューリッヒ学派　70
チロシン水酸化酵素　216
地域移行　667
地域活動支援センター　549, 550
地域ケア　341
地域ケア支援　713
地域サービス，NICE ガイドライン
　　495
地域生活支援プログラム　547, 548
地域精神医療危機　590
地域精神保健　547
地域精神保健チーム　568
地域精神保健福祉機構　36, 602
地域福祉システム　341
地域保健　567
治療ガイドライン　488
　──，APA　489
　──，精神医学講座担当者会議
　　496
　──，わが国における　496
治療介入の遅れの改善　647
治療関係　530
治療関係づくり　469

治療計画　466
　──，ひきこもりに対しての　475
　──，回復期の　471
　──，外来中断に対しての　475
　──，急性期の　469, 480
　──，社会参加を回復していくための　472
　──，社会参加を支えていくための　476
　──，初診時の　466
　──，退院に向けた　471
　──についての患者説明　467
　──の修正　471
治療チーム　471
治療抵抗性　479, 673
治療の場
　──，回復期　483
　──，急性期　479
　──の選定・同意　467
治療必要性基準　710
治療目標の立案　478
治療臨界期，脳構造の変化　250
治療臨界期仮説　645
知覚変容　379, 395
知的障害との鑑別　372, 379
知能　433
致死性緊張病　169
遅発性ジスキネジア　228, 506
遅発性統合失調症　161
　──の診断　161
　──の薬物療法　163
遅発パラフレニー　161, 162
置換　283
中央部，線条体　216
中間住居　549
中間表現型　236, 239
中間表現型仮説　108
中枢神経細胞膜の脂肪酸組成　101
中枢性モノアミン神経伝達物質　228
中等度保安施設　714
仲介型ケアマネジメント　548
注意　431
注意欠如・多動(性)障害　156, 158
注意・思考障害　209
注察妄想　85
長期記憶　432
長期入院　682
長期入院患者の退院促進における課題　682
長期予後　129
　──，ACT と　136
　──，家族心理教育と　137, 138
　──，精神病未治療期間と　139
　──，早期介入と　139
　──，認知行動療法と　137
　──，薬物療法の選択と　134
長期予後研究　679

超早期徴候　158
超ハイリスク　81, 289, 634, 640
調書　722
聴覚過敏　395
聴覚失認　430
沈黙する患者　360
陳述記憶　432
鎮静，副作用　159
鎮静的対処，暴力への　692

つ

ツックマン・モデル　569
追確認　360
追跡妄想　85
通院医療費公費負担制度　711
通院処遇　714

て

デイケア　473
デカン酸ハロペリドール　514
デカン酸フルフェナジン　515
デポ剤　228, 485, 504, 514
てんかん(性)精神病　373, 378
てんかんとの鑑別　373
手がかり恐怖条件付け　238
手続き記憶　432
低迷病相　146
定型抗精神病薬［→第一世代抗精神病薬も見よ］　228
抵抗症　285
滴定法，ECT　526
『天才の心理学』　332
転移　292
転移解釈　295
転倒・転落事故　420
伝統的診断分類　96
電気けいれん療法　153, 461, 522
　──，急性期　481
　──，緊張病の　170
　──の適応　522

と

トランス協働　569
トランスジェニックマウス　242
トランスポーター　217
トリフロペラジン，遅発性統合失調症　163
トレイルメイキングテスト　431
トレマ　395
ドパミン D_1 受容体　254
ドパミン依存性緩衝システム仮説　100
ドパミン仮説　110, 216, 253, 278, 427
　──，作用機序としての　227

ドパミン系　216, 253, 277
　──の分子イメージング　427
ドパミン作動薬　239
ドパミン再取り込み　217
ドパミン・システム安定薬　229
ドパミン受容体　217
　──の supersensitivity　508
ドパミン生成能　427
ドパミン線維　217
ドパミン投射ニューロン　216
ドラッグラグ　232
ドロップテスト　376
十勝圏域モデル　589
取り入れ　295
取り入れ性同一化　298
途絶　285
都市部での出生，生活　116, 304
閉ざされた質問　360
閉じこもり　92
富山市民 ACT　589
富山市民病院のサービスモデル　589
当事者　613
当事者サービス提供者　550
当事者スタッフ　569
当事者・家族
　──から見た統合失調症　8
　──のニーズを主軸にすえた研究　347
当事者・家族説明用資料　25
当事者会　550
当事者研究　602, 613, 617
　──，統合失調症と　618
　──の実際　621
　──を支えるケアの構造　616
　──を支える原理　618
当事者主権　614
投影性同一視　295〜297
透析患者への抗精神病薬の使用方法　664
統合型地域精神科治療プログラム　589, 671
統合国際診断面接　302
統合失調型障害との鑑別　371
統合失調型障害の脳構造変化　246
統合失調型パーソナリティ障害　156, 212
統合失調感情障害　74, 153, 640
統合失調質パーソナリティ障害　156
統合失調症
　──，Bleuler の　70
　──，小児　155
　──，潜伏型　71
　──と遺伝的因子　119
　──と環境因子　120
　──と当事者研究　618

―― における認知機能障害の臨床的総合評価尺度　436
―― における抑うつ　297
―― による経済負担　122
―― の遺伝学，分子遺伝学　182
―― の疫学　115
―― の概念と診断　103
―― の概念の修正　78
―― の概念の変遷　69
―― の関連病態　149
―― の基礎知識　25
―― の呼称変更　78, 594, 628
―― の障害特性と ICF　338
―― の診断分類　94
―― の展開　157, 159
―― の発症に先行する特徴，コホート研究　317
―― の病因仮説　107
―― の病期区分　80
―― の病態仮説　110
―― の未来　6
―― の歴史　69
―― を作る母　302
統合失調症 2 症候群仮説　91
統合失調症遺伝子のデータベース　185
統合失調症患者
　―― の死因　412
　―― の死亡年齢　412
統合失調症後抑うつ　91
統合失調症情報，インターネット上の　605
統合失調症治療モデルの拡大，第二世代抗精神病薬導入と　511
統合失調症認知機能簡易評価尺度　435
統合失調症認知評価尺度　436
統合失調症発症率の時間的推移　117
統合失調症様障害　153, 640
統合的重複障害治療　499
糖尿病性急性合併症，副作用　515
糖尿病性ケトアシドーシス，副作用　515
糖尿病性昏睡，副作用　515
糖尿病併発時の抗精神病薬の使用方法　665
頭部形成異常　184
同意権　704
同一性意識　283
同調性　284
動物モデル　234
特異的障害　260
特定症状の症状評価尺度　403
取消権　704
鈍化　143, 282

な

ナラティブ・コミュニティ　620
内因性　103, 105
内因性精神病　149
内因性鈍化　70
内界意識離人症　392
内側側頭葉構造の体積減少　246
内的キュー　276
内的整合性　265
内的表現型　262
内部一貫性　265
内閉相　146
内容的妥当性　264
内容の貧困　88, 92

に

ニコチン性アセチルコリン受容体作動薬　231
ニボー　282
ニューキャッスル・サウザンプトン・グループ，CBT　554
ニューレグリン　179
二次症状　284, 288
二次性陰性症状　506, 507
二次妄想　84
二重意識　394
二重拘束仮説　302
二重症候説　287
二重人格　394
二症候群仮説，Crow の　288
二人称幻聴　87
二分節性，妄想知覚　84
新潟大学脳研究所生命科学リソース研究センター　206
日常生活動作の把握　483
日米 EU 医薬品規制調和国際会議　232
日中活動の場のプログラム　549
入院患者の高齢化　678
入院処遇　714
入院制度　711
入院治療　468, 479
入院中の処遇改善請求権　710
乳癌　418
乳児/母親モデル　298
人間学的均衡　286
人間学的三元論　391
人間学的時間論　286
人間学的精神病理学　73
人間学派　285
人間中心の精神医学　573
人間を対象とする医学研究の倫理的原則　343
任意後見制度　704

任意入院　479, 711
妊娠　685
認知学習関連テスト　236
認知機能
　―― の画像診断　438
　―― の神経心理学的評価　434
　―― の精神生理学的評価　437
　―― の評価　430
　―― の変化，加齢による　680
認知機能画像研究　425
認知機能障害　92, 260, 680
　――，神経心理学検査　267
　――，脳構造の変化　250
認知機能リハビリテーション　474
認知行動ケースマネジメント　554
認知行動療法　472, 474, 552, 617
　――，NICE ガイドライン　494
　――，持続症状への　474
　――，初回エピソード精神病　641
　―― と長期予後　137
認知症化期，Ey の 4 病期　396
認知症の合併　193, 680
認知障害　37
認知神経科学　353
認知的共感　354
認知内的表現型　262
認知賦活課題　425

ね

ネットワーク解析　199
年齢調整発生率　305

の

ノーマライジング（ノーマライゼーション）　554, 557, 682
ノックアウトマウス　241
ノルアドレナリン　228
ノンアドヒアランス　471
能動型，生活類型　560
能力障害　336
脳
　―― の形態学的異常　423
　―― の障害を基盤とした生活上の特性　564
　―― の発生と発達　175
脳萎縮　288
脳炎との鑑別　374, 375
脳画像研究，攻撃性・暴力　693
脳画像評価　422
脳機能画像研究　253, 270, 324
　―― による病態解明　253
　―― の薬物療法への応用　256
脳機能障害，障害論　338
脳機能の発達精神病理　60
脳構造画像研究　244, 324

脳構造変化　245
　　── の成因　251
　　── の臨床的関連　249
脳刺激療法　529
脳磁図　422
脳体積減少　251, 423
脳内炎症仮説　193
脳波　324, 422
　　──, 鑑別診断　374
脳発達障害仮説　176
脳病態　422
脳部位間の結合性　245
脳由来神経栄養因子　179
脳領域間の機能的連結の異常, fMRI　425
脳領域の異常な賦活パターン　424

は

ハーバード大学ブレインバンク　205
ハーフウェイハウス　549
ハイデルベルグ学派　71, 287
ハイリスク　449
ハノイの塔　432
ハロペリドール　153, 227, 256, 504
　　──, 周産期　687
　　──, 遅発性統合失調症　163
　　── による突然死　663
バーミンガム・グループ, CBT　556
バーンズ迷路　238
バイオバンク　347
バイオマーカー　55
バッキンガム・プロジェクト　647
バランス・スコアカード　573
バルプロ酸　153
パーソナリティ障害との鑑別　372
パーソナリティ評価　449
パラノイア　396
パラフレニー　70, 161
パリペリドン　231, 515
パルス波治療器　522
パルブアルブミン　221
パレンス・パトリエ　709
破瓜型統合失調症　92
破瓜病　69, 396
破壊的自己愛組織　296
背外側部, 線条体　216
肺癌　418
迫害的不安　294
迫害妄想, 自殺の要因　457
働きかけ
　　── の5原則　532
　　── の原則　531
発病時課題　560
発病促進因子　356

発明妄想　85
発症　157
発症閾値　183
発症予測　451
　　── に関連する脳構造所見　247
発症リスク危険状態のアセスメント　451
発症率　115
　　── と生涯リスク　115
　　── と有病率の違い　118
発達精神病理　59
発達論的視点　291
母なるもの　531
浜松母と子の出生コホート　317
反響言語　89, 168
反響動作　89, 168
反抗挑戦性障害　156
反精神医学　3, 74, **287**
反応性愛着障害　158
反応性精神病　150
反応的探索スコア　98
半年齢法　526
万能　295
晩期寛解　680

ひ

ヒステリー　378
ヒステリー性昏迷との鑑別　375
ヒトゲノム・遺伝子解析研究に関する倫理指針　203
ビタミンB_6　6, **47**, **50**
ビネット　306
ピアカウンセリング　545, 550
ピアサポート　545, 548, 613
ピア自立支援員　550
ピアヘルパー　550, 569
ピモジド, 遅発性統合失調症　163
ピリドキサミン　**50**, 231
ひきこもり　633
　　── に対しての治療計画　475
　　── への工夫　475
ひねくれ　286
皮質聾　430
皮膚寄生虫妄想　378
否定妄想　85
否認　295
批判性幻聴　283
非系統性統合失調症　149
非告知投薬　20
非自発医療　709
非自発入院　479, 542, 653
非精神病的パーソナリティ　293, 297
非陳述記憶　432
非定型抗精神病薬[→第二世代抗精神病薬も見よ]　228

非定型性, 第二世代抗精神病薬の　512
非定型精神病　149
　　── の遺伝　151
　　── の症状論　151
　　── の診断基準　154
　　── の生活史的問題　152
　　── の治療　152
　　── の発症の誘因　152
　　── の病前性格　151
　　── の病態発生論　151
　　── の予後　152
非定型統合失調症群　152
被影響体験　**85**, **86**, 275
被害関係妄想　85
被害妄想　**85**, 396, 556
被蓋部　216
被験者分散　382
被支配妄想　86
被毒妄想　85
微弱な陽性症状　159
微小妄想　85
東日本大震災における医療支援　16
東日本大震災復興期の精神保健・自殺対策　17
久山町研究　317
必須多価不飽和脂肪酸　100
表情倒錯　92
表面妥当性　234
評価尺度　479
評定者間信頼度　386
標準化死亡比　**412**, 681
標準型ケアマネジメント　548
標準高次視知覚検査　430
標準失語症検査　433
標準版家族心理教育, 日本心理教育家族教室ネットワークによる　577
病因　103
病因仮説の役割と意義　106
病院内寛解状態　505
病期　478
　　── ごとの治療の進め方　478
　　── による脳構造変化　245
病期モデル　628
病識　358
　　── の欠如　282
病識評価尺度　403
病床機能分化　668
病跡学　330
病前性格, 非定型精神病の　151
病前特徴　449
病態仮説の役割と意義　106
病態告知　595
病態生理仮説　235
病態モデル　103
病的過程　281

病名告知　362, **594**, 628
病理解剖　202
病理解剖指針　203
病理的組織化　298, 299
病歴　356
開かれた質問　360
貧困妄想　85

ふ

ファーストエピソード事例　567
ファミリーワーカー　576
フェストゥム論　286
フェノチアジン　226
フェンサイクリジン　219, 230, 239
フェンサイクリジン投与動物　240
フォーミュレーションモデル　556
フランス精神医学　388
フルフェナジン
　──, 周産期　687
　──, 遅発性統合失調症　163
フルマゼニル　171
フレゴリ症候群　85
ブチロフェノン　227
ブリーダー仮説　116
ブレインネット・ヨーロッパⅡ
　　　　　　　　　　　　205
ブレインバンク　202
ブレインバンク法倫理検討委員会
　　　　　　　　　　　　204
ブロナンセリン　229
　──, 周産期　689
ブロムペリドール, 周産期　688
プライマリ測度　268
プライミング記憶　432
プレース・ゼン・トレインの原則
　　　　　　　　　　　　501
プレコックス感　282, **286**, 357
プレパルス　208
プレパルスインヒビション（抑制）
　　　　　　　　60, **208**, 236
プロシューマー　569
プロメタジン　226
不可知論　701, **718**
不完全知覚感　392
不整脈の予防　662
不登校　158
不服請求権　710
父性的な態度　531
負の選択　183
孵卵器仮説　304
服薬アドヒアランス　484
服薬教室　472
副作用評価　479
副作用プロフィール　480
腹側部, 線条体　216

福島県立医科大学精神疾患死後脳ブ
　レインバンク　206
複合家族心理教育グループ　500
複雑遺伝疾患　183
複雑幻聴　87
複数遺伝子の相互作用　183
復権妄想病　396
物質使用障害との鑑別　370, 374
物質乱用・依存　358
分子遺伝学　182
分子精神医学と神経病理　188
分利的　144
分離不安障害　156
分類問題的枠組み, 鑑別診断　369
分裂　295
分裂気質　286
分裂機制　297
分裂性　284
分裂病質　286
『分裂病と創造性』　333
文脈的恐怖条件付け　238

へ

ヘルシンキ宣言　343
ベンザミド系抗精神病薬　256
ベンゾジアゼピン, 緊張病　170
ペントシジン, 血中　47
ベントン視覚記銘検査　432
ペニシリン　226
ペルフェナジン　230, 484
　──, 周産期　688
ペロスピロン　229, 480
　──, 周産期　689
べてるの家　602, **613**
平均寿命, 統合失調症の　412
平行検査法　265
併存　676
併存妥当性　264
米国児童青年精神医学会　160
米国精神医学における統合失調症の
　概念　74
米国連邦政府EBP実施・普及ツー
　ルキット家族心理教育プログラム
　　　　　　　　　　　　576
米国連邦政府薬物依存・精神保健
　サービス部　499
辺縁系のミエリン化　158
変質性精神病群　152
弁別妥当性　264

ほ

ホームヘルプサービス　550
ホモバレリン酸　227
ボン学派　289
ボン基底症状評価尺度　**289**, 452

ポリイノシン・ポリシチジン酸
　　　　　　　　　　　　241
ポリスパワー　709
保健社会福祉省　497
保護者制度　711
保佐　704
補助　704
母性剥奪　158
包括型地域生活支援プログラム
　　　　　　136, 486, 499, 500, **588**
包括的症状評価尺度　398
包括的精神病理学評価尺度　403
包括的地域ケア　341
包括的暴力防止プログラム　691
法定後見制度　704
法と精神医学　699
報道機関倫理規定　608
報道とスティグマ　608
報道バイアス　608
暴力
　──の評価　690
　──の病態生理　693
　──の予防と対応　691
　──への鎮静的対処　692
発作後抑制　523, **524**
発作の有効性評価, ECT　523
発作抑制要因, ECT　527
本鑑定　721
本質属性　395

ま

マクロ救急　652
マスメディア　608
マニー　166
マラリア感染による高熱療法　226
マルチ協働　569
マンチェスター学派　554
マンチェスター・グループ, CBT
　　　　　　　　　　　　554
前向きコホート研究　312
貧しい自閉　284
松沢病院, ブレインバンク　206
的はずし応答　394
的はずれな会話　88
慢性期
　──, 脳構造画像研究　247
　──の自殺　459
　──の症状　91
慢性身体疾患の併発　658
慢性精神病　389
慢性妄想病　388

み

ミクロ救急　652
ミクログリア　192, 193

索引

ミスマッチ陰性電位
　　　　　60, 210, 239, **437**
　──の減弱
ミラーニューロンシステム　353
ミルドレド症例　295
みなとネット21　589
みんなねっと　36, 550, 578
民事事件と精神鑑定　702

む

無意識　291
無快楽症　**91**, 236
無言症　168
無言の時期　145
無同症　168
無力妄想　394, 396
夢幻様（意識）形態　150
　──の鑑別　376
夢想　298
麦の郷　341

め

メタ認知　65
メタボリック・シンドローム
　　　　　414, 681
メタンフェタミン　239
メチル化　199
メディアリテラシー　608, 611
メディカルモデル　511
メランコリー　166
メルボルン・グループ, CBT　556
メンタルヘルスに関する情報の入手
　方法　308
メンタルヘルスリテラシー, DUP
　短縮に向けて　646
メンタルヘルスリテラシー教育
　　　　　586
メンタルヘルスリテラシー研究
　　　　　306
メンデル遺伝形式　183
めざめ現象　145, 504, **506**
命令幻聴　87
命令自動症　285
迷走神経刺激療法　529
滅裂　88, 282
滅裂思考　282
面接　352
　──, 刑事精神鑑定の　723
　──によって収集する臨床情報
　　　　　355
　──の副作用対策　531
　──の方針, 回復期　472
面接過程　358
面接場面の構成　354

も

モーリス水迷路　237
モデル動物　234
　──と神経病理　194
もうろう状態との鑑別　376
妄覚　358
妄想　83
　──の形式　84
　──の内容　85
　──の分類　84
妄想型統合失調症　378
妄想気分　**84**, 395
妄想性症候群　150
妄想性障害　161, 165, 396
　──との鑑別　371
　──と薬物療法　163
妄想性人物誤認　85
妄想知覚　**84**, 283, 395, 396
妄想着想　84
妄想突発　150
妄想発生モデル　554
妄想反応　84
妄想分裂ポジション　295, 297
妄想様観念　84
目標の喪失　88
物盗られ妄想　380
問診　355
問題指向型コミュニケーション, 焦
　燥・興奮　691

や

やおき福祉会　588
やどかりの里　341
薬原性錐体外路症状評価尺度　479
薬剤性QTc延長　416
薬物維持療法　472
薬物治療アルゴリズム, 初回エピ
　ソード精神病の　642
薬物抵抗性　673
　──, ECTの適応　523
薬物の選択　641
薬物療法　503
　──, ARMS　635
　──, NICEガイドライン　493
　──, PORT　497
　──, 安定期　485
　──, 回復期　483
　──, 急性期　480
　──, 緊張病　170
　──, 自殺予防　461
　──, 周産期　685
　──, 初回エピソード精神病　641
　──, 小児の統合失調症　159
　──, 遅発性統合失調症　163
　──の再検討　471
　──の選択と長期予後　134
　──の費用対効果, NICEガイド
　ライン　494
薬物療法抵抗性への対応, 精神療法
　　　　　535
薬理遺伝学　231
薬理モデル動物　239

ゆ

ユダヤ・キリスト教　389
遺言能力に関する精神鑑定　706
有病率　117
　──, 身体疾患の　658
　──の違い, 発症率　118
誘発電位　**209**, 437
融合　283
豊かな自閉　284

よ

予見可能性　715
予後　128
予後改善計画　559
予後予測因子　130
予測(的)妥当性　234, **264**
要素幻覚　395
要素幻聴　87
陽性の形式的思考障害　88
陽性・陰性症状評価尺度　288, **398**
　──に対する構造化面接　400
　──のための情報提供者用質問紙
　　　　　400
陽性症状　91, **288**, 388, 391
陽性症状関連テスト　235
陽性症状様症状　240
陽電子放射断層撮像法　422
養子縁組に関する精神鑑定　706
抑うつ症状の評価　483
抑うつ症状評価尺度　404
抑うつ神経衰弱　145
抑うつポジション　295
弱い精神病症状　452
弱い精神病症状症候群, DSM-5
　　　　　81

ら

ライシャワー駐日米国大使刺傷事件
　　　　　505, 711
ライフサイクルと治療計画　476
ラポール　282

り

リカバリー　65, 128, 132, 440, 501, 544, 564, 574, **597**, 631
　——の要素　598
リカバリー・フォーラム　603
リカバリーモデル　503, **511**
リサーチ・コンシェルジェ　348
リサーチリソースネットワーク
　　　206
リシンク　579
リスペリドン
　　　229, 256, 480, 484, 506, 512
　——, long-acting injection　515
　——, 周産期　688
　——, 小児の統合失調症　159
　——, 遅発性統合失調症　163
リハビリテーション　**599**, 613, 682
　——, チーム医療　568
リハビリテーション脱落例への工夫
　　　475
リハビリテーションプログラム
　　　472, **473**, 599
　——, バーモント州の　130
リハビリテーションモデル
　　　503, **511**
リポポリサッカライド　179
離婚に関する精神鑑定　706
離散的　144
離人感　378
離人・現実感喪失症候群　379
離人症　283, 295, 379, **392**
離脱　374

離脱性ジスキネジア　507
力動精神医学　291
留置中の管理　722
了解　72, 281
了解人間学　286
了解不能性　281
両価性　284, 285
療養環境　467
倫理指針
　——, 医学研究における　343
　——, 精神医学分野における　345
輪番型救急　656
臨界期　144, 560, **645**
臨床研究　343
　——における倫理綱領　345
　——における倫理綱領の補遺
　　　345
　——に関する倫理指針　203
　——の進め方　346
　——の倫理　343
臨床試験, 抗精神病薬の　231
臨床実践を規定する四面体　708
臨床診断, 脳構造の変化　250
臨床判断　351
臨床病期　54, **59**, 629
　——と発達精神病理　**59**
臨床病期モデル　629
　——による病態生理の理解　630

る

ルサンチマン　396
類循環精神病　149, 166

れ

レジリアンス
　　　65, 100, 133, 564, 574, **603**, 631
レセルピン　227, 228
レボメプロマジン　153, 227, 507
　——, 周産期　688
霊性　389
霊長類モデル　242
霊的精神力動論　390
霊的な愛　393
歴史的長期在院者　667
裂開相　146
連合学習　238
連合弛緩　**88**, 282, 284
連合心理学　283
連続体理論　449
練習課題　616

ろ

ロボトミー　226
ロラゼパム, 緊張病　170
ロンドン・グループ, CBT　556
老年期の諸問題　678
蝋屈症　89, 166, 168

わ

ワーキングメモリ　432
わざとらしさ　286
患い　351

欧文索引

A

ABC モデル　474, 556
Aberdeen Child Development Survey(ACDS)　313
abuse　158
Ach　218
ACT おかやま　590
activity of daily living(ADL)　483
ACT-J　589
acute phase　478
ADAPT 研究　636
adenylate cyclase　216
ADHD　156, 158
adolescent developmental psychiatry　53
advanced glycation end-products (AGEs)　47
Aetiology and Ethnicity of Schizophrenia and Other Psychoses(AESOP)　303
age-adjusted incidence rate ratio (IRR)　305
agency attribution task　276
agglomeration　298
AKAP10　199
allgemeine Amnesie　394
alogia　92
alternierendes Bewußtsein　394
Alzheimer 病　187
── との鑑別　380
ambivalence　284
ambulatory schizophrenia　75
American Academy of Child and Adolescent Psychiatry　160
American Psychiatric Association (APA)　488
amisulpride　512
AMPA 受容体　220
amphetamine　227
anatomical likelihood estimation (ALE)法　247
anhedonia　236, 392
annihilation anxiety　294
anterograde dementia　396
antipsychiatry　74, 287
antisaccade　437
APA 精神科治療計画　488
APA 治療ガイドライン　489
── のガイドライン・ウオッチ　497
aripiprazole　229

Arizona Center for Education and Research on Therapeutics (Arizona CERT)　416
assertive community services　140
assertive community treatment (ACT)　341, 486, 499, 500, 548, 588, 602
──, NICE ガイドライン　495
── と長期予後　136
Assertive Outreach Team　583
association striatum　216
assortative mating　185
at risk mental state(ARMS)　22, 81, 159, 246, 262, 289, 323, 424, 449, 554, 634, 649
── に対する治療介入の考え方　637
── の限界　638
── への心理社会的治療　636
── への薬物療法　635
── 段階での発見と介入　649
── 包括評価　81
attenuated positive symptoms　159
attenuated psychosis syndrome　81, 278, 649
attenuated psychotic symptoms (APS)　452, 633
audible thoughts　87
auditory consonant trigram test　432
auditory hallucination　87
auditory steady state response (ASSR)　212
Ausschlieen　144
Australian Brain Bank Network　205
autism　92, 284
auto-accusation　393
automatic process　339
avolition　92
Avon Longitudinal Study of Children and Parents(ALSPAC)　314
awakenings　145, 504, 506

B

backward causation　277
BACS-J　265
balanced scorecard　573
basic symptom　452
BDNF　179

Bech 版 BPRS サブスケール　403
Behavioral Family Management (BFM)　500
behavioral sensitization　240
Behavioural Assessment of the Dysexecutive Syndrome(BADS)　434
belief modification　557
Benton Visual Retention Test (BVRT)　432
Better Health for Mother and Child　315
binding potential(BP)　256, 427
bipolar I disorder　156
bizarre object　297
Bleuler の 4A　71, 284, 368
Blödsinn　143
blonanserin　229
blunted affect　91
BOLD(blood oxygen level dependent)効果　424
Bonn Scale for the Assessment of Basic Symptoms(BSABS)　289, 452
borderline case　75
bouffée délirante　388
BrainNet Europe II　205
breeder hypothesis　116, 304
Brief Assessment of Cognition in Schizophrenia(BACS)　265, 435
brief limited intermittent psychotic symptoms(BLIPS)　452, 634
brief psychiatric rating scale (BPRS)　398, 401, 479, 640
BSC　573
butyrophenone　227

C

CALB1　198
calcineurin　185
Calgary Depression Scale for Schizophrenics 日本語版(JCDSS)　404
Camberwell Family Interview (CFI)　574
cardiomyopathy associated 5　185
case management　547
catalepsy　89
catatonia　166
catatonic behavior　89
catechol-O-methyltransferase　217

CBT 494
CCDC60 183
cenesthopathy 88
cénestopathie 395
centaurin-gamma 2 184
CENTG2 184
Chicago followup study 132
Chicago State Hospital 研究 304
Child Health and Development Study 317
childhood schizophrenia 155
Child-Pugh Score 664
Children of the 90s' 314
chlorpromazine 226
CHRNA7 219
Clinical Antipsychotic Trial for Intervention Effectiveness (CATIE) study 230, 256, 493, 504, **513**
Clinical Global Impression of Cognition in Schizophrenia (CGI-CogS) 436
clinical high risk (CHR) 449
clinical judgment 351
clinical stage 59
clinical staging 629
clozapine 228
club houses 550
CMHT 568
CMYA5 185
CNV 184
COCO90s (Children of the Children of the 90s') 314
cognitive behavioural case management 554
cognitive behavioural therapy for psychosis (CBTp) 553, 554
―― の国際動向 553
cognitive endphenotype 262
cognitive impairment 92
cognitive strategy enhancement 554
CogState-J 265
cohort 312
coiled-coil domain containing 60 183
colony stimulating factor 2 receptor α 183
COMHBO 36, 602
commenting voices 87
common-disease common variant (CDCV) 仮説 4, **107**, 182
common-disease multiple rare variant 仮説 108
Community Mental Health Team (CMHT) 583
comorbidity 676

Composite International Diagnostic Interview (CIDI) 302, 383, **384**
Comprehensive Assessment of At Risk Mental State (CAARMS) 81, 452, 629, 634, 640
comprehensive family- and network-centered entity 576
Comprehensive Psychopathological Rating Scale (CPRS) 403
Comprehensive Violence Prevention & Protection Programme (CVPPP) 691
COMT 199
condensation 283
confusional state 296
consequence of disease 336
constricted affect 91
construct validity 234, **264**
consumer providers 550
container/contained 298
content validity 264
contextual fear conditioning 238
Continuous Performance Test (CPT) 431
controlled process 339
Copenhagen Child Cohort (CCC2000) 315
Copenhagen Perinatal Cohort (CPC) 315
co-primary measure 268, **436**, 443
copy number variation (CNV) 183, 199
Cost Utility of the Latest Antipsychotics in Schizophrenia (CUtLASS) 494
CPA 583
CPMS 480
Crisis Resolution/Home Treatment Team 583
criterion-related validity 264
Cross-National Project for the Study of the Diagnosis of Mental Disorders in the U. S. and the U. K. 75
Crow の二症候群仮説 288
CSF2RA 183
CT 244
cued fear conditioning 238
cumulative genetic burden 183
cycloid psychosis 149
cytochrome P450 (CYP) 231

D

D₁ 様受容体 216
D₂ 様受容体 216
D-セリン (D-serine) 219

Danish Longitudinal Study (DLS) 315
Danish National Birth Cohort (DNBC) 315
daseinsanalyse 286
Database of Genome Variants (DGV) 185
deficit form 97
deformation-based morphometry 250
délire chronique à évolution systématique et progressive 388
délire de revendication 396
délire d'interprétation 396
delusion 83
―― of control 86
―― of reference 85
―― of unworthiness 85
―― of control of thought 86
delusional disorder 161
delusional intuition 84
delusional misidentification 85
delusional mood 84
delusion-like idea 84
delusion percept (ion) 84
dementia praecox **69**, 282
Demenz 143
denial 295
de novo mutation 183
Department of Health and Human Services (HSS) 497
depressive position 295
derailment 88, 283
Derealisation 392
destructive narcissistic organization 296
desultory thinking 283
Determinants of Outcome of Severe Mental Disorders (DOSMED) 122
Developing a Child Cohort Research Strategy for Europe (CHICOS) 314
Diagnostic and Statistical Manual of Mental Disorders (DSM) 288
Diagnostic and Statistical Manual of Mental Disorders (DSM)-5 649
Diagnostic Interview Schedule (DIS) 302
diagnostic structured interview 382
differential deficits 260
difficult-to-place 669
diffusion tensor imaging (DTI) 245

disability　336
Disability-Adjusted Life Year
　（DALY）　121
DISC1（disrupted in schizophrenia-
　1）　44, 107, 185, 195, 199, 241
discharge planning　669
DISC-M（disrupted in
　schizophrenia-matsuzawa　44
disease　351
disorganization　88
disparat　144
displacement　283
DNAマイクロアレイ解析　198
dopamine system stabilizer（DSS）
　　229
dopamine transporter（DAT）　217
doppeltes Bewußtsein　394
dorsolateral prefrontal cortex　209
double bind theory　302
DRD2　4
drift hypothesis　304
drivelling　283
drop-in centers　550
Drug Induced Extra-Pyramidal
　Symptoms Scale（DIEPSS）　479
DSM-Ⅲ　288, 368
　──による統合失調症の診断　76
DSM-Ⅲ-R による統合失調症の診
　断　76
DSM-Ⅳにおける緊張病　168
DSM-Ⅳ-TR　288
　──におけるSchneiderの一級症
　状　89
　──による統合失調症の診断　77
DSM-5
　──における attenuated
　psychosis syndrome　649
　──における緊張病　168
　──による統合失調症の診断　77
DTNBP1　183, 200
Dunedin 出生コホート研究　318
Dunedin Multidisciplinary Health
　and Development Study　316
duration MMN　211, 324
duration of untreated illness（DUI）
　　646
duration of untreated psychosis
　（DUP）
　　54, 139, 319, 449, 567, 635, 641, **645**
　──短縮のための方法論　645
　──短縮を目的とした実証研究
　　648
dysbindin　185, 195
Dysexecutive Questionnaire（DEX）
　　434
dysthymia　393

dystrobrevin binding protein 1
　　183

E

EAAT2 mRNA　221
Early Developmental Stages of
　Psychopathology（EDSP）study
　　316
early infantile autism　155, 285
Early Intervention Team　583
early psychosis　83, 631
early psychosis global network
　（EPGN）　641
Early Psychosis Intervention
　Programme（EPIP）　648
Early Psychosis Prevention and
　Intervention Centre（EPPIC）
　　554, 556, 648
EBM 実践のためのツールキット
　　499
EBM と治療ガイドライン　488
écart organo-clinique　389
echolalia　89
echopraxia　89
e-Cohort　313
EGF　179
ego boundary　**284**, 293
ego disorder　284
eigenimage　250
EIPS　82
electroconvulsive therapy（ECT）
　　170, 461, **522**
　──, 急性期　481
　──の施行方法　523
　──の適応　522
　──の副作用と問題点　528
electroencephalography（EEG）
　　422
emotional withdrawal　92
encounter 法　236
endophenotype　236, 262
Environmental Risk Longitudinal
　Twin Study（E-risk）　314
Epidemiologic Catchment Area
　（ECA）　302
epidemiology　302
epigenome　183
eQTL 解析　199
ErB4　195
ERBB4　184
Erklrung　281
essential polyunsaturated fatty
　acids（EPUFAs）　100
ethnicity　305

european first-episode
　schizophrenia trial（EUFEST）
　　641
European Network of National
　Schizophrenia Networks
　studying Gene-Environment
　Interactions programme　306
event-related potential（ERP）
　　209, 437
evidence based practice（EBP）
　　499
evoked oscillation　212
excitatory amino acid transporter
　（EAAT）　220
excitement　89
Existenzbewußtsein　392
Expert Consensus Guidelines　164
explanation　281
expressed emotion（EE）　74, 574
expression quantitative trait loci
　（eQTLs）　199
extrapyramidal symptom（EPS）
　　227
eye's test　41

F

FACES-KG Ⅱ　574
face validity　234
Family Adaptability and Cohesion
　Evaluation Scales-Kansai Gakuin
　version second　574
Family Assessment Device（FAD）
　　574
family intervention（FI）　575
family psychoeducation（FPE）
　　499, 500
Family-to-Family Education
　Program（FFEP）　492, 550, **578**
fast dissociation hypothesis　229
Feighner 基準　75
fertility rate　184
FETZ　81
FFS 理論　570
FGF　179
first degree relatives　629
first episode psychosis（FEP）
　　83, 323, 567, **633**, 640
first episode schizophrenia（FES）
　　83
first generation antipsychotics
　（FGA）　256
first-rank symptoms　283
Five Minute Speech Sample
　（FMSS）　574
flattening of affect　284
forensic mental health　699

forensic psychiatry　699
formal thought disorder　88
FOSB　200
fractional anisotropy（FA）　245
freezing　238
frequency MMN　211, 324
Freudの統合失調論　291
functional capacity　268
　――の評価　436
functional disconnectivity　425
functional hallucination　86
functional magnetic resonance
　imaging（fMRI）
　　　　　　　270, 324, **424**, 438
　――による脳機能マッピング
　　　　　　　　　　　　424
functional performance　269
fusion　283

G

GABA　221
GABA（γ-aminobutyric acid）仮説
　　　　　　　　　　　　112
GAD67　190
GAF尺度　485
gamma oscillation　190, 212
Ganser症候群　394
Ganserのもうろう状態　394
GAS　443
GDNF　179
geistige Liebe　393
generation of cortical oscillatory
　activities　190
genetic epistasis　183
genetic heterogeneity　183
genetic risk and deterioration
　syndrome（GRDS）　452
genome-wide association study
　（GWAS）　107, **183**
genome-wide linkage study
　（GWLS）　183
Glasgow Coma Scale（GCS）　433
GLO1（glyoxalase I）　47
Global Assessment of Functioning
　（GAF）　443, 479
Global Assessment Scale　443
glutamate　230
glutamic acid　215
glutamic acid decarboxylase（GAD）
　　　　　　　　　　190, 221
Gradiva症例　291
grandiose delusion　85
GRIA1　198
GRIA2　199
gustative hallucination　88

H

half-age法　526
hallucination focused integrative
　treatment　137
hallucination psychomotrice　395
hallucinatory voices　87
haloperidol　227
handicap　336
headspace　585
help-seeking behavior　634
Helsinki Birth Cohort Study
　（HBCS）　315
here and now　573
heritability　182
Heschl's gyrus　212
heterogeneity　94
high expressed emotion（EE）
　　　　　　　　　　552, 572
Huntington舞踏病　105
hyperacousis　395
hyperesthesia　395
hyperphysiognomisierung　395
hypofrontality　191

I

IC　710
ICD-8　288
ICD-10　368
　――におけるSchneiderの一級症
　　状　89
　――における緊張病　168
Ichstrung　275
ICIDH　336, 441
idea of reference　85
IFN　179
IL　179
illness　351
illness management and recovery
　（IMR）　499, 501
impairment　336
　――，統合失調症における　338
inappropriateness of affect　92
incoherence　88, 282
incongruity of affect　92
individual placement and support
　（IPS）　500, **549**, 602
　――援助付き雇用　549
induced oscillation　212
inflammatory hypothesis of
　schizophrenia　193
Informant Questionnaire for the
　Positive and Negative Syndrome
　Scale（IQ-PANSS）　400
IN-STEP研究　325

instrumental activity of daily living
　（IADL）　483
integrated dual disorders
　treatment（IDDT）　499
Integrative Neuroimaging studies
　for Schizophrenia Targeting
　Early intervention and
　Prevention　325
intensive case management（ICM）
　　　　　　　　　　　　548
intentional binding（IB）課題　276
International Classification of
　Functioning, Disability and
　Health（ICF）　336, 441
International Conference on
　Harmonisation of Technical
　Requirements for Registration of
　Pharmaceuticals for Human Use
　（ICH）　232
International Late-Onset
　Schizophrenia Group　162
International Pilot Study of
　Schizophrenia（IPSS）　302
International Study of
　Schizophrenia　129
interpolations in the train of
　thought　88
introjection　295
introjective identification　298
IPP　199
IQ-PANSS　405
IRIS　556
irrelevant speech　88
Israeli Draft Board Conscript
　Cohort　312

J

Jacksonism　389
Japan Coma Scale（JCS）　433
Japanese Adult Reading Test
　（JART）　433
Japan Public Health Center-based
　Prospective Research（JPHC）
　study　416
Japan Public Outreach Program
　（JPOP）　609
Jerusalem Perinatal Study（JPS）
　　　　　　　　　　　　315
JHC板橋　341
job support network（JSN）　602
JPOP-VOICE　36, **609**
JSQLS　447
jumping to conclusion　283, 556

K

ketamine　219, 230
KIF1B　199
Kleinの小児の精神分析　294
Klein派　294
Konvention　701, 719
Krampf　396
kritisch　144

L

Laser Capture Microdissection (LCM)　198
latent schizophrenia　156
lateral intraparietal area　209
law and psychiatry　699
L-DOPA　216
leibhaftige Bewußtheit　395
levomepromazine　227
Lewy小体病との鑑別　380
LHX5　200
liability allele　183
Libet課題　276
Life Assessment Scale for Mentally Ill (LASMI)　445
limbic striatum　216
LIPS　82
LMX1B　200
locomotor活性　235
Longitudinal Study of Young People in England (LSYPE)　314
loosening of association　284
loss of goal　88
loss of volition　92
LPS　179
L-tyrosine　216
LY2140023　230
lysergic acid diethylamide (LSD)　218
lytisch　144

M

macrocephaly　184
made experiences　85, 284
magnetic resonance imaging (MRI)　244, 324, 422, **423**
magnetoencephalography (MEG)　422
major histocompatibility complex　184
Manchester Scale日本語版　403
manic defense　295
Manieriertheit　286
manifestation　157
manual tracing　423
Maryland Assessment of Social Competence (MASC)　436
maternal deprivation　158
Mater-University of Queensland Study of Pregnancy (MUSP)　316
MATRICS Consensus Cognitive Battery (MCCB)　265, 434, 443
MCCB-J　265
Measurement and Treatment Research to Improve Cognition in Schizophrenia (MATRICS)　434, 443
Medical Outcome Study (MOS)　446
Medication Possession Rate (MPR)　484
medium secure unit　714
Meriden Family Work　576
metonyms　88
mGluR II　230
MHC　184
microcephaly　184
Mildred症例　295
Millennium Cohort Study (MCS)　313
Mini-International Neuropsychiatric Interview (MINI)　383
mismatch negativity (MMN)　60, 210, 324, **437**
missing heritability　185
misuse of symbols　283
MK-801　239
monosymptomatic hypochondriacal psychosis　163
mood disorder　156
MOS 36-Item Short-Form Health Survey (SF-36)　446
motor striatum　216
multi-acting receptor targeted antipsychotics (MARTA)　229, 480
multifactorial threshold model　183
Multiple Family Psychoeducation Group (MFPEG)　500
multiple rare variants仮説　183
muscarinic type　218
musical hallucination　87
mutism　89
Mütterlichkeit　531
myelin-associated glycoprotein (MAG)　193
myelin basic protein (MBP)　193
MYO18B　184
myosin XVIII B　184

N

N100　60
narcissistic organization　296
narrative based medicine (NBM)　502
National Alliance on Mental Illness (NAMI)　492, **578**
National Child Development Study (NCDS)　313
National Children's Study (NCS)　317
National Collaborative Perinatal Project (NCPP)　316
National Comorbidity Survey (NCS)　302
National Guideline Clearing House　497
National Institute for Health and Clinical Excellence (NICE)　492
National Register Study　514
National Schizophrenia Fellowship　579
National Service Framework for Mental Health　579
National Survey of Health & Development (NSHD)　313
natürliche Selbstverständlichkeit　392
N-desmethylclozapine　219
near-infrared spectroscopy (NIRS)　55, **213**, 422, 438, **425**
near-maximal effective dose range (NMEDR)　480
needs-based cognitive-behavioural family intervention　138
negative selection　183
negative therapeutic reaction　299
negativism　89
néo-Eyisme　390
néo-Jacksonisme　389
neologism　88
neural connectivity　245
neural oscillation　212
neuregulin　179
neuregulin 1　183
neurexin 1　184
neurocognitive function　434
neuro-developmental hypothesis　157
neurogranin　184
neuroleptic-induced deficit syndrome (NIDS)　507
neuropeptide Y (NPY)　190

new long stay　668, 669
NGF　179
NICE ガイドライン　492
　——　のアップデート　497
　——　の家族介入　575
nicotinamide adenosine dinucleotide phosphate-diaphorase(NADPH-d)　189
nicotinic type　218
niveau　282
NMDA 型グルタミン酸受容体アンタゴニスト　239
N-methyl-D-aspartate(NMDA)受容体　191, 219
　——　アンタゴニスト　211
NMSP　253
non-genetic factors　183
non-psychotic personality　297
Northern Finland Birth Cohort(NFBC)　315
Norwegian Mother and Child Cohort Study(MoBa)　316
not guilty by reason of insanity(NGRI)　136
NRDG1　195
NRG1　183
NRGN　184
NRXN1　184
nutrition support team(NST)　416

O

obsessional impulse　394
olanzapine　229
old long stay　668
olfactory hallucination　88
oligodendrocyte　192
oligodendrocyte-related genes　193
ombudsman　713
omission　283
omnipotence　295
onset　157
Open-Dialogue Approach(ODA)　575
open-ended question　360, 363
operational diagnostic criteria　382
optimal cue integration 理論　275
optimal treatment program(OTP)　589, 671
organo-dynamisme　287, 389
ORYGEN Youth Health　556, 584, 631
outcome　312
overinclusion　283
Overt Aggression Scale, 暴力の予測　691

P

P50　60, 210, 219, 437
　——　の減弱　239
P50 抑制障害　210
P300　60, 98, 211, 437
　——　の減弱　239
PACE クリニック　634
paliperidone　231
paramimia　92
paranoid/schizoid position　295
paranoid disorder　161
paranoid reaction　84
paraphrenia　291
parathymia　91
parens patriae　709
participant observation　352
parvalbumin(PV)　190, 221
passive/apathetic social withdrawal　92
passivity experiences　85
paternalistic model　512
pathological organization　299
PDGF　179
peer helpers　550
penetrance　183
penicillin　226
Performance-Based Skills Assessment(UPSA)　436
periodische Verstimmung　393
perospirone　229
perphenazine　230
persecutory anxiety　294
persecutory delusion　85
person centered psychiatry　573
pervasive developmental disorder　155
phasische Psychose　151
phencyclidine　219
phencyclidine(PCP)　191, 194, 230
phenothiazine　226
Pick 病　187
PLA2G4B　200
place then train の原則　501
plasma homovanillic acid(pHVA)　99
plateau effect　645
pleiotropy　185
plexin A2　183
PLXNA2　183
pneumoencephalography　244
pointee　368
pointer　368
police power　709
polygenic model　183
poly I：C　241

Positive and Negative Syndrome Scale(PANSS)　288, **398**
　——　日本語版新版　401
　——　評価の注意点　404
positron emission tomography(PET)　253, 422, **427**
postictal suppression(p.i.s.)　523, **524**
postpsychotic depression　91
posturing　89
poverty of content　88, 92
poverty of speech　88, 92
prediction 障害理論　276
predictive validity　234
prefrontal cortex(PFC)　209
Prenatal Determinants of Schizophrenia Study(PDS)　317
prepulse inhibition(PPI)　60, 208, 236, **437**
preschizophrenic children　157
present state examination(PSE)　3, 302
Prevention and Early Intervention Programme of Psychosis(PEPP)　648
primary delusion　84
primary measures　268
PRIME 研究　635
primitive defense system　295
PRKCI　199
prodromal phase　158, 478
prodrome　449
progression of schizophrenia　157, 159
progressive neurodevelopmental disorder　155
projective identification　295〜297
promethazine　226
prospective cohort study　312
Prozess　281
pseudo-hallucination　86
pseudoneurotic schizophrenia　75
psychodynamisme spirituel　390
psychogenic Schizophrenia　291
psychopharmacology　226
psychosis-risk syndromes　81
psychotic-like experiences(PLEs)　54, 318, 322, 449, 557, 595, **633**
psychotic personality　297
psychotropic drugs　226
PV ニューロン　221

Q

QC　573

QOL　442
　──，高齢統合失調症患者の　680
　──の評価尺度　446
QTc 延長の予防　662
QTc の評価　416
QT dispersion（QTD）　417
quality control　573
Quality of Life Scale（QLS）
　　　　　　　　　　403, 447
quetiapine　229

R

rapport　282
rare variants-common disease 仮説
　　　　　　　　　　　　　4
reactive attachment disorder　158
recombination hot spot　184
recovery　128, 564
reduced neuropil hypothesis　190
reelin　183
region of interest（ROI）法
　　　　　　　　　　245, 250
RELN　183, 199
Repeatable Battery for the
　Assessment of
　Neuropsychological Status
　（RBANS）　435
Research Diagnostic Criteria
　（RDC）　76, 302, 383
reserpine　227
resident-intruder 法　236
resilience　564, **603**, 631
ressentiment　396
rethink　578
retreat　299
retrospective cohort study　312
reverie　298
reverse tolerance　240
Rey Auditory Verbal Learning
　Test（RAVLT）　432
Rey-Osterrieth Complex Figure
　（ROCF）　432
RGS4　198
risperidone　229
ritanserin　229
RLAI　515
running commentary　87

S

SAI-J　403
SAMHSA　499
Scale of Prodromal Symptoms
　（SOPS）　289
SCG2　199

Schedule for Affective Disorders
　and Schizophrenia（SADS）
　　　　　　　　　　302, 383
Schedule for Assessment of Insight
　日本語版　403
Schedule for the Assessment of
　Negative Symptoms（SANS）
　　　　　　　　　　400, **403**
schizoaffective psychosis　74
Schizoid　286
schizoidie　285
schizoid personality disorder　156
Schizophrenia Cognition Rating
　Scale（SCoRS）　436
Schizophrenia Gene Resource
　（SZGR）　185
Schizophrenia Gene（SZGene）　185
Schizophrenia Patient Outcomes
　Research Team（PORT）　497
　──の家族介入　575
Schizophrenia Patient Outcomes
　Research Team（PORT）2009
　　　　　　　　　　　　486
Schizophrenia Quality of Life Scale
　（SQLS）　447
schizophrenogenic mother　302
schizotaxia　121
Schizothym　286
schizotypal personality disorder
　　　　　　　　　　　　156
Schneider の一級症状
　　　　　　73, **89**, 275, 283
　──，DSM　77
　──，RDC　76
　──の3種の幻声　89
Schneider の分類体系　96
Schreber 症例　291
secondary delusion　84
second degree relatives　629
second generation antipsychotics
　（SGA）　159, 256
second-person hallucinations　87
security　356
selection hypothesis　116
self-consciousness　275, 283
self-disturbance　275
self-reference　284
sense of agency（SoA）　275
sense of body ownership（SoO）
　　　　　　　　　　　　275
sensori-motor gating　208
sensory distortion　395
sentiment de perception
　incomplète　392
sentiment du réel　392
sentiment du vide　392

serotonin-dopamine antagonist
　（SDA）　229, 256, 480
serotonin transporter（SERT）　218
sertindole　512
setoperone　229
Severe Acute Case High
　Integrated Care Outline
　（SACHICO）　591
severe persistent mental illness
　（SPMI）　547
shared decision making（SDM）
　　　　　　　　489, 503, **512**
signs　351
simple schizophrenia　156
smooth pursuit eye movement
　　　　　　　　　　　　437
Snodgrass and Vanderwart picture
　set　432
Social Adaptive Functioning
　Assessment Scale（SAFE）　445
social causation hypothesis　304
social dominance tube 法　236
social drift　116
social functioning　440
Social Functioning Scale 日本語版
　（SFS-J）　444
social isolation　304
social selection hypothesis　304
social skills training（SST）
　　　　　　　　474, 552, 613
social withdrawal　92
socioeconomic status（SES）　303
soft neurological signs　351
somatic delusions　85
somatic hallucination　87
somatic passivity　86
somatostatin　190
SOX10　199
splitting　295, 297
Squire の分類　432
stabilization phase　478
stable phase　478
standard incident ratio（SIR）　418
standardized mortality ratio（SMR）
　　　　　　　　　412, 659, 681
Standard Language Test of
　Aphasia（SLTA）　433
stereotypy　235
Stimmungslabilität　393
strength model　564
Structured Clinical Interview for
　DSM-Ⅳ-TR（SCID）　383
　──の訓練　386
　──の構成　384
　──の診断一致率　386
　──の留意点　384

Structured Clinical Interview for the Positive and Negative Syndrome Scale (SCI-PANSS) 400, **404**
structured interview 382
Structured Interview for Prodromal Syndromes (SIPS) 81, 289, 452, 634
Scale of Psychosis-Risk Symptoms (SOPS) 634
stupor 89
substantia nigra 216
substitution 283
supersensitivity psychosis 507
supported employment (SE) 499, 500
Swedish Conscript Cohort 312
symbolic equation 296
symptom rating scale 403
symptoms 351
synaptic pruning 158
syntonie 285

T

T迷路 238
TABS 269
tactile hallucination 88
tangentiality 88
TAPS 669
TCF4 184
theory of mind (TOM) 425
thiamine 226
thinking 283
thioproperazine 227
third-person hallucinations 87
thought broadcast 86
thought echo 87
thought insertion 86
thoughts being read 86
thought transference 86
thought withdrawal 86
threshold of liability 183
TNF-α 179
Torsade de pointes (TdP) 416
transcranial magnetic stimulation (TMS) 529
transcription factor 4 184
transforming growth factor-α (TGF-α) 179
transitory thinking 283
Treatment and Intervention in Psychosis Study (TIPS) 648

true delusion 84
true hallucination 86
Twins Early Development Study (TEDS) 314
two hit 仮説 113
tyrosine hydroxylase (TH) 216

U

ultra high risk (UHR) 81, 323, 449, **634**, 640
UM-CIDI 302
understanding 281
University of California at San Diego (UCSD) 436
―― Performance-based Skills Assessment-Brief version (日常生活技能簡易評価尺度：UPSA-B) 269, 443
unsystematic schizophrenia 149
urbanicity 304

V

value-based practice 564
VCFS 184
velo-cardio-facial/DiGeorge syndrome 184
ventral tegmental area (VTA) 216
v-erb-a erythroblastic leukemia viral oncogene homolog 4 184
Vermont study 130
Verschrobenheit 286
Verstehen 281
verstehende anthropologie 286
Verstiegenheit 286
very rare single mutation case 185
VGLUT1 199
visual hallucination 87
Visual Perception Test for Agnosia (VPTA) 430
Vorbeireden 394
voxel-based morphometry (VBM) 40, 245, **250**, 423
vulnerability 158

W

WAB 失語症検査 430, 433
wavelet 変換 212
waxy flexibility 89

Wechsler Adult Intelligence Scale (WAIS)-Ⅲ 265, 431, 433
―― 語音整列 432
Wechsler Intelligence Scale for Children-Fourth Edition (WISC-Ⅳ) 433
weighted gene coexpression network analysis (WGCNA) 199
wellness and recovery action plan (WRAP) 550, 598, 602
Wernicke-Kleist-Leonhard 学派 166
Wernicke-Lichtheim の失語図式 433
Wesenseigenschaft 395
WHO10-nation study 115
WHO 共同研究 122
WHO Collaborative Study on the Determinants of Outcome of Severe Mental Disorder (DOSMeD) 303
WHOQOL-26 447
Wisconsin Card Sorting Test (WCST) 217, 431
withdrawal 92
Wechsler Memory Scale (WMS)-R 431, 432
―― 言語性対連合 432
―― 視覚性記憶範囲 432
WNT1 200
word salad 88

X

xanomeline 219
XGLUT2 199

Y

Y迷路 238
Years Lost due to Disability (YLD) 121
youth access team (YAT) 585
youth cohort study (YCS) 314

Z

zinc finger protein 804A 183, 184
ziprasidone 484, 512
ZNF804A 183, 184